唐容川医学全书

TANGRONGCHUANYIXUEQUANSHU

清·唐容川 著

山西出版传媒集团
山西科学技术出版社

校注说明

唐容川（1846—1897年），原名宗海，四川彭县人，晚清著名医学家。其学术成就主要表现在对血证的研究方面，代表作《血证论》具有较高的学术价值，其见解独到，有证有方，对后世影响深远。

本书收录唐容川的现存著作共8种，包括《中西汇通医经精义》《血证论》《伤寒论浅注补正》《金匮要略浅注补正》《本草问答》《医学见能》《痢证三字诀》《医易通说》。本次整理所使用的的版本分别为：《中西汇通医经精义》以上海千顷堂书局石印本为底本，1999年中国中医药出版社排印本为校本；《血证论》以清光绪十六年刻本为底本，上海千顷堂书局石印本为校本；《伤寒论浅注补正》《金匮要略浅注补正》《本草问答》以清光绪二十年申江袖海书局《中西汇通医书五种》石印本为底本，上海千顷堂书局石印本为校本；《医学见能》以上海中医印书局《谦斋医学丛书》石印本为底本，1999年中国中医药出版社排印本为校本；《痢证三字诀》以上海千顷堂书局石印本为底本，1999年中国中医药出版社排印本为校本；《医易通说》以清光绪二十七年刻本为底本，上海千顷堂书局石印本为校本。

兹将本次校注方法简要说明如下：

1. 本书整理方式采用"以善为主"法。

2. 本书的版式采用简体横排。

3. 依据原文文义、医理及意群划分段落。

4. 原小字双行者，今改作小字单行。通过字号、字体及笔画粗细使注文与正文区别。

5. 属异体字者，径改作正字。具体情况又以实际情况中不改变原意为准。

6. 繁体字。繁体字改简体字一般以《现代汉语词典》为准，不使用类推简化的方法造字，超出《现代汉语词典》范畴的繁体字保留原字。

7. 避讳字回改为正字。

8. 属于用字规范的药名统一，原为药物异名或体现时代用药特征的药物名不改。原系药物正名，后被俗名取代，广为运用者，保留原貌。

9. 为方便读者阅读，在张仲景原文下以"～"标出；对各名家注文前用鱼尾括号标注；对唐容川补正文字用楷体区别于正文。

总目录

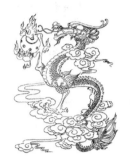

分目录

中西汇通医经精义

血证论

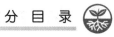

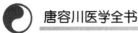

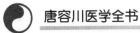

伤寒论浅注补正

金匮要略浅注补正

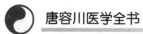

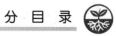

本草问答

医易通说

医学见能

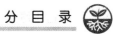

痢证三字诀

中西汇通医经精义

叙

守方隅之见者不能驰域外之观，而好高务广辈又往往舍近求远，趋新奇而废正道。如陈相师许行梁武尊佛氏不已慎乎，然果能择善而从，则又如赵武灵王易胡服习骑射，遂霸天下，盖穷变通久不拘于墟也。方今四海为家，五洲同轨，自鸿荒以至今日天地开辟于斯，为盛举，凡三才之所有、百族之所宜，上可损益乎古今，下可参酌乎中外，要使善无不备、美无不臻，驾三皇而轶五帝，岂独一材一艺彰明较著于天下已耶！夫医其小焉者也，然即以《医论》之五行列于《洪范》为调燮阴阳之资，十全重于周官，实康济斯民之助。故自轩岐以逮，仲景医法详明，与政治声教相辅佐。晋唐以后渐失真传，宋元以来尤多纰谬，及今泰西各国通于中土，不但机器矜能，即于医学亦诋中国为非，岂知中国宋元后医诚可訾议，若秦汉三代所传《内》《难》、仲景之书极为精确，迥非西医所及，盖西医初出未尽周详，中医沿讹率多差误，不及此时厘正医道，贻害生民不知凡几。余以菲材值古今大变局时，自顾一手一足毫不能扶持中外，惟于医道尝三致意，因摘《灵》《素》诸经，录其要义，兼中西之说解之，不存疆域异同之见，但求折衷归于一是。冀五大洲万国之民咸无夭札，始无歉于寸心。夫医其小焉者也，所望贤士大夫采风观政，弃短取长，得推行尽利之方，策长治久安之术，俾中外交泰，同登熙皞雍和之盛，则诚尽美尽善矣，医其小焉者也！

时在壬辰秋九月蜀天彭唐宗海容川叙于黄歇浦上袖海山房

例　言

一、唐宋以后医学多讹，西法近出，详形迹而略气化，得粗遗精皆失也。因集《灵》《素》诸经，采其要语，分篇详注，为救其失起见，非好辩也，识者谅之。

一、每篇标题四字以别章节，知非著述体裁，然使学者先知纲目，易于寻求，不嫌有乖大雅也。

一、是书注释多由心得，实皆以经解经，毫无杜撰。间采西法，或用旧说，总求其是而已。

一、是书期于实用，与各种经古文词不同，故解义、训诂无汉宋门户之分，亦无中西异同之见，要使经旨皎然，足裨实用，为有益于世耳。

一、中国脏腑图皆宋元后人所绘，与人身脏腑真形多不能合，故各图皆照西医绘出，较旧图实为美善。

一、中国《医林改错》曾剖视脏腑，与西医所言略同，足见中国脏腑与西人原无差别，因采其图以为印证。

一、所采西人脏腑图非但据西人之说，实则证以《内经》，形迹丝毫不爽，以其图按求经义则气化尤为著实。

一、十二经脉奇经各穴皆西医所不能知，因采《铜人图》绘出，意在发明经旨，穴不尽载，惟采有关经气者详悉注之。

一、胃五窍及三焦中西皆无其图，今特本《内经》之义切实绘出，揆之西人形迹亦无不合，足见西人虽详于形迹而犹未及《内经》之精。

一、是书方证未能详列，然于审证处方之理业经发明则权衡在我，无论中西各医书皆有裁别，不致迷眩，是医学正本清源之书也。

一、是书所引《内》《难》经文未及其半，然大义微言采注已备，熟此后再读全书，自能涣然冰释。

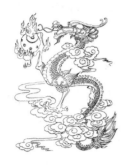

中西汇通医经精义上卷

蜀天彭县唐宗海容川著

人身阴阳

西医谓造化主惠育群黎。所谓造化主，即天地之神也，与中国人本天地之中以生之义不谋而合，但语言文字略不同耳。兹且举天地生人之理，先注明之天地，只此阴阳化生五运六气，人身秉此阴阳，乃生五脏六腑。

夫自古通天者，生之本，本于阴阳。

凡人未生之前，男女媾精，而成此胎孕，即本天地水火之气而交媾也。既生之后，鼻息呼吸，得天之阳以养气；饮食五味，得天之阴以养血。是未生之前，既生之后，皆无不与天相通，而所以相通之故，则以人身之阴阳，实本于天地之阴阳而已。西洋化学，言人吸空中养气而活，所谓养气，即天阳也。至于饮食五味，不知是地之阴质，虽西医书先有博物一篇，而未将阴阳两字分晰，究不得其主宰。

阴者藏精而起亟也，阳者卫外而为固也。

人身之阴阳互为功用，阳无阴则亡，阴无阳则脱，阴主藏精于内，而阴中之气，乃常亟起以应乎外。有如皮肤在外属阳，而在内之血液，必达于皮肤，以为毛为汗，

气出口鼻为阳，而在下之水津，必出于孔窍以为津为液，此即亟起应阳之一端也。又亟与极通，阴精生阳气，如太极之动而生阳也，故曰起亟。阳者阴之卫也，有阳卫于外，而阴乃固于中，譬之女子之胎，内有血衣是阴也，其外先有水衣包之，水衣包血衣，此即阳卫于外，阴乃得固之义。又如伤寒，邪入皮毛，继乃传经入里，盖因阳不卫外，是以阴不能固于其内，此可见阴阳交互之理。

言人之阴阳，则外为阳内为阴；言人身之阴阳，则背为阳腹为阴；言人身脏腑中阴阳，则脏者为阴，腑者为阳。

就人身而论之，则在外者皮肉筋骨皆属阳，在内者五脏六腑皆属阴。若就人身分而论之，则背象天覆为阳，督脉统之，而太阳经全司之；腹象地载为阴，任脉统之，而太阴经全司之。再以脏腑分论之，则五脏主藏为阴，六腑主泻为阳。夫外为阳，而有腹背之阴阳者，阳中有阴阳也；内为阴，而有脏腑之阴阳者，阴中有阴阳也。人必先明天地阴阳之理，而后知人身之气化。西医剖割视验，人之背面前面左右内外，层析详矣，而不能将各层分出阴阳，则止知其形，不知其气，以所剖割只

能验死尸之形，安能见生人之气化哉。

此节《生气通天论》《金匮真言论》文，合为一章，以为医理之大源也。

五脏所生

天有五气，地有五行，人本天地之中以生，而有五脏。脏者藏也，藏天地之精气，所以成其形而为人也，故欲知人身之阴阳，须先知五脏之气化。

东方生风

东方于卦为震，于时为春，阳气发动，而阴应之，遂生风气。风气者，乃天春生无形之气也。西洋天学，言空气有冷热，相吸而成风，夏月热带在北，则风从南至，冬月热带在南，则风自北来。《内经》所谓东方当南北之间，是西洋言风之往来，《内经》则风所从生，南北是阴阳两殊，故风从此异，东方是阴阳交应，故风从此生。《内经》探生风之源，比西洋更精。

风生木

由无形之五气，生有形之五行，春气所生为甲乙木，西洋格致皆以草木有根芽子核而生，然当天地开关，实有风气，而后化生草木。即以芽核论之，仍是秉风气所生。盖地土阴质，得发动之阳气，即风气也，邵康节所谓地下有雷声，春光弥宇宙是矣。既萌芽后，则感受空中之风，而天又有风星，以司其气化，虽西洋有引土膏吸炭气之说，亦只是火来就木，水来生木，而究木之体，则总属风气。盖在天则木本风化，而在人则肝为风脏。

木生酸

有木之形，即有性味，木之味酸。故凡果实，味皆带酸，变酒为醋，亦只是风气酿成。

酸生肝

五气五行，亦既朕兆而成性味矣，然后人得秉之而生五脏，秉风木之气所生，则为肝脏焉。盖人所以日食五味者，借以生养五脏也，酸味入腹，则生养肝脏焉，子孕母腹中，亦赖母所食五味，合之气血，以生五脏。

南方生热

南方正当赤道，于卦为离，阳气外发，是生热气。即西洋所谓热带，日行赤道生热也，故日为众阳之精。

热生火

热者夏之令也，夏气所生，于地之五行，为丙丁火。热是无形之天气，火是有形之地气，故河图之数，地二生火。西洋化学，言以钢击石，所生之热，与钢镰磨下石屑，与空中养气化合而燃。钻木相磨，亦与空中养气化合而燃，即《内经》热生火之证。

火生苦

凡物经火，味无不苦，盖火之性使然也。草木秉火之性者，其味皆苦，另详《性味篇》。

苦生心

生人秉火之性味，于是而生心脏。与酸生肝义同。

中央生湿

中央，阴阳交会之所，阴属水，阳属

火，水火交会，而生湿气，为长夏之令，以化生万物。央者，阴阳二字，双声合为一音也。盖天阳地阴，上下相交，南热北寒，水火相交，遂蒸为湿。西洋言谈养炭轻四气，弥漫地球，而古圣只以中央二字，已赅其义。

湿生土

湿气无形，化生有形为戊己土，土之生物，全在于中含湿气也。西洋言土即是地，不知古圣却有分别，天是阳在上，地是阴在下，而土在阴阳相交之中央也。西洋言土，是物质腐烂而成，而不知所以腐烂，皆借湿气。

土生甘

土之味本淡，而所生五谷则味甘，故甘者土之性味也。西洋但知现成之五味，而不知五味所自生，故其论药多误。

甘生脾

人秉土之性味，于是而生脾脏。

西方生燥

西方主秋金之气，收敛肃杀，其气为燥。在一日为申酉日入之时，阴收阳敛，气泽消灭，致成燥气。在一刻为秋令，收敛肃杀，所以成物，赖此燥气也。西洋化学，不知燥气，因此为水火消耗之气，不能以器取得，故不知也。

燥生金

有此无形之燥气，乃生有形之金，于地之五行为庚辛金。秋日燥气用事，则草木黄落，即是生金之验。土之所以生金者，亦以其由湿返燥凝而成质也。

金生辛

有燥金之气性，然后生此辛味。

辛生肺

人秉金之性味，于是而生肺脏，所以藏天地之金气也。

北方生寒

北方主冬，令生寒气。热带在南，冷带在北，故西洋有北冰海之说。

寒生水

气以生形，寒气所生，为壬癸水。西洋谓水，是轻养气所化，烛内含轻气，以冷玻璃罩之，则与空中养气，化为水珠，然必罩以冷玻璃，仍从冷而化也。又云将二气放水银盆内烧之，复化为水，水银极寒，是与《内经》寒生水之义亦合。

水生咸

寒水之性，其味为咸。

咸生肾

人生秉寒水之性味，而生肾脏，以司人周身之水。

人生本天地，故生此五脏，以应天地之阴阳，必先知人之五脏，本于五行，然后发之为百骸，推之为万物，莫不本于五行焉。五行之气偏则为病，草木各得五行之气，借以调五脏之偏，药之功用以著，设非先明五行之理，不可以言医也。故引《素问·阴阳应象论》文以明之。西洋天学化学，虽与中国五行之说不同，而义实相通。惟西洋医学，则止就人身形质立论，不知人之气化实与天地同体也。

五脏所属

五脏秉于五行，凡秉五行之气而生者，皆以类相属，推其类，可尽天地之物，知所属，乃明形气所归，而病之原委、药之宜忌，从可识矣。

肝

旧说七叶，居左胁下，非也。西医云四叶，后靠脊，前连膈膜，胆附于肝之短叶间，膈即附脊连肝，从肝中生出，前连胸膛。肝体半在膈上，半在膈下，实不偏居于左。谓肝居左者，不过应震木东方，位自当配在左耳。

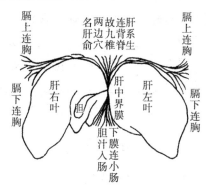

肝　图

《医林改错》言肝系，后着脊，前连胃，名为总提，上有胰子，总提内有行水管，为胃行水。西医言肝无所事，只以回血生出胆汁，入肠化物，二说言肝行水化食，不过《内经》肝主疏泄之义而已。至肝系之理，尚未详言。

【按】肝系上连心包络，故同称厥阴经，系着脊处则为肝俞穴，系循腔子，一片遮尽，是为膈膜。肝系下行，前连腹中统膜，而后连肾系，为肝之根，通身之膜，内连外里，包肉生筋，皆从肝系而发。旧说言肝居左，西说言肝居右，然其系实居脊间正中，至诊脉分部左右，亦从其气化

而分，非以形而分也。

在天为风

震巽主气在天为风，人秉天之风气而生肝脏，以司周身之风，故凡风病，以肝为主。

在地为木

本天无形之风气，生有形之木，肝实秉风木之气所生，解得二字，便知肝之气化。

在体为筋

筋连于骨，盖骨属肾水，筋属肝木，乃水生木之义，以应天甲乙之象。究肝生筋之迹，实由肝膈，连及周身之膜，由膜而连及于筋也。西医剖视，见白膜包裹瘦肉，而两头即生筋也。然彼但言筋之体，未言筋之根，惟《内经》以筋属肝，是从肝膈而发出膜网，然后生筋。若不寻出筋之源头，则筋病不知治法。

在色为苍

微青微黄，皮色老润，乃苍正色，其肝无病。若青胜黄则肝寒，若黄胜青则肝热。西人不讲五行，故不知气色相应之理。

在音为角

角为木音，和而长，知肝无病。西洋声学，言弦管甚详，然不能分出五音六律，则察理未精。

在声为呼

叫呼也，肝气太胜，和长之音，变为叫呼狂谵之类是也，宜抑其肝。

在变动为握

支节运动，皆筋所主，而手尤显然，故筋之变动，则发为握。寒则拘急，热则缩挛，风火闭结，则握拳透爪。搐搦瘈疭皆筋之变。

在窍为目

肝脉交颠入脑，由脑而通于目，故肝开窍于目。肝藏魂，昼则魂游于目而为视，夜寐则目闭，魂复返于肝。西医剖割眼珠，极赞重叠细络之妙，受光照察之神。然试问醒开寐闭，黑子瞳子之所由生，则不知也。又使无神水，而欲其受外光能乎。惟心火肾水，交会于脑，合肝脉注目中。肝者心之母，肾之子，故并二脏之精，而开窍于目。西医之精，能将斜目修削使正，然不久仍斜，不知病源，剖割何益哉！

在味为酸

木之本味也，木得寒湿之气，则化而为酸，如菜入坛，淹则酸是矣；木得湿热之气，则变而为酸，如麸得糟曲则酸是矣。吐酸亦分寒热二证，寒酸吐清冷，热酸带腐臭。

其液为泪

目为肝窍，故泪为肝液。

其华在爪

爪是筋之余，肝主筋，故其华在爪。

其臭为臊

食草木各禽兽，皆有臊臭，秉木之气故也。五臭之辨精矣，西人不知。

其谷为麦

麦为芒谷，秉东方勾萌之木气，故麦芽能疏肝。仲景治除中病，以蒸饼试之，取木克土也。

其畜鸡

巽为鸡，木畜也，故仲景用鸡矢治转筋，取其为肝去风也。《五常政论》以犬属肝木之畜，又是一义。

其虫毛

大而虎豹，小而毛载，皆风木之气所生，故肝病癫痫，或作虎豹之状，又有病遍体生毛者。西医五种，有《博物新篇图》，画狮象小虫，毫芒毕具，然不知属风木之所生，则于医理物理，不能推到造化根源也。

其数八

《河图》三为木之生数，八为木之成数。五行之数，理极精微，非西人所得知也。数起于一者，初也，始也，混沌初开，惟水先有，故曰天一生水。然水气初生而未成也，必待火、木、金、土之气皆生，水得兼借其气而后成，故历二三四五，至于六数，水乃成焉。火则继水而生，故地二生火，亦成于水之后，故天七成之。水火之气已具乃化生木，故天三生木，地八成之。四九金，五十土，其理一也。生于阳者，成则为阴，生于阴者，成则为阳。圣人于生成之次序，而以数纪之，又以其数之阴阳，而于物验之，神矣。

其果李

仲景用李根皮、郁李仁，皆治肝也。一行之中，又各分五行，故果虽同是木实，而又各属五脏。

其菜韭

得春气最先，故属木。韭根止血，能行肝气故也。韭子治遗精，温敛肝气也。

心

形圆上阔下尖，周围夹膜，即包络也。其上有肺罩之，空悬胸中，其下有膈膜遮截，膈为膻，包络为膻中，心为君主。西医云：有脑气筋贯之，有左右房，以生血回血。

【又按】心之脉络，从包络中发出，以达于周身，故包络为臣使之官。

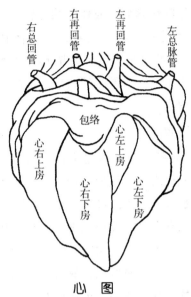

右总回管　右再回管　左再回管　左总脉管

包络

心右上房　心左上房

心右下房　心左下房

心　图

西医言，心内分左右四房，皆有管窍，为生血回血之用。血受炭气则紫，回行至心右房。有一总管，接回血入心中，落右下房；又一总管，运血出而过肺，被肺气吹去紫色，遂变纯赤，还入心之左上房，落左下房；又有一总管，运血出行，遍于周身，回转于心。此即《内经》营卫交会于手太阴肺及心主血脉之说也。

在天为热

夏令南方离火主气，是为热也。

在体为脉

心生血，乃秉火气之化，故血色赤。脉者血之道路也，《脉经》云：脉为血府。西医云：心房动跳不休，周身之脉，皆应之而动。《医林改错》谓脉是气管，非也，观仲景复脉汤，全补心血，可知之矣。

在色为赤

火之色见于皮裹，如以缟裹朱，心血足也；若赤斑麻疹，皆是心火太甚。西洋化学言红色中多养气，又言养气能燃，即《内经》火之色赤之义。

在音为徵

音和而美，其舌抵齿。

在声为笑

心志喜，故发声为笑。

在变动为忧

喜之变也，心火宣明则喜，心火郁闭则忧。西人但知忧喜笑怒，人有此当然之情，而所以成此情者，西人不知。

在窍为舌

心之脉管，从肺系以上于舌，而辨五味。

在味为苦

物经火煅，其味皆苦，然苦虽是火味，实则火之余气也，故凡味苦者均能泻火。

在志为喜

心火宣明，故喜。

其液为汗

汗乃膀胱化水之气，透出皮毛者也，故凡汗，均归太阳经。因小肠为心之府，与膀胱同是太阳经，同附着于连网之上，心火宣布，由小肠连网，并合膀胱，是为火交于水，乃能化气，外达而为汗。故仲景无汗用麻黄，有汗用桂枝，二方均主桂枝以宣心阳也，此所以汗为心液。西洋医法不知汗之源也。

其荣为色

血足故也。

其臭为焦

凡物火灼，其气皆焦。

其数七

《河图》二为火之生数，七为火之成数。

其谷黍

色赤性温，故为心之谷。

其畜马

天之大火星为心，又名天驷，房驷之精，下则化为马，故马为火畜。《金匮真言》云：其畜羊，然以马为义长。

其虫羽

羽族，应南方朱鸟之象。西洋格致言，鸟肉多缝隙，使养气充满，则轻灵善飞。养气能燃火，则知羽族秉火气多矣。

其果杏

夏之果，故属火，杏仁苦降，虽是肺药，实以火制金之义也。

其菜薤

气辛温，叶不沾水，秉火气所生者也，仲景用治胸痹，以其能宣心阳也。

脾

居中脘，围曲向胃。西医云，傍胃处又有甜肉一条，生出甜汁，从连网入小肠上口，以化胃中之物。脾内有血管，下通于肝。

【余按】脾居油膜之上，与各脏相通，其血气往来之道路，全在油膜中也。中国医书，无甜肉之说，然甘味属脾，乃一定之理。西医另言甜肉，不知甜肉即脾之物也。又按仲景越婢汤，是发散肌肉；脾约丸，是滋润膏油；盖脾脏生内之膏油，从内膏油透出于外，是生肌肉，然则外肌内膏，皆脾之物也。西医言脾中之血，壅热气以熏化水谷，盖血即心火所生，壅生热以化谷者，火生土之义也。至于脾土制水之说，西医不知，言水入口，散出于胃，走连网中，不知连网上之膏，即脾之物，膏滑故水利。

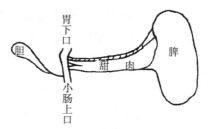

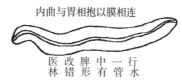

脾　图

《医林改错》言脾中有管，名玲珑管，水从胃透入此管，遂下走鸡冠油中也。

【余按】脾与胃相连处，有膜一条，其中有管，自然无疑，脾质凝血而成。西医言脾中有血管，回血聚于脾中者极多。

【余按】血是心火所生，火生土，故统血极多，食入则脾拥动热气以化之。西医又言有甜肉汁化谷，按甜肉即胰子也，生于油上。凡膏油皆脾所生之物，膏能化水，胰子能化油。脾称湿土，正指胰子与膏也，有此滑润，故肠中通利而物化。宋元后图，脾居于右，西医图居于左。考《淮南子》，已有脾左肝右之说，但脾之应脉，实在右手，盖其功用实归于右也。

在天为湿

长夏之令，阴阳交会，是生湿气。

在地为土

湿气所化，于五行为土，凡物湿渍，皆化为土，而土中又常含湿气也。

在体为肉

此肉字兼肌言之，肌是肥肉，肉是瘦肉，人身肥肉包瘦肉，外之肥肉，又由腔内之油膜透达而生者也。脾生油膜之上，脾气足则油多而肥，膜上之油即脾之物也。在内为膏油，在外为肥肉，非两物也。油膜中有赤脉，属脾血分，脾之血足，则此赤脉由内达外，是生瘦肉。盖土是天地之肉，脾亦应之而生肌肉。

在色为黄

黄为中央之土色，凡人面黄明润为无病，发黄为湿，病在脾也。

在音为宫

声大而和，其舌居中。

在声为歌

脾主思，思而得之，则发为歌。颠狂自歌，脾绝亦歌。

在变动为哕

脾气逆满，吐声不吐物也，与噫呃思同，非痰即血之所致。

在窍为口

口通五脏，然主于纳谷，先通于胃，而胃实脾之腑也，故口亦是脾之窍。凡百体皆有专属者，有兼属者。西医图：口通脑通心肺，通胃而不通脾，不知胃乃脾之腑，不通脾，而反属脾窍，则其归属有真主宰矣。《内经》精确如此，真中外所不能及。

在味为甘

西医云：甜肉汁入肠化物。盖甘者土之本味也，故凡甘味均能补脾；太甘则又壅脾气而为病。

在志为思

脾主运化，故其志在思，而思虑又转伤脾。

在液为涎

五液皆肾所主之水也，脾土不能制水，则水流湿而为涎，脾寒者其涎清冷，脾热者其涎稠粘。

其荣为唇

口为脾之窍，唇又为口之门户。故脾之气血冲和，则唇明润，脾热者唇枯，脾绝者唇缩。唇不与脾连，而脾荣却见于唇，西医之拘于形迹者，断不能知。

其臭香

甘味所发，其气为香。木香之类，所以入脾。

其数五

《河图》十为土之成数，五为土之生数，居五行之中，兹故独举中五以立言。

其谷稷

味甘入脾，即北地小米之大而黄者。

其畜牛

黄牛也，鸣中宫音。《本草》言，牛乳益脾。忌酸味，因牛属土，酸属木，故不相宜，义可类推。

其虫倮

如蚯蚓是秉土之精，能化毒以利水。

其果枣

味纯甘，土之果，补脾多用之。

其菜葵

即冬葵，秉土湿气所生，故滑润，土能制水，故冬葵子能利小便。

肺

西医言，肺覆而盂，前两叶包心，在后有峡及肺根，此根即气管。肺脉连网等包裹肺衣而成，每肺外有衣，薄而通明，包肺四面。肺有缩力，每叶藏气管，气管之末为气泡，肺脉至气泡而散，即包气泡，功用主呼吸也。此说于肺衣气泡，颇能详明。宋元后不知肺之功用，全在衣与泡也。

旧云八叶，非也；西医云五叶，右三左二，披离下垂，后附脊骨，前连胸膛，肺中有管窍，通于膈膜，而下达气海，肺质轻松，外有膜沫濡润，以助呼吸。

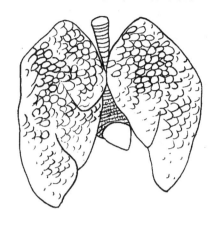

肺 图

在天为燥

在天为收敛肃杀秋燥之气，故经秋则草木焦枯，感燥气也。

在地为金

燥气所生，于地之五行为庚辛金；人之肺脏，实秉燥金之气而生者也。

在体为皮毛

肺金乾象，其体如天，天包于地之外，皮毛包于人身之外，故皮毛属肺，肺多孔窍以行气，而皮毛尽是孔窍，所以宣肺气，使出于皮毛以卫外也。西医剥皮观，而知人何处皮厚，何处皮薄，然不知皮为肺之所司，言毛孔能传人之热外出，而不知是太阳卫外之阳也。

在色为白

金之本色，人面白而明润者，肺无病。白如枯骨者死，惨白者失血。以肺主气，但见肺之色，是气多而血少也。

在音为商

西方金音，口张声扬。

在声为哭

商声也，主秋令，发哀伤之声，故哭。

在变动为咳

肺主气，气逆而抢上，故咳。有痰火迕犯而咳者，有寒饮闭滞而咳者。

在窍为鼻

气管总统于肺，而上通于鼻，以主呼吸。

在味为辛

金之性烈，故味辛，细辛、薄荷之类是也。若大辛者，又秉金敛火速之性，主下行以温肝肾，桂、附是也。

在志为忧

肺主敛，忧则气敛。

在液为涕

涕出于鼻，故为肺之液。肺有寒，则涕自出，有火则无涕。

其荣为毛

肺主皮毛，故肺腴则皮毛荣也。

其臭为腥

鱼为水族，兼秉金气，故其臭皆腥。

其数九

《河图》四为金之生数，九为金之成数。

其谷稻

秋熟皮黄米白，故属金。

其畜狗

《说文》云：叩气发声，故名狗。肺主气，狗能叩气，故属肺金之畜。

其虫介

铠甲之象，属金，龟甲、山甲均能破肝，以其秉金气，能攻制木也。

其果李

【按】李既属肝，此当以梨配之，《五常政论》作桃。

其菜韭

韭色白，亦可属肺，然其得春气为多，总宜属肝。秉金气者，不止此药，古人以此属肺，亦只示人以端倪，非谓此外更无其物。又以见一物，不止一义耳。

肾

形如豆，又似猪腰子。肾中有油膜一条，贯于脊骨，是为肾系。此系下连网膜，又有气管，由肺而下，附脊循行，以下入肾系而透入网膜，达于丹田。两肾属水，中间肾系属火，即命门也。命门为三焦膜油发源之所，故命门相火布于三焦，焦即油膜也。旧说多误，西医析言之，而不能会通也。详考《内经》自见。

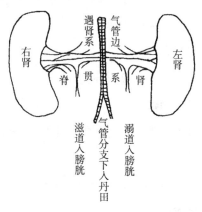

肾　图

肾靠脊而生，有膏油遮掩，附肾有薄膜包裹，西医名为肾衣。此衣发于肾系，乃三焦之源也。肾系是白膜层叠结束而成，一条贯脊，系中内窍通脊髓，最深之窍也。其次为气管，外通于鼻，以吸天阳，下入丹田，为生气之根。又其次为溺窍，水入胃，散膜膈中，以入肾系，合为溺窍透入下焦，乃及膀胱。西医但言气管溺管，而不知化精通髓，尤有一管，名曰命门者，水中之阳，外通天气，为生命之根源也。《内经》未言溺过肾中，然谓三焦为水道，膀胱为水府，肾为三焦、膀胱之主，其司溺从可知矣。

在天为寒

北方冬令，阳气内敛，阴气交互，是为寒气。

在地为水

寒气所生，于卦为坎，于五行为水。

在体为骨

肾秉寒水之气，主蛰藏，受五脏之精而藏之，化髓生骨。小儿髓不足，故头骨未合；老人肾虚，故骨痿也。西医将人骨骼，照印入书，长断大小，圆锐曲折，尽其形矣，然不知是肾之所生。彼以骨中有髓，知为脑髓生骨，而不知并脑髓，皆肾所生也。余识西医潘某，中国人而为外国医士者也。其妻死，即刚洋药化去尸肉，存枯骨，置之药房，以备考校。此于接骨检验询为有益，于内证毫无补裨。存其骨，而不知骨所自生迁，可笑矣。

在色为黑

水之色也，黑而惨淡者，水泛土衰；黑如烟煤者，水枯肾竭。五行之理成功者退五色亦然，黑转青，则黑退，青转红，则青退。烂布造作洋纸，腐化全带黑色，若欲退其黑色，用品蓝入则黑退，然纸成后内存品蓝性，久则变出青色，必再加品红水，则青色退尽，永不变蓝色矣，是可见五行退卸之理。

在音为羽

其音低细。

在声为呻

呻，伸也，肾气在下，故声欲太息，而伸出之。

在变动为慄

战慄，寒貌。老人阳虚，往往寒战。

在窍为耳

陈修园谓肾脉不上头，肾与心交，假心、小肠之脉，入耳为听宫，其说迂曲，岂有肾自开窍，而无路上头之理。盖肾主脑髓，耳通于脑，路甚直捷，所以肾开窍于耳也。西人称耳深处之穴，曰耳鼓箱，有薄翳盖之，气搏则动，下有细骨如干，传其动于穴底，耳翳接细络，如琴瑟之有弦，稀密拉放，以外音传于脑，则耳亦琴也，巧妙之至。西人此说精矣，然不知耳是肾窍，不知司听者，是何物也。盖髓为精神所会，而窍通于耳，故能辨声音。声气二者，皆空虚无形，然声速于气，气已至，则可呼吸而入口，声已至，不能招收而得，西学言空气布满天地，凡声音者，是击动空气而成也。据此则耳之辨音，亦以耳窍内之气，为外空气击动，故声传入耳。肾者生气之源，而髓则肾精所化，则髓中之气尤至灵气也，故外空气传声，动之则应。又听有远近明暗之分，则又视乎髓叶之气，有优劣也，西学尚未谈到此。

在味为咸

《洪范》曰：润下作咸，水之味也。药如苁蓉等，皆入肾。

在志为恐

肾存志，为作强之官，肾虚不能作强，则为恐矣。

在液为唾

肾络上贯膈，入肺系，系舌本，舌下廉泉、玉英穴，出液之道也。肾液上泛则为唾。

其荣为发

发虽血之余，实则血从气而化，外达皮毛，上至颠顶而生发也。气乃肾水之生，阳由太阳经而达于外，以上于头。血在血室之中，得肾气之化，外达则为皮毛，上行则生头发。血室、气海，是二是一，皮毛头发，并非二物，所以发名血余，而又为肾水之荣也。凡乌须发之药皆补肾。

其臭为腐

凡物入水，无不腐化，故水之臭腐。

其数六

《河图》，一为水之生数，六为水之成数。

其谷豆

黑豆也，其性沉，其色黑，故属肾水。

其畜彘

豕也，色黑属亥，为水之畜。

其虫鳞

鱼龙，皆水中之阳物也，故鲤鱼汤利水，龙骨镇肾气，皆从其类之义。

其果栗

色黑，根不亡本，故属肾水。

其菜藿

古藿即豆苗叶。

天地之大，不外五行，人禀天地而生五脏。推之于物，各禀五行，因皆与人之五脏相属，能知五行变化之理，则于病药，自然会通，故节录《金匮真言》《脏象论》等文，合为一章，以见大概。

五脏所藏

人之所以灵于物者，以其秉五行之秀也。夫此灵秀之气，非空无所寄而已，实则藏于五脏之中，是为五脏之神。人死则其神脱离五脏，人病则五脏之神不安，知五神之所司，而后知五病之情状。

心藏神

人所以有知觉，神主之也。神是何物？浑言之，则两精相搏，谓之神；空言之，则变化不测谓之神；此皆放言高论，未能实指之也。吾且为之实指曰，神乃生于肾中之精气，而上归于心，合为离卦，中含坎水之象，惟其阴精内含，阳精外护心脏之火，所以光明朗润，而能烛物。盖神即心火，得肾阴济之，而心中湛然，神明出焉，故曰心藏神。心血不足，则神烦；心火不足，则神怯；风痰入心，则神昏也。西医知心为生血回血之脏，而谓心不主知觉，主知觉者，是脑髓筋。又言脑后筋只主运动，脑前筋主知觉。又言脑筋有通于心者，彼不知髓实心之所用，而非髓能知觉也。盖髓为水之精，得心火照之而光见，故生知觉矣。古文思字从囟，从心，即以心火照脑髓之义，髓如月魄，心如日光，相照为明，此神之所以为用也。

肝藏魂

魂者阳之精，气之灵也。人身气为阳，血为阴，阳无阴不附，气无血不留。肝主血，而内含阳气，是之谓魂。究魂之根源，则生于坎水之一阳。推魂之功用，则发为乾金之元气，不藏于肺，而藏于肝者，阳潜于阴也，不藏于肾，而藏于肝者，阴出之阳也。昼则魂游于目而为视，夜则魂归于肝而为寐，魂不安者梦多，魂不强者虚怯。西医不知魂是何物，故不言及于梦，然西人知觉与华人同，试问彼夜寐恍惚，若有所见者，是何事物，因何缘故，则彼将哑然，盖魂非剖割所能探取，而梦非器具所能测量，故彼不知也。

肺藏魄

人身血肉块然，阴之质也，有是质，即有宰是质者，秉阴精之至灵，此之谓魄。肝主血，本阴也，而藏阳魂；肺主气，本阳也，而藏阴魄。阴生于阳也，实指其物，即肺中清华润泽之气。西医所谓肺中只有膜沫是也，惟其有此沫，则散为膏液，降为精血，阴质由是而成矣。魂主动，而魄主静，百合病恍惚不宁，魄受扰也，魇魅中恶，魄气所掩也。人死为鬼，魄气所变也，凡魂魄皆无形有象，变化莫测，西医剖割而不见，遂置弗道，夫谈医而不及魂魄，安知生死之说哉。

脾藏意

旧注心之所忆谓之意，心火生脾土，故意藏于脾。按脾主守中，能记忆也；又主运用，能思虑也，脾之藏意如此。脾阳不足，则思虑短少；脾阴不足，则记忆多忘。

肾藏志

旧注心之所主谓之志，神生于精，志生于心，亦心肾交济之义。

【按】志者专意而不移也，志本心之作用，而藏于肾中者，阳藏于阴中也。肾生精，为五脏之本；精生髓，为百骸之主，精髓充足，伎巧出焉，志之用也。

【又按】志，即古誌字，记也，事物所以不忘，赖此记性，记在何处，则在肾经，益肾生精，化为髓，而藏于脑中。凡事物经目入脑，经耳入脑，经心亦入脑，脑中之髓，即将事物印记不脱。久之要思其事物，则心一思之，而脑中之事物立现，盖心火阳光，如照相之镜也，脑髓阴汁，如留影之药也。光照于阳，而形附于阴，与心神一照，而事记髓中同义。西学留影妙矣，而西医则不知人身自有照影留声记事之妙质，虽剖割千万人，能得此理否！古思字，从囟从心，囟者脑前也，以心神注囟，则得其事物矣。

《内经》又有五脏七神之说，云脾藏意与志，肾藏精与气，与此不同。然志须属肾，精、气、血三者非神也，另条详注，不在此例，故从五神之说为是。

五脏所主

此条先言所合，言本脏之内外相合也，后言所主，明其相制相成也。

心之合脉也

西医云：心有运血管、回血管，外则散达周身，内则入于心中。心中有上下四房，以存血，心体跳动不休，而周身血管应之而动，是为动脉，此说极是。《脉经》云：脉为血府，即此之谓也。《医林改错》谓：脉是气管，非血管，言气乃能动，血不能动，夫果是气管，则随气呼吸，一呼止当动一至，一吸止当动一至，何以一呼动二至，一吸动二至，显与气息相错哉！是脉非气管，其应心而动为无疑矣，故云心之合脉也。西医言脉不足为诊，具足见西医之粗浅也，脉诊两手始于《内经》，详于《难经》，事确理真，非西人器具测量所能得之，详下《荣卫生会》及《诊脉精要》篇。

其荣色也

心主血，血足则色华，血脱则色枯。

其主肾也

五行之理，相生相制，制则生化，心是火脏而受制于肾水，是肾乃心脏生化之主，故其主肾也，心为离火，离卦中之阴爻，即合坎水之象也。心之所以生血，亦以水交于火，即化为血，另详气血条。惟其以水济火，而火之功用乃成，故心血虚者，必兼补肾水。观天王补心汤、仲景复脉汤，均用熟地，其义可知。

肺之合皮也

肺为乾金，体高而大，如天之无不覆，气达于外，以卫周身，如天之无不包，故合于皮毛。西医云：周身气管，外则散为毛窍，内则总统于肺，故肺合皮毛。凡是外感，无不治肺也。西法用数百倍显微镜，照见毛形如树，其下有坑，坑内有许多虫，或进或出，其实皆气之出入也。盖肺主行气，肺中尽是气孔，鼻者直出之孔，毛者横出之孔，鼻气大，故人皆知之。毛孔之气细，故人不知。实则鼻气一出，则毛孔之气俱出，鼻气一入，则毛孔之气俱入。中国人不知皮毛与肺相连，皆是从毛窍相通也。

其荣毛也

毛者，血之余也，然实则血从气化而生焉。气即水也，女子之气从血化，故水化为血，内行下达，则为月信；男子之血从气化，故血化为水，上行外达，则生须与毛，另详气血条。毛荣者，气化之盛也，肺主气，故其荣在毛。

其主心也

天之五行，火西流而后能秋；地之五行，火克金而后成器；人之五行，心火温肺，而后胸中阳和，无寒饮咳痹之证，故心火者，乃肺之主也。心火太甚，则肺燥；心火不足，则肺寒。

肝之合筋也

筋象甲乙木，故为肝所合。人但知筋著于骨节间，而不知筋实与肝通。盖肝中有大膈膜，内连肥网，外连皮肤，凡有瘦肉，皆有网膜包之。凡肉之网膜，其两头皆连于筋，肝之气，即从内膈膜，发为外之网膜，由网膜而发为筋，筋所以为肝之合也。中医但言其义，未言其形，今借西法，指出迹象，尤为确实。合者，相连之谓也，凡瘛疭筋抽，皆是内膜伸缩收放，因牵动其筋而然，若不知筋所发生之源，则不能治也。

其荣爪也

爪为之筋余，筋节柔和，故其荣发见于爪。

其主肺也

肝主血，主清阳之气，必得肺金制之，木不郁而为火，则清气得升，血脉和畅。如金不能平木，则肝火上升，为痰咳、虚痨、失血等证。

脾之合肉也

肉是人身之阴质，脾为太阴，主化水谷，以生肌肉。肌是肥肉，肉是瘦肉，肥肉是气所生，瘦肉是血所生。脾生连网之上，脾气足则内生膏油，透出于外则生肥肉；脾血足则又从连网中凝结而生瘦肉；亦由内生出于外，肥肉包瘦肉者，气包血故也。脾阳虚则肉浮，脾阴虚则肉消。脾生膏油，从膏油而生出肌肉，其形迹之相连最显然也。乃西医剖割，但浅割外皮，其肉象如何，深割内皮，其肉象又如何，究未知肌肉属脾，所以不得治法。

其荣唇也

脾开窍于口，唇乃口之门户，故其荣在唇。凡病唇缩，为脾绝不治。

其主肝也

肝属木，能疏泄水谷。脾土得肝木之疏泄，则饮食化。肝木之阳不升，则为泻泄；肝寒则腹痛霍乱；观建中汤，用桂枝温肝，即知其义。肝火郁则为痢，亦是肝病累脾，故肝为脾之所主，西医谓肝生胆汁，入胃化谷，即《内经》木能疏土之义。

肾之合骨也

骨内有髓，骨者髓所生，周身之骨以背脊为主。肾系贯脊，肾藏精，精生髓，髓生骨，故骨者肾之所合也。西医支解人而视之，详言脑髓、脑气筋，而不知髓是何物，因不知肾与骨合，所以其治多碍也。

其荣发也

人之毛发，皆是血从气化所生，义详五脏所属条，及本条"其荣毛"句。但毛生于气孔中，属肺金，须生于唇，乃任脉所终之地，属肝胃两经。而发则生于头，是督脉经，与太阳经所交也，太阳经从背上头，督脉经从脊贯头，太阳膀胱为肾之府，督脉属肾，均交于头，血在丹田之内从气之化，循经而上生为头发，故肾精足则其荣在发。老人肾竭，所以发白。血从气化之理，详天癸条。

其主脾也

脾土能制水，所以封藏肾气也。脾不统摄，则遗精；脾不制水，则肾水泛而为痰饮。

张隐庵注《六微旨论》云：土位之下，风气承之；风位之下，金气承之；金位之下，火气承之；君火之下，阴精承之。亢则害，承乃制，制则生化，故五脏所合言其相生也，五脏所主言其相成也。先心肺而后脾肾，乃归重于相成之义欤。西医不讲五行，分脏腑，截然各别，而于交通之故，生成之理，概不能知。

脏腑所合

合者，相合而成功也。有脏以为体，即有腑以为用，脏之气行于腑，腑之精输于脏，二者相合而后成功，故引《灵枢·本输》篇文以明之。

肺合大肠，大肠者传导之府。

肺为清金，大肠为燥金，肺藏魄，而大肠、肛门即为魄门，肺与大肠交通之路，全在肺系膜油之中，由膜油以下达于大肠。而大肠全体，皆是油膜包裹，虽大肠与肺一上一下，极其悬远，而其气从油膜之中自相贯注。盖肺极高，大肠极下。其形势自足相临。手太阴肺经与手阳明大肠经又相表里，故相通也。传导之府，谓传导肺气，使不逆也。凡大肠之病，皆从肺来，故大肠燥结，须润肺；大肠痢证，发于秋金之时，亦是肺金遗热于大肠。然大肠病亦能上逆，而反遗于肺。《伤寒论》云：下痢便脓血者，其喉不痹，不便脓血者，其喉为痹。盖邪热不从大便而泻，上壅于喉，宜泻大肠，此大肠所以为传导肺气之府也。

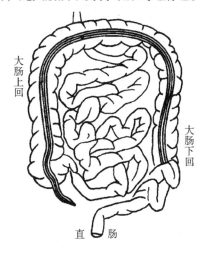

肠　图

宋元后图大肠，折叠一团，不能分出上、中、下三回，惟西医言大肠头，接小肠下之阑门，由右腹而上行，为上回，横绕至胃下，过左畔，为横回，由左腹而下行，为下回，至脐乃转为直肠。凡人泻利腹鸣，可试其回转之路也。仲景云，腹中转失气者，尚有燥屎。仲景下一个转字，已绘出大肠之形。而宋元后医不之察，反不如西医之踏实，小肠上与胃接而幽门，全体皆与油膜相连，甜肉汁胆汁，皆从油膜中入小肠也。

心合小肠，小肠者，受盛之府。

手少阴心经与手太阳小肠经，脉络循行，相为表里。小肠全体生连油膜，上循肝膈，透入胸中，而为心包络。心与小肠交通处，全从包络透出，下行达于油膜，乃与小肠相通。小肠受盛五谷，使化精汁，以上奉于心而化血，故小肠为心之府。心火不宣，则小肠之糟粕不化，是生飧泄；心火太甚，则热移小肠膜油中，为热所蒸，饮水从油膜中过，则被蒸为黄赤。色痢证糟粕不化，垢腻脓血，全是心移热于小肠之病。又详下"受盛之官"注。

肝合胆，胆者，中精之府。

《内经》云：脾之与胃，以膜相连耳。

【谨按】各脏腑，远近不一，实皆以膜相连，惟胆附于肝，最为切近。西医言肝无能事，只是化生胆汁，而胆汁循油膜入胃，则饮食之物，得之乃化，是中焦之精气，全赖于胆，故胆者中精之府也。胆属火，肝属木，胆汁为肝所化，是木生火也，胆汁化物，是木能疏土也。故经云：食气入胃，散津于肝，肝寒则胆汁不能化物，肝热则胆汁化物太过而发中消等证。

脾合胃。胃者，五谷之府。

脾居胃外，以膜相连。西医云：近胃处又有甜肉一条，甜肉汁入胃则饮食自化。予按经文，甘生脾，是甜肉汁，即脾之物也，无庸另立条目。脾主化谷，胃主纳谷，是胃者脾之府也；胃为阳，脾为阴，纳谷少者胃阳虚，纳谷多而不化者，脾阴虚。如膈食病，粪如羊屎，即是脾阴虚，无濡润之气，故燥结不化，知脾阴胃阳，乃知健脾胃之法。李东垣重脾胃，而方皆温燥，是但知胃阳，而不知脾阴。西医言胃津化物，甜肉汁化物，胆汁化物，则但主阴汁立论，而又不明胃为阳，主纳谷之理，皆偏也。

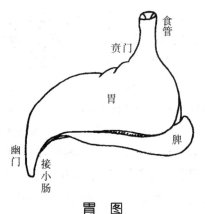

胃 图

上曰贲门，下曰幽门，后面与肝膜相连，前面与膈膜相连，下与脾相曲抱。脾生一物，曰甜肉，《医林改错》名为总提，即胰子也。胰子能去油，西医但言甜肉汁化谷，而不知其化油也，脾又生脂膏，所以利水。谷在胃中，又赖脾土之湿，升布津液以濡之，然后腐变，故胃但称五谷之府，不言化五谷，以见胃主纳脾主化，一燥一湿，互为工用。

肾合膀胱。膀胱者，津液之府也。

肾为水脏，膀胱为水之府。凡人饮水，无不化溺，而出于膀胱。自唐以下，皆谓膀胱有下窍，无上窍，饮入之水，全凭气化以出。又谓水入小肠，至阑门飞渡入膀胱，无从入之路也，故曰气化。《医林改错》，深叱其谬。西医云：水入于胃，散走膜膈，胃之四面全有微丝管出水，水入膜膈，走肝膈，入肾系。肾主沥溺，由肾系出，下走连网，膀胱附著连网，溺入之口即在连网油膜中也。中国人见牲畜已死，膀胱油膜收缩，不见窍道，遂谓膀胱有下口无上口，疏漏之至。西医此说，诚足骂尽今医，然持此以薄古圣，则断断不可。盖《内经》明言，下焦当膀胱上口，又言三焦者，决渎之官，水道出焉。《内经》所谓三焦，即西医所谓连网油膜是也，故焦字，从雥从膲，后人改省作焦，乃不知

为何物矣，溺出膀胱，实则三焦主之。而膀胱所主者，则在于生津液，肾中之阳，蒸动膀胱之水，于是水中之气，上升则为津液，气著于物，仍化为水，气出皮毛为汗，气出口鼻为涕为唾，游溢脏腑内外则统名津液，实由肾阳蒸于下，膀胱之水化而上行，故曰肾合膀胱，而膀胱为肾生津液之府也，又详下条。

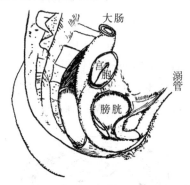

膀胱图

膀胱与连网相接处，即是入水道。子宫在膀胱后，男子名为丹田，肾阳入丹田，蒸水则化气上行。膀胱如釜中蓄水，丹田如灶里添薪，膀胱下口，曲而斜上，以入阴茎，溺能射出者，则又肺气注射之力也。

少阳属肾，肾上连肺，故将两脏。三焦者，中渎之府也，水道出焉，属膀胱，是孤之府也，是六腑之所与合也。

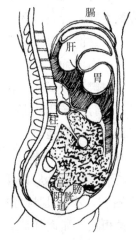

三焦图

上言肾合膀胱，此言肾又合三焦也。少阳者，水中之阳，是为相火，属肾者，属于肾中命门也。命门即肾系，由肾系下生连网油膜，是为下焦；中生板油，是为中焦；上生膈膜，是为上焦。其根源实出于肾系，肾系即命门也。命门为相火之根。三焦根于命门，故司相火，而属于肾。夫肾具水火，合三焦者，是相火所合也。又云肾上连肺者，金水相生，是水阴之所合也，故肾虽一脏，而将为两脏矣。肾主水，而行水之府，实为三焦，三焦即人身油膜，连肠胃及膀胱，食入于胃，由肠而下，饮水入胃，则胃之四面，均有微管，将水吸出，散走膜膈，此膜即三焦也。水由上焦，历肝膈，透肾系，入下焦油膜，以达膀胱，故三焦者，中渎之府，水道出焉。属膀胱者，谓三焦与膀胱相联属也，是孤之府，谓五脏各配五腑，而三焦司肾水之决渎，又独成一府也。是六腑之所与合句，又总言六腑合五脏，相合而成功也。中国自唐宋后，不知三焦为何物，是以医法多讹。西医为连网，知其物矣，然不知其发源何处，所名司何气，是以知犹不知。

故将两脏之将，当读如将帅之将，言少阳三焦，下连属于肾，上连属于肺，肾肺相悬，全赖少阳三焦以联属之。然则少阳一府，故已统帅两脏，如一将而将两营也。是孤之府，言少阳三焦，独成一府，极其广大，故能统两脏。又言属膀胱者，是三焦下出之路，足见自肺至膀胱，从上而下，统归三焦也。

脏腑之官

官，谓所司之事也，无病则各效其职，有病则自失所司。

心者君主之官，神明出焉。

人身知觉运动，无一不本于心，故百体皆为之臣，而心为君主也。西医言人心，只是顽然一物，不能司知觉运动，其司知觉运动者，全在脑髓。尝割兔脑，剜其脑之后筋，则身缩，可知司运动者是脑后筋；剜其脑之前筋，则叫号，可知司知觉者，是脑前筋；以此拟人，亦无不然。予谓西医此说非也，人身破一皮，拔一毛，无不痛缩叫号者，何必剜脑气筋而后身缩叫号哉。盖西医知髓，而不知髓是何物。《内经》云：肾主髓，髓者肾精所生，肾与心，原互为功用，髓筋通于心，乃肾交于心，合为离卦，中含坎水之象。所以能司神明也，详心藏神注，即如西医所云脑后筋，剜之亦不知叫号，必其筋不与心通故也。西医又言脑有筋，通于心，当是彼所谓脑前筋，司知觉者也，夫因其与心通故司知觉，则司知觉者，仍是此心。设以知觉为脑所司，何以不通心之脑筋，剜之亦不叫号哉。即彼之说，刺彼之谬，可不辨而自明矣。盖肾足则髓足，髓筋入心，以水济火，真精内含，则真光外发，神明于是出焉。盖心属火有光，髓属肾水，能收引光气。心神上注于脑髓，则光气相照，而事物晓然。参看上肾藏志注尤明。

肺者相傅之官，制节出焉。

心为君主，肺在心外，以辅相之。心火恐其太过，则肺有清气以保护之，如师傅之辅助其君也，故称相傅之官。究其迹象，则因心血回入于肺，得肺气吹出血中浊气，则复变红而返入于心。在《内经》，乃营血与卫，会于肺中之说，又即相傅之官所司职事也。西医则云回血返入肺中，吹出血中炭气，则紫色退而变为赤血，复入于心。肺是淘汰心血之物，此即《内经》肺为相傅之义。但中国不名炭气，只名浊气也。心火太过，则气有余，而上逆下注；心火不足，则下泄，上为饮咳，皆不得其治节之故也。惟肺制心火，使不太过；节心火，不使不及，则上气下便，无不合度。

肝者将军之官，谋虑出焉。

凡人身之阴阳，阴主静，静则有守；阳主动，动则有为。肝为厥阴经，乃阴之尽也，故其性坚忍而有守，厥阴中见少阳，阴尽阳生，胆火居于肝中，阴中含阳，阳气发动，故能有为，谋虑从此而出，所以称为将军之官。故肝气横者，敢为狂乱，肝气虚者，每存惧怯。

胆者中正之官，决断出焉。

西医言苦胆汁，乃肝血所生，中国旧说，皆为胆司相火，乃肝木所生之气，究之有是气，乃有是汁，二说原不相悖。惟西医言人之惧与不惧，不关于胆，而又不能另指一所，实未知胆为中正之官故也。盖以汁论，则胆汁多者，其人不惧；以气论，则胆火旺者，其人不惧；太过者不得乎中，则失其正，是以有敢为横暴之人；不及者，每存惧怯，亦不得乎中正也；胆气不刚不柔，则得成为中正之官，而临事自有决断。以肝胆二者合论，肝之阳藏于阴故主谋，胆之阳出于阴故主断。

膻中者臣使之官，喜乐出焉。

膻即胸前膈膜，周回连著胁脊，以遮浊气，膈膜名膻，而居膻之中者，则是心包络。旧注以膈为膻中，不知膈遮浊气，只是上焦一大膜耳，不能代心宣化，何得名臣使之官。惟心包络，则相心布令，居于膻膈之中，故名膻中，属相火，又主血，以血济火，则和而不烈，故主喜乐。心忧者，包络之火不宣也；心过喜者，包络之火太盛也。西医言，心上半有夹膜裹之，即包络之谓也，但西医不知包络所司何事。

脾胃者，仓廪之官，五味出焉。

各脏腑，各名一官，惟脾胃两者，合名一官，何也？盖胃主纳谷，脾主消谷，二者相合，而后成功，故脾与胃，统称仓廪之官。言脾胃，主消纳五谷也，而又云五味出焉者，盖五谷备具五味，一入胃中，即化为汁液，从脾之油膜散走达五脏出焉者，出脾胃而达诸脏腑营卫也。胃不纳谷，则五味不入。胃属阳，宜燥之；脾不化谷，则五味不能达于各脏。脾属阴，宜滋之。

小肠者，受盛之官，化物出焉。

盛音承，贮也，小肠上接于胃，凡胃所纳之物，皆受盛于小肠之中。西医云：小肠通体皆是油膜相连，其油膜中皆有微丝血管与小肠通，胆之苦汁从微丝血管注入肠中，以化食物，脾之甜肉汁亦注入小肠化物，而物所化之精汁，即从膜中出小肠而达各脏，故曰化物出焉。王清任《医林改错》以附小肠者，为鸡冠油，更名气府，谓为元气所存，主化饮食，而不知《内经》明言，小肠者受盛之官，化物出焉，已实指小肠之气化矣。其附小肠之油膜，即中焦也，属之于脾。小肠又系心之府，其相通之路，则从油膜中之丝管，上膈达包络，以达于心，心遗热于小肠，则化物不出为痢为淋。脾阴不足，则中焦不能受盛，膈食便结；三焦相火不足，不能熏化水谷，则为溏泻。西医又有小肠发炎之症，即中国之泄痢、肠痈等症。中国近说，水入小肠，然后从阑飞渡入膀胱。西医斥其非也，水从胃已散出，走连网中。详下"三焦"注。然则小肠中所受盛者，只是食物，乃阴质也。饮主化气，食主化血，食物在小肠，皆化为液，以出于连网，遂上奉心而生血，所以小肠为心之腑，乃心所取材处也。

大肠者，传道之官，变化出焉。

变化出三字，谓小肠中物至此，精汁尽化，变为糟粕而出，其所以能出之故，则赖大肠为之传道。而大肠所以能传道者，以其为肺之腑，肺气下达，故能传道。是以理大便，必须调肺气也。另详五脏所合条。

肾者，作强之官，伎巧出焉。

西医云：人之才智，均出于脑髓，人之筋力，均出于脑气筋，究问脑髓何物，则西医不知也。盖髓者，肾精所生，精足则髓足，髓在骨内，髓足则骨强，所以能作强，而才力过人也。精以生神，详见心藏神注，精足神强，自多伎巧。髓不足者力不强，精不足者智不多。西医论髓之法多，而治髓之法少，以不知髓是肾所生，是以无从施治也。中国近医则又知肾不知髓，反为西医所笑。不知古圣《内经》，已有《髓海论》《骨空论》又将肾与髓合论之。甚矣，古圣人千古莫及矣。

三焦者，决渎之官，水道出焉。

焦古作膲，即人身之膜膈，所以行水也。今医皆谓水至小肠下口乃渗漏入膀胱，非也。《医林改错》、西医，均笑斥之。盖自唐以后，皆不知三焦为何物，西医云：饮水入胃，胃之四面皆有微丝血管，吸出所饮之水，散走膈膜，达于连网油膜之中，而下入膀胱。西医所谓连网即是膈膜，及俗所谓网油，并周身之膜皆是也。网油连著膀胱，水因得从网油中渗入膀胱，即古所名三焦者，决渎之官，水道出焉是矣。三焦之根出于肾中，两肾之间有油膜一条，贯与脊骨，名曰命门，是为焦原。从此系发生板油，连胸前之膈，以上循胸中，连心包络，连肺系上咽，其外出为手背胸前之腠理，是为上焦；从板油连及鸡冠油，著于小肠，其外出为腰腹之腠理，是为中焦；从板油连及网油，后连大肠，前连膀胱，中为胞室，其外出为臀胫、少腹之腠理，是为下焦。人饮之水，由三焦而下膀胱，则决渎通快。如三焦不利，则水道闭，外为肿胀矣。西医知连网之形甚悉，然不名三焦，又不知连网源头，并其气化若何，皆不知也。

膀胱者，州都之官，津液藏焉，气化则能出矣。

凡人饮食之水，无不入于膀胱，膀胱如人身之洲渚，故曰州都之官。人但知膀胱主溺，而不知水入膀胱，化气上行则为津液，其所剩余质，乃下出而为溺。经文所谓气化而能出者，谓出津液，非出溺也。气化二字，自唐以下，无人知之，吾于此特详言曰：火交于水，即化为气。观西法以火煎水而取轻气，即是火交于水，化气之一证。人身之水火，如何交哉？盖人心主火，人鼻吸入之气，乃天阳也，亦属火。西医云：气从鼻入，其管入肺，历心系，循背脊，以下入肾系，又从肾系达连网，以至于脐下。按西医所说，吸入之路，推究其理，则知吸入者是天阳，属火也，历心系，则引心火而并下入脐下，即气海也。女子名为胞宫，经云膀胱者，胞之室，胞即油膜一大夹室，能伸能缩，实大过于膀胱，胞与膀胱只隔一间，又全在微丝血管与膀胱相通。凡人吸入之天阳，合心火下至胞中，则蒸动膀胱之水，化而为气，与西法以火煎水取气无异。夫此膀胱之水，既化为气，则透出膀胱，入于胞中，上循脐旁，气冲上膈入肺，而还出于口鼻。上出之气，著漆石则为露珠，在口舌脏腑之中则为津液，且气之出口鼻，其显然者也，又外出于皮毛，以熏肤润肌而为汗，所谓气化则津液能出者此也。老人溺多，化气少而水质多；壮者溺少，化气多而水质少也。西医但言气从肺历心系而至脐下，未言出气之路，其意以为仍由原路而出，不知非也。盖气之出路，实循气冲，上达于膈，而出于肺。西医云：胸膈乃助肺扇动呼吸之物，不知膈为出气之路，非入气之路，不得混言扇动呼吸也。夫吸从脊入，督脉主之；呼从膈出，任脉主之；吸入阳也，火交于水也；呼出阴也，气即是水也。呼吸循环，道家以为秘诀，医家昧其指归，惟《内经》气化则能出矣，一语明明指破，何注家多不识耶！火不足以蒸水，则津液不升，气不得化；水不足以济火，则津液干枯，小水不下。

【按】上言脏腑所合，只有五脏六腑，此条出《兰台秘典论》，又添出膻中一脏，是为六脏六腑，论乃备矣。且肾具水火，中系属火为命门，故上条云，少阳属肾，谓三焦相火，其根在命门也。肾上连肺，谓金水相生，而膀胱为之府也。又曰故将两脏是肾与命门，又可分为两脏而配三焦膀胱之两府矣。《难经》以左为肾，右为命门，自有取义，然则言五脏六腑者，举其要也。言六脏六腑者，备其物也。再加命门，而为七脏六腑，又其零也，盖天地阴阳奇偶，不无零正，参伍错综，以尽其变，人之脏腑应之，所以经有奇经，而脏腑亦有零奇欤。

五脏九窍

前五脏所属，内只七窍，此条备论九窍，乃无遗漏。

肝开窍于目

注见前五脏所属条。

心开窍于耳

耳系肾窍，此言心窍者。心与肾相交，听音者肾精也，而辨语者心神也，心小肠之脉入听宫，陈修园以此为司听之主，而不知耳通于脑髓，脑气筋下通于心，西医言之甚详。故耳为肾窍，又为心窍，均由脑通，从可识矣。三焦为肾府，耳内为肾窍，故耳外则三焦之脉绕之，耳又为心窍，故耳外之小肠经脉亦注于听宫，以见腑之应脏有如是者，不得指小肠之脉，为耳窍通心之路也。修园之说，犹差一黍。

脾开窍于口

注见五脏所属条。

肺开窍于鼻

同前。

肾开窍于二阴

前阴是膀胱下口，主出溺。膀胱者肾之府也。肾主水，化气化水，从前阴而出，故前阴系肾之窍。又前阴有精窍，与溺窍相附，而各不同，溺窍内通于膀胱，精窍则内通于胞室，女子受胎，男子藏精之所，尤为肾之所司，故前阴有病溺窍者，有病精窍者，不可不详辨也。后阴是大肠下口，宜属于脾胃，然其体在下，以部位言之，凡在下者，皆肾所司，肾液充膜，则肛门不结，肾气充摄，则不脱肛，惟其二阴皆属肾窍，故经言肾为胃关，以饮食之质，皆从二阴出也。西医图画二阴甚悉，然不知二阴究属何脏，所以治法不精。

【余按】肾开窍于二阴，而前阴之病多出心肝，后阴之病，多由脾胃。又以耳为心窍，与心开窍于舌之义不同。总见五脏错综，互相通贯，学者宜详参焉。

男女天癸

世谓女子之经血为天癸，非也，《内经》明言男子亦有天癸，而注《内经》者又不能实指为何物。王冰旧注知其所至之地，而于天癸究未明言。吾尝细考经文，参证西法，旁及《丹经》《别录》，于阴阳水火血气数端颇能分析，因详注之。又此章玄微，西洋医法所不能知，故西人于女子之经水，男子之精气，皆不能洞悉源委。

女子二七而天癸至。

七为阳数，八为阴数，离为女，坎为男，皆阴阳互换之道，故男阳而得阴数，女阴而得阳数。女子七岁更齿，二七而天癸至。天癸者，天一所生之癸水，乃肾中一阳之气化，而为液也。至者，谓肾气化水，至于胞中也。

任脉通，太冲脉盛，月事以时下。

人身总统阴阳者，只是任督两脉。任居前面，属胃属心，主后天；督居背脊，属肾，主先天。二脉交会，则在胞中，胞居大肠之前，膀胱之后，乃是油膜中一个夹室。此胞之膜，上连网油，又上则归结于背脊中间，是为肾中之系，即命门也。督脉贯之，为先天阳气之根源，气即水也。西法于水中取气，凡人口鼻之气，著物皆化为水，而肾中天一阳气，所生之水，则为癸水至者。癸水发于肾系之中，下入网油，而至于胞中也。此是督脉所司，先天肾中之阳，交于胞中。是水非血也，属先天之气分。其属后天血分者，则为冲任两脉，冲任丽于阳明，属后天，主奉心化血，阳明饮食所化之精汁上归于肺，奉心火之化，则色赤为血，既化成血，则由冲任两脉导引而下行，以入胞宫，与天癸之水会

合。所谓任脉通者，盖任脉起于胞中，天一阳气所化之癸水，既从督脉下入胞中，则后天任脉，感阳气而通畅。其丽于任脉者，为太冲脉，亦得天癸之阳，而所化之阴血，更加盛满。于是阴血循冲任，亦下入胞中，与癸水会合则为经血，每月一行，是为月事，故曰月事以时下。女子属阴，以血为主，天癸之水气亦从血化，皆为赤色，其实中有水液也。督脉癸水之阳不足，则经迟经滞，冲任之阴血不足，则经淡经枯。

男子二八，肾气盛，天癸至。

男女虽有不同，而其先天皆主肾，后天皆主胃。男子二八，先天肾中生阳之气，所化癸水亦至胞中。女子之胞名血海，名子宫，以其行经孕子也。男子之胞名丹田，名气海，名精室，以其为呼吸之根，藏精之所也。胞乃先后天交会之所，先天督脉肾阳所化之水，既至胞中，则后天冲任，奉心所化之血，与水相应，而冲任通畅，亦下胞中，为阴与阳应、气与血交。女子以血为主，则水从血化而为经；男子以气为主，则血从水化而为精；精清者血不足，精不射者气不足，精少者，气血均不足。

精气溢泻。

血从水气之化而非清水必稠浊者，以其水中有血质故也。惟其血与水合化，而后精气溢满，得泻出矣。西医言精是外肾睾丸所生，不知睾丸只是发精之器，非生精之所。西医因剖视，只见睾丸中有精，而别处无精，不知精生则运行不见。既死之人，而求其化生所在，决不得矣。睾丸中之精，亦死精耳，安可据此以为生精处哉！详全体总论篇。

阴阳和，故有子。

此又统男女言之：天癸水为阳，冲任

之血为阴，和者谓会于胞中，合同而化也。女和则经行，男和则精溢，故能生育而有子。今人不知此理，而妄行服药，以求有子，能无误乎。

此节乃血气交会，化为月信，变为肾精之原委，最要之义也。化为精者上行，循督脉而入脊上脑，是生骨髓，循任脉而上颊绕唇，是生髭须出，于皮肤生毛，亦较女子更重。盖男子之血不下泻，化精气而上行外达，所以多须毛也。血主阴，主下行，女子之水从血化而为经，则内行下达，每月一泻其余。血气既下泻，所以上无髭须，外少毛毫也。且女子之骨较弱，亦以经血下行，而上生骨髓者少矣。西医论髓，而不知髓是何物所生，只原未识气血变化之理也，另详于后。

血气所生

人身只气与血两者而已，火交于水即化为气，义已详膀胱、三焦条，兹不再论。惟水交于火即化为血之理，尚未发明，特详于此。

南方生热，热生火，火生苦，苦生心，心生血。

热火生苦，苦生心，已详卷首，惟"心生血"句尚待注明。盖心属离卦，内阴爻坎之水也，外阳爻则离本卦之火也，惟其以水济火，乃发光明而成离象，是以灌膏则燎盛，抽薪则焰息。薪膏有汁液，火得之而后然，即是以水济火之明验矣。人身心象离卦，必在下胞中，肾阴之水津循冲任入于胃，合饮食所化之汁，上腾于肺部，以入于心，此汁得心火之化，遂变为赤色，是为血。西医云：饮食之汁，由吸管递运至颈会管，与心血混为赤色，此一混字殊谬，岂有日日混入而血不加淡者

乎！不知汁入颈会管，即水交于火也，变为赤色，即奉心火之化，而为血也，血之生化如此。西医言血内有红白二轮，红多白少，不知其白者水液之本形也，其红者奉心所化之赤色也。

食气入胃，浊气归心，淫精于脉，脉气流经，饮入于胃，游溢精气，上输于脾，脾气散精，上归于肺，通调水道，下输膀胱，水精四布，五经并行。

饮是本于天阳，主化气之物；食是本于地阴，主化血之物。今人不知血气根源，本于饮食。惟此条经文言饮食气血生化之原委也。气乃水之所化，凡饮水，皆属化气之物，所谓饮入于胃云云。即三焦膀胱条所注水气往来之道路也。水津四布，五经并行者，谓水化津液而四布，则五脏之经脉得其调养，乃并行而不悖也，义已详十二官条，兹不再赘。惟食气入胃，浊气归心，淫精于脉，脉气流经。此单言化血之理，尚待详言。食者有形之阴质，故主化汁变血，得脾之运健，肝胆疏利，则化为汁液。西医言甜肉汁入胃化谷，苦胆汁入胃化谷，同一意也。即化为汁，腾布于上，得肺气之化则色白，妇人之乳汁是矣。妇人乳子，此汁已供儿食，不能入心化血，则血无余，故月经停而不行。断乳之后，此汁上行入心，则化为血。即化为血，则转而下行，每月有余，是以行经。男子血所由生与妇人同，但化精化经各不同耳。浊气归心之浊字，训稠浓之意，非谓渣秽也。阴汁稠浓，上归于心，则化为血，既化为血，则淫溢此精汁，而散行于脉管。西医谓心有出血管，导血出，又有回血管，导血入。西医名管，中医名脉，二而一也。脉气流经者，谓流行于各经络，而回复有常。西医云，心左房之血由出血管，导行

于周身：心体动跳不休，每一跳则周身之脉应之而跳。血既行遍周身，则转入回血管，其色变紫，以受炭气也。紫血由回管递传，复返于颈会管，得肺气呼出，则炭气出而紫色退，复变为赤入心右房，转至左房，而又出也，则脉气流经之谓矣。时医有大络散众络，众络散孙络之说，言其出而不言其复，与流经二字，尚不确切，故引西医之说证之。西医所图脉管详矣，然不能分别十二经脉。又其言回血，不能分别几时方回于心。惟《内经》言一呼脉行三寸，一吸脉行三寸，则能算出血行之时节，何时出者，当于何时回矣。义详《营卫生会篇》，甚矣古圣之精也。

中焦受气取汁、变化而赤是为血。

义详上条，重引此者，总见血所由生也。

谷入于胃，脉道乃行；水入于经，其血乃成。

此节总言血脉出于胃中，饮食所化之汁，上行入于心管，化为血，以散为众脉，所以脉道乃行也。下言水入于经，其血乃成，一水字尤精微，即吾所谓水交于火即化为血，合为离中含阴之象也。水生于肾中，入于胞室，是为天癸水，循冲任上行入胃，则津液充足，濡化谷食，谷化为汁，其中仍有天癸之水气在也。此汁上入于心，是为水交于火，得心火化之，变为赤血，此所谓水入于经，其血乃成也。血之支脉，散走内外，循环无端，而其总统则在任脉。既化为血，即循任脉而下入于胞中，与肾气天癸之水，合男子化精髓，女子月信下，胥由于此矣。西医言血中有养汁明汁为白轮，血为红轮，此不知养汁明汁，即水交于火而化血者也。《内经》以任脉为血之总司，西医则有总脉管之说，谓从心左房出而至腹中腹下，乃分是趸。考究其总管之道路，却只是任脉之道路也。盖血之支脉，散走内外，循环无端，而其总统则在任脉，既化为血，即循任脉而下于胞中，与肾气天癸之水合，男子化精髓，女子月信下，胥由于此矣。

此条详血略气，其实血气二者不能相离。论气详"膀胱气化"条，论血气相合，详"男女天癸"条，参看自明。

营卫生会

营卫即气血，而名之曰营卫者，气血以体言，营卫以用言，故必另详其义也。气血之变化，男精女经；气血之功用，阴营阳卫。各有区分，尤宜详辨。此全是生人之作用，若剖视死人，则不得也。

人受气于谷，其清者为营，浊者为卫，营在脉中，卫在脉外，营周不休，五十度而复大会，阴阳相贯，如环无端。卫气行于阴二十五度，行于阳二十五度，分为昼夜，太阳主外，太阴主内，各行二十五度，平旦阴尽，而阳受气矣。

营者血也，卫者气也，血守于内，如兵家之安营，故曰营；气御于外，如兵家之护卫，故曰卫。上篇言浊气归心为血，此言清者为营，浊者为卫，非刺谬也。上篇浊字，指阴汁言，以阳为清，则阴为浊矣；此篇清浊，以刚柔言，阴气柔和为清，阳气刚悍为浊，故曰清者为营，浊者为卫也。营在脉中，谓营血由心之脉管散为众管，达于上下。又有回脉管复回于心，总在皮膜肌肉之里，以为阳气之守也。卫在脉外，谓卫气上输于肺，走于脏腑，外达皮毛，以护卫营气，为阴之外卫也。营周不休者，谓营行脉中，周于通身，将人身三停内外，分为五十度，一日一夜，营血周行五十度，而复返于肺，与卫气大会。西医谓心有左右两房，生血由左房出，有运血管，由内达外，然后入回血管，由外返内，复入于心。回血色紫，返心过肺管，呼气出，则吹去紫色，紫色者炭气也。紫色已去，仍变赤血而返于心，由右房入，又由左房出，循环不休。西医此说，即《内经》营周不休，五十度而复大会之实迹也。所谓阴阳相贯，如环无端也。卫气之行，则分阴阳内外，太阳在外为阳，太阴在内为阴，昼则卫气行阳二十五度，夜则行阴二十五度，平旦行阴已尽，阳分受气，是卫气复于肺，与营相会矣。卫行于阳则寤，卫行于阴则寐，故《难经》言卫行五十度，复会于手太阴，而人之卧起皆卫气出入之验也。《灵枢》云：人经脉前后上下左右周身，十六丈二尺为一度，人一呼脉行三寸，一吸脉行三寸，计昼夜一万三千五百息，脉行五十度也。西医将脉管剖视，自谓详矣，而不能分出各经，又不能共计其长短，于回血合气之数，皆无从起算，然则西医安能如中国古法之精哉。

营出中焦，卫气出于下焦。

上言人受谷气，清者为营，浊者为卫，似营卫皆出中焦矣，而此又别之曰，卫气出于下焦，则尤为探源之论。盖人身只此先后两天为生化之本，营血虽生于心，而取汁则在中焦，故曰营出中焦，是后天之所生化也。卫气虽统于肺，周于太阳皮毛之间，而其气之化源，则在脐下丹田气海之中，是先天之所生化也。卫出先天，督脉主之，营出后天，任脉主之，任督相贯，营卫相循，如此其精微也。旧注不知，乃谓卫气出于下焦之"下"字，当作"上"字，则诚误矣。

心者血，肺者气，血为营，气为卫，相随上下，谓之营卫。

营卫虽生于中下二焦，然营卫之行则统于心肺，周行上下也。上既言之，而兹又引《难经》此语，取其详明，不厌烦复也。

此篇前二节出《灵枢》，后一节出《难经》。再参看十二官男女天癸血气诸条，自能通贯。

六经六气

天有金、木、水、火、土之五行，以运行不息，名曰五运。人秉之而生五脏，所以应五运也，义详卷首，兹不再赘。天有风、寒、湿、燥、火、热之六气，以充塞万物，人秉之而有六经，脏腑各有一经，合为六经，所以应天六气也。名太阳者，因天有此太阳之气；名太阴者，因天有此太阴之气。六经之名，皆本于天，非由人强名之也。必知经气之所主，而后病情可识矣。此等气化，乃生人所以然之理，见病之原委，皆尽于此。西医全不能知，其治病多误。

少阳之上，火气治之，中见厥阴；阳明之上，燥气治之，中见太阴；太阳之上，寒气治之，中见少阴；厥阴之上，风气治之，中见少阳；少阴之上，热气治之，中见太阳；太阴之上，湿气治之，中见阳明；所谓本也。本之下，中之见也；中见之下，气之标也。本标不同，气应异象。

天有六气，人秉之而有六经。六经出于脏腑，脏腑各有一经脉，游行出入，以布其化，而经脉中所络之处，名为中见也。足少阳胆经，由胆走足，中络厥阴肝脏；手少阳三焦经，由三焦走手，中络厥阴包络；故少阳经中见厥阴，手少阳三焦，足少阳胆，同司相火。是相火者，少阳之本气也。故曰少阳之上，火气治之，谓二经之脏腑，以火为主，是本气也。中见厥阴，是其中有风气居之也，而其标为少阳经，则又主阳气之初动也。足阳明胃经，属燥土，手阳明大肠经，属燥金，此两经皆燥气主治。手阳明大肠经脉，循行络太阴肺，而后走手足阳明胃经脉，循行络太阴脾，而后走足，故阳明经中见太阴也。足太阳膀胱经，属寒水，手太阳小肠经，属君火，手从足化，以寒水为主，故太阳之上，统称寒水治之。手太阳经脉循行络少阴心，而后走手，足太阳经脉，循行络少阴肾，而后走足，故二经中见少阴也。足厥阴肝经，属风木，手厥阴包络经，属相火，子从母化，以风为主，故厥阴之上风气治之。手厥阴经中络少阳三焦，足厥阴经中络少阳胆，故二经中见少阳也。足少阴肾经，属水阴，手少阴心经，属火热，心为君主，肾从其化，故少阴两经，统是热气主治。手少阴心经中络太阳小肠，足少阴肾经中络太阳膀胱，故曰中见太阳。足太阴脾经，属湿土，手太阴肺经，属清金，二经子母同气，故太阴之上湿气治之。手太阴肺经络手阳明大肠，足太阴脾经络足阳明胃，故曰中见阳明。所谓本也句，总结上文，谓六经之上，其主治者皆其本气也。本气根于脏腑，是本气居经脉之上也，由本气循经下行，其中络者中之见也。由中见之下，而经脉外走手足，以成六经，又各有太、少、阳明、厥阴之不同，则又系六气之末，故曰气之标也。或标同于本，或标同于中，标本各有不同，而气化之应，亦异象矣，故六经各有病情好恶之不一，仲景《伤寒论》，全根于此，不可不详究焉。

【再按】六经之名，太者阴阳之至大；少者阴阳之初生；明者阳气之极盛；厥者阴气之竭尽也。先知五行以为体，又知六

气以为用，然后可以读《伤寒》《金匮》，然后可以治男女百疾。西医于六经名目从未得知，于气化安能梦见？乃云人是碘铁养炭等共十四质凑合而成。夫彼所谓十四质，皆经剖割锻炼，然后取得其质，而人之未死者，岂止此快然之质哉。

经气主治

六经六气，各有所从、所主之不同，必明此，而后知气化之理。若西洋医既不知此，则亦不必与辨也。

少阳太阴从本，少阴太阳从本从标，阳明厥阴不从标本，从乎中也。

此言六经气化，或以脏腑本气之阴阳为主，或以经脉标气之阴阳为主，或以中见之气化为主，各有性情之不同也。陈修园《伤寒论注》引张景岳之论曰，少阳太阴从本者，以少阳本火而标阳，太阴本湿而标阴，标本同气，故当从本。然少阳太阴，亦有中气，而不从中者，以少阳之中厥阴木也，木火同气，木从火化矣。太阴之中，阳明金也，土金相生，燥从湿化矣，故不从中也。少阴太阳从本从标者，以少阴本热而标阴，太阳本寒而标阳，标本异气，故或从本或从标，而主治须审也。然少阴太阳亦有中气而不从者，以少阴之中太阳水也，太阳之中少阴火也。同于本则异于标，同于标则异于本，故皆不从中气也。至若阳明厥阴，不从标本，从乎中者，以阳明之中，太阴湿土也，亦以燥从湿化矣。厥阴之中，少阳相火也，亦以木从火化矣，故阳明厥阴，不从标本，而从中气也。要之五行之气，以木遇火，则从火化，以金遇土，则从湿化，总不离乎水流湿火就燥，同气相求之义耳，此注甚明。知此而后知邪正之盛负，表里之传变也。

太阳为开，阳明为阖，少阳为枢，太阴为开，厥阴为阖，少阴为枢。

太阳膀胱，气化上行，外达充于皮毛，以卫外为固，故太阳主开。凡邪自外入，皆太阳不能主开之过。阳明胃经主纳水谷，化精汁洒行五脏六腑，化糟粕传入大肠小肠，其气化主于内行下达，故阳明主阖。凡是呕逆自汗等，皆阳明不能主阖之过。少阳三焦内主膈膜，外主腠理，内外出入之气，均从腠理往来，故有邪在腠理则寒热往来，太阳之气不得外达诸证。上下往来之气均从膈膜行走，故有结胸、陷胸，邪欲入胃则呕，甚则呕吐不止诸证，凡此皆少阳不能司其转枢之过也。太阴为开者，手太阴肺主布散，足太阴脾主运行，凡血脉之周流，津液之四达，皆太阴司之，故曰太阴为开也。厥阴为阖者，足厥阴肝经主藏下焦之阴气，使血脉潜而精不泄，手厥阴心包络主藏上焦之阴气，使阴血敛而火不作，故曰厥阴为阖也。少阴为枢者，手少阴心经内合包络，下生脾土，故能为二经之转枢。足少阴肾经，上济肺金，下生肝木，亦能为二经之转枢也。此数者，为审证施治之大关键，不可不详究也。

《内经》此数条言人身气化最精，中国注《伤寒》者，尚有人知，西洋医法从无论者，故论形虽精，而论治转粗耳，张隐庵、陈修园注《伤寒》，全本于此，读者详之。

十二经脉

经脉者，脏腑气化之路径也，故既明气化，又须知经脉行止之地，其穴道详《灵枢》、针灸铜人图及各医书，为针灸疮伤所必知，兹不详论，只引大概，指明经脉所过，亦以阐气化之迹而已矣。西医剖割人而视之，图出形象，自谓精矣，然不能分出经络穴道，是以虽精反粗。中国针灸，惜少传人，其精妙岂剖割卤莽之为哉。

手太阴肺之脉，起于中焦，还循胃口，上膈属肺系，出腋下，至肘臂，入寸口，出大指之端。

中焦在中脘，即附小肠着胃之油膜也，属之于脾。以五行论，脾土生肺金，故肺脉起于中焦，还循胃中，上膈属肺。《内经》云：食气入胃，散津归肺，饮入于胃，上归于肺，营卫出于胃，而皆布于肺者，此也。从肺系出腋下，至肘臂，则言其中之所过。腋所以生毛者，三阴皆出腋下，厥阴少阴之血从太阴肺气之化，泄出于腋，故生毛也。肘是上一节，臂是下一节，寸口者诊脉之所，其长一寸，以尺泽穴起至鱼际，为一寸也。寸口本是肺脉，而能诊各脏者，以肺为华盖，朝百脉，营卫每日一大会于肺，故即寸口肺脉，可以诊知各脏也。出大指之端，是上鱼际，由合谷，而上大指内侧，此肺脉之行止，即其气化所往来，观针灸治病，全取经脉，而脏腑以治，可知经脉之所系非轻矣。

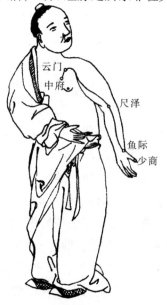

手太阴图

肺脉起于中焦，不止一脉，始如散丝，上循胃口，入肺，合总为一脉。出中府穴，上云门穴，走腋下，至肘中约横纹，为尺泽穴，有动脉，至寸口为诊脉之所。至鱼际则脉又散如丝，故不见上鱼际，至大指内侧之少商穴，为金气所发泄也。观肺脉散而后合，至鱼际又散，凡各种之脉，隐见皆如此，足见脉道非洋人所谓之脑筋，亦非但是血管，惟洋医言另有自和脑经，或与气管会，或与血管会，或里结脑筋，或串连脏腑，与《内经》经脉相似，但洋医不能纪别，惟《内经》分别经脉穴道，至精悉也。

手阳明大肠脉起大指次指之端，出合谷，行曲池，上肩贯颊，夹鼻孔，下齿，入络肺，下膈属大肠。

大肠是肺之腑，故大肠经脉亦与肺经相为表里，肺脉起大指内侧，大肠经亦起于大指之端，而其支又起于次指之端者，以见同源异流之义耳。合谷俗名斧口，皆肺脉交会之所也。三阴经行肘内，三阳经行肘外，手阳明经由合谷上行至曲池，上肩，贯颊，挟鼻孔。鼻孔者肺之窍也，大肠者肺之腑也，肺脏开窍于鼻，而腑之经脉即上夹于鼻，脏腑之相应，何其巧也。下齿入络肺，尤其气化所禀承者，由肺下膈属于大肠，知经脉与肺相贯之故，即知大肠全秉肺之气化矣。凡经脉皆出于脏腑，而手之三阴三阳论穴者均由手起，不过便于数穴耳。实则先有脏腑，而后生出经脉，非有此手上之经脉，而后有脏腑也。

大肠与肺，皆主秋金，属商音，肺太阴起少商者，商之阴也。大肠经起食指内侧，名商阳穴，共主金商而属阳也。此一脏一腑，对举之穴。合谷在虎口，秋金白虎之口，手阳明与肺相合处。曲池在屈肘横纹尽处；肩髃在肩骨之端；天鼎喉旁四寸，与食管相当处，故名鼎。禾髎即颊车也，绕齿龈夹鼻，为迎香穴，肺开窍于鼻，而其腑之经脉，终于夹鼻，足见相应之妙用。

足阳明胃经脉起眼下，入齿，环唇，循喉咙，下膈，属胃，络脾，下挟脐，至膝下，入足中指。

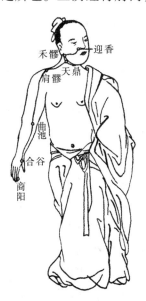

手阳明图

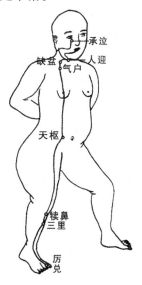

足阳明图

胃脉起于眼下，绕面行，故人正面均属阳明经；入齿，故龈肉全属阳明；环唇者，脾脏开窍于口，故胃腑之脉从外环之，以应乎脾，亦如手阳明经夹鼻之意；循喉咙两旁动脉，为人迎穴是矣；下膈属胃络脾，所以秉气于脾也。下挟脐至膝下三里穴，膝胫以前，均阳明经之所行。入足中指，阳明脉所止之处。

胃脉上起承泣，在眼下，循面入上齿，出环唇，下至喉旁寸五分，名人迎穴。又下横骨，内为缺盆穴，缺盆骨下陷中，为气户穴，谓肺气与胃脉，相通之门户也。入属胃，又行脐旁二寸，为天枢穴；膝外陷中，名犊鼻穴；膝下三寸，三里穴；皆胃气之大会。至足背为跌阳脉，入中指，其支者，入大指次指之端，名厉兑穴。胃为后天，统主前面，冲任皆归属之。

足太阴脾之脉起大指之端，上膝股，入腹属脾，络胃，上挟咽，连舌本，散舌下。

起足大指隐白穴，上膝入股，谓股之内面，入腹属脾脏，而又络胃，是胃阳明，

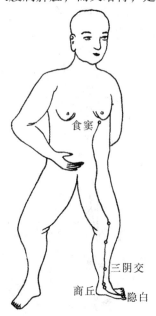

足太阴图

居太阴之中，故六气标本，谓太阴中见阳明也。上膈挟咽，与阳明同路，惟阳明发于面，而太阴终于舌本，一阴一阳，各有不同。盖阳明为阳之盛，故上于面以卫外，太阴为阴之至，故终于舌下，以生布津液，使津液出于口，用济阳明之燥，此阴阳所以互为功用也。

脾经起大指内侧隐白穴，循内踝陷中名商丘穴；踝上三寸名三阴交穴，以三阴之脉，交会于此也。循膝内侧，上股，入腹中，属脾，又见于食窦穴，言胃中之食，由脾所化，此为化食之窍道也。从此又络胃，上挟咽，连舌本，散舌下，足见为心之苗，又即脾经之根源矣。舌辨其味，脾即食其味，故脾经散于舌下。外经穴尚可图，若其散行绕络，由胃至舌之迹，则非形迹可图也。

手少阴心之脉起于心中，出心系，下膈，络小肠，复上肺，出腋下，至肘，抵掌中，入小指之内，其支者上挟咽。

中国旧说心有四系，下通于各脏者，非也。西医剖视并无四系，言心有左右房，左房生血，递出为总血管，分为众管，散于脏腑，周于身，于是入回血管，复循行至心之右，为总回血管，递入心，为血一周，是心之通于四脏者，在血管也。西医名管，而《内经》则名为脉，《内经》云：营行脉中，营周于身，心之合脉也，即是西医之说矣。但西医不能分别各脏，各有经脉，只将众脉管，皆属于心，而不知手少阴心又有专属之脉也。出心系，下膈，络小肠，心所以与小肠相表里也。复上肺，心主血，肺主气，营卫之交会，全在于此。西医谓回血受炭气，皆变紫色，递至总回管，得肺气呼出，则炭气散，而紫血复变为赤，仍入心，由右房

递左房，而后出也。《内经》言少阴心脉，复上肺，便是大会于肺之路矣。又出腋下肘，入小指之内，其支者上挟咽，故少阴有咽痛症。

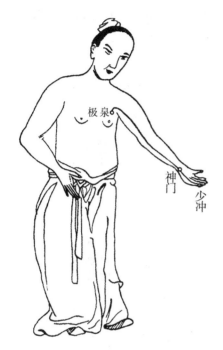

手少阴图

心脉之用事，在下络小肠，为生血运血之路道。其支者，上夹咽，上系目系，此最主气化处也。至于出腋下极泉穴，循肘抵掌后骨际，为神门穴，终于小指内侧，为少冲穴，数穴皆经脉之枝叶也。言针灸者，但论外之经穴，而言气化者，则其内之路道，为犹重也。

手太阳小肠之脉起小指之端，循手外，上肘绕肩，入络心下膈，抵胃入小肠。

少阴抵掌中，太阳循手外，此足见阴阳内外之不同也。入络心，故太阳经中见少阴，下膈抵胃，小肠与胃原相连接，以司其事也。

小肠之脉，上胃络心，至颈，分上下行，上行至耳下曲颊之后，名天容穴；至面颊锐骨之端，名颧髎穴；终于听宫，与

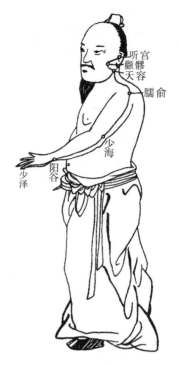

手太阳图

足少阳相接壤。其下行者，从颈起，至肩际陷中，名臑俞穴；至肘端五分，名阳谷穴；至小指外侧，名少泽穴；此经与膀胱合气，故其司化，与足太阳同。

足太阳膀胱之脉起目内眦，上额交巅，下脑后挟脊，抵腰，入络肾，下属膀胱，循髀外，下至踝，终足小指。

三阳经全将人身绕尽，所以卫外为固也。少阳终目锐眦，阳明终于目下之承泣穴，故太阳经起于目内眦，以见三阳相交，而成其总统一身之局也。上额交巅顶上，全属太阳，所以头上生发者，乃膀胱中之气挟胞中之血，合化上行，而生头发，故发名血余，以其根于胞血也。凡乌发均须滋水，伤寒后其发必脱，则又因膀胱气化而后生发，故发又属肾与膀胱之水也。头乃阳气之所萃，故其顶全属太阳经，下脑后风府穴，为太阳经脉之要会，挟脊抵腰，故凡角弓反张，伤寒背脊痛，均属于太阳。

入络肾，肾为水脏，阳气之原，膀胱为其腑，故其脉亦下络肾，循髀外，下至踝，终足小指。总之行身之背，自上及下，以周于一身，而主卫外也。

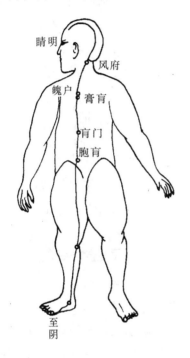

足太阳图

至阴穴在足小指外侧，为阴之极地；太阳之阳，根于水阴之中，故其经亦起于至阴。睛明穴，在眼之大角，而与阳明相交，故称睛明，以见太阳之气，至头面而极盛也。膀胱与胞相连，而胞膜著于腰下十九椎旁，故其穴名胞肓。肓之原根于肾系，上生肝系，在十三椎旁，因名肓门，有肓即有膏，膏生于脾，而内护心，外会于脊，与肓相交，在第四椎旁因名膏肓，此太阳与心相会之穴也。魄户在三椎旁，肺藏魄，而合于太阳，故名魄户。观此经穴，而知其气之相通矣。

足少阴肾之脉起小指之下，趋足心，循内踝，上股贯脊，属肾络膀胱，循喉咙，挟舌本，其支者出络心。

太阳经终足小指之外，少阴经即起足

小指之下，以见一表一里，相趋应也。趋足心，循内踝，太阳行外踝，少阴循内踝，上股贯脊，属肾络膀胱，脏与腑所以交通。循喉咙者，肾上连肺，声音出于肺，而生于肾也，挟舌本者，肾主液，所以出于口也。其支者出络心，以见心肾相交，坎离互济之义耳。

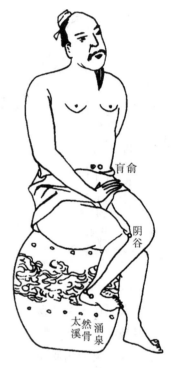

足少阴图

足心涌泉穴，为肾脉极底，最忌疮漏泄气。然骨在内踝下前一寸，太溪在内踝后，足跟骨上，此处有动脉，《内经》皆以为诊。凡病且死，此脉不绝者，尚可救治。阴谷在膝下曲膝之间，又上股入小腹，络膀胱，循脐旁一寸，名肓俞，谓肓膜之要会在此也。入属肾，上络心，循喉咙，挟舌本，虽不列穴名，而肾经之主化。在络心循喉挟舌处为尤多，舌下涌泉为肾液所出，犹津道之要也。

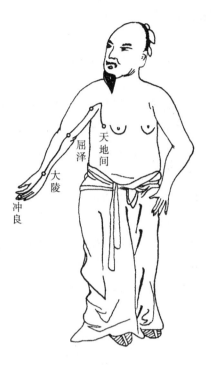

手厥阴图

手厥阴包络之脉起于胸中，属心包络，下膈，历三焦，出腋入肘，抵掌中，循中指之端。

西医谓心之上面，周围有夹膜裹之，即包络也。包络上连肺系，由肺系连及于胸内之四面，皆是油膜，又下为膈膜，又下为网油膜。所谓膜者，皆三焦也。三焦与包络相通，其迹如此。故包络之脉，下膈历三焦也。出腋入肘，抵掌中，循中指之端，故中指应心，亦由于此。

包络与三焦，只一油膜相连，故其脉从三焦，至胸中而归并于心包。出于乳后一寸、腋下三寸之间，名天地间。脉过腋下，至肘，抵曲肘陷中，名屈泽穴，刺痧疫多取此出血，以泻心包之邪也。大陵在掌后两筋之间，又中指之末名冲良，妇孕则此穴脉动，足见心包血旺也。

手少阳三焦之脉起小指次指之端，循手表上贯肘，入缺盆，布膻中，络心包络，

下膈属三焦，支者出耳上角。

三焦根于肾系，下为胞室，当膀胱上口为下焦，中为连网，附着小肠为中焦，上为胸膈，又循胸而上，统名为膻，上连肺系，而下入为心包络，故三焦与命门，同司相火，以其油膜相连也。三焦与心包络相表里，亦以其油膜，从膻膈而上入为包络也，三焦经脉贯肘，故肘上消灼、清冷渊穴，种牛痘，能发出肾中之毒，亦以三焦之原，根于肾系故也。膻中古本省作膻，后人不知膻为何物，遂误胆为膻。夫胆在膈下，此云布胆中，络心包络，然后下膈，则知胆系膻字之省，非苦胆也。此等字唐宋后均不之辨，安可以注《内经》。

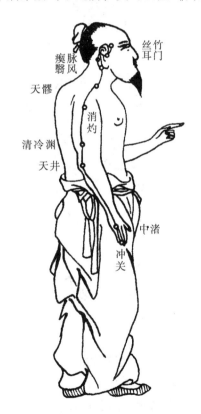

手少阳图

少阳为冲阳，故第一穴名冲关，小指次指陷中名中渚，抵掌后高骨。凡三膲气旺者，此骨乃高起，上至肘外大骨缝中，

名天井穴，再上二寸，名清冷渊，以与手太阳经会，而合于寒水之气也。再上至肘外对腋，为消灼穴，言其主相火也。上至缺盆、天髎穴，即内入心包，散行下膈，而属于三焦。西洋言腹中统膜，皆有自和脑筋，如网络之意，即三焦经脉散布之义，至缺盆合为一脉。支者，更上耳后尖骨陷中，名翳风穴，再上为瘛脉穴，风瘛皆肝筋所主，而焦膜乃生筋之原也，故此二穴，有此二名。又绕耳前，为耳门穴，至眉尾空窍，为丝竹穴，具见肾开窍于耳，而三焦为肾，故其经绕耳以应之也。

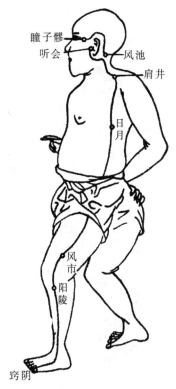

足少阳图

足少阳胆之脉起于目锐眦，绕耳前后至肩下，循胁里，络肝属胆，下至足，入小指之间。

足少阳脉与手少阳脉均行于耳，均司相火，内则三焦之膜连肝而及于胆，外则三焦之经，络耳而交于胆经，此以见脏腑

相通之妙。

足少阳起目锐眦，名瞳子髎穴，绕耳前陷中，名听会穴，绕耳后发陷中，名风池穴，皆少阳风木所发泄处。下至肩上陷中，名肩井穴，循侧旁，下至肝期门之下五分，名日月穴，胆脉实从肝胆出于此穴，然后上下行也。下行至股外，垂手中指尽处，名风市穴，膝下一寸为阳陵穴，循外髁，至小指次指之间，窍阴穴而终，阳经根于阴穴，以见阴生于阳中也。

足厥阴肝之脉起大指丛毛之际，上足跗循股内，过阴器，抵小腹，属肝络胆，挟胃贯膈，循喉咙，上连目系，与督脉会于颠顶。

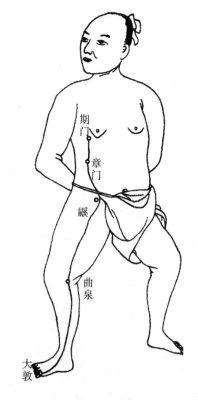

足厥阴图

毛发皆血之余也，肝主血，故肝经起于足大指，而其间即生丛毛，以为主血之验。阴器名为宗筋，乃通身筋之所主，属

肝经，故肝脉绕于阴器也。小腹两旁皆属肝经，故有寒疝等证。络胆者厥阴之脉，中见少阳，肝与胆相表里也。挟胃者，肝木清阳之气上升疏土，所以化物，贯膈循喉咙，故肝气逆有呕满诸证。上连目系，肝开窍于目也，与督脉会于颠顶，督脉属肾，为肝之母，会于颠顶，子会于母也。目系颠顶，内为脑髓，脑风晕迷，均肝所司，以其脉相通也。西医详论脑髓，而无治髓之药，盖不知髓系督脉所生，又不知髓是肝脉所贯，岂知其治法哉。

大敦在足大指丛毛中，循足内侧，上至曲泉，在曲膝横纹尽处，诸筋会于膝之穴也。循股内，抵阴器之横骨尽处，名鼠鼷穴，绕阴器，故生毛，肝血所发泄也。抵少腹，上肋曲肘尖处为章门穴，再上为期门穴，乃肝之募，谓肝膜之所通也，从此入属肝脏，此为肝下行之脉，贯膈络胃，循喉咙，上连目系，则开窍于目，与督脉会于颠顶，阳经惟太阳最长，阴经为厥阴最长，乃气血之司领也。

冲任督带

十二经正经也，又有八脉名为奇经，兹不具论，而单论此四脉者。盖阳维阳跷，两脉附于太阳经，行身之背，以太阳统治之矣。阴维、阴跷两脉行身之前，附于太阴，以太阴统治之矣。惟此四脉，主治有别，不能赅于十二经中，故另详之。西医画脉管，枝分派别，可谓详矣，然论络不归于经，论经不归于脏腑，譬之有千军而无一将，则亦无所统属矣。至于奇经八脉，中国且久不讲，何怪西医不知耶。

冲脉起于少腹之内，胞中挟脐左右上行，并足阳明之脉至胸中而散，上挟咽。

胞中名为气海，乃呼吸之根也。人之呼

气，由气海上胸膈入肺管，而出于喉，其路径全循冲脉而上，故《内经》云：冲为气街，盖指此也。凡是气逆，均责于冲，故仲景有降冲逆之法。胞中又名血海，胃中饮食之汁，奉心化血，下入胞中，即由冲脉导之使下。故《内经》云：女子二七而天癸至，太冲脉盛，月事以时下也。总之，胞中为先天肾气，后天胃血交会之所。冲脉起于胞中，导先天肾气而上行，以交于胃，导后天阴血下行入胞中，以交于肾，导气而上，导血而下，通于肾，丽于阳明，冲脉之所司可知矣。

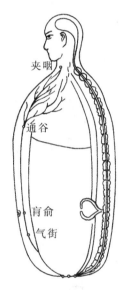

冲脉图

冲脉者出气之冲衢也，气生于丹田，而其出路则在脐下三寸，隔中行旁开五分，名气街穴，是气之出路，故名气街。近医因《灵枢》言胸气有街，腹气有街，头气有街，足气有街，遂不能指出气街穴在何处。然《内经》明言起于气街，侠脐上行，则明指气街穴在脐之下也。今人改气街作气穴，大失经旨。由气街至脐旁，为肓俞，肓即膜也，丹田之膜，上会于脐，故此穴名肓俞也。又上胸，至通谷穴而散，盖有膜上胸则散为肺衣而全包肺，故冲脉亦至此而散。肺衣会于咽，故冲脉又夹咽而止，总见气出于丹田，循脐旁，上胸中，走肺衣中，又上会于咽，则气从之出矣。膜中气行之道路，即名冲脉，冲主气，与任之主血者不同。可知十二正经，奇经八脉，各有所主不同，皆各脏腑气血往来之道路，有散有合，不得但指血管，以为经脉也。

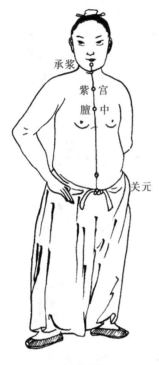

任脉图

任脉起于少腹之内，胞室之下，出会阴之分，上毛际，循脐中央，至膻中，上喉咙，绕唇，终于唇下之承浆穴，与督脉交。

督脉在背，总制诸阳，谓之曰督；任脉在腹，总统诸阴，谓之曰任；阴阳相贯，故任与督两脉必相交，下则交于前后阴之间，上则交于唇之上下也。以先后天论之，督在脊，属肾属先天；任在腹，属胃属后天。先天主气，下交胞中；后天主血，下交胞中。全在此二脉也。以水火论，督脉属气属水，任脉属血属火，是任脉当又属之心，心肾相交，水火既济，皆由于此，

故任脉者，阴脉之海也。

任脉起胞中，下至两阴之间，名会阴穴，谓与督脉相会，而当两阴间，故名会阴。上至少腹聚毛之处，名中极穴。又上至脐下三寸，为关元穴，乃元阳元阴，交关之所也。出脐中，上行至于鸠尾，上二寸六分，为膻中穴。膻中是心包络生血而出，随任脉上下运行，故任脉之穴，兼具包络之名，正见任脉为心包行血也。从膻中上行，三寸二分陷中，为紫宫穴。紫宫者，指心而言也。心应《洛书》九紫离卦，故名紫宫。任脉至此正内合于心，故以心位名之，正见任脉为心行血之统脉也。又上至唇下，为承浆穴，与督脉交，而任脉终。其支者，循面而至于眼下，细观任督之交会起止，而知督脉主阳主气，任脉主阴主血，互相贯通，为生身之总司也。

督脉起于肾中，下至胞室，乃下行络阴器，循二阴之间，至尻贯脊，历腰俞，上脑后，交颠至囟会，入鼻柱，终于人中，与任脉交。

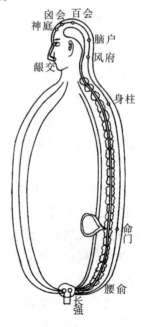

督脉图

督脉起于肾中，下至胞室，肾中天一所生之癸水入于胞中，全在督脉导之使下也。肾气至胞，任脉应之，则心胃之血，乃下会于胞中，此为任督相交，心肾相济，道家坎离水火交媾之乡，即在于此。督脉络阴器，循二阴之间，与任脉会于下也。贯脊上顶，交于人中，与任脉会于上也。今细察其脉，由鼻柱上脑贯脊抵肾，由肾入胞中。据此路道观之，乃知督脉主阳主生肾气。盖气生于天阳，吸入鼻孔，至脑门下，肺管循背脊而下入肾，又由肾入胞中，故吸入则胞中满也。吸入之气，实由鼻由脑由脊而下，故掩鼻张口，能出气而不能吸气，盖吸由脊下，非从鼻脑不能入也，呼由膈出，故张口能出气也。吸由脊下，督脉主之，知督脉之所主，乃知气之生化。再详"天癸"及"膀胱"条。

督脉起于胞中，出会阴穴，至尾闾骨端，名长强穴，上至二十一椎，名腰俞穴，是腰肾筋膜所连也。再上十四椎，当肾正中，为命门穴，乃肾系贯脊之处，为督脉之主。盖任是心血所司，督是肾气所司，故命门为督脉之主穴也。又上至第三椎为身柱穴，肺肾相交，为一身元气之宰，故称为柱。再上大椎，至发际一寸宛中为风府，发上二寸五分为脑户，即西医脑后叶之中缝也。至颠顶为百会穴，与肝脉交会于此，前行当囟门，为囟会穴，谓心神上照于髓，以后知觉，是神与髓会之所也。又至额上发际为神庭，亦是心神上出于此之义。下鼻准，至齿缝龈交穴而终。盖人身吸天阳入鼻，循脊下肾系，而入丹田，总归督脉所主化气化精，为人身命之原，总督周身脏腑，故称督也。

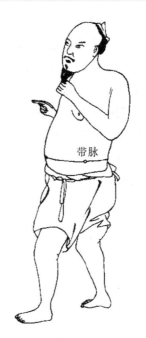

带脉图

带脉当肾十四椎，出属带脉，围身一周，前垂至胞中。

带脉总束诸脉，使不妄行，如人束带故名。究带脉之所从出，则贯肾系，是带当属肾，女子系胞，全赖带脉主之，盖以其根结于命门也。环腰贯脐，居于身之中停，又当属之于脾，故脾病则女子带下。以其属脾，而又下垂于胞中，故随带而下也。

带脉后在十四椎当肾之中，前在脐，绕腰一周，带脉一穴则在季胁，当少阳部位。近图带脉三穴，一带脉穴，在足少阳胆经，季胁之下一寸八分，再下三寸，为五枢穴，又下为维道穴，似带脉绕行三匝，而有上、中、下三穴也。然《难经》云：带脉起于季胁，回身一周，无三匝之说也。又经《灵枢经》曰：足少阴脉，别走太阳，至十四椎，属带脉，后人遂以带为肾之别脉，非也。属带脉者，谓其为带脉所管束，非言带脉是肾之脉也。因其穴居少阳之界，以为少阳脉者亦非也，肝胆能为带脉之病，然带脉终非肝胆之脉，盖带主管结前后，前束任而经心小肠之脐中，后束督而经肾系之中。人身惟脾主中州，交合水火，带脉适当腰腹之中，应归为脾之脉也。其穴在胁，亦以前不居任位，后不居督位，正见其管束前后也。或疑带脉不与脾连，岂知腹中膜油皆脾之物，肾者阳治带脉，以脾为主，女科以妇人带下，皆归于脾，良有以也。

【按】此四脉，督在背，总统诸阳，属先天；任在腹，总统诸阴，属后天。冲脉丽于阳明，而通于胞宫，由后天以交于先天肾者也，带脉出于肾中，以周行脾位，由先天以交于后天脾者也。四者互为功用，不可不详究焉。

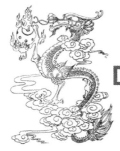

中西汇通医经精义下卷

蜀天彭县唐宗海容川著

全体总论

以上所论脏腑形体大略皆具，其有未尽者，补注于此，内有重出之义，取求详，不嫌词费。西医有《全体图考阐微》等书，将骨脉皮肉脏腑，层析剖割，以示精详，而究于阴阳气化，皆不能知，似精实粗，读者参考自见。

五脏者，所以存精神血气魂魄者也；六腑者，所以化水谷而行津液者也。

精神血气魂魄，已详五脏所藏条，兹不再注。六腑化水谷，行津液，亦皆见六腑条矣。但肠胃膀胱，人皆知其化水谷，而三焦与胆，所以能化水谷者，人多不知也，只缘不识三焦为何物，又不知三焦为决渎之官。读吾所注三焦条，自能知之。胆之所以化水谷者，经旨言胆主清阳之气，上升入胃，木能疏土也。而西医直言胆汁入胃化谷，确有取验，言气言汁，义自赅洽，详十二官及脾、胃、胆、三焦条，参看乃见六腑皆主化水谷，夫谷化则为液，奉心而生血，水化则为津，达肺而为气，故曰行津液者也。西医言肠胃及各吸管中，有养汁，如牛乳；有明汁如水，不知明汁即津也，养汁即液也。西医知其汁，而不

能言是何物所生。惟《内经》则津生于水，水入化气而为津；液生于谷，谷入化汁而为液，阳津阴液，岂徒知其名物，而不得其治法哉。又详营卫生会条。

脑、髓、骨、脉、胆、女子胞，此六者存于阴而象于地，故存而不泻，名曰奇恒之府。

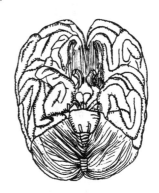

脑髓图

西医言脑髓筋，分走脏腑，周身知觉运动均出脑气筋，言之甚详，然究不知脑髓是何物所化生，故其言似精实粗。盖肾主骨，肾系贯脊，通于脊髓，肾精足，则入脊化髓，上循入脑，而为脑髓，是髓者，精气之所会也，髓足则精气能供五脏六腑之驱使，故知觉运动无不爽健，非髓能使各脏，实各脏能使髓也。西医又谓诸骨内之髓与脑中者不同，又不知骨是髓之所生，

《内经》言髓生骨，诸骨中之髓与脑无异，惟诸骨中杂有油膜血丝耳。盖由脑髓散走诸骨，皆穿膜附筋以入骨，所以内杂膜油血丝，岂可云髓有不同耶。脉者血之道路也，详心肾条。胆附于肝，已详胆条。女子之胞，男子名为精室，乃血气交会，化精成胎之所，最为紧要。西医剖割精矣，乃于膀胱之后，大肠之前，只知女子有胞宫，而不知男子亦有胞官，以女子之胞极厚且大，中空可验。男子之胞，只是一层夹膜，扁薄而不可见，故只知男子有精管，而不知男子之精管，即从胞中出也，特人死胞缩精收，故扁且薄，西医忽不及察也。此胞又名气海，气入则脐下胀，是其验矣，又名丹田。详天癸条。此六者，存而不泻，虽胆汁有出入，而究与六腑之输泻者不同，异于常腑，故曰奇恒之府。

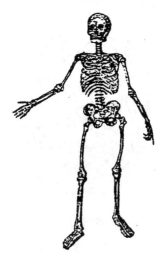

骨　图

西医言脑筋主知觉运动，大脑在前，小脑在后，中为中脑，有裂有回，分歧叠积，耳目口鼻，全与脑通。脑经分布，又散行于脏腑肢体，凡知觉运动，皆脑司之也，此说半是半非，已详辨于上卷五脏所藏篇。至于脑汁，究是何物所生，则西医不知，盖肾精生髓，由脊上行，以入于脑，是为髓海，在头者名脑，在众骨中者名髓。《内经》盖分为二，故云髓会绝骨，而此与骨、脉、胆、胞，合为六者，则分为二而言之也。又西医治脑无药，不知脏腑经脉，皆交于脑，源流出入，岂无其路耶。

西医详图骨式，有相连而凹者，有相连而凸者，有如锋者，有如椎者，有骨裂，有骨衣。骨皆外坚中松，有筋相连，有脉管回管脑筋，透入于骨。究人身诸骨，则知上帝造创之功大哉！然西医未知何者为主骨，何者为辅骨，何处骨大而反不紧要，何处骨小而反关生死。如中国之《洗冤录》。检验伤痕，分别制命与否，则论骨较精。至于《内经》言骨，更能探其源头，曰肾生髓，髓生骨，则知腰脊为主骨，四肢为辅骨。骨属肾水，而筋属肝木，筋者于骨者，水生木也，骨赖筋连者，母用子也，骨中之髓，又会于绝骨，齿又骨之余者矣，观齿之生落，而知男女老幼各有其时，无不下应肾气，则知髓生骨之理，非徒知其形而已也。

此后面脑筋图，西医又有前面脑筋图，不具载者，以脑髓生于肾，循脊贯脑，为督脉所司，其前面脑筋，总皆以后面者为本也。

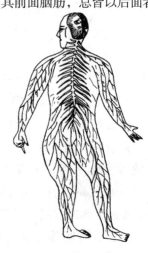

脑筋图

此总脉管，据《内经》考之，即任脉也。身之背亦有脉，而不图之，以血之所主在于任脉。至于动脉，或隐或见，或散或合，有深浅分合之殊，又西医所未言。

胞宫之蒂，发于肾系，下为一大膜，前连膀胱，后连大肠，中间一个夹室。男子丹田、气海，又名精室，女子又名子宫、血海。阴道之内，结束为子宫下口，可收可缩，又名子脏。仲景所称妇人脏躁，脏结痛引阴筋，皆指此言，血管全绕，网膜全包，一主气，一主血，交会于此，为生化之大源。

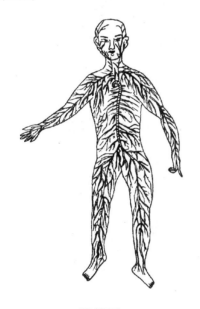

脉管图

胃、大肠、小肠、三焦、膀胱，此五者，天气之所生也，泻而不存，受五脏浊气，名曰传化之府，输泻者也。

糟粕形质之物，皆曰浊气，由此五者传化，主输泻而不留，故名传化之府。三焦与肠胃并论，是三焦明有其物，后人以为空腔子，岂不谬哉。详三焦条。各图见上。

魄门上为五脏使，水谷不得久存。

魄门，肛门也。肺藏魄，肛门上合于肺，故名魄门。肺在上总统五脏，而魄门在下，令五脏之浊物从此而出，故为五脏使，既名魄门，便知为肺所司，既为五脏使，便知肺亦能绕五脏也。男子肛头，西人图之最悉，盖彼以刀割治病，不得不详其形迹。然用心则苦，而操术实粗。中国痔漏等证，擅长者多矣，何尝以刀割为能。

人有髓海，有血海，有气海，有水谷之海，以应四海。脑为髓海，胞为血海，膻中为气海，胃为水谷之海。

西医论髓，以为知觉运动之主，谓脑髓筋达于脏腑肢体，而后能司知觉运动也。西医知脑髓之作用，而不知脑髓之来历。所谓脑筋，但言其去路，而不知髓有来路，所以西法无治髓之药也。不知背脊一路髓筋，乃是髓入于脑之来路也。盖《内经》明言肾藏精，精生髓，细按其道路，则以肾系贯脊，而生脊髓，由脊髓上循入脑，于是而为脑髓。是脑非生髓之所，乃聚髓之所，譬犹海非生水之所，乃聚水之所，故名髓海。既聚于此，而又散走脏腑肢体以供使用，如聚钱者库也，而用钱者人也，人能用钱，而钱不能用人，脏腑肢体能用脑髓，非脑髓用各处也。再者髓之生由于肾，欲补髓者，即从肾治。肝脉入脑交颠，目系贯髓，凡神魂晕迷风狂，皆从肝治之，即是治髓。脑又通鼻，可从肺治；髓筋入心，可从心治；髓筋聚于胃，又可从胃以治之。西医论髓特详，而无治法，不抑谬哉，胞为血海，已详天癸条，盖血生于胃之水谷，化液上肺，奉心化血，循冲任脉，下入胞中，既聚于胞中，化精化血达于周身，皆在于此，参看天癸条自明。膻中为气海，此有两说，一说丹田为气海，即胞宫也，呼吸归根之地，名之为气海亦宜，详膀胱、三焦、天癸、营卫条。此云膻中为气海者，盖指气之出纳在乎肺也。膻乃胸前大膜膈也，膻之中即胸中，只有心包络与肺，故前云膻中者君主之官，是指包络言，此云膻中为气海，是指肺言，以包络与肺均在膈内，故均可名膻中也。膻膈之与包络相通，已详十二官条，此言与肺相通，其道路又须详言，气之根在脐下丹田，即网油中一夹室也，由网油走脐旁，上生膈膜是为膻，由胸膈循腔子，上连肺系，气之出路，即由此通于肺管，故凡咳嗽，则胸前痒滞，皆膻膈间气不得利也，欲知膻之治法，当参看肺、肾、三焦、包络条。胃为水谷之海，水主化气生津，谷主化液生血，一则糟粕入大肠，一则余质入膀胱，另详肠胃、膀胱各条。脾与胃，互为功用，又须看脾之作用。

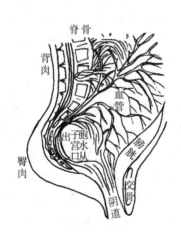

胞宫图

胸腹者脏腑之郭也。

胸内最上为肺，肺下为心，为包络，包络上连肺系，肺系连腔内之薄膜，其膜循腔子而下，是为膻膈大膜，绕筋骨一周连于肝，附于脊。肝体半在膈上，半在膈下，膈附于脊，下行为板油。连于肾系，又下为网油，网油上行而连于胃，小肠下行而连于大肠、膀胱，是为腹中也。脾在胃后，贴脊，居网油上，网油即三焦也，

上胸下腹，均从网油连及，以为脏腑之道路，故曰胸腹者，脏腑之宫城也。以部位言之，胸上属肺，胸膺之间属心，胸膺之下属胃，大腹与脐属脾，脐又属小肠，脐下属肾，膀胱亦当脐下，故脐下又属膀胱，大肠在膀胱之后，故脐下又属大肠，宜详其层次也。血室乃肝所司，血室大于膀胱，故小腹两旁谓之少腹，乃血室之边际也，属之于肝。少腹上连季胁亦属肝，季胁上连肋骨属胆，分别部居，各从其位。

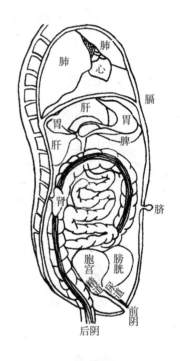

胸腹图

腹与胸分三停，上停名胸，在膈上，心肺包络居之。心与包络，从著脊处油膜中下通肝肾，肺有薄衣，连及胸内，前面之膜，为肺通中下焦之路，肺系上连包络，后著脊，前连胸膺。肝体半在膈上，半在膈下，胃附肺系，透下膈，横曲如袋，胃下为小肠，为大肠，为肝胆，是为中停，皆生连油膜之上，即中焦也。脐以下为下停，有膀胱，有胞宫，有直肠，皆生连油

膜上，即下焦也。后世不知焦从膲，因不知通身之膜，皆是三膲，故读经文者，少识精义。西医曰腹内统膜，一丽腹里，一包脏腑，一成筋以束脏腑，肝胃脾，小肠大肠横回，直肠上截，子宫蛋核，此被全包。如大肠头、小肠头、大肠上下回、直肠中、阴道、膀胱，此不全包。如左右肾，此被遮过，专包一脏曰包膜，兼包两脏曰连膜，折叠成筋以束脏腑曰筋膜，西医言膜如此其详，证以三焦之说，而精义始出。

膻中者，心主之宫城也。

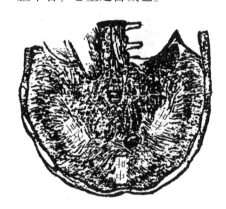

膻中图

前言膻中为气海，是指肺言，此言膻中为心主之宫城，是指包络言，膻为膈，包络居膈之中，故曰膻中，为心主之宫城，相心宣化，详十二官条。

此胸下一层膈膜，后著脊，左右连筋骨尽处，中叶连胸之鸠尾，即膻是也，膻之下层通腹中，膻之上层为胸内之薄膜，连心系，名包络，又名心主。包络是心外卫，膻中是包络外卫，其形难图，故只图膻以明之，究膻之根，附脊骨与肝系相连，而下乃连及肾系，是三焦少阳所发出而布于膈也。

胃者，太仓也。

胃主纳谷，故名太仓，胃之所以能纳谷，详十二官条。

咽喉小肠者，传送也。

咽喉居胃之上，传送而入小肠，居胃之下，传送而出，二者皆为胃之使，故治咽喉与小肠，宜以胃为主。

胃五窍者间门也。

《医林改错》言胃有三窍，上下窍纳谷，传入小肠，又有一窍出水入油膜。西医言胃通体，均有微窍行水入连网。予已详胃、三焦条，兹云五窍其义尤详，盖上窍主纳水谷者也；下窍入小肠，主化谷之糟粕也；旁窍入三焦膜油之中，主行水之余沥也；中通于脾为一窍，所以化水谷者也；上输于肺为一窍，所以布精汁者也。故云胃五窍者，间门也。唐宋以后无人知之，即西医剖视又何尝精细似此。

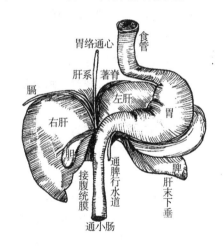

胃五窍图

西医言胃有肝膈大筋、胸膈大筋，互相牵住，使不得动，不知胸膈，筋是互通三焦之窍，肝膈筋，是循脊上肺通心之窍。《内经》所谓胃有大络，上通于心也，又曰脾之与胃，以膜相连，故又通脾，西医识其形，而未明其理也。

廉泉玉英者，津液之道也。

二穴在舌下，足少阴肾主化气上行，气即水也，故气之所至皆是津液，肾津必上于口，然后气泽能布于下。仲景《伤寒论》，以存津液为主，亦以其气化所存，人赖以生也，可不重欤！二穴举舌，即可逼视，不必再图。

腰脊者，身之大关节也。

腰为肾系所贯，脊为髓筋所通，人身骨节皆主于肾，而生于髓，腰脊为肾与髓所在，故为身之大关节。凡治骨节，当知所主矣。西医脊骨，析剖甚详，然不知脊所重者，全在于腰也，且全身大骨，皆从腰发原，不知肾主骨之理，则辨骨无益。

肢胫者，身之管，以趋翔也。

肢是手节，胫是足节，其骨最大，中空故名管，管中有髓及脂，以主运动，故能趋翔。西医言手足骨中之髓与脑脊之髓不同，谓其中杂脂油也，不知由脑脊散达肢胫，皆以筋肉相连，肉内有脂油，即附之而入骨，是以手足骨中均杂脂油。脂脾所司，髓是肾所司，兼脂油，是脾肾合致其功，故脾主四肢，肾主肢胫。西医图四肢之骨详矣，惜未知其所统属，则治法不明。

茎委者，身中之机，阴精之候，津液之道也。

茎，阴茎；委，垂卵也；机如泰西机器之机。所以出精行溺，精窍通于肾。西医谓睾丸主生精，非也，内宫无睾丸，友人王东樵观面问过内宫，亦有精能泄出，可知睾丸非生精之物，乃发精之物，《内经》明言阴精之候，盖指此耳。溺窍通于膀胱，膀胱者，津液之府，故溺窍名为津液之道，究之茎委，乃肝之宗筋，肝脉所绕也，故皆以治肝为主。宗筋主束骨而利机关，故人身之机关皆听治于此。西医图阴器甚详，然此等物事，人人皆自具之，何待详图，但西医以剖割为治，此处为地无多，非详不能下手。若《内经》仲景之

法，针药灵妙，无取刀割之粗，故不须图，且西医图之，而究不知阴器所主之妙理也。

咽喉者，水谷之道也。

咽喉乃胃之上口，在喉咙之后，主进水谷，故治咽以胃为主，病在咽，则水谷不得下。

喉咙者，气之所以上下者也。

肺之上管为喉咙，在咽之前，主气之呼吸，气不利，声音不利，病在喉也。

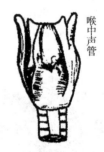

喉咙图

西医名为总气管，自肺以下，分支入肾，透入丹田，主吸天阳，熏蒸膀胱之水，化气上出，循腹至胸，从肺系而复归于总气管，气从前面出，从后面入，而皆由总气管，故曰所以上下也。

会厌者，音声之户也。

会厌在喉咽之两旁，能张能收，食入则收，掩其喉，音出则张开，故曰音声之户，乃喉之门也，当属肺。

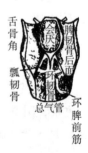

会厌图

西医名为声管，前为会厌，后为瓢韧骨，两旁皆有内皮，中衬筋膜，收放出声，

四围有数十小核，生涕以润声管。又云有上下二筋。下筋缓，上筋紧，收放出声。《内经》云：风寒客于会厌，则暴哑，正此筋不能收放也。

口唇者，声音之扇也。

唇开合而后语句清明，故曰声音之扇。口唇属脾，故有脾中风，唇缓失音之证。

舌者，声音之机也。

舌者心之苗，言为心声，故舌能辨音，究音之所由生则根于肾气，肾脉上挟舌本，故舌动而后能发音。

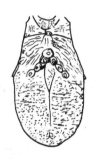

舌　图

机者谓其伸缩转掉，声只是响出于喉，音则分宫、商、徵、角、羽。其辨在舌，肾津上廉泉至英穴，以出于舌，则滑利声清。舌属心火，赖肾水济之，肾脉络舌，所以转舌也。

悬雍垂者，音声之关也。

喉间之上腭，有如悬雍之下垂，俗名帝丁，音从此出，故曰音声之关，此属之肺。

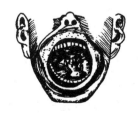

悬雍垂图

余见哑人，皆无腭上帝丁，盖会厌大张，无关栏，则气不收束，气散而不能成

音也，俗名咽舌，谓食入则掩其喉，不令水谷入内也。然哑人无帝丁，水谷亦不得入气管中，则帝丁者，实主音声，而为之关键也，居气管之口，当属于肺。

颃颡者，分气之所泄也。

颃颡即上腭，气从此分出于口为唾，分出于鼻为涕，故曰分气之所泄也。

横骨者，神气所使，主发舌者也。

横骨在舌，本心存神而开窍于舌，故横骨为其所使，以为发舌之机，此数节详论咽喉口舌发音之道，可以得治法矣。

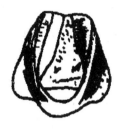

横骨图

此西医所图，名环韧骨，在会厌之下。当会厌，又有半边韧骨，名为会厌韧骨，与舌根相连，主发舌者也。韧骨以膜相连，又有筋牵之，最灵动，以供心神肺气之所使。神与气当分论。

五脏六腑之精，皆上注于目。

前言肝开窍于目，言其大要也，此言五脏六腑之精，皆上注于目，则分析更微矣。夫肝脉入脑，通于目系，故开窍于目，至五脏六腑，所以通于目者，西医云脑气筋，通各脏腑，据此则各脏腑之精，循脑筋而上注于目也。

骨之精为瞳子

瞳神属肾，故其色极黑，肾主骨，故曰骨之精，为瞳子，凡病瞳子，多是肾虚。

筋之精为黑眼

肝主筋，肝之精汁，上注为眼黑珠，眼科书谓之风轮，亦以肝主风也，治黑珠，当以肝为主。

血之精为络

白珠外有红肉裹之，而结于大眼角内者，即络也，乃血之精，属之于心。凡起血瞖，均当治心血。

气之精为白眼

气属于肺，白眼生病，多是肺受湿热。

肌肉之精为约束

约束即眼皮，乃阳明胃脉所绕，为脾经肌肉之精所结聚，凡是肿烂涩痒，皆脾经风湿热也。

里结筋骨气血之精，而与脉并为系上属于脑，后出于项中。

此又总言目系入于脑中，而通于脑后，以见五脏之精，全由脑入目，可以知治目之路径矣，大指治气轮、血轮、肉轮。药气可由喉咙颅颡而上通于脑，其路最捷易治。治黑珠必循肝脉而上入于脑，其路略深，治瞳子必由肾、督脉而上入于脑，其路更深未易治也。

西医有衣筋肌折之辨，亦云详矣，然不能分出脏腑所属，则不得其治法。惟《内经》五层，眼皮为肉轮，红筋络之为血轮，白珠为气轮，黑珠为风轮，瞳子为水轮，分此五脏，则义有所归。再者目系入脑，而贯项后，所以瞳人反背，脑后可针，虽西医未究到此。

诸脉皆属于目

太阳脉终目内眦，少阳脉终目外眦，阳明脉绕眼，终目下承泣穴，厥阴脉入脑而交于目，系肾之督脉，入脑通于目系，手少阴心之脉，其支者上挟咽系目系，惟太阴之脉不上于目，故曰诸脉皆属于目。

诸髓皆属于脑

西医言手足骨中之髓与脑髓不同，不知实发源于脑髓，散走诸骨，每骨节有筋脉油膜相连，故诸骨中之髓，杂有油膜血丝，其实诸髓，皆属于脑，而脑髓又生于肾也。

诸筋皆属于节

节者，骨节也。骨属肾水，筋属肝木，水生木，故骨节之间亦生筋，而筋又为骨之使也。凡病骨节皆责于筋。西医详骨与髓，而于筋甚略，因彼但以运动属之脑气，不以为筋所主也，然使无筋，则骨不联属，又乌能运动哉。

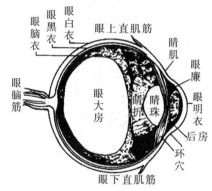

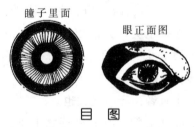

目 图

诸血皆属于心

血有肝藏脾统之说，然运行在脾，敛戢在肝，而生复周回均在于心。观西医血管图，可知诸血皆属于心，详心生血条。

诸气皆属于肺

气之源在肾，详膀胱、天癸、营卫条。而此云属肺者，以气之总管在肺，故肺主制节，司肾气之出纳，而又制节肝气，使不得逆；制节脾气，使不得泄；制节心气，使不得越。肺之气治，而各脏之气皆治矣。

人之血气精神者，所以奉生而周于性命者也。

人之知觉性也，人之生死命也，性在心，故字从心，命在肾，故肾系曰命门。有此性命，人乃得生，其所以奉生而周于性命之间者，则又赖乎精神，神藏于心，性之所在也，精藏于肾，命之所在也。究精所由生，则是气之变化，究神所由生，则是血之功用，故先言血气，后言精神，而推极于性命。中国注家尚多囫囵，何况西医之泥于迹者哉，详心肾各条。

经脉者，所以行血气而荣阴阳，濡筋骨，利关节者也。

《内经》名脉，西医名管，其实一也。西医详绘管窍，然不能分出经名，不知十二经与奇经八脉达于周身，以行血气，使内阴外阳，筋骨关节，无所不周，病则按经施治，自然得效。经脉以行气血，则不得单指血管言也，按西医有脉鞘，是连膜或筋膜，包裹脉管、回管、脑筋不等。《内经》所谓经脉，亦非西医所能尽见，比如督脉是行气者也，比如任脉是行血者也，二脉已显然不同，安得执西说之死法以衡之。

卫气者，所以温分肉，充皮肤，肥腠理，司开阖者也。

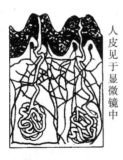

卫分肉图

卫气已详营卫条，分肉即在内之赤肉，与外之白肉有分别者也。卫气由内达外，先从分肉而出，故先及分肉皮肤最外一层，

阳气由内充于外，以卫皮毛，此为卫气之能事也。详膀胱营卫条，腠理乃分肉之外，皮肤之内，油膜是也。有皱纹，故曰腠理，内发于三焦，乃卫气所行之道路，故气足则肥。卫气昼行于阳则目张而寤，气达于外，不畏风寒；夜行于阴，则目闭而寐，气敛于内，故必拥被以卫，阳入里，则畏外寒也，此皆卫气，司开阖之验。详营卫太阳各条。西医不知也。

此西医汗管汗核图也。言汗管，或藏腠中，或隐腠下，缠如螺丝，透至皮肤外，而汗出焉。然西医不知汗所从生，实在膀胱化气，由三焦连网，以达于皮毛也，凡人暑时，饮水多，出汗亦多，而小便反少，是水从皮毛而泻，则不下走膀胱，足见汗之根源，生于膀胱，为卫气之所发泄。

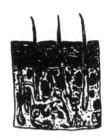

皮毛图

此西人用显镜，托大毛皮之形，毛根附近有油核，是血脉散于膜中而成者也，又有汗核汗管，附毛而生，盖毛皆为血之余，而非血所生也，血从气化，随卫气达于腠理，然后发出。故拔视毛根，只见油与水，而不见血也。

志意者，所以御精神，收魂魄，适寒温，和喜怒者也。

此又言重脾肾二者，一主先天，一主后天，为人身之本也。肾藏志，志定则足以御肾精，御心神，使不得妄动，志定则足以收肝魂，收肺魄，使不得妄越。脾藏意，主思虑，故能令寒温适其宜，喜怒和其节，志之与意，不綦重哉。西医但以知觉全归于脑，而七情不分，性命不辨，彼之志意与中国同，而何尝知志意所司哉。

是故血和则经脉流行，营覆阴阳，筋骨劲强，关节清利矣。

女子经脉不流行，则月信错乱，周身作痛，男子虽无月信，亦有经脉不流行之证，内外阴阳，十二经脉，皆血所营周覆祷者也，筋骨关节皆血所贯注者也，故必血和而后能流行营覆。

必血和而后能劲强清利，反此者皆宜理血，此论营血。西医有血脉图，然但图血出之道，未图血回之管，又不能分出十二经脉，无当于治，故不载之。夫彼所以不图回血管者，以一来一回，纷而难辨也，夫彼既有难辨之处，宜其不知经脉之说也。

此西医脉管图，只是血运行而出之管，非回血管也，西人执此，辨中国十二经脉，及奇经八脉，以为无其事也。《医林改错》亦谓经脉无凭，不知彼皆剖割死人，安能复辨经穴，且经道非血管也。故《内经》言某经多血少气，某经多气少血，足见经道统血气而言，不得以血管、气管当之也。西医言人别有自和脑筋，随各脏腑而异用，或包筋，包骨，包血管，包气管，或散，或合，西医此说，似即《内经》所言之经道，惜西人不通华文，于《内经》未深考也，况任脉专主血，督脉专主气，安得以血管当经脉之说哉。

卫和则分肉解利，皮肤润泽，腠理致密矣。

此论卫气已详，上及膀胱条。

志意和则精神专直，魂魄不散，悔怒不起，五脏不受邪矣。

志和则先天肾无病，意和则后天脾无病，故有此效，详上。

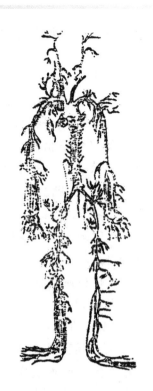

血脉图

寒温和，则六腑化谷，风痹不作，经脉通利，肢节得安矣。

此节与上相联，乃申明脾藏意适寒温之义，寒温和则脾气冲和，故六腑能化水谷，脾主肌肉，不作风痹等证，脾统血，主肢节，和则皆得通利而安矣。

卷首详论脏腑，其有未经论及者，皆补于此，人身之气化形质已赅备矣。虽西医剖视，而亦不及《内经》之精。

五脏所伤

人必脏腑血气先有亏损，然后生病，故论病机，先言五脏所伤。

忧愁思虑则伤心

心为火脏，火气宣明则能化生血液，流畅筋脉，血脉流行则其志常喜，若反乎喜而为忧愁思虑，则心气遏抑，火郁血滞，故伤心也，治宜宣达心阳，通畅血脉，又常以喜胜忧虑斯愈矣。

形寒饮冷则伤肺

肺金畏火，自然惧热。此又云畏寒冷者何也，盖肺之体虽是阴金，而肺之用实主阳气，气布于外则为卫阳，以充皮毛。若衣服失宜，外形受寒，则皮毛洒淅，渐入腠理，发热动饮，为咳喘等症，治宜温散，气布于内，则为宗气，以司呼吸，散津于脾，下输膀胱。若饮水浆果瓜之属，多受冷气，则阳气不能布化，水饮停积为咳喘癖痛等症，治宜温降。

悲怒气逆则伤肝

悲者肺主之，过悲则金来克木，木不能达；怒者肝主之，过怒则肝木横决，血不能静，二者皆逆气也。肝乃主血之脏，血之所以流行不滞，潜伏不动者，全赖气之和平，有以配养此血耳。今其气逆则血逆，肝木郁于下，肝火犯于上，而肝受伤矣。悲则肝木郁于下，宜辛以升散之，怒则肝火犯乎上，宜苦以降解之，然总以养和神，得其平为要。

饮食劳倦则伤脾

饮所以润脾，过多则停饮为湿，发为胀泄痰咳之证，土能治水，而反为水所困也，宜渗利。食以养脾，过多则停食为泄为满，脾能化食，而反为食所困也，宜消导。脾主肌肉，劳以运动肌肉，使其活泼，乃益得安然；劳至于倦，必致消瘦发热，盖动而生阳，伤脾之阴，故肌肉反受其病，治宜填补静养。

久坐湿地，强力入房则伤肾。

肾中之阳能化湿气，则水达膀胱，气行肢脊。若久坐湿地，则湿气太甚，而肾阳反受其伤，必生肢脊疼肿等证，治宜燥之。肾中阴精，充足无损则能种子，入房

乃其常事，若力已竭，而犹勉强入房，则肾精枯矣，治宜滋补。

五脏所恶

五脏各有气化，即各有性情，有性情即有好恶，知其所恶即知治之之法。

心恶热

世传五脏辨法，谓肝热筋灼，惊痫瘈疭；肺热咳嗽，气上口渴；脾热肉消，便秘潮热；肾热骨蒸，精枯髓竭。又上焦热，则心烦口渴，头咽目痛；中焦热则饮食减少，肿胀痫疟；下焦热则小便不利，大便失调。热之见证虽不一，而总之归于心经，盖心为火脏，凡是火热，皆心所司，心化血以养火，则火不亢而热除，若火太亢则心血受伤，故心恶热。凡治热证无不用苦药，所以治心之火也。西医见热病，即以水置胸前，此热轻者可以立刻彻去，若热重者，外被水阻，则热反内攻，为热毒伏心而死，现在香港疫证，为西医十治十死，皆此之故也，所以港人逃避，然则西医亦当知变计矣。

肺恶寒

肺气如天，居至高布阳气，故在外则皮毛畏寒，恐伤其卫外之阳，在内则胸膈恶寒，恐伤其布护之气。寒伤皮毛，发热咳嗽，寒伤胸膈，停饮痹痛。

肝恶风

肝木主风而即恶风，盖血得和气则流畅，血得邪气则消灼凝结。老人中风，小儿惊风，一切风湿麻木瘙痒痉痛，盖无一不当治肝，即无一不当养血。诚以风乃阴中之阳，血中之气，故惟风能鼓荡其血，亦惟血能调养其风。

脾恶湿

飧泄洞泄、痞满肿胀、水饮等证，皆是湿气有余，脾土不能克化。五行惟土能制水，土胜则水受制，水胜则土无权，故脾能治湿而反恶湿，脾居油膜之上，膜属三焦行水之道，油属脾，水遇油则滑利不留，此即脾所以制水也。若水太多，则油反受其浸渍，当分寒湿热湿以燥利之。

肾恶燥

肾主藏精，下通水道，上发津液，总系阴精之所运化者也，燥则伤其阴精，骨髓枯，津液少，水道干涩，必用滋润之品，庶几肾水得养。

以上二条经文最简略，然包括之病甚多，但能触类引伸，便可通一毕万。

脏腑为病

五脏六腑病形百出，然各有自为之病形以为证据，如心为噫，非心止有噫之一证，谓无论何证但见噫气，则知属于心矣，余仿此。

心为噫

噫者胸中结气，哽之使出，俗说是打格顿，非也。打格顿与噫，音义不符，打格顿是气厄于胸而出于口，故名曰呃。二者均病在胸前，属心之部位，故皆属心经。柿形象心而蒂苦涩，治呃降心气也。胸满噫气，乃是肺胃痰火，仲景旋覆麦冬治之，而必用赭石，破心血，镇心气也。久病闻呃为胃绝，则以其火不生土，心气逆也。心病不止一噫，然见噫气，便知属心，用药乃知方向。

肺为咳

《内经》言五脏六腑皆有咳证，而无不聚于胃，关于肺。盖肺主气管，气管中非痰饮，即风寒火燥，令其气逆故咳。有从皮毛口鼻入气管者，有从肠胃膈膜入气管者，当分头治之。

【按】嚏、咳二证，道路不同。鼻主吸气，嚏字从鼻，是吸入之气管不利，此管详膀胱、肺、肾条。咳字从欠，欠者口气下垂也，口主出气，是呼出之气管不利，此管在胸膈，故每咳必胸前痒滞，详三焦条。

肝为语

谵语属阳明燥热，郑声属心神虚恍，而此云肝为语，盖燥热乃木火克土，神恍乃肝魂不清，因而心神扰惑，故皆宜泻木火安魂也。

脾为吞

脾主化谷生津，凡口中津液少者，时常作吞引之状，反吞为吐，又是水谷不下之故，皆属脾病，可以互勘。

肾为欠为嚏

欠者阴引阳入，故呵欠至而欲寐，嚏者阳引阴出，故喷嚏出而人醒，二者皆根于气海，故肾病则见此二证。

胃为气逆，为哕为恐

阳明主纳，其气以下行为顺，气逆则反其令也。冲脉丽于阳明，冲逆亦属阳明胃。哕者，吐秽恶之气也，吞酸嗳腐之类，皆反其纳物之令也。恐者肾所主，肾水动而胃土不能制之，故恐亦属胃。

大小肠为泄

泄多是脾胃中焦之证，然总出于肠中，故皆属于大小肠之病。小肠属火以化谷，火虚则谷不化而飧泄。大肠属金以燥粪，燥气不足则粪溏泻。小肠火甚则又胶结为痢，大肠燥甚则又秘结不便，此又为泄之变态矣。

下焦溢为水肿

三焦乃决渎之官，前已详注，此但云下焦者，因上焦连心肺，中焦连脾胃，多兼心、肺、脾、胃之证，尚非三焦专责。惟下焦当膀胱上口，为水入膀胱之路，此处不利，则水溢于上，达于外而发水肿，下焦属肾属肝，治宜疏泄肝肾。又肺居高能御下，主通调水道，非开利肺气，不能治下焦也。

膀胱不利为癃，不约为遗溺

膀胱下为溺管，溺管淋涩不通为癃。肺主水道，由肺气闭，则宜清利，肝脉绕茎，由肝血滞则宜滑利。据西医之说，以为溺管发炎肿塞，或砂淋内塞，究之皆肺肝两端所致也，又溺管之后为精窍，精窍有败精死血，亦能挤塞溺管，法当利肾。夫肺以阴气下达膀胱，通调水道，而主制节，使小便有度，不得违碍；肝肾以阳气达于膀胱，蒸发水气，使其上腾不得直泻。若阳气不能蒸发，则水无约束，发为遗溺，治宜温胞室，盖膀胱如釜，胞如灶，温胞室者，釜底添薪也。参看十二官条自见。

胆气郁为怒

胆者木生之火也，西医论胆专言汁，不知有汁即有气。故《内经》均以气立论，木气条畅，火气宣达，则清和朗润，其人和平。若木郁生火，火郁暴发则为震怒，凡病之易怒者，皆责于胆气也。脏腑之证，不一而足，举此为验，任其证形百变均莫得而遁矣。

诸病所属

属者所统属也，知其所属，则纲领既得，而其条目可例求矣。

诸风掉眩，皆属于肝。

肝为风脏，凡风病皆属于肝。诸风谓中风、伤风、惊风、疠风之类，所该之证多矣。掉谓转动，凡猝倒痉痫抽掣摇战之类皆是。肝主筋，此皆筋之为病也。眩是昏晕，凡昏花妄见，头目旋转，皆是肝开窍于目，故有此病也。西医谓目眩惑昏花，痉痫抽掣，皆脑髓筋为病，谓目系通脑，故昏眩。脑气用力太过，则肉缩伸抽掣。究问脑气何故病此，则西医茫然。岂知肝脉通于脑，开窍于目，而主筋，凡西医所谓脑气，皆肝脉所司，而脉筋所以致病，则又肝风为政也。故凡掉眩皆属于风，而诸风为病总属之肝。

诸寒收引，皆属于肾。

肾司寒气，故凡寒证皆属之肾，肾又主骨，肾阳四达，则骨体舒展，举动轻便。若肢骨拘急而收曲，或觥缓而引长，皆骨不为用也，须知拘收引觥与抽掣缩短者不同，一是寒症，一是风症，当辨。

诸气膹郁，皆属于肺。

五脏六腑之气，无不总统于肺，以肺为气之总管也。故凡治气，皆当治肺，肺主皮毛，膹是气之乖于皮毛者。膹，臃也，《说文》谓形恶如紫癜、斑瘤、黑痣、疱鼻之类。西医言毛孔下有油核，其管直通皮肤。若面生黑刺，即管塞之故，此即《内经》膹臃之说也。郁是气遏于内，不得舒发也，见病郁如气逆痰滞，血结便闭之类，是气之乖于腹内者，郁与畅反，肺气不畅故郁，宜散降之。

诸湿肿满，皆属于脾。

肿在皮肤四肢，满在腹内胀塞，皆湿气壅滞，水不下行，停走于膈膜中也。然湿证尚不止此，故曰诸湿或头目晕沉，或疟暑泄痢，或周身痹痛，或痰饮痃癖，皆属脾土不制水所致。盖脾生油膜之上，膜是三焦，主水道，油是脾之物，油不沾水，此脾所以利水也。若脾之油失其令，则湿气乃得藏匿，故治湿责之于脾。

诸痛疮痒，皆属于心。

此言诸疮，或血分凝结阻滞其气，气与血争则痛；或血虚生热，兼动风气，风火相扇则痒。皆属心经血分为病，治宜和血。又凡病不干血分，皆不发痛，故痞臌肿等均不痛，凡是腹痛肢体痛，盖无不关于血分，故皆属心。

诸热瞀瘛，皆属于火。

诸热谓发热、恶热、瘟暑等症；瞀谓眼目昏花，黑暗见鬼等症；瘛谓筋不得伸，抽掣等证。皆属于火者，盖诸热是火伤气分，火克肺金也。瞀是心神扰惑，视物昏乱。火属心，心藏火，扰其神故瞀。瘛是肝筋为火所灼，无血养筋，故缩扯，瘛与躄缓不收有异，当辨之。

诸厥固泄，皆属于下。

厥谓四肢逆冷，固谓腹中痕积，如寒疝之类。泻谓下利不止，皆属于下，谓属于下焦肾经也。肾阳不能四达则厥，肾阳不能上升则泻，肾阳不能化气则固结，故皆属于下，宜温之也。

诸痿喘呕，皆属于上。

痿有两证，一是肺痿，肺叶焦举，不能通调津液，则为虚劳咳嗽。足软，胫枯不能行走，则为足痿，然未有足痿而不发于肺者，盖肺主行津液，由阳明而下润宗筋，足乃能行，肺之津液不行，则宗筋失养，故足痿虽见于下，而亦属之上焦也。喘属肺之呼不利，呕属胃之饮食气逆，肺胃均属上焦，上焦属阳，多病火逆，宜清之也。

诸禁鼓慄，如丧神守，皆属于火。

禁谓口齿禁切，噤口痢，痉病口禁之类。鼓慄，谓鼓战慄，如疟疾手足摇战之类。如丧神守，谓谵语百合病，恍惚不安之类，盖热极反寒之象，火扰心神之征，皆宜治其火也。

诸痉项强，皆属于湿。

寒湿则筋脉凝，热湿则筋脉胀，故皆能发痉与项强之证。

诸逆冲上，皆属于火。

诸逆谓吐、咳、呛、呕等，凡是冲脉气逆，头目咽喉胸中受病，均系肝与下焦之火，挟冲脉上行也，宜抑之。

诸胀腹大，皆属于热。

诸胀谓腹内胀满，腹大谓单腹胀，此证是肝不疏泄，脾不运化。肝不疏泄，则小便不利；水停为胀，脾不运化，则单腹胀，皆属于热者，属于肝，火乘脾也。然此与上节火字有别，火属血分，热属气分，热则气分之水多壅，故主胀大。

诸躁狂越，皆属于火。

躁谓烦躁，狂谓颠狂，越谓升高逾垣，凡此皆三焦与胃火太甚，而血气勃发也。

诸暴强直，皆属于风。

强直僵仆倒地，暴者猝然发作，风性迅速，故能暴发。凡风均属之肝，肝属筋脉，风中筋脉，不能引动，则强直矣，风者阳动而阴应之也，故风俱阴阳两性。中风之阴，则为寒风，中风之阳，则为热风，无论寒热，均有强直之证，宜细辨之。

诸病有声，按之如鼓，皆属于热。

此与肠鸣不同，肠鸣则转气切痛下泄，属水渍入肠，发为洞泻，是寒非热也。此有声，乃在人皮里膜内，连网油膜之中，凡人身连网油膜，均是三焦，乃相火之府，行水之道路也，水火相激，往往发声，但其声绵绵，与雷鸣切痛者有异，按之亦能作声，又拒手，如按鼓皮，以其在皮膜间，故按之如鼓，是三焦之火，与水为仇也，故曰皆属于热。盖三焦为行气之府，气多则能鼓吹其膜中之管，使之有声，如西洋象皮人，搦之则出声是矣。

诸病胕肿，疼酸惊骇，皆属于火。

胕足背，凡足肿，皆发于厥阴、阳明两经，阳明之脉行足背，厥阴之脉起足大指丛毛，行内踝。肝木生热，壅遏胃经之湿，则循经下注而发足肿，极酸疼也。酸字颇有实义，西医云：凡脚气必胃中先酿酸水，继而尿中有蛋白形，尿味亦酸，乃发脚肿痛。但西医未言所以致酸，与因酸致肿之故。惟《内经》理可互证。经云：肝木在味为酸，盖木能生火，木能克土，土不化水，火又蒸之则变酸味，是酸者，湿与热合之味也。羹汤夏月过夜则酸，湿遇热也，冬月则否，有湿而无热也。知酸所以致疼肿，而脚气可治矣。又凡乍惊乍骇，皆是肝经木郁火发，魂不藏之故，是以皆属于火。

诸转反戾，水液浑浊，皆属于热。

转者，左右扭掉也，反者，角弓反张也，戾如犬出户下，其身曲戾，即阳明痉病，头曲至膝也。水液浑浊，小便不清也。转在侧，属少阳经，反在后，属太阳经，戾在前，属阳明经，水道在膜膈中属三焦经，皆属于热。是水液浑浊，固属三焦之热，而诸转反戾，亦当同属三焦矣。三焦网膜，西人谓之连网，由内达外，包裹赤肉，两头生筋，以贯赤肉，筋连于骨节，故利曲伸，观此则知转反戾，是筋所牵引，实则网膜伸缩使然，故《内经》与水液同论，以见皆属三焦网膜中之热也。西人乃谓抽掣疼等发于脑筋，不免求深反浅。故西人无治之之术也。

诸病水液，澄澈清冷，皆属于寒。

下为小便，上为涎唾，其道路总在三焦膜膈之中，无论何证，但据水液有澄澈清冷之状，即是三焦大虚之候，故曰皆属于寒。

诸呕吐酸，暴注下迫，皆属于热。

呕谓干呕，是火逆也。吐有寒证，吐酸则无寒证。暴注下迫，里急后重，逼塞不得畅，俗名痢证。皆属于热者，属于肝经之热也。肝火上逆，则呕吐酸，肝火下注，则痢下迫，因肝欲疏泄，肺欲收敛，金木不和，故欲泻不得。且痢多发于秋，金克木也。

病机百出，未能尽录，但举其凡，以例其余。

四时所病

四时各有主气、客气，五方强弱之异，兹所举者，不过明脏腑气应，与天时并行之义耳。医者当知隅反。

春善病鼽衄

鼽是鼻塞流涕，衄是流鼻血。鼽属气分，春阳发泄，为阴所闭，则鼻塞不通，治宜疏散其寒。衄属血分，春木生火，动血上冲，干犯清道，鼻为肺窍，木火侮肺，故发衄。治宜清降其火，善病者谓多此种病也。

仲夏善病胸胁

胸是两乳中间，属心，胁是两乳旁边，属三焦。心是君火，三焦是相火，皆与夏气相应，故仲夏善病胸胁，以火有余，多发逆满也。

长夏善病洞泻寒中

长夏未月，湿土主气。脾主湿而恶湿，湿甚则发洞泻。阳极于外，无以温养中土，故发寒中之病。观冬月井水温，夏月井水冷，则知夏月中宫多寒矣。

秋善病风疟

风属肝，疟属少阳，因风致疟，本系木火为病，而多发于秋令者，木火侮金也。盖秋当肺金主气之时，金气清肃，则皮毛自敛，膜腠自和。设风气鼓动，则为皮毛不得敛，而发寒热，风火相煽，则膜腠不得和，而战慄溺赤，知此理者，可得治疟之法矣。

冬善病痹厥

痹是骨节疼痛，厥是四支逆冷，肾中阳气，能达于骨节，充于四末，则无此病。冬令寒水气盛，往往肾阳不足，故多此病。

四时之病不一而足，则此种为多，且知其理，而一切非时之病，理皆可识。

脏腑通治

心与胆通，心病怔忡，宜温胆为主，胆病战慄颠狂宜补心为主。

旧注君相二火，一气相通，此解通字，与以下各通字不合，盖所谓通者，必有相通之道路。唐宋后凭空说理，不按实迹，西医虽详形略气，然如此等道路，非借西说，不能发明。西医云：人之脏腑，全有连网相联，其连网中全有微丝管行血行气，据此则知心与胆通，其道路亦在膜网之中，盖胆附于肝，肝系着脊，上循入肺系，连及于心，胆与心通之路，即在其系中，故心病怔忡，宜温胆，胆病战慄颠狂，宜补心，非空论矣。又"温"字、"补"字，有辨经言，温之以气，补之以味。《内经》言以苦补心，是泻心火，即是补心，以益其阴也。温之以气，是益其阳也。

肝与大肠通，肝病宜疏通大肠，大肠病，宜平肝经为主。

肝内膈膜，下走血室，前连膀胱，后连大肠，厥阴肝脉又外绕行肛门，大肠传导全赖肝疏泄之力，以理论则为金木交合，以形论则为血能润肠，肠能导滞之故，所以肝病宜疏通大肠，以行其郁结也。大肠病如痢症，肠风秘结，便毒等症，皆宜平肝和血润肠，以助其疏泄也。

脾与小肠通，脾病宜泄小肠火，小肠病宜润脾为主。

西医图绘脾居连网之上，小肠通体皆与连网相附，连网中均有微丝管相通，据此则《内经》所言，道路显然，西医不知《内经》，妄诋轩岐，以为未见脏腑，此不足怪，独怪中国，趋好洋学，舍古圣之书而弗深夸，岂不谬哉！脾病多是小肠之火蒸动湿气，发肿胀作泻满，小便浑浊，故当泻小肠。至于小肠，所以化物不滞，全赖脾湿有以濡之，西医所谓甜肉汁，入肠化物是矣，故小肠病痢及秘结，阑门不开，膈食等症，皆宜润脾。

肺与膀胱通，肺病宜清利膀胱水，膀胱病，宜清肺气为主。

肺主通调水道，下输膀胱，其路道全在三焦膜中，上卷已详言之，故肺与膀胱相隔甚远，而实相通，肺病则水停为痰饮，故宜清利膀胱以泻之，膀胱病多由肺之上源不得疏通，故宜清肺气为主。

肾与三焦通，肾病宜调和三焦，三焦病宜补肾为主。

三焦之原即发于肾系，故肾与三焦相通，三焦为肾行水化气，故肾病宜调和三焦，譬如肾气丸，用苓泽以利三焦之水保元阳，用黄芪以充三焦之气是矣，三焦病不能行水，则宜滋肾阴，不能化气，则宜补肾阳，近医不知三焦为何物，西医名连网，不名三焦，且又不知肾系为三焦之根，安知人生气化哉。

此条全可考脏腑路道，西医形迹之学，未及如是之精，而今人不讲，反为西人所笑，堪发一叹。

望形察色

形是肢体，色是面部，此理最微，比脉更难，今且举其大略，使人得其门径。西医于察色未深考。

以五色命脏，青为肝，赤为心，白为肺，黄为脾，黑为肾；肝合筋，心合脉，肺合皮，脾合肉，肾合骨也。

言五色命于五脏，每脏各见本色，便知其病，各脏又各有所合，便知其病之所在，譬如青色属肝，肝合筋，便知其病在筋，余仿此。

青如草滋者死，青如翠羽者生，黄如枳实者死，黄如蟹腹者生，黑如炲者死，黑如鸟羽者生，白如枯骨者死，白如豕膏者生。

此言五色荣者生，枯者死，盖必有血与气泽方能荣也。

凡色多青则痛，多黑则痹，黄赤则热，多白则寒，五色皆见则寒热也。

青为肝色，青胜则肝木克土，故痛；黑为肾之色，黑胜则寒水凝滞故痹；黄赤为火土之色，故主热；白为金色，令主清冷，且温体者血也，血色少故白色多，而知其体寒；五色皆见，乃错乱之象，故主寒热并见。

明堂者鼻也，阙者眉间也，蕃者颊侧也，蔽者耳门也，明堂骨高以起平，以直首面上于阙庭，王宫在于下极，五脏次于中央，六腑挟其两侧。

此言人面之部位，分配脏腑，以诊其色也。面分三停，上为阙，阙下为下极，

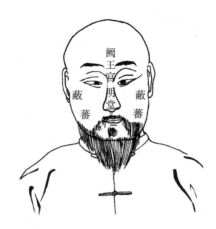

面部图

即山根也，以阙论则处下，合鼻言之，则适居于中，故称极焉是为王宫，心之应也，鼻居王宫之下，故名明堂。其诊法则当以五脏从上而下，配于中央，而六腑各随其脏配于两侧，有诸内形诸外，亦各从其类也。

明堂今名准头，王宫今名山根，阙今名印堂，蕃今名颊，蔽今名耳。古人不薙须，故不诊颐下。今诊决有心额肾颐之说，是俗医所配，虽今人薙须，气色终不见于此，未可据以为诊也。人身内肺系、心系、肝系著脊，肾系均著脊，惟脾在胃下不著脊，然脾膜之根仍在脊也，故脾俞穴在背，是五脏皆居于身中也，所以诊法，亦配于面之中央，而六腑则随其脏位，以配于侧。

阙上咽喉也

阙为眉间，阙之上则至高矣，咽喉之位在诸脏腑之上，故应于阙上。

阙中者肺也

俗名印堂，肺居胸中，高于五脏，故应于此。

下极者心也

下极，即山根，心居肺之下，肺应于阙中，则心当应于此。

直下者肝也

相法称为年寿，即鼻梁也，肝配于此者，以肝在腹中，半在膈上，半在膈下，位实在心肺之下，故当配于此。唐宋后医，以肝配左颧，肺配右颧，此西金东木之义，然非五脏自具之位次也。且旧说以为肝在脾之下，故曰下焦属肝肾。不知水木相生，肝固与肾相属，而究其形体所居，则肝半在膈上半在膈下，脾在膈下，居于油膜之上，近胃联小肠也。中医少见脏腑，多失其真，而西医笑之，并谓轩岐先谬。岂知古圣精核，更过西人。此等位次，便见圣人审定脏腑最精，至经脉穴道，尤为西人所不知也。今必谓古圣洞见脏腑，尤属空谈，不足折服西人。即以剖视例之，古圣创制作亦断无未经剖视之理，且轩帝战坂泉涿鹿，何难剖割之有。图见后。

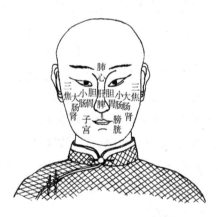

面 图

肝左者胆也

举左以赅右，言肝应于鼻梁，其左右附鼻梁者，胆之应也。

下者脾也

下者指准头言，鼻梁在上，则准头在下，故称下焉。脾在腔内，实居肝之下，油膜之上，故应配于鼻梁之下，此名明堂为脾之应。脾能总统五脏，故准头之诊

最要。

方上者胃也

方上二字不得其解，旧说以为口之上，鼻孔之旁。

【余按】方字，义训两舟相并，殆指鼻之两孔，其形如两舟也。然则准头为明堂，而两孔即方上也。《本经》云：五脏位于中央，六腑挟其两侧，则鼻准属脾，两孔旁自当属胃。

中央者大肠也

此中央字，当合颊侧与鼻计之，颊侧距鼻之中，为中央，盖颊侧名蔽，鼻准名明堂，其中即可名中央，胃近鼻，大肠连胃，位次亦宜。

挟大肠者肾也

肾有两枚，故配于面部颊侧两旁，是最下之两旁也，肾居于下，配此为宜。后人配于口下承浆之所，不知古不薙须，口下须掩，气色不见，故《内经》不以此察色。以肾配两颊，肾有两枚，分左右诊于义为合。

当肾者脐也

肾与脐前后相对，故当肾之下，即以诊脐。

面王以上，小肠也，面王以下，膀胱子处也。

面王二字无旧解，然明堂者北面朝王之所也，疑即明堂鼻准是矣。膀胱子处，即子宫二物皆在脐下，与肾位相等，肾两枚居背后，故分配两旁，应肾在后也。膀胱子宫在前，则当次位于前。居鼻下，故曰面王以下，膀胱子处也。惟小肠与胃相接，而为心之府，未易定其位次。且小肠之膜油，全连及肝、胆、脾也，故配于胆胃之交，肝脾之际，位在鼻准上边，两旁

夹鼻之处，故曰面王以上小肠也。予按后人望色，左肝右肺，心额肾颐鼻脾，法甚简易，然不及《内经》诊法为更详。

阙属肺，阙旁生眉，即当属肺，世多以眉属肝，不知眉实属肺。《内经》云：肺风之状，其诊在眉上，足见眉实肺气所发泄，然肝血如不交于肺，即不能化生眉毛，凡毛皆是血化为气，而发泄者也。单有血，不能生毛，单有气，亦不能生毛，目之部位，统属肝窍所司，由肝目之部上交阙旁，系肺之所司矣，为肝血上交于肺气，所以化生眉毛。肺为华盖，故相书称眉亦名华盖，肝木主怒，侮肺金而难制，故眉粗之人，性最刚烈。自阙至明堂，分配五脏，而以六腑配于两侧，详矣。惟三焦包络，未曾分配。

【余按】经文，义实具于言下。盖三焦为肾之府，肾位配于蕃，正当颊侧，则三焦当配于蔽，正当耳门也。肾开窍于耳，三焦之脉，又绕耳护肾窍。以蔽诊三焦，自不爽也。至于包络配在山根两旁，其义更可类推。

散见于经文者，如发上指，汗出如油，大肉脱，大骨陷，唇反舌卷，囊缩鼻张，不治之证，未能悉举。但明脏腑相应之理，可以通一毕万，且如眼神尤宜细察。再读《伤寒》《金匮》，则尽知之。

闻声别证

声音之道，微妙难通，故闻而知之谓之神。

肝木，在音为角，在声为呼，在变动为握；心火，在音为徵，在声为笑，在变动为忧；脾土，在音为宫，在声为歌，在变动为哕；肺金，在音为商，在声为哭，在变动为咳；肾水，在音为羽，在声为呻，在变动为慄。

已详上卷五脏所属条，人能本宫、角、徵、商、羽五音，呼、笑、歌、哭、呻五声，以参求五气之邪，则思过半矣。西人审病，至于察尿之味，亦云苦矣。只因于声音气色，未能辨析，是以出此下策。

中盛脏满，气胜伤恐者，声如从室中言，是中气之湿也；言而微，终日乃复言者，此夺气也；言语善恶不避亲疏者，此神明之乱也。

经意甚明，盖即闻声而知其神与气焉。

病人语声寂寂然，喜惊呼者，骨节间病；语声喑喑然不彻者，心膈间病；语声啾啾然，细而长者，头中病。

此数语系《金匮》文，寂寂然，不欲语，属三阴经；喜惊呼，则又属厥阴肝经。病入三阴，厥阴主筋骨间，知其病在下焦；声出不彻，声不扬也，胸中大气不转，出入艰滞，知其病在中焦胸膈间；啾啾然细而长，声自下焦阴分，缘足太阳，而上达于颠顶，故知其病在头中。

【按】声气根于肾中，上于胸膈，出于肺管，达于鼻，转于舌，辨于唇，或气虚而音微，或机停而语謇，或膈间有滞而气碍，或鼻间有违而音乖，散见各书，细心人当自领取，非笔楮所能尽也。

问察原委

病家不可讳病，医家不可护短，须察问其原委，乃不昧于治法。

问尝贵后贱，虽不受邪，病从内生，名曰脱营。尝富后贫，名曰失精，必问饮食居处，暴乐暴苦，始乐后苦，皆伤精气。

此是问病之原由也，问法不止于此，当推类以求。

凡诊者，必知终始，有知余绪，切脉

问名，当合男女。

此一节是总言察问之法，必知终始，谓起病及其终病形如何，可全察矣。有知余绪，有即又字，余绪，谓其兼见之微证。必兼察之，乃知何者为重病，何者为轻病，或合治，或分治，可得言也。再切脉问名，以定其病之主名，使无差爽。男女各有不同，又当合计，各有病情病状之实，乃无误矣。此段问法甚详，在人细究。附录陈修园问证歌括曰：一问寒热二问汗，三问头身四问便，五问饮食六问胸，七聋八渴均当辨，九问旧病十问因，再加服药参机变，妇人尤必问经期，迟速闭崩皆可验，更添片语告儿科，天花麻疹全占验。

诊脉精要

察脉知病，精之至矣，然《内经》、仲景，皆合人迎趺阳合诊，今则独取寸口，盖去繁就简，为得其要，兹所引注，皆独取寸口之法。

十二经中皆有动脉，独取寸口，以决五脏六腑死生之法，何谓也。

寸口即今掌后诊脉之所，此《难经》发问以起下义。近出西医，不知脉法，即欲以此攻斥脉法，谓周身皆有动脉，何得以手之寸口为诊，彼盖不知中国古人创立脉法，已先自为问难，所谓十二经，皆为动脉者，早已代洋医说过，早经较辨，彼西医既不知脉，何得侈口妄谈哉。

然寸口者，脉之大会，手太阴之动脉也，人一呼脉行三寸，一吸脉行三寸，呼吸定息，脉行六寸，人一日一夜，凡一万三千五百息，脉行五十度周于身，荣卫行阳二十五度，行阴二十五度为一周，复会于手太阴，寸口者，五脏六腑之所终始，故法取于寸口也。

近说肺朝百脉为华盖，五脏六腑之气皆上熏于肺，故即肺寸口之脉，可以诊知各脏，其说亦通，而究不知营卫相会，为五脏所终始，故独取寸口，越人立法甚精矣。卫气之行，西医不知，营血之行，西医知之。西医云：血出心管，行于周身，转回则为紫色，受炭气故也，回血入心，路经肺管，呼出之气，吹之紫色，乃散复入于心。此即《内经》营周身之义矣，无一息不有血出于心之左房，即无一息不有血回入心之右房。然计所出之血待其回入，亦须一日一夜。特营血之行，与卫不同，营血则息息皆有出有入，卫气之行，则须一度乃复于肺，而与营血相会，此小会也。盖卫气昼行于阳则寤，夜行于阴则寐，必昼夜各行二十五度，乃复于肺，而与营气大会，故营言周于身，卫则言复会于手太阴，文义显别，不可混也。营卫周行脏腑内外，而皆会于肺，故独取肺脉，即可以诊脏腑内外诸病矣。按《灵枢》云，人经脉前后上下左右，周身十六丈二尺，一周于身，为一度，昼夜一万三千五百息，气行五十度，其经脉长短之数，气行传递之路，皆详于《脉度》《营气》篇，兹不具论。观其脉动，与气行分言，则知脉是营血，气附脉行，昼则行营外，为行阳二十五度，夜则行营内，为行阴二十五度。《内经》云：老人夜不寐，营血虚，卫阳不得入于阴也。观此则知营卫相附之理。营周而复始，故无一息不返于肺以入心，卫行必一度乃返于肺也，其五十度，则阴阳之数已行尽。而返于肺，则名曰大会，脏腑之所终始也。以其会于肺，故即肺脉便可诊脏腑诸病。西医不知营卫相会之处，而但知脉是血管，辨中国诊脉之非，只自形其粗浅耳。

从关至尺，是尺内阴之所至也，从关至鱼际，是寸口阳之所治也。

关者，尺寸分界之地，《脉诀》所谓高骨为关是也，关下为尺，主肝肾而沉，故属阴，关前为寸，主心肺而浮，故属阳。

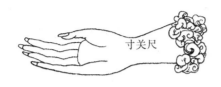

脉 图

西医不信脉法，谓人周身脉管，皆生于心中血管，心体跳动不休，脉即应之而动，人身五脏，何得只据血管为断。又言手脉，只是一条，何得又分出寸、关、尺，此说似是而实非也，细按手脉，至鱼际上则脉不见动，至尺泽下脉亦不见动，盖脉虽一条，而有分散合聚隐见之别，寸口者，脉之大聚会处，为营卫相会之要区，故即以此诊诸病。脉管内属血分，脉管外属气分，迟数是脉管中事，浮沉是脉管外事。至于脉之前后，又分寸为阳，尺为阴，盖手脉既属脉之都会，自有部分之别，阳外阴内，天地不易之理，凡主表主上主气，属阳者，皆诊于寸，主里主血主下，属阴者，皆诊于尺也。

上部法天，主胸以上至头之有疾也；中部法人，主膈以下至脐之有疾也；下部法地，主脐以下至足之有疾也。

此即《内经》上竟上者，胸喉中事，下竟下者，少腹腰足间事之义。盖天下之理，本天亲上，本地亲下，各从其类，故左寸在上应心，右寸在上应肺，左关在中属肝，右关在中属脾，左尺在下属肾，右尺在下属命门，总是分上、中、下之义。其分左右者，则以水为天一，宜配在左，火为地二，宜配在右，水生木，木生火，

故心肝均位于左，火生土，土生金，故脾肺均位于右，各从其类之义也。至于六腑，又各从其类以配次之，肺之腑为大肠，肺居右关上寸部，则大肠宜配于右关下尺部矣，亦有时诊于右寸，总见肺与大肠一家故也。胃从脾，配在右关，三焦从命门，配在右尺，膀胱从肾，配左尺，胆从肝，配在左关，小肠从心，配在左寸，小肠亦可配在左尺，以心位于左关之上，则小肠当从之于下也，脏腑之位次既明，又推之于形体，则喉舌头面胸前肩膊，皆当诊于寸部，腋下腹际从腰以还，皆当诊于关部，小腹尾尻二阴股胫膝脚，皆当诊于尺部，此《内经》竟上竟下之法，实大易亲上亲下之理，其旨微矣。辨证有分部，诊法有合三部，共诊法最要通其理，方可言诊，西医所不知也。

旧诀部位，左心膻中、肝胆、肾小肠，右肺胸中、脾胃、命大肠。周梦觉《三指禅》脉法，以为左心小肠、肝胆、肾膀胱，右肺大肠、脾胃、肾命门。然犹有未尽之义，宜分为左寸心膻中小肠，左关肝胆，左尺肾膀胱及小肠也；右寸肺胸中大肠，右关脾胃，右尺命门三焦及大肠也，盖大小肠或附于肺，以其表里相通也，或附于两尺，以其居下也，膻中即包络，胸中即肺衣，古法不诊三焦，以未知三焦之根即在肾系，今特配于右尺，于义乃备。

脉有三部九候，三部者，寸、关、尺也，九候者，浮、中、沉也。

此与《内经》三部九候之法不同，然头手足遍诊之法，其废已久，故即从《难经》，以寸、关、尺为三部，三部各有浮、中、沉，是为九候。

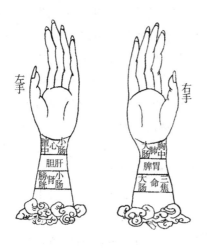

手 图

呼出心与肺，吸入肾与肝，呼吸之间脾也。其脉在中，浮者阳也，心肺俱浮，浮而大散者心也，浮而短涩者肺也。沉者阴也。肝肾俱沉，牢而长者肝也，按之濡，举指来实者肾也，脾者中州，故其脉在中，是阴阳之法也。

上节以部位分五脏，此又以呼吸浮沉分五脏也。心肺在上部，出气由之，故呼出属心肺，一呼脉当二至也。肝肾在下部，入气归之，故吸入属肝肾，一吸脉当二至也。呼吸之间，脾主中宫司出入，脉当一至，故呼吸定息。脉来五至者，为无病，若多一至，则有一脏太过，若少一至，则有一脏不足。此察至数之法，知此义，则知至数迟速之故。其脉在中以下，又言以浮中沉，分别五脏也。言脉在人肌肉之中，轻按即见为浮，浮为在外属阳，心肺应之，浮而大散，其应在心，浮而短涩，其应在肺。重按乃见为沉，沉为在里属阴，肝肾应之，牢而长者弦之象，属肝经，濡而实者滑之象，属肾经，脾者中州，故其脉在中，是阴阳适中之地也。此以沉诊肝肾，浮诊心肺，中诊脾胃，取配之义亦多方矣。

春脉弦，夏脉钩，秋脉毛，冬脉石，四时皆以胃气为本，四时之变病，死生之要会也。

钩即洪，毛即浮，石即沉也。胃气见于脉，乃和缓之象，言弦钩毛石，各见和缓，为有胃气。四时之变，谓太过不及，不得胃气，则可以知其病矣。此详言五脏四时之主脉，而又归本于胃气。近代《三指禅》脉诀，以缓脉为纲，诚能知胃气为本之旨，学者可以一览。

数者腑也，迟者脏也，诸阳为热，诸阴为寒，数则为热，迟则为寒。

腑属阳，故数脉当应腑，脏属阴，故迟脉当应脏，数则为热，诸阳主气也，迟则为寒，诸阴主气也。夫以迟数分脏腑，此未尽然，而数则为热，迟则为寒，盖有一定不易者。觉察跳动，出于心血之起落，属脉管中血之所主。心主火，血虚火少则动迟，血多火旺则动速。又凡脉之粗大细虚，皆脉管中事，当与迟数同断。脉法要辨脉管内是血分，脉管外是气分，则诊治自有分别。

浮者阳也，滑者阳也，长者阳也；沉者阴也，短者阴也，涩者阴也。各以其经所在，名病顺逆也。

浮滑长为阳，沉短涩为阴，据此治病，已得其要。又再分各经以定顺逆，如肾脉宜沉而反浮，心脉宜浮而反沉，则为逆。既明脉之定象，又言脉无定体，因经而分顺逆，其法最细。西医但知脉是血管，而不知气附脉行血管外，即气道也。西医云：脉外有膜，名脉鞘，光滑而薄，分数层，中有小孔如筛，按此即附脉行之气孔也。脉管只是一条，动则俱动，故迟数无部位之分。气则上下异其轻重也，故浮沉有三部之别。从此类推，而气管血管，分诊合诊，则脉无遁情。余读西医书，即益知古圣之精，尤愿西医，读古圣书，亦可补其不及也。

此诊法，全从《难经》，盖《内经》遍诊头足，自越人变法，而群趋简易，后世《脉诀》，讬始于此，于法甚精，故宜从之。再参诸脉书，则尽其奥矣。

审治处方

寒者热之，热者寒之，微者逆之，甚者从之，坚者削之，客者除之，劳者温之，结者散之，留者攻之，燥者濡之，急者缓之，散者收之，损者益之，逸者行之，惊者平之。

诸法以寒治热，以热治寒，攻散补平，皆易知之。惟微者逆之，甚者从之，此理极其微妙。盖微者如小贼，可以扑灭，甚者如巨盗，巢穴深固，非诱之不为功。西医如治热证，则以水压胸，此热者寒之之正法也，然热之微者，可以立除，如热之甚者，反逼激其热，使内伏入心而死。香港疫症，如此治死者多矣，皆不知甚者从之也。比如被火伤甚重，则忌用冷水浇，恐火毒伏心而死也。然则逆从之法，可不讲耶。

逆者正治，从者反治，热因寒用，寒因热用，塞因塞用，通因通用，其始则同，其终则异，可使破积，可使溃坚，司使气和，可使必已。

逆者以寒治热，以热治寒，故为正治；从者热病从热，寒病从寒，故为反治。又言反治之理，热药因寒而得其用，寒药因热而得其用，即所谓反佐之治也。塞因塞用，如满逆不下，从而吐越之。通因通用，如泻痢不止，从而润降之。其始则与病从同，所以诱之；其终则与病各异，所以敌之也。变幻莫测，故可破坚积，以期其必愈。

病在下，取之上，病在上，取之下，病在中，旁取之。

此又言治病不可逐末，当求其源委所在，如小便大便不利，病在下也，然多是心肺传移之病，故当取之上。头目耳喉间，病在上也，然多是肝肾之邪上犯，故当取之下。病在中，属脾胃，然多是少阳厥阴之邪所犯，故宜旁取之。

治法之详，当求各书，然能洞明《内经》大义，则各书治法其理已具，西医言治多执着，故鲜神妙。

气味阴阳

西医言，彼国用药，历试而知，较有实据，不比中国，专以色香气味，分配脏腑，则影响无据矣。不知西医此说，适形其陋，曰历试，则毫无把握，惟凭尝试矣。彼惟不论五行，专以形气立说，所以得半遗全。譬如彼言养气能养物，百果羹肉，得养气皆不坏，取养气以水银、白矾、硝石，烧之即出。不知彼所谓养气，即中国所谓阴气，中国以水养果羹，即取其纯阴不化，水银等纯阴，故多养气。轻气能发火，是轻气即中国所谓阳气，然则西医言轻、养，何如中国言阴阳，为得其实也。使气味形性，不兼论之，则一物之功用不全，且西人试验，岂古人尝药未试耶。

积阳为天，积阴为地，阳为气，阴为味。

人与万物同一天地，即同一阴阳，万物各禀天地之阴阳，以变化人身之阴阳。药之功用，于是乎著，天食人以五气，地食人以五味，气味即阴阳之分见者也。

阴味出下窍，阳气出上窍，清阳发腠理，浊阴走五脏，清阳实四肢，浊阴归六腑，味厚者为阴，薄者为阴中之阳，气厚者为阳，薄者为阳中之阴，味厚则泄，薄则通，气薄则发泄，厚则发热。

元素曰：清之清者发腠理，清之浊者实四肢，浊之浊者归六腑，浊之清者走五脏。附子气厚，为阳中之阳；大黄味厚，为阴中之阴；茯苓气薄，为阳中之阴，所以利小便，入手太阳，不离阳之体也；麻黄味薄，为阴中之阳，所以发汗，入手太阴，不离阴之体也。同气之物，或味不同，同味之物，或气不同，各有厚薄，故性用不等。李杲曰：味之薄者则通，酸苦咸平是也；味之厚者则泄，咸苦酸咸是也；气之厚者发热，辛甘温热是也；气之薄者渗泄，甘淡平凉是也。渗谓小汗，泄谓利小便。此是辨药之大法，一定而不移者也。西医不言气味，考其用大黄利下，用樟脑发热，功用究不离乎气味，特西医不之解耳。

辛甘发散为阳，酸苦涌泄为阴，咸味涌泄为阴，淡味渗泄为阳，六者或收或散，或缓或急，或润或燥，或软或坚，所以利而行之，调其气使平也。

发散是能升发外散，出汗温四肢也，涌是上吐，泄是下利，渗泄是利小便，六者谓辛、甘、酸、苦、咸、淡也。宗奭曰：生物者气也，成物者味也，以奇生则成而耦，以耦生则成而奇。寒气坚，故其味咸，可用以软；热气软，故其味苦，可用以坚；风气散，故其味酸，可用以收；燥气收，故其味辛，可用以散。土者冲气，无所不和，故其味甘，可用以缓。用药之道，总调之使平而已。宗奭此注，深得气味相反相成之性，学者察之。

附李杲之说曰：药有升降浮沉，生长收藏，以配四时，春升夏浮，秋收冬藏，土居中化，是以味薄者升而生，气薄者降而收，气厚者浮而长，味厚者沉而藏，气味平者化而成。

【按】味薄者，甘平辛平微温微苦之类是；气薄者，甘寒、酸平、咸平、淡凉之类是；气厚者，甘热辛热之药是；味厚者，苦寒咸寒之药是。气味平者，得土之性，能兼升降也。李时珍曰：酸咸无升，甘辛无降，寒无浮热无沉，其性然也。一物之中，又有根升梢降，生升熟降之不同，贵细审焉。

性味宜忌

凡药之性味，各以五行归五脏，而生克好恶具焉，故各有宜忌。盖药得性味之偏，所以调五脏之偏胜也，偏而得中则病已，偏而太过则不宜。

肝欲散，急食辛以散之，用辛补之，酸泻之。

肝木性主散达，急而不散，则宜辛以散之，夫辛是金之味，然适得木之性，故辛能补肝，酸是木之味，而反得金收之性，故酸能泻肝，心欲软，急食咸以软之，用咸补之，甘泻之。

心为火脏，性主柔韧，急则刚燥，故食咸以软之，咸得水味，而具火性，故入心血，甘为土之味，火生土，则泻其气矣。

脾欲缓，急食甘以缓之，用苦泻之，甘补之。

凡性与味，皆互换，故得木味者得金性，得水味者得火性，惟土为中气，性味不换，得土味者即得土性，缓者和也，脾急则不和，食甘以缓之，以甘之本味归脾，能补土也，以苦泻之者，甘升苦降，味相反而功异也。

肺欲收急，食酸以收之，用酸补之，

辛泻之。

肺主秋收之金，急则反常，故用酸以收之，辛则能散其气也。

肾欲坚急，食咸以坚之，用苦补之，咸泻之。

肾体沉石，欲其坚，病则失常，惟苦味具寒之性，能坚之，故以苦补之，咸则润软，故能泻肾。

辛走气，气病毋多食辛，咸走血，血病毋多食咸，苦走骨，骨病毋多食苦，甘走肉，肉病毋多食甘，酸走筋，筋病毋多食酸。

五脏之本味，即能伤及五体，总见太过之为病也。

按照肺肝之例，苦亦泻心，酸亦泻脾，而云甘泻心，苦泻脾，总见性味之功用，非出于一途也。

七方十剂

七方出于岐伯，谓气有多少，形有盛衰，治有缓急，上下内外之不同，故立七方以制之。十剂出于北周徐之才，谓十种是药之大体，详之则靡遗失，惟十剂内缺寒热两端，后人又加寒热二剂，足成十二剂，医者但熟七方十剂之法，便可以通治百病。

大方

病有兼症，邪有强盛，非大力不能克之，如仲景之大承气汤、大青龙汤，一汗一下，皆取其分两重，药味多，胜于小承气、小青龙也，学者可以类推。

小方

病无兼证，邪气轻浅，药少分两轻，中病而止，不伤正气，如仲景小承气之微下，小建中、小温经之微温，小柴胡之微散，皆取其中病而止，力不太过也，余仿此。

缓方

虚延之证，剽劫不能成功，须缓药和之，有以甘缓之者，炙甘草汤、四君子汤，治虚劳是也。有以丸缓之者，乌梅丸治久痢是也。有多其物以牵制，使性不得骋而缓治之者，薯蓣丸治风气百病，侯氏黑散，填补空窍，须服四十九日是也。有徐徐服以取效，如半夏苦酒煎，徐徐呷之；甘蜜半夏汤，徐徐咽下是也。

急方

病势急，则方求速效，如仲景急下之，宜大承气；急救之，宜四逆汤之类。盖发表欲急，则用汤散；攻下欲急，则用猛峻，审定病情，合宜而用。

奇方

单方也，病有定形，药无牵制，意取单锐，见功尤神。如仲景少阴病咽痛，用猪肤汤；后世补虚，用独参汤、独附汤。又如五苓、五物、三物、七气，皆以奇数名方。七枚、五枚等，各有意义。然奇方总是药味少，而锐利者也。

偶方

偶对单言，单行力孤，不如多品力大，譬如仲景用桂枝、麻黄，则发表之力大，若单用一味，则力弱矣。又如桂枝汤，单用桂枝，而必用生姜以助之，是仍存偶之意也。肾气丸桂附同用，大建中椒姜同用，大承气硝黄同用，皆是此意。

复方

重复之义，两证并见，则两方合用，数证相杂，则化合数方而为一方也。如桂枝二越婢一汤，是两方相合；五积散，是数方相合，又有本方之外别加药品；如调胃承气汤加连翘、薄荷、黄芩、栀子为凉膈散；再加麻黄、防风、白术、枳壳、厚朴为通圣散，病之繁重者，药亦繁重也。岐伯言奇之不去，则偶之。是复方，乃大剂，期于去病矣。又云偶之不去，则反佐以取之，所谓寒热温凉，反从其病也。夫微小寒热，折之可也。若大寒热，则必能与异气相格，是以反佐以同其气，复令寒热参合，使其始同终异，是七方之外，有反佐之法。

补可扶弱

先天不足，宜补肾，六味丸、肾气丸、二仙胶之类是也。后天不足，宜补脾，四君子、归脾汤、补中汤之类是也。气弱者宜补肺，人参是也；血弱者宜补肝，当归是也；神弱者宜补心，枣仁是也；再审阴阳轻重治之，则妙于补矣。

重可镇怯

怯则气浮，重以镇之，有四等，惊气乱，宜琥珀至宝丹之类；恐气下，宜二加龙骨汤、磁珠丸、沉香；怒气逆，宜生铁落饮、芦荟丸、滚痰丸之类；虚气浮，宜安神丸之类。其余代赭石汤、风引汤之类，皆当推究。

轻可去实

风寒之邪中于人身，痈疮疥痤发于肢体，宜轻而扬之，使从外解，仲景用麻桂，今人用人参败毒散、香苏饮、香茹、白芷、薄荷、荆芥之类，又小柴胡为和散之总方，加减用之，可以和营卫而去诸邪，当类推焉。

宣可去壅

头目鼻病，牙噤喉塞，实痰在胸，水火交结，气逆壅满，法宜宣达，或嚏或吐，或令布散，皆谓之宣。取嚏如通关散，取吐如胆矾、甘草、薄荷；令其布散，如越鞠丸、逍遥散之类，又如四逆散，九气丸，皆是散意。

通可行滞

火气郁滞，宜用通剂，利其小便滞于气分者，用木通、滑石、六一散之类。滞于血分者，用防己导赤饮，五淋散之类。凡味淡者，皆利小便，得金水之性也。凡药白皮通茎，皆利小便，象三焦之纹理也。

泄可去闭

邪盛则闭塞，必以泄剂，从大便夺之，备急丸泻寒实；承气汤泻热实；葶苈泻肺汤，是泄其气；桃仁承气汤，是泄其血；十枣汤泄水；秘方化滞丸，攻积，由此求之，凡宜破利者，皆泄之类。

滑可去著

著谓留而不去也，痰粘喉，溺浊淋，大肠痢等症皆是。宜滑泽以涤之，瓜霜冬葵子散、榆皮饮、痢症三方之类是也。

涩可固脱

脱如开肠洞泻，溺遗精滑，大汗亡阳之类，宜用涩剂以收敛之。理中汤、桃花汤止利；参芪术附汤止汗；六黄汤止盗汗；固精丸、天确散止滑精；术附汤止小便。大约牡蛎、龙骨、海鳔蛸其质收涩；五味、诃子其味收涩；莲房、棕灰、麻黄根其性收涩；随加寒热气血诸品，乃为得宜。

湿可润燥

燥者枯也，风热怫郁，则血液枯竭，而为燥病，上燥则渴，或为肺痿，宜人参白虎加花粉、琼玉膏、救肺汤。下燥则结，麻仁丸、苁蓉丸。肠燥则膈食，宜当归芝麻丸。筋燥则缩挛，宜阿胶竹茹汤。总之养血则当归、地黄，生津则麦冬、花粉，益精则枸杞、菟丝，在用者广求之。

燥可去湿

外感之湿，宜神术汤汗之；湿之为痰，宜二陈汤降之；湿停不溺，宜五苓散利之；胃湿宜平胃散；脾湿宜肾著汤；皆治寒湿也。又有湿热之证，反忌燥药，当以苦坚清利治之，知母防己汤、黄柏散相宜。

寒能胜热

寒热者，证治之大端也。热证如伤寒温疟虚痨，何一不有，当以寒药治之，其间进退出入，在人审矣。甘寒之剂，白虎汤、甘露饮之类；苦寒之剂，金花汤、龙胆泻肝汤之类；大抵肺胃肌热，宜银翘、石膏；心腹热，宜芩、连；肝肾热，宜黄柏、知母、胆草。

热可制寒

寒者阴气也，积阳生热，能制寒证，辛温之品是矣。附子汤、附子细辛汤，治太阳少阴之寒；四逆汤、理中汤，治脾肾之寒；吴萸汤、乌梅丸治肝寒；青龙汤治肺寒；薤白治心胸之寒；回阳救急汤统治里寒；桂枝汤统治表寒；方难尽录，读书者宜遍查之。

《内经》所载，只奇偶两方，仲景之方，七法大备，虽其时无十剂之说，而十剂之法亦寓。自北周徐之才作十剂，后人又添寒热二者，按证处方，可称精细。近出西医，乃谓中国但能用药，不知剖割去病，抑知《灵》《素》针灸，无剜肠剔骨之险，有起死回生之妙，尤恐术有未精，不肯多用，且华元化亦有剖割之法，据元化所传《中藏经》，岂能高出《内经》之上，后世不从元化之术，固畏其难，亦避其险也，可知剖割粗工，不及针刺之妙，而针法微渺不如方药之详，仲景独以方药治病，为至当也，今人不考针剖与废之故，

偶见西医剖割得效，奉为神奇，而不知其得失参半也。四川某脑后颈上生一疮，俗名对口疮，此系发于督脉，督脉上颈贯脑，颈之能鉴，督脉之力也。西医不知，剜去其疮，填之以药，谓即生肉，其人遂项折不能举，三日而亡。陕客某病腹臌，西医破其腹，流水两碗，缝之旋愈，不久又臌胀，又破之，连破三次，臌胀复发，西医以为不可治。夫不知水之何以生，而但知放水，此西人不讲五行之过，故人谓西法精，而吾谓西法疏也。予曾治总理衙门总辩，章京陈君蓝秋，名诚，肌肤甲错，肉削筋牵阴下久漏，小腹微痛，大便十日一行，胁内难受，不可名状，腰内亦然，前阴缩小，右耳硬肿如石。予曰：此肾系生痛，连及胁膜，下连小腹，故时作痛，再下穿漏，乃内痈之苗也，法当治肾系为主。陈君勃然起，曰：西医亦云病在腰背筋髓内，所以割治三次，而漏不止，无药可治也，大便不利，可时服蓖麻油，故每八九日，一服蓖麻油，今君言与西医同，得无束手无策乎？予曰：君在各国衙门，习见西人，以为西法千古所无，不知西人算学出于周髀；机器流传出于般巧墨子；医用剖割，亦华元化之流派；不必西人果宗数子，而其法要不外是中国人未深考，乃转震而惊之，可叹也夫！且君病，西人知在腰内，试问君耳何以硬？前阴何以缩？大便何以不下？西人不能知也。陈君曰：然。前问彼无以对，予曰：西人不知肾系即是命门，生出板油连网，即是三焦。肾开窍于二阴，故前阴缩而大便秘。三焦经绕耳，命火位当属右，故见右耳硬肿。周身甲错者，肾系三焦内，有干血死脓也。按仲景法治之得效。大抵西人初创医法，尚多未准，故以试验为衡，中国经数圣试验准确，

定出形性气味，丝毫不差，为最精也。即如中国治胃，有以参芪益气者，有以花粉生津者，有以二术燥土者，有以苓半利水者，有以姜椒温中者，有以芩连清热者，至于大黄攻胃之积，非补胃也。西医补胃之济，用黄连水、官桂酒、苏打。如无苏打，用牡蛎粉、大黄末，合用作水，早晚服。谨按此方，寒热并用，总主利降，以消食耳。西人见食消，即以为补胃，岂不稍差。盖脏腑皮肉，西人知其层折，经络气化，西人昧其指归，是以用药多未合宜。予之此说，人或河汉斯言，盍取西医各书考之，且安得业算数汽机之人，尽如我之谈医。去彼之短，用彼之长，以我之长，益彼之短，岂不极人事之能，而尽造化之量乎。有志未逮，企予望之。

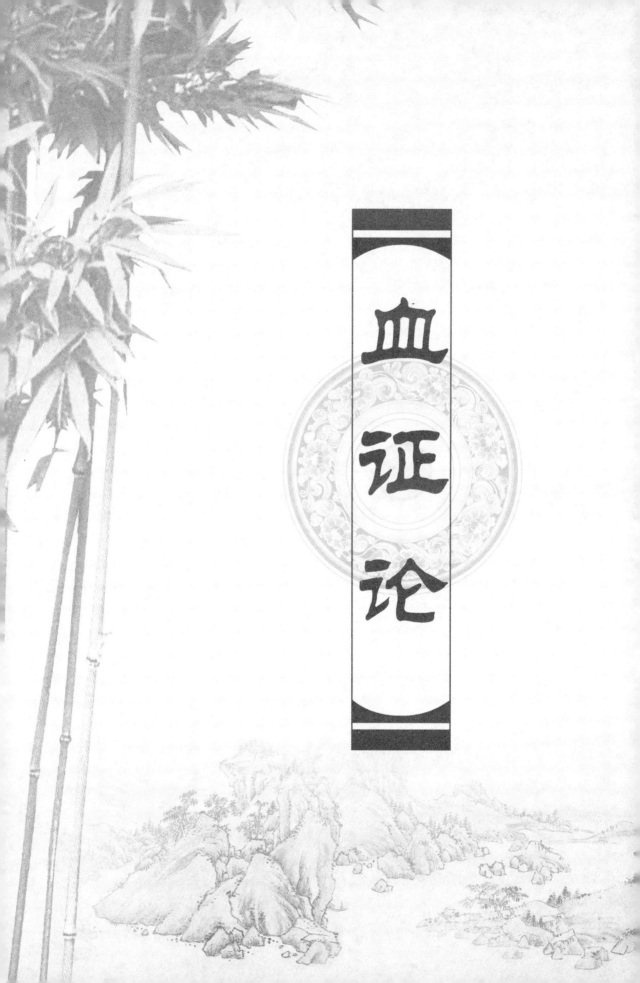

自 叙

先君子体羸善病，故海早岁即习方书，有恙辄调治之。癸酉六月，骤得吐血，继复转为下血。查照各书，施治罔效；延请名宿，仍无确见。大约用调停之药，以俟病衰而已。因此遍览方书，每于血证尝三致意。时里中人甚诩乡先辈杨西山先生所著《失血大法》，得血证不传之秘。门下抄存，私为鸿宝。吾以先君病，故多方购求，仅得一览。而其书议论方药，究亦未能精详。以之治病，卒鲜成效。乃废然自返，寝馈于《内经》、仲景之书，触类旁通，豁然心有所得，而悟其言外之旨，用治血证，十愈七八。今先君既逝，而荆妻冯氏又得血疾，视制方剂，竟获安全。慨然曰："大丈夫不能立功名于天下，苟有一才一艺稍足补救于当时，而又吝不忍传，陋哉！"爰将失血之证，精微奥义，一一发明：或伸古人所欲言；或补前贤所未备，务求理足方效，不为影响之谈。书成，自顾而转憾悟道不早，不能延吾父之寿也。然犹幸此书之或可以救天下后世也。

时光绪十年岁在甲申重九后一日容川唐宗海自叙

凡　例

一、血证自古绝少名论，故是书条分缕析，务求精详。间有烦文冗字，意取明显，故不删削。

一、时贤论及血证，率多影响。是书独从《内》《难》、仲景探源而出，发挥尽致，实补唐以下医书之所不逮；故除引经之外，余无采录，亦间有一二暗合者，皆系偶同，并非掠美，识者鉴之。

一、是书分别门类，眉目极清。即不知医者，临时查阅，无不了然，最便世用之书。

一、是书议论，多由心得，然其发明处，要皆实事实理，有凭有验，或从古圣引伸，或从西法参得，信而有征之说也，并非杜撰可比。

一、是书单为血证说法，与杂证不同，幸勿执彼例此，亦幸勿以此议彼。

一、是书单论血证，外有《中西医判》《六经方证通解》两书，始于杂证推阐无遗，今已刊出，惟希再求赏析。

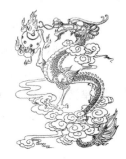

血证论　卷一　总论六条

阴阳水火气血论

人之一身，不外阴阳。而阴阳二字，即是水火。水火二字，即是气血。水即化气，火即化血。

何以言水即化气哉？气著于物，复还为水，是明验也。盖人身之气，生于脐下丹田气海之中。脐下者，肾与膀胱，水所归宿之地也。此水不自化为气，又赖鼻间吸入天阳，从肺管引心火，下入于脐之下，蒸其水使化为气。如易之坎卦，一阳生于水中，而为生气之根。气既生，则随太阳经脉为布护于外，是为卫气；上交于肺，是为呼吸。五脏六腑，息以相吹，只此一气而已。然气生于水，即能化水。水化于气，亦能病气。气之所至，水亦无不至焉。故太阳之气达于皮毛则为汗，气挟水阴而行于外者也。太阳之气，上输于肺。膀胱、肾中之水阴，即随气升腾，而为津液，是气载水阴而行于上者也。气化于下，则水道通而为溺，是气行水亦行也。设水停不化，外则太阳之气不达，而汗不得出；内则津液不生，痰饮交动，此病水而即病气矣。又有肺之制节不行，气不得降，因而癃闭滑数，以及肾中阳气，不能镇水，为饮为泻不一而足，此病气即病水矣。

总之，气与水，本属一家，治气即是治水，治水即是治气。是以人参补气，以其生于北方，水中之阳，甘寒滋润，大生津液。津液充足，而肺金濡润。肺主气，其叶下垂以纳气。得人参甘寒之阴，内具阳性，为生气化水之良品，故气得所补益焉。即如小柴胡，仲景自注云：上焦得通，津液得下，胃气因和。是通津液，即是和胃气。盖津液足，则胃上输肺，肺得润养，其叶下垂，津液又随之而下，如雨露之降，五脏戴泽，莫不顺利。而浊阴全消，亢阳不作，肺之所以制节五脏者如此。设水阴不足，津液枯竭，上则痿咳，无水以济之也；下则闭结，制节不达于下也；外则蒸热，水阴不能濡于肌肤也。凡此之证，皆以生水为治法。故清燥救肺汤，生津以补肺气；猪苓汤，润利以除痰气；都气丸，补水以益肾气。即如发汗，所以调卫气也。而亦戒火攻以伤水阴，故用白芍之滋阴，以启汗原；用花粉之生津，以救汗液。即此观之，可知滋水即是补气。

然补中益气汤、六君子、肾气丸，是皆补气之方也，何以绝不滋水哉？盖无形之水阴，生于下而济于上，所以奉养是气者也，此水则宜滋；有形之水质，入于口而化于下，所以传道是气者也，此水则宜泻。若水质一停，则气便阻滞。故补中汤，用陈、术以制水；六君子，用苓、半以利水；肾气丸，亦用利水之药，以佐桂、附，桂、附以气药化水，苓、泽即以利水之药以化气；真武汤尤以术、苓利水为主，此治水之邪，即以治气，与滋水之阴，即以补气者，固并行而不悖也。且水邪不去，则水阴亦不能生，故五苓散去水邪，而即能散津止渴，并能发汗退热。以水邪去，则水阴布故也。然水阴不滋，则水邪亦不能去，故小柴胡通达津液，而即能下调水道。总见水行则气行，水止则气止。能知此者，乃可与言调气矣。

何以言火即化血哉？血色，火赤之色也。火者心之所主，化生血液，以濡周身。火为阳，而生血之阴，即赖阴血以养火。故火不上炎，而血液下注，内藏于肝，寄居血海，由冲、任、带三脉，行达周身，以温养肢体。男子则血之转输无从觇验。女子则血之转输月事时下。血下注于血海之中，心火随之下济，故血盛而火不亢烈，是以男子无病，而女子受胎也。如或血虚，则肝失所藏，木旺而愈动火，心失所养，火旺而益伤血，是血病即火病矣。治法宜大补其血，归、地是也。然血由火生，补血而不清火，则火终亢而不能生血。故滋血必用清火诸药。四物汤所以用白芍，天王补心汤所以用二冬，归脾汤所以用枣仁，仲景炙甘草汤所以用二冬、阿胶，皆是清火之法。至于六黄汤、四生丸，则又以大泻火热为主。是火化太过，反失其化，抑之即以培之，清火即是补血。又有火化不及，而血不能生者。仲景炙甘草汤，所以有桂枝以宣心火；人参养荣汤，所以用远志、肉桂以补心火，皆是补火生血之法。其有血寒、血痹者，则用桂枝、细辛、艾叶、干姜等秉受火气之药，以温达之，则知治火即是治血。血与火原一家，知此乃

可与言调血矣。

夫水、火、气、血固是对子，然亦互相维系。故水病则累血，血病则累气。气分之水阴不足，则阳气乘阴而干血；阴分之血液不足，则津液不下而病气。故汗出过多则伤血，下后亡津液则伤血，热结膀胱则下血，是水病而累血也。吐血咳血，必兼痰饮，血虚则精竭水结，痰凝不散。失血家往往水肿，瘀血化水，亦发水肿，是血病而兼水也。盖在下焦，则血海膀胱，同居一地；在上焦，则肺主水道，心主血脉，又并域而居。在躯壳外，则汗出皮毛，血循经脉，亦相倚而行，一阴一阳，互相维系。而况运血者即是气，守气者即是血。气为阳，气盛即为火盛；血为阴，血虚即是水虚。一而二，二而一者也。人必深明此理，而后治血理气，调阴和阳，可以左右逢源。

又曰：血生于心火，而下藏于肝；气生于肾水，而上主于肺。其间运上下者，脾也。水火二脏，皆系先天。人之初胎，以先天生后天；人之既育，以后天生先天。故水火两脏，全赖于脾。食气入胃，脾经化汁，上奉心火，心火得之，变化而赤，是之谓血。故治血者，必治脾为主。仲景炙甘草汤皆是此义。以及大黄下血，亦因大黄秉土之色，而大泄地道故也；地黄生血，亦因地黄秉土之润，而大滋脾燥故也；其余参、芪，运血统血，皆是补脾。可知治血者，必以脾为主，乃为有要。至于治气，亦宜以脾为主。气虽生于肾中，然食气入胃，脾经化水，下输于肾。肾之阳气，乃从水中蒸腾而上。清气升而津液四布，浊气降而水道下行。水道下行者，犹地有江河，以流其恶也；津液卜升者，犹土膏脉动，而雨露升也。故治气者必治脾为主。

六君子汤，和脾利水以调气；真武汤，扶脾镇水以生气；十枣、陷胸等汤，攻脾夺水以通气。此去水邪以补气之法也。又有水津不灌，壮火食气，则用人参滋脾以益气，花粉清脾以和气。凡治气者，亦必知以脾为主，而后有得也。李东垣治病，以气为主，故专主脾胃，然用药偏于刚燥。不知脾不制水，固宜燥；脾不升津，则宜滋。气分不可留水邪，气分亦不可无水津也。朱丹溪治病以血为主，故用药偏于寒凉。不知病在火脏宜寒凉，病在土脏宜甘缓也。此论不专为失血立说，然治血者，必先知之，而后于调气和血，无差爽云。

男女异同论 参看经血胎产门

世谓男子主气，女子主血。因谓男子血贵，女子血贱。并谓男子之血，与女子不同，而不知皆同也。其不同者，女子有月信，男子无月信，只此不同而已矣。夫同是血也，何以女子有月信，而男子无月信哉？盖女子主血，血属阴而下行，其行也，气运之而行也。女子以血为主，未常不赖气以运血。气即水化，前论已详。气血交会之所，在脐下胞室之中，男子谓之丹田，女子谓之血室，则肝肾所司，气与血之总会。气生于水而化水，男子以气为主，故血入丹田，亦从水化，而变为水。以其内为血所化，故非清水，而极浓极稠，是谓之肾精。女子之气，亦仍能复化为水，然女子以血为主，故其气在血室之内，皆从血化，而变为血，是谓之月信。但其血中仍有气化之水液，故月信亦名信水，且行经前后，均有淡色之水，是女子之血分未尝不借气分之水，以引动而运行之也。知此，则知男子之精属气属水，而其中未尝无血无火；且知女子之经，属血属火，

而其中未尝无气无水。是以男子精薄，则为血虚；女子经病，则为气滞也。问曰：男子主气，女子主血，其中变化，诚如兹之所云矣。而女子何以必行经，男子何以不行经？答曰：经血者，血之余。夫新生旧除，天地自然之理，故月有盈亏，海有朝汐。女子之血，除旧生新，是满则溢，盈必亏之道。女子每月则行经一度，盖所以泄血之余也。血主阴而下行，所以从下泄而为经血也。至于男子，虽无经可验，然亦必泄其余。男子以气为主，气主阳而上行，故血余不从下泄，而随气上行，循冲、任脉上绕唇颐，生为髭须。是髭须者，即所以泄血之余也。所以女子有月信，上遂无髭须；男子有髭须，下遂无月信。所主不同，升降各异，只此分别而已矣。义出《内经》，非创论也。世谓男女血迥不同，岂知变化之道哉？夫必明气血水火变化运行之道，始可治气血水火所生之病。女子要血循其常，男子亦要血循其常。若血失常道，即为血不循经。在女子虽无崩带，亦不受胎；男子虽无吐衄，亦不荣体。至失常之至，则女子未有不崩带，男子未有不吐衄者也。故女子血贵调经，男子亦贵调血。但男子吐衄，乃上行之血；女子崩带，乃下行之血，不可例论耳。然使女子吐衄，则亦与男子无殊；男子下血，则亦与崩带无异。故是书原非妇科，而于月经胎产尤为详悉，诚欲人触类引伸，于治血庶尽神欤。

又曰：女子胞中之血，每月一换，除旧生新。旧血即是瘀血，此血不去，便阻化机。凡为医者，皆知破血通经矣。独于男女吐衄之证，便不知去瘀生新之法。抑思瘀血不行，则新血断无生理，观月信之去旧生新可以知之。即疮科治溃，亦必先

化腐而后生肌，腐肉不化，则新血亦断无生理。且如有脓管者，必烂开腐肉，取去脓管而后止。治失血者，不去瘀而求补血，何异治疮者不化腐而求生肌哉！然又非去瘀是一事，生新另是一事也。盖瘀血去则新血已生，新血生而瘀血自去，其间初无间隔。即如月信下行，是瘀去也，此时新血已萌动于血海之中，故受孕焉。非月信已下多时，然后另生新血也。知此，则知以去瘀为生新之法，并知以生新为去瘀之法。生血之机有如此者，而生血之源，则又在于脾胃。经云：中焦受气取汁，变化而赤是为血。今且举一可见者言之，妇人乳汁即脾胃饮食所化，乃中焦受气所取之汁也。妇人乳汁，则月水不行，以此汁既从乳出，便不下行变血矣。至于断乳之后，则此汁变化而赤，仍下行而为经血。人皆知催乳须补脾胃，而不知滋血尤须补脾胃。盖血即乳也，知催乳法，便可知补血法。但调治脾胃，须分阴阳。李东垣后，重脾胃者，但知宜补脾阳，而不知滋养脾阴。脾阳不足，水谷固不化；脾阴不足，水谷仍不化也。譬如釜中煮饭，釜底无火固不熟，釜中无水亦不熟也。予亲见脾不思食者，用温药而反减，用凉药而反快。予亲见催乳者，用芪、术、鹿茸而乳多；又亲见催乳者，适芪、术、鹿茸而乳转少，则以有宜不宜耳。是故宜补脾阳者，虽干姜、附子转能生津；宜补脾阴者，虽知母、石膏，反能开胃。补脾阳法，前人已备言之，独于补脾阴，古少发明者，予特标出，俾知一阴一阳，未可偏废。

补脾阴以开胃进食，乃吾临证悟出，而借《伤寒论》存津液三字为据，此外固无证据也。书既成，后得泰西洋人医法五种，内言胃之化谷乃胃汁化之，并有甜肉汁、苦胆汁皆入肠胃化谷。所谓汁者，即予所谓津液也。西医论脏腑，多言物而遗理，如此条者，实指其物，而尚不与理相悖，适足以证予所论，故并志之。

脏腑病机论

脏腑各有主气，各有经脉，各有部分，故其主病，亦各有见证之不同。有一脏为病，而不兼别脏之病者，单治一脏而愈；有一脏为病，而兼别脏之病者，兼治别脏而愈。业医不知脏腑，则病源莫辨，用药无方，乌睹其能治病哉！吾故将脏腑大旨，论列于后，庶几于病证药方，得其门径云。

心者，君主之官，神明出焉。盖心为火脏，烛照事物，故司神明。神有名而无物，即心中之火气也。然此气非虚悬无者，切而指之，乃心中一点血液，湛然朗润，以含此气。故其气时有精光发见，即为神明。心之能事，又主生血，而心窍中数点血液，则又血中之最精微者，乃生血之源泉，亦出神之渊海。血虚则神不安而怔忡，有瘀血亦怔忡。火扰其血则懊侬。神不清明，则虚烦不眠，动悸惊惕。水饮克火，心亦动悸。血攻心则昏迷，痛欲死；痰入心则癫；火乱心则狂。与小肠相为表里，遗热于小肠，则小便赤涩。火不下交于肾，则神浮梦遗。心之脉上挟咽喉，络于舌本。实火上壅，为喉痹；虚火上升，则舌强不能言。分部于胸前，火结则为结胸，为痞，为火痛；火不宣发，则为胸痹。心之积曰伏梁，在心下，大如臂，病则脐上有动气。此心经主病之大旨也。

包络者，心之外卫。心为君主之官，包络即为臣，故心称君火，包络称相火。相心经宣布火化，凡心之能事皆包络为之。见证治法，亦如心脏。

肝为风木之脏，胆寄其间。胆为相火，木生火也。肝主藏血，血生于心，下行胞中，是为血海。凡周身之血，总视血海为治乱，血海不扰，则周身之血，无不随之而安。肝经主其部分，故肝主藏血焉。至其所以能藏之故，则以肝属木，木气冲和条达，不致遏郁，则血脉得畅。设木郁为火，则血不和。火发为怒，则血横决，吐血、错经、血痛诸证作焉。怒太甚则狂，火太甚则颊肿面青，目赤头痛。木火克土，则口燥泄痢，饥不能食，回食逆满，皆系木郁为火之见证也。若木挟水邪上攻，又为子借母势，肆虐脾经，痰饮、泄泻、呕吐、头痛之病又作矣。木之性主于疏泄，食气入胃，全赖肝木之气以疏泄之，而水谷乃化。设肝之清阳不升，则不能疏泄水谷，渗泻中满之证在所不免。肝之清阳，即魂气也，故又主藏魂。血不养肝，火扰其魂，则梦遗不寐。肝又主筋，瘈疭囊缩，皆属肝病。分部于季胁少腹之间，凡季胁少腹疝痛，皆责于肝。其经名为厥阴，谓阴之尽也。阴极则变阳，故病至此，厥深热亦深，厥微热亦微。血分不和，尤多寒热并见。与少阳相表里，故肝病及胆，亦能吐酸呕苦，耳聋目眩。于位居左，多病左胁痛，又左胁有动气。肝之主病，大略如此。

胆与肝连，司相火，胆汁味苦，即火味也。相火之宣布在三焦，而寄居则在胆府。胆火不旺，则虚怯惊悸；胆火太亢，则口苦呕逆，目眩耳聋，其经绕耳故也。界居身侧，风火交煽，则身不可转侧，手足抽掣。以表里言，则少阳之气，内行三焦，外行腠理，为荣卫之枢机。逆其枢机，则呕吐胸满。邪客腠理，入与阴争则热，出与阳争则寒。故疟疾，少阳主之。虚劳骨蒸，亦属少阳，以荣卫腠理之间不和，而相火炽甚故也。相火挟痰，则为癫痫，相火不戢，则肝魂亦不宁，故烦梦遗精。且胆中相火如不亢烈，则为清阳之木气，上升于胃，胃土得其疏达，故水谷化；亢烈，则清阳遏郁，脾胃不和。胸胁之间骨尽处，乃少阳之分，病则其分多痛。经行身之侧，痛则不利屈伸。此胆经主病之大略也。

胃者，食禀之官，主纳水谷。胃火不足，则不思食，食入不化，良久仍然吐出。水停胸膈，寒客胃中，皆能呕吐不止。胃火炎上，则饥不能食，拒隔不纳，食入即吐。津液枯竭，则成隔食，粪如羊屎。火甚则结硬，胃家实则谵语。手足出汗，肌肉潮热，以四肢肌肉皆中宫所主故也。其经行身之前，至面上，表证目痛鼻干，发痉不能仰。开窍于口，口干咽痛，气逆则哕。又与脾相表里，遗热于脾，则从湿化，发为黄瘅。胃实脾虚，则能食而不消化，主燥气，故病阳明，总系燥热。独水泛水结，有心下如盘等证，乃为寒病。胃之大略，其病如此。

脾称湿土，土湿则滋生万物，脾润则长养脏腑。胃土以燥纳物，脾土以湿化气，脾气不布，则胃燥而不能食，食少而不能化。譬如釜中无水，不能熟物也。故病隔食，大便难，口燥唇焦，不能生血，血虚火旺，发热盗汗。若湿气太甚，则谷亦不化，痰饮、泻泄、肿胀、腹痛之证作焉。湿气挟热，则发黄发痢，腹痛壮热，手足不仁，小水赤涩。脾积名曰痞气，在心下，如盘。脾病则当脐有动气，居于中州，主灌四旁，外合肌肉。邪在肌肉，则手足蒸热汗出，或肌肉不仁。其体阴而其用阳，不得命门之火以生土，则土寒而不化，食少虚羸。土虚而不运，不能升达津液，以奉心化血，渗灌诸经。经云：脾统血。血之运行上下，全赖乎脾。脾阳虚，则不能统血，脾阴虚又不能滋生血脉。血虚津少，则肺不得润养，是为土不生金。盖土之生金，全在津液以滋之。脾土之义有如是者。

肺为乾金，象天之体，又名华盖。五脏六腑，受其覆冒。凡五脏六腑之气，皆能上熏于肺以为病。故于寸口肺脉，可以诊知五脏。肺之令，主行制节，以其居高，清肃下行，天道下际而光明，故五脏六腑，皆润利而气不亢，莫不受其制节也。肺中常有津液润养其金，故金清火伏。若津液伤，则口渴气喘，痿痹咳嗽；水源不清，而小便涩；遗热大肠，而大便难；金不制木，则肝火旺；火盛刑金，则蒸热、喘咳、吐血、痨瘵并作。皮毛者，肺之合也。故凡肤表受邪，皆属于肺。风寒袭之，则皮毛洒淅，客于肺中，则为肺胀，为水饮冲肺。以其为娇脏，故畏火，亦畏寒。肺开窍于鼻，主呼吸，为气之总司。盖气根于肾，乃先天水中之阳，上出鼻，肺司其出纳。肾为水，肺为天，金水相生，天水循环。肾为生水之源，肺即为制气之主也。凡气喘咳息，故皆主于肺。位在胸中，胸中痛属于肺。主右胁，积曰息贲，病则右胁有动气。肺为之义，大率如是。

肾者，水脏。水中含阳，化生元气，根结丹田，内主呼吸，达于膀胱，运行于外，则为卫气。此气乃水中之阳，别名之曰命火。肾水充足，则火之藏于水中者，韬光匿彩，龙雷不升，是以气足而鼻息细微。若水虚，则火不归元，喘促虚劳，诸证并作，咽痛声哑，心肾不交，遗精失血，肿满咳逆，痰喘盗汗。如阳气不足者，则水泛为痰，凌心冲肺，发为水肿，腹痛奔豚，下利厥冷，亡阳大汗，元气暴脱。肾又为先天，主藏精气，女子主天癸，男子主精。水足则精血多，水虚则精血竭。于体主骨，骨痿故属于肾。肾病者，脐下有动气。肾上交于心，则水火既济，不交则火愈亢。位在腰，主腰痛。开窍于耳，故虚则耳鸣耳聋。瞳人属肾，虚则神水散缩，或发内障。虚阳上泛，为咽痛颊赤。阴虚不能化水，则小便不利；阳虚不能化水，小便亦不利也。肾之病机，有如此者。

膀胱者，贮小便之器。经谓州都之官，津液藏焉，气化则能出矣。此指汗出，非指小便。小便虽出于膀胱，而实则肺为水之上源。上源清，则下源自清。脾为水之堤防，堤防利，则水道利。肾又为水之主，肾气行，则水行也。经所谓气化则能出者，谓膀胱之气载津液上行外达，出而为汗，则有云行雨施之象。故膀胱称为太阳经，谓水中之阳，达于外以为卫气，乃阳之最大者也。外感则伤其卫阳，发热恶寒。其经行身之背，上头项，故头项痛，背痛，角弓反张，皆是太阳经病。皮毛与肺合，肺又为水源，故发汗须治肺，利水亦须治肺，水天一气之义也。位居下部，与胞相连，故血结亦病水，水结亦病血。膀胱之为病，其略有如此。

三焦，古作膲，即人身上下内外相联之油膜也。唐、宋人不知膲形，以为有名而无象。不知《内经》明言焦理纵者，焦理横者。焦有文理，岂得谓其无象？西洋医书斥中国不知人有连网，言人饮水入胃，即渗出走连网而下，以渗至膀胱。膀胱上口，即在连网中也。中国《医林改错》一书，亦言水走网油而入膀胱。观剖牲畜，其网油中有水铃铛，正是水过其处，而未入膀胱者也。此说近出，力斥旧说之谬。

而不知唐宋后，古膲作焦。不知膜油，即是三焦，是以致谬。然《内经》明言三焦者，决渎之官，水道出焉。与西洋医法，《医林改错》正合。古之圣人，何尝不知连网膜膈也哉！

【按】两肾中一条油膜，为命门，即是三焦之源。上连肝气、胆气及胸膈，而上入心，为包络；下连小肠、大肠，前连膀胱，下焦夹室，即血室、气海也。循腔子为肉皮，透肉出外，为包裹周身之白膜，皆是三焦所司。白膜为腠理，三焦气行腠理，故有寒热之证。命门相火布于三焦，火化而上行为气，火衰则元气虚，火逆则元气损。水化而下行为尿，水溢则肿，结则淋。连肝胆之气，故多挟木火。与肾、心包相通，故原委多在两处，与膀胱一阴一阳，皆属肾之府也。其主病知矣。

小肠者，受盛之官，变化出焉。上接胃府，下接大肠，与心为表里，遗热则小水不清；与脾相连属，土虚则水谷不化。其部分，上与胃接，故小肠燥屎多借胃药治之；下与肝相近，故小肠气痛，多借肝药治之。

大肠司燥金，喜润而恶燥。寒则滑脱，热则秘结，泄痢后重，痔漏下血。与肺相表里，故病多治肺以治之。与胃同是阳明之经，故又多借治胃之法以治之。

以上条列，皆脏腑之性情部位，各有不同，而主病亦异。治杂病者宜知之，治血证者亦宜知之。临证处方，分经用药，斯不致南辕北辙耳。

脉证死生论

医者，所以治人之生者也。未知死，焉知生？知死之无可救药，则凡稍有一毫之生机，自宜多方调治，以挽回之。欲辨死生，惟明脉证，高士宗以吐血多者为络血，吐血少者为经血。谓吐多者病轻，吐少者病重。而其实经散为络，络散为孙络，如干发为枝，枝又有枝，要皆统于一本也。以经络之血分轻重，实则分无可分。《医旨》又谓：外感吐血易治，内伤吐血难疗。《三指禅》谓：齿衄最轻，鼻衄次之，呕吐稍重，咳、咯、唾血者为最重，谓其病皆发于五脏，而其血之来最深，不似呕吐之血，其来出于胃间，犹浅近也。此如仲景近血、远血之义，以此分轻重，于理尚不差谬。第鼻衄、呕吐血，虽近而轻，而吐衄不止，亦有气随血脱，登时即死者；咳咯唾血虽远而重，亦有一哈便出，微带数口，不药可愈者。仍不可执以定死生矣。夫载气者，血也，而运血者，气也。人之生也，全赖乎气。血脱而气不脱，虽危犹生，一线之气不绝，则血可徐生，复还其故。血未伤而气先脱，虽安必死。以血为魄，而气为魂，魄未绝而魂先绝，未有不死者也。故吾谓定血证之死生者，全在观气之平否。吐血而不发热者易愈，以荣虽病而卫不病，阳和则阴易守也。发热者难治，以血病气亦蒸，则交相为虐矣。吐血而不咳逆者易愈，咳为气呛，血伤而气不呛，是肾中之水，能纳其气以归根，故易愈。若咳不止，是血伤火灼，肾水枯竭，无以含此真气，故上气咳逆为难治。再加喘促，则阳无所附矣。大便不溏者，犹有转机，可用滋阴之药，以养其阳。若大便溏，则上越下脱，有死无生。再验其脉，脉不数者易治，以其气尚平；脉数者难治，以其气太疾；浮大革数而无根者，虚阳无依；沉细涩数而不缓者，真阴损失，皆为难治。若有一丝缓象，尚可挽回，若无缓象，或兼代散，死不治矣。凡此之类，皆是阴血受伤，而阳气无归，故主不治。若阴血伤，而阳气不浮越者，脉虽虚微迟弱，亦不难治。但用温补，无不回生。盖阳虚气弱者易治，惟阴虚气不附者为难治。所谓血伤而气不伤者，即以气之不伤，而知其血尚未尽损，故气犹有所归附，而易愈也。气之原委，吾于《水火血气论》已详言之，参看自见。

用药宜忌论

汗、吐、攻、和为治杂病四大法。而失血之证，则有宜不宜。伤寒过汗伤津液，吐血既伤阴血，又伤水津，则水血两伤，荼然枯骨矣。故仲景于衄家严戒发汗。衄忌发汗，吐、咯可知矣。夫脉潜气伏，斯血不升，发汗则气发泄。吐血之人，气最难敛，发泄不已，血随气溢，而不可遏抑。故虽有表证，只宜和散，不得径用麻、桂、羌、独。果系因外感失血者，乃可从外表散，然亦须敛、散两施，毋令过汗亡阴。盖必知血家忌汗，然后可商取汗之法。至于吐法，尤为严禁。失血之人，气既上逆，若见有痰涎，而复吐之，是助其逆势，必气上不止矣。治病之法，上者抑之，必使气不上奔，斯血不上溢。降其肺气，顺其胃气，纳其肾气，气下则血下，血止而气亦平复。血家最忌是动气，不但病时忌吐，即已愈后，另有杂证，亦不得轻用吐药，往往因吐便发血证。知血证忌吐，则知降气止吐，便是治血之法。或问：血证多虚，汗吐且有不可，则攻下更当忌矣？予曰：不然。血之所以上者，以其气腾溢也，故忌吐、汗，再动其气。至于下法，乃所以折其气者。血证气盛火旺者，十居八九，当其腾溢，而不可遏，正宜下之以折其势。仲景阳明证，有急下以存阴法；少阴证，有急下以存阴法。血证火气太盛者，最恐亡阴，下之正是救阴，攻之不啻补之矣。特下之须乘其时，如实邪久留，正气已不复支，或大便溏泻，则英雄无用武之地，只可缓缓调停。纯用清润降利，以不违下之意，斯得法矣。至于和法，则为血证之第一良法。表则和其肺气，里者和其肝气，而尤照顾脾肾之气。或补阴以和阳，或损阳以和阴，或逐瘀以和血，或泻水以和气，或补泻兼施，或寒热互用，许多妙义，未能尽举。四法之外，又有补法。血家属虚劳门，未有不议补者也，即病家亦喜言补。诸书重补者，尤十之八九，而不知血证之补法，亦有宜有忌。如邪气不去而补之，是关门逐贼；瘀血未除而补之，是助贼为殃。当补脾者十之三四，当补肾者十之五六。补阳者十之二三，补阴者十之八九。古有补气以摄血法，此为气脱者说，非为气逆者说。又有引火归元法，此为水冷火泛者立说，非为阴虚阳越者立说。盖失血家如火未发，补中则愈。如火已发，则寒凉适足以伐五脏之生气，温补又足以伤两肾之真阴，惟以甘寒，滋其阴而养其阳，血或归其位耳。血家用药之宜忌，大率如是。知其大要，而后细阅全书，乃有把握。

本书补救论

世之读朱丹溪书者，见其多用凉药，于是废黜热药，贻误不少，而丹溪不任咎也。盖丹溪之书，实未尝废热药。世之读陈修园书者，见其多用热药，于是废黜凉药，为害尤多，而修园不任咎也。盖修园之书，实未尝废凉药。两贤立论，不过救一时之偏，明一己之见。世之不善读者，得其所详，忽其所略。岂知两贤所略，亦曰人所已详，吾固不必详焉耳，初何尝废黜不言哉！即如予作此书，亦多用凉药，少用热药，然非弃热药而不用。特以血证宜凉者多，非谓血证全不用热药也。予于每条当用热药者，未尝不反复言之，慎毋误读是书，而有偏重凉药之弊。总在分别阴阳，审证处方，斯无差忒。又予是书为血证说法，与杂证不同，泥此书以治杂证固谬，若执杂证以攻此书，尤谬。读吾书者，未知流弊若何，吾且为此论，先下一针砭。

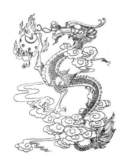

血证论 卷二 血上干证治十四条

吐 血

平人之血，畅行脉络，充达肌肤，流通无滞，是谓循经，谓循其经常之道也。一旦不循其常，溢出于肠胃之间，随气上逆，于是吐出。盖人身之气游于血中，而出于血外，故上则出为呼吸，下则出为二便，外则出于皮毛而为汗。其气冲和，则气为血之帅，血随之而运行；血为气之守，气得之而静谧。气结则血凝，气虚则血脱，气迫则血走，气不止而血欲止，不可得矣。方其未吐之先，血失其经常之道，或由背脊走入膈间，由膈溢入胃中。病重者其血之来，辟辟弹指，漉漉有声；病之轻者，则无声响。故凡吐血，胸背必痛，是血由背脊而来，气迫之行，不得其和，故见背痛之证也。又或由两胁肋，走油膜，入小肠，重则潮鸣有声，逆入于胃，以致吐出。故凡失血，复多腰胁疼痛之证。此二者，来路不同，治法亦异。由背上来者，以治肺为主；由胁下来者，以治肝为主。盖肺为华盖，位在背与胸膈，血之来路，既由其界分溢出，自当治肺为是。肝为统血之脏，位在胁下，血从其地而来，则又以治肝为是。然肝肺虽系血之来路，而其吐出，实则胃主之也。凡人吐痰吐食，皆胃之咎。血虽非胃所主，然同是吐证，安得不责之

于胃？况血之归宿，在于血海。冲为血海，其脉丽于阳明，未有冲气不逆上，而血逆上者也。仲景治血以治冲为要，冲脉丽于阳明，治阳明即治冲也。阳明之气，下行为顺，今乃逆吐，失其下行之令，急调其胃，使气顺吐止，则血不致奔脱矣。此时血之原委，不暇究治，惟以止血为第一要法。血止之后，其离经而未吐出者，是为瘀血，既与好血不相合，反与好血不相能。或壅而成热，或变而为痨，或结癥，或刺痛，日久变证，未可预料。必亟为消除，以免后来诸患，故以消瘀为第二法。止吐消瘀之后，又恐血再来潮动，则须用药安之，故以宁血为第三法。邪之所凑，其正必虚，去血既多，阴无有不虚者矣。阴者阳之守，阴虚则阳无所附，久且阳随而亡，故又以补虚为收功之法。四者乃通治血证之大纲，而纲领之中，又有条目。今并详于下方云。

一、止血

其法独取阳明。阳明之气，下行为顺，所以逆上者，以其气实故也。吐血虽属虚证，然系血虚非气虚，且初吐时，邪气最盛，正虽虚而邪则实。试思人身之血，本自潜藏，今乃大反其常，有翻天覆地之象，非实邪与之战斗，血何从而吐出哉？故不去其邪，愈伤其正，虚者益虚，实者愈实

矣。况血入胃中，则胃家实。虽不似伤寒证以胃有燥屎为胃家实，然其血积在胃，亦实象也。故必亟夺其实，釜底抽薪，然后能降气止逆，仲景泻心汤主之，血多者，加童便、茅根；喘满者，加杏仁、厚朴；血虚者，加生地、当归；气随血脱不归根者，加人参、当归、五味、附片；有寒热者，加柴胡、生姜，或加干姜、艾叶，以反佐之。随证加减，而总不失其泻心之本意，则深得圣师之旨，而功效亦大。盖气之原在肾，水虚则气热；火之源在心，血虚则火盛。火热相搏则气实，气实则逼血妄行，此时补肾水以平气，迂阔之谈也。补心血以配火，不及之治也。故惟有泻火一法，除暴安良，去其邪以存其正。方名泻心，实则泻胃。胃气下泄，则心火有所消导，而胃中之热气，亦不上壅，斯气顺而血不逆矣。且大黄一味，能推陈致新，以损阳和阴，非徒下胃中之气也。即外而经脉、肌肤、躯壳，凡属气逆于血分之中，致血有不和处，大黄之性，亦无不达。盖其药气最盛，故能克而制之。使气之逆者，不敢不顺，既速下降之势，又无遗留之邪。今人多不敢用，惜哉！然亦有病之轻者，割鸡焉用牛刀？葛可久十灰散亦可得效，义取红见黑即止之意，其妙全在大黄降气即以降血。吐血之证，属实证者十居六七，以上二方，投之立效。然亦有属虚属寒者，在吐血家，十中一二，为之医者不可不知也。虚证去血太多，其证喘促昏愦，神气不续，六脉细微虚浮散数。此如刀伤出血，血尽而气亦尽，危脱之证也。独参汤救护其气，使气不脱，则血不奔矣。寒证者，阳不摄阴，阴血因而走溢。其证必见手足清冷，便溏遗尿，脉细微迟涩，面色惨白，唇口淡和，或内寒外热，必实见有虚寒假

热之真情，甘草干姜汤主之，以阳和运阴血，虚热退而阴血自守矣。然血系阴汁，刚燥之剂乃其所忌。然亦有阳不摄阴者，亦当用姜、附也。上寒下热，芩、连、姜、附同用亦有焉。以上数法，用之得宜，无不立愈。其有被庸医治坏，而血不止者，延日已久，证多杂见。但用以上诸方，未能尽止血之法，审系瘀血不行，而血不止者，血府逐瘀汤主之。火重者，加黄芩、黄连；痰多者，加云苓、瓜霜；咳逆，加杏仁、五味、寸冬；盗汗身热，加青蒿、冬桑叶、黄柏、牡蛎；喘者，加杏仁、苏子；身痛，胸腹满，大便闭，为瘀结，加大黄。如欲求详，参看痰瘀痨热等门，乃尽其治。又有审病之因，而分别以止其血者，治法尤不厌详。因于酒及煎炒厚味之物者，其证脉数滑，口干燥，胸中烦热，大小便不利，宜用白虎汤，加茵陈、炒栀、大黄、藕节治之。因于外感者，先见头痛，恶寒发热，脉浮而紧者，为寒犯血分，外束闭而内逆壅，是以吐血，麻黄人参芍药汤治之。若脉浮而数者，为伤风，风为阳邪，宜小柴胡汤，加荆芥、防风、当归、白芍、丹皮、蒲黄、知母、石膏、杏仁治之。若因瘟疫，外证颇似伤寒，而内有伏热攻发，口舌苔白，恶热羞明，小便短赤，大便浊垢，心中躁烦，脉见滑数，宜升降散，加桃仁、丹皮、花粉、生地、蒌仁、石膏、杏仁、甘草治之，犀角地黄汤亦治之。若因于暑，则发热心烦，暑者，湿热二气合化之名也。以清热利湿为主，升降清化汤，加防己、木通、蒌仁治之，病轻者去大黄。因于怒气逆上，血沸而吐者，宜丹栀逍遥散，加青皮、牡蛎、蒲黄、胆草治之。气火太甚者，则用当归芦荟丸，以平其横决。因于劳倦困苦饥饱不匀，以

及忧思抑郁，心神怔忡，食少气短，吐血虚烦者，宜用归脾汤主之，中土虚寒者加煨姜，虚热者加柴胡、山栀。因于跌打损伤，以及用力努挣，而得失血之证者，法宜补气以续其绝，消瘀以治其伤，四物汤，加黄芪、人参、续断、桃仁、红花、陈酒、童便治之。因于色欲过度，阴虚火旺，其证夜则发热，盗汗梦交，耳鸣不寐，六脉细数芤革，宜地黄汤，加蒲黄、藕节、阿胶、五味治之。止血之法，此其大略，如欲变化而尽善，非参透全书，不能丝丝入彀。

总而论之，血之为物，热则行，冷则凝，见黑则止，遇寒亦止。故有用热药止血者，以行血为止血，姜、艾等是也。有用凉水止血者，或用急流水，或用井泉水，取冷则凝之义。芩、连诸药，亦即冷止之义。有用百草霜、京墨、十灰散等，以止血者，取见黑则止之义。黑为水之色，红为火之色，水治火故止也。此第取水火之色，犹能相克而奏功，则能知水火之性，以消息用药，何血证难治之有？又有用咸以止血者，童便、马通、扬尘水之类，此《内经》咸走血之义。童便尤能自还神化，服制火邪以滋肾水，大有功用。故世医云：服童便者，百无不生；不服童便者，百无不死。本人小便，清晨每服一碗，名回龙汤。各种随笔，赞回龙汤之妙者甚伙，病家皆所当服也。顾止血之法虽多，而总莫先于降气，故沉香、降香、苏子、杏仁、旋复、枳壳、半夏、尖贝、厚朴、香附之类，皆须随宜取用。而大黄一味，既是气药，即是血药，止血而不留瘀，尤为妙药。识得诸法，其于止血之用，思过半矣。

夫所谓止血者，非徒止其溢入胃中之血，使不吐出而已也。盖大吐之时，经脉之血辐辏而至，其溢入胃中者，听其吐可也，下可也。即停留胃中，亦与糟粕无异，固无大害也。独动于经脉之中，而尚未溢出者，若令溢出，则不可复返矣。惟急止之，使犹可复还经脉，仍循故道复返而为冲和之血。所谓止血者，即谓此未曾溢出，仍可复还之血，止之使不溢出则存得一分血，便保得一分命，非徒止已入胃中之死血已耳。今医动言止血，先要化瘀。不知血初吐时，尚未停蓄，何处有瘀？若先逐瘀，必将经脉中已动之血，尽被消逐，则血愈枯而病愈甚，安能免于虚损乎！惟第用止血，庶血复其道，不至奔脱尔。故以止血为第一法。

一、消瘀

血既止后，其经脉中已动之血，有不能复还故道者，上则着于背脊胸膈之间，下则着于胁肋少腹之际。着而不和，必见疼痛之证。或流注四肢，则为肿痛；或滞于肌腠，则生寒热。凡有所瘀，莫不壅塞气道，阻滞生机，久则变为骨蒸、干血、痨瘵，不可不急去之也。且经隧之中，既有瘀血踞住，则新血不能安行无恙，终必妄走而吐溢矣，故以去瘀为治血要法。用花蕊石散，令瘀血化水而下，且不动五脏真气，为去瘀妙药。如无花蕊石，用三七、郁金、桃仁、牛膝、醋炒大黄，亦有迅扫之功。顾旧血不去，则新血断然不生，而新血不生，则旧血亦不能自去。譬诸君子之道不长，则小人之道亦不消。须知瘀血之去，乃新血日生，瘀血无处可留，迫之不得不去，故或化而走小便，或传而入大肠。花蕊石化血从小便去，醋黄散下血从大便去。但能去瘀血，而不能生新血，不知克敌者存乎将，祛邪者赖乎正，不补血而去瘀，瘀又安能尽去哉！治法宜用圣愈汤以补血，加桃仁、丹皮、红花、枳壳、香附、云苓、甘草补泻兼行。瘀既去而正不伤，治瘀之法，大旨如是。然亦有宜用温药者，《内经》曰：血者喜阴而恶寒，寒则涩而不流，温则消而去之。且有热伏阴分，凉药不效，而宜用从治之法，以引阳出阴者。方用仲景柏叶汤，为寒凝而血滞之正治，亦瘀血伏于阴分之从治法也。然三药纯温，设遇火烈之证，非其所宜，或略加柔药调之，则合四物汤用，又有合泻心汤用者，则直以此反佐之也。

以上通论治瘀之法，而瘀血着留在身，上下内外，又各有部分不同，分别部居，直探巢穴，治法尤百不失一。审系血瘀上焦，则见胸、背、肩膊疼痛、麻木、逆满等证，宜用血府逐瘀汤或人参泻肺汤，加三七、郁金、荆芥，使上焦之瘀，一并廓清。血瘀中焦，则腹中胀满，腰胁着痛。带脉绕脐一周，下连血室，女子以系胎，男子以束体，乃血之管领也。凡血证，未有带脉不病者，今瘀血滞于其分，则宜去之以安带脉。带脉在中焦脾之部分，即从脾治。观仲景肾着汤，可知治脾即是治带。带有瘀血，宜用甲己化土汤，加桃仁、当归、姜黄主之。腰痛甚者，加鹿角尖；胁腹痛甚者，加蒲黄、灵脂。血瘀下焦，腰以下痛，小腹季胁等处胀满，是血瘀肝之部分，或积胞中血海为痛，宜归芎失笑散主之。大便闭结者，均加大黄。仲景逐瘀大剂则有抵当汤、桃仁承气汤数方，皆苦寒大破下，为治瘀能事。亦有当用温药下之者，生化汤及牛膝散主之，本女科治产后恶露，及胞衣不下之方。余谓男女虽异，其血则同，同是下焦瘀血，故借用其方，往往有验。且下焦原系阴分，上焦之瘀多属阳热，每以温药为忌；下焦之瘀多属阴凝，故产妇喜温而忌寒，以其血在下焦也。知此则知以温药，治下焦瘀血，尤为合宜，然亦须审系寒凝乃用温药。若血室热，则仍是桃仁承气之证。又有瘀血流注，四肢疼痛肿胀者，宜化去瘀血，消利肿胀，小调经汤，加知母、云苓、桑皮、牛膝治之。又有瘀血客于肌腠，阻滞荣卫，发寒发热，似疟非疟，骨蒸盗汗，咳逆交作，用小柴胡汤，加当归、桃仁、丹皮、白芍主之。寒甚者，再加芥穗、细辛；热甚者，再加花粉、粉葛、青蒿、知母；咳有痰火，加瓜霜、杏仁、寸冬、五味、云苓、知母；水饮上冲，加葶苈子。盖小柴胡，原是从中上疏达肝气之药，使肝气不郁，则畅行肌腠，而荣卫调和。今加去瘀之品，则偏于去瘀，凡瘀血阻滞荣卫者，用之立验。

总而论之，血瘀于脏腑之间者，久则变为干血，化为痨虫；血瘀于躯壳之间者，或病偏枯，或化痈脓；血瘀于肌腠之间者，则变骨蒸，毛发焦折，肌体瘦削。一切不治之证，总由不善去瘀之故。凡治血者，必先以去瘀为要。另详瘀血门。

一、宁血

吐既止，瘀既消。或数日间，或数十日间，其血复潮动而吐者，乃血不安其经常故也。必用宁之之法，使血得安乃愈。其法于止吐消瘀中已寓厥治。然前药多猛峻以取效，乃削平寇盗之术，尚非抚绥之政。故特将宁血旨意，重加发明，以尽其用。有外感风寒，以致吐血，止后荣卫未和，必有身痛、寒热等证。香苏饮，加柴胡、黄芩、当归、白芍、丹皮、阿胶治之。有胃经遗热，气燥血伤，而血不得安者，其证口渴哕气，恶闻人声，多躁怒，闻木音则惊，卧寐烦而不安，犀角地黄汤主之。重则合白虎汤，大清大凉以清胃热。轻则只用甘露饮，以生胃津而血自愈。有因肺经燥气，气不清和，失其津润之制节，而见喘逆咳嗽等证，以致其血牵动，清燥救肺汤主之。火甚，加犀角；血虚，加生地；痰多，加尖贝润燥宁血，为肺痿等证之良方。葛可久《十药神书》专医虚损失血，用保和汤亦佳，润肺利气，平燥解郁。前方清纯，此方活动，随宜取用，血自安静而不动矣。有因肝经风火，鼓动煽炽，而血不能静者，则见口苦咽干，目眩耳鸣，胁痛逆气，躁怒决裂，骨蒸妄梦，以逍遥散平剂和之。审系肝经风气鼓动，而血不宁者，再加桑寄生、僵蚕、玉竹、枣仁、牡蛎、青蒿。此从仲景白头翁汤得来，仲景治产后血痢，取白头翁平木熄风。盖肝为藏血之脏，风气散而不藏，则必平之使安，而从血乃得安也。又或肝火偏胜，横决而不可遏，致令血不能藏者，则宜加阿胶、山栀、胆草、胡黄连、蒌仁、牛膝、青皮、牡蛎。当归芦荟丸尤破泻肝火之重剂，但不如逍遥散加减之稳。又有冲气上逆，其证颈赤头晕，火逆上气，咽喉不利，乳下动脉辟辟弹指，颈上动脉现出皮肤。冲脉原不上头项，咽干者，以冲为血海属肝，因肝脉而达于咽也。颈脉动面赤色者，以冲脉丽于阳明，冲气逆，则阳明之气随逆故也。《内经》谓冲为气街，又谓冲为血海，气逆血升，此血证之一大关键也。故仲景治血以治冲为要，麦门冬汤主之。陈修园谓去粳米加白蜜尤能滋补其阴，予谓治冲脉独取阳明。仲景既引其端，后人亦即当扩而充之。审其冲阳太旺者，知母、枳壳、白芍、煅石膏均可加入，以清折之。栀子、黄芩、木通、蒌仁、牛膝利阳明之水者，尤可加入，以分消之。此冲脉之气上合阳明之治法也。然冲为气街，气根于

肾，血海即丹田，肾气之所藏也。若冲脉挟肾中虚阳上逆喘急者，宜用四磨汤调纳逆气，是仲景桂苓甘草五味汤意。但仲景用桂枝化膀胱之寒水，谓气从少腹，上冲咽喉，面热如醉，或热流于两股，或小便难而昏冒，忽上忽下，如电光之闪灼无定，乃阴盛格阳，而阳气飞越，故以辛温化之。今系失血，阴气既伤，再用桂枝，岂不犯阳盛则毙之戒。故用沉香代桂，以纳浮阳，而即用人参以滋阴，沉香直走下焦，乌药治膀胱肾间之气。冲为血海，居膀胱肾间之地。治阳明者，治其末，治膀胱肾间者，是治其本也。若肾中阴气大虚，而冲阳不能安宅，则用四磨汤，加熟地、枣皮、山药、五味、枸杞子滋阴配阳以安之。若其人素有水饮，格阳于上，因而动血者，仲景桂苓甘草五味汤又为对证。第其方，与血证本不相关，可加当归、白芍、丹皮、阿胶，或用苏子降气汤，利痰降气，以靖冲逆。或用小柴胡汤，加龙骨、牡蛎，以导冲逆。桂苓苏子扬是治痰饮以治冲之法，小柴胡又是清火以治冲之法。本方治热入血室，血室者，肝之所司也，冲脉起于血室，故又属肝，治肝即是治冲。血室，在男子为丹田，在女子为子宫，其根系于右肾，肾中真阳寄于胞中，为生气之根，乃阴中之阳。肝木得之，发育条达，是为相火，其火如不归根，即为雷龙之火。龙骨、牡蛎乃阳物而能蛰藏，取其同气，以潜伏阳气，此尤治冲脉，更进一层之法，合小柴胡，大有清敛相火之功。若肾经阴虚，阳无所附，雷龙之火上腾者，用二加龙骨汤，加阿胶、麦冬、五味，以引归其宅亦妙。肾气丸、麦味地黄汤，皆可酌用。二方一以温药化气，一以阴药滋降。肾居冲脉之下，又为冲脉之根，安肾气，即是安

冲气。冲气安而血海宁，自不至于潮上矣。

总而论之，血之所以不安者，皆由气之不安故也，宁气即是宁血。以上所论各气治法，亦云详备，在临证者细审处之。

一、补血

邪之所凑，其正必虚。不独补法是顾虚，即止血消瘀，用攻治法，亦恐其久而致虚，故亟攻之，使邪速去，以免其致虚耳。但彼时虽恐其虚，而犹未大虚，故以去邪为急。若延日已久，未有不虚怯者。即血既循经，一如平人，而前次所吐之血，已属有去无回。其经脉脏腑，又系血所走泄之路，非用封补滋养之法乌能完全。补法不一，先以补肺胃为要。

肺为华盖，外主皮毛，内主制节，肺虚则津液枯竭，喘嗽、痿燥诸证作焉。因其制节不得下行，故气上而血亦止，未有吐血而不伤肺气者也。故初吐必治肺，已止，尤先要补肺。用辛字润肺膏，滋补肺中阴液。肺既津润，则其叶下垂，气泽因之得以下降。利膀胱，传大肠，诸窍通调，五脏受益。如肺叶枯焦，不能覆下，则翘举而气亦上逆，不得卧息。外应皮毛不荣，下则二便不调，足痿肠燥，百病俱生。惟此膏润津，为痿燥良剂。近人黄坤载，所立地魄汤，补土生金，补金生水，于补肺之法颇得。平时代茶可用生脉散、黄芪糯米汤，加阿胶、麦冬，尤能充补肺脏。凡此皆滋补肺阴，为失血必有之证治也。而陈修园谓血虽阴类，运以阳和。心肺之阳一宣，如日月一出，爝火无光，诸般邪热俱除，血自不扰，而循经矣。故又有温补肺阳之法，用保元汤，甘温除大热，使肺阳布濩，阴翳自消。设有痰饮咳嗽者，加五味、杏仁，或用六君汤，加炮姜、五味。《内经》云：形寒饮冷则伤肺。上二方，为形寒者，立补肺之法。凡阳虚生外寒，及浊阴干上焦者，用以扶肺之阳，洵属良剂。然失血之人，多是阴虚，若执甘温除大热之说，妄投此等药料，鲜不致误！故年来从修园法者，能医杂证，而不能医虚劳，以其偏于补阳故也。第以理论之，原有气不摄血之义，故什百之中，亦有一二宜补阳者，因并列其方，使人参观，以尽其变。

心为君火，主生血。血虚火旺，虚烦不眠，怔忡健忘，淋遗秘结，神气不安，用天王补心丹启肾之水，上交心火，火不上炎，则心得所养。心经水火不相济者，以此补水宁心。若不关水虚，但由本脏之血虚火旺者，则但用养血清心之药而已。朱砂安神丸泻心火，补心血，并安心神，凡怔忡、昏烦、不寐之证，皆可治之。若心阳不收，汗出惊悸，以及心火不下交于肾，而为梦遗尿赤等证者，随用上二方，再加龙骨、牡蛎、枣仁、莲心、浮麦等，以敛戢之。此为心经血虚火旺之大法。其有心经火虚，不能生血，瘦削悸怯，六脉细弱，宜用人参养荣汤补脾胃以补心。《内经》云：中焦受气取汁，变化而赤是为血。是汤补心化血，以奉周身，名养荣者，专主以阳生阴，和畅荣血。凡气血两虚，变见诸证，皆可服也。然女人血崩，乃产后亡血过多，均以温补为主，因其血下泻，属于脱证故也。至于吐血，乃血脉兴奋，上干阳分，是为逆证，宜温补者最少。然亦有阳不统阴，暴脱大吐，阴亡而阳亦随亡者，温补又为要法。甚矣！医者辨证不可不详，而用药不可执一也。故近日从丹溪者，专用苦寒；从修园者，专用温药，皆是一弊。

脾主统血，运行上下，充周四体，且

是后天，五脏皆受气于脾，故凡补剂，无不以脾为主。思虑伤脾，不能摄血，健忘怔忡，惊悸盗汗，嗜卧少食，大便不调等证，归脾汤统治之。脾虚发热，加丹皮、炒栀；兼肺气燥者，加麦冬、五味；胀满而水谷不健运者，加陈皮、煨姜，或加阿胶以滋血，或加柴胡、贝母以解郁，或加鱼胶以固血，独于熟地不可加入，以碍其统摄运行之用。盖此乃以阳生阴，以气统血之总方，不似四物、六味以阴益阴也。且脾与肝肾，滋阴之法，亦各不同。若脾阴虚，脉数身热，咽痛声哑，《慎柔五书》用养真汤，煎去头煎，只服二三煎，取无味之功以补脾，为得滋养脾阴之秘法。杨西山专主甲己化土汤，亦颇简当，而人参、花粉，尤滋生津液之要药。世但知砂、半、姜、蔻为扶脾进食之要药，不知脾阳不足，不能熏化水谷者，砂、半、姜、蔻自系要药。若脾阴不足，津液不能融化水谷者，则人参、花粉又为要药。试观回食病，水谷不下，由于胃津干枯，则知津液尤是融化水谷之本。近日西洋医法书传中国，与《内经》之旨多有牴牾，实则《内经》多言其神化，西洋多滞于形迹。以《内经》之旨通观之，神化可以该形迹。然西人逐迹细求，未尝无一二通于神化者也。《内经》之旨，谓脾主消磨水谷，肝胆之气寄在胃中，以疏泄水谷。西医则云：谷入于胃，有甜肉汁来注以化之，又苦胆汁注于小肠以化之，与胃津合并，化其谷食。《内经》所言化谷以气；西医所言，化谷以汁。有此气，自有此汁。今人读《内经》，不知经文举精以该粗，竟至得用而遗体，反不若西医逐迹以求，尚知谷食之化，在于汁液也。但西医有此论，而用药不经，不足为训。吾于滋胃汁每用甘露饮、

清燥养荣汤、叶氏养胃汤；滋脾汁用人参固本汤、炙甘草汤，去桂枝，加白芍；滋胆汁，用小柴胡汤，去半夏加花粉，生津化谷。以折衷中西之医法，而为补养脾阴要义。知此，庶可补李东垣《脾胃论》之所不足。若果脾阳不旺，不能磨化水谷者，则用六君子，加香砂以燥之。如欲专意填补，则仲景小建中汤尤胜，补阳致阴，为虚劳圣方。今即不能恪遵，但得其意，则于归脾、六君、补中益气诸方，可以变化神奇，用收广效。归脾汤，从建中汤重浊处用意；补中汤，从建中汤轻清处用意。第此方，桂枝阳燥，于血证有宜不宜，用者审之。如命门真火不能生土，吐利厥冷，阴火上冲，头面赤色，恶心逆满，用正元丹温补少火，而又无壮火食气之虞，是能得小建中之遗意者也。葛可久白凤膏，化平胃散之燥，变为柔和，又用酒送，取五谷之精合诸药以养脾胃，治饮食不进，发热劳倦，和血顺气，功效最大。

肝为藏血之脏，血所以运行周身者，赖冲、任、带三脉以管领之。而血海胞中，又血所转输归宿之所。肝则司主血海，冲、任、带三脉，又肝所属。故补血者，总以补肝为要。李时珍谓肝无补法，盖恐木盛侮土，故为此论。不知木之所以克土者，肝血虚，则火扰胃中；肝气虚，则水泛脾经，其侮土也如是，非真肝经之气血有余也。且世上虚劳，多是肝虚，此理自东垣《脾胃论》后少有知者。肝血虚，则虚烦不眠，骨蒸梦遗，宜四物汤加枣仁、知母、云苓、柴胡、阿胶、牡蛎、甘草敛戢肝魂，滋养肝血，清热除烦，为肝经阴虚滋补之法。又有肝经气虚，脏寒魂怯，精神耗散，桂甘龙牡汤以敛助肝阳，阳虚遗精、惊悸等证宜之。独与失血未尽合宜，以其纯用

气分药故也。仁熟散,用血分药较多,温润养肝血,功与炙甘草汤相近。若肝之血不畅和,亦可用滑氏补肝散,以酸味补肝体,以辛味补肝用。妙独活一味,借风药以张其气,若去独活,加桑寄生,则又有宁熄风气之妙,方意实从逍遥散套出。但此方气味厚,俱纯于补肝;逍遥散气味较薄,故纯于和肝。凡肝有郁火,胸胁刺痛,头眩心悸,颊赤口苦,寒热盗汗,少食嗜卧,无不治之。又有肝经血脉大损,虚悸脉代者,法宜大生其血,宜仲景炙甘草汤,大补中焦,受气取汁,并借桂枝入心,化赤为血,使归于肝,以充百脉,为补血第一方。世医补血,而不得血之化源,虽用归、地,千石无益。果参透此旨,则归脾汤之用远志、枣仁,是入心理血之源也;逍遥散之用丹、栀,是入心清血之源也。从此一隅三反,自有许多妙用。

肾为水脏,上济君火,则水火既济;上交肺金,则水天一气。水升火降,不相射而相济,安有不戢自焚之患?设水阴之气虚,而火热之气亢,喘咳蒸灼、痰血瘀瘵均作矣。凡人后天之病,久则及于先天,寇深矣。若之何?凡治虚者,不可以不早也,地黄汤主之,补肾之阴,而兼退热利水,退热则阴益生,利水则阴益畅。盖膀胱化气,有形之水气下泄,则无形之水阴,如露上腾而四布矣。以济君火,则加枸杞、元参;以输肺金,则加生脉散;火甚者再加黄柏、知母;如小便清和,无痰气者,只须专意滋肾,左归饮多服为佳。回龙汤滋阴降火,同气相求,视无情草木尤胜。如阴虚火旺,足痿筋焦,骨蒸头晕,用丹溪大补阴丸滋阴潜阳,以苦寒培生气,较地黄汤更优。以上补肾阴法,又有宜补肾阳者,肾为水脏,而内含阳气,是为命火。

此火上泛,则为龙雷之火,下敛则为元阳之气。引龙雷之火以归根,则无上热下寒、头晕腰痛、肿喘癃闭之证。用肾气丸,从阴化阳,补火济水以治之。再加牛膝、车前,或黄柏、知母,更能利水折火。如不须化水,但须补阳者,则用黄氏天魂汤,是从仲景附子汤套出,虽不及附子汤力量之厚,较附子汤药尤纯和。血家忌刚燥,间有宜补元阳者,亦以此等为佳。夫肾中之阳达于肝,则木温而血和;达于脾,则土敦而谷化。筋骨强健,手足不清冷,卫气固,不恶寒,皆肾阳足故也。然肾水赖阳以化,而肾阳又赖水封之,此理不可偏废。补肾者所宜细求,以上所论补法,轻重进退,各有法度,非如张景岳辈多集补药而已也。总而论之,血证属虚劳门,固宜滋补,第恐瘀邪未清,骤用补法,则实以留邪为患,而正气反不受益。历见干血痨瘵等证,皆系医人横用滋补,以致旧血不去,新血不生。不知旧血客于经络脏腑之间,如木之有蛀,不急去之,非木死,其蛀不止也。故仲景治干血,用大黄䗪虫丸。夫既成虚劳之证,而内有干血,尤须峻药去之,则其虚未成者,更不可留邪为患。故实证断不可用补虚之方,而虚证则不废实证诸方,恐其留邪为患也。或虚中实证,则攻补兼用,或十补一攻,在医者之善治焉。

以上所论,吐血始终治法略备,惟于兼证变证不及详言,另立门类,缕分条析,查证治者,可以钩考而得之。

呕　血

吐血者,其血撞口而出,血出无声;呕血者,血出有声,重则其声如蛙,轻则呃逆,气不畅遂而已。同是血出口中,治与吐血无异，但吐无声，而呕有声，证既小异，而治法若不加详，安能丝丝入彀？以轻重论，则吐轻而呕重，吐则其气尚顺，呕则其气更逆也。以脏腑论，吐血其病在于胃，呕血其病在于肝。何以言之？盖肝木之气，主于疏泄脾土，而少阳春生之气，又寄在胃中，以升清降浊，为荣卫之转枢。故《伤寒论》少阳为病，有干呕呕吐不止之病，是少阳转枢不利，清气遏而不升，浊气逆而不降也。《金匮》呕涎沫、头痛、胸满者，吴茱萸汤主之，取吴萸降肝之浊气，肝气降而呕自止。是肝木失其疏泄之常，横肆侮土，故成呕逆。主用吴茱萸，降肝之浊气，肝气不逆，则呕止矣。由此观之，可知凡呕皆属肝胆，而血又肝之所司。今见呕血之证，断以调肝为主。诸家皆言呕血出于肝，而未详其理，吾故旁引《金匮》《伤寒》以证明之。但《金匮》《伤寒》之呕，乃杂病之呕，属于气分者也。而失血之呕，则专主血分，治法自有不同耳。

先干呕，然后呕血，呕血后仍发干呕者，皆少阳之逆气也，用大柴胡汤，加蒲黄、丹皮、桃仁、当归治之。呕血既止，再服小柴胡汤，以调和荣卫，转枢表里，上焦得通，津液得下，胃气因和，呕哕自止，血自安静，而不上潮矣。然肝胆相连，胆病未有不及肝者，丹栀逍遥散可并治之。

但呕不吐，属少阳；呕吐兼有，属肝经。肝气善怒，其火最横。观《伤寒论》肝气侮肺名曰纵，刺期门；肝气侮脾名曰横，刺期门，皆取刺法以泻之，则知肝气怒逆，而为呕逆，尤宜攘除肝火，不可纵敌为患。今本仲景刺法之意，变用汤药，宜当归芦荟丸，加丹皮、蒲黄。凡发怒呕血，以及肝气横逆，其证恶闻人声，欲死

不欲生，欲按剑杀人，及惊狂骂詈，不认亲疏，皆肝经无情之火，非此大剂不能歼除。若此时因循，延至日久，病气未衰，正气先衰，虚中挟实，不攻不愈，欲攻不堪，是犹宋用贾似道，养奸为患，至国促而始去之，晚矣！若审其病稍轻者，但须凉肝血，调胃气，则呕血自止，犀角地黄汤，加柴胡、枳壳，服后血止。再服逍遥散，加阿胶、牡蛎、香附以收功。

有平时呕酸呕苦，以及失血之后，常呕酸苦者，呕酸是湿热，试观夏月热汤过夜，则变为酸味，便知呕酸是湿热；呕苦是相火，胆汁苦，故相火之味，能变胃津使苦。宜借用左金丸，再加血分药，以治血分为宜。盖此二药，辛苦降泄，治血药中以为引导尤效。

呕血止后，如肝胆火旺，血虚烦躁，颊赤口渴，胸胁刺痛，发热盗汗，魂梦不安，此乃相火内炽，欲作骨蒸痨瘵，宜柴胡清骨散以治之。如兼咳嗽，喉间作痒，乃肝肺之气不相调协，宜用四逆散、香苏饮，再加杏仁、枳壳、枯芩、知母、当归、白芍治之。如咽喉中常若有气哽塞，善哕气打呃者，乃肝与心之气不畅故也。香苏饮，加柴胡、薄荷、射干、牛蒡子、尖贝、当归、旋复花治之。逍遥散尤为治肝经之要药，加减得宜，皆能应手而取效也。

呕虽属于肝胆，然亦未有不关胃府者也。胃气逆上治法已详吐血门。今并为医者补言之，凡血证带呕者，但治其血，血止而呕自止。凡呕证带血者，有如回食病，呕后见血水，此胃逆血枯，难治之证。大半夏汤、麦门冬汤治之。玉女煎，加蒲黄、麻仁亦效。四物汤，加甘草、寸冬、枳壳、茯苓、藕汁、萝卜汁、生姜、荆竹油，皆清利胃气、养血止呕之药。

此篇论血，单以呕血论。然失血证，未有单见一证，而不兼见诸证者。今欲详其条目，不得不分门立说。至于用方，则须参考诸证而变化之，若拘守一门，以求方治，岂不胶柱鼓瑟。

咯血

咯血者，痰带血丝也。昔人谓咯血出于心，谓心主血脉，咯出血丝象血脉之形故也。又谓咯血出于肾，盖肾主五液，虚火主升，则水液泛上，凝而为痰。然第吐痰已也，而何以又带血丝哉？盖肾气下行，则水出膀胱，今肾经之气不化于膀胱，而反载膀胱之水上行为痰。膀胱者，胞之室，膀胱之水随火上沸，引动胞血随之而上，是水病兼病血也。观女人先发水肿，然后断经者，名曰水分，是水病而连累胞血之一证。又观《伤寒论》，热结膀胱，其血自下，夫热结膀胱，是水病也，而即能惹动胞中之血从小便而下，又水病兼动胞血之一证也。据此可知水泛为痰，而亦能牵引胞血矣。古法但谓咯血出于肾，而未能发明，致庸劣者竟谓其血出于肾脏，非也。所谓咯血出于肾者，乃肾气不化于膀胱，水沸为痰，而惹动胞血之谓也。此论从古未经道及，而予从《伤寒》悟出，千虑一得，不容自秘。医者知此，则可知治咯之法，并可知治痰之源矣。仲景猪苓汤，化膀胱之水，而兼滋其血，最为合法，再加丹皮、蒲黄，以清血分。凡痰之源，血之本，此方兼到。或用地黄汤，加旋复花、五味、天冬、寸冬、蒲黄。火甚者，用大补阴丸，加海粉、牛膝、云苓、丹皮、蛤蚧。凡此数方，皆主利痰立法，是就肾主咯血之说，以出治也。肾水化于膀胱，故泻膀胱即是泻肾。膀胱与血室同居一地，

膀胱之水不泛，则自不动血室之血矣。数方皆治膀胱，兼治血室，故效。

夫痰为肾之所主，血实心之所主也。况水火互根，肾病及心，心病亦及肾。其有心经火旺，血脉不得安静，因而带出血丝。咳逆、咽痛者，导赤饮，加黄连、丹皮、血余、蒲黄、天冬、寸冬、尖贝、茯苓治之。地骨皮散，加茯苓、射干、旋复花、牛膝，太平丸亦治之。以上数方，皆就咯血出于心之说以立法。心主血脉，部居胸中，与肺为近，肺气咳逆尤易牵动心部之血。故痰咳者，往往带出血丝，治血丝以心为主。肺为水之上源，水不清而凝为痰，痰不降而牵动血。治肺之痰，又是治咯血捷法。盖痰血之来，虽由心肾，而无不关于肺者也。太平丸为治肺通剂，紫菀散、保和汤，皆善能涤除肺痰，补泻兼到。另参咳血、唾血门，可尽其治。

唾血

脾主消磨水谷，化生津液。津液腾溢，水阴四布，口中清和，湛然如露，是以终日不饮，而口不渴，亦终日闭口，而唾不生。惟脾之津液，不能清和散布，于是凝聚而为唾。是唾者，脾不摄津之故也。知脾不摄津而唾津，则知脾不摄血而唾血矣。唾津其常耳，而唾血又甚焉。盖津乃气分之阴液，其源即在胃中，凝而为唾。其来既近，其伤不多。至于唾血，则出于阴分。《内经》云：脾为阴中至阴。盖五脏俱属阴经，而脾独名太阴，以其能统主五脏，而为阴之守也。其气上输心肺，下达肝肾，外灌溉四旁，充溢肌肉。所胃居中央，畅四方者如是。血即随之，运行不息，所谓脾统血者，亦即如是。世医不识统血之义，几指脾为贮血之器，岂不愚哉！脾能统血，

则血自循经，而不妄动。今其血走泄胃中，为唾而出，是脾之阴分受病，而失其统血之常也。审系脾经火重，唇口干燥，大便秘结，脉滑实者，宜用泻心汤，加当归、生地、白芍、花粉、寸冬、枳壳、蒲黄、甘草。若是脾经阴虚，脉细数，津液枯，血不宁者，麦冬养荣汤，加蒲黄、阿胶；甲己化土汤，加生地、花粉、人参、寸冬、藕节、侧柏叶、莱菔汁、枳壳，皆滋利脾阴之要药。如或七情郁滞，脾经忧虑，伤其血而致唾血者，以脾主思虑，故每因思虑而伤脾阴，睡卧不宁，怔忡劳倦，饮食不健，宜用归脾汤，以补心脾，再加阿胶、柴胡、炒栀、棕灰、血余以解郁火，清血分，此治脾兼治心，心脾为思虑所伤者，应手而效。又凡脾经忧抑，则肝木之气，遏于脾土之中，不能上达。故清阳不升，郁为内热。不须清热，但解其郁，郁升而火不遏矣，逍遥散主之。

脾土阴而用阳，脾经阴虚火郁者，上法略备。又有脾之阳气不旺，无以统运阴血，心战脉弱，四肢清冷，饮食不健，自汗身热者，用归脾汤，补脾之阳以生血。人参养荣汤、正元丹，皆治之。

亦有清晨唾血。每早初醒，血液满口，唾出即净，明晨又唾，乃卧后血不归经，溢出口中。实证则由肝不藏血，必有头痛、口渴、便闭之证，用当归芦荟丸治之。虚证则由脾不统血，必有怔忡虚烦不眠等证，用归脾汤，加丹皮、山栀、棕灰、五味治之。此证与肾虚齿衄相似，宜参看之。

高士宗曰：偶然唾血，一哈便出者，不药便愈。谓其血近胃，如先血后便，为近血一般，故不药可愈。吾谓亦宜少用清味之药，可服甲己化土汤，加银花、竹茹、莱菔汁。丹溪又谓唾血皆属于肾，是混唾略为一证。而以肾血之来，其路最深，其证最重，用保命生地散治之。吾谓先唾痰水，唾久然后唾血者，此血来路远，其证深，可用丹溪法治之。然亦有丹溪法所不能治者，即吾所定诸方，亦有不能尽治，别参吐咳诸门，自有治法，勿谓予论之不备也。

咳　血

肺主气，咳者气病也，故咳血属之于肺。肺之气，外合于皮毛，而开窍于鼻。外证鼻塞，皮毛固闭，则其气反而内壅，呛出喉间，发为咳嗽，此外因之咳也。肺之气下输膀胱，转运大肠，通调津液，而主制节。制节下行，则气顺而息安，若制节不行，则气逆而咳，此内因之咳也。夫外因之咳，不过其窍闭塞，肺气不得达于肤表，于是内奔喉间而为咳，其于肺之本体，固未常受伤也。至于内因之咳，则由于制节不行之故。盖肺为金体，其质轻清，肺中常有阴液，冲养其体，故肺叶下垂，如天道下际，其气泽之下降，亦如雨露之下滋。因之膀胱通，大便调，五脏六腑之气，皆得润利而不壅遏，肺气通调之益也。设肺中阴液不足，被火克刑，则为肺痿。肺叶焦举不能下垂，由是阴液不能垂之下注，肺中之气，乃上逆而为咳，此内因之咳，难治之证也。以上二者，乃肺之本病，自致咳嗽者也。又有为他脏所干，而亦咳嗽者，则以肺为华盖，诸脏皆居其下。故他脏痰饮火气，皆能上熏冲射，使肺逆咳，故《内经·咳嗽论》详别脏腑而总言之曰：聚于胃关于肺，病虽由于他脏，而皆在于肺，此肺之所以主咳嗽也。人必先知咳嗽之源，而后可治咳血之病。盖咳嗽固不皆失血，而失血则未有不咳嗽者。或外感失血，病由皮毛，内合于肺，自应咳嗽；或由胃中积热，火盛乘金，气上而咳；或由肝之怒火上逆而咳，此失血之实证，必致咳嗽者也；或由阴虚火旺，肺失清肃之令，痿燥作咳；或挟脾经忧郁，心经虚火，以致咳嗽；或肾经阴虚，阳气不附，上越而咳，此失血之虚证，不免咳嗽者也。又有痰咳，界在半虚半实之间。又有气咳，属在虚多实少之证。或先咳而后失血，或先失血而后咳，或暂咳即愈，或久咳不止，种种不一，必细推究之。而于失血虚劳，庶得调治之法。

一、实咳

外感风寒，先见头痛、恶寒发热等证。仲景云：咳而喘息有音，甚则吐血者，用麻黄汤。李东垣师其意，用麻黄人参芍药汤。可见咳嗽吐红之证，多有因外感者，古法用麻黄，乃劫病之剂，且是气分之药，于血分尚少调治。须知咳固气病，然使不犯血分，又何缘而失血也哉？故必以兼顾血分为宜。《医宗金鉴》用苏子降气汤，予则用小柴胡汤，加紫苏、荆芥、当归、白芍、丹皮、杏仁，于气分、血分两兼治之，最得和表清里之法。火重秘结者，加酒军；恶寒无汗者，加麻黄；胸胁腰背刺痛胀满者，为有瘀血，再加桃仁、红花。盖小柴胡，为通利三焦，治肺调肝，和荣卫之良方，加减得宜，左宜右有。凡血家兼有表证者，以此方为主极为妥当。普明子止嗽散亦可用，但药力薄，不堪治重病。如咳嗽轻带血少者，又须用此轻剂以调之，斯为中病，而不致太过。止血者，再加蒲黄、藕节；清火者，再加枯芩、寸冬；降痰，加尖贝、茯苓；降气，加杏仁、枳壳；补血，加当归、生地。凡上两方，及加减之法，皆为新病咳血而设。其有外感既久，

陈寒入肺，久咳喘满，因而失血者，乃咳嗽气逆，牵动诸经之火，以克肺金。肺气亦能牵动胸背脉络之血，随咳而出。是病虽生于寒，而实因寒动火。治法但温其寒，益动其火，宜清火疏寒，面面俱到，斯不差爽。用千金麦门冬汤，并小柴胡加苏子、冬花。盖寒中包火者，宜小柴胡汤加减，以清郁火；火中伏寒者，宜千金麦门冬汤，以搜陈寒。或用细辛代麻黄，再加黑姜、五味，尤去肺寒要药。但血证多忌刚燥，更合枯芩、寸冬、玉竹、瓜霜以柔之，用去火中伏寒，庶几调剂得法。然而寒在肺中，久亦变从火化，既化为火，便当专治其火，兼温其寒，是犹抱薪救火矣。以上所论，外感风寒，变为咳血，此证最多。医者误治，往往酿成痨瘵，慎之！慎之！

此外又有内受温暑湿热者，亦能攻发而为咳血。其证身热口渴，小便不利，胸腹烦满，与外感风寒相似。治宜专清其里，忌发其表。盖此病皆袭人口鼻，侵入脉络，伏留肠胃膜原之间，不似伤寒，从肤表入者。故但用清里之药，不可发表，以张病势。里清则表自和，咳血自止，人参泻肺汤治之。若其人素嗜厚味，胃火炎上作咳者，用犀角地黄汤，加麦冬、五味、杏仁、枳壳、藕节。又或肝经怒火逆上，侮肺作咳，则用柴胡梅连散，加青皮、牡蛎、蒲黄、丹皮、生地。又有热邪激动水气，水上冲肺，咳逆不得卧，或其人面目浮肿者，仲景谓之风水，用越婢汤。血家风火相动，激水气上升者，毋庸以麻、桂发表。平肝风宜柴胡、白芍、桑寄生、僵蚕、青蒿、荆芥、薄荷之属；清肺火，宜枯芩、知母、石膏、天麦冬；清肝火，宜胆草、黄柏；清心火，宜黄连、炒栀；治激动冲上肺中之水，宜葶苈、苡仁、防己、桔梗、杏仁、

云苓。合此数品药，以求方治。其于风火激动水气冲肺，肺胀咳嗽之证，乃为合宜。盖仲景越婢汤，是治外感肺胀之法。吾所论者，乃血证内伤肺胀之法。吾曾治数人，有用泻白散，合葶苈泻肺汤而效者；有用二陈汤，和知母、石膏、荆芥、薄荷、防己、木通而效者；有用小柴胡，加荆芥、紫苏、杏仁、防己、木通、寸冬、兜铃而效者。又丹溪云：此证多系痰挟瘀血，碍气为病。若无瘀血，何致气道如此阻塞，以致咳逆，倚息，而不得卧哉？用四物汤，加桃仁、诃子、青皮、竹沥、姜汁治之。丹溪此论，洞中病情。盖失血之家，所以有痰，皆血分之火，所结而成。然使无瘀血，则痰气有消容之地，尚不致喘息咳逆，而不得卧也。血家病此，如徒以肺胀法治之，岂不南辕北辙？丹溪此论，可谓发聋振聩。第其用四物汤加减，于痰瘀两字，未尽合宜。予谓可用通窍活血汤，加云苓、桔梗、杏仁、桑皮、丹皮、尖贝；小柴胡汤，加当、芍、桃仁、丹皮、云苓尤妥。此皆血家咳嗽属实证者，再参兼咳嗽条更详。

一、虚咳

肺为娇脏，无论外感内伤，但一伤其津液，则阴虚火动，肺中被刑，金失清肃下降之令，其气上逆，咳痰咳血，变为肺痿重病，吐白沫如米粥，咽痛声哑，皮毛洒淅，恶寒憎热，皆金损之证，不易治也。此病无论寒久变火，火郁似寒，总以《十药神书》保和汤治之。盖肺金火甚，则煎熬水液而为痰。水液伤，则肺叶不能腴润下垂，其在下之肝肾，气又熏之，肺叶焦举，不能制节，故气逆为咳。气愈逆，所以久咳不止也。此方润肺涤痰，止血和气，无论寒久变火，火郁似寒，痰血痿燥等证，

皆统治之。凡由外伤，变作虚咳痿证者，以此方为第一。又有肺中阴虚，本脏气燥，生痰带血，发为痿咳，以及失血之后，肺燥成痿，痰凝气郁，久咳不止。此乃内伤所致，不必治其余病，但补其肺，诸病自愈。用清燥救肺汤，甘凉滋润，以补胃阴，而生肺金，肺金清润，则火自降，痰自祛，气自调，咳自止。血枯加生地，火甚加犀角，痰多加贝母，带血加蒲黄。以上二方，于肺经虚火治法綦详。失血之人，多是阴虚火旺，照上治法者，十居八九，亦有一二属肺经虚寒者。《内经》云：形寒饮冷则伤肺，肺恶寒，多溅唾上气。仲景用甘草干姜汤治之。然《金匮》自言遗尿小便数，所以然者，以上虚不能制下故也。则明见有虚冷遗尿之实据，乃用甘草干姜以温之。且其脉必沉、弦、迟、微，痰必清稀泛溢，不似清燥、保和二汤所治，故主温药。吾谓可用六君子为主，再加当归、白芍、炮姜、五味，则于止咳止血皆宜。脾经虚寒，痰动咳嗽者，此方亦宜。若脾经虚火，生痰带血，则宜逍遥散，加寸冬、藕节、蒲黄。若肝经虚火生痰带血，亦宜逍遥散，加丹皮、山栀、五味。又有肾经虚火，生痰带血者，另详唾血、咯血门。肝肾虚证，均详吐血门降冲气条，并详见六卷咳嗽门。

一、痰咳

肺中痰饮实热，气逆而咳血者，扬汤止沸，不如釜底抽薪，泻肺丸主之。夫咳血之证，未有不与痰为缘者。人身之气以运血，人身之血即以载气。血少，则气多不能载之，壅于内而为热。热则水津被灼，煎熬成痰，是以火旺则痰盛。痰盛则滞气之往来，气阻则壅积，而益生其热，故痰甚而火益旺。此时补虚，则助邪；此时逐

邪，则重虚。是惟攻补兼用，庶几两得其治。先用《十药神书》消化丸，临卧用饴糖拌吞，以攻其实，即嚼化太平丸，以补之。攻补兼施，为除暴安良之妙法。时医但事滋补，岂不误了多人。若病家兢业，不敢用消化丸者，可用二陈汤以初解之。二陈降气利水，为祛痰通剂。若欲兼利肺气，加杏仁、苏子、桑皮。咳逆倚息不得卧者，为水饮冲肺，肺叶不得下降，加葶苈、大枣。若火甚者，加瓜蒌霜、黄芩、老连；火轻者，加寸冬、知母；兼理风寒，加柴胡、荆芥、防风；兼理血分，加当归、白芍、丹皮、桃仁。上方皆是去实痰之治法。又有虚痰，乃肺经阴虚，燥气生痰，粘着喉间，滞涩声音，喘咳发热，脉细数者，不宜渗利，再伤水津。但宜滋润以生津，津生则痰豁，宜保和汤、清燥救肺汤、紫菀散。如喉中有痰核、气核哽塞不得吞吐者，为梅核证，乃心火凝痰，宜豁痰丸加牛蒡子。香苏饮加桔梗、枳壳、尖贝、云苓、旋覆、甘草亦治之。又有胃中痰气动膈，证见胸胁逆满，咳喘哕呃者，失血家往往有之，宜用礞石滚痰丸治之。若胃中气虚挟痰饮者，宜旋覆代赭石汤。兼治血分则加当归、白芍、苏木；兼治火热则加寸冬、枯芩。哕呃详六卷，兹论痰咳，未及备载。痰咳之证，又有肝气上逆，干犯肺经，挟痰滞气，以致咳嗽。其证口苦头痛，颊赤多怒，两胁作痛，宜温胆汤，加青皮、白芥、柴胡、山栀。若肝火横决怒逆者，加姜黄、大黄；若肝经虚火郁而生痰，宜用丹栀逍遥散，加龙骨、牡蛎、阿胶、贝母。

夫痰饮之病，其标在肺，其本在肾。肾水上泛，是为痰饮，痰饮冲肺，乃生咳嗽，故治痰饮以肾为主。肾经阳虚，不能镇水，水气泛上，振寒喘咳者，用真武汤，加细辛、干姜、五味。若肾水因寒而动，上凌心火，心悸喘咳，虚阳上浮，咽痛面热，宜用苓桂术甘汤，加细辛、五味温寒利水。然此乃单为痰饮立法。血家阴虚阳亢，多忌刚燥，往往以此等药剂为忌。即系肾阳不能化水，以致便短、喘咳，痰饮上干，亦只宜肾气丸，从阴化阳，温而不烈。此方自宋元来，莫不珍为至宝。谓失血虚痨，上热下寒，阳浮于外，阴孤于内，惟此方引阳入阴，用药神妙。顾肾阳虚浮者，此方诚为至宝。若肾阴虚浮者，此方又非所宜。夫失血之人，浮热昏烦，痰喘咳嗽，多是真阴内虚，阳无所守。究阳之所以不守，实由阴虚使然，非阳虚也。径投此方，阴未生而阳愈亢，名为以阳生阴，实则以阳促阴也。如果上热下寒，外阳内阴之证，则尺脉必微弱，大小便必溏泄，手足必清冷，即渴欲饮，亦是饮一溲二，乃用此方最为神效。设纯是阴虚，则此方又不宜用。即欲以阳生阴，亦只可少用桂、附，以反佐之。如滋肾用知、柏各五钱，而桂只五分，借以从阳引阴耳。岂可多用桂、附，而助阳以敌阴哉？若是肾中阴虚，火上水升，凝滞为痰，则宜猪苓汤主之。地黄汤，加麦冬、五味、旋覆、阿胶、杏仁、蛤蚧、牛膝，亦仲景猪苓汤意，而滋补之功尤多。参看咯血门更详。

一、气咳

无痰无血，但是气呛作咳，乃失血家真阴虚损，以致肺气不敛，肾气不纳，其病至重，最为难治。审由肺气不敛者，其人不能仰卧，卧则气逆而咳，咳则心下煽动，或肺叶偏枯，则侧卧一边，翻身则咳不休，俱宜用清燥救肺汤，加百合、五味、琥珀、钟乳石以镇补肺金。金得保养，则能覆下收敛，而气自不咳。审其由肾气不纳者，其人短气喘息，阴火上冲，两颧发赤，咽喉不利。仲景谓：失血脉数，发热而咳者，不治。即谓此阳不附阴，气不归元之重证。六味丸加沉香、五味、麦冬、磁石以滋补镇纳之，使气既吸引归肾，而肾水滋生，又有以封镇其气，则气自不咳逆矣。或用肾气丸，加麦冬、五味、牛膝，借桂、附以引气归元。陈修园谓：肺肾不交，水天俱虚，用二加龙骨汤，加阿胶、麦冬、五味。

【予按】 肾气丸、二加龙骨汤，皆是肾阳虚、肺阴虚，上热下寒之治法也。若肺肾之阳俱虚，元气不支，喘息困惫者，则宜用保元汤，加五味，上二方，又不恰切。若肺肾之阴俱虚者，上三方俱不中肯。失血家气喘咳逆者，多是阴虚。气生于肾而主于肺，肺阴足，则气道润而不滞；肾阴足，则气根蓄而内涵。惟肺阴不足，是以气燥而咳；肾阴不足，是以气浮而咳。此乃肺肾阴虚不交之证。治宜参麦地黄汤及三才汤，以滋二脏之阴。纳肺气，则加百合、五味、钟乳石；纳肾气，则加磁石、沉香、五味。此外又有冲气上逆之治法，说详吐血及六卷咳嗽门。

一、骨蒸咳

失血证久咳不止，发热盗汗，世谓之骨蒸痨咳，乃肝之血分，夹有瘀滞瘕结，则肝气郁而不和。肝寄相火，肝气即相火也。相火内行三焦，外行腠理，血分无瘀滞，则腠理无阻，是以相火往来，温养肌肉，而不遏抑。故肌肉不寒冷，相火温之也；而亦不发热，相火不遏郁之故也。观妇人经不调，每遇行经必发寒热，为血分瘀滞所致，则失血骨蒸，为血分瘀滞，郁遏相火而使然也，小柴胡汤清理之。若延

日既久，发热咳嗽不止，恐成痨瘵，用团鱼丸，疏理肺气，滋利肝血，攻补兼用，方法最善。

一、痨虫咳

心中郁郁微烦，面色乍赤乍白，喉中痒不可耐，咳嗽不止，不知香臭，宜用月华丸，调肺杀虫治之。究虫之生，乃由瘀血停聚，热蒸湿腐，又被肝风煽动，是以化生痨虫。既变成虫，则从虫治之，而亦须兼去瘀血，以除其根。清湿热以涤其源，熄风木以靖其机，聚毒药以杀其类，此方数法兼备，于治痨虫已得大概。另详痨虫门，参看自知。

又有肺痈咳嗽，吐脓血者，另详吐脓门。

又有食积之火，冲肺作咳，其火多在五更流入肺中而咳。此病不关血分，然虚人往往有之，随用小柴胡、逍遥散，加山楂、神曲、麦芽、莱菔子、山栀、麦冬。黄昏咳嗽，为阳将入阴，浮火不能内敛，入肺而咳，宜用五味子、川文蛤、兜铃等治之。

其余杂证咳嗽，不关血证者，自有方书可查，兹不具论。

鼻 衄

鼻为肺窍。鼻根上接太阳经脉，鼻孔下夹阳明经脉，内通于肺，以司呼吸，乃清虚之道，与天地相通之门户。宜通不宜塞，宜息不宜喘，宜出气不宜出血者也。今乃衄血何哉？《金匮》谓热伤阳络则衄血，热伤阴络则便血。阴络者，谓躯壳之内，脏腑油膜之脉络，内近肠胃，故主便血。阳络者，谓躯壳之外，肌肉皮肤脉络之血，从阳分循经而上，则干清道，而为衄也。然则阳络者，太阳阳明之络脉也。

盖太阳阳明，统走人身躯壳之外。阳络之血，伤于太阳者，由背上循经脉，至鼻为衄，仲景所谓春夏发太阳者是也。伤于阳明者，由胸而上，循经至鼻，仲景所谓秋冬发阳明者是也。今分两条论之。

太阳主开，春夏阳气本应开发，若一郁闭，则邪气壅而为衄。其证鼻塞头痛，寒热昏愦。或由素有郁热，应春夏开发之令而动，或由风瘟暑疫，攻发而动。又有伤寒失汗，邪无出路，因由血分泄而为衄，此名红汗，乃邪欲自愈，医者不可不知。然即红汗论之，可知太阳之气，不得泄于皮毛，则发为红汗。即可知太阳之热，不得发越于外者，必逼而为鼻衄也。皮毛者，肺之合。太阳之气，外主皮毛，内合于肺。鼻又为肺之窍，欲治太阳之衄者，必以治肺为主。观《伤寒论》，治太阳，用麻杏理肺，则知治肺，即治太阳矣。法宜清泻肺火，疏利肺气。肺气清，则太阳之气自清，而衄不作矣。凡寒外来，皮毛洒淅无汗者，麻黄人参芍药汤；如肺火壅盛，头昏痛气喘，脉滑大数实者，人参泻肺汤，加荆芥、粉葛、蒲黄、茅根、生地、童便；久衄血虚，用丹溪止衄散，加茅花、黄芩、荆芥、杏仁。以上数方，鼻塞者，俱加麝香、黄连。盖风寒杂证，鼻塞多是外寒闭之，此证鼻塞者尤多，乃是内火壅之。如用羌活，则鼻愈塞矣，故用黄连、麝香，以开火之闭。衄血既止，宜多服止衄散原方及六味地黄汤以收功。又有肾经虚火浮游上行于督脉经，而衄血者，必见腰痛项背痛，头昏足厥冷等证。所以然者，肾经虚火上行故也。宜用止衄散，去黄芪，加碎补、牛膝、续断、粉葛、鹿角尖、童便、元参治之。盖督脉丽于太阳，故以治太阳者，兼治督脉。亦犹冲脉丽于阳明，而以治阳明者，兼治冲脉也。太阳为少血之经，督脉乃命元之主，其血均不可损。衄止后，即宜用地黄汤，加天冬、阿胶、血余、五味以补之。

阳明主阖，秋冬阴气本应收敛，若有燥火伤其脉络，热气浮越，失其主阖之令，逼血上行循脉而出于鼻。其证口渴气喘，鼻塞孔干，目眩发热，或由酒火，或由六气之感，总是阳明燥气，合邪而致衄血。盖阳明本气原燥，病入此经，无不化而为燥。治法总以平燥气为主，泻心汤，加生地、花粉、枳壳、白芍、甘草；或用犀角地黄汤，加黄芩、升麻大解热毒。鼻衄止后，宜用玉女煎，加蒲黄以滋降之。再用甘露饮，多服以调养之。肆饮梨胶、藕汁、莱菔汁、白蜜等，皆与病宜。

以上两条，治法各异，然鼻总系肺经之窍，血总系肝经所属，故凡衄家，目必昏黄。仲景云：目黄者衄未止，目了慧者，其衄已止。以肝开窍于目，血扰肝经，故目黄也。治宜和肝，而其血犯肺窍出又宜和肺。今且不问春夏，不分秋冬，总以调治肝肺为主，生地黄汤治之。服后衄止，再服地骨皮散以滋之。盖不独衄血宜治肝肺，即一切吐咯，亦无不当治肝肺也。肝主血，肺主气，治血者必调气，舍肝肺而何所从事哉！

又凡衄血，久而不止，去血太多，热随血减，气亦随血亡矣。此如刀伤，血出不止，则气亦随亡，而血尽则死也，急用独参汤救之。手足冷，气喘促，再加附子，以引气归根。如其人鼻口黑黯，面目茄色，乃血乘肺脏之危候，缓则不救，二味参苏饮治之。此等危证，在所不治，用参苏饮，亦理应如是救济耳。其效与否，非敢期必。

【按】病在肠胃者，药到速；病在经

脉者，药到缓。衄血病在经脉，兼用外治法，亦能取急效，用十灰散塞鼻，并吞咽十灰散，为极稳妥。或用人爪甲，煅为末，吹鼻止衄；或用壁钱窠塞鼻，取其脉络以维护之。龙骨吹鼻，能干结血孔免衄；白矾吹鼻，性走窜截血。醋和土敷阴囊，囊为肝所属，肝主血，敷囊以收敛肝气，则肝血自止。上病取下，治尤有理。鳝血滴鼻中；龟血点鼻；温水浸足，使热气下引；捆病人中指；用湿纸贴脑顶，熨斗熨纸令干，乃汤熨取火之法。数者或效或不效，备录其方，以资采择。

衄家不可发汗，汗则额陷，仲景已有明禁。以此例推，可知一切血证均不宜发汗，医者慎之。

虽与吐咳诸证不同，然其为血一也。宜参看各门，庶治之百不失一。

脑 衄

脑衄者，口鼻俱出血也，乃鼻血多，溢从口出，非别有一道来血也，亦非真从脑髓中来，此不过甚言鼻衄之重，而因名之曰脑衄耳。盖吐血多者，血每呛入鼻中，故衄血多者，血亦溢入口中。治法用白纸折十余叠，打湿贴脑顶，用熨斗熨令热气蒸腾，其衄自止。此乃因脑衄之名，望文生义而出。熨脑止衄之法，非探本之治，故有效有不效。其实脑衄，只鼻衄之甚者耳，宜照鼻衄分经用药，乃不致循名失实。

脑衄治法，与鼻衄同。但脑衄出血既多，易成虚证，宜参苏饮，用人参以补之，用苏木以行之。如衄甚不止，身热脉浮，喘促足厥者，乃气随血泄，阴脱阳亡，急危之候也。宜独参汤，加附子稠煎，服后得睡，汗不出，热稍退，气稍息，则命根乃定。此等虚脱之证，血家最少而最危，

勿因其少，而误用凉泻。

目 衄

白珠黑珠均无出血之窍，目下眼皮只有泪窍，乃阳明经脉所贯注。《春秋传》称蔡哀候之泪尽，继之以血，则是血自泪窍出也。阳明脉起于承泣穴，泪窍出血，乃阳明燥热所攻发。犀角地黄汤，加归尾、赤芍、银花、白芷、粉葛、牛膝、石膏、草梢治之。如风热重，大便闭者，通脾泻胃汤治之。阳明之脉，绕络于目，故凡治目，多治阳明。吾尝观《审视瑶函》外障目翳诸方，共一百零，而用大黄者七十余方，可知泻阳明胃经之热，是治目疾一大法门。治目衄者，可以类推。凡白虎汤、甘露饮、玉女煎均治阳明方。医者审虚实先后而用之，罔不奏效。

夫目虽阳明经所属，而实肝所开之窍也。血又肝之所主，故治目衄，肝经又为要务。地骨皮散，加柴胡、炒栀、益母草及丹栀逍遥散治之。

【谨按】 病发于肝者，多是怒逆之气火，耳鸣口苦，胸胁刺痛，宜从肝治之，可用上二方及当归芦荟丸、龙胆泻肝汤治之。病发阳明者，发热口渴，目干鼻干，大便燥结，宜从阳明法治之。

小眼角，乃少阳经脉所络，原无出血之窍。少阳相火，随经脉而出，冲动肝经血分，则生血筋，窜入瞳珠，及胬肉长出，亦见流血，但不多耳。宜小柴胡，加青皮、当归、红花、胆草、丹皮。外用杏仁、白矾、铜绿点之。

大眼角，乃太阳经脉所络，名睛明穴。太阳气血充足，眼角内结赤肉如珠。有大眼角内不起肉珠者，乃太阳之气不足故也。太阳经有风热，则大眼角生血筋、胬肉，

或微渗血点。外治总以血筋、胬肉之法治之。内服防风通圣散，去麻黄、大黄、芒硝，再服防风归芎汤调之，点药如上。

以上两条，均非目衄正病，以其起血筋，亦系血分为病，故兼及之。此书为血说法，其有目疾膜翳等项，均有眼科专书，尽多可采，兹不具论。

耳衄

耳中出血，谓之耳衄。肾开窍于耳，而肾脉却不能上头。肾与心交，假心之府小肠之脉，上贯于耳，为司听之神所居。其形如珠，皮膜包裹真水，是为神之所出，声之所入，内通于脑，为空虚之府，他物不得而扰之。即或肾虚，阴火上冲，则为耳鸣；神水不足，则为耳聋。亦断无血从此出者，其有血从耳出者，则以足少阳胆脉，绕耳前后，手少阳三焦之脉入耳耳。相火旺，挟肝气上逆，及小肠相火内动，因得挟血妄行。或因瘟疫躁怒，火气横行，肆走空窍，衄出于耳。总系实邪，不关虚劳，治法总宜治三焦，胆肝与小肠经，自无不愈。小柴胡汤，加五苓散统治之。分治肝胆，宜龙胆泻肝汤；治三焦，柴胡梅连散；治小肠宜导赤饮，加黄芩、黄连、薄荷、川芎。三经皆司相火，治法大抵相同。愈后，皆宜常服六味地黄汤，补水济火。

外治法：用十灰散吹耳中；麝香、龙骨末和，吹耳中；壁钱窠烧灰吹入；燕窠泥涂耳前后。

齿衄

齿虽属肾，而满口之中皆属于胃，以口乃胃之门户故也。牙床尤为胃经脉络所绕，故凡衄血，皆是胃火上炎，血随火动，治法总以清理胃火为主。胃中实火，口渴龈肿，发热便闭，脉洪数者，通脾泻胃汤，加蒲黄、藕节治之。如大便不闭者，不须下利，但用清凉解之，犀角地黄汤，加葛根、贯众、枳壳、莱菔汁。

胃中虚火，口燥龈糜，其脉细数，血不足者，宜甘露饮，加蒲黄以止衄；玉女煎，引胃火以下行，兼滋其阴。

以上两条，所论齿龈虚实，二证均属于火。有火中挟风者，宜加防风、白芷；火中挟湿者，宜加防己、木通。

亦有肾虚火旺，齿豁血渗，以及睡则流血，醒则血止者，皆阴虚，血不藏之故。统以六味地黄汤，加牛膝、二冬、碎补、蒲黄。上盛下虚，火不归元，尺脉微弱，寸脉浮大者，加桂、附。

外治之法：宜用冷水嗽口，取血遇冷则凝之义。醋漱，取酸以收之之义。百草霜糁、十灰散糁，取血见黑则止，亦以清降其火，火降则血降也。枯矾、五倍子、蚯蚓同为末糁，更能固牙。

舌衄

舌乃心之苗。观小儿吐舌弄舌，木舌重舌，皆以去心经风火为主，则知舌衄，皆是心火亢盛，血为热逼而渗出也。治法总宜清泄心火，导赤饮，加黄连、大力、连翘、蒲黄、牛膝、元参治之。舌肿胀，衄血多者，为火太盛，泻心汤主之；心烦神昏者，安神丸，加童便、血余灰治之。

夫舌虽心之苗，然口乃胃之门户，舌在口中，胃火熏之，亦能出血。大便秘者，玉烛散，加银花治之；口渴兼发热者，竹叶石膏汤，加蒲黄、藕节治之。舌本乃肝脉所络，舌下渗血，肝之邪热，四物汤，加桃仁、红花、炒栀、丹皮、牛膝、赤苓；重则宜用当归芦荟丸、龙胆泻肝汤。盖舌衄虽同，而此外所见之证，必显有分别。故分心、胃、肝三经治之，非强为区别也。

外治之法，与齿衄同。

大衄

大衄者，九窍出血之名也。此非疫疠，即中大毒。人身只此九窍，而九窍皆乱，危亡之证，法在不治。惟有猝然惊恐，而九窍出血者，可用朱砂安神丸，加发灰治之。

零腥

零腥者，吐出星点，黄白色，细如米粟，大如豆粒，气极腥臭，杂在漩唾之中，而非漩唾，乃吐血之后，血分瘀热所化，或未吐血之前，血分之热化为星点。先吐星点，后乃吐血，总系血分瘀热变化而成。治宜清热化血，降气消痰，以其似痰，必假痰气而生故也。在未吐血之前，而见零腥者，总以降气消痰为主。盖此时血尚未动，但当治其气分。气分清，而零腥自除，豁痰丸治之，小柴胡汤亦治之。在既吐血之后，而零腥见者，总以清热化血为主。以其在吐血之后，乃瘀血壅热而出，故宜兼治瘀血，太平丸治之，生地黄散亦治之。此证古书不载，吾临证往往遇之，因择其名，而论列之，以补血证之缺。

吐脓

脓者，血之变也。血不阻气，气不战血，则血气调和，疮疖不生。血滞气则凝结为痛，气蒸血则腐化成脓。躯壳外者易治，至于吐脓，则出于脏腑之内，其证最危。在中焦以下，则便脓；在中焦以上，则吐脓。夫人身之气，乃水所化，气即水也。故血得气之变蒸，亦化而为水，不名

曰水，而名曰脓者，以其本系血质虽化为水，而较水更浓也。当其未化，则仍是血，消瘀则脓自不生。及其既化，则同于水，逐水则脓自排去。

一、肺痈

乳上第三根肋骨间，名肺募穴。隐隐疼痛，食豆而香，是痈将成。仲景云：风舍于肺，其人则咳，口干喘满，咽燥不渴，时时吐浊沫，时时振寒。热之所过，血为之凝滞，蓄结痈脓，吐如米粥，始萌可救，脓成则死。谓重者肺坏而死，若肺不坏，亦有可救。故仲景又曰：口中辟辟燥咳，胸中隐隐作痛，脉数而实，喘不得卧，鼻塞不闻香臭者，葶苈大枣泻肺汤主之。吐脓如米粥者，甘桔汤主之。仲景此论，非谓除此二方，另无治法。不过分别未成脓者，当泻实；已成脓者，当开结，指示两条门径，使人知所从事。且曰：以此汤主之，明明有加减之法，见于言外。余因即泻实开结二义，推而广之。其成脓者，用通窍活血汤，加麻黄、杏仁、石膏、甘草，从表以泻之。无表证者，用人参泻肺汤，加葶苈、大枣，从里以泻之。如病热猛勇，急须外攘内除，则用防风通圣散。三方力量，雄厚于仲景泻实之法，庶尽其量。如识力不及，只用甘桔汤，加荆芥、薄荷、杏仁、黄芩，亦许免疚，然而无功。其已成脓者，急须将脓除去，高者越之，使从口出。用千金苇茎汤；或用瓜蒂散，加冬瓜仁、桃仁、苡仁、栀子；或用泻白散，加黄连、瓜蒌，皆取在膈上则吐，使脓远去，以免久延为患。泻白散尤能吐能下，加升麻、郁金以助其吐下之机，再加黄芩、瓜蒌以解其火更善。如只须下泻，不宜涌吐，则合甘桔、泻肺二汤，再加赤豆芽、苡仁、防己、瓜蒌、杏仁、知母、枳壳，使从下降；或用桔梗宁肺汤，补泻

兼行。如此则于仲景开结之法庶尽其妙，惟收口之法，仲景未言，然亦可以义例求也。诸疮生肌，皆用温补，肺是金脏，温则助火刑金，只宜清敛以助金令，使金气足，而肺自生。人参清肺汤治之，后服清燥救肺汤以收功。

一、脾胃痈

与肺痈治法略同，但肺痈多由外感风邪而成，故有发表之法。脾胃痈，则由湿热酒毒，七情之火内蕴而成，故无发表之法。胃痈初起中脘穴（在脐上四寸）必隐隐作痛。脾痈初起章门穴（在脐上二寸，旁门六寸）必隐隐作痛。二病皆食豆而香，其证寒热如疟，皮肤甲错，腹满咽干，治宜攻热下血，热去而血不停，更自何地酿为痈脓哉！故凡内痈脓未成者，以夺去瘀热为主，丹皮汤治之。脓已成者，以排为主，脓即水也，逐水即是排脓，赤豆苡仁汤治之。脓血既去之后，则脏腑空虚，见火象者，人参固本汤，加黄芪、茯苓，以清补之；若现虚寒之象，则用六君子汤，加黄芪、当归、煨姜，以温补之。方外有方，视其所兼之证，随宜用之，笔楮难尽。

此外，如胸、背、腰、胁、肝、膈、大小肠，凡有瘀热壅血，均能成痈，总以丹皮汤主之。近上焦者，去芒硝，加葶苈、黄芪、桔梗、荆芥、甘草；中下焦者，加姜黄。余详便脓门。

此书原专论血证，所以兼及内痈者，以痈脓之病，皆由血积而成。知血之变痈脓，即可知血之能为干血，能变痨虫。知内痈之生寒热，即可知血证之郁热矣。但痈脓之证，系血家实积，与失血虚证有异。然不以此反观合勘，亦无以尽血证之情伪。

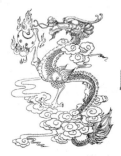

血证论 卷三 血外渗证治

汗 血

汗者，气分之水，其源出于膀胱。《内经》云：膀胱者，州都之官，津液藏焉，气化则能出矣。膀胱之气，从三焦，行腠理，充肌肉，达于皮毛，以卫外为固。阳气卫外，百邪不入，故其经称为太阳也。其有盛暑天气，亢阳蒸动膀胱水气，腾布于外，则发为汗。此犹天之有雨，阳布阴和，自然无病。有时外感风寒，皮毛疏泄，发热汗出者，乃太阳之气，为邪所病，不能卫外，故汗得泄出。其有心、胃、肝、脾热湿之病，亦令汗出者，此犹土润溽暑，亦能蒸作云雨也。又有亡阳自汗者，则由膀胱肾中之元阳脱泄，故其水阴之气，随而奔溢，散涣不收。气为水之所化，水即气也，汗即水也。气脱外泄，故汗出也。知此，则知汗出气分，不出血分矣。然汗虽出于气分，而未尝不与血分相关。故血分有热，亦能蒸动气分之水，而为盗汗。盖血气阴阳，原互根互宅，阴分之血盛，则阳分之水阴自然充达；阳分之水阴，足以布护灌濡，则阴分之血，愈为和泽，而无阳乘阴之病矣。若阳分之水阴不足，则益伤血之阴，故伤寒汗出过多，则虚烦不寐。以其兼伤血分之阴，心主血分，血分之阴伤，则心气为之不宁矣。又有伤寒，

即当从汗而解，今不得汗，乃从鼻衄而愈，其衄名为红汗。盖阳分之邪，宜挟阳分之水发而外出，今既不能外出，乃乘阴分之血，从鼻衄出，名为红汗，是为阳邪干阴之一验。故古谓阳乘阴，则吐衄。知阳乘阴而内逆者，发为吐衄，则知阳乘阴而外泄者，发为皮肤血汗矣。血者，心之液也。皮毛者，肺之合也。治法，宜清心火，火清则阳不乘阴，兼治肺金，肺调则皮毛不泄，凉血地黄汤，加桑皮、地骨皮、蝉蜕、百合、蒲黄治之。血虚火甚者，当归六黄汤治之；气虚血少者，当归补血汤，加桑皮、地骨、丹皮、蝉蜕、棕榈炭、黄芩、秦皮治之。外用石灰散扑之，仿仲景汗出不止，用温粉扑法之意也，或用桃花散扑之亦可。

皮毛者，肺之合也。汗出皮毛，故汗血宜治肺金，以敛皮毛，人参清肺汤，加蒲黄最宜。血者，肝之所司也。肝火亢烈，逼血妄行，宜当归芦荟丸，从内以攻治之。喻嘉言治女子经血闭，而周身汗出者，谓是阴分之热，泄出阳分。用此方破经血，即以苦坚止汗。汗血同源，若肝火亢甚，而汗血者，借用此方尤为合法。

胃火亢甚，亦能汗血。以胃主肌肉，热蒸肌肉，故令汗血。宜竹叶石膏汤，加蒲黄、蝉蜕、丹皮治之，犀角地黄汤亦

治之。

总论曰：汗者，阳分之水；血者，阴分之液。阴与阳原无间隔，血与水本不相离。故汗出过多则伤血，下后亡津液则伤血，热结膀胱则下血，是水病而不离乎血者也。吐血、咳血，必兼痰饮，血虚则口渴而津液不生。失血家往往水肿，瘀血化水，亦发为肿，是血病而不离乎水者也。故衄血家不可再发汗，以血病则阴液既虚，不可发汗，再伤气分之水，亦致阳分之液亦虚也。又，先水肿再吐血者，不治，以水病，不可重伤其血也。观小柴胡调津液，而即治热入血室；观桃仁承气破血结，而即治小便不利。皆是治水，即以治血，治血即以治水。盖在下焦，则血海膀胱，同居一地；在上焦，则肺主水道，心主血脉；在躯壳外，则汗出皮毛，血循经脉。一阴一阳，皆相联属，吾于"水火血气论"已详言之。人必深知此理，而后知治血理气，调阴和阳之法，可以左右逢源。

血 箭

从毛孔中流出一条血来，有似箭之射出，故名血箭。由心肺火盛，逼血从毛孔中出，治宜清心火，以除血出之源，凉血地黄汤，加蒲黄。又宜泻肺火，以敛皮毛之气，使毛孔不渗泻，则血自止，泻白散加生地、蝉蜕、百合、五倍子、黄芩、蒲黄、杏仁、白芨。心肺兼治，宜用生地黄散。

血出过多，昏愦不省人事者，与吐衄血脱气散无异，宜独参汤加附片、蒲黄、当归补血汤、十全大补汤，皆可择用。

外治法：水调桃花散，敷血孔，则血止。或用京墨磨醋搽，或用石灰散干糁，花蕊石散糁均效。

血 痣

血痣起初，其形如痣，渐大如豆，触破时长流血水。此由肝经怒火，郁血凝聚而成，内服丹栀逍遥散及凉血地黄汤。

触破血流者，用花蕊石散糁之。血止后，用田螺散枯其本痣，另用生肌药收口。未触破，未流血者，古无治法，吾拟用虻虫为末，姜醋调搽，郁金、三棱磨醋搽，真琥珀擦热，每日数次。内服之药如上。

血 瘙

癣疥血点，血疙瘩，一切皮肉赤痒，名色不一，今统称之曰血瘙，皆由血为风火所扰。火甚则起点，起疙瘩；风甚则生虫生痒。火甚赤痛者，凉血地黄汤，加荆芥、蝉蜕、红花、杏仁治之；风甚作痒者，和血消风散治之。知血瘙之病，则凡一切火游丹、漆疮、风丹诸治法，总不外是。兼热者色白，或流黄水，照上二方，加苍术、赤芩；兼寒者，或青黯硬肿，加桂尖。

外用银花、陈艾、川椒、食盐煎水洗。另搽大枫丹，油调最妙。

疮 血

疮者，血所凝结而成者也。或是寒凝，或是热结，或是风肿，或是湿郁，总是凝聚其血而成。初起总宜散血，血散则寒热风湿，均无遗留之迹矣。其继则调脓化毒，此即吐脓条内所言瘀血化脓之义。治宜托里，使气达疮，所以蒸血成脓。盖疮之成由于血结，脓之成亦由血化。血何以能化成脓？得气之蒸，而腐化成脓也。气即是水，吾已论之屡矣。惟其气即是水，故血随气化，亦变为水。不名为水而名脓，以其由血所化，较水更浓耳。毒既化浓，自不内攻，方其未溃，气虚者难于蒸化。及其既化，虽气实者，亦随脓渗泄，而转为气虚矣。法宜固元以大补其气。此与本书内证原不干涉，然同是血病，故兼论之，以互相发明。盖气迫血，则逆而为吐衄；血滞气，则凝而为疮疽。气迫血者，宜破气以和血；血滞气者，宜破血以和气。故吐衄宜补血，血旺则气平；诸疮宜补气，气旺则血行也。至于既穿溃后，则躯壳已有破损，与壅闭之证迥别。试看针功，刺期门泻肝，刺肺俞泻气，以一针之孔，尚能大泻脏气，况溃脓之孔甚大，其能大泻内气可知矣。故凡溃后，宜大补元气，不似吐衄，乃气盛血虚，只宜滋血以平气，而不宜助气以动血也。然疮溃之余，亦有瘀热未清者，亦不得骤用温补。吐血之后，亦有元阳大虚者，又不得拘守清凉。故吐血家，审其血亡，而气亦随亡，与阳气不能摄血者，十全、养荣、归脾、参附等汤，亦所宜用。疮家溃后，固为必需之方，而亦有余毒未尽，诸上方又其所忌，医者不容执一。

诸疮内治，初起肿硬，总宜散血，仙方活命饮主之。恶寒无汗，加麻黄；发热心烦，加老连、石膏；大便燥结，加大黄；疮肉顽梗黯滞，乃阴证结毒，无气以发之也，加桂枝尖、生姜、大枣；疮内平塌不起，以及走散，恐毒内攻，加黄芪、大枣、生姜。盖血凝于气分之际，血行则气行，故以破血为主，是善调气之法也。若吐衄，则是气乘乎血分之内，气降则血降，当以破气为主。一内一外，反观自知。

诸疮调脓，宜以托里消毒散为主。盖血既凝而不化，则须补气以与之战，使蒸腾腐化，托令速溃。以疮乃血凝气分之病，惟恐气不足以化之，故宜补气而制血。若

吐衄，则是气乘血分，惟恐气逆而血升，故宜平气以调血，与此不同。

诸疮既溃，属于虚损，宜固元以益气，内补黄芪汤主之。又审脓干者，其气虚。盖气既是水，气不足，故水少而干。且气既不足，则不能送脓外出，故留滞而结脓管。黄芪建中汤，重加银花、赤豆芽、当归治之。若脓清者，是血虚，脓为血所化，血少故脓清，当归补血汤主之，炙甘草汤，加黄芪亦治之，养荣汤亦治之。

又曰：溃后属虚，然亦有瘀未化尽者，仍不得峻补以留毒，内服托里消毒散，外用乌金膏化之。此如失血虚中夹瘀，亦不得关门逐贼。溃久而仍有脓管者，尤宜用乌金膏化之。若徒生其口，内毒攻发，终不愈也。此如干血痨，内有干血，非去其干血，而新血亦不能生。皆虚中夹实，治血则虚虚，补虚则实实，未易疗治，只得攻补兼施，以尽人事。

又曰：吐血止后，宜补血以调气；疮疽溃后，宜补气以生血。吐衄在血分，气实血虚也；疮疽在气分，血实气虚也。

外治之法：消肿宜远志膏，用远志酒煮捣敷，及金黄散。化腐去瘀，宜巴豆炒黑，研点，名为乌金膏，田螺捻子亦佳。生肌宜乳香、没药为末，名海浮散，再加珍珠，化腐生肌散亦佳。

治疮之法，此不足以尽之，兹不过举外证以勘内证。明于诸疮之血，而吐衄之血，乃愈明。

创 血

刀伤出血，与吐衄不同。刀伤乃平人被伤出血，既无偏阴偏阳之病，故一味止血为要。止得一分血，则保得一分命。其止血亦不分阴阳，有以凉药敷上而血止者，

桃花散是也；有以热药敷上而血止者，黑姜灰是也。不似吐衄，出于偏阴偏阳之病气。故吐衄家止血，必以治病气为主，病气退，斯吐衄亦退，与刀伤迥不同也。然刀伤二三日后，则亦与吐衄略同。有瘀血肿痛者，宜消瘀血，刀口敷花蕊石散，肿处用乳香、没药、麝香、三七、葱白捣敷，瘀血消散，则痛肿自除，内服黎洞丸治之。

刀伤去血过多，伤其阴分，证见心烦、发热、口渴，法宜补气以生血。血足津生，则不渴矣。圣愈汤加枣仁、花粉、儿茶、乳香、没药、甘草。此在吐衄，则宜补血而抑气，以内证系血分之气，不可使气乘血也。刀伤乃是气分之血，故宜补气以生血。气达患处乃能生肌，气充肌肤乃能行血，与治内证者不同。其有气虚不能统血，气寒不能生血者，则宜八珍、养荣、参附等汤以固气者固血。吐血家亦间用此等药物。然刀伤之血，在气分，皮肤尤卫气所统，破其皮肤，气先漏泄，故以补气为主。若内证吐血属阴分，血伤而气未伤，故以补血为主。医者须分别内外，而知其同中之异，异中之同，则得之矣。

客问：刀伤何以善于冒风？答曰：人之所以卫外者，全赖卫气。卫气生于膀胱，达于三焦，外循肌肉，充于皮毛，如室之有壁，宅之有墙，外邪不得而入也。今既破其皮肉，是犹壁之有穴，墙之有窦，揖盗而招之入也。是以刀伤更易外感，病见发热头痛，牙并紧闭，吐痰抽掣，角弓反张，皆是卫气为病。所不同者，多一出血证而已。治法列后。

无汗者为风中挟寒，闭其皮毛，宜用小柴胡汤，加荆芥、防风、紫苏。盖小柴胡，乃治热入血室之方。凡外邪干血分者，小柴胡汤皆能疏理而和解之。加宣助卫气之药，则偏治卫气，而主发汗矣。破伤风治法如是，即失血家虚人感伤，以及产后伤寒治法，皆可参知。若刀伤去血过多，不可再发汗者，宜当归地黄汤，即四物汤，加去风之药，以补血而驱邪也。失血家吐血过多，与产后去血过多，而复得感冒之证者，与此治法无异。皆宜先滋其血，以助汗源，后宣其气，以解外邪。

有汗者为风中挟热，沸出肌肉之间。法宜清散其热，当归芎黄汤，加僵蚕、蝉蜕。若兼便结者，加大黄治之。此即《伤寒论》发热汗出用白虎汤，燥结者用承气汤之意。医者得其意而变化之，自有许多法门。

夫刀伤，气分之血病也。故邪在表者，从气分以发之；邪在里者，从气分以夺之；邪在半表半里者，从气分以和之。兼用血药斡旋其间，血调而气亦调，气调而血愈治矣。若失血家乃血中之气病也，故有感冒，则但取调血，而兼用气分之药以斡旋之，与此同而不同。

凡是刀伤冒风，宜僵蚕、蝉蜕捣和葱白敷之，力能拔风消肿，神效。

刀伤溃烂与疮同治，此即吐脓条内，所谓瘀血变化成脓之说也。血凝不散，为气所蒸，则化而成脓。血者阴也，气者阳也，阴从阳化，故脓似水。以气之所化，即为水也。而又非水者，则以其为血所化，仍不失血之本质，故稠浊似水。实则水与血交并，而成形者也。故凡去脓之药，即是去水之药；而提脓之药，又即是干水之药。内服八珍汤加苡仁、木通；六君子汤加当归、赤豆芽治之。外敷化腐生肌散，提脓加龙骨，生肌加珍珠。

此举刀伤之血，与吐衄之血较论其义，务期血证互勘而明。其于刀伤治法，固未详也，然其理已具，识者鉴之。

跌 打 血

跌打折伤一切，虽非失血之正病，而其伤损血脉，与失血之理，固有可参，因并论之。凡跌打已见破皮出血者，与刀伤治法无异，外用花蕊石散敷之，内服化腐生肌散，血止瘀去而愈。如流血不止者，恐其血泻尽，则气散而死。去血过多，心神不附，则烦躁而死。宜用当归补血汤，加枣仁、人参、朱砂、白蜡、茯神、甘草治之。外用人参为末，珍珠、血竭、象皮末糁之。如亡血过多、烦躁口渴、发热头晕等证，宜大补其血，圣愈汤加枣仁、麦冬、柴胡、花粉、丹皮、朱砂，或用独参汤亦可。此条可悟失血过多，阴虚发渴之理。凡跌打未破皮者，其血坏损，伤其肌肉，则肿痛；伤其肋骨，则折碎；在腰胁间，则滞痛。伤重者致命不治，不致命者，凡是疼痛，皆瘀血凝滞之故也。无论接骨逐瘀，总以黎洞丸，去大黄，加续断、碎蛇治之。外用自然铜、官桂、没药、乳香、桂枝、大黄、虻虫、䗪虫，酒调敷之自效。若是已伤之血，流注结滞，着而不去者，须逐去之。否则或发为吐血，或酿作痈脓，反为难治，宜当归导赤汤下之。若已发吐血，便从吐血法治之。若已发痈脓，便从痈脓法治之。

跌打最危险者，则有血攻心肺之证。血攻心者，心痛欲死，或心烦乱，或昏迷不省人事，归芎散加乳香、没药治之，失笑散亦治之。此与产妇血攻心、血迷心治法略同。血攻肺者，面黑胸胀，发喘作渴，乃气虚血乘肺也。妇科治产后气虚，瘀血入肺，面如茄色，急用参苏饮救之。《金鉴》载跌打血乘肺者亦用此方。所谓乘肺，非第乘肺之气分而已，乃是血干肺脏之危候。肺为清虚之府，其气能下行，以制节诸脏，则气顺而血自宁。其气不顺，则血干气分，而为吐衄。今其血直干肺脏，较之干气分者为更危殆，急用人参以补肺。肺得补，则节制行而气下降，使血亦随气而下，再用苏木以行血，血气顺行，或可救于万一。夫如此危候，仍不外清金保肺，以助其制节。则凡一切血证，其当清金保肺，以助其制节，举可知矣。第肺虚而制节不行者，则宜人参以保肺；肺实而制节不行者，则宜葶苈以泻肺；肺寒而制节不行者，则宜姜、半以温肺；肺热而制节不行者，则宜知、芩以清肺。一切血证，治肺之法，均可从此隅反。

跌打后有作呕者，以损伤之人，受惊发怒，肝气无有不动者也。肝木伤肺，是以发呕，小柴胡汤加丹皮、青皮、桃仁治之。

跌打后有咳衄喘逆者，乃血蕴于气分之中，宜十味参苏饮，以疏发其气。气散则血散，与内伤咳衄者不同。内伤咳血，是气蕴于血分之中，若发其气，愈鼓动其血，而不宁矣。故以清理其血为主，二者须对看。

内有瘀血，则发渴，血虚亦发渴。有瘀血者，身痛便结，玉烛散治之。血虚发渴者，心烦不寐，盗汗身热，竹叶石膏汤加生地治之。凡失血发渴者，可以类推。

跌打损伤，既愈之后，有遇节候，或逢阴雨，或逢湿热，伤处每作疼痛，甚则作寒作热，此乃瘀血着而未去，留伏经络之间。不遇天气节候，其身中运行之气，习惯而不相惊。一遇天气节候蒸动，则不能安然内伏，故作痛也。宜小调经汤、小温经汤、通脉四逆汤，随其上下内外，以分治之。

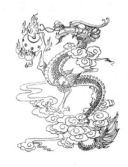

血证论 卷四 血下泄证治六条

便 血

"大肠者，传导之官，化物出焉"。谓大肠下脾胃之化物，为中宫作传导之官，故呼为地道，乃宫中之出路也。其经与肺相表里，肺为清金，大肠即为燥金，在五行本属一家。故诊脉者，可于肺部诊大肠焉。大肠之所以能传送者，全赖于气。气者，肺之所主。不独大肠赖肺气之传送，即小便亦赖肺气以化行，此乃肺金制节之能事。而大肠之气化，金道又与之合，故治病者多治肺也。大肠位居下部，又系肾之所司。《内经》云：肾开窍于二阴。又曰：肾为胃关。故必肾阴充足，则大肠腴润。厥阴肝脉，又绕后阴，肠与胞室又并域而居，故肝经与肠亦相干涉。是以大肠之病，有由中气虚陷，湿热下注者；有由肺经遗热，传于大肠者；有由肾经阴虚，不能润肠者；有由肝经血热，渗漏入肠者，乃大肠与各脏相连之义也。但病所由来，则自各脏而生，至病已在肠，则不能复还各脏，必先治肠以去其标，后治各脏以清其源，故病愈而永不发矣。

一先血后便为近血，谓其血即聚于大肠，去肛门近，故曰近血。此有两等证治：一为脏毒下血，一为肠风下血。

脏毒者，肛门肿硬，疼痛流血，与痔漏相似，仲景用赤豆当归散主之。取赤豆芽以疏郁，取当归以和血。赤豆性能利湿，发芽赤色，则入血分，以为排解之用；当归润滑养血，以滋大肠，则不秘结。仲景略示其端，以为治脏毒者，必须利湿热，和血脉也，非谓此二药外，别无治脏毒之法。吾即此药引而伸之，若大肿大痛，大便不通者，宜解毒汤。取防风、枳壳等疏理其气，即赤豆芽义也；取大黄、赤芍等滑利其血，即仲景用当归之义也。若大便不结，肿痛不甚者，不须重剂，用四物汤加地榆、荆芥、槐角、丹皮、黄芩、土茯苓、地肤子、苡仁、槟榔治之。四物汤，即仲景用当归养血之义，所加诸药，即仲景用赤豆芽，以疏利湿热，而解血郁也。仲景但用养血疏郁，今恐湿热难解，故兼用清药。欲止血者，兼服十灰散亦可。

脏毒久不愈者，必治肝胃。血者肝所司，肠者胃之关。胃若不输湿热于肠，从何而结为脏毒哉！肝之血分如无风火，则亦不迫结肛门矣。治胃宜清胃散，加银花、土茯苓、防己、黄柏、苡仁、车前子升清降浊，便阳明之湿热，不再下注，则脏毒自愈。治肝者宜龙胆泻肝汤、逍遥散。

又有肺经遗热，传于大肠，而久不愈者，必见寸脉浮数洪涩、口渴尿黄、咳逆等病。方用人参清肺汤，取乌梅、粟壳酸涩之品，以收敛肺气，而余药安肺，肺自不遗热与肠矣。若去此二味，而用薄荷、桔梗以代之，则又义取解散，在人变化耳。

肠风者，肛门不肿痛，而但下血耳。脏毒下血多浊，肠风下血多清。仲景书无肠风之名，然《伤寒论》云：太阳病，以火攻之，不得汗，其人必躁。到经不解，必圊血。太阳病下之脉浮滑者，必下血。两条皆谓太阳，外邪内陷而下血。又云：阳明病，下血谵语者，为热入血室。《厥阴篇》云：若厥而呕，胸胁烦满者，其后必便血。此即今所谓肠风下血之义。夫肠居下部，风从何而袭之哉？所以有风者，外则太阳风邪，传入阳明，协热而下血；内则厥阴肝木，虚热生风，风气煽动而血下。风为阳邪，久则变火，治火即是治风。凡治肠风下血，总以清火养血为主。火清血宁，而风自熄矣。《寿世保元》用槐角丸统治之，而未明言其义。吾谓此方，荆、防治太阳阳明传入之风；乌梅、川芎治肝木内动之风；余药宁血清火，以成厥功，宜其得效。然而外风协热，宜得仲景葛根黄连黄芩汤之意，使内陷之邪，上升外达，不致下迫，斯止矣。治病之法，高者抑之，下者举之。吐衄所以必降气，下血所以必升举也。升举，非第补中益气之谓，开提疏发，皆是升举。葛根黄连黄芩汤加荆芥、当归、柴胡、白芍、槐花、地榆、桔梗治之。若肝经风热内煽，而下血者，必见胁腹胀满，口苦多怒，或兼寒热，宜泻青丸治之。逍遥散、小柴胡均可加减出入。

【谨按】肝风所以能下血者何也？肝主血，血室又居大肠膀胱之间，故热入血室，有小便下血之证，内有积血，有大便黑色之证。盖肝血上干，从浊道则吐，从青道则衄。肝血下渗，从清道则尿血，从浊道则下血。肝为风木之脏，而主藏血，风动血不得藏，而有肠风下血之证。上数方，力足平之，或用《济生》乌梅丸亦妙，以乌梅敛肝风，以僵蚕熄肝风，风平火熄，而血自宁矣。然肝风动血，宜得仲景白头翁汤之意，以清火消风较有力量，或四物汤合白头翁汤，兼补其血。治风先治血，血行风自灭，此之谓也。如无白头翁，则择柴胡、青蒿、白薇代之。桑寄生得风气而生，代白头翁更佳。又曰：肝经之横，以肺经不能平木故也。肺与大肠又相表里，借治肺经，亦隔治之一法。虚者人参清肺汤，实者人参泻肝汤。

凡肠风脏毒，下血过多，阴分亏损，久不愈者，肾经必虚，宜滋阴脏连丸启肾阴以达大肠最妙，六味丸加苁蓉、槐角皆宜。

一先便后血为远血。谓其血在胃中，去肛门远，故便后始下，因名远血，即古所谓阴结下血也，黄土汤主之。黄土名汤，明示此证系中宫不守，血无所摄而下也。佐以附子者，以阳气下陷，非此不能举之；使黄芩者，以血虚则生火，故用黄芩以清之。仲景此方，原主温暖中宫，所用黄芩，乃以济附子之性，使不燥烈，免伤阴血。普明子谓此证必脉细无力，唇淡口和，四肢清冷。用理中汤加归芍，或归脾汤、十全大补汤。时医多用补中益气汤，以升提之，皆黄土汤之意。凡中土不能摄血者，数方可以随用。但仲景用温药，兼用清药，知血之所以不宁者，多是有火扰之。凡气实者，则上干，气虚者则下陷。今医但用温补升提之药，虽得治气虚之法，而未得治血扰之法。予即仲景之意，分别言之。若阴虚火旺，壮火食气，脾阴虚而肺气燥，失其敛摄之制者，人参清肺汤治之。若肝经怒火，肺经忧郁，以致血不藏摄者，归脾汤加炒栀、麦冬、阿胶、五味，或用丹栀逍遥散加阿胶、桑寄生、地榆。此即黄土汤，主用黄芩之义也。若系虚损不足，下血过多，脾气不固，肾气不强，面色痿黄，手足清厥，六脉微弱虚浮者，宜大补肝、脾、肾三经。人参养荣汤补脾；胶艾四物汤加巴戟、甘草补肝；断红丸补肾。此即黄土汤，主用附子之义也。能从此扩而充之，自有许多变化，岂楮墨间所能尽者。

【予按】此证与妇人崩漏无异。女子崩中属虚陷，此病亦属虚陷。女子崩中属虚寒，而亦兼有虚热者；男子此证亦属虚寒，而亦兼有虚热者。盖女子之血有经，男子之血亦有经。同是离经之血下泄而出，故病情相类也。但所出之窍，各有不同。崩漏出前阴，故多治肝以和血室；便血出后阴，故兼治肺肾以固肠气。肾主下焦，主化气上升，肾足则气不下陷。肺与肠相表里，肺气敛则肠气自固。医者能知此理，而又参用女子崩中之法，可以尽其调治。

【又按】此证与吐衄同是血病，然一则其气上行，一则其气下行。故虚实治法，略有不同。

便 脓

此证有二：一是内痈；一是痢疾。

一、内痈在上中焦者，其脓已溃，呕吐而出；在下焦者，或少腹痛、小肠痛、胁痛、肝痛，脓血均从大便泻出。起初时，其部分必隐隐刺痛胀满，脉沉滑数，甚则痛如刀锥。欲病此者，未有口不发渴。大凡血积，均应发渴，痈初起血已凝聚，故应发渴。此时急夺其血，则不酿为脓，以免溃烂之险。用丹皮汤加乳香、没药、柴

胡、荆芥、山甲治之。如血已化脓，便宜排脓，赤豆苡仁汤，逐水即是排脓。溃后属虚，宜补养生肌，八珍汤主之。参看吐脓门自详。

客问：积血何以变而成脓？答曰：血者阴之质也，随气运行。气盛则血充，气衰则血竭，气着则血滞，气升则血腾。故血之运，气运之，即瘀血之行，亦气之行。血瘀于经络脏腑之间，既无足能行，亦无门可出，惟赖气运之，使从油膜达肠胃，随大便而出，是气行而血自不留也。若气不运之，而反与相结，气为血所郁则痛，血为气所蒸则化为脓。今举外证比例，凡气盛者疮易托化，气虚者疮难托化。气即水也，气至则水至，故血从气化，则从其水之形而变为脓。刀伤粘水，亦从水而化脓。水即气之质，血从气化。有如此者，是故闪跌血积，得气化之，则肿处成脓；不得气化之，则肿处仍是血。以知血从气，气运血，凡治血者必调气，使气不为血之病，而为血之用，斯得之矣。

一、痢证便脓者，其证里急后重，欲便不便，或白或赤，或赤白相半，或下痢垢浊，皆非脓而似脓者也。夫胃肠之中，除却糟粕，只微有脂膏水液而已。膏脂属血分，水液属气分，病气分则水混而为白痢；病血分，则血扰而为赤痢。气血交病，则赤白相半。由何处酿成真脓，而从大便泄出哉？有之，则毒聚肠胃，将肠胃膏脂血肉蒸化为脓。或下如烂瓜，或如屋漏水，此腐肠溃胃之危候，与痈疮之腐烂无异。此非寻常治痢之法，所能克也。吾今借仲景之法证之，乃得有胆有识之术。仲景云：阳明病，脉数下不止，必协热而便脓血。少阴病，下利便脓血者，可刺。厥阴病，脉数而渴者，必圊脓血，以有热故也。此

虽无方，然曰可刺，曰有热故也。已示人泻湿清热之法，防风通圣散去麻黄、芒硝，加赤豆、防己，为表里泻实之大剂。地榆散为清热之通剂。仲景又曰：少阴病，下利便脓血者，桃花汤主之。此汤温涩，似与可刺有热之说大相迳庭。不知病久，则热随脓血而泻，实变为虚。观痈脓溃后属虚损，则知便脓血久而属虚证。譬之天时，其初则酷暑流金，转瞬而凉飙振落，衣夏葛者，不得不换冬裘矣。况肠胃血液，既化为脓，恐其滑脱，故主桃花汤，温涩填补之。一服愈，余勿服者，仲景意谓此乃急时涩脱之法，止后便当涤除余病，无以涩伤气，无以燥伤阴也。盖脓血乃伤阴之病，故一时权宜，而少用干姜，后仍不可多服也。吾推其意，审其病后有虚热者，逍遥散、归脾汤加柴胡、山栀、寸冬、花粉，此祖桃花汤用糯米之意。审其病后有虚寒者，六君子加当归、炒干姜、白芍，或人参养荣汤皆可，此祖桃花汤用干姜之意。成无己注桃花汤，谓阳证内热，则溢出鲜血；阴证内寒，则下紫血如豚肝。是明以桃花汤，为治阴证之方。惟即鲜血分阴阳，未能的确，盖色不足凭。凡痢证，须审脉微沉迟，手足厥冷，腹痛喜按，唇淡口和为阴证，附子理中汤加当归、白芍、木香，此乃补桃花汤所不逮者矣。消渴口热，胸腹胀满，坚实拒按为热证，则用三一承气汤，此乃可尽仲景有热可刺之能事矣。

至于寻常红白，则不须如此重剂。病在水分者，痢下白浊，此如暑雨不时，行潦污涨，是湿甚而伤气也。审其脉数，身热口渴者为热湿，宜清利之，四逆散合猪苓汤，去阿胶，再加厚朴、老连、枯芩、黄柏。审其脉沉、弦、迟，口不渴，手足清冷者为寒湿，胃苓汤加煨姜。有食积者，均再加麦芽、神曲、山楂、莱菔子。白痢之故，总是水不清之故。水即气也，吾于《水火论》已详言之。故调气即是治水，导水须于上源。调气以肺为主，是治肺乃清水之源，即是调气之本。细思此病发于秋时，秋乃肺金主气，金不清肃，是以水浊气滞而为痢。知此理，则知迫注者肺之肃，不通者金之收也。人参泻肺汤以导其滞；小柴胡加花粉、杏仁、枳壳、桑皮、茯苓、知母、桔梗以和之；人参清肺汤以收功。此乃专为治肺立法，示医者以法门，使知所从事，非临证必用此方也。且病无单见，未有肺病而余脏不病者，故临证时尚须变化。病在血分者，则利下纯红，口渴便短，里急后重。脉滑大者，地榆散加酒军、枳壳、厚朴、苡仁、泽泻；脉细数者，不必下之，但用原方。若血黯黑，脉迟，手足冷者，属虚寒，黄土汤治之。红痢之故，总是血分为病。血生于心火，而下藏于肝。肝木内寄相火，血足则能济火，火平则能生血。如火太旺，则逼血妄行，故血痢多痛如刀锥，乃血痛也。肺金当秋，克制肝木，肝不得达，故郁结不解，而失其疏泄之令，是以塞而不通。调肝则木火得疏泄，而血分自宁。达木火之郁，宜小柴胡，去半夏，加当归、白芍；白头翁汤或四物汤，加蒲黄、五灵脂、延胡索、黄柏、龙胆草、黄芩、柴胡、桑寄生。肝风不煽，则火熄，钩藤、青蒿、白头翁、柴胡、桑寄生，皆清风之品，僵蚕、蝉蜕亦能祛风。肝气不遏则血畅，香附、槟榔、橘核、青皮、沉香、牡蛎，皆散利肝气之品，茯苓、胆草、秦皮、枯芩，又清肝火之品。当归、生地、阿胶、白芍又滋肝血之品。桃仁、地榆、五灵脂、川芎又行肝血之品。知理肝之法，而治血痢无难。肝藏血，即一切血证，一总不外理肝也。各书痢证门，无此论说，予从各书旁通会悟而出，实先从吾"阴阳水火血气论"得其原委，故此论精确，不似他书捉影。

客曰：凡泻泄皆脾胃所主，痢亦泄泻之类，何以不主脾胃哉？答曰：渗泻、洞泻，诚属脾胃，故《内经》曰：长夏善病洞泻寒中，以长夏为脾主气故也。痢发则多在秋天，而其情理脉证，亦与洞泻不同。虽关于脾胃，而要以肝肺为主，乃得致病之源。

噤口者，下痢不食，是火热浊攻，胃气被伤而不开。各书俱遵丹溪，用石莲汤。《金鉴》谓内热盛，上冲心作呕噤口者，用大黄、黄连，好酒煎服以攻之。

【按】肠胃所以能食者，以胃有津液，清和润泽，是以思食。西洋医虽滞于迹，亦间有可信处。言谷入于胃，即有胃津注之，将谷浑化如糜。常探胃津搅饭，顷刻亦化为糜。据此论说，则胃之思食，全是胃津使然。试观犬欲得肉，则涎出于口，此涎即欲食之本也。人之胃津，其思食之情亦类乎此。今胃为邪热浊气所攻踞，其清和之津，尽化而为浊滞，下注于大肠，则为痢。停聚胃中，则拒不纳食。丹溪石莲汤，虽知清火补胃，然石莲是莲米有黑壳者。今医用石莲子，不知何物，断不可用。即莲米性亦带涩，痢证宜滑以去着，涩乃所忌，且胃中浊滞，非洗涤变化不为功。此方虽寒热未差，然未能洗涤其滞，变化其浊，非起死回生之方也。清温败毒饮、竹叶石膏汤、人参白虎汤、麦冬养荣汤，出入加减，庶可以洗胃变津，为开胃进食之良法。至呕不食，《金鉴》用二黄好酒，取其峻快以攻逆。然治逆洵为得法，

而不知化生胃津，终未得进食之本也。吾意以为宜用大柴胡汤，加石膏、花粉、人参，则攻逆生津，开胃进食，两面俱到。治噤口者，从无此论，吾今悟出切实之理，为斯人大声疾呼。海始欲以文章报国，今已自分不能，庶几发明此道，稍有补于斯民钦。

查对各书，言痢证者，说法不一。张景岳主温，朱丹溪主凉，喻嘉言主发汗、利水，陈修园主寒热合治，皆有至理。景岳谓夏月贪凉，过食生冷，至秋伏阴内动，应时而为下痢，佐关煎治之。此即仲景下利不止，用四逆汤、桃花汤之意，乃虚寒治法。然必须有虚寒实据，乃用此法。朱丹溪谓湿热蒸灼，气血为黏腻，用黄连解毒汤，是即仲景白头翁汤意也。此类最多，然必有热证之实据，乃用此法。喻嘉言谓宜从汗先解其外，外邪内陷而为痢，必用逆流挽舟之法，引其邪而出于外，人参败毒散主之。此即仲景协热下痢，用葛根黄连黄芩汤之意。第仲景升发邪气，兼清其热，而喻则辛温升散，未能两面俱到。即如仲景白头翁汤，亦取白头翁，能升达其气，知开提疏发，为治下迫后重之良方。喻嘉言自以逆流挽舟独得其秘，而未能根柢仲景，是以得半遗全。吾拟用柴胡汤，去半夏，加花粉、当归、白芍、枳壳、粉葛，自谓升发清降，两得其治。喻氏又谓若热已奔迫大肠者，毋庸更从外解，急开支河，从小便而顺导之。《金匮》紫参汤、诃黎勒散主之。此即仲景利不止者，当利其小便之意。大清凉散，药彻内外最有力。从高原导水，使不浸渍肠胃。拟用甘桔汤，加桑皮、杏仁、枳壳、防己、木通、石膏、云苓、苡仁、柴胡、薄荷、生姜、白芍治之。斯于喻氏发表利水之法，或更有发明。

陈修园谓此证有脏寒腑热，胃寒肠热之辨，仲景泻心汤择用如神。余谓寒热合病，必有寒热兼见之实证，不得笼统言之，而混用寒热杂方也。即如仲景乌梅丸所治之证，消渴，气上冲心，心中疼热，饥不欲食，此热证之实据也。食即吐蛔，下之利不止，此寒证之实据也。惟其有此腑热脏寒之实据，故用乌梅丸，兼寒热治之。又如仲景生姜泻心汤，所治之证云：心下痞硬，干噫食臭。此火证也。胁下有水气，腹中雷鸣。此水病也。惟其有此火在胃中，水在肠间之实据，故用生姜泻心汤治之。初头硬，大便后半溏者，此胃中有寒，肠中有热。陈修园拟用理中汤，加大黄，此皆有寒热兼见之实据。医者辨证必如是之严，而后用药处方，不失铢黍。以上四家治法，合而用之，而治痢不虞束手矣。

黄坤载曰：人之大便，所以不失其常者，以肺主传送，而肠不停，肝主疏泄，而肛不闭。宜用参、术以助肺之传送，用桂枝以助肝之疏泄。此黄氏论大便秘结之语也。吾从此语旁通之，而因得痢证之源。以知痢者，肺气传送太力，故暴注大肠；肝气郁而不疏，故肛门闭塞，欲便不便，而为逼胀。此从黄氏之论推求之，而痢证迫而不通之故，诚可识矣。第桂枝、参、术，与痢证不合。痢证肺气之奔迫，以其火热暴注也。故《伤寒论》饮食入胃，即下利清水完谷者，乃肺之传送太急，热之至也，宜急下之。据此则治奔迫者，当以清火为主，人参清肺泻肺二汤治之。肝气不得疏泄，亦由木郁为火，结而不畅，桂枝温木，是益其火，得毋虑不戢自焚乎！观仲景白头翁汤，用秦皮、白头翁，以凉达肝木；四逆散，里急后重者，加薤白以疏郁，则知助肝疏泄之法矣。当归芦荟丸、泻肝汤、丹栀逍遥散，加减治之。至于和肝调肺，止奔迫，解郁闭，一方而肝肺并治者，自古无之。余拟用白头翁汤，加石膏、知母、杏仁、桔梗、枳壳、槟榔、柴胡、麦芽、当归、白芍、甘草治之。轻剂则用小柴胡，加归、芍、杏仁、桔梗、枳壳、槟榔、麦芽、花粉，调和肺肝，则肺气不迫注，肝气得开利矣。又或肝气欲泄而下注，肺气欲收而不开，故痢多发于秋，秋金肺气闭而不开，肝气决裂而不遏，是以迫痛。此又从黄氏之义，另翻一解，而各书均不载者也。治宜甘桔汤，加白芍，以桔梗开提肺气，以白芍平治肝木。本此意以为加减，则鳖甲、龙胆草、青皮、秦皮、芦荟皆平肝之药；当归、生地、桃仁、五灵脂、延胡索皆治肝经血分之药；黄芩、麦门冬、桑皮、知母皆清肺之药；枳壳、贝母、杏仁、陈皮皆肺经调气之药。随宜致用，变化在人，乌有不治之痢哉！

"调血则便脓自愈"，"调气则后重自除"。此二语，为千古治痢之定法，而亦相沿治痢之套法耳。盖泛言调血，则归、芍、地榆用尽而不效；泛言调气，而陈皮、木香，多服而无功。不知木香、陈皮，乃调脾气之药。痢虽脾病，而其所以逼迫者，肝肺之咎也。知调肝肺，则善调气矣。血乃血海所总司，血海居大肠之间，故痢证脐下极痛者，必有脓血。痛不甚者，无脓血，以脐下血海之血痛故也。知理血海，则善治血矣。

普明子谓痢证多兼食积，宜用枳壳、厚朴、大黄，轻则用山楂、神曲、莱菔子、麦芽。此论最浅而中肯。

久痢不止，肺气下泄，则魄随之陷，而魄脱则死。肺藏魄，治宜调补肺气，人参清肺汤以固之。如寒滑者，桃花汤治之。

仲景诃黎勒散，即是清肺固脱之方。四神丸、乌梅丸，皆是桃花汤之义。方难尽举，升提固涩，总须分寒热用药，斯无差爽。

休息痢者，止而复作。乃固涩太早，留邪在内，故时复发作。治宜按上治痢之法，视何经见证，则用何经之药，以消除其邪，伏邪既去，而邪自不作。如羊脂、白蜜、黄连末服，不过取滑去着、寒去火之义，尤未若视其邪所发见之情，而分经用药，更为对证。

又补论曰：凡噤口痢，上噤下痢，法宜和中。此与霍乱对看自明。霍乱上吐下泻，必以和中而愈，则知噤口痢，上噤下痢，亦必以和中而愈。第霍乱是中寒而发，为上下俱脱之证，法主理中汤以温之；噤口痢上闭下滞，其为中热可知，热结于中，上下不开，和中之法，宜反理中汤诸药以寒凉治之。生姜泻心汤去干姜为宜，人参白虎汤亦佳。

尿　血

膀胱与血室并域而居。热入血室则蓄血，热结膀胱则尿血。尿乃水分之病，而亦干动血分者，以与血室并居，故相连累也。其致病之由，则有内外二因。

一、外因，乃太阳阳明传经之热，结于下焦。其证身有寒热，口渴腹满，小便不利，尿血疼痛，宜仲景桃仁承气汤治之。小柴胡汤加桃仁、丹皮、牛膝，亦治之。

一、内因，乃心经遗热于小肠，肝经遗热于血室。其证淋秘割痛，小便点滴不通者呼赤淋，治宜清热。治心经遗热，虚烦不眠，或昏睡不醒，或舌咽作痛，或怔忡懊侬，宜导赤饮，加炒栀、连翘、丹皮、牛膝。治肝经遗热，其证少腹满，胁肋刺痛，口苦耳聋，或则寒热往来，宜龙胆泻肝汤加桃仁、丹皮、牛膝、郁金。

尿血治心与肝而不愈者，当兼治其肺。肺为水之上源，金清则水清，水宁则血宁。盖此证原是水病累血，故治水即是治血。人参泻肺汤去大黄，加苦参治之。清燥救肺汤，加藕节、蒲黄亦治之。

以上结热之证，其血尿出，皆有淋滴不通之象，乃尿血之实证也。此外又有虚证，尿出鲜血，如尿长流，绝无滞碍者，但当清热滋虚，兼用止血之药，无庸再行降利矣。盖前阴有二窍：一为水窍，一为血室之窍。血窍在女子，则为胎孕之门；血窍在男子，则为施精之路。故女子血室之血，能由此崩漏而下；男子血室之血，亦能由此走泄而出。是以血尿之虚证，与女子崩漏之证无异，宜用四物汤加减治之。肝如郁火者，加丹皮、炒栀、柴胡、阿胶、芥灰；心经血虚火旺者，加黄连、阿胶、血余；脾气虚寒，不能摄血者，四肢清冷，脉微迟，面黯淡，加鱼鳔、黄芪、人参、艾叶、黑姜、甘草、五味治之；房劳伤肾，加鹿胶、海鳔蛸、烧裈散治之。又有肺虚，不能制节其下，以致尿后渗血者，审系肺阴虚，则兼气逆痰咳口渴等证，人参清肺汤主之；若肺阳虚，不能治下，则必有遗尿足冷，水饮喘嗽之证，甘草干姜汤治之。

经　血

妇科已有专书，然男女血本同源，故并论之。经云：女子二七而天癸至，任脉通，太冲脉盛，月事以时下，故能有子。天癸者，谓先天肾中之动气，化生癸水。至者，谓至于胞中也。水为阳气所化，阳倡而阴必随之。血者阴也，冲任主之，故应癸水，而即输血于胞中，血之应水而下，是谓以阴从阳，有如妻之从夫。冲任两脉，皆起胞中，上属阳明。阳明乃后天水谷之海，居中宫称戊土。

化气取汁，变赤为血，随冲任两脉以下合癸水，是谓戊与癸合，男女皆然。男子主气，故血从水化而为精；女子主血，故血从水化而为经。血是男子之精，水中有血；女子之经，血中有水。故行经前后，俱有水浆可验。夫此水乃肾中冲阳之气所生，气亢则水竭，而血不濡，热证于是乎生矣。气寒则水冷，而血不运，寒证于是乎生矣。故凡调血，先须调水，调水即是调气。气生于肾，而主于肺；血生于胃，而藏于肝。以血海为肝之部分，肺金司气之制节，又为水之上源，调血调水，人当知所从事矣。故或调气中之水以滋血，或调血中之气而利水，是女子调经之法。即凡为血证之治法，学者宜鉴观之。

血热者，水之不足也。因见行经趱前、发热口渴诸证，四物汤加天冬、麦冬、黄芩、花粉、柴胡、阿胶、牛膝等药，以滋水者濡血。或用六味地黄汤以滋肺肾，亦能启水之源。此以滋水为养血之法也。血寒者，水不温也。因见经水后期，黯淡清冷之状，以及凝滞疼痛兼作，四物汤加茯苓、甘草、桂枝、黑姜、附子等药，以温水者行气，气行则血行也。血虚者，行经太少，以及干枯淡薄，诸虚证犹杂出难言。审系肾中天癸之水不足者，必骨热气逆，足痿脉数，子宫干涩，经血前后，均无浆水。宜左归饮加菟丝、龟板、阿胶、麦冬、五味、苁蓉，以滋天癸之水。审系胃虚，阳明冲任之血不足者，经水必淡，只有水浆，而少鲜血，宜炙甘草汤、养荣汤酌而用之，以补生血之源，而血虚可治矣。

血滞者，瘀血阻滞。因见身痛腹胀，寒热带漏，散经闭经诸证，总是瘀血阻滞其气。若无瘀血，则经自流通，安行无恙，何缘而错维变乱哉？凡此之类，故总以去瘀为要，四物汤加元胡、桃仁、香附、乳香、没药主之。有热，加黄芩、黄连；有寒，加干姜、附片。王清任血府逐瘀汤、膈下逐瘀汤皆宜。瘀血之甚者，非仲景土瓜根、下瘀血等汤不治。另详瘀血门。

总而论之，血气二者，原不相离。血中有气，气即是水，吾于本条及《水火气血论》已详言之。知此则知瘀血阻滞者，乃血阻其气，是血之咎，故破散其血而气自流通，桃仁、丹皮、五灵脂等，在所必用。血分有热者，乃气分之水不足以濡血，故令血热。用栀、芩等以泻火，泻火即是滋水也。血分有寒者，乃气分之水，水凝湿滞而不化，故濡滞不流通也。吴茱萸、细辛、桂枝、艾叶，以温水者温血，水温则气和，气和则血和。观此，可知男子瘀血，热结寒凝，治法与此皆无异矣。观于生天癸以生血之法，则知男子滋肾养血之法；观于补阳明以补血之源，则知男子补血之源矣；观于滋肺以养血之法，则知男子生津以养血之法。以至血热而水凝为痰，血虚而水溢为汗，同类异情，无不毕见。

崩　带

妇人面色青黄，肢体消瘦，心战腰酸，时下浊物，其物黄、赤、青、白、黯黑并下，是带脉之血伤损而成，故名曰带证。古法又分白浊一条，谓带下是带脉为病，其色污杂，白浊则是心、脾、肾三经为病，其色纯白。而所用之方，仍相彷佛，其实同一病也，皆是带脉为病。吾为指明曰：白浊五带，所下似血非血，乃胞中之水也。此水清则为天癸，以济经血，前论详矣。此水浊则为白浊，为五带。水浊而血因以浊矣，盖带脉下系胞宫，中束人身，居身之中央，属于脾经。脾经土气冲和，则带脉宁洁，而胞中之水清和。是以行经三日后，即有胞水。黄明如金，是肾中天癸之水，得带脉脾土之制，而见黄润之色，乃种子之的候，无病之月信也。若脾土失其冲和，不能制水，带脉受伤，注于胞中，因发带证，白浊污杂，治宜和脾以利水。治脾即是治带，治带即是治水也。观肾着汤，用白术治腰痛如带五千钱者。肾着名汤，明言是肾中水邪，着于带脉，故从脾治之，以土治水，而带脉自愈矣。即此可知女子带证，是水不清，浊证仍是水不清，不必强分，总以和脾利水为主，胃苓汤主之。挟热者去桂枝，加黄芩、黄连、黄柏；夹寒者，加细辛、吴萸。夫脾土郁蒸，湿气腐化，变生五带，赤白污浊，理脾解郁，宜逍遥散，加防己、木通主之。热加丹皮、栀子、黄柏，寒加台乌药、艾叶、砂仁。以上所论虽未尽带浊之治，然已得法门，学者推而广之。遇热证则硝、黄、甘遂，未必非宜；遇寒证则参、术、芪、附，尤所必用。以及寒热错杂，皆可随证制方，有纸笔不能尽传者，在医师之自悟也。

崩漏者，非经期而下血之谓也。少者名曰漏下，多则名为血崩。行经而去血过多，如水之流不能止者，亦是血崩，古名崩中。谓血乃中州脾土所统摄，脾不摄血，是以崩溃。名曰崩中，示人治崩，必治中州也。月经名曰信水，以五行惟土主信，土旺则月水有信，土虚则失信而漏下，甚则崩中矣。治法总以治脾为主，或劳倦伤脾，或思虑饥饱伤脾，脾虚不摄，宜用归脾汤加艾叶、阿胶、灶心土。大虚者，宜十全大补汤，加阿胶、续断、升麻、炮姜、枣仁、山萸肉，再用鱼肚、鹿角霜、莲米、

姜、盐炖食，以调养之。黄芪、糯米、当归煎服，亦大补气血。六君子、养荣汤、炙甘草汤，皆脾经补益之药，可以加减用之。凡是崩中，此为正治。又有治肝以治脾之贼者。肝经怒火妄动，木郁克土，火扰而血不宁，其人善怒头痛，口苦目眩，胁腹胀满，六脉弦数，与脾经虚寒之证，显有不同，宜归脾汤加丹皮、栀子、柴胡、白芍、麦冬、五味子，补脾土清肝火，两面俱到。或用丹栀逍遥散，加牡蛎、阿胶、蒲黄。

【谨按】 带漏虽是水病，而亦有夹瘀血者，以血阻气滞因生带浊，小调经汤随寒热加减治之。崩中虽是血病，而实则因气虚也。气下陷，则水随而泻。水为血之倡，气行则水行，水行则血行，宜服补气之药，以升其水，火升则血升矣。补中益气治之。

合崩带观之，一是水病，一是血病，女子男子皆有血与水之病，宜通观之。

产　血

妇人胎中，有血衣以裹儿，血衣之下，又有水衣以衬垫之。将产则胎水先破，水衣先下，然后血衣破而儿生。儿生之后，血衣乃下。世谓水衣垫胎，水衣既行，则其胎颠坠，是以儿出。此乃着迹之论，未得其所以然也。夫胎产之事，乃关气化，岂犹什物之衬垫悬坠所可拟者？吾为指出其理曰：天地之大，总是以阳统阴；人身之生，总是以气统血。气乃肾中水化之阳，故气着于物还复为水。吾是以有气即是水之论。妇人怀子垫胎之水衣，即气也，胎乃气载举之。气即是水，故水垫其胎，实则气载其血也。将产之时，水衣先行，气下行，故水下行，水行实则气行也。气既

下行，则其胎血自随之而下。血之从气，又如妻之从夫，岂有气行，而血不行者哉？故胎之未生，气载之；胎之将产，气运之。知此则知护胎者必调气，催生者必行气，而治一切血证皆宜治气，均可于此悟出。

将产之时，腰腹大痛者，以气欲行，而血未行，血阻其气，而气必欲迫之使行，故令大痛。此必初胎初产之妇，血道新开，碍气之行，故其痛极甚。或数产之妇，内有瘀血阻滞其气，故令大痛。若壮妇身无瘀血，则将产时微痛而已，或微胀而已。盖其气行而血随之下，血道既是熟路，又无瘀血阻滞，何痛之有？其极痛而胎不下者，催生之法，总宜行血，不使阻滞其气，则气下而胎随以下，佛手散主之。交骨不开者，加败龟板及妇人油发烧灰。义总取于活血，血活则气通，胎顺而自生矣。

既产之后，身痛腰痛，恶血不尽，阻滞其气，故作痛也。盖离经之血，必须下行不留，斯气无阻滞，自不作痛，又能生长新血。若瘀血不去，则新血不生，且多痛楚，宜归芎失笑散及生化汤治之。夫产后百脉空虚，亟宜补血，而犹力主去瘀者，瘀血不去，则新血断无生理。吾于《男女异同论》已详言之。虽产后大虚，仍以去瘀为急，去瘀正为生新计也。吐衄家须去瘀血，观此益信。

产后血晕，由血随气上，迷乱心神，故眼前生花，甚者闷绝口噤，神昏气冷。有下血过多而晕者属虚，但昏闷烦乱而已，法当补血，宜炙甘草汤及八珍汤，加枣仁、龙骨、朱砂、丹皮。有下血少而晕者，乃恶露上抢于心，心下满急，神昏口噤，绝不知人，法当破血，宜当归、延胡索、血竭、没药、荆芥穗，京墨煅红醋淬童便引。血晕之证，吐衄家间亦有之，医者不可不知。

产后血崩，乃荣气空虚，不能摄血归经，大剂归脾汤主之。如兼汗出气喘者，乃是血脱气散之危证，参附汤，加阿胶、熟地、茯苓、甘草以救之。然又有怒气伤肝，肝气横决，血因不藏者，归脾汤加炒栀子、阿胶、艾叶、柴胡，逍遥散加阿胶、牡蛎、棕炭、炒栀、莲叶、香附皆宜。

败血干肺，口鼻黑色，面如茄色，或发鼻衄，乃气逆血升之危候。或则喘急，或咳逆欲死，总缘肺虚不能制节其下，是以下行之血得以上干，宜参苏饮主之。鼻衄，加杏仁；喘咳，加五味。吐衄家血干肺脏者，亦与此同。

败血干心，心气闭塞，舌强不语，神昏谵语，如见鬼状，宜归芎失笑散，加龙脑、朱砂、血竭、没药治之。牛膝散加枣仁、琥珀、熟地、人参皆宜。

败血干脾，则呕逆腹胀，不能饮食，生化汤，加半夏、茯苓、枳壳、厚朴。如发为水肿，是血从水化而变为水，与血变为脓无异。即从水化，则从水治之，五苓散加蒲黄、丹皮以利之。

总之，血以下行为顺，上行为逆。知产血上逆之为病，则愈知吐衄之血，上逆为病也。但吐衄与产血，其病源不同，故治法亦异。此外尚有数证，乃产后多有之证，亦与吐衄义可参观，因连类及之，条列如下：

产后喘促，最危之候。因荣血暴竭，卫气无依，为血脱气散之证，宜参附汤饮之，四磨汤亦可。若因败血乘肺，气喘目黑，鼻起烟煤者，是为肺气将绝之证，参苏饮治之。二证：一是肾气虚脱，而阳上越；一是肺气虚竭，而血上乘。两方皆主人参，大生水津。水者，气之母也，方主补气，故用人参以滋水，滋水即是补气。而阳上越者，佐附子以引之归根；血上干者，佐苏木以速之下降，诚产后救危之良方。男子血气脱绝之证，亦不能外此义也。

产后汗出，身微似汗者吉。盖产后血虚，微汗则气来就血，阳来和阴。汗者气分之水也，产后血不足而气有余，故微泄其气，以水血配，最吉之兆。若阴虚于内，阴浮于外，溅溅汗出，是为自汗，与微汗有别，法宜补阴而引阳，圣愈汤加附子、五味、麦冬、龙骨治之。若大汗亡阳，其汗如水之流，乃元气脱散。气即水也，气脱故大汗，非大剂参附汤不能回阳。又有但头汗出，剂颈而还者，乃血不得其和。气因郁而上蒸，故但头汗，仲景谓之郁冒，用小柴胡汤解之。盗汗阴虚者，当归六黄汤治之。此与吐衄家汗出诸证有相通处宜参观之。

产后发热，因阴血暴伤，阳无所附，四物汤加炮姜，从阴引阳，为正治之法。

若头痛恶寒而发热者，属外感，不当作寻常伤寒治之，惟宜用四物汤加荆芥、柴胡、葱白和血解表而愈。又有停食发热者，必见胀闷、嗳气、呕哕等证，异功散，加山楂、神曲、麦芽、厚朴、生姜治之。若因瘀血壅滞而发热者，必见身腹等处刺痛之证，生化汤治之。若去血过多，烦躁口渴，面赤身热者，当归补血汤治之。若阴虚阳无所附，孤阳外越而发热者，急进参附汤救之。《金鉴》此条于产后发热虚实之证略备，与男子亡血发热者，治法相同。但亡血是血上行，产后是血下行，一逆一顺，其间略有不同耳。

产后杂证犹多，所举数条，皆与吐血之证有互相发明者，其余不及备载，另有产科诸书可查。

又补论曰：产后气下泄，故多脱证；吐血气上逆，故少脱证。吐血之脱证皆宜降；产后之脱证则宜升，此绝不同。

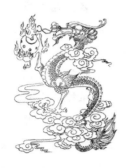

血证论 卷五 血中瘀证治

瘀 血

吐、衄、便、漏，其血无不离经。凡系离经之血，与荣养周身之血，已暌绝而不合。其已入胃中者，听其吐下可也。其在经脉中，而未入于胃者，急宜用药消除，或化从小便出，或逐从大便出，务使不留，则无余邪为患。此血在身，不能加于好血，而反阻新血之化机。故凡血证，总以去瘀为要。世谓血块为瘀，清血非瘀；黑色为瘀，鲜血非瘀，此论不确。盖血初离经，清血也，鲜血也。然既是离经之血，虽清血、鲜血，亦是瘀血。离经既久，则其血变作紫血。譬如皮肤被杖，血初被伤，其色红肿，可知血初离经，仍是鲜血。被杖数日，色变青黑，可知离经既久，其血变作紫黑也。此血在经络之中虽已紫黑，仍是清血，非血块也。是以能随气运行，走入肠胃，吐下而出。设在经络之中，即是血块，如何能走入肠胃耶？至于血块，乃血入肠胃，停留片时，立即凝结。观宰割猪羊，滴血盆中，即时凝结，便可知矣。故凡吐衄，无论清凝鲜黑，总以去瘀为先。且既有瘀血，便有瘀血之证。医者按证治之，无庸畏阻。

瘀血攻心，心痛头晕，神气昏迷，不省人事，无论产妇及吐衄家，有此证者，乃为危候。急降其血，而保其心，用归芎失笑散加琥珀、朱砂、麝香治之。或归芎汤，调血竭、乳香末亦佳。

瘀血乘肺，咳逆喘促，鼻起烟煤，口目黑色，用参苏饮保肺去瘀，此皆危急之候。凡吐血即时毙命者，多是瘀血乘肺，壅塞气道。肺虚气促者，此方最稳。若肺实气塞者，不须再补其肺，但去其瘀，使气不阻塞，斯得生矣。葶苈大枣汤加苏木、蒲黄、五灵脂、童便治之。

瘀血在经络脏腑之间，则周身作痛，以其堵塞气之往来，故滞碍而痛，所谓痛则不通也。佛手散加桃仁、红花、血竭、续断、秦艽、柴胡、竹茹、甘草、酒引；或用小柴胡，加归、芍、丹皮、桃仁、荆芥尤通治内外之方，义较稳。

瘀血在上焦，或发脱不生，或骨膊胸膈顽硬刺痛，目不了了，通窍活血汤治之。小柴胡汤加归、芍、桃仁、红花、大蓟亦治之。

瘀血在中焦，则腹痛胁痛，腰脐间刺痛着滞，血府逐瘀汤治之。小柴胡汤加香附、姜黄、桃仁、大黄亦治之。

瘀血在下焦，则季胁、少腹胀满刺痛，大便黑色，失笑散加醋军、桃仁治之。膈下逐瘀汤亦稳。

瘀血在里，则口渴。所以然者，血与

气本不相离，内有瘀血，故气不得通，不能载水津上升，是以发渴，名曰血渴。瘀血去则不渴矣，四物汤，加枣仁、丹皮、蒲黄、三七、花粉、云苓、枳壳、甘草。小柴胡汤加桃仁、丹皮、牛膝皆治之。温经汤以温药去瘀，乃能治积久之瘀。数方皆在酌宜而用。

瘀血在腠理，则荣卫不和，发热恶寒。腠理在半表半里之间，为气血往来之路，瘀血在此，伤荣气则恶寒，伤卫气则恶热，是以寒热如疟之状。小柴胡汤加桃仁、红花、当归、荆芥治之。

瘀血在肌肉，则翕翕发热，自汗盗汗。肌肉为阳明所主，以阳明之燥气而瘀血和蒸郁，故其证象白虎，犀骨地黄汤加桃仁、红花治之。血府逐瘀汤加醋炒大黄亦可治之也。

瘀血在经络脏腑之间，则结为癥瘕。瘕者或聚或散，气为血滞，则聚而成形，血随气散，则没而不见。方其既聚，宜以散气为解血之法，九气丸治之。在胸膈上者，加桔梗、枳壳、瓜蒌、生姜、甘草；在右者，加苏子、桑皮、陈皮；在左者，加青皮、牡蛎、当归；在中焦大腹者，加厚朴、枳壳、防己、白芍、甘草；在小腹下者，加橘核、小茴、荔核、槟榔、川楝子、五灵脂。气散则血随而散，自不至于结聚矣。至其既散之后，则又恐其复聚，宜以调血为和气之法。此时瘕气既散，处于血分之中，但一调血，则气自和，而不复聚矣。逍遥散加丹皮、香附治之；归脾汤加柴胡、郁金子亦治之。癥者常聚不散，血多气少。气不胜血故不散，或纯是血质，或血中裹水，或血积既久亦能化为痰水，水即气也。癥之为病，总是气与血胶结而成，须破血行气，以推除之，元恶大憝，

万无姑容。即虚人久积，不便攻治者，亦宜攻补兼施，以求克敌。攻血质宜抵当汤、下瘀血汤、代抵当丸；攻痰水宜十枣汤；若水血兼攻，则宜大黄甘遂汤，或秘方化气丸。

外治法，贴观音救苦膏。

瘀血在经络脏腑之间，与气相战斗，则郁蒸腐化，而变为脓。另详吐脓、便脓、疮脓门，兹不再赘。

瘀血在经络脏俯之间，被气火煎熬，则为干血。气者，肾中之阳，阴虚阳亢，则其气上合心火，是以气盛即是火盛。瘀血凝滞，为火气所薰，则为干血。其证必见骨蒸痨热，肌肤甲错，皮起面屑，名为干血痨。病至此者，十治二三，仲景大黄䗪虫丸治之。盖既系干血，便与气化隔绝，非寻常行血之品所能治也，故用诸虫啮血之物，以消蚀干血。瘀血不去，新血且无生机，况是干血不去，则新血断无生理。故此时虽诸虚毕见，总以去干血为主也。如胆识不及，可以滋补之药送下此丸，亦调停之一术。

瘀血在经络脏腑之间，被风气变化，则生痨虫。气者，肾水之所化也，故气动即为湿。风者，肝阳之所生也，故风动即为热。湿蒸热煽，将瘀血变化为虫，是为痨虫，此犹之草腐为萤，谷飞为虫也。其辨法：面色乍赤乍白，乍青乍黄，唇口生疮，声嗄咽痒，烦梦不宁，遗精白浊，发焦舌燥，寒热盗汗，出口秽气，不知香味，喜见人过，常怀忿怒，梦见亡先，惊悸咳逆，或腹中有块，或脑后两边有小结核，或食豆而香；又用乳香熏其手背，帕覆手心，须臾毛长至寸许；每日平旦精神尚好，日午向后，四肢微热，面无颜色，皆是痨虫之候也，月华丸主之。多食鳗鱼

肉，既有滋补，又善杀痨虫；或用鳗鱼骨烧黑，鳖甲炒为末，煎人参当归白芍白薇汤送下，补虚杀虫，相辅而行。若专事杀虫，金蟾丸亦可间服，金线蛙烧服亦妙。黑猫杀取肝焙干为末，月初五更空心服，大能杀除痨虫，可代獭肝。獭爪为末，酒下。痨虫居肺叶间，咯血声嘶者，皆能治之。

痨虫乃血化之虫，最为灵异，其人死后，虫为妖孽，传染家人，为传尸痨。杀三人者，其虫不治。传尸之证，与其所感之病人无异。《金鉴》谓宜服传尸将军丸，方载《丹溪心法》中。今查《丹溪心法》不载此方，然以将军名丸，其主用大黄可知。夫传尸虫孽，袭染人身，亟宜除去，故主攻下，亦如仲景攻干血法，以免留邪为患也。此虫一传人身，便能聚积人身之血以为窠囊，食息生育，变化无穷。吾谓可用移尸灭怪汤，杀其虫而夺其血，斯无遗留之邪矣。

以上二证，大便不溏泄者，尚可攻治。溏泄者，不能任药，必死。

蓄 血

蓄血者，或伤寒传经之邪，或温疫时气之邪，传于血室之中，致周身之血，皆为邪所招致，而蓄聚胞中。小腹胀痛，其人或寒或热，昼日明了，夜则谵语，甚则发狂，呼叫打骂。《内经》所谓血在上喜忘，血在下如狂，是也。癫犬咬伤，毒聚胞中，故令发狂，皆属蓄血之证。仲景抵当汤治之，桃仁承气汤亦治之。若胆识不及，可用膈下逐瘀汤，加大黄。若血犹未结，但是热入血室，夜则谵语，用小柴胡汤加桃仁、丹皮治之。

血 臌　附：血肿

血臌之证，胁满小腹胀，满身上有血丝缕，烦躁漱水，小便赤，大便黑，腹上青筋是也。医书俱云是妇人之病，惟喻嘉言谓男子恒有之。面色萎黄，有蟹爪纹路，脉虽虚极，而步履如故，多怒善忘，口燥便秘，胁胀腹疼，迨胀之既成，腹大如箕，遂不可救。东南最多，所以然者，东海饶鱼盐，鱼者甘美之味，多食令人热中；盐者咸苦之味，其性偏于走血。血为阴象，初与热合，不觉其病，日久月增，中焦冲和之气，亦渐为热矣，气热则结，而血不流矣。于是气居血中，血裹气外，一似妇人受孕者然，至弥月时，腹如抱瓮。推而言之，凡五方之膏粱厚味，椒姜桂糈，成热中者，皆其类也。治之之法，以六君子汤加干姜、川芎、防己为末，陈米、荷叶煎汤泛丸，白汤下。执中央以运四旁法也。

【谨按】喻氏之论，其言血臌之源，最为详确。惟所主之方，与气热则结而血不流之说，未能吻合。盖六君子与所加之药，于治痰臌为宜，且须寒饮，方为切合。如论所谓，宜用清和理气之品，攻剂代抵当丸主之，和剂丹栀逍遥散，加姜黄、香附治之。诸书皆用桃奴散或琥珀散治之，第两方用温药，亦血因寒凝之剂，与喻氏所论又有不同。医者审证择用可也。

又有石瘕肠覃，状如怀子，腹日以大，月事以时下者为肠覃，以寒客于肠外，气病而血不病也，宜橘核丸主之。月事不以时下者为石瘕，乃寒气客于子门，子门闭塞，恶血当下不下，衃以留止，故成石瘕，是气病而血亦病也。宜琥珀散、桃奴散治之，后服温经汤。

单腹胀者为血臌，若四肢皆胀，或先

从四肢肿起，其色红者，谓之血肿。亦有不红者，血从水化而为水，故不红也。或得于吐衄之后，瘀血化水而肿；或得于妇人经水不行，血化为水而肿。既化为水，则兼治水，五皮饮加当归、白芍、蒲黄、丹皮、桃仁治之。或用干漆、雄黄醋丸，麦芽汤下亦可。

又凡臌胀浮肿，俱要分阴证、阳证。阴证脉沉、涩、弦、紧，必有寒痰诸证，宜中满分消汤加桃仁；阳证脉数口渴，便短气逆等证，宜小柴胡汤，加知母、石膏、防己、丹皮、桃仁、猪苓、茯苓、车前子治之。另详六卷肿胀门。

经　闭

妇女经闭有四：一寒证，一热证，一实证，一虚证。

寒闭者，积冷结气，经水断绝，至有历年，胞门为寒所伤，经络凝坚，阴中掣痛，少腹恶寒，上引腰脊，绕脐寒疝，或瘀血不行，留为石瘕，皆霜凝冰结之象也。用温经汤主之，或用温药下之。附子理中汤加当归、桃仁、大黄、细辛、牛膝、肉桂，生化汤下之尤稳。经通之后，再服肾气丸收功。

热证者，胞为血室，血室为肝之所司。肝火横逆，从胞脉上迫于心肺，心肺之气，不得下通，则发寒热，头晕耳鸣，烦躁多怒，咳逆气上。治宜平其肝火，使肺气得下降，心血得下注，斯经通矣。当归芦荟丸加桃仁以攻之；丹栀逍遥散加桃仁以和之。又曰：冲任两脉，起于胞中，上属阳明。若胞中火逆，随冲任两脉上冲，头晕颊赤，咽喉不利，发热口渴，咳逆喘息，此乃胞气上逆，合于阳明之气，而为燥动之证。法宜从阳明以折冲逆，使火下降，

斯经通矣，玉烛散治之。如脾胃素虚，不便攻治者，玉女煎加桃仁、丹皮治之。《金匮》麦门冬汤，尤能逆折冲气。数方皆从阳明降气，使气下达胞中，则经自通。又有从肾中引气下行，以通经之法。用六味地黄汤加知、柏、牛膝、桃仁，此又引冲气下行隔治之法。

实证经闭者，妇人少腹如敦状，小便微难而不渴，此为水与血结在血室也，大黄甘遂汤主之。又仲景曰：妇人伤寒中风，经水适断，胸胁满如结胸状，谵语者，此为热入血室也，小柴胡汤主之。妇人经闭，藏坚癖不止者，中有干血，湿热腐变，化出白物，矾石末纳入阴户。吾谓可用土瓜根汤，加黄柏、防己治之。又或小腹结痛，大便黑色，小便不利，明知血欲行而不肯利下，宜抵当汤主之。时方可用膈下逐瘀汤。

虚证经闭者，或因失血过多，面与爪甲之色俱浅淡黄白。血既从上而脱，更何从再注胞中，以为经水哉？治法宜止其吐衄之血，使其下行，再补其虚，则血生而气顺，下注胞中，斯经得通矣。四物汤加牛膝、枳壳、降香、郁金、血余、童便、茯苓、甘草、阿胶。或因过淫精竭，肾中天癸之水不至胞中，则不能引动冲脉之血，是为阳不倡阴，水不化血。宜滋补其水，以益天癸，左归饮主之，三才汤亦主之。或因生产过多，伤血血枯，圣愈汤主之。或室女血枯，名为童痨。室女正当血盛之时，而乃经少血枯，以致骨蒸肌热，面色枯白，两颧发赤，懒于饮食，皮干消瘦，咳嗽喘息。此宜大滋其血之化源，使血骤生，而诸病乃退，炙甘草汤主之。又或妇人女子，不得隐曲，心念不遂，脾气抑郁，以致胃病，不思饮食，倦怠少神，怔忡健

忘，脾不化汁，心不化赤，是血虚而无经水。血虚则生内热，肌肉干瘦，如风之消物，故又名曰风消。其证难治，宜归脾汤主之。血虚则火盛无制，心乘肺金，金气不行，不能运布，水津留于胸中，津液尽化为痰，咳嗽不已，日久成痨，经所谓传为息贲，则不能治，谓喘息也，都气丸加人参、麦冬、枣仁、五味子、钟乳石治之。天王补心丹亦治之，保和丸、清燥救肺汤，皆可借治息贲，叶氏养胃汤加熟地、五味、云苓亦佳。

经血原委，已于四卷详言之。兹特就经闭大略，出其证治，化裁通变之用，则存乎其人而已。

末段所论生血之法，男女略同，治血证者，须切究之。

胎　气

妇人以血养胎。血或不足，或不和，于是有胎气诸证。此与本书血证不涉，然亦血分中事，不类而类，因并论以启人之悟。

孕妇胎中，只有水血二者而已。水即是气，故生产时，水衣先至，后下血衣。行经时亦先下浆水，后下鲜血。水者气之所化，气属阳，血属阴，水先乎血，是为阳先乎阴也。故行经也，必天癸之水，至于胞中，而后冲任之血应之，亦至胞中，于是月事乃下，其受胎也，亦必天癸先交，而冲血后聚。故不曰男女媾血，而曰男女媾精。精者，水与血混合之名也。既成胎后，肾中之阳气，则化水以养胎；胃中之水谷，则取汁化血，从冲任两脉下注胞中以养胎。胎中水足，则血不燥；胎中血足，制气不亢。水血调和，则胎孕无病。所以有病者，皆水与血不和之故。胎病多端，

吾且斩断葛藤，但就水血二者立法，可以通一毕万矣。

恶阻者何也？胎中之水火，上逆入胃故也。冲任乃胞脉，皆上属于阳明。阳明之气，下行为顺，今因有胎，子宫收闭，冲气不得下泄，转而上逆，挟胞中之水，以干胃土，则为痰水上溢，因而呕吐。治宜调胃利痰，二陈汤加枳壳、砂仁、生姜、藿香治之，香砂六君子汤亦治之。水降则气降，胃得安而不呕吐矣。又或胞气上逆，上合阳明燥气而为火，亦致吐逆，呕苦呕酸，哕气拒食，胎塞于下，气逆于上，多生火证。故世谓胎前不宜热药，以此之故。法宜清胃降火，小柴胡汤主之，麦门冬汤亦治之。

子呛者何也？胎中之水火上干于肺故也。养胎全赖水与血二者，若水不足以濡血，则血燥；血不足以济水，则气热。燥热相合，是为胎火。胎火循冲脉而上，干犯肺金，则咳喘交作，两颊发赤，咽喉不利，气呛咳嗽，故名子呛。仲景麦门冬汤治之，时方玉女煎，加五味子亦妙。方中牛膝正取其降冲逆；半夏降冲逆，降水也；牛膝降冲逆，降火也。皆以堕胎之药安胎，用之得宜，正无畏缩。又有胎中之水，上泛为痰，冲肺作咳，以致子呛者，于法又宜去水。苏子降气汤、六君子汤，加五味、炮姜、细辛治之。若是水火兼动，而致咳嗽，宜泻白散加杏仁、瓜蒌霜、白前、黄芩、枳壳、甘草，或葶苈大枣泻肺汤治之，但葶苈猛，不可多用。

孕妇少腹痛，仍分水分、血分两端。在水分者，膀胱之气不能化水，则子脏胀满，水不得泄。必见小便短涩，胀喘诸证。审是热结不行者，导赤散加山栀、防己以清之；审系寒结而阳气不化者，五苓散治

之。取其水利，则少腹之痛自止。橘核丸加茯苓亦治之。在血分者，胞为肝肾所司，肝阳不达于胞中，则胞血凝滞而痛，四物汤加艾叶、香附、阿胶、茴香。肾阳不达于胞室，则胎冷痛，上连腰脊，四物汤加杜仲、故纸、台乌、艾叶。此名胞阻，谓胞中阴血与阳气阻隔也，重则用肾气丸，轻则用胶艾四物汤。

血与水皆阴也。水为先天阳气所化之阴液，血为后天胃气所化之阴汁，肾阴又转赖胃中之水津而生，胃气又实藉肾之生阳而旺。今有肾中之生阳不足者，脉弦发热，愈胀而下坠，腹痛恶寒，子宫欲开，仲景用附子汤治之。保肾之阳，以扶胃气，此补阳法也。又有胃中之水津不足者，则子脏干燥，悲伤欲哭，象如神灵所凭，数欠伸。所以然者，以肾水不足，冲血不足，无所润养。肾水在下，则为胞中之天癸，在上则为口中之津液。脏燥，则肺金不得津液之润养，故肺主悲伤。欠伸者，明系肾病。如神所凭者，血燥则心不化液，而神无守也。甘麦大枣汤，滋肾之阴，从冲任以输水于肾，而肾阴因藉以生，此补阴法也。视此二条，一切滋阴补阳之法，可以贯通。

胎漏，亦分水与血二证。下血者属血热，因其火甚，故逼血妄行，宜四物汤加阿胶、炒栀子、侧柏叶、黄芩。下水者，或如豆汁，下至升许，名曰孤浆。去水太多，则胎干枯，必倚而坠。水即气也，惟其气泄是以水泄。黄芪、糯米浓煎，补而滋之。茅根、白术、人参、鹿角霜、桑螵蛸、白银，酒水煎服亦佳。

【再按】血统于脾，而藏于肝，肝主疏泄，故漏血。治以归脾汤加柴胡、山栀、阿胶，于法尤合。水生于肾而制于肺，肺气不纳，故漏水。今观肺中虚寒，不能制下，则小便遗尿，可知肺气不纳，所以漏水之理矣。宜用白术、人参、海螵蛸、龙骨、牡蛎、百合、诃子、苎根、白银。

子淋者，小便淋沥，亦分水淋、血淋二者。水淋病在膀胱，胀闭涩滞，宜五淋散加木通、泽泻；血淋者，病在血室，阴中割痛，下滴血点，四物汤加苁蓉、茅根、藕节、条芩、赤苓、草梢。

子悬者，胎气上逼，悬塞心胸，亦分水分、血分二者。水分之病，由于气虚，水泛为痰，壅凑其胎，浊气上逆，脉必沉滑迟弱。六君子汤加枳壳、紫苏、腹皮、川芎、香附治之；血分之病，由于血虚，胎中厥阴肝经相火上僭，举胎上逼，宜小柴胡合四物汤，再加云苓、黄连、黄柏，六味丸加牛膝、麦冬以引之使下，亦高者抑之之义，毋畏牛膝之堕胎也。

【又按】子悬之证，有孕七八月，产母血虚，胎无所养，上行求食者，但用下降之药不能治也。宜大补其血，炙甘草汤去桂枝，加淮药、枣仁治之；圣愈汤加白术、云苓、甘草亦治之，甘麦大枣汤皆宜。又当美其饮食，用黄芪、人参、山药、白芷、芡实、猪蹄炖服最佳。

子气者，水肿也。胞与膀胱并域而居，胞宫为胎所占，侵逼膀胱，以致膀胱之水不能化行，亦由膀胱之气化先有不足，故能为胎占，用五苓散主之。若是胎火乘肺，化源不清，以致便短水肿者，去桂枝，加知母、麦冬、黄芩、杏仁、防己治之。

子烦者，血虚也。血者心之所主，血足则心不烦。胎既耗血，胎中之火，又上与心火相合，火扰其心，是以虚烦不能眠，酸枣仁汤治之。朱砂安神丸亦治之。

子眩者，气分之痰也。其证目眩头晕，

皆由胎水上逆为痰之所致。二陈汤加紫苏、枳壳、杏仁、姜汁、竹沥治之。

子痫者，血分之风也。其证忽然昏冒，卒倒无知，手足抽掣，过时则醒，口噤反张，乃孕妇血虚，风邪入肝之所致。法宜补血祛风，四物汤加钩藤、防风、茯神、桑寄生、独活、羚羊角，逍遥散、小柴胡皆可借治。

小便不通者，气不足也。气化则水能出，今小便点滴不通，是胞系下压其尿窍故也。究其所以下压尿窍之故，则因肾气不足，不能举胎而上，此名转胞，宜肾气丸主之。又或胃气不足，不能升提其胎，补中益气汤主之。

大便不通者，血不足也。孕妇之血足则无病，血既不足，则供胎犹未能给，更何能分给诸脏？是以必现口渴、咳逆、发热、大便不通等证。治宜滋生其血，血足则大便自通。四物汤加杏仁、麻仁、苁蓉、菟丝子治之。逍遥散加麻仁、枳壳、厚朴亦治之。

总而论之，胎气不和者，皆是水分之病，调水则气自和。胎火太旺者，皆是血分之病，调血则火自熄。能知水火血气之故，则治胎不难，治失血之证亦不难，即治杂证，更无所难。

此书为失血说法，其气一门，皆连类而及之者。然胎病之发，尤水火血气之显然者，能参透此条，则于水、火、血、气四字，自无隐匿之情。其他胎病，有未备录者，另有胎产之书可查。

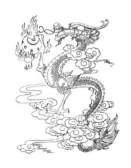

血证论 卷六 失血兼见诸证

痨 瘵

痨瘵之证，咯血痰嗽，遗精泄泻，潮热盗汗，瘦削疲倦，梦与鬼交，或梦亡先，喜见人过，常怀忿怨，平旦病减，午后病增，发热心烦，口燥鼻干，脸红唇赤，骨蒸肺痿，咽痛失音。若泻不止，则不治矣。其原得于酒色损伤，以及失血之后，瘀血郁热，化生痨虫，蚀人脏腑之精血，变生诸般怪证。病人死后，虫气传染家人，名曰传尸，又名尸疰。谓其自上注下，见证与前死之人相似故也。辨虫之法，或腹中有块；或脑后两旁有小结核；或用乳香熏手背，以帛覆手心，良久手上出毛长寸许。白黄者可治，红者稍难，青黑者死。若熏手无毛，非痨虫证也。又或用真安息香，烧烟吸之，不嗽者非传尸，烟入即嗽，真传尸也。痨虫之形，或似蜣螂，或似红丝马尾，或似蛤蟆猬鼠，或似鞠面，或有足无头，或有头无足，或化精血归于元气之内。若传至三人者，其虫灵怪不可治。凡用药治虫，勿令病者知之，恐虫觉悟，难取效也。

夫痨虫何由而生哉？木必先腐，而后虫生之；人身亦必先有瘀血，虚热郁蒸，乃生痨虫。虫者，风木之气所化。人身肝主风，木又主藏血，肝脏之血，若有瘀积，是犹木之先腐也。于是肝脏之风气，郁遏蒸煽，将瘀血化生为虫。既化为虫，即从虫治之，宜天灵盖散治之。然天灵盖不易得，且不宜用，可用虎头骨代之，或金蟾丸亦可。余每用干漆、明雄、川椒、楝根皮、白颈蚯蚓、升麻、郁金共为末，白汤五更时服，其虫不吐即下。义固取于杀虫，而尤在干漆、郁金，兼治瘀血。以痨虫是瘀血所化，杀虫是治其标，去瘀是治其本也。诸书但言杀虫，而不知虫之所自生，宜乎未得其治也。吾为指出，痨虫是瘀血所化，治瘀血是治其本也。《辨证录》用移尸灭怪汤，治痨虫传尸，方以去瘀为主，故效。

痨虫之生，由瘀血所化。而痨虫既生，蚀人精血，人之正气，日以消耗。不治其虚，但杀其虫，病终不能愈也。月华丸主之，义取补虚，而去瘀杀虫兼施，其治乃万全之策。鳗鱼肉常食亦佳，或鳗鱼骨、鳖甲、知母、山茱萸、柴胡、当归、青黛、桃枭为丸，人参汤下，亦攻补兼行之术。

又凡湿热积痰，皆能生虫，与小儿疳虫无异。用金蟾丸即愈，不比血化之虫灵怪难治也。

既杀虫后，但当滋补其虚。阴虚者十居八九，琼玉膏主之，加黄柏、知母、紫河车更佳；阳虚者，十之二三，六君子汤主之。

咳　嗽

　　杂病咳嗽，另有方书可查，未及备论。兹所论者，虚劳失血之咳嗽也。失血家，十有九咳。所以然者，肺为华盖，肺中常有津液，则肺叶腴润，覆垂向下，将气敛抑，使其气下行。气下则津液随之而降，是以水津四布，水道通调，肝气不逆，肾气不浮，自无咳嗽之病矣。血者火化之阴汁，津者气化之水液，二者本相济相养。水不济火，则血伤；血不养气，则水竭。水竭则津不润，肺血伤，则火来克金。金被火克，不能行其制节，于是在下之气，始得逆上。气既逆上，则水津不能随气下布，凝结为痰。在下之水邪，又得随气而升泛为水饮，皆致咳嗽。吾于咳血门已详论之，兹复条列如下，以便查核。

　　一、肺脏津虚，火气乘之，致成燥咳，气呛痰涩，或带血丝，久成肺痿。清燥救肺汤治之。

　　一、痰火凝结，咳逆发渴，喉中痰滞者，由于津液不散，阻塞气道。治宜清利其痰，滋养其津，紫菀散主之。

　　一、水饮冲肺，咳逆倚息不得卧者，由于失血之人，肝经风火太盛，激动其水，上冲肺。卧则肺叶张，水饮愈冲，是以不得卧息，葶苈大枣泻肺汤治之。吾每用二陈汤治饮，加苏子、柴胡、白芥子、黄芩、石膏、杏仁、荆芥、薄荷、枇杷叶，风火兼治尤效。此与杂病咳嗽，因寒动水者有异。因寒动水，以致水饮冲肺者，宜小青龙及真武汤。血证咳嗽，多是内动风火，激水而上，青龙、真武等又其所忌，医者辨之。

　　夫虚痨咳嗽，源于火克金，水乘肺，

而切究其故，则病皆在于胃。胃为水谷之海，化生津血，血不足则火旺，津不生则肺燥，水气不化，则饮邪上干。治胃火，宜白虎汤加生地、百合、五味子，或玉女煎。治胃痰，宜滚痰丸、指迷茯苓丸，轻者用豁痰丸。治胃中水饮，宜二陈汤加苏子、白芥子、防己、枳壳、杏仁、生姜。若水饮挟火者，加柴胡、黄芩、当归、白芍。

　　《内经》云：五脏六腑皆有咳嗽，而无不聚于胃，关于肺，上条分肺胃治已详。兹有一方，可以统治肺胃者，则莫如小柴胡汤。肺火盛，加麦冬；心火盛，加黄连、当归；肝火盛，加当归、胡黄连；黄昏咳嗽，为火浮于肺，加五倍子、五味子以敛之；五更咳嗽，为食积之火，至寅时流入肺经，加莱菔子；痰凝气滞者，加瓜蒌霜、旋覆花、杏仁、桔梗、射干、川贝母；水饮上冲者，加葶苈子、桑白皮、细辛、五味子；有寒加干姜、云茯苓；若兼外感，发热恶寒，鼻塞头痛而咳嗽者，宜小柴胡汤加荆芥、紫苏、杏仁、薄荷。盖小柴胡能通水津，散郁火，升清降浊，左宜右有，加减合法，则曲尽其妙。

　　又有痰血作咳，其证咳逆倚息，而不能卧，与水饮冲肺之证相似。盖人身气道，不可有塞滞。内有瘀血，则阻碍气道，不得升降，是以壅而为咳。气壅即水壅，气即是水故也。水壅即为痰饮，痰饮为瘀血所阻，则益冲犯肺经。坐立则肺覆，瘀血亦下坠，其气道尚无大碍，故咳亦不甚。卧则瘀血翻转，更为阻塞，肺叶又张，愈难敛戢，是以倚息不得卧也。若仍照水饮冲肺，用葶苈大枣汤，是得治饮之法，而未得治瘀之法矣。须知痰水之壅，由瘀血使然，但去瘀血，则痰水自消。宜代抵当丸，加云茯苓、法半夏。轻则用血府逐瘀汤，加葶苈、苏子。又有咳嗽侧卧一边，翻身则咳益甚者。诸书皆言侧卧一旁，乃失血咳嗽不治之证，而不知仍是瘀血为病。盖瘀血偏著一边，以一边气道通，一边气道塞。气道通之半边，可以侧卧；气通塞之半边，侧卧则更闭塞，是以翻身则愈加咳逆也。宜血府逐瘀汤加杏仁、五味子主之。侧卧左边者，以左边有瘀血，故不得右卧也。右卧则瘀血翻动，益加壅塞，宜加青皮、鳖甲、莪术，以去左边之瘀血。侧卧右边者，以右边有瘀血，故不得左卧也。宜加郁金、桑皮、姜黄，以去右边之瘀血。凡此瘀血咳嗽之证，诸书少言及者，朱丹溪略引其端，亦未申明。吾于临证有悟，不惜大声疾呼者，正欲起死人而肉白骨，岂敢秘而不传哉！

又有冲气咳逆者，以冲脉起于血海，循行而上丽于阳明。血海受伤，则冲脉气逆，上合阳明，而为火逆燥咳之证。麦门冬汤主之，玉女煎亦治之，二方皆从阳明，以抑冲气之颠，使不逆也。

又有冲气挟肝经相火，上乘肺金者，其证目眩口苦，呛咳数十声不止，咳牵小腹作痛，发热颊赤，宜四物汤合左金丸，再加人尿、猪胆汁、牡蛎、五味治之。盖血室为肝之所司，冲脉起于血室，故肝经之火，得缘冲气而上。小柴胡汤加五味子、青皮、龙骨、牡蛎、丹皮、地骨皮亦治之，重者加胡黄连。

冲脉本属肝经，然其标在阳明，而其根则在于肾。盖冲脉起胞中，而肾气即寄在胞中。肾中之气，上于肺而为呼吸，亦借冲脉之路，以上循入肺。是以脐旁冲脉之穴，谓之气冲。《内经》又明言冲为气冲。冲脉之与肾经交合者如是。是以冲脉

每挟肾中之虚火，上逆而咳，喘促咽干，两颧发赤，宜猪苓汤加五味子、知母、牛膝、黄柏、熟地、龟板，或麦味地黄汤以安之；三才汤加铁落以镇之，或大补阴丸合磁朱丸，加五味以吸冲气，使归于肾，则不咳逆矣。又有胞中之水内动，冲气挟水上逆而咳者，其证上热下寒，龙雷火升，面赤浮肿，头晕咽痛，发热心悸，大便反滑，腰痛遗尿，桂苓甘草五味汤治之，肾气丸亦治之。参看吐血、咳血门更详。

咳嗽之病，其标在肺，其本在肾。血家咳嗽，尤多生于肾虚。肾者气之根也，肾经阴虚，则阳无所附，气不归根，故浮喘咳逆，宜三才汤加五味子、沉香。陈修园用二加龙骨牡蛎汤加阿胶、麦冬、五味子，其附子须少用，只作引导耳。余每用知柏地黄汤，少加五味子、肉桂以为报使。常服都气丸亦佳。又有肾经阳虚，不能化水，腰痛便短，气喘咳逆者，肾气丸加五味治之。更有肾水泛上，脾土不制，而为水饮咳嗽者，乃属五饮杂病，非失血家应有之证，自有各书可查，兹不赘及。

发　热

吐血家脉静身凉，不药可愈。以阴虽亏而阳犹不亢，阴与阳尚得其和，故易愈也。或身有微热，皮毛似汗，此为阳来求阴，水来就血，亦可自愈。所谓发热者，与身有微热不同。

失血家阳气郁于血分之中，则身热郁冒，但头汗出。身热者，火闭于内，而不得达于外故也。但头汗出者，火性炎上，外有所束，则火不能四达，故愈炎上，而头汗也。治法宜解其郁，使遍身微汗，则气达于外，而阳不乘阴，热止血亦治矣。此如盛暑遏热，得汗而解，小柴胡汤主之。

又有瘀血发热者，瘀血在肌肉，则翕翕发热，证象白虎，口渴心烦，肢体刺痛。宜当归补血汤合甲己化土汤，加桃仁、红花、柴胡、防风、知母、石膏，血府逐瘀汤亦治之。瘀血在肌腠，则寒热往来，以肌腠为半表半里，内阴外阳，互相胜复也。宜小柴胡汤加当归、白芍、丹皮、桃仁、荆芥、红花治之。桃奴散加黄芩、柴胡亦治之。瘀血在腑，则血室主之。证见日晡潮热，昼日明了，暮则谵语，以冲为血海，其脉丽于阳明，故有阳明燥热之证。桃仁承气汤治之，小柴胡汤加桃仁、丹皮、白芍亦治之。瘀血在脏，则肝主之，以肝司血故也。证见骨蒸痨热，手足心烧，眼目青黑，毛发摧折。世以为难治之证，而不知热血在肝脏使然。宜柴胡清骨散加桃仁、琥珀、干漆、丹皮治之。

以上所论，皆属血家发热之实证也。又有发热之虚证，分血虚、水虚两类，另条如下：

血虚者，发热汗出，以血不配气，则气盛而外泄也。或夜则发热，以夜主血分故也。或寅卯时即发热，以寅卯属少阳，肝血既虚，则少阳之相火当寅卯旺时而发热。地骨皮散加柴胡、青蒿、胡黄连、云茯苓、甘草治之。又或胞中之火，因血不足，上合阳明燥气，日晡潮热者，犀角地黄汤治之。

水虚者，水为气之所化，水津不足，则气热，皮毛枯燥，口咽生疮，遗精淋秘，午后发热。大补阴丸，以补水济火；或清燥救肺汤，从肺胃以生水津。水足以濡血，则阳气不亢，燥热自除，五蒸汤亦统治之。

复有阴虚于内，阳浮于外，而发热者，须大补其阴，而复纳其阳。故产后发热，用四物汤加黑姜。失血发热，亦可用之。

火重者，再加芩、连。若肾阴不足，真阳外浮，发热喘促者，是为阴不恋阳，阳不入阴，宜从阴引阳，用二加龙骨汤加五味子、麦冬、阿胶，或三才汤，加盐炒肉桂少许、桑叶、云苓、白芍、冬虫夏草、山茱萸、牛膝、五味子、知母、沉香、龟板。此外又有食积发热者，手足心腹热，胸满哕呃，大便不调，日晡及夜发烦，宜枳壳、厚朴、大黄消去之，则不壅热矣。勿谓虚人无实证也。

厥　冷

杂病四肢厥冷，为脾肾阳虚，不能达于四末，四逆汤主之。若失血之人，而亦间有发厥者，则多是热邪内陷，伏匿在里，外见假寒，身如冷水，目昏神暗，脉伏不见；或冷一阵，反而发热；或厥数日，反发热数日。其厥多热少者，是阳极似阴，热之至也。厥少热深者，是伏热犹得发泄，热尚浅也。此即《伤寒论·厥阴篇》所谓"热深厥亦深，热微厥亦微"是矣。盖厥阴肝经，内寄胆火，病则火伏阴中而为厥，火出阳分则反热。发热固是火甚，发厥则火伏于内，而更盛矣。先宜治其伏火，使火得发，转厥为热，次乃更清其热，斯可愈耳。若误认为杂病发厥，而用热药，是促其命也。其辨法，杂病之厥，吐利不止，脉脱气微，有寒无热；伏火之厥，则厥后微露热形，口不和，便不溏，小便不清，心中疼热，烦躁不宁，恶明喜暗，渴欲得饮，吐衄随厥而发，皆现真热假寒之象。先以清化汤合升降散，攻其伏热。或当归芦荟丸攻之，次以五蒸汤清之。厥止热不退者，再用大补阴丸、地黄汤以滋阴。发厥之证，又有寒闭于外，而火不得发者，用仲景四逆散，加荆芥、黄连、枯芩。审其阳陷于内，而不出者，白头翁汤以清达之，升阳散火汤以温发之。二方酌宜而行。

血家发热，固多是真热假寒，然亦有真寒者。去血太多，气随血泄，以致中气虚而不旺，元气损而不足，四肢厥冷，不思饮食，大便溏泻，此乃虚则生寒之证。法宜温补，十全大补汤、参附汤、养荣汤随宜用之。

寒　热

发热恶寒，多是外感伤其荣卫，伤荣则寒，伤卫则热。平人治法，须用麻、桂发散。失血皆阴血大亏，不可再汗，以耗其气分之水液，只可用小柴胡汤加荆芥、防风、紫苏、杏仁、薄荷、前胡、葛根等，以和散之，免犯仲景血家忌汗之戒也。若不关外感，系本身荣卫不和，发为寒热，似疟非疟者，不可作疟治之。只用小柴胡，或逍遥散，和其荣卫而愈。又有瘀血作寒热者，其身必有刺痛之处，血府逐瘀汤治之。此与杂病寒热有异，医者须知。

出　汗

汗者，气分之水也。血虚则气热，故蒸发其水，而出为汗。但头汗出，身不得汗者，乃阳气内郁，冒于下而为汗。以小柴胡汤解其郁，则通身得汗而愈。蒸蒸汗出者，乃血虚气盛，沸溢为汗，宜用白虎汤加当归、蒲黄、蝉蜕治之。手足濈濈汗出者，以胃中或有瘀血食积，四肢为中州之应，火热中结，故应手足汗出也。宜玉烛散加枳壳、厚朴以攻之，结去而汗自止矣。睡中盗汗者，睡则气归血分，血不足则气无所归，故气泄而汗出。宜当归六黄汤治之，或地骨皮散，加枣仁、知母、茯苓、五味子、黄芪、黄柏。

以上所论，皆失血家阴血内虚，阳气遏发之病。亦有阴阳两虚，自汗盗汗者，宜归脾汤，加麦冬、五味子，或当归六黄汤，加附子。

又有大汗亡阳者，在杂病，亡阳则单属阳虚；失血家，大汗亡阳，则兼是阴虚，阳无所附。非大剂参附汤，不能回阳，继用独参汤养之而愈。

此论血家出汗，与杂证出汗有别，参看汗血发热门更详。

发　渴

血虚则发渴，有瘀血则发渴，水虚亦发渴。

血虚发渴者，血为阴，气为阳，血少则气多，阳亢无阴汁以濡之，故欲饮水也。法宜补血，血足则气不热矣。圣愈汤加天冬、花粉治之；或当归补血汤，加花粉、苎麻根、玉竹、麦冬。

瘀血发渴者，以津液之生，其根出于肾水。水与血，交会转运，皆在胞中。胞中有瘀血，则气为血阻，不得上升，水津因不能随气上布。但去下焦之瘀，则水津上布，而渴自止。小柴胡加丹皮、桃仁治之，血府逐瘀汤，亦治之。挟热蓄血者，桃仁承气汤治之。挟寒瘀滞者，温经汤治之。

水虚发渴者，以肺胃之水津不足，是以引水自救，水津虽由水谷所化，而其气实发源于肾中。肾中天癸之水，至于胞中，循气冲，随呼吸而上于肺部。肺金司之，布达其气，是以水津四布，口舌胃咽，皆有津液，而不渴也。若肾中之水不足，则不能升达上焦，是以渴欲引水。宜启下焦之阴，以滋津液。地黄汤加人参、麦冬、诃子；或左归饮加儿茶、人参、玉竹；三才汤加知母治之。夫水津虽生于肾，而实布于肺。又有肾中之水津本足，而肺金郁滞，不能散布，以致水结为痰，咽干口渴。宜小柴胡汤，通上焦之滞，使肺气通调，则水津四布矣。又曰：津液虽生于肾，布于肺，而实赖胃中之水谷以滋其化源。胃中燥结，则津不生，三一承气汤治之。胃中蕴热，则津不生，玉泉散治之。胃经肌热，则津液被灼，人参白虎汤治之。胃中虚热，则津不生，麦冬养荣汤治之。

上分三条，皆失血多有之证，与杂病消渴水停不化，津气不升者不同，参看可也。水停不化，当用五苓、真武等汤。

心　烦

烦者，心不安也。心为火脏，化生血液，转赖血液以养其火。故心字篆文，即是倒火，火降则心宁也。失血家亡血过多，心火失其滋养，故多发烦。火太甚者，舌上黑苔，夜不能寐，黄连阿胶汤主之。心中懊憹者，以火不得宣，故郁而不乐也，宜栀子豉汤加连翘、桔梗、大力、生地、远志、黄连、草梢治之。若火不甚，而血太虚者，心中了戾不得，是为虚烦，归脾汤加朱砂、麦冬、炒栀子治之；逍遥散加龙骨、枣仁亦治之。仲景酸枣仁汤，尤为治烦要药。若烦而兼躁，手足妄动，此为虚中挟实，内有燥屎，必见二便不调，发热口渴，脉数有力等证。在伤寒为承气证，在失血家，须兼顾其虚，宜玉烛散；或用玉女煎，加元明粉。烦躁之极，循衣摸床，小便利者，阴尚未尽，犹可救一二。小便不利，死不治矣。此与阴躁不同，阴躁不烦而但躁，且必现阴寒可据之证，须细辨之。

又有产后血虚，心烦短气者，虽同是心烦，然产血下行，气多虚脱。其血之虚，皆由于气虚，故心烦而必兼短气。宜归脾汤、当归补血汤、养荣汤等，以补气者生血，而心烦自愈。至吐血家，则其气上逆，多是气实血虚，证见心烦，犹血不养心之甚者也。若再补其气，则气益甚，而血益虚，心愈不得其安矣。治宜补血清火，朱砂安神丸治之。须参看卧寐、怔忡、惊悸门。

卧　寐　附：梦寐

卧者，身着席，头就枕之谓也。寐者，神返舍，息归根之谓也。不得卧寐之证，杂病尤少，失血家往往有之。

不得卧有二证：一是胃病；一是肺病。

胃病不得卧者，阴虚则邪并于阳，烦躁不卧，此与《伤寒论·阳明篇》微热喘冒，不得卧者，为胃有燥屎之义同，三一承气汤治之。若无燥结，但系烦热者，竹叶石膏汤、白虎汤治之。兼理血分，则宜用玉烛散、玉女煎。又有胃中宿食，胀闷不得卧者，越鞠丸加山楂、麦芽、莱菔子。盖阳明主合，和其胃气，使得还其主合之令，斯能卧矣。

肺病不得卧者，肺为华盖，立则叶垂，卧则叶张。水饮冲肺，面目浮肿，咳逆倚息。卧则肺叶举而气益上，故咳而不得卧，葶苈大枣泻肺汤，攻去其水，则得卧矣，或二陈汤加干姜、细辛、五味子，温利水饮亦可。若是火逆之气，挟痰上冲者，则又宜水火兼泻。痰甚者，消化丸主之；火甚者，滚痰丸主之。平剂则宜二陈汤加柴胡、瓜蒌、黄芩、旋覆花、杏仁、姜汁、竹沥，保和汤亦治之。若无痰饮，但是火气上冲者，其人昼日不咳，卧则咳逆，气不得息，乃肺痿叶焦，卧则肺叶翘举，气随上冲，咳呛不已，宜清燥救肺汤，加生地黄、瓜蒌根、百合、五味子以敛之，再加钟乳石以镇降之。且肺之津生于肾中，如肾水不能上济上焦，冲气逆上，咳不得卧者，当从肾治。六味丸加参麦散，再加牛膝，以引气下行，加磁石，以吸金气，使归于根。

不寐之证有二：一是心病；一是肝病。

心病不寐者，心藏神，血虚火妄动，则神不安，烦而不寐，仲景黄连阿胶汤主之。阴虚痰扰，神不安者，猪苓汤治之。一清火，一利水。盖以心神不安，非痰即火，余每用朱砂安神丸，加茯苓、琥珀，或用天王补心丹。

肝病不寐者，肝藏魂，人寤则魂游于目，寐则魂返于肝。若阳浮于外，魂不入肝，则不寐。其证并不烦躁，清睡而不得寐，宜敛其阳魂，使入于肝，二加龙骨汤，加五味子、枣仁、阿胶治之。又或肝经有痰，扰其魂而不得寐者，温胆汤加枣仁治之。肝经有火，多梦难寐者，酸枣仁汤治之；或滑氏补肝散，去独活，加巴戟；四物汤加法夏、枣仁、冬虫夏草、龙骨、夜合皮亦佳。

【又按】魂虽藏于肝，于昼游于目，目在面部，乃肺胃之所司。肺胃之气扰而不静，亦能格魂于外，使不得返也。宜生地黄、百合、麦冬、知母、枳壳、五味子、白芍、甘草、枣仁、天花粉、茯苓治之，人参清肺汤亦治之。又有虚悸恐怖不寐之证，仁熟散治之。思虑终夜不寐者，归脾汤加五味治之。须参看怔忡烦悸门。

又有昏沉多睡之证，在杂病为邪入阴分，在失血虚劳，乃血脱之后，元气不支，是以昏睡。如汗出气喘，危急之候也，参附汤救之。寤属阳，故不寐为阳虚，人参养荣汤亦治之。若身体沉重，倦怠嗜卧者，乃脾经有湿，平胃散加猪苓、泽泻治之；六君子汤加防己、薏苡仁，补中益气汤亦治之。此论多睡，多是阳虚，然亦有胆经火甚，而多昏睡者，龙胆泻肝汤治之。

梦乃魂魄役物，恍有所见之故也。魂为病，则梦女子、花草、神仙、欢喜之事，酸枣仁汤治之。魄为病，则梦惊怪、鬼物、争斗之事，人参清肺汤加琥珀治之。梦中所见，即是魂魄，魂善魄恶，故魂梦多善，魄梦多恶。然魂魄之所主者，神也，故安神为治梦要诀，益气安神汤治之。又有痨虫生梦，照痨虫法治之。又有梦而遗精，详遗精门。

【再按】睡而恶明喜暗者，火邪也。侧卧不得转身者，少阳之枢机不利也。侧卧一边者，详咳嗽门。

喘　息

人不喘息，则气平静，血何由随之吐出哉？故失血家，未有不喘息者。有实喘，有虚喘。

实喘之证有二：一是郁闭，一是奔迫。郁闭者，气不达于外，而壅郁于内也。失血家阳来乘阴，此证为多。伤寒喘息者，用麻桂发之。血家忌汗，又忌升发以动其血，与伤寒开郁闭之法不同，宜小柴胡汤加杏仁，以转枢外达，使腠理通，荣卫和，斯达气于外，不壅于内而为喘矣。如果有外感闭束，不得不疏解者，宜香苏饮加杏仁、枯芩、甘草；或《千金》麦门冬汤，借麻黄以解外，而兼用清里之药，不致过汗亡阴，乃为调剂得宜。

奔迫者，上气喘息，由于气盛于下而逆于上，失血家火盛逼血，往往其气粗贲，宜大泻其火，火平则气平。用厚朴、枳实、大黄，使地道通，气下泻，则不上逆矣。若内有瘀血，气道阻塞，不得升降而喘者，亦宜上三味，加当归、白芍、桃仁、丹皮治之。若是痰气阻塞者，清化丸主之。若小便闭者，下窍塞，故上窍壅也，宜五淋散，加防己、杏仁、桑白皮、葶苈子。

虚喘亦有二证：一是肺虚，一是肾虚。肺虚作喘者，以肺居上焦，制节五脏，开窍于鼻，以通外气，以敛内气。血虚则火盛津伤，肺叶痿而不下垂，故气不得降，喘息鼻张，甚则鼻敞若无关阑，乃肺痿之重证也。生津补肺，宜清燥救肺汤。兼治郁火痰滞者，宜保和汤，或太平丸。吾谓肺叶下坠，宜兼用镇敛之法，三才汤合生脉散，再加百合、五倍子、白芨、花粉、杏仁、川贝母、钟乳石治之。又有喘息由于鼻窒不通者，以肺中之火郁闭鼻管，故气并于口，而为喘也。太平丸加麝香，即是上通鼻窍之妙药，与伤寒鼻塞有异，毋误治也。

肾虚喘息者，以气之根源于肾。失血家，火甚水枯，不能化气，是以气短而喘，咳逆喘息，颊赤咽干，宜大补阴丸加牛膝、五味以潜降之。若是阴虚，阳无所附，气不归根者，地黄汤合生脉散加磁石、牛膝、沉香，以滋纳之。若小水不化，兼腰痛者，乃是肾中之阳不能化气，宜肾气丸治之，参附汤加五味、茯苓亦可。

上系肺肾分治之法，如欲兼而治之，即从诸方化裁可也。此外如苏子降气汤、四磨汤，皆肺肾兼治，但未能照顾血证，用者须知加减。

又曰：中宫虚则气少，人参主之；中宫实则气粗，大黄主之。

呃 哕

久病闻呃为胃绝，须审脉证断之，不得但据呃逆，遂断其死也。失血家气不顺利，多有呃逆。新病形实者，为伏热攻发，火性炎上，气逆而呃，清热导气，宜三物汤，或柴胡梅连散，加枳壳、槟榔。若膈间有痰闭滞者，宜滚痰丸、指迷茯苓丸。又有瘀血阻滞，而发呃者，必见刺痛逆满之证，大柴胡汤加桃仁、丹皮、苏木治之，血府逐瘀汤亦治之。若久病发呃，形虚气弱者，为胃中空虚，客气动膈。所谓客即痰火气也，治痰气宜旋复代赭石汤；或二陈汤，加丁香、枳壳。治火气，宜玉女煎加旋覆花、赭石、柿蒂；或用梅连散加柿蒂、枳壳、五味子。俗治呃逆但用丁香、柿蒂，丁香性温降痰，柿蒂性寒清火，二物骑墙之见，故多不效，须分寒热用之。

哕者，吐气也。血家气盛，此证最多，其治法与呃逆同。惟有伤食，胃中壅塞，而发哕者，宜越鞠丸加旋覆花、枳壳、莱菔子。

以上皆治胃之法。而心气不舒，亦有发呃哕者。常见人有抑郁，心气不畅，则胸中喉间常如有物哽塞，时发哕呃，不得快利。治法当清其心，调其气，宜二陈汤加黄连、连翘、牛蒡子、桔梗、瓜蒌霜、当归、川贝母治之。余详痰饮门。

痰 饮

痰饮之证，已详于咳血、咯血、咳嗽诸条。兹因失血诸人，无不兼痰饮者，故更言之，不惮烦复。

痰饮者，水之所聚也。人身饮食之水，由口入，由膀胱出。肺气布散之，脾气渗利之，肾气蒸化之，是以泻而不留也。此水不留，则无饮邪矣。人身津液之水，生于肾中，寄居胞室，随气而上，布于肺经，是为津液。津液散布，则不凝结而为痰矣。

上焦血虚火盛，则炼结津液，凝聚成痰，肺为之枯，咳逆发热，稠黏滞塞。此由血虚不能养心，则心火亢甚，克制肺金，津液不得散布，因凝结而为痰也，豁痰丸治之，二陈汤加黄连、黄芩、柴胡、瓜蒌霜亦治之。玉女煎，加茯苓、白前、旋覆花，或保和丸以滋肺。胃为燥土，燥气甚，则津结为痰，指迷茯苓丸主之。顽痰壅塞者，滚痰丸治之。

痰黏喉中哽塞不下者，名梅核气证。仲景用七气汤，理气除痰。血家病此，多兼郁火，宜指迷茯苓丸加甘草、桔梗、紫苏、香附、旋覆花、薄荷、射干、瓜蒌霜、牛蒡。

【余按】咽中乃少阴脉所绕，心经火甚，往往结聚成痰，发为梅核，宜甘桔汤，加射干、山栀子、茯神、连翘、薄荷，再用半夏一大枚切片，醋煮三沸，去半夏，入麝香少许，冲前药服。又冲脉亦挟咽中，若是冲气上逆，壅于咽中，而为梅核，必见颊赤气喘等证。审其挟水饮而上者，桂苓甘草五味汤治之；审其挟痰火而上者，猪苓汤加梅粉、瓜蒌霜、旋覆花治之。

夫痰为津液所凝，而津液之生源于肾。下焦血虚气热，津液不升，火沸为痰。猪苓汤、地黄汤，加川贝母、五味子、麦冬、旋覆花、款冬花、海蛤粉、牛膝、白前、龙骨、牡蛎、黄柏、知母等药。

饮由水气停蓄，其责在于膀胱。若膀胱之水，因寒上泛，胸腹漉漉有声，喉中潮响，咳嗽哮吼等，此为土不治水，肺受其殃，通用二陈汤治之，六君子汤、真武汤、小青龙汤治之。

【按】失血之人，由于阴虚火旺，少病寒饮者，即或咳吐涎水，审其脉滑数，心烦热者，仍是火盛水溢，火逆之至，是以水逆之甚也。其治法清火泻水，兼而行之。宜葶苈大枣泻肺汤、消化丸及二陈汤加芩、连、柴胡、白前根。参看咳嗽诸条乃详。

痞满 积聚　癥瘕

心下为阳明之部分，乃心火宣布其化之地。君火之气，化血下行，随冲脉以藏于肝，即从心下而起。肾水之阳，化气上行，随冲脉以交于肺。由肺散布以达肌肤，亦从心下而出。盖此地为阳明中土，乃水火血气，上下往来之都会也。火降血下，气升水布，则此地廓然。设若火不降，则血不下，而滞于此矣。设若气不布，则水不散，而结于此矣。观《伤寒论》治心下痞满之证，用泻心汤，以泻火；用十枣汤，以泻水；甘草泻心汤、生姜泻心汤，水火兼泻。五苓散解水结，柴胡汤解火结。可知此地须水升火降，斯为既济之形。设上火下水，阻于中宫，遂成天地否象，故名曰痞。血家火浮于上，与水不交，往往见痞满之象。审系火气不得下降者，泻心汤治之，或加生附子，以开其痞。审系膀胱水中之阳，逆于心下，不得外出者，以小柴胡汤转其枢机，而水火皆通达矣。如水火交结，轻者为结胸，小结胸汤主之；重者为陷胸，大陷胸汤主之。若单是水气结聚者，二陈汤、枳术丸治之。今医但知停食痞满，而不知痞满之证，不一而足。此外尚有胸痹等证，皆未论列，兹所论者，乃失血家间有之证也。凡遇以上诸证，再能酌加当归、地黄、川芎、赤芍、丹皮等，以照顾血证，斯为面面俱到。

又有积聚之证，或横亘心下，或盘踞腹中，此非凝痰，即是里血，通以化滞丸主之。凝痰用清茶送下，里血用醋酒送下，无论脐上脐下，左右兼治。又凡在脐下，多是血积，抵当丸治之。

又有癥瘕见于脐下，或见或没为瘕；常见不没为癥。癥宜膈下逐瘀汤、抵当丸；瘕宜橘核丸。

【按】痞满者，肺膈间病；积聚者大腹之病；癥瘕者下焦之病。统以真人化铁汤，加吴萸治之，统以逍遥散和之。另详瘀血门。

肿 胀

肿胀者，水病也，气病也。失血家往往水肿气肿，抑又何哉？盖以血之与气，水之与火，互相倚伏，是二是一。吾于《水火血气论》及调经去瘀诸条已言之。兹复不惮烦劳曰：气即水也，血中有气，即有水，故肌肉中有汗，口鼻中有津，胞中有水，是水与血，原并行不悖。失血家，其血既病，则亦累及于水。水蓄胞中，则为尿结；水淫脾胃，则为胀满；水浸皮肤，则为水肿。治法：皮肤水肿者，宜从肺治之，以肺主皮毛故也。肺为水之上源，肺气行则水行，宜泻白散加杏仁、桔梗、紫苏、茯苓，五皮饮亦治之。大腹胀满者，宜从脾治之，补土利水，则水行而土敦，胃苓汤主之，六君子汤加苡仁、防己亦主之。胞中水结，小腹胀满者，五苓散治之，猪苓汤亦治之。诸水又皆肾之所主，肾气化，则上下内外之水治化，宜六味地黄丸。

以上所举之方，皆平剂也。医者又须审别阴阳，随加寒热之品，乃能奏效。审其口渴尿赤，喜凉脉数者，为阳水，则知、柏、芩、连、山栀、石膏、天冬、麦冬可加入。审其口和尿清，喜热脉濡，为阴水，则桂、附、干姜、吴萸、细辛可加入。失血家阳水居多，阴水最少，医者须临时细审。

又有瘀血流注，亦发肿胀者，乃血变成水之证。此如女子胞水之变血，男子胞血之变精，疮科血积之变脓也。血既变水，即从水治之。宜照上所举诸方，分寒热加减，再加琥珀、三七、当归、川芎、桃仁、蒲黄，以兼理其血，斯水与血源流俱治矣。古称妇人错经而肿者，为水化为血，名曰水分。经水闭绝而肿者，为血化为水，名曰血分。其实治法，总宜从水治之，方证加减，举不外此也。观于妇人水分血分之说，则知血家所以多肿胀者，亦是水分血分之病也。此与杂证水肿有别，勿妄用舟车丸及消水圣愈汤等。另详血臌门。

怔 忡

俗名心跳。心为火脏，无血以养之，则火气冲动，是以心跳。安神丸清之，归脾汤加麦冬、五味子以补之。凡思虑过度及失血家去血过多者，乃有此虚证，否则多挟痰瘀，宜细辨之。

心中有痰者，痰入心中，阻其心气，是以心跳动不安，宜指迷茯苓丸，加远志、菖蒲、黄连、川贝母、枣仁、当归治之。朱砂安神丸，加龙骨、远志、金箔、牛黄、麝香治之。

又有胃火强梁，上攻于心而跳跃者，其心下如筑墙然，听之有声，以手按其心下，复有气来抵拒，此为心下有动气，治宜大泻心胃之火，火平则气平也，泻心汤主之；或玉女煎，加枳壳、厚朴、代赭石、旋覆花以降之；再加郁金、莪术以攻之。使血、气、火三者皆平，自不强梁矣。

惊 悸

悸者，惧怯之谓。心为君火，君火宣

明，则不忧不惧，何悸之有？心火不足，则气虚而悸；血不养心，则神浮而悸。仲景建中汤，治心气虚悸。炙甘草汤治心血不足而悸。今则以养荣汤代建中，以归脾汤代炙甘草，一治气虚，一治血虚。又有饮邪上干，水气凌心，火畏水克而悸者，苓桂术甘汤治之。失血家多是气血虚悸，水气凌心者绝少。又曰止虚者，邪必凑之。凡是怔忡、惊悸、健忘、恍惚，一切多是痰火沃心，扰其神明所致，统用金箔镇心丸主之。

惊者，猝然恐愓之谓。肝与胆连，司相火。君火虚则悸，相火虚则惊。盖人之胆壮则不惊，胆气不壮，故发惊愓，桂枝龙骨牡蛎甘草汤治之。恐畏不敢独卧者，虚之甚也，仁熟散治之。又凡胆经有痰，则胆火上越，此胆气不得内守，所以惊也。温胆汤加龙骨、牛黄、枣仁、琥珀、柴胡、白芍治之。复有阳明火盛，恶闻人声，闻木音则惊者，此《内经》所谓气并于阳，故发惊狂者也。乃肝胆木火脾土，法宜大泻阳明之火，大柴胡汤治之，当归芦荟丸亦治之。血家病惊，多是阳明火盛，病虚惊者，亦复不少。用以上诸方，须兼顾血证，以尽其化裁，勿执桂甘龙牡等汤，而不知宜忌也。

健　忘

健忘者，适然而忘其事，尽心力思量不来，凡所言行，往往不知首尾，病主心脾二经。盖心之官则思，脾之官亦主思。此由思虑过多，心血耗散，而神不守舍，脾气衰惫，而意不强，二者皆令人猝然忘事也。治法必先养其心血，理其脾气，以凝神定志之剂补之。亦当处以幽闲之地，使绝其思虑，则日渐以安也，归脾汤主之。

若心经火旺者，是火邪扰其心神，治宜清火宁心，天王补心丹治之。亦有痰沉留于心包，沃塞心窍，以致精神恍惚，凡事多不记忆者，宜温胆汤合金箔镇心丸治之，朱砂安神丸加龙骨、远志、菖蒲、茯神、炒黄丹亦治之。

失血家心脾血虚，每易动痰生火，健忘之证尤多。又凡心有瘀血，亦令健忘。《内经》所谓血在下如狂，血在上喜忘是也。夫人之所以不忘者，神清故也。神为何物？即心中数点血液。湛然朗润，故能照物以为明。血在上，则浊蔽而不明矣。凡失血家猝得健忘者，每有瘀血，血府逐瘀汤加郁金、菖蒲；或朱砂安神丸加桃仁、丹皮、郁金、远志。

恍　惚　癫狂　见鬼

大病伤寒之后，欲食不食，欲卧不卧，欲行不行，精神恍惚，若有鬼神附其体中者，名曰百合病。谓百脉一宗，合致其病。肺主百脉，肺魄不宁，故病如此。诸多恍惚，未尽名状，必见尿赤脉数之证，乃肺金受克之验也。仲景用生地、百合、滑石治之，此专言杂病余邪为患者也。失血家，阴脉受伤，凡是恍惚不宁，皆百合病之类，总宜清金定魄为主。清燥救肺汤加百合、茯神、琥珀、滑石、生地、金箔治之；地魄汤亦治之；或琼玉膏加龙骨、羚羊角、百合；或人参清肺汤加百合、滑石。

大凡夜梦不宁者，魂不安也。魂为阳，夜则魂藏而不用，魂不能藏，故夜梦不宁。寤时恍惚者，魄不安也。魄为阴，寤时而阴气不足，故恍惚不定。治魂以肝为主，治魄以肺为主，二者对勘自明。然恍惚、惊悸、惑乱、怔忡、癫狂，皆是神不清明之证。人身有魂魄，而所以主是魂魄者，则神也。故凡诸证，总以安神为主，安神丸、金箔镇心丸治之。

语言错乱为癫。多由丧心失魄，痰迷心窍所致，统以金箔镇心丸治之。怒骂飞走为狂，由于心火逼迫，心神迷乱，四肢躁扰，滚痰丸治之。

见鬼者，癫狂之类也。阳明病，胃有燥屎，则目中见鬼，宜三一承气汤下之。失血家瘀血在内，亦谵语见鬼，以其同为实邪，故俱能扰目之明也，桃仁承气汤治之。

晕痛

伤寒杂病，头晕痛者，风寒也。血家晕痛，则多是痰火，误用发散药，鲜不增剧。

痰气上攻，头目沉重昏花，兀兀欲吐，首如裹物，右手脉实，阴雨增痛，是痰候也。二陈汤加防风、川芎、黄芩、薄荷、细辛、石膏治之。病重者，消化丹治之。

火逆晕痛者，烦渴引饮，见火增剧，掉头更痛，口苦嗌干，尿赤便闭，左手脉数，是火症也。大柴胡汤治之，当归芦荟丸亦治之。轻则小柴胡汤加菊花。

以上所论，皆晕痛之实证。又有晕痛之虚证，须分晕与痛之两门，而后施治有别也。肝虚则头晕，《内经》云：诸风掉眩，皆属于肝。肝血不足，则生风，风主动，故掉眩。失血之人，血虚生风者多，逍遥散加川芎、青葙子、夏枯草治之。或但滋肝脏，以为熄风之本，左归饮，加牛膝、巴戟天、杭菊花、细辛、枸杞。肾虚则头痛，《内经》所谓头痛巅疾，下虚上实，过在少阴是也。六味地黄丸加细辛、葱白、麝香治之。若是肾厥头痛，乃肾中浊阴上逆于头，上实下虚，手足厥冷。宜

肾气丸，加细辛、葱白。此证之痛，连齿入脑，与寻常微痛者不同。血家头痛，似此者少，宜用六味丸者多。

又曰：头晕痛虽是两病，失血之人，往往兼见二证。由于血虚，则风动而眩，火动而晕。吾谓不分晕痛，亦不分治肝治肾，总以四物汤加元参、枸杞、肉苁蓉、玉竹、天麻、细辛、知母、黄柏、山茱萸、牛膝。

眼目

目黄　出火　见鬼　昏花　目珠红

眼为肝窍，又阳明脉络所绕，故其为病，皆肝胃两经之咎。

眼珠黄者，在胃经属湿热，甚则通身皆黄，小便必然不利，宜五苓散，加茵陈、栀子、秦皮、黄柏、知母治之。在肝经是瘀热，仲景云：衄家目黄者，衄未止，是血中有热故也。凡是血热者，其目多黄，四物汤加柴胡、黄芩、丹皮、苏木、茵陈、红花治之。目珠红亦是瘀血，治与上同。

目中出火者，一是胃火亢甚，必兼口渴身热等证，犀角地黄汤加石膏、天花粉、金银花、枳壳治之；一是肝火外越，必兼口苦耳鸣等证，当归芦荟丸治之。目中见鬼者，一是胃有燥屎，目神昏花，三一承气汤治之；一是肝经血室蓄有瘀热，夜则谵语，大柴胡汤加桃仁、牡丹皮治之。

目运者，肝之风火也，观羊角风可悟，宜小柴胡汤，加当归、白芍、防风、菊花治之。眼花者，肾之阴虚，瞳神属肾，客热犯之，时见黑花，或成五色，宜地黄汤加枸杞、朱砂、磁石、肉苁蓉、石决明、元参、知母、细辛治之。

又有阳虚，血大吐后，目光散大，不能见者，必小便多也，宜肾气丸。

以上所举，皆血家间有之病。其余目疾，非血家兼有者，不赘。

耳 病

陈修园曰：肾开窍于耳，而肾脉却不上头。肾与心交，假道于心腑小肠之脉，以入耳中，名曰听宫，为司听之神所居。其形如珠，皮膜包裹真水，若真水破，而耳立聋。有为大声所震而聋者，皮膜破也。或聋或不聋者，心肾不交也，宜磁朱丸，以交心肾。有先耳鸣而后聋者，肾虚不能闭藏阴气，窒塞于阳窍也，宜六味丸去丹皮，加磁石、五味、龟板，令阴气自盛于本宫，不触于阳窍而愈。若外感暴聋，总不外少阳一经。足少阳胆脉绕耳轮，手少阳三焦脉入于耳，邪气壅塞，听宫为其所掩，宜逍遥散去白术，加黄芩、半夏、生姜、竹黄、羚羊角、玉竹治之。风火交煽，宜防风通圣散；肝火炽甚，宜当归芦荟丸；尺脉弱者，宜桂附地黄丸；尺脉数者，宜大补阴丸。俱加磁石、菖蒲、肉苁蓉。神而明之，存乎其人，非笔楮所能尽。

【按】上陈修园说最明，但又有久病之人，以及产妇，中宫大虚，不能堵塞肝肾之气，以致虚火上冲，而发耳鸣者，虽系胆与肾中之火，却要填补脾胃，以堵塞之。归脾汤加柴胡、山栀子、鱼鳔、莲子、五味治之。四君子汤加莲米、芡实、薏苡仁、黄精、白芍、淮山药亦治之。

口 舌

五脏六腑，皆秉气于胃。五脏六腑之气，亦皆发见于胃。口者，胃之门户，故五脏六腑之气，皆见于此。口苦是胆热，小柴胡汤加黄连治之。口甘是脾热，甲己化土汤加天花粉、茵陈蒿、炒栀子、茯苓、枳壳、厚朴、黄芩、石膏治之。口酸是湿热，观炎天羹肉过夜则酸，便知酸是湿热所化，葛根黄连黄芩汤加防己、茵陈、木通、滑石、花粉、云苓治之，或苍术、黄柏、黄连、吴茱萸亦治之。口咸是脾湿，润下作咸，脾不化水，故咸也，二陈汤加旋覆花、藿香、白芍、檀香、吴茱萸治之，胃苓汤亦治之，或六味地黄汤加旋覆花、牛膝、白前根，从肾中化水，纳之下行，以隔治之。口淡是胃虚，六君汤，随寒热加减治之。口涩是风热，通圣散去芒硝、大黄治之。口麻是血虚，圣愈汤，加薄荷治之。口臭是食积之火，平胃散加山楂、神曲、麦芽、黄芩、石膏治之。口中糜烂，是膀胱遗热于小肠，热气不得下泄，故糜及于口，导赤散加天花粉、天门冬、麦门冬、金银花、灯芯、车前子、栀子治之。喉腥是肺火痰滞，泻白散合甘桔汤，再加射干、马兜铃、黄芩、杏仁、川贝母、天冬、麦冬、百合、瓜蒌霜治之。总而论之，口乃胃之门户，总以治胃为主。宜分舌热，用甘露饮、平胃散加减治之。

舌为心之苗，而居口中。脏腑之气，发见于口者，多着于舌，故即舌苔，可以诊知脏腑诸病。伤寒邪在表者，舌无苔；在半表半里者，舌乃有苔；入里则苔结矣。故凡有苔，皆系内证。苔白为湿热，小柴胡汤加花粉、石膏、滑石、木通治之。苔黄为燥热，犀角地黄汤加知母、石膏、天花粉、大黄、枳壳治之。黑苔芒刺为实热，大承气汤治之。若苔黑而舌滑润者，乃水极似火，真寒假热之证，四逆汤加猪胆汁、人尿、葱白治之。血家虚火，又宜地黄汤加肉桂、牛膝、五味子、龙骨以引导之。

又凡舌肿舌裂、痛疮等证，均是心脾火毒，泻心汤治之，大清凉散亦治之。若舌根木强，或舌短缩者，皆是少阴经风邪内动，阴火上腾之候，地黄饮子加羚羊角治之。

上所论口舌诸证，血家间亦有之。要宜以血证为主，参以上各法，斯为本末兼权之术。

咽 喉

咽喉为肺之关、胃之门，少阴心脉之所络，肝经冲脉之所夹。凡此四经，皆血之所司也。故失血家，往往有咽痛之证。凡咽痛而声不清利者，为肺火。肺主气，气管中痛，故声不清利，甘桔汤加马兜铃、黄芩、杏仁、川贝母、黄连、麦冬、百合、薄荷治之。凡咽痛而饮食不利者，胃火也，胃上口为食管，食管痛，故饮食不利，白虎汤加金银花、大黄、桔梗、枳壳治之。咽喉作痛，而上气颊赤者，肝经冲脉逆上之火也，宜玉女煎加旋覆花、射干，再用盐炒安桂少许，以引火下行。喉中塞肿及溃烂，皆为少阴心经之火，宜泻心汤加山豆根、牛蒡子、桔梗、甘草、薄荷、细辛、胆南星、牛黄治之。肿塞者，外用人爪甲、鸡内金、急性子、全蝎合巴豆炒过，去巴豆，再加火硝、硼砂、冰片、胆矾、青黛、黄连、枯矾吹上，吐痰血即愈。溃烂者，外用雄黄、黄连、珍珠、桑螵蛸、寒水石、牛黄、硼砂、麝香吹之。又有梅核证，在痰饮门参看。

【再按】血家咽痛，多是肺胃虚火及冲脉火逆，吾于咳嗽诸条言之甚详。痨虫蚀咽见声音门宜参汇。

声 音

失血家初病失音，多是风火。声音者，肺之所主，肺金清朗，则声音显明。失血

家，肺金阴虚，为火所克，肺窍不通，鼻塞声闭。若系外感闭其气者，宜小柴胡汤加杏仁、桔梗、荆芥、薄荷治之。若是肺中实热，壅遏其窍，而声音闭者，人参泻肺汤治之。又有津液干枯，肺痿叶焦，声音嘶小者，乃失血之虚弱证，人参清肺汤、清燥救肺汤治之。常用白蜜、川贝母、人参、胡桃、百合蒸服。又有痨虫，居于肺间，啮坏肺脏，金蚀不鸣，喉中痒咳，喘热难已，此为痨瘵难治之证，宜百部、人参、明雄、獭瓜、白芨、百合、蚕砂、麝香、桔梗、甘草、獭肝、鳗鱼骨治之。又凡痨瘵，而咽喉破烂者，均在不治，总宜上方，外用珍珠、人参、牛黄、明雄吹之。

夫声音者，气所从出也。气根于肾，故声音之出，实由肾生。气不归元，则咳愈甚，气愈乏，而声愈干，宜以都气丸主之，加人参、沉香、诃子，肾气丸亦治之。

腹 痛

血家腹痛，多是瘀血，另详瘀血门。然亦有气痛者，以失血之人，气先不和，是以血不平而吐衄。但血家气痛，与杂病气痛有别。杂病气痛，则痛之甚；血家气痛不甚，但觉胸腹之中，不得和畅，有郁滞结聚之形。宜逍遥散加姜黄、香附子、槟榔、天台乌药治之。再参瘀血、痞满门更详。

痹 痛

身体不仁，四肢疼痛，今名痛风，古曰痹证。虚人感受外风，客于脉分，则为血痹。仲景用黄芪五物汤，以桂枝入血分，行风最效。失血家血脉既虚，往往感受外风，发为痹痛，或游走不定，或滞着一处。宜黄芪五物汤，重加当归、丹皮、红花。

如血虚火旺之人，风中兼火，外见痹证，内见便短、脉数、口渴等证，则不宜桂枝之辛温，宜四物汤加防风、柴胡、黄芩、丹皮、血竭、秦芄、续断、羚羊角、桑寄生、玉竹、麦冬治之。血虚生风，往往而然，当归、红花、荆芥，酒水煎服。瘀血窜走四肢，亦发疼痛，证似血痹。惟瘀血之痛，多如锥刺，脉不浮、不拘急，此略不同。另详瘀血门。

又有周痹脚气，痰湿走注者，皆系杂证，此不具论。

痿废

痿者，足废不能行之谓，分五痿治之。心气热则脉痿，筋纵而不任地，天王补心丹加丹皮治之。肝气热为筋痿，则筋急而挛，四物汤加羚羊角、续断、山茱萸、黄柏、地骨皮治之。脾气热为肉痿，胃干而渴，肌肉不仁，四物汤加人参、山药、黄芩、黄柏、泽泻、云苓治之。肾气热则骨痿，腰脊不举，地黄汤及大补阴丸治之。肺气热则津痿，不能灌溉于足，疲乏不行，清燥救肺汤治之。以上治法，虽分五脏，而总系阴虚热灼，筋骨不用之所致。欲热之退莫如滋阴，欲阴之生莫如独取阳明。阳明者，五脏六腑之海，主润宗筋。宗筋主束骨而利机关，阳明虚则宗筋纵，带脉不引，故足痿不用也，宜琼玉膏加玉竹、煅石膏、石斛、花粉、珍珠、竹茹治之；玉女煎加犀角亦治之。然痿废之源，虽在于胃，而其病之发见，则在于筋骨。凡虎骨、龟板、鹿筋、猪脊髓、牛骨髓、狗脊、骨碎补、牛膝、苡仁、枸杞子、菟丝子、续断，皆可加入，以为向导。

痿证与脚气有异，切不可误用风药。

遗精

世谓上吐血，下遗精，其病不治。谓其上逆下竭，立见消耗也。然病此者，但未沉久，犹可图治。盖遗精失血，虽是两病，其实一而已矣。精者肾中阳气所化，乃天一所生之癸水也。女子十四，则癸水至于胞中，而冲任两脉即通，将心火所化之血，转输入胞，与癸水交合，水从血化，是为月信。男子十六，则癸水亦至于胞中，而冲任两脉，亦输血入胞，与癸水合，血从水化，是谓之精。胞者精之舍，即血之室也。吐衄者，是胞中血分之病；遗精者，是胞中水分之病。血与水，上下内外，皆相济而行，吾已言之屡矣。故病血者，未尝不病水。病水者，亦未尝不病血也。是以吐血，多兼痰饮。血亦变水肿，淋秘亦有下鲜血者，以血与水原相倚伏耳。精者水之所化，遗精者，水病也。而又吐衄，是血亦病也。先吐血而后遗精，是血病累及于水。先遗精而后吐血，是水病累及于血。治法无论先后，总以治肝为主。胞宫乃肝之所司，精与血，皆藏于此。治血者必治胞，治精者亦必治胞。胞为肝所司，故皆以治肝为主。肝寄相火，气主疏泄，火炽气盛，则上吐血而下遗精。地骨皮散加柴胡、胡黄连、知母、黄柏、牡蛎、龙骨、茯苓、蒲黄、血余治之；丹栀逍遥散加阿胶、龙骨、牡蛎、蒲黄以平之。吐血甚而遗精轻者，以治吐血为主，生地黄散加金樱子、牡蛎治之；遗精甚而吐血轻者，以遗精为主，地黄汤加血余、龙骨、牡蛎治之。

仲景治遗精，有用天雄附子法。肾气不纳，心火不下交于肾，有用肉桂法，皆阳虚之证也。若失血家，则多是火遗，即心肾不交，亦是水不济火，其为梦遗十之八九。盖肝经火旺，则魂不内守，恍惚有见。亦有无梦而遗，仍属相火之甚者。火甚则神不清，是以昏沉迷闷，不觉精之走失，比较有梦而遗者，其火更甚，毋得误认为阳虚之证也。大补阴丸，加生枣仁、牡蛎、龙骨、茯神治之。若气不摄精者，其人必见虚寒之状，不徒以有梦无梦为别也。

淋 浊

淋者小便短数，淋沥不通之谓也。单病此者，自有诸书可考。血家病此，特其兼见者耳。然二便为消息之门户，若一闭塞，则上、中焦不得消息。故《伤寒论》有言急下者；有言当利其小便者；有言有小便则生，无小便死者，无一不吃紧于此。此水病也，水与血相为倚伏，吾已言之屡屡。单病血不病水者易愈，以水调，则其血虽病，犹有水以濡之也。若病血，而又累及于水，则上而喘咳，外而肿热，下而淋浊，均不能免。水病则无以濡血，而血证亦因以难愈矣。吾于尿血、肿、咳诸条，已详言之，可以参看。

血家病淋，多是肺痿。肺主制节，下调水道，肺病则津液不流，气不得下，而制节不达于州都，是以小便不利，宜生地、百合、天花粉、知母、杏仁、嗓白皮、滑石、桔梗、猪苓、阿胶、甘草梢治之。

血家血虚火旺，心遗热于小肠，不能泌别清浊，则小便赤短淋沥，导赤饮加炒栀子、车前子、黄连、白芍、灯芯。

脾土不化，亦能壅湿，使小水不利，五苓散治之。湿中挟热者，去桂尖，加茵陈蒿、防己、黄柏、炒栀子。

前阴属肝，肝火怒动，茎中不利，甚则割痛，或兼血淋，宜龙胆泻肝汤加肉苁蓉，或地黄汤加肉苁蓉、黄柏、车前子治之。若血淋，则加地榆、蒲黄。

肾为水脏，膀胱为水府，肾中阴虚，水源枯竭，则小便不化，知柏地黄汤，少加肉桂以反佐之，若是阳虚能不化水者，金匮肾气丸治之。

以上分别脏腑施治，即三焦为决渎之义也。陈修园用五淋散统治三焦。吾谓不如分别中下，而又各区脏腑以施治，尤为精细。

浊者小水不清，或白或黄，或青或赤，此如暑天，洪水泥潦之类，乃湿热为之也。湿甚用胃苓汤，加黄芩、黄连、黄柏、白术治之；热甚用茵陈蒿、栀子、黄柏、秦皮、木通、车前子、防己、甘草梢治之。

又有败精为浊者，或由思淫不遂，或由淫而精停，宜草薢分清饮加鹿角屑、桑螵蛸、白芍、肉苁蓉治之。

又有中气虚弱，小便滴在地上即变色者，宜六君子、归脾汤治之。

便 闭

二便皆脾胃之出路。小便是清道属气，大肠是浊道属血。失血家，血虚便燥，尤其应得，四物汤加麻仁主之。血燥者加桃仁、川军，气燥者加杏仁、枳壳，风燥者加皂角、白芷、防风，火燥者宜加枳壳、厚朴、大黄、芒硝。

大肠乃胃之关门，胃为燥土，若胃有燥屎而不下者，其责不在大肠，而在胃。其证口渴，手足潮热，或发谵语，三一承气汤下之，或四物汤加麻仁、枳壳、厚朴、大黄以滋降之。

又小便数而不禁，大便反闭者，名为脾约。谓脾津下泄，无以润肠故也。仲景用脾约丸治之。丹溪谓宜清肺燥，肺清则小水有制，而脾得灌溉，宜用清燥救肺汤治之。

肾开窍于二阴，肾虚阴不足，无以润肠者，宜左归饮加黑芝麻、肉苁蓉治之。

肺与大肠相表里，肺遗热于大肠则便结，肺津不润则便结，肺气不降则便结。肺遗热者，人参泻肺汤治之；肺津不润者，清燥救肺汤治之；肺气不降者，清燥救肺汤合四磨汤，再重加杏仁或少加葶苈子治之。与便血条合看自明。

此外，又有瘀血闭结之证。或失血之后，血积未去；或跌打损伤，内有瘀血。停积不行，大便闭结，或时通利，仍不多下，所下之粪，又带黑色，腹中时时刺痛，口渴发热，脉带涩象。宜用桃仁承气汤治之，或失笑散加杏仁、桃仁、当归、白芍。

泻　泄

失血虚劳，最忌泄泻，以脾胃败坏不能任药，且少纳谷，胃气将绝故也。杂病泄泻，用参、术、姜、苓应手取效。此则姜、术补胃，转伤其阴，下咽之后，立见喘热，竟成枯骨矣。然使用滋阴之药，则脾已泻泄，益阴则愈动其泻，势必土崩不救矣。病至此者，吾莫如之何也已，拟用黄土汤，作调停之计，效否不敢必也。

以上所论，乃虚极胃将绝之泻也。如非胃气将绝之泻，便当按证治之，毋得语断其死，以恐骇病人。

湿泻者，如水倾上，肠鸣身重，其腹不痛，胃苓汤主之。

风泄者，大便不聚，或带清血，八珍汤加粉葛、丹皮、防风、白芷。

寒泄者，腹中切痛，雷鸣鸭溏，下利清白色，附子理中汤主之，六君子汤加姜、附亦治之。

暑泄者，烦渴尿赤，暴泻如水，越鞠丸加竹茹、粉葛根、连翘、车前子、牛蒡子、白芍、黄连、扁豆、枳壳、厚朴、生姜、藿香。

飧泄者，米谷不化，香砂六君子治之。此与暴注完谷，为肺气迫下者不同。暴注则水与谷食入即下为热迫，三一承气汤。

食积泄者，泻后痛减，臭如抱坏鸡子，噫气作酸。失血虚人，停食作泻者尤多，宜逍遥散，或小柴胡汤加山楂、神曲、麦芽、莱菔子治之；越鞠丸、平胃散皆治之。

又有泄血泄痢者，另详便血门。

又有肾泄，五便作泄，一名晨泄。乃色欲过度，足冷气虚所致，宜四君子汤加熟地黄、枸杞子、兔丝子、巴戟天、杜仲、破故纸、肉豆蔻、五味子、山茱萸治之；猪肾一枚，加故纸、小茴香、青盐烧服亦可。

饮　食

水谷入胃，其浊者为渣滓，下出幽门，达大小肠而为粪，以出于谷道。其清者，倏然而化，依脾气而上升于肺。其至清而至精者，由肺而灌溉乎四体，为汗液、津唾，助血脉，益气力，为生生不息之运用也。其清中之浊者，下入膀胱而为尿。此虞天民《医学正传》所论，其言水谷消化之道甚明，故全录之。凡食不化者，责之于脾，六君子汤主之。水不化者，责之于肺，二陈汤加防己、桑皮、桔梗、木通治之。消渴者肺火也，甘露饮加花粉治之。消谷者胃火也，白虎汤加黄连、人参、枳壳、厚朴、生地黄治之。饮一溲二为下消，肾虚也，肾气丸主之。食入即吐为火逆，泻心汤加生姜、竹沥治之。但用水嗽口，而不欲饮者，多是经脉中有瘀血，宜四物汤加红花、血竭、干漆、冰片、葱白、桃仁治之。食入良久，翻胃吐出，或不化而飧泄者为脾不磨食，六君子汤加肉豆蔻、破故纸、吴茱萸、五味子治之。

夫人之所以能化食思食者，全赖胃中之津液，吾于总论已详言之。有津液则能化食，能纳食，无津液则食停不化。观停食病，食入反吐，粪如羊屎，可知无津液则食不能化之故矣。观噤口痢，咽干津竭，食不得下，可知无津液则食不能纳之故矣。痢证噤口者，另详便血门。膈食不化，以及血虚津枯，不思饮食者，宜用左归饮，加天花粉、人参、玉竹、党参、莲米、白芍、芝麻治之。

一凡平人内伤饮食，多是中寒洞泄，治宜理中汤、平胃散，以温燥之。若失血之人，内伤饮食，则反多壅实生热之证，往往手足潮热，口干气逆，冲脉作咳，若用温燥之药，不惟饮食不化，且更加壅热矣。用小柴胡汤加枳壳、厚朴、大黄，轻则加莱菔子、麦芽，越鞠丸加减亦治之。

感　冒

血家最忌感冒，以阴血受伤，不可发汗故也。然血家又易感冒，以人身卫外之气，生于太阳膀胱，而散布于肺。血家肺阴不足，壮火食气，不能散达于外，故卫气虚索，易召外邪。偶有感冒，即为头痛、寒热、身痛等证。若照常人治法，而用麻、桂、羌、独，愈伤肺津，肺气益束而不能达。不惟涸血分之阴，愈以助气分之邪矣。治惟和解一法，为能补正祛邪。宜先生其津，使津足而火不食气，则肺气能达于皮毛，而卫气充矣。次宜疏理其气，使血分和，则不留邪为患，而外邪自解矣。宜小柴胡汤加杏仁、荆芥、防风、紫苏主之。

口渴加花粉，去半夏；身痛加粉葛根；内动痰火者，再加茯苓、旋复花；内动寒水者，另用苏子降气汤治之。

外感风寒，客于肺中，外证已退，久咳不愈者，失血家往往有之。宜千金麦门冬汤，其麻黄捣茸，蜜炙，变峻为缓，以搜陈寒。寒客肺中，久则变而为热，故用此方。或小柴胡加苏子、薄荷、细辛，亦与麦门冬汤仿佛。

感冒甚重，传变为热者，宜照伤寒法治之，清热攻里，可以任量。惟失血家，不得轻用吐法，戒之。

失血之人，有状似感冒，而实非感冒者。由于肺痿气虚，时时洒淅恶寒，鼻塞流清涕，乃金被火克，内壅外闭，卫气不布之故。只宜清养肺金，毋得妄用发散，以张火焰也，太平丸补散兼行以治之。《千金》麦门冬汤、小柴胡汤皆宜。小柴胡汤通上焦之津液，以调和荣卫，尤平稳而神奇。

痉　瘈拘急

痉者角弓反张，瘈者手足抽扯，拘急者头勾足局，肘膝相构。伤寒中风，凡遇此等，分三面治之。失血家亦宜分三面施治，而用药略有不同，眉列如下：

角弓反张者，太阳经病也。无汗用葛根汤，有汗用桂枝加葛根汤。血家病此，多是血燥生风，筋灼而挛，麻、桂皆其所忌，前方不中与也，宜四物汤加葛根、防风、荆芥、独活、羚羊角、桑寄生、续断、杏仁治之。

手足抽瘈，口目斜引者，少阳经病也。伤寒中风，用大秦艽汤，此方风药虽多，尚兼滋补，血家病此，亦可借用。再加阿胶、羚羊角、人参、天花粉，以柔润熄风，则与血家更宜。而前拘急属阳明经，伤寒中风，得此者，三一承气汤治之。血家得此为阳明津液大虚，筋为之缩，法宜大生津液，玉女煎加天花粉、玉竹、葛根、竹茹、人参、麦门冬、白芍、枳壳治之。

又曰：肝主筋，肝病则惊骇、筋挛。今且不必缕分，总以治肝为主，四物汤加羚羊角、酸枣仁、木瓜、荆芥、黄芩治之。

此乃血家发痉之治法，非通治诸痉之法，读者须知。

暑 疫

暑者，湿热合气之谓也。热蒸则湿动，湿郁则热遏，湿热合化，是为暑气。《月令》所谓土润溽暑，此之谓矣。热甚则心烦口渴，脉数尿赤；湿甚则泄痢肿满，喘急闭闷。病状不一，总系热湿二气而已。血家阴虚，湿热之邪尤易感受，宜统以大清凉饮治之。湿甚者，再加防己，虽不能尽暑之治法，然本此方以推广之，可以得变通之妙。

又有阴暑，实非暑也，乃夏月伏阴内动之寒证，毋循名而失实。疫者四时不正恶戾臭秽之气，触人为病。病气又能传染，是名曰疫。沉冬则无，夏秋常有。其气触人，皆从口鼻而入，内伏脏腑之中。发作则壮热头痛，变疟动痢，狂躁肿急，不一其形。虽有外证，不得发表，但解其里，则表气自和，清温败毒饮，加酒大黄治之。血家阴虚，疫邪易发，故并言之。另有瘟疫专书，详明者多，宜细查阅，此第举其大意耳。

食 复

失血家，胃气清和，津液自生，火自降，痰自顺，而病亦自愈矣。若伤饮食，则中宫壅滞，气与火不得顺利，上冲于肺，则为咳嗽；外蒸肌肉，则发热；内郁于心则为烦。由是血不得宁，因之复发，名为食复，宜甲己化土汤，加枳壳、厚朴、炒栀子、麦芽为主。咳者加紫菀、麦冬、五味子、杏仁；发热者加石膏、知母；心烦者加黄连、当归；腹痛者加酒大黄；已动血者，加桃仁、苏木。或用逍遥散，照上加减法，亦调和胃气善方。小柴胡汤亦可。

仲景治食复，言有宿食者，皆主芍药、大黄，义取二物力能推荡。盖宿食不去，不独阻新食之进，且伤气壅邪，转生诸疾。故主大黄以速去之，以免伤其正气，胜楂、曲之功千万，医者须知此理，临证庶有胆识。

夫失血之人，所以易于停食者，多是胃中有热，贪多饮食，既食之后，脾津枯少，不能糜烂消化，是以易于停食，宜四君子汤加黄精、山药、玉竹、天花粉、麦芽、白芍、生地黄、枸杞子、当归、麦冬、山楂、莱菔汁煎服。此等治法，但读东垣《脾胃论》者，断不能知。

劳 复_{怒复}

静则气平而生阴，动则气躁而生阳，烦热喘咳，随之而作。失血病，因劳动而复发者十之五六，亟宜调息瞑目，以收敛浮动之气，使阴平阳秘，而血乃不复动矣，人参固本汤加蒲黄、苏木治之。烦热甚者，宜用地骨皮散加炒栀子、蒲黄。喘咳甚者，宜人参清肺汤治之，或三才汤加五味子、云茯苓、沉香、甘草，清燥救肺汤亦治之。血复止后，多饮独参汤，熟睡以息之。

怒复者，怒气伤肝，相火暴发，而血因奋兴，当归芦荟丸以泻之，龙胆泻肝汤以清之，丹栀逍遥散以和之，小柴胡汤加牡蛎、青皮以抑之。血潮不止者，泻心汤加当归、白芍、沉香、附子、降真香以止之。十灰散，用香附子、槟榔、童便、醋调服以止之。去血过多，则阴愈伤，阳愈亢，怒气愈不能平，宜当归、人参、沉香、香附子、生地黄、五味子以大补之。少与之食，以消息之。

总之，失血之人，戒劳更应戒怒。《医学考辨》有戒怒诗云：病家误，戒忿怒，忿怒无非些小故；血随气上不循经，犹如轻车就熟路。吾临血证多矣，每有十剂之功，败于一怒。病家自误，医士徒劳，堪发一叹。

时 复

时复者，谓血家春夏得病，至次年春夏复发；秋冬得病，至次年秋冬其病复发。值其时而仍病，故曰时复。夫人身五脏六腑，与天之气运呼吸相通，原是一体。故天之阴阳，能构人之疾病。其实非天病人也，乃人身气血先有偏盛，故感天气之偏盛，而病遂作焉。

血家病得于春者，乃肝经血虚火旺。春木之气，内通于肝，肝经感木气，而风动火发。故值春时，旧病复作。其已发吐血者，宜地骨皮饮加蒲黄、黄芩、龙胆草、杏仁、柴胡、荆芥，醋炒大黄治之。尚未发作者，须服五味逍遥散加牡蛎、阿胶、龙骨、香附、五味子，或用左归饮加阿胶、龟板、牡蛎、五味子以滋养之，使肝肾阴足，则火伏而不动矣。凡冬日春时得血病者，均宜用此法，以养肝肾，使阳气封谧而不泄，斯病不发矣。又凡肝经火动者，必先有热蒸口苦，魂梦不宁诸证，柴胡清骨散亦治之。

失血之病，得于夏者，乃心经火旺，次逢夏月复发，宜泻心汤加丹皮、蒲黄、生地黄、木通、甘草梢、降香、牛膝。其未发时，若见烦热，即宜预服生地黄散以遏止之，或天王补心丹以养之。

【又按】夏月暑盛，病多发于阳明，以阳明主燥热，暑热相合，故多属阳明。病在阳明者，口渴身热，烦躁便闭，恶闻人声，脉势洪大。以此为辨，其吐出之血，亦必甚多，宜犀角地黄汤加葛根、金银花、知母、蒲黄、大黄、枳壳。若尚未动血，初觉发热口渴者，玉女煎加蝉蜕、秦皮、茵陈、枳壳，或先服甘露饮以养胃阴，免动燥气。

秋乃金令，肺气主之。凡失血家，至秋时皮毛收敛，未能秘密，往往外合风气，内壅热邪，发咳动血，尤为容易。病家医家，皆须善为调理，庶可补天再造也。若是秋时得病，是病本得于肺，次逢秋月，本脏不润，复发痿燥，而咳血者，清燥救肺汤加生地、蒲黄治之；人参清肺汤加紫菀、当归、蒲黄亦可。葛可久太平丸，既滋肺阴，兼清风痰，尤治肺良方。若肺气郁而不布，卫阳不外达，津液不下降，皮毛洒淅，寒热作咳者，宜小柴胡加荆芥、防风、桔梗、杏仁、蒲黄、苏木、瓜蒌根、麦冬、桑皮、陈皮、枇杷叶治之。风寒客于肺中，久咳不止者，宜《千金》麦门冬汤，其麻黄捣茸炙过，以搜陈寒，或重用太平丸，重加薄荷，亦和散之法。

冬令属水，肾气主之。此时阴气坚凝，则阳气潜藏，龙雷不作。若阴气不足，则阳气不潜。况此时阳气皆入于内，人身阴虚者，既多内热，加以阳气入内，两热相合，致失冬令寒热之象，此与冬行夏令无异。是以火迫血动，而复发也。治法宜滋肾阴泄内热，使其阴凝阳秘，复成为大冬之令，斯病愈矣。已动血者，玉女煎加蒲黄、丹皮、苏木。继服大补阴丸、六味丸以收功。乘其未发，先用麦味地黄汤滋之。火之不藏，如三冬不雪，腊月鸣雷，潜纳阳气，皆可加龙骨、牡蛎。吾于冲脉言之甚详，须参看。

凡物有根者，逢时必发。失血何根？瘀血即其根也。故凡复发者，其中多伏瘀血，以及遇节气，遇阴雨，而即蒸热发动者，均是瘀血为病，宜血府逐瘀汤加干漆、桃仁治之，或用仲景大黄䗪虫丸，少少与之。此理须知，方不为血证所瞒。

房 劳 复

血之运行，听命于气。气乃先天肾水之中一点生阳，静而复动，化生精血。若以房劳伤其精血，则水虚而火发，气动而血升，乌有病之不发乎！宜都气丸加麦冬、龟鹿胶治之。火盛者，大补阴丸，加鹿胶、桑螵蛸治之，或加味虎潜丸脾肾兼治，或三才汤加桑螵蛸、秋石、海粉、黄柏、紫梢花治之。失血之人，以养息为第一，若不忌房劳，是自促命期，于医何咎！

附 抱儿痨论

世谓妇人有胎，复得咳嗽发热骨蒸，或吐血，或梦交，名为抱儿痨。其胎不能孕满十月，或七八月，或五六月，胎便萎堕，儿不成长。其每坐产之后，不得满月，定然废命。古书不见名论，俗医又无治法，世皆以死证目之。而死者果相接踵，良可哀也。夫妇人怀孕，其气血既结养胞胎，又加以病，再耗其气血，一身之气血无多，那堪两件消耗。是以其胎不能长养，而母被胎困，又受病侵，双斧伐枯树，不死何待？顾其受命之重，诚如所云，而果得治

法，何难起死回生哉！吾妻病此，亲手调治，竟得保全，始知抱儿痨之所以不起者，失治之咎耳。夫妇人血和，然后有子。血病于是胎病。治之之法，总视其证，有时以安胎为主，胎安则母自安；有时以治病为主，病去则胎自固。据其见证，照病用药，自无不愈者也。大旨此病，世皆谓为极虚之证，而不知此病多是实邪。何以言之？盖人身除肠胃中，皆不可有物塞碍。是以针砭刺穴，停住片时，即能堵塞其气。况胎乃块然一大物，塞于下部，则气实而喘，气逆而呕，气盛而为火，皆以其壅塞故也。夫人之怀孕，不啻藏珍，而胎之病人，有如积块。是以怀孕之脉，沉分搏指，亦与下焦积块之脉相似。第积块攻而通之，则实邪去而人安；胎则无攻通之法，是以不便施治。然有逆实之证，亦须消息，以补兼攻，斯不至留病为患。盖必摆脱一切拘禁，而后可救皆不能救之死证。《内经》云：有故无殒也。则知不拘禁例，一意治病为安胎最上之法。故抱儿痨，吐血逆满，不须顾胎，直宜凉血泄瘀，丹皮、桃仁所以不忌。瘀血既去，则不壅热，去旧生新，胎反得新血之养。若气逆火甚，非寻常杏仁、枳壳、枯苓等药所能治者，酒炒大黄亦间可用。又凡此病，皆胎气壅于下部，反而上熏肺金，直当其气。故治抱儿痨以保养肺金为第一要法。清燥救肺汤、紫菀散主之。痰凝气阻，咳逆不休者，豁痰丸治之。水饮冲肺，肺胀咳嗽，不得卧息者，葶苈大枣泻肺汤主之。桔梗宁肺汤补泻兼行，保和汤多补少泻，皆宜酌用。此病发于胞中，其本在下，清理肺金不过治标之法耳。然胎在下部，既不能攻治其本，则不得不重治其标，保助肺金，以敌病气，虽病气上薰，亦无碍也。且肺为华盖，位

虽居上，而通水道．下输膀胱，又主制节，下达大肠。肺调则大肠不滞，气得从大肠而泄，则胎虽阻之，而上熏之势，亦稍杀矣。肺调则小水通利，气得从小水而泄，则胞中之气，亦得从小水泄下。盖膀胱者，胞之室。膀胱畅，则胞气可借之得舒，而上熏之势，亦少杀矣。若大便燥结者，急宜用清燥救肠汤，加火麻仁、白芍、肉苁蓉、枳壳、厚朴、当归治之。若小便不利者，急宜用清燥救肺汤加草梢、生地、木通、防己、知母、桑皮治之。且小便出膀胱，属太阳经，主皮毛；大便出大肠，属阳明经，主肌肉。二经调达，则肌肉皮毛之气，皆清理而不滞，自不发寒蒸热矣。第皮毛肌肉之属气分者，既可以免，而腠理之热，属血分者，并不关于二经。人身腠理之气，乃三焦所司。三焦属相火，内寄于肝胆，而下藏于胞室。今胞室既为胎所占，则相火上壅而为呕吐。失血者往往而然，相火之气，循经外达，壅于腠理，则生寒热，甚则骨蒸。推原其故，以胞室为胎所占，相火不得任意游行，是以壅遏。此时不能夺去其胎，只得清泄胞中之气，使相火有所泄，斯不与大壅耳，宜四物汤加黄柏、知母、赤茯苓、泽泻、山萸肉、甘草梢、肉苁蓉，此是治胞室以滋相火之本也。外用小柴胡汤以和其腠理。蒸热之甚者，可用清骨散以泻之。此是治少阳以清相火之标也。是时胞宫不便重治，只合多清少阳以重治其标，即不痊愈，而亦杀其病气矣。如欲胞室腠理面面兼治，则宜四物汤合柴胡清骨散治之。

夫抱儿痨之病，根虽在胞，而其受病则在于肺。惟其肺金津虚，无以转输于下，是以胞中之水，皆得泛上而为病。无论咳热诸证，总宜大滋其肺，使肺津得调，肺气得降，则胞中之水火虽欲上逆而亦不为害。救肺汤、紫菀散、太平丸、保和汤、人参清肺汤、阿胶泻白散可常服之。第胞宫之水火上逆，则病见肺，而水火之实，又实根于肾中。胞宫之相火，肾中之阳也。胞宫之阴水，天癸之水也。须极力滋补其肾，使水化则不为痰，阴足则不动火，此为正本清源之治。肾中阴虚而火动者，则水结为痰、为咳、为肿、为淋闭骨蒸。地黄汤加杏仁、五味子、麦冬、桑皮、黄柏、知母以清之。肾中阳虚不化水者，则水停为饮、为咳、为肿、为淋闭、清谷不化，宜地黄汤加故纸、杜仲、艾叶、附片、台乌药、沉香、木通以温其阳。若肾中痰火上逆之至，喘咳不止，胎亦上逼，照上用六味地黄汤，加龙骨、牡蛎、钟乳石、牛膝、半夏、五味子、麦门冬、川贝母治之。此堕降之药，各书俱云堕胎，然无病之胎，固忌此等，今既有肾气逆上之病，高者抑之，有病受坠而下之，乃适当其胎之正位。胎反其位，而不上逼，何堕之有！至于气逆之极，发动吐血，呕咳呃哕，诸般上逆之证，宜降气者，枳壳、厚朴、葶苈子、槟榔，任量而施，宜降火者，酒大黄、胡黄连、知母、黄柏、龙胆草，随宜取用，亦所不妨。况乎胎中吐血，多因素有瘀血阻滞，胎气两不相容，是以动血。欲去瘀血，凡桃仁、丹皮、五灵脂、红花、延胡索等，皆宜用之。若徒守拘禁，与养痈成患无异。医者果能破除俗见，而参透其所以然，于治抱儿痨，何难起死回生哉！

又曰：用药虽不必徒守拘禁，然亦须审病，中病而止。忽毫无顾忌，而不知轻重也，慎之！

产母之所以系胎者，带脉也。带脉解则胎堕矣。若见腰痛之证，则早用当归、白术、熟地、淮山药、杜仲、故纸、山萸肉、龟胶、黄柏、黄芪、知母、菟丝子、甘枸杞、续断、云茯苓治之。其余带脉治法，详经血产血门。产母既病抱儿痨，困惫之极，胎不能保，则亦无须存胎，但以安保产母为急，归芎汤加人参、糯米、苎根、阿胶听其安可也，堕亦可也。胎既下后，但照正产，按法治之，去瘀生新，自无不愈。

【再按】抱儿痨，产前已大虚耗，一旦产后，必见危险之证，较之寻常正产更宜预防。一汗出不止，独参汤救之。浮热脉大者，加附子，以引阳入阴。此虽胎前常病，火燥而至是阳气欲脱，不得仍照火燥治法，四物汤加炮姜，亦是从阴引阳之法，皆可审用。一喘促为气脱之候，参附汤加五味、沉香治之。一血崩为血脱之候，归脾汤加血余灰、棕灰、海螵蛸、鱼胶治之。亦有怒动肝火而血崩者，归脾汤加柴胡、栀子治之。此三危证，正产有之，病抱儿痨者，在所必有。医家病家，皆宜预防。

夫胎前属实热，产后属虚寒，平人大抵然也。至于病抱儿痨者，胎前之病，无一非热。至于产后，则不尽虚寒。盖胎前已病阴虚，而产后去血过多，其阴愈虚，发热发咳，尤属痿燥之极，若徒守产后宜温补之说，鲜不促命。宜左归饮加阿胶、天花粉、百部、人参、麦门冬、玉竹、五味子治之。骨蒸咳逆者，团鱼丸治之。阴虚火动，挟水饮而上干者，四物汤合二陈汤，再加柴胡、黄芩、姜汁、竹沥、竺黄、胆南星、金箔、牛黄治之。其余杂证，均照产科治法，自无不愈。兹所论者，乃抱儿痨产后之治法，与正产略异，然亦第举其端，尚待医士扩而充之。

一凡治抱儿痨，必先熟吾书中，经血、胎血、产血诸门，而于各女科又参酌，庶克有济。

一凡抱儿痨，须在初病时，即行调治。治或未愈，而用药不错，庶几产后可以治愈。如不知治法，则产后必亡，医家病家两宜慎之。

以上所论抱儿痨治法，已具大略。而内中又或加外感，则宜照血家感冒之法，加减治之；或加内伤，则宜照血证饮食诸法，加减治之；或添怒气而病增，则宜照怒复条内，所用诸药治之；或加房劳而病剧，则宜照房劳复条内，所用诸药治之。法外有法，难以笔传。

血证论 卷七 方解上

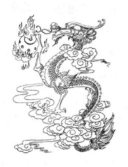

古今方共八十二条

仲景泻心汤

大黄酒炒，二钱　黄连三钱　黄芩四钱

心为君火，化生血液。是血即火之魄，火即血之魂。火升故血升，火降即血降也。知血生于火，火主于心，则知泻心即是泻火，泻火即是止血。得力大黄一味，逆折而下，兼能破瘀逐陈，使不为患。此味今人多不敢用，不知气逆血升，得此猛降之药，以损阳和阴，真圣药也。且非徒下胃中之气而已，即外而经脉、肌肤，凡属气逆于血分之中者，大黄之性，亦无不达。盖其气最盛，凡人身气血凝聚，彼皆能以其药气克而治之，使气之逆者，不敢不顺。今人不敢用，往往留邪为患，惜哉！方名泻心，乃仲景探源之治。能从此悟得血生于心，心即是火之义，于血证思过半矣。

十灰散

大蓟　小蓟　茅根　棕皮　侧柏　大黄　丹皮　荷叶　茜草　栀子各等分

上药烧存性为末，铺地出火气，童便、酒、水随引。黑为水之色，红见黑即止，水胜火之义也，故烧灰取黑。得力全在山栀之清，大黄之降。火清气降，而血自宁。余药皆行血之品，只借以向导耳。吹鼻止衄，刃伤止血，皆可用之。

独参汤

人参二两

浓煎，细咽，熟睡。取养胃之阴，安护其气，气不脱则血不奔矣。世以党参代气，便认为阳药，不知人参柔润甘寒，乃滋养中宫津液之药。人之真气，生于肾中，全赖水阴含之。出纳于肺，又赖水津以濡之。故肾中水阴足，则气足而呼吸细；肺中之水津足，则气足而喘息平。人参滋补中宫之津液，上布于肺，下输于肾，故肺肾之气，得所补益。世人不知气为水之所化，而以属阳，妄指参为阳药。幸陈修园力辨其诬，然修园谓壮火食气，参泻壮火故补气，其说犹有隔膜，尚未识气即是水之理。吾于"总论"，言之甚详，须知气即是水，而人参之真面乃见。

甘草干姜汤

甘草炙，三钱　干姜炮，二钱　五味子一钱

甘草炙过，纯于补中；干姜变黑，兼能止血。二药辛甘合化，扶阳气以四达，血自运行而不滞矣。惟五味收敛肺气，使不上逆，以止气者止血，凡阳虚脾不摄血者，应手取效。但血系阴汁，血亏即是阴亏。刚燥之剂，往往忌用，必审其脉证，果系虚寒者，始可投此方。

四物汤

当归四钱　生地四钱　川芎二钱　白芍三钱

柯韵伯曰：心生血，肝藏血。故凡生血者，则究之于心；调血者，当求之于肝也。是方乃肝经调血之专剂，非心经生血之主方也。当归和血，川芎活血，芍药敛血，地黄补血。四物具生长收藏之用，故能使荣气安行经邃。若血虚，加参、芪；血结，加桃仁、红花；血闭，加大黄、芒硝；血寒，加桂、附；血热，加芩、连；欲行血去芍；欲止血去芎。随宜加减，则不拘于四物矣。如遇血崩、血晕等证，四物不能骤补，而反助其滑脱，又当补气生血，助阳生阴长之理。盖此方能补有形之血于平时，不能生无形之血于仓卒；能调阴中之血，而不能培真阴之本。韵伯此论，虽有不足于四物，然谓四物为肝经调血之专剂，则深知四物之长者矣。盖肝主藏血，冲任血海，均属于肝。故调血者，舍四物不能为功。

白虎汤

石膏一两　知母五钱　甘草二钱　粳米一撮

四药甘寒，生胃阴、清胃火，阳明燥热得此，如金飚夕起，暑酷全消，故以秋金白虎名汤，乃仲景伤寒阳明之正方。借治血证，脉洪大、发热、口渴者，尤有捷效。

佛手散　即归芎汤

当归五钱　川芎三钱

酒水各半煎服。辛以行气，温以行血，有汁能生血。二味为活血行血之要药。

失笑散

蒲黄三钱　五灵脂五钱

蒲生水中，花香行水。水即气也，水行则气行，气止则血止。故蒲黄能止刀伤之血，灵脂气味温行以行血，二者合用，大能行血也。

大柴胡汤

柴胡三钱　半夏三钱　白芍三钱　黄芩三钱　枳壳二钱　大黄钱半　生姜三钱　大枣三枚

黄芩一味，清表里之火；姜、枣、柴胡，使邪从表解；半夏、白芍、枳壳、大黄，使邪从里解。乃表里两解之剂，而用里药较多。后之双解散、通圣散，皆从此套出。借治血证，或加表药，或加血药，可以随宜致用。

逍遥散　加丹、栀，名丹栀逍遥散

柴胡三钱　当归四钱　白芍三钱　白术三钱　云苓三钱　甘草钱半　薄荷一钱　煨姜三钱　丹皮三钱　栀子二钱

此治肝经血虚，火旺郁郁不乐。方用白术、茯苓助土德以升木；当归、白芍益荣血以养肝；薄荷解热；甘草缓中；柴、姜升发。木郁则达之，遂其曲直之性，故名之曰逍遥。如火甚血不和者，加丹皮、山栀清理心包。心包主火，与血为肝之子，为火之母。治心包之血，即是治肝之血；泻心包之火，即是泻肝之火，以子母同气故也。

当归芦荟汤

当归一两　胆草一两　芦荟五钱　青黛五钱　栀子一两　黄连一两　黄柏一两　黄芩一两　大黄五钱　木香二钱半　麝香五分

旧用神曲糊丸，姜汤送下。借治血病，用酒丸，童便下，尤佳。人身惟肝火最横，每挟诸经之火，相持为害。方用青黛、芦荟、胆草直折本经之火；芩、连、栀、柏、大黄分泻各经之火。火盛则气实，故以二香以行气；火盛则血虚，故君当归以补血。治肝火决裂者，惟此方最有力量，莫嫌其多泻少补也。

地黄汤

熟地一两　山药五钱　山萸肉五钱　茯苓三钱　丹皮三钱　泽泻三钱

陈修园谓：人之既生，以后天生先天，全赖中宫输精及肾，而后肾得补益。谓此方非补肾正药，然肾经水虚火旺者，实不可离。方取熟地以滋肾水，而又恐肝木盗水之气，故用山萸以养肝之阴，补子正以实母也。再用山药补脾土，启水津以给肾。用丹皮清心胞，泻火邪以安肾。庶几肾中之水，得以充足。特虑有形之水质不化，则无形之水津亦不能生，尤妙，茯苓、泽泻化气利水，以泻为补，虽非生水之正药，而实滋水之要药。

花蕊石散

花蕊石煅为末，每服三钱

男用酒调服，女用醋水服。瘀血化水而下。

【按】此药独得一气之偏，神于化血。他药行血，皆能伤气，此独能使血自化，而气不伤，真去瘀妙品。

侧柏叶汤

侧柏叶三钱　炮姜钱半　艾叶三钱　马通二两

热气藏伏于阴分，逼血妄行不止。用姜、艾宣发其热，使行阳分，则阴分之血，无所逼而守其经矣。柏叶属金，抑之使降。马为火畜，同气相求，导之使下，则余烬之瘀，一概蠲去。此为热伏阴分从治之法。乃久吐不止，一切寒温补泻，药几用尽，因变一法，以从治。凡遇热证，用之须慎。若系寒凝血滞者，则无不宜。马通汁即马粪泡水。无马通，以童便代之。

人参泻肺汤

人参三钱　黄芩三钱　栀子三钱　枳壳二钱　甘草一钱　连翘一钱　杏仁三钱　桔梗二钱　桑皮三钱　大黄一钱，酒炒　薄荷一钱

葶苈大枣泻肺汤，是泻肺中之水，此方是泻肺中之火。肺体属金，不自生火，皆由心火克之，胃火熏之也。故用栀子、连翘以泻心火；黄芩、大黄以泻胃火。肺为火郁，则皮毛洒淅，用薄荷以发之。肺金不清，则水道不调，用桑皮以泄之。火盛即是气盛，用枳、桔、杏仁以利之。而人参、甘草又补土生金以主持之。补泻兼行，调停尽善，实从葶苈大枣汤套出，变泻水为泻火之法。凡上焦血滞痰凝，因火所致者，均可随证加减。

甲己化土汤

白芍五钱　甘草三钱

杨西山失血大法，以此为主方，而极赞其妙。其实芍药入肝；归、芎、桃仁善去旧血以生新血；佐黑姜、炙草引三味入于肺肝，生血利气，为产后之圣药。各书多改炙草为益母草，不知益母乃凉血利水之药。此方取其化血，即能生血，如益母草焉有生血之功，与方名相左。吾以为治红痢、尿血，或可用之，若此方断不可用。

牛膝散

牛膝三钱　川芎钱半　蒲黄三钱　丹皮三钱　桂心三钱　当归四钱

当归、川芎、蒲黄、丹皮四药和血；桂枝辛温以行之；牛膝下走以引之。用治下焦瘀血，温通经脉，无不应验。方义亦浅而易见。

桃仁承气汤

桃仁五钱　大黄二钱　芒硝三钱　桂枝
二钱

桂枝禀肝经木火之气，肝气亢者，见之即炽，肝气结者，遇之即行，故血证有宜有忌。此方取其辛散，合硝、黄、桃仁直入下焦破利结血瘀血去路，不外二便，硝、黄引从大便出，而桂枝兼化小水，此又是一层意义。

小调经汤

当归三钱　赤芍三钱　没药二钱　琥珀
二钱　桂枝二钱　细辛五分　麝香少许

当归补血；赤芍行血；树脂似人之血，没药为树脂所结，故能治结血；琥珀乃树脂所化，故能化死血。四药专治瘀血，亦云备矣。而又恐不能内行外达也，故领以辛、桂、麝香，使药性无所不到，而内外上下，自无伏留之瘀血。所以不循经常者，多是瘀血阻滞，去瘀即是调经。

小柴胡汤

柴胡八钱，川产为真　黄芩三钱　半夏
三钱　大枣三枚　人参二钱　甘草一钱　生
姜二钱

此方乃达表和里，升清降浊之和剂。人身之表，腠理实营卫之枢机；人身之里，三焦实脏腑之总管。惟少阳内主三焦，外主腠理。论少阳之体，则为相火之气，根于胆腑。论少阳之用，则为清阳之气，寄在胃中。方取参、枣、甘草以培养其胃；而用黄芩、半夏降其浊火；柴胡、生姜升其清阳。是以其气和畅，而腠理三焦，罔不调治。其有太阳之气，陷于胸前而不出者，亦用此方，以能清里和中，升达其气，则气不结而外解矣。有肺经郁火，大小便不利，亦用此者，以其宣通上焦，则津液

不结，自能下行。肝经郁火，而亦用此，以能引肝气使之上达，则木不郁。且其中兼有清降之品，故余火自除矣。其治热入血室诸病，则尤有深义。人身之血，乃中焦受气取汁变化而赤，即随阳明所属冲任两脉，以下藏于肝。此方非肝胆脏腑中之药，乃从胃中清达肝胆之气者也。胃为生血之主，治胃中，是治血海之上源。血为肝之所司，肝气既得清达，则血分之郁自解。是正治法，即是隔治法，其灵妙有如此者。

犀角地黄汤

犀角钱半　生地五钱　白芍三钱　丹皮
三钱

犀牛属土，而秉水精；地黄土色，而含水质。二物皆得水土之气，能滋胃阴，清胃火，乃治胃经血热之正药。然君火之主在心，故用丹皮以清心；相火所寄在肝，故用白芍以平肝。使君相二火，不凑集于胃，则胃自清而血安。

甘露饮

天门冬三钱　麦门冬三钱　生地黄三钱
熟地黄三钱　黄芩三钱　枳壳一钱　石斛
三钱　茵陈三钱　甘草一钱　枇杷叶二片，
去毛

陈修园曰：胃为燥土，喜润而恶燥，喜降而恶升。故用二地、二冬、石斛、甘草润以补之；枇杷、枳壳降以顺之。若用连、柏之苦，则增其燥；若用芪、术之补，则虑其升。即有湿热，用一味黄芩以折之，一味茵陈以渗之足矣。盖以阳明之治，重在养津液。方中地、冬等药，即猪苓汤用阿胶以育阴意也。茵陈、芩、枳，即猪苓汤用滑、泽以除垢意也。

清燥救肺汤

人参一钱　甘草一钱　芝麻一钱，黑

石膏二钱，煅　阿胶一钱　杏仁一钱，去皮尖

麦冬二钱　枇杷叶炙，一片　桑叶三钱，冬

喻嘉言曰：诸气膹郁之属于肺者，属于肺之燥也。而古今治气郁之方，用辛香行气，绝无一方治肺之燥者。诸呕喘痿之属于上，亦属于肺之燥也。而古今治法，以痿呕属胃经，以喘属肺，是则呕与痿属之中下，而惟喘属上矣。所以亦无一方及于肺之燥也。即喘之属于肺者，非行气，即泄气，间有一二用润剂，又不得肯綮。今拟此方，名清燥救肺，大约以胃为主。胃土为肺金之母也，其天冬、知母能清金滋水，以苦寒而不用。至苦寒降火之药，尤在所忌。盖肺金自至于燥，所存阴气不过一线，倘更以苦寒下其气，伤其胃，尚有生理乎？诚仿此增损，以救肺燥变生诸证，庶克有济。

保和汤

甘草二钱　阿胶三钱　百合三钱　知母三钱　贝母三钱　五味子一钱　天冬三钱麦冬三钱　桔梗三钱　薄荷一钱　饴糖三钱薏苡仁三钱　马兜铃二钱

肺经之津足，则痰火不生，而气冲和。若津不足，则痰凝火郁，痿咳交作，而气失其和矣。方用饴糖、甘草、阿胶，补胃以滋肺津，复加清火、祛痰、敛浮、解郁之品，凡以保护肺金，使不失其和而已。葛可久此方，虽不及救肺汤之清纯，然彼以滋干为主，此以清火降痰为主，各方用意不同，无相诋訾。

麦门冬汤

麦冬二两　半夏六钱　人参四钱　甘草四钱　粳米一盏　大枣十二枚

参、米、甘、枣四味，大建中气，大生津液。胃津上输于肺，肺清而火自平，肺调而气自顺。然未逆未上之火气，此固足以安之，而已逆已上之火气，又不可任其迟留也。故君麦冬以清火，佐半夏以利气，火气降，则津液生，津液生而火气自降，又并行而不悖也。用治燥痰咳嗽，最为对症。以其润利肺胃，故亦治隔食。又有冲气上逆，挟痰血而干肺者，皆能治之。盖冲脉起于胞中，下通肝肾，实则丽于阳明，以输阳明之血，下入胞中。阳明之气顺，则冲气亦顺，胞中之血与水，皆返其宅，而不上逆矣。此方与小柴胡合看更明。小柴胡是从胃中引冲气上行，使火不下干之法。此方是从胃中降冲气下行，使火不上干之法。或去粳米，加蜜更滋润。

四磨汤

人参　乌药　槟榔　沉香各等分

上药磨水煎服。治上气喘急，取人参滋肺，以补母之气；取沉香入肾，以纳气之根；而后以槟榔、乌药，从而治之。泻实补虚，洵为调纳逆气之妙法。盖肺为阳，而所以纳气下行者，全赖阴津，故用人参以生津。肾为阴，而所以化气上行者，全赖真阳，故用沉香以固阳。为沉其水，故能直纳水中之阻也。

桂苓五味甘草汤

桂枝尖三钱　云茯苓四钱　炙甘草二钱五味子一钱

此治肾中水气腾溢，阴火上冲，面赤咽痛，咳逆诸病。桂、苓抑水下行，水行即是气行。然逆气非敛不降，故五味之酸敛其气。土厚则阴火自伏，故以甘草之甘，补其中也。

苏子降气汤

苏子三钱　半夏二钱　当归三钱　陈皮二钱　前胡二钱　厚朴一钱　沉香一钱　甘

草一钱　生姜三片

气即水也，水凝则为痰，水泛则为饮。痰饮留滞，则气阻，而为喘咳。苏子、生姜、半夏、前胡、陈皮宣除痰饮，痰饮去而气自顺矣。然气以血为家，喘则流荡而忘返，故用当归以补血。喘则气急，故用甘草以缓其急。出气者肺也，纳气者肾也，故用沉香之纳气入肾，或肉桂之引火归元为引导。

肾气丸

熟地黄八钱　山萸肉四钱　山药四钱　云茯苓四钱　泽泻四钱　牡丹皮五钱　川附片三钱　肉桂二钱

肾为水脏，而其中一点真阳，便是呼吸之母。水足阳秘，则呼吸细而津液调。如真阳不秘，水泛火逆，则用苓、泽以行水饮；用地、萸以滋水阴；用淮药入脾以输水于肾；用丹皮入心以清火安肾。得六味以滋肾，而肾水足矣。然水中一点真阳，又恐其不能生化也，故用附子、肉桂以补之。若加牛膝，便具引火归元之功。若加知、柏，又治上热下寒之法。如去桂、附，加麦冬、五味，则纯于滋阴，兼治肺金。

辛字润肺膏

羊肺一具，洗　杏仁四钱　柿霜五钱　真酥五钱　真粉三钱　白蜜五钱

为末，搅匀入肺中，炖熟食。真粉即上白花粉，真酥即上色羊乳，如无以黑芝麻捣烂代之。方取肺与肺同气，而用诸润药，以滋补之。义最浅而易见，然方极有力可用。

琼玉膏

生地一斤，汁　白蜜一斤　人参八两　云苓十二两

生地汁合白蜜入磁瓶内，云苓、人参

为末，和匀放水中。煮三昼夜，悬井中昼夜，取起，仍煮半日，白汤化服。为润利肺经之妙剂。

生脉散

人参三钱　麦门冬三钱　五味子七粒

人参生肺津，麦冬清肺火，五味敛肺气。合之酸甘化阴，以清润肺金，是清燥救肺汤之先声。

保元汤

人参三钱　黄芪三钱　黑枣三钱　炙甘草二钱　煨姜三片

草与黑枣，大补中土，再加煨姜以温之，黄芪以鼓之，人参以滋之，总使土气冲和，上生肺金，肺阳布护，阴翳自消，一切寒怯虚悸之症自除。此为温补肺阳法，与上滋肺阴法，为一寒一热之对子。

六君子汤

人参三钱　白术三钱　云苓三钱　甘草二钱　陈皮三钱　半夏三钱

四君子补胃和中，加陈皮、半夏以除痰气。肺之所以有痰饮者，皆胃中之水不行，故尔冲逆，治胃中即是治肺。

天王补心丹

当归三钱　熟地黄五钱　生地黄三钱　远志一钱　人参三钱　丹参三钱　天门冬三钱　麦门冬三钱　元参三钱　桔梗钱半　酸枣仁三钱　柏子仁三钱　云茯苓三钱　五味子一钱

陈修园曰：心字篆文，只是一倒火耳。火不欲炎上，故以生、熟地补水，使水上交于心；以元参、丹参、二冬，使火下交于肾；又佐参、苓以和心气；当归以生心血；枣仁以安心神；远志以宣其滞；五味以收其散；更假桔梗之浮为向导。心得所养，而何有健忘、怔忡、津液干枯、舌疮、

秘结之苦哉！

朱砂安神丸

朱砂一钱　黄连三钱　生地三钱　当归三钱　甘草二钱

朱砂之重以镇怯；黄连之苦以清热；当归之辛以嘘血；更取甘草之甘，以制黄连之太过；地黄之润，以助当归所不及。合之养血清火，安镇心神，怔忡、昏烦不寐之症，可以治之。

人参养荣汤

人参三钱　黄芪三钱，炙　白术三钱　甘草钱半　当归三钱　熟地四钱　大枣三钱　生姜三片　远志一钱　桂心一钱　陈皮二钱　白芍三钱　云苓三钱　五味子一钱

此方即中焦取汁，奉心化赤以为血之义。参、芪、术、草、大枣大补中焦。中焦谷化则汁益生，故加陈皮以化谷。中焦水停则谷不化，故加姜、苓以别水。水谷既化，中焦之汁自生矣。再用归、地多汁以引其汁。凡系妇人催乳，用此足矣。若必令其奉心化血，则宜芍、味以敛之，使荣行脉中，而不外散。加桂心、远志启导心火，以助其化赤之令。补中者，开血之源也；导心者，化血之功也；敛脉者，成血之用也。此心火不足之治法，与炙甘草汤、建中汤相近。

归脾汤

白术三钱　黄芪三钱　茯神三钱　人参三钱　远志钱半　木香一钱　甘草二钱，炙　枣仁三钱　当归三钱　桂圆五枚，去壳

心主生血，脾主统血。养荣汤，以治心为主；归脾汤以治脾为主。心血生于脾，故养荣汤补脾以益心。脾土生于火，故归脾汤导心火以生脾。总使脾气充足，能摄血而不渗也。

养真汤

人参三钱　白术三钱　云苓三钱　甘草钱半　山药三钱　莲米三钱　麦冬三钱　五味八分　黄芪三钱　白芍三钱

煎去头煎，只服二三煎。取燥气尽去，遂成甘淡之味。盖土本无味，无味即为淡，淡即土之正味也。此方取淡以养脾，深得其旨。

小建中汤

桂枝二钱　白芍四钱　甘草二钱　红枣三枚　生姜三片　饴糖一两

虚劳里急诸不足者，五脏阴精阳气俱不足也，故用姜、桂辛温以生阳，用芍、饴酸甘以生阴，大枣、甘草纯甘以补中，使中宫建立，则阳气化而上行，阴气化而下降。细按此方，乃健胃滋脾，以阳生阴之法。归脾汤，从此方重浊处套出。补中汤，从此方轻清处套出。

正元汤

人参附子汁煮　黄芪川芎酒煮　山药干姜煮　白术陈皮煎　云苓肉桂煮　甘草乌药煮，各等分

六药为末，盐汤下。取火烈之品，法平和之药，雄烈之味既去，诚为温补少火之驯剂。

白凤膏

平胃散四两　人参一两　茯苓一两

上三味为末，纳枣内，入鸭腹中，陈酒煮烂。食鸭肉，将枣阴干，随用参汤、白汤化服。鸭乃血肉之品，其性滋阴；酒为五谷之精，其性和阳。合诸药养脾胃，大收纯和之效。

桂枝甘草龙骨牡蛎汤

桂枝三钱　甘草二钱　龙骨三钱　牡蛎三钱

肝寒魂怯，用辛温镇补之品，以扶肝而敛魂。心阳上越，肾阳下泄，此方皆可用之。

滑氏补肝散

枣仁三钱　熟地四钱　白术三钱　当归三钱　山茱萸三钱　山药三钱　川芎一钱　木瓜一钱　独活一钱　五味子五分

肝体阴而用阳，此以酸甘补肝体，以辛甘补肝用。加独活者，假风药以张其气也。欲其气之鼓荡者，则用独活；欲其气之温敛者，则用巴戟；欲其气之清平者，则用桑寄生；欲其气之疏达者，则用柴胡、白头翁。诸药皆治风之品，轻重不同，在人用之得宜。

炙甘草汤　一名复脉汤

人参二钱　地黄二两六钱　麦冬八钱　阿胶二钱　芝麻五钱　炙草四钱　大枣三枚　桂枝三钱　生姜三钱　清酒一两

此方为补血之大剂。乡先辈杨西山言，此方极戒加减，惜未能言明其义。

【余按】此方即中焦受气取汁，变化而赤，是为血之义。姜、枣、参、草中焦取汁。桂枝入心化气，变化而赤，然桂性辛烈能伤血，故重使生地、麦冬、芝麻，以清润之。使桂枝雄烈之气，变为柔和，生血而不伤血。又得阿胶潜伏血脉，使输于血海，下藏于肝。合观此方，生血之源，导血之流，真补血之第一方，未可轻议加减也。时方养荣汤，亦从此套出，第养荣汤较温，此方多用生地、麦冬，则变为平剂，专滋生血脉。若催乳则无须桂枝。若去桂加枣仁、远志，则更不辛烈。若加丹皮、桃仁，则能清心化血。加山栀，又是清心凉血之剂。加五味，则兼敛肺金。此虽加减，而仍不失仲景遗意，又何不可。

大补阴丸

熟地八钱　知母三钱　黄柏三钱　龟板四钱

苦寒之品，能大伐生气，亦能大培生气。盖阴虚火旺者，非此不足以泻火滋阴。夫人之生气，根于肾中，此气全赖水阴含之。若水阴不足，则阳气亢烈，烦逆痿热。方用知、柏折其亢，龟板潜其阳，熟地滋其阴，阴足阳秘，而生气不泄矣。

四物汤　为生血和血之通剂

生地四钱　白芍三钱　川芎二钱　当归三钱

四君子汤

人参三钱　白术四钱　云苓四钱　甘草二钱

异功散

即四君汤加陈皮二钱。

八珍汤

即上二方合用也，气血双补之平剂。

十全大补汤

即八珍汤加黄芪、肉桂，为温补气血之大剂。

当归补血汤

黄芪一两　当归五钱

此方以气统血，气行则血行。外充皮肤，则盗汗、身热自除；内摄脾元，则下血、崩漏能止。

柴胡清骨散

柴胡三钱　青蒿三钱　秦艽三钱　白芍三钱　丹皮三钱　地骨皮三钱　鳖甲三钱　知母三钱　黄芩二钱　甘草一钱　童便少许　胡黄连一钱

肝为藏血之脏，又司相火。血足则火温而不烈，游行三焦，达于腠理，莫不得其温养之功。若血虚火旺，内则烦渴淋闭，外则骨蒸汗出，皆肝经相火之为病也。方用丹皮、知母、枯苓、黄连、童便大清相火。而又恐外有所郁，则火不能清也，故用柴胡、青蒿、秦艽以达其郁。又恐内有所结，则火不能清也，故用白芍、丹皮、鳖甲以破其结。佐甘草一味以和诸药，务使肝经之郁结解，而相火清，较逍遥散更优。

保命生地散

生地五钱　熟地三钱　枸杞三钱　地骨皮三钱　黄芪四钱　白芍三钱　甘草二钱　黄芩二钱　天门冬三钱

方取黄芪、甘草入脾统血，余药清润肺肾，以治血之源流。或血止后，用此调养亦宜。

猪苓汤

猪苓三钱　泽泻三钱　云苓三钱　滑石三钱　阿胶三钱

此方专主滋阴利水。凡肾经阴虚，水泛为痰者，用之立效。取阿胶润燥，滑石清热，合诸药皆滋降之品，以成其祛痰之功。痰之根源于肾，制肺者治其标，治肾者治其本。

导赤散

生地黄四钱　木通二钱　甘草梢三钱　竹叶心三钱

季楚重曰：泻心汤用黄连，所以治实邪。责木之有余，泻子以清母也。导赤散用地黄，所以治虚邪。责水之不足，壮水以治火也。

麻黄人参芍药汤

麻黄一钱　桂枝三钱　黄芪三钱　人参三钱　炙草一钱　当归三钱　白芍三钱　麦冬三钱　五味子一钱

麻黄、佳枝从外发表；黄芪、草、参从内托里。使内犯之邪皆从外出，自不至乘阴而吐衄矣。然既乱之血，又不可以治也，故用当归、白芍以和之，麦冬、五味以清之。

【又按】 麻、桂力能发表，表解而血自止，是善用麻、佳之功，非麻、桂自能止血也。况仲景于吐血、衄血，皆忌发汗，用此方者，须审其的由外感，非此不解，然后一投即应。设忌发汗而反汗之，又误用麻、桂之过，麻、桂亦不任咎也。

止嗽散

桔梗三钱　荆芥三钱　紫菀广，三钱　百部广，三钱　白前三钱　陈皮三钱　甘草一钱

普明子制此方，并论注其妙，而未明指药之治法。余因即其注而增损之曰：肺体属金，畏火者也，遇热则咳。用紫菀、百部以清热。金性刚燥，恶冷者也，遇寒则咳，用白前、陈皮以治寒。且肺为娇脏，外主皮毛，最易受邪。不行表散，则邪气流连而不解，故用荆芥以散表。肺有二窍，一在鼻，一在喉。鼻窍贵开而不贵闭；喉窍贵闭，不贵开。今鼻窍不通，则喉窍启而为咳，故用桔梗以开鼻窍。此方温润和平，不寒不热，肺气安宁。

《千金》麦门冬汤

麦冬三钱　桔梗二钱　桑皮三钱　半夏二钱　生地三钱　紫菀三钱　竹茹三钱　麻黄一钱　五味一钱　生姜二片　甘草一钱

风寒客于肺中，引痰生火，故用桔梗、桑皮、半夏、生姜以利除痰饮；用生地、紫菀、竹茹、麦冬、五味以清敛火气。然陈寒不除，则痰火旋去而旋生，故以麻黄一味，搜剔陈寒。惟甘草则取调诸药而已。凡寒中包火，火中伏寒，皆能治之。

柴胡梅连散

柴胡三钱　人参三钱　黄芩三钱　甘草一钱　黄连一钱　白芍三钱　当归三钱

柴胡汤、逍遥散，各半成方，而重在黄连一味，较二方尤擅清火之功。心者肝之子，黄连泻心，实则泻其子。

甘桔汤

甘草三钱　桔梗三钱

葶苈大枣泻肺汤

葶苈炒香捣，三钱　大枣擘破，五枚

先圣用药，泻必兼补，故无弊。即如此两方，桔梗以开达肺气，凡咽痛、肺痈排脓，皆生用之。而必君以甘草，以土生金，助其开达之势。葶苈苦寒，力能降泄肺中之气，火热壅肺，水饮冲肺，皆能随其实而泻之。而必君以大枣，使邪去而正不伤。得此意者，可知配合之义。

保和丸

知母三钱　贝母三钱　天门冬三钱　款冬花三钱　天花粉三钱　薏苡仁三钱　五味子一钱　甘草一钱　马兜铃三钱　生地黄三钱　紫菀三钱　百合三钱　阿胶三钱　当归三钱　紫苏二钱　薄荷一钱　百部三钱　饴糖二两　生姜三钱

此方药味虽多，而实以润肺清火为主。凡是虚劳咳血，皆肺中阴津不足，火热乘之使然。火壅于内，则皮毛固闭，洒淅而恶寒，易招外感。火盛则水津凝滞，胶结为痰，而气愈不得息，痿咳所以不愈也。方用饴、胶、地、归、百合、百部、甘草、紫菀、花粉、款冬大生津液以润肺；五味、天冬、知母以清肺火。犹恐外寒闭之，则火郁而不清，故佐以姜、苏、薄荷，以疏解其郁。痰饮滞之，则火阻而不降，故用贝母、苡仁，以导利其滞。郁解滞行，火

清肺润，咳嗽愈而痿燥除。无论寒久变火，火郁似寒，诸症皆能治之。《十药神书》载此方加减甚详。余谓此方药味已多，如再加减，便杂而无功。对证之方甚夥，何须执此一方，苦苦加减，便欲医尽诸病耶？为末，饴糖丸服。

泻肺丸

瓜蒌霜三钱　贝母三钱　半夏三钱　郁金二钱　葶苈三钱，炒　杏仁三钱　黄连二钱　黄芩三钱　大黄钱半　甘草一钱

肺部痰、火、血、气壅滞不降，用此方解泄破下，力量最大。是从人参泻肺汤，葶苈、大枣、半夏泻心、小结胸等汤割取而成，又加郁金大破血分。药虽猛峻，然果遇实证，非此不克。

消化丸

礞石三钱，煅　明矾二钱　牙皂一钱　云苓三钱　陈皮一钱　枳壳一钱　枳实一钱　南星一钱，生　沉香一钱　半夏一钱，生　薄荷一钱　黄芩二钱　神曲二钱　姜汁一钱　饴糖三钱

为末，神曲、姜汁为丸，卧时饴糖拌吞。仰卧则药流入肺，去痰除根。痰即水也，寒郁之，气阻之，火凝之，是以胶粘潮溢，而不能去也。此方以燥、降、坠、利、去水为主，而用薄荷以散寒，用黄芩以清火，尤妙。明矾入浊水而能清，牙皂入污垢而能去，二物合用，为涤除痰涎之妙品。诸药猛峻，故用饴糖以缓之。葛可久法，服后即服太平丸以补之。可知泻实，亦宜补虚。然遇实证，慎毋畏而不用也。

太平丸

天门冬二钱　麦门冬二钱　款冬花二钱　知母二钱　杏仁二钱　熟地黄三钱　生地黄三钱　川黄连一钱　当归三钱　阿胶二钱，

蛤粉炒　蒲黄二钱　京墨五分　桔梗二钱
薄荷一钱　麝香少许

炼蜜为丸弹子大，食后，薄荷汤化下一丸。义取润肺清金，豁痰止血。诸药显而易见，惟黄连一味，是泻心之药。心者肺之贼，泻心即是清肺，乃隔治之法。麝香一味，是透窍之药。肺者气之窍，通窍即所以安肺，是从治法。仲景《金匮》亦有上焦得通，津液得下之语。盖上焦通，则津液不凝为痰，下降而火亦随降。葛可久制方，原未证诸仲景，而其义有可通，故引证之。第此方治肺，取滋利宣通，上焦虚、枯、滞、涩者皆宜。若下焦阴虚，则大不宜。盖下焦之病宜敛藏，用宣通法，又其所忌。

二陈汤

半夏三钱　陈皮三钱　茯苓三钱　甘草二钱

此方为去除痰饮之通剂。痰之本，水也，茯苓治水，以治其本。痰之动，湿也，茯苓渗湿以镇其动。其余半夏降逆，陈皮顺气，甘草调中，皆取之以为茯苓之佐使耳。故仲景书，凡痰多者，俱加茯苓，呕者俱加半夏。今人不穷古训，以半夏为去痰专品，不知半夏，非不去痰，而辛降之气最甚，究属降气之主。故凡用药，不可失其真面也。

紫菀散

紫菀三钱　人参二钱　知母二钱　贝母二钱　桔梗二钱　茯苓三钱　阿胶二钱　五味一钱　甘草一钱

肺痿咳痰，取参、草、胶、菀以滋补肺阴。又用知母以清其火，五味以敛其气，桔梗、贝母、茯苓以利其痰。火、气、痰三者俱顺，则肺愈受其益。此较保和汤、救肺汤，又在不清不浊之间。用方者随宜择取。

礞石滚痰丸

礞石三钱　黄芩三钱　大黄三钱　沉香三钱

痰者，水之所结也。肺胃火盛，煎灼其水，则凝而为痰，与饮同主于水。而饮则动于寒，故清而不稠；痰则熬以火，故粘而难下。王隐君制此方，用黄芩清肺中无形之火，用大黄泻胃中实积之火，此治痰先清火，所以治其源也。然痰本水湿所成，故佐以礞石之悍燥以除水。痰之所留，气即阻而不利，故用沉香以速降之。二黄得礞石、沉香，则能迅扫直攻老痰巢穴浊垢之处，而不少留，此滚痰之所由名也。为末，水丸，姜汤下。仰卧，忌饮食半日。若喉间黏壅，乃病药相拒，少顷药力到自愈。方虽猛峻，然顽痰变见诸怪证，非此不治。

旋覆代赭石汤

人参三钱　甘草二钱　半夏三钱　生姜三钱　大枣五枚　赭石三钱，煅　旋覆花三钱，炙

此方治哕呃，人皆知之，而不知呃有数端，胃绝而呃不与焉。一火呃，宜用承气汤；一寒呃，宜理中汤加丁香、柿蒂；一瘀血滞呃，宜大柴胡加桃仁、丹皮。此方乃治痰饮作呃之剂，与诸呃有异。不得见呃，即用此汤也。方取参、草、大枣以补中，而用生姜、旋覆以去痰饮，用半夏、赭石以镇逆气。中气旺，则痰饮自消；痰饮清，则气顺；气顺则呃止。治病者，贵求其本，斯方有效，不为古人所瞒。兼水者，可加麦冬、枯芩；兼寒者，可加丁香、柿蒂；痰多者，加茯苓。盖既得其真面，然后可议加减。

温胆汤

半夏三钱　云苓三钱　陈皮二钱　甘草

钱半　竹茹三钱　枳壳钱半

二陈汤为安胃祛痰之剂。竹茹以清膈上之火，加枳壳以利膈上之气。总求痰气顺利，而胆自宁。温之实清之也，用治痰气呕逆为宜。

真武汤

白术三钱　茯苓三钱　白芍三钱　生姜三钱　附子炮，三钱

水饮者，肾之所主也。肾阳化水，则水下行而不泛上。故用附子，入肾补阳，以为镇管水气之主。制水者土也，用苓、术以防之。白芍苦降，从其类以泻之。生姜辛散，循其末而宣之。合之宣泻防制，水有所宰，而自不动矣。故取此方，真武水神以名汤。

苓桂术甘汤

茯苓五钱　桂枝三钱　白术五钱　甘草三钱，炙

甘草、白术，填中宫以塞水，茯苓以利之，桂枝以化之。水不停而饮自除，治水气凌心大效。盖桂枝补心火，使下交于肾；茯苓利肾水，使不上凌心。其实茯苓是脾药，土能治水，则水不能克火也。桂枝是肝药，化水者肝，为肾之子，实则泻其子，而肝又主疏泄，故有化水气之功。补心火者，虚则补其母，肝为心火之母，而桂又色赤入心也。发汗亦用桂枝，借木气之温，以散布外达也。其降冲逆，亦用桂枝者，以冲脉下属于肝，内通于肾，桂枝温肝气以引之，化肾水以泄之。凡下焦寒水攻发，冲阳上浮者，往往佐苓、夏以收功。须知桂枝其色赤，其气温，纯得水火之气，助火化木，是其所长。如无寒水，而用之发热动血，阳盛则毙，仲景已有明戒，不可不凛。失血之家，尤宜慎用。或曰：仲景炙甘草汤，是补血药，而亦未尝忌用桂枝，何也？曰：此正仲景慎于用桂枝处。方义以中焦取汁，变赤为血，不得不用桂枝，助心火以化赤。然即恐桂枝伤血，故用桂极少，而用麦冬、地黄极多，以柔济刚，用桂而能制桂。仲景如此之慎，可知失血家不可轻用桂也。

二加龙骨汤

龙骨三钱，煅　牡蛎三钱，煅　白薇三钱　附子钱半，炮　白芍三钱　甘草一钱　大枣三钱　生姜三片

此方乃清散上焦，温补下焦之药。方用甘、枣从中宫以运上下；姜、薇清散使上焦之火不郁；附、芍、龙、牡温敛，使下焦之火归根。合观其方，以温为正治，以清为反佐。真寒假热，虚阳上浮，为对证。陈修园极赞其妙，今人不察，往往误用，惜哉！

团鱼丸

川贝母　知母　前胡　柴胡各五钱　团鱼重十二两

同煮，先取肉汁食之。次将药渣焙干为末，鱼骨煮汁，丸梧子大，麦冬汤下。团鱼乃甲虫之长，能破肝之癥结，肉亦带酸，入肝、养阴。合清利痰火，疏理凝滞之品，凡肝经血郁、气郁、火郁、痰郁，以致骨蒸咳嗽者，此丸力能治之。盖此丸以调肝者利肺，金木交和，则血气清宁，痨瘵不作。

月华丸

天门冬三钱　麦门冬三钱　生地黄三钱　山药二钱　百部三钱　川贝母三钱　云茯苓五钱　白菊花三钱　沙参三钱　阿胶三钱　三七二钱　桑叶三钱　獭肝一具

獭肝随月变形，每月生一叶，正月则合为一叶。以其变化不测，而性又能杀虫，

凡痨虫隐伏幻怪者，亦以此幻怪之物治之，乃自古相传之灵药。方名月华，实以此药命名。而虫所由生，则由于瘀血所变，故用三七以化瘀。血之所以化虫者，又由于痰热所蒸，故用余药润利，以清痰火。但取杀虫，则獭肝一味已足。但取消瘀，则三七一味已足。而必多其品物者，攻补兼行，标本兼治，乃为全胜之师也。

生化汤

当归三钱　川芎二钱　黑姜一钱　桃仁三钱　甘草一钱　益母草三钱

血瘀能化之，则所以生之也。产后多用。

止衄散

生地五钱　白芍三钱　黄芪三钱，炙　赤苓三钱　当归三钱　阿胶二钱

生地凉血，当归和血，白芍降血，阿胶秉阿水潜行地中之性，能潜伏血脉，此最易见者也。妙在黄芪运气摄血，则血不外泄；赤苓渗水利气，则引血下行。但黄芪一味，气虚者得之，则鼓动充满，而血得所统矣。设气实者得之，以水济水，以涂附涂，益气横决，愈逼血妄行矣。此用方者，所以贵有加减。

生地黄散

生地五钱　川芎钱半　黄芩三钱　侧柏叶三钱　桔梗二钱　栀子二钱　蒲黄三钱　阿胶二钱　白茅根三钱　丹皮三钱　白芍三钱　甘草钱半　童便一杯　莱菔汁一杯

此方以治肝为主，以肝主血故也。而亦兼用心肺之药者，以心主火。治火必先治心；肺主气，降气必清肺。为凉血止血之通剂，方义虽浅而易效。

地骨皮散

生地黄三钱　当归三钱　川芎一钱　白芍三钱　牡丹皮三钱　地骨皮三钱

柯韵伯曰：阴虚者阳凑之，故热。仲景言阴弱则发热，阳气陷入阴中，必发热。然当分三阴而治之：阳邪陷入少阴脾部，当补中益气汤，以升举之，清阳复位，而火自熄也。若陷入少阴肾部，当六味地黄丸，以对待之，壮水之主，而火自平也。陷入厥阴肝部，当地骨皮饮以凉补之，血有所藏，而火自安也。四物汤为肝家滋阴调血之剂。加地骨皮清志中之火以安肾，补其母也；加牡丹皮，清神中之火以凉心，泻其子也。二皮凉而不润，但清肝火，不伤脾胃，与四物加知、柏之苦寒者不同。故逍遥散治肝火之郁于本脏者也，木郁达之，顺其性也。地骨皮饮，治阳邪之陷于肝脏者也，客者除之，勿纵寇以遗患也。二者皆肝家得力之剂。

归脾汤

白术三钱　黄芪三钱　茯神三钱　人参三钱　远志一钱　木香一钱　枣仁二钱　龙眼三枚，去壳　当归四钱　炙草二钱

回龙汤

每自己小便，每去头尾接，用一碗乘热服。化血清火，自还神化，为血证妙药。与秋石不同，万勿服秋石。

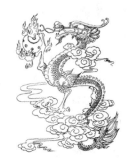

血证论 卷八 方解下

古今方共一百一十九条遗方续补

玉女煎

熟地五钱　石膏三钱　知母三钱　麦冬三钱　牛膝三钱

陈修园力辟此方之谬，然修园之所以短于血证者即此。可见，夫血之总司在于胞室，而胞宫冲脉上属阳明。平人则阳明中宫化汁变血，随冲脉下输胞室。吐血之人，胞宫火动气逆，上合阳明，血随而溢，咳嗽不休，多是冲阳上合阳明，而成此亢逆之证。方用石膏、知母以清阳明之热；用牛膝以折上逆之气；熟地以滋胞宫之阴。使阳明之燥平，冲脉之气息，亢逆之证乃愈矣。景岳制此方，曾未见及于此，修园又加贬斥，而王士雄以为可治阴虚胃火齿痛之证。皆不知此方之关冲脉，有如是之切妙也。麦门冬汤治冲逆，是降痰之剂；此方治冲逆，是降火之剂。

圣愈汤

即四物汤加黄芪、人参。

参苏饮

人参五钱　苏木四钱

治吐衄产后，跌打损伤，瘀血干肺，鼻起烟煤，面目茄色。盖谓肺金气足，则制节下行，血不独不能犯肺脏，而亦不能犯肺之气分也。今不独干犯气分，瘀血上行，并真犯肺脏。血者肝木所司，金气将绝，木乃敢侮之。肺气已敝，血乃得乘之。方取苏木秉肝木之气，色赤味咸以破血，是治肝以去肺之贼。而急用人参生津调肺以补气，使肺气一旺，则制节自行，而血不得犯之矣。

参附汤

人参一两　附子八钱

人之元气，生于肾而出于肺。肺阴不能制节，肾阳不能归根，则为喘脱之证。用附子入肾以补阳气之根，用人参入肺以济出气之主，二药相济，大补元气。气为水之阳，水即气之阴。人参是补气之阴，附子是补水之阳。知此则知一切补气之法。

通脾泄胃汤

黄柏三钱　元参三钱　防风三钱　大黄一钱　知母三钱　炒栀子三钱　石膏三钱　茺蔚三钱

此方乃通治眼目外障之方，借治目衄亦宜。方取诸品清热泻火，使火不上熏，则目疾自除。而防风一味，独以去风者治火，火动风生，去风则火势自熄。茺蔚一味，又以利湿者清热，湿蒸热遏利湿则热气自消。

通窍活血汤

赤芍三钱　川芎一钱　桃仁三钱　红花

一钱　老葱三钱　生姜三片　大枣三枚　麝香少许　黄酒一杯

大枣、姜、葱散达升腾，使行血之品达于巅顶，彻于皮肤。而麝香一味，尤无所不到，以治巅顶胸背、皮肤孔窍中瘀血，诚有可取。王清任《医林改错》论多粗牄，而观其一生所长，只善医瘀血。此汤亦从小调经套来，故可采。

防风通圣散

大黄钱半　芒硝三钱　防风三钱　荆芥二钱　麻黄一钱　炒栀子三钱　白芍三钱　连翘一钱　川芎一钱　当归三钱　甘草一钱　桔梗二钱　石膏三钱　滑石三钱　薄荷一钱　黄芩三钱　白术三钱

吴鹤皋曰：防风、麻黄解表药也，风热之在皮肤者，得之由汗而泄。荆芥、薄荷清上药也，风热之在巅顶者，得之由鼻而泄。大黄、芒硝通利药也，风热之在肠胃者，得之由后而泄。滑石、栀子水道药也，风热之在决渎者，得之由尿而泄。风注于膈，肺胃受邪，石膏、桔梗清肺胃药也，而连翘、黄芩，又所以祛诸经之游火。风之为患，肝木主之，川芎、归、芍，和肝血也，而甘草、白术，所以益胃气而健脾。此方除硝、黄名双解散，谓表里双解，营卫俱和也。本方名通圣散，极言功用之妙耳。

【余按】此方治表里实热，外无汗，内便坚之症。无论何证，通治一切，亦不但治中风也。

《千金》苇茎汤

苇茎五钱　苡仁三钱　桃仁三钱　瓜瓣即冬瓜仁，三钱

瓜蒂散

甜瓜蒂三钱　赤小豆三钱

为末，香豉汤下。上二方，皆取破泄宣吐，虚人勿服。

白散方

贝母三钱　巴豆炒黑，一钱　桔梗三钱

共为末，服一字。在膈上则吐，在膈下则泻。不泻进热粥，泻不止，进冷粥。

人参清肺汤

人参三钱　阿胶二钱　地骨皮三钱　知母三钱　乌梅三枚　甘草一钱，炙　大枣三枚　桑白皮三钱　粟壳一钱　杏仁三钱

治肺虚咳嗽喘急、吐血下血等症。方取参、草、大枣补土生金，以保定其肺。阿胶、知母佐其滋润。地骨皮、桑皮泻其火热。肺为司气之脏，肺中清润，则气自下降，而得其敛藏之性，痰血不得干之也。再用杏仁以利之，乌梅、粟壳以收之，总使肺得其制节，斯无诸病矣。此与太平丸、保和汤、紫菀散、人参泻肺、清燥救肺诸汤相为表里，用者可以推类尽致。

宁肺桔梗汤

桔便二钱　贝母三钱　当归三钱　瓜蒌霜三钱　黄芪四钱　枳壳一钱　甘草一钱　防己二钱　百合三钱　桑白皮三钱　苡仁三钱　知母三钱　五味子一钱　地骨皮三钱　杏仁三钱　葶苈子二钱　生姜三钱

治肺痈，无论已溃未溃及肺胀等症，补泻兼行，使痰火血气脓水，俱从下泄，而肺以安宁。

丹皮汤

丹皮三钱　瓜蒌三钱　桃仁三钱　朴硝二钱　大黄一钱

内痈乃热毒结血而成，毒去其血热亦随去。瓜蒌以解气结，桃仁、丹皮以破血结，硝、黄兼下气血之结，结除而痈自去矣。

赤豆薏苡汤

赤豆芽三钱　苡仁三钱　防己二钱　甘

草一钱

脓者，血化为水也。故排脓之法，总不外破血利水。赤豆芽入血分以疏利之，助其腐化；苡仁、防己，即从水分排逐其脓；甘草调数药，使得各奏其效。此为治痈脓大法门，方未能尽载，从此可以类推。

人参固本汤

人参三钱　熟地三钱　生地三钱　白芍三钱　天冬三钱　五味五分　知母二钱　陈皮三钱　麦冬三钱　炙草一钱

此方滋养肺胃，兼输肾水，名曰固本，谓胃肺之本。肺为肾之本，而肾又为生气之本，三脏互相灌溉，则根本固，而虚热清，蒸、咳、喘、回食诸症自然不生。

当归六黄汤

生地五钱　熟地三钱　黄连二钱　黄芩三钱　黄柏二钱　黄芪五钱　当归三钱

陈修园曰：阴虚火扰之汗，得当归、地黄之滋阴，又得黄连、黄芩之泻火，则蒸汗之本治矣。此方之妙全在苦寒。寒能胜热，而苦复能坚之。又恐过于苦寒，伤其中气。中者阴之守也，阴虚则火愈动，火愈动则汗愈出。尤妙在大苦大寒队中，倍加黄芪，领苦寒之性，尽达于表，以坚汗孔，不使留中为害。谨按修园此论皆是，惟言黄芪领苦寒之性，尽达于表，不使留中为害，则差毫厘。盖药之救病，原于偏寒偏热。治偏寒偏热之病，自必用偏寒偏热之药。此方大治内热，岂寒凉之药，能尽走皮肤，而不留中者？况黄芪是由中以托外之物，非若麻黄直透皮毛，而不留中也。吾谓内热而蒸为汗者，此为对症。如果外热，而内不利寒凉药者，则归脾汤、当归补血汤加减可也。

凉血地黄汤

生地四钱　当归三钱　甘草钱半　黄连二钱　炒栀子一钱　元参三钱　黄芩二钱

此方纯是凉心。血者，心之所生，凉心即是凉血。

田螺捻子

田螺三枚　冰片五分　白矾五分　硇砂一钱

捣和米糊为捻子，能化腐去瘀肉。枯血痣用处少。

仙方活命饮

穿山甲三片　皂荚刺一钱　当归尾二钱　草节一钱　乳香二钱　金银花二钱　赤芍药二钱　天花粉二钱　没药二钱　防风三钱　贝母二钱　白芷二钱　陈皮二钱　黄酒少许

此方纯用行血之药，加防风、白芷，使达于肤表。加山甲、皂刺，使透乎经脉。然血无气不行，故以陈皮、贝母散利其气。血因火而结，故以银花、花粉清解其火。为疮症散肿之第一方，诚能窥及疮由血结之所以然，其真方也。第其方乃平剂，再视疮之阴阳，加寒热之品，无不应手取效。

托里消毒散

皂荚刺二钱　甘草二钱　桔梗二钱　白芷三钱　川芎一钱　黄芪三钱　金银花三钱　当归三钱　白芍三钱　白术三钱　人参三钱　云苓三钱

疮之结肿，血凝也。疮之溃脓，血化为水也。夫血与毒，结而不散故凝，凝则气阻而为痛。欲去其凝，仍是以气制之，使气与血战，以阳蒸阴，则阴血从阳化而为水。水即气也，气化则为水，此化脓之说也。是方四君、黄芪大补中气；而以解毒和血之品，佐其变化，为助气战血之大剂。本此意以加减进退，则得之矣。

麦冬养荣阳

人参三钱　麦冬三钱　五味一钱　当归

三钱　白芍三钱　生地三钱　知母二钱　陈皮三钱　黄芪三钱　甘草一钱

壮火食气，则气热而血失所养，故用麦冬、知母以清火。火清气平，则阳不乘阴，血于是安，故亦名养荣。人参养荣汤，所以用远志、桂尖者，助心火以化血。此汤所以用知母、麦冬者，清胃火以宁血也。

大枫丹

大枫子肉三钱　土硫黄二钱　枯矾一钱　明雄二钱

共为末，灯油调，搽癣痒各疮。

黎洞丸

三七一钱　大黄一钱　阿魏一钱　儿茶一钱　竹黄一钱　血竭三钱　乳香三钱　没药三钱　雄黄二钱　羊血心血，二钱　冰片少许　麝香少许　牛黄三分　藤黄二分

消瘀定痛，降气止血。各药气味形质，皆精气所结，非寻常草木可比，故能建大功。

当归地黄汤

当归五钱　熟地四钱　川芎一钱　白芍三钱　防风三钱　白芷三钱　藁本二钱　细辛五分

治风先治血，血行风自灭。无论热风、寒风，风总属阳。天地之噫气，常以肃杀而为心，犯入血分，则为痛，为肿，为强硬。血行，则风在血分者，随之而行，故治风先治血也。方取四物汤，补血以为去邪之本，而加祛风之药，以令邪外出，法浅而易效。头、目、顶、脊诸风，可以治之。

防风芎归汤

生地五钱　当归三钱　川芎一钱　甘草一钱　防风三钱

补血祛风。药无多而义易见，加减得宜，尤效。

化腐生肌散

儿茶一钱　乳香二钱　没药二钱　血竭二钱　三七一钱　冰片少许　麝香少许

去瘀血，即是化腐之法；干水，即是提脓之法；活血，即是生肌之法。方主化腐去瘀。欲提脓者，加枯矾、龙骨；欲生肌者，加珍珠、人参。识透立方之意，则加减可以随人。

乌梅丸

黄柏二钱　黄连八钱　桂枝二钱　附子二钱　细辛二钱　当归二钱　花椒二钱　人参二钱　乌梅十枚　干姜三钱

共为末，蜜捣千槌为丸，米饮下。温肝敛木，化虫止利，真神方也。

橘核丸

橘核三钱　吴萸二钱　香附三钱　楝子三钱　楂核三钱　荔核三钱　小茴二钱

共为细末，寒食面为丸，淡盐汤送下。治小腹疝痛结气等证。

当归导滞汤

大黄一钱　当归三钱　麝香少许　丹皮三钱　桃仁三钱　红花一钱　白芍三钱　乳香三钱　没药三钱　生地三钱　桂枝三钱　柴胡二钱　黄芩三钱　枳壳一钱　甘草一钱

跌打损伤，内外瘀血，以此汤行之。此通窍活血、桃仁承气、小柴胡、小调经诸汤之义，参看自明，不须赘说。

十味参苏饮

人参三钱　紫苏三钱　半夏三钱　云苓三钱　陈皮二钱　桔梗二钱　前胡二钱　葛根二钱　枳壳一钱　甘草一钱　生姜三片

肺之气生于胃，故用甘草、人参补胃生津以益肺。肺气旺，则能上行，外达内输，下降而不郁矣。故凡治肺之方，类以人参为主，然能补津生气，而不能治气之郁也。风寒外束，则气蕴于内，不能上行

外达，故用紫苏、前胡、粉葛、生姜以发散之。痰饮内停，则气逆于上，不能内输下降，故用夏、苓、桔、枳、陈皮以渗降之。合计此方，乃疏散风寒，降利痰水之平剂。而咳血、衄血、气喘之症，及跌打血蕴气分，皆借用之。亦借疏利之功，使郁滞去，而血自不遏。

玉烛散

生地五钱　当归三钱　川芎二钱　白芍三钱　朴硝二钱　大黄一钱　生姜三片

治跌打瘀血、发渴、身痛、便闭。取四物以补调其血，而朴硝、大黄逐瘀去闭。妙在生姜一味，宣散其气，使硝、黄之性，不徒直下，而亦能横达，俾在外在内之瘀一并廓清。

竹叶石膏汤

淡竹叶五钱　石膏五钱　人参二钱　甘草一钱　麦冬三钱　半夏二钱　生姜三片　粳米四钱

口之所以发渴者，胃中之火热不降，津液不升故也。方取竹叶、石膏、麦冬以清热，人参、甘草、粳米以生津。妙在半夏之降逆，俾热气随之而伏；妙在生姜之升散，俾津液随之而布。此二药，在口渴者，本属忌药，而在此方中，则转能止渴。非二药之功，乃善用二药之功也。

黄土汤

灶心土三钱　甘草一钱　白术三钱　熟地三钱　黄芩二钱　阿胶二钱　附子钱半，炮

血者，脾之所统也。先便后血，乃脾气不摄，故便行气下泄，而血因随之以下。方用灶土、草、术建补脾土，以为摄血之本。气陷则阳陷，故用附子以振其阳。血伤则阴虚火动，故用黄芩以清火。而阿胶、熟地，又滋其既虚之血。合计此方，乃滋

补气血，而兼用温清之品以和之，为下血崩中之总方。古皆目为圣方，不敢加减。吾谓圣师立法，指示法门，实则变化随宜。故此方热证可去附子，再加清药；寒证可去黄芩，再加温药。

赤小豆当归散

赤小豆三钱　当归三钱

此治先血后便，即今所谓脏毒，与痔疮相似。故用当归以活血，用赤豆色赤入血分，发芽则能疏利血中之结。使血解散，则不聚结肛门。赤豆芽又能化血成脓，皆取其疏利之功。痛脓故多用之，俱用浆水服。

解毒汤

大黄一钱　黄连三钱　黄芩三钱　黄柏二钱　栀子炒，三钱　赤芍二钱　枳壳一钱　连翘一钱　防风三钱　甘草一钱

解毒者，谓解除脏毒也。脏毒由火迫结在肛门，故用泄火之药极多。其用赤芍者，兼行其血，血行则火无所着。用枳壳者，兼行其气，气行则火自不聚。而火势之煽，每扶风威，故以防风去风以熄火。且防风上行外达，使火升散，则不迫结肛门，此即仲景白头翁汤之意。

清胃散

生地三钱　当归三钱　丹皮三钱　黄连二钱　升麻一钱　甘草一钱

方治脏毒，义取清火。而升麻一味，以升散为解除之法，使不下迫。且欲转下注之热，使逆挽而上不复下注，目疾口舌之风火，亦可借其清火升散以解。升麻与葛根黄芩汤相仿。

槐角丸

槐角三钱　地榆二钱　黄连一钱　黄芩三钱　黄柏三钱　生地三钱　当归三钱　川芎一钱　防风二钱　荆芥二钱　侧柏二钱

枳壳二钱　乌梅三枚　生姜一钱，汁

世谓肠风下血。问肠何以有风？则以外风由肺伤入大肠，内风由肝煽动血分。方用清火和血之药，亦系通治血病之泛法。惟防风、生姜以祛外来之风；乌梅、荆芥以治内动之风。为肠风立法，本于仲景白头翁及葛根诸汤之意。

葛根黄连黄芩汤

葛根三钱　黄连二钱　黄芩三钱　甘草一钱

治协热下利便血等症，用芩、连以清热，用葛根升散，使下陷之邪，仍达于上，出于表则不迫协于下矣。喻嘉言治痢心得，逆流挽舟之法，仲景此汤，实该其意。能从此变化，而治痢思过半矣。

龙胆泻肝汤

木通一钱　泽泻二钱　柴胡二钱　车前子三钱　生地黄三钱　甘草钱半　当归三钱　黄芩三钱　炒栀子二钱　龙胆草二钱

泻青丸

龙胆草三钱　大黄一钱　川芎一钱　当归三钱　羌活一钱　炒栀子二钱　防风二钱　竹叶一钱

《济生》乌梅丸

僵蚕三钱　乌梅五枚
醋丸

脏连丸

熟地五钱　山萸三钱　山药三钱　云苓三钱　泽泻三钱　丹皮三钱　黄连二钱

入猪大脏肠内，同糯米蒸熟，去米，捣肠与药为丸，淡盐汤下。

断红丸

鹿茸三钱　附子二钱　当归五钱　续断三钱　黄芪五钱　阿胶三钱　侧柏叶三钱
醋丸

地榆散

地榆三钱　当归四钱　白芍三钱　黄芩三钱　黄连钱半　炒栀子二钱　犀角一钱　薤白二钱

地榆治下血，薤白治后重逼胀，余药乃凉血常品。

四逆散

柴胡三钱　枳壳二钱　白芍三钱　甘草钱半

四肢厥冷，谓之四逆。仲景四逆汤，皆用温药，乃以热治寒之正法。至四逆散，则纯用清疏平和之品，亦能治四肢厥冷，何也？盖虚寒固有四症，亦有热遏于内，不得四达，而亦四逆者。实热内伏，热深厥亦深，非芩、连、大黄不克；虚热内伏，非玉烛散、玉女煎不退。若是腠理不和，遏其阳气，则但用四逆散。枳壳、甘草，解中土之郁，而白芍以调其内，柴胡以达于外，斯气畅而四肢通，自不冷厥矣。此汤与小柴胡转输外达相似。又疏平肝气，和降胃气之通剂，借用处尤多。

五苓散

白术三钱　云苓三钱　猪苓三钱　泽泻三钱　桂枝三钱

仲景此方，治胸满发热，渴欲饮水，小便不利。而用桂枝，入心以化胸前之水结。余皆脾胃中州之药，使中上之水得通于下，则小便利；散于上则口渴除；达于外则身热解。今遇小便不利，便用五苓散，虽去桂入膀胱化气，然桂实心肝之药，火交于水，乃借治法，不似附子、台乌，本系膀胱正药也。且阴水可用，而阳水绝不可用。

平胃散　胃苓汤，即此方合五苓散也。

厚朴二钱　陈皮二钱　苍术三钱　甘草钱半

石莲汤

人参钱半　黄芩三钱　黄连二钱　石莲即莲米有黑壳者，三钱

胃火甚，则拒格不纳食，用芩、连以清火，用人参、石莲以补胃，故治噤口不食。

大清凉散

木通一钱　泽兰二钱　车前子三钱　甘草梢一钱　白僵蚕三钱　金银花二钱　蝉蜕五钱　全蝎一钱　川黄连二钱　炒栀子三钱

五味子五钱　龙胆草二钱　当归三钱　生地三钱　天门冬三钱　麦门冬三钱　牡丹皮三钱　黄芩三钱　知母三钱　黄酒三钱　蜂蜜三钱　童便一杯　泽泻三钱

诸药清热利水，使瘟毒伏热，从小便去。妙三虫引药及酒达于外，使外邪俱豁然而解，是彻内彻外之方。

左归饮

熟地八钱　山药三钱　枸杞三钱　甘草钱半　茯苓四钱　山萸三钱

《难经》谓左肾属水，右肾属火。景岳此方，取其滋水，故名左归。方取山萸酸以入肝，使子不盗母之气。枸杞赤以入心，使火不为水之仇。使熟地一味，滋肾之水阴。使茯苓一味，利肾之水质。有形之水质不去，无形之水阴亦不生也。然肾水实仰给于胃，故用甘草、山药，从中宫以输水于肾。景岳方多驳杂，而此亦未可厚非。

血府逐瘀汤

当归三钱　生地三钱　桃仁三钱　红花一钱　枳壳一钱　赤芍三钱　柴胡二钱　桔梗二钱　川芎一钱　牛膝二钱　甘草一钱

王清任著《医林改错》，论多粗舛，惟治瘀血最长。所立三方，乃治瘀活套方也。一书中惟此汤歌诀"血化下行不作

痨"句，颇有见识。凡痨所由成，多是瘀血为害，吾于血证诸门，言之綦详，并采此语以为印证。

膈下逐瘀汤

五灵脂三钱　当归三钱　川芎一钱　桃仁三钱　赤芍二钱　乌药二钱　牡丹皮三钱　玄胡二钱　甘草一钱　香附三钱　红花一钱　枳壳一钱

王清任立方，即当芎失笑散意，治中下焦瘀血可用。王清任极言瘀血之证最详，而所用药则仍浅近，然亦有可用云。

土瓜根汤

桂枝三钱　白芍　土瓜根　䗪虫各等分

大黄甘遂汤

大黄二钱　甘遂一钱　阿胶二钱

大黄下血，甘遂下水，君阿胶滋水与血以补之，泻不伤正。水血交结者，须本此法治之。

代抵当汤

大黄一钱，酒炒　莪术一钱　山甲珠三片　红花一钱　桃仁三钱　丹皮三钱　当归三钱　牛膝二钱　夜明砂三钱

山甲攻血。夜明砂是蚊被蝙蝠食后所化之粪，蚊食人血，蝙蝠食蚊，故粪能去血，啮死血。余药破下，务使瘀血不留。

化滞丸

巴豆一钱，去油　三棱二钱　莪术二钱　青皮一钱　陈皮一钱　黄连三钱　半夏三钱　木香二钱　丁香一钱

蜜丸。攻一切寒热气滞之积。

大黄䗪虫丸

大黄一钱　黄芩二钱　甘草一钱　桃仁三钱　杏仁三钱　白芍二钱　干漆一钱　虻虫一钱　水蛭三钱　䗪虫二钱　蛴螬二钱　地黄二钱

蜜丸酒服，治干血痨。旧血不去，则新血断不能生。干血痨，人皆知其极虚，而不知其补虚，正是助病，非治病也。必去其干血，而后新血得生，乃望回春。干血与寻常瘀血不同，瘀血尚可以气行之，干血与气相隔，故用啮血诸虫以蚀之。

金蟾丸

干蛤蟆三钱　胡黄连二钱　鹤虱二钱　雷丸二钱　芦荟二钱　肉豆蔻二钱　苦楝根二钱　芜荑二钱　雄黄二钱

治小儿疳虫，男子湿热所生之痨虫，以此杀之。夫痨虫有二，血化之虫，灵怪难治，必用鳖甲、鳗鱼、獭肝、百部、麝香诸灵药，而再加和血之品，以除其根，乃能克之。湿热之虫蠹，而易治。用此方，即仿乌梅丸之意，而妙在干蛤蟆、雄黄亦灵药，故治虫最效。

白头翁汤

白头翁三钱　甘草二钱　阿胶三钱　青皮三钱　黄连三钱　黄柏三钱

清风火，平肝治痢。

移尸灭怪汤

山萸肉三钱　人参三钱　当归三钱　虻虫一钱　水蛭一钱　晚蚕砂三钱　乳香三钱

蜜丸，日服三次，共重一两。七日而传尸之虫灭迹。夫痨虫者，瘀血所化也。死而传染家人，亦染于血分，聚血为巢，生子蚀血。故虻虫、水蛭下血即能下虫，此乃治虫之根；而蚕沙、乳香、山萸肉又以味杀之；人参、当归则助正气以祛邪，为攻补兼施之法。《辨症奇闻》论皆循末忘本，惟此丸能知血化为虫之所以然。而其自注，却未能及此，毋亦象罔乃得元珠哉！

紫参汤

紫参三钱　甘草八钱

先煮紫参，后入甘草，温服。

当归四逆汤

当归三钱　白芍三钱　桂枝二钱　细辛一钱　生姜三钱　大枣四枚　木通一钱

治手足痹痛寒冷。

抵当汤

大黄二钱　桃仁三钱　虻虫三钱　水蛭三钱

琥珀散

琥珀一钱　三棱一钱　莪术一钱　丹皮二钱　肉桂一钱　延胡索一钱　乌药一钱　当归三钱　赤芍三钱　生地三钱　刘寄奴三钱

方主行气下血，使经通而石瘕去。

叶氏养胃汤

麦冬三钱　扁豆三钱　玉竹三钱　甘草一钱　沙参三钱　桑叶三钱

清平甘润，滋养胃阴，在甘露饮、救肺汤之间。

脾约丸

麻仁三钱　白芍三钱　大黄一钱　枳壳一钱　厚朴二钱　杏仁三钱

为末，蜜丸，润利大便。

三物汤

厚朴二钱　枳壳一钱　大黄一钱

附子汤

附子五钱，炮　人参三钱　白术三钱　云苓三钱　白芍三钱

此仲景温肾之主剂。附子色黑大温，能补肾中之阳。肾阳者，水中之阳。泄水之阳者木也，故用白芍以平之。封水之阳者土也，故用白术以填之。水中之阳，恐水邪泛滥则阳越，茯苓利水，俾阳不因水而泛，阳斯秘矣。水中之阳，若无水津以养之，则阳不得其宅，故用人参以生水津，

使养阳气，阳得所养，阳斯冲矣。六味、左归补肾阴以养气之法，都气丸，所以得名也。附子汤、肾气丸，补肾阳以生气化气之法。

栀子豆豉汤

栀子五钱　淡豆豉五钱

服后得吐为快。

甘麦大枣汤

大枣五枚　甘草三钱　小麦五钱

三药平和，养胃生津化血。津水血液，下达子脏，则脏不燥，而悲伤太息诸证自去。此与麦门冬汤滋胃阴以达胞室之法相似。亦与妇人乳少，催乳之法相似。乳多即是化血之本，知催乳法，则知此汤生津润燥之法。

桃仁散

肉桂一钱　五灵脂三钱　香附子三钱　砂仁一钱　桃仁三钱　延胡索三钱　桃奴三钱　雄鼠屎一钱

三一承气汤

芒硝三钱　大黄二钱　枳壳钱半　厚朴二钱　甘草一钱

攻下火结之通剂。

都气丸

熟地五钱　山药三钱　云苓三钱　丹皮三钱　山萸肉三钱　泽泻三钱　五味子一钱

人身呼吸之气，司于肺而实根于肾。此气乃肾中一点真阳，而深赖肾中之水阴充足，涵阳气而潜藏于下。故气出口鼻，则有津液，气着于物，则如露水。以气从水中出，水气足，故气亦带水阴而出，其纳入于肾也。有水封之，而气静秘，故肾水足者，其气细。龙能蛰，龟能息，世传仙术，有五龙蛰，有龟息，皆是敛气之法，即皆是保养肾水之法。气者水之所化，吾故有气，即是水之论。此丸用六味地黄汤，

补水以保其气，利水以化其气，加五味收敛以涵蓄其气，则气自归元，而不浮喘。名曰都气，谓为气之总持也。肾气丸，为阳不足者立法，此丸为阴不足者立法，而皆以气得名。盖一是补阳以化气，一是补阴以配气。

补中益气汤

黄芪三钱　人参三钱　炙草一钱　白术三钱　当归三钱　陈皮一钱　升麻一钱　柴胡二钱　生姜三钱　大枣三枚

柯韵伯曰：阳气下陷阴中，谷气不盛，表症颇同外感。用补中之剂，得发表之品，而中益安。用益气之剂，赖轻气之品，而气益倍，此用药相须之妙也。是方也，用以补脾，使地道卑而上行，亦可以补心肺。损其肺者，益其气；损其心者，调其营卫也。亦可以补肝，木郁则达之也。惟不宜于肾，阴虚于下不宜升，阳虚于下者，更不宜升也。

清燥养荣汤

知母三钱　花粉三钱　当归三钱　白芍三钱　生地三钱　陈皮二钱　甘草一钱　灯芯一钱

大魂汤

甘草二钱　桂枝三钱　茯苓三钱　干姜一钱　人参三钱　附子二钱

火为阳，而阳生于肝脾，脾陷而肝木不生，温气颓败，则阳无生化之原，此方补之。

豁痰丸

当归三钱　知母二钱　天花粉三钱　白前根三钱　麦冬三钱　枳壳一钱　杏仁三钱　瓜蒌霜一钱　竹沥三钱　桔梗二钱　射干三钱　云苓三钱　石斛三钱　甘草一钱

轻清润降，为治痰妙法。

烧裈散

取近阴处裈裆，方寸许，烧灰存性为末，开水送下。女病取男，男病取女，以阴头微肿则愈。治阴阳易反，男女相传各病。

三才汤

天冬五钱　人参三钱　地黄五钱

清化汤升降散

僵蚕三钱　蝉蜕七个　姜黄二钱　大黄一钱　金银花一钱　白芍二钱　泽兰二钱　陈皮一钱　元参三钱　胆草二钱　黄芩二钱　当归三钱　黄连钱半　栀子二钱　生地三钱　柴胡二钱　甘草一钱

前四味名升降散，去姜黄、大黄名清化汤。均用白蜜、陈酒冲服。凡瘟疫里热等症，用此汤，去伏热，清邪毒，生津养血。

玉泉散

天花粉三钱　粉葛根三钱　麦门冬三钱　生地黄四钱　五味子五分　甘草钱半

方取甘寒滋润，生胃津以止渴。妙葛根升达，使水津上布。

清心饮

当归三钱　生地三钱　白芍二钱　莲心三钱　连翘心一钱　茯神二钱　枣仁三钱　草节一钱　麦冬三钱　川贝母一钱　竹叶心一钱　龙骨三钱

心血虚，有痰火不卧寐，用此药清补之，最妙。

地黄饮

安桂五分　附子一钱　苁蓉二钱　茯苓三钱　地黄三钱　麦冬三钱　五味五分　远志一钱　菖蒲一钱　枣皮三钱　巴戟三钱　石斛三钱　薄荷一钱

勿久煎，即取服之。

黄连阿胶汤

黄连二钱　黄芩二钱　白芍三钱　阿胶三钱　鸡子黄二枚

煎成待温，入鸡子黄搅匀服。治心烦不寐，大清心火，生心中之阴液以安神，仲景之大剂也。

仁熟散

柏子仁三钱　熟地四钱　枸杞三钱　五味子一钱　山萸肉三钱　桂心二钱　人参三钱　茯神三钱　菊花一钱　枳壳一钱

酒服。治肝胆虚，恐畏不敢独卧，并补心以实其子，则肝胆益旺。而菊花散风以宁之，枳壳和胃以安之，又是闲中一子。

清瘟败毒散

石膏八钱　知母三钱　生地五钱　犀角一钱　黄连三钱　栀子三钱　桔梗三钱　黄芩三钱　赤芍三钱　元参三钱　连翘二钱　丹皮三钱　甘草一钱　竹叶三钱

酸枣仁汤

枣仁四钱　甘草一钱　知母三钱　茯神五钱　川芎一钱

清火和血安神，则能寐矣。

甘草泻心汤

甘草二钱　黄芩三钱　人参三钱　干姜二钱　半夏三钱　黄连三钱　大枣三枚

胃虚不能调治上下。水寒上逆，火热不得下降，结而为痞。用姜、半以折水，用芩、连以清火，而参、枣、甘草以从中和之。

生姜泻心汤

生姜三钱　半夏三钱　甘草二钱　人参三钱　黄芩二钱　干姜二钱　黄连三钱　大枣三枚

桂苓甘草五味汤

桂枝三钱　茯苓四钱　五味一钱　甘草

二钱

小结胸汤

黄连三钱　半夏三钱　瓜蒌八钱

大陷胸汤

大黄二钱　芒硝二钱　甘遂一钱

左金丸

吴茱萸一钱　川黄连六钱

病左胁痛及呕酸苦者，肝火也。以金平木，清火生金，其理至妙。

萆薢分清饮

菖蒲二钱　草梢三钱　乌药二钱　益智一钱　青盐少许

地魄汤

甘草一钱　半夏三钱　麦冬三钱　芍药三钱　五味子一钱　元参三钱　牡蛎三钱

清君相之火，降肺胃之逆，益水敛神而生津，此补阴法也。

葛根汤

葛根三钱　麻黄一钱　白芍三钱　桂枝二钱　甘草一钱　大枣三枚　生姜三片

风寒中太阳经，背项痛发痉者，皆以此汤为主。盖麻、桂为太阳发表之通剂，加葛根则能理太阳筋脉之邪。

大秦艽汤

生地三钱　熟地三钱　川芎一钱　当归三钱　白芍三钱　白术三钱　云苓三钱　甘草一钱　秦艽二钱　羌活二钱　独活钱半　防风三钱　白芷二钱　细辛五分　黄芩三钱

越鞠丸

苍术三钱　香附三钱　川芎二钱　神曲三钱　炒栀子三钱

十枣汤

大戟一钱　芫花一钱　甘遂一钱　大枣十枚

共为末。大枣十枚，煎浓汤送下一字，下水饮如神。

四神丸

故纸四钱　吴萸三钱　肉蔻三钱，去油　五味一钱

各等分，为末，蜜丸。治脾肾虚泻。

金箔镇心丹

胆南星一钱　朱砂三钱　琥珀三钱　竹黄三钱　牛黄五分　珍珠一钱　麝香少许　金箔一钱

蜜丸，金箔为衣，薄荷汤下。治癫、惊悸、怔忡，一切痰火之疾。

黄芪五物汤

即桂枝汤加黄芪。

五蒸汤

人参三钱　生地三钱　石膏三钱　知母二钱　粉葛根三钱　黄芩二钱　甘草一钱　竹叶三钱　粳米三钱　小麦三钱　赤茯苓三钱

五蒸之名，一曰骨蒸，二曰脉蒸，三曰皮蒸，四曰外蒸，五曰内蒸，统以此方治之。

益气安神汤

当归三钱　茯苓三钱　生地三钱　麦冬三钱　枣仁三钱　远志一钱　人参三钱　黄芪三钱　甘草一钱　胆南星三钱　黄连二钱　竹叶二钱　生姜三片　大枣三枚

醋黄散　下瘀止血

大黄一钱　郁金子一钱　降香一钱　三七一钱　当归三钱　牛膝二钱

均用醋炒为末，酒、童便冲服。

小青龙汤

桂枝二钱　麻黄二钱　干姜三钱　白芍三钱　细辛五分　半夏三钱　五味一钱　甘草一钱

温散寒水，外去风寒，内泻痰饮之

大剂。

九气丸 通治气不和作痛

姜黄三钱　香附四钱　甘草二钱

香苏饮 发表轻剂

香附子二钱　紫苏三钱　陈皮二钱　甘草一钱　葱白二根　生姜三片

指迷茯苓丸

茯苓五钱　风化硝三钱　半夏三钱　枳壳一钱

肾着汤

白术　红枣　甘草　附子各等分

天灵盖散

天灵盖檀香水洗，酥炙，三钱　槟榔二钱　阿魏一钱　麝香少许　安息香一钱　甘遂一钱　朱砂一钱

上为末。用桃枝、柳枝、桑根皮、榴根皮、葱白、薤白、童便煎汤送下三钱，忍吐待下。子时服，巳时当下痨虫，更进一服除根。如泻不止，用龙骨、黄连末，白汤下以止之，白粥补之。如不用天灵盖，以虎头骨代之，再加鳗鱼骨，是尤理得心安。

黄连解毒汤

黄连三钱　黄芩三钱　黄柏二钱　栀子三钱

通治三焦之热，内外证加减随宜。

五皮饮

陈皮　茯苓皮　姜皮　桑皮　大腹皮各等分

煎服。

泻白散

地骨皮三钱　生桑皮三钱　糯米四钱

肺为火克，以此生金。清火利水，水清火白降矣。

五淋散

山栀子三钱　车前子三钱　当归尾三钱　甘草一钱

心遗热于小肠，结而为淋。以此清心平肝利水。

四逆汤

干姜三钱　附子三钱　甘草一钱

胆肾阳虚，四肢逆冷，下利不止，以此温之。

小温经汤

当归三钱　白芍二钱　阿胶三钱　川芎一钱　人参三钱　丹皮三钱　麦冬三钱　半夏二钱　吴萸一钱　生姜一钱　桂枝二钱　甘草一钱

此为调经第一方。行血消瘀散寒降痰，温利而不燥烈，为去瘀之妙药。

理中汤

白术三钱　人参三钱　干姜二钱　甘草一钱

霍乱吐泻腹痛，中土虚寒，以此温补之。

人参败毒汤

人参二钱　羌活二钱　独活一钱　柴胡二钱　前胡一钱　枳壳一钱　桔梗二钱　川芎一钱　云苓二钱　甘草一钱

散寒发汗，兼利痰饮。

伤寒论浅注补正

伤寒论浅注补正序

医为活人术。迄今医道晦盲，活人者反以杀人，曷胜浩叹。章素嗜医，寝馈有年，每读仲师，《伤寒》《金匮》不得其旨。参求注解，愈多愈昧，惟陈修园《浅注》较明，奉为圭臬。乃读之既久，又生疑窦，以之临证处方尤多枘凿，不禁废书三叹，以为斯道不明，势诚无可如何矣。复游海上，窃见中国皆今人不及古人，西洋则今人更胜古人，制造之巧，格致之精，实为中国所不及，则其医学亦当高出于中国。乃于医院药房留心咨访，求其证论，考其方书器具，则精妙无比，治法则颠顸异常，始知尚形迹而略气化。凡五运六气之神妙，西医概未能晓。吁！中医既不明西医，又不识轩岐活人之术，反以杀人，悲夫。戊子秋，唐容川兄经沪上。容川己丑进士，前为诸生，名闻三蜀，列门下者恒数十人，与家兄云笠通谱。余每过从，知其能医，究未知其精也，迄晤海上。时每有疑证，问之辄应如响，凡人身脏腑经络，明若观火。且其谈三焦，更能发人所未发，皆以西医之形迹印证中医之气化。章不能疗者，一经容川诊治，沉痼顿除，人俱惊为神奇，章则津梁奉之矣。常言：仲师书，《浅注》虽佳，不无遗误，必再补正乃善。余著有《中西汇通医经精义》，阅之自悟。章受读一过，再读仲景书，前不能解者大半可解，乃叹仲景之书如锁，此其钥也，真鸿宝欤。遂石印行世，又为之请曰：医理虽明，医法未备，何不从事《伤寒》《金匮》，将所谓补正者笔之于书，岂非大千世界火坑中生青莲耶？盖医病止愈一人，不如医医，其功当倍于医病。《补正》云者，原以医前之医，即以医后之医，既医医愈矣。将已愈之医，治未愈之病，其所活当不啻恒河沙数。越两寒暑，《补正》书成，捧读之下，疑团冰释，实为轩岐功臣，足以羽翼仲景，医道当从此昌明，使活人之术不致杀人，则天下幸甚，后世幸甚。

时大清光绪二十年甲午仲夏夔门邓其章云航谨叙

伤寒浅注序

　　《周礼·疾医》中士八人，隶于天官，秦医和之言曰：天有六气，淫生六疾，而阴淫寒疾，实居其首。知医之道通于天，医之业属于士，而医之治，可统于寒也。修园以名孝廉宰燕，素精于医。夫民之疾苦，深知者莫如宰，刚柔轻重迟速，寻其脉络以治之，而疾苦可去，元气可复。修园精于医，其治民可知矣。修园既解组，自以治一邑之疾苦，其治犹小，因于方脉诸书，悉心研穷而呼吁之求，有投辄应，且将所著《公余医录》四种，梓之以醒庸俗，复取汉·张仲景《伤寒论》原文，辨其鱼鲁，分其章节，期于解前人之惑，而不至贻误于后，修园之心何其大而远也。余视学入闽，因署中诊视获与修园接。一日，出所作《伤寒论浅注》，属余弁语。余不知医者也，然观《浅注》之提纲挈要，条分缕析，觉《伤寒》一书无不一一瞭如指掌。仲景为郡守而作论，修园为邑宰而作注，其拯救斯民之心，先后一辙也。夫天气始于冬至，而一阳初动，寒于是乎始来，以此作论而百病之权衡在焉，明天道之阴阳，治民生之疾苦，非读书深识之士，乌足与言仲景之书哉。是为序。

通奉大夫都察院左副都御史提督福建学政
加三级纪录八次长寿韩鼎晋拜撰

长沙方注小引

汉《艺文志》云：汤液经，出于商伊尹，皇甫谧谓仲景论伊尹汤为十数卷，可知《伤寒论》《金匮要略》诸方，除崔氏八味肾气丸、侯氏黑散外，皆伊尹之遗方也。伊尹因《内经》止有十二方，详于针灸而略于药，遂宗《神农经》旨，专以汤液治病，补《内经》所未及。长沙得其真传，可谓大而化，化而不可知矣。然余读鲁论，能近取譬二句，想长沙当日，必非泛泛而求。大抵人手工夫，即以伊圣之方为据，有此病必用此方，用此方必用此药，其义精其法严，毫厘千里之判，无一不了然于心，而后从心变化而不穷。论中桂枝证、麻黄证、柴胡证、承气证等，以方明证。明明提出大眼目，读者弗悟也，然而可以谓之方者，非圣人不能作，非明者不能述。其药品，察五运六气而取其专长，其分两，因生克制化而神其妙用，宜汤宜散宜丸，一剂分为三服、两服、顿服、停后服、温服、少冷眼，少少咽之，服后啜粥，多饮水、暖水之类，而且久煮微煮，分合煮，去滓再煮，渍取清汁，或用水，或用酒，及浆水、潦水、甘澜水、麻沸水之不同，宋元后诸书多略之，而不知古圣人之心法在此。余同周镜园饮中畅明其义，归而乘兴韵之，其诗为药证分两煮法服法等所限，弗能工也。戊辰岁，余服阕复到保阳供职，公余取《伤寒论》原文重加注疏，书成，附此六卷于后，命男蔚按方而细注之，俾读《伤寒论》者，于人略我详处，得一捷便之法云。修园陈念祖并题。

【补曰】修园此引，原载《伤寒方歌括》中，今因方证当合勘，故取其方注，编入原文，合为一书，以便查对，并将此引亦采入焉，意在专为仲景之方证发明而已，故不存修园本书面目，读者当知著书各有本意，若要观陈书旧本，则自有陈书在，幸勿议吾书之割裂也。

仲景原序

余每览越人入虢之诊，望齐侯之色，未尝不慨然叹其才秀也。怪当今居世之士，曾不留神医药，精究方术，上以疗君亲之疾，下以救贫贱之厄，中以保身长全，以养其生，但竞逐荣势，企踵权豪，孜孜汲汲，惟名利是务，崇饰其末，忽弃其本，华其外而悴其内，皮之不存，毛将安附焉。卒然遭邪风之气，婴非常之疾，患及祸至，而方震慄，降志屈节，钦望巫祝，告穷归天，束手受败。赍百年之寿命，持至贵之重器，委付凡医，恣其所措。咄嗟呜呼，厥身以毙，神明消灭，变为异物，幽潜重泉，徒为啼泣。痛夫举世昏迷，莫能觉悟，不惜其命，若是轻生，彼何荣势之云哉。而进不能爱人知人，退不能爱身知己，遇灾值祸，身居厄地，蒙蒙昧昧，蠢若游魂，哀乎趋世之士，驰竞浮华，不固根本，忘躯徇物，危若冰谷，至于是也。余宗族素多，向余二百，建安纪年以来，犹未十稔，其死亡者三分有二，伤寒者十居其七。感往昔之沦丧，伤横夭之莫救，乃勤求古训，博采众方，撰用《素问》《九卷》《八十一难》《阴阳大论》《胎胪药录》，并平脉辨证，为《伤寒杂病论》，合十六卷，虽未能尽愈诸病，庶可以见病知源，若能寻余所集，思过半矣。夫天布五行，以运万类，人禀五常，以有五藏，经络府俞，阴阳会通，元冥幽微，变化难极，自非才高识妙，岂能探其理致哉。上古有神农、黄帝、岐伯、伯高、雷公、少俞、少师、仲文，中世有长桑、扁鹊，汉有公乘阳庆及仓公，下此以往，未之闻也。观今之医，不念思求经旨，以演其所知，各承家技，终始顺旧，省疾问病，务在口给。相对斯须，便处汤药。按寸不及尺，握手不及足。人迎跌阳，三部不参；动数发息，不满五十。短期未知决诊，九候曾无仿佛。明堂阙庭，尽不见察，所谓窥管而已。夫欲视死别生，实为难矣。孔子云：生而知之者上，学则亚之，多闻博识，知之次也。余宿尚方术，请事斯语。

汉长沙太守南阳张机仲景撰

【程郊倩注】曰：古人作书，大旨多从序中提出，孔子于《春秋》未尝有序，然其言曰：知我者其惟《春秋》乎，罪我者其惟《春秋》乎。又曰：其义则丘窃取之矣。即此是《春秋》孔子之自序。孟子则曰：孔子惧，作《春秋》。又曰：孔子作《春秋》，而乱臣贼子惧。是即孟子之代《春秋》序也。迄今未读《春秋》者，亦能道及《春秋》，无非从此数句书，读而得其大旨。余读《伤寒论》仲景之自序，竟是一篇悲天悯人文字，从此处作论，盖即孔子惧，作《春秋》之微旨也。缘仲景之在当时，犹夫《春秋》之有孔子，道大莫容。一时惊怖其言而不信，是以目击宗族之死亡，伤之而莫能救，则知仲景之在当时宗族，且东家丘之矣。况复举世昏迷，莫知觉悟，安得不赍百年之寿命，持至贵之重器，悉委凡医，恣其所措乎。"恣其所措"四字，于医家可称痛骂，然实是为病家深悼也。医家苦于不知病，病家苦于不知医，"知"之一字，两难言之。若欲爱人知人，先是爱身知己，凡勤求博采，从天之五行，人之五常，与夫经络府藏、阴阳会通处，殚了多少体认工夫，此非医之事而已，而己之事也，医不谋之己而谋之人，则医者人也，而厥身以毙，神明消灭，变为异物，幽潜重泉，徒为啼泣者已也，非人也，医不为之代也。从此处语医，自是求之于己，不复求之于人，从己求医，求之于知；从人求医，求之于行。知行合一之学，道则皆然。医事独否，知则必不能行，行则未必能知，行者之精神力量，都用在行上，何由去知。但能各承家技，终始顺旧，罔不能行矣。终日杀人，亦只是行。知者之精神力量，都用在知上，何暇去行，即使欲行，而思求经旨，以行其所知，较之相对斯须便处汤药者，钝不如敏，庶几见病知源；较之省疾问病务在口给者，藏不如炫。徒知活人，孰与活口。所以群言莫正，高技常孤，在仲景之身，已是一钝秀才，持此诲及于医，又何利于医。而屑其教诲者，故半夜晨钟，仅于序中，为蒙蒙昧昧辈，一唤起此游魂，预掩其啼泣也。若是真正惜命，亟从己上作工夫，等医事于自家之身心性命，即君亲亦是己之君亲，贫贱亦是己之贫贱，至若保身长全以养其生，盖是己之身与心，从爱身知己中，广及爱人知人，无非自己求之者，于己处求知，不于己处求行，则寻师俱在吾论中，无他觅也。其间见病知原，是全论中丹头。若能寻余所集，思过半矣，是全论中鼎灶。思求经旨，以演其所知，是全论中火候，要此火候足时，须要晓得此论。是知医的渊源，从艰难得之，不是医的方技，以简便法取之者也。故一篇之中，创凡医之害，正痛举世之昏迷，于忧谗畏讥之际，不啻三致意焉。盖深惧夫邪说惑民，将来不以吾论为知之次，反借吾论为行之首，从医道中生出乡愿来，以贼吾论中，千百世后恣其所措，将何底止。故预示读吾论者，亟从医惩艾也，吾故曰：得仲景之《伤寒论》而读之，先须辟去叔和之《序例》始，敢向叔和之《序例》而辟之，先须读著仲景此处之自序始。

【按】程郊倩，名应旄，新安人也，喜读书，神悟过人，但变更仲景原文，以为注疏，未免聪明误用，而少阳太阴等篇，尤多葛藤，不可为法，若使全部中，尽如此注之纯，则仲景必许为贤弟子，后学者可奉为大宗师矣。

【补曰】仲景序中"天布五行，以运万类，人禀五常，以有五脏，经络府俞，阴阳会通"此数句，已括全书大义，盖《伤寒》以六气立论，而此序则以五行开宗，五行为体，六气为用，人禀五行而有五脏，然后有六腑。有五脏六腑，遂有经络俞穴，而成为三阴三阳，总皆秉天之阴阳，以为人身之阴阳。其间脏腑经俞，贯通会合，必先洞悉，而后可见病知源，病之用药，亦因药在万类中，同禀五行之运，故借以治人之病，要皆天地万物，阴阳一体之义，仲景此数句，最有包蕴，故曰"元冥幽微，变化难极，自非高才识妙，岂能探其理致哉"。吾于各经篇首，特补总论以明此旨。

【正曰】邓云航云：仲景自序，明言"《伤寒杂病论》，合十六卷"，盖《伤寒》六经为六卷，后附三章为一卷，《金匮要略》九卷，二书共合，恰得一十六卷。《金匮》当是杂病论，即以此序之卷数而知之也。《金匮》之名，亦疑后人所加。又观《伤寒论》后痉湿暍篇，仲景曰此三种宜应别论，以与伤寒相似，故见于此，所谓应别论者，即谓应列入杂病论也，故复于《金匮》之首列此三证，足见《金匮》即是杂病论，嗣经王叔和添辨脉平脉等证，冠于伤寒之首。而《伤寒》之卷数已乱，又不知何人将杂病论题为《金匮要略》，复于卷后添俗传杂疗方为第十卷，狗尾续貂，混误已甚。陈修园删去辨脉平脉等篇，询有卓见，而犹存杂疗方，不免遗累。且陈书分卷亦与仲景未符，今应删去杂疗方，将《伤寒论》依六经分为六卷，后附三章，又为一卷，合之《金匮》九卷，适符仲景原文一十六卷之数。然则仲景二书，实为合集，仲景此序，亦是合序，并非单序《伤寒》也。读者将两书合读，则融会贯通，毫无遗义矣。云航此说，至为精确，当即从之，将二书卷数厘正，复还其本来面目，愿与天下读者共订证焉。

浅注凡例

仲景书本于《内经》，法于伊尹，汉《艺文志》及皇甫谧之言可据。盖《内经》详于针灸，汤液治病始自伊尹，扁鹊、仓公因之。至仲景专以方药为治，而集群圣之大成，医门之仲景，即儒门之孔子也。但其文义高古，往往意在文字之外，注家不得其解，疑为王叔和之变乱。而不知叔和生于晋代，与仲景相去未远，何至原书无存耶。若仲景另有原书，叔和何能尽没，以致今日之所存者，仅有叔和之编次耶。要知平脉、辨脉、伤寒例、诸可与不可与等篇，为王叔和所增，增之欲补其详，非有意变乱也。然仲景即儒门之孔子也，为叔和者，亦游夏不能赞一辞耳，兹故于其所增者削之。

叔和编次《伤寒论》，有功千古，增入诸篇，不书其名，王安道惜之，然自辨其太阳病脉证篇至劳复止，皆仲景原文，其章节起止照应，王肯堂谓如神龙出没，首尾相顾，鳞甲森然，兹刻不敢增减一字，移换一节。

成无己注后，诸家皆有移易，若陶节庵、张景岳、程山龄辈无论矣，而方中行、喻嘉言、程郊倩、程扶生、魏念庭、柯韵伯，皆有学问有识见之人，而敢擅改圣经，皆由前人谓《伤寒论》非仲景原文，先人为主，遂于深奥不能解之处，不自咎其学问之浅，竟归咎于叔和编次之非，遂割章分句，挪前换后，以成一篇畅达文字。如诗家之集李集杜，虽皆李杜句，究竟非李杜诗也。余愿学者，从仲景原文细心体认，方知诸家之互相诋驳者，终无一当也。

宣圣云：信而好古。成无己注《伤寒论》，不敢稍参意见，而增删移易，盖好由于信也。后辈不得仲景之旨，遂疑王叔和之误，以致增出三大纲之说，传经为热，直中为寒之论，今古南北贵贱之分，三时正冬之异，种种谬妄，皆由不信故也。惟张隐庵、张令韶二家，俱从原文注解，虽间有矫过枉正处，而阐发五运六气，阴阳交会之理，恰与仲景自序撰用《素问》《九卷》《阴阳大论》之旨吻合，余最佩服。今照二家分其章节，原文中衬以小注，俱以二家之说为主，而间有未甚惬心者，令于方中行、喻嘉言各家中，严其采择以补之，盖以各家于仲景原文，前者后之，后者前之，字句药品，任意增减改易，既非全璧，而分条注释，精思颖悟，不无碎金，总期于经旨明畅而后已。

仲景《伤寒论》，即《内经》所言三阴三阳，各因其藏脉之理，二张会全部《内经》以为注解，余百读之后，神明与浃，几不知我即古人，古人即我。故每节总注，或注其名，或止注述字，不拘以形迹论也。至于各家，有一得之处，必注其姓名，盖以作家苦心不容没也。

是书虽论伤寒，而百病皆在其中，内而脏腑，外而形身，以及血气之生始，经俞之会通，神机之出入，阴阳之变易，六气之循环，五运之生制，上下之交合，水火之相济，热实寒虚，温清补泻，无不悉备。且疾病千端，治法万变，统于六经之中，即吾道一以贯之之义。若读《灵》《素》《难经》，不于此求其实用，恐堕入张景岳一流，以阴阳二字，说到周易，说到音律，并及仙释，毫无下手工夫，止以人参、地黄自数钱以及数两，为真阴真阳之主药，贻害无所底止。急读此书，便知悔悟。

此书原文中衬以小注，只求经旨明畅，绝不敢惊及高远，致读者有涉海问津之叹，唯是汉文，语短味长，往往于一二虚字中寓其实理，且于无字中运其全神，余衬以小注，采各家之精华，约之于一言一字，读者最宜于此处著眼。

余前刻数种，采集固多，而独出己见者亦复不少，惟此刻以二张为主，又博采各家独得之言，融会大旨而为小注，去取则有之，杜撰则无也。

《伤寒论》及《金匮》方，出自上古及伊尹汤液，明造化之机，探阴阳之本，所有分两、煮法、服法等，差之一黍即大相径庭，余另有《长沙方法歌》六卷附后。

《伤寒论》晋太医令王叔和撰次，宋臣林亿等校正，聊摄成无己注解，此为原本。如辨脉平脉、序例，前贤谓其出于叔和之手，余细绎文义与六经篇不同。至于诸可与不可篇，余即以叔和之说定之。叔和云：夫以疾病至急，仓卒寻按，要者难得，故重集可与不可方治，列之篇后。其为叔和所作无疑。兹余于叔和所增入者悉去之，去之所以存其真也。

补正凡例

修园书，道从二张，兼采各家，至为精当，而犹有缺误者，只因唐宋后无人亲见脏腑，于《内经》所论之阴阳气化，多不著实，二张力求精深，于理颇详，而于形未悉，不知形以附气，离形论气，决非确解。近出西洋医法，所论形迹至详，惟西医略于气化，是其所短，然即西医之形迹，循求《内经》之气化，则印证愈明。乃知修园、二张所以尚有缺误者，西医未出，无考异之书，中医失传，穷钻研之力，终未能了如指掌也。余幸生今日，既得群贤诱之于前，又得西医证之于后，先将《内经》参透，然后知此书注解尚有缺误，必须补正，乃为完善，意在为浅注之功臣，并非志存攻讦，识者鉴之。

唐宋后不知三焦为何物，于水道出入，气血往来，脏腑连络，多不能明。《医林改错》极诋其谬，而另言人有气府，即鸡冠油。西洋医书，亦斥三焦之妄，而言另有连网，中国不知。岂知鸡冠油、连网，即《内经》所谓三焦也，西医言水从连网中入膀胱，《医林改错》言水从鸡冠油中入膀胱，证以《内经》"三焦者，决渎之官，水道出焉"，适相符合。焦，古作㶾又作膲。余曾见日本《内经》，凡三膲均书作三瞧，盖膲误作瞧，亦犹膲省作焦，今人失考，训焦为赤，以三膲为空腔子，注家之误多由于此，是以必须补正，庶经修复明，故吾于仲景所论，涉于三焦之证，特加详明，于少阳总论尤推阐焉。

原注每经篇首未立总论，随文散释读者难于会通，以无纲领也，吾于每经特补总论一篇，以明大指。读者先读总论，然后再读原文，自然贯通。且六经总论当一齐读熟，然后读原文自如桶底脱。

仲景原文撰用《素问》《九卷》《阴阳大论》《八十一难》，凡我注家，自不应参以后说。然近出西医，其论形迹，有足证明《内经》者，间亦采人注中，非正西医，正以《内经》奥义近代失传，西医有足发明，则采取之，正所以遵从《内经》，期与仲景原文符合。又有时并驳西医，非攻西医也，只借以明原文而已，要使圣学昌明，其毋为后世末学所混乱，则幸甚矣，岂有疆域之见哉。

浅注切当者固足遵守，即义不甚精，而理有可通者，亦存而不论，惟义有纰缪则正之，加"正曰"二字，义有欠缺则补之，加"补曰"二字，非欲揭其短，正以辅其长也。修园有知，当亦谅我，我有所短，尤望世人规我也。

原文传写既久，难保一无讹字，文义深奥，安能一一尽释。修园逐节逐句，照例必加注释，于万无可通者亦强通之，反滋疑误，吾于此等特加"阙疑"二字，待质高明，庶于原文可告无罪，读《浅注》者亦免生滋弊也。

修园将方注立为歌括，另成一部，读者不便查对，今特编入原文注下，则读证读方，可互勘以明其理也。

歌括为初学梯阶，陈氏用心亦佳，然另立为部，则可加歌括，今既收入原文，若加歌

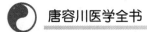

括，便非注经体裁，故不采入。

　　凡仲景之方与证，针锋相对，一丝不差，须于注证后即注方，乃能合勘。修园分部注方，已有未合，而其方下，又引《内台》原文、建安许宏集议，谓与《伤寒论》详略不同，意在博采以示详也，不知《内台》许宏集议，已非仲景原书，其所列之证与方，多不有合，不得拦入，仲景方中恐生支离也。

读 法

　　按仲景《伤寒论》六经，与《内经》热病论六经，宜分别读，王叔和引热病论文为序例，冠于《伤寒论》之首，而论中之旨，反因以晦，甚矣著作之难也。

　　按六气之本标中气不明，不可以读《伤寒论》《内经》云：少阳之上，火气治之，中见厥阴；阳明之上，燥气治之，中见太阴；太阳之上，寒气治之，中见少阴；厥阴之上，风气治之，中见少阳；少阴之上，热气治之，中见太阳；太阴之上，湿气治之，中见阳明。所谓本也，本之下中之见也，见之下气之标也，本标不同，气应异象。《内经》此旨，深邃难测，即王太仆所注，亦不过随文敷衍，未见透彻，惟张景岳本张子和之说而发挥之，洵可谓千虑之一得也，另图于后。

上中下本标中气图

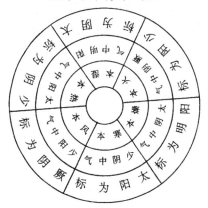

　　六经之气以风、寒、热、湿、火、燥为本，三阴三阳为标，本标之中，见者为中气，中气如少阳厥阴为表里，阳明太阴为表里，太阳少阴为表里，表里相通则彼此互为中气，义出《六微旨大论》。

脏腑应天本标中气图

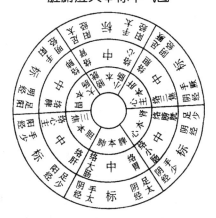

　　脏腑经络之标本。脏腑为本，居里；十二经为标，居表；表里相络者为中气，居中。所谓络者乃表里互相维络，如足太阳膀胱经络于肾，足少阴肾经亦络于膀胱也，余仿此。

按《至真要大论》曰：少阳太阴从本，少阴太阳从本从标，阳明厥阴不从标本，从乎中也，何则？少阳太阴从本者，以少阳本火而标阳，太阴本湿而标阴，标本同气，故当从本，然少阳太阴亦有中气，而不言从中者，以少阳之中厥阴木也，木火同气，木从火化矣，故不从中也。太阴之中，阳明金也，土金相生，燥从湿化矣，故不从中也。少阴太阳从本从标者，以少阴本热而标阴，太阳本寒而标阳，标本异气，故或从本，或从标，而治之有先后也。然少阴太阳亦有中气，以少阴之中，太阳水也，太阳之中，少阴火也，同于本则异于标，同于标则异于本，故皆不从中气也。至若阳明厥阴不从标本，从乎中者，以阳明之中，太阴湿土也，亦以燥从湿化矣，厥阴之中，少阳火也，亦以木从火化矣，故阳明厥阴不从标本，而从中气也。要之五行之气，以木遇火，则从火化，以金遇土，则从湿化，总不离于水流湿，火就燥，同气相求之义耳。然六气从化，未必皆为有余，知有余之为病，亦当知其不及之难化也。夫六经之气时有盛衰，气有余则化生太过，气不及则化生不前，从其化者化之，常得其常，则化生不息，逆其化者化之，变直其变，则强弱为灾。如木从火化也，火盛则木从其化，此化之太过也，阳衰则木失其化，此化之不前也。燥从湿化也，湿盛则燥从其化，此化之太过也，土衰则金失其化，亦化之不前也。五行之气，正对俱然，此标本生化之理所必然者。化而过者宜抑，化而不及者不宜培耶。此说本之张景岳，诚觉颖悟，但彼时未得明，师友以导之，致终身受高明之过，可惜也夫。

　　【补曰】《内经》所言，某经之上某气治之，之上云者，盖谓脏腑为本，经脉为末，是脏腑居经脉之上，故称上焉。由脏腑本气循经脉下行，其中络者，中之见也，中见之下，其经脉外走手足，以成六经，又各有太少阳明三阴之不同，则系六气之末矣，故曰气之标也。前二图至为明晰，惟于各经本气尚未发明，余特补之曰：少阳之上，火气治之，言少阳经之上，为三焦胆腑，司人身之火气，三焦即油网，论详补例中。三焦之原，根于肾系，名曰命门，由肾系生出两大板油，由板油生出网油，上生胸膈，前连包络，而后附于脊，与肝相连，通于胆系。命门坎中一阳，行于三焦，只是阳气不名为火，惟上通于胆，得肝木之生化则成火矣，所谓空中有火，丽木则明，盖必丽于木而后称为火，故三焦中之阳气，乃火之根，惟上合于胆，乃为丽木则明之火，是胆为火之焰，三焦为火之根，而肝木则是生火之物，故论火以胆与三焦为主。胆中所藏之火，出入皆以三焦为路道，而托根又在肾系，故胆与三焦同司火化，世言肝胆包络皆司相火，心为君火，此后世之说，其实非也。《内经》明言厥阴之上，风气治之，少阴之上，热气治之，盖少阴心肾同司热气，不得名火。热与火后世无分晓，故混称君火相火，不知天之阳气，必丽于木乃为火之实体，若发于水中，积为烈日，亦只是热气，不名为火，故《内经》曰少阴之上，热气治之。少阴坎中之阳气，上交于心而为心阳，如天之有日，司人身之热气，与火不同，乃先天之阳，化生气血之本也，火与热其辨如是。至于燥气又与火热不同，火热皆属阳，而燥气有阴燥有阳燥，是以异焉。盖燥与湿对，湿为水火相交之气，燥为水火不交之气，究水火之所以不交，则由于金性之不收，收止水火，各反其宅，故神名蓐收，令司秋月，草木枯槁，水泉渴竭，是为燥金用事之验。人秉燥金之气为阳明经，夫金气收而水火不交，是为燥，则燥者水火消耗之气也。肠胃所以能化饮食，皆以其燥能消耗之也，燥化不足则不消水，燥化太过则伤津液，阳燥是水不济火，此证最多，阴燥是火不蒸水，此证间有，此阳明之上燥气治之之义也。湿者土之本气，土旺于长夏，正水火相蒸之候，水火相合，遇木则腐而成土，遇金则化而归土，故土又旺于四季，盖必水、火、金、木相合而化，然后成土，是以《洪范》土居五行之末。尤先要水火相蒸，有此湿气，然后能腐化百物以成土，土在天地间，乃阴体之极大者也，人秉之而为太阴脾经，脾之气化全以湿气为主，故曰太阴之上湿气治之，毋令太过不及，则脾土安和也。夫人之身，主血分居内者，太阴为大，主气分居外者，太阳为大，《内经》云：太阳之上寒气治之，言太阳经气居外以为卫，元阳之气也，而此气实发于膀胱寒水之中，膀胱为肾之府，主小便。凡人饮入之水，从肠胃入三焦油网，从油网入膀胱，如天之有海，水之有壑，应北方寒水之气，而能导引心火，清利三焦，皆赖寒水之功用。设入无此寒气，则不足以济燥火热。故寒水之气，不可太过，亦不可不及，此水之所以能化气卫外者，则又赖心火下交而水化为气也，义详太阳总论。寒与风不同，水化气升为太阳寒水之气，化阳生阴退为厥阴风木之气化，厥阴为阴之尽，阴尽阳生而和风生焉。于卦为震，于人为肝，以肝体论得心脾之阴血，凝结成质，是为阴体，如震卦之上二阴爻也。肝中之系连于脊，下连肾系，得肾水中之一阳所发生，如震卦之下一阳爻也。名厥阴者，以其体阴，又曰风气治之，以其用阳，阴尽阳生，是为和风，风气和而百体畅。厥阴经所以司气者如是，太过不及则又生病矣，论详《厥阴篇》。

【按程郊倩云】经犹言界也，经界既正，则彼此辄可分疆。经犹言常也，经常既定，则从更辄可穷变。六经署而表里分，阴阳划矣。凡虚实寒温之来，虽不一其病，务使经署分明，则统辖在我。

不难从经气浅而浅之，深而深之，亦不难从经气浅而深之，深而浅之可也。

按六经之为病，仲景各有提纲，太阳以"脉浮、头痛、项强、恶寒"八字提纲，阳明以"胃家实"三字提纲，少阳以"口苦咽干目眩"六字提纲，太阴以"腹满而吐，食不下，自利益甚，腹益自痛，若下之必胸下结鞕"二十三字提纲，少阴以"脉微细，但欲寐"六字提纲，厥阴以"消渴，气上撞心，心中疼热，饥而不欲食，食则吐蛔，下之利不止"二十四字提纲。以提纲为主，参以论中兼见之证，斯无遁情矣。鞕，音硬，坚也。蛔，食虫也。

【按程郊倩云】仲景六经条中，不但从脉证上认病，要人兼审及病情，太阳曰恶寒，阳明曰恶热，少阳曰喜呕，太阴曰食不下，少阴曰但欲寐，厥阴曰不欲食，凡此皆病情也。

【按柯韵伯云】太阳为先天之巨阳，其热发于荣卫，故一身手足壮热。阳明乃太少两阳相合之阳，其热发于肌肉，故蒸蒸发热。少阳为半表半里之阳，其热发于腠理，时开时合，故往来寒热，此三阳发热之差别也。太阴为至阴，无热可发，因为胃行津液以灌四旁，故得主四肢而发热于手足，所以太阴伤寒手足自温，太阴中风四肢烦疼耳。少阴为封蛰之本，若少阴不藏，则坎阳无蔽，故有始受风寒而脉沉发热者，或始无表热，八九日来热入膀胱，致一身手足尽热者。厥阴当两阴交尽，一阳初生，其伤寒也，有从阴而先厥后热者，从阳而先热后厥者，或阳进而热多厥少，或阳退而热少厥多，或阴阳和而厥与热相应者，是三阴发热之差别也。

【按高士宗云】热，阳气也。寒，阴气也。恶寒者周身毛窍不得阳气之卫外，故皮毛啬啬然洒淅也。人周身八万四千毛窍，太阳卫外之气也，若病太阳之气，则通体恶寒。从头项而至背膂，太阳循行之经也，若病太阳之经，则其背恶寒。恶寒之外，又有身寒，身寒者，著衣重复而身常寒，乃三焦火热之气不能温肌肉也。本论云：形冷恶寒者，此三焦伤也，即身寒之谓也。

按《灵枢·本藏篇》云：三焦膀胱者，腠理毫毛其应，是太阳又主通体之毫毛，而为肤表之第一层，故必首伤太阳也，然亦有不从太阳，而竟至阳明少阳，以及于三阴者，张令韶注云：此又值三阴三阳所主之部位而受之也。《灵枢·病形篇》云：中于面则下阳明，中于项则下太阳，中于颊则下少阳，其中于膺背两胁，亦中其经。又曰：中于阴者常从蹄臂始。此皆不必拘于首伤太阳也。

【柯韵伯云】本论太阳受邪，有中项中背之别，中项则头项强痛，中背则背强几几也。阳明有中膺中面之别，中面则目痛鼻干，中膺则胸中痞鞕。少阳有中颊中胁之别，中颊则口苦咽干，中胁则胁下痞鞕也，此岐伯中阳溜经之义。其云邪中于阴，从黎臂始，奈何？谓自经及藏，藏气实而不能容，则邪还于府，故本论三阴皆有自利证，是寒邪还府也，三阴皆有可下证，是热邪还府也，此岐伯中阴溜府之义。

【按张令韶云】传经之法，一日太阳，二日阳明，三日少阳，四日太阴，五日少阴，六日厥阴，六气以次相传，周而复始，一定不移，此气传而非病传也。本太阳病不解，或入于阳，或入于阴，不拘时日，无分次第，如传于阳明则见阳明证，传于少阳则见少阳证，传于三阴则见三阴证，论所谓阳明少阳证不见者，为不传也。伤寒三日，三阳为尽，三阴当受邪，其人反能食而不呕者，此为三阴不受邪也，此病邪之传也。须知正气之相传，自有定期，病邪之相传，随其证而治之，而不必拘于日数，此传经之大关目也，不然，岂有一日太阳，则见头痛发热等证，至六日厥阴不已，七日来复于太阳，复又见头痛发热之证乎？此必无之理也。且三阴三阳上奉天之六气，下应地之五行，中合人之藏府，合而为一，分而为三，所该者广。今人言太阳止曰膀胱，言阳明止曰胃，言少阳止曰胆，三阴亦然，是以有传足不传手之说。不知藏府有形者也，三阴三阳无形者也，无形可以该有形，而有形不可以概无形。故一言三阳，而手足三阳俱在其中，一言三阴，而手足三阴俱在其中，所以六经首节，止提太阳之为病，而不言足太阳、足太阴之为病，其义可思矣。况论中厥阴心包、少阳三焦、太阴肺之证颇多，又阳明燥结，有不涉于大肠者乎，传足不传手非也。

按《内经》云：太阳为开，阳明为阖，少阳为枢；太阴为开，厥阴为阖，少阴为枢。此数语为审证施治之大关键。至于病发何经，或始终只在一经，或转属他经，或与他经合病并病，各经自有各经之的证可验，原不可以日数拘。而一日太阳，至六日厥阴之数，周而复始，谓之经气，其日数一定不移，医者先审出确系那一经之病证，再按各经值日之主气，定其微甚，卜其生死，乘其所值之经气而救治之，此论中之大旨也。其一二日、八九日、十余日等字，皆是眼目，不可只作闲字读也。

按或问张令韶曰：伤寒六气相传，正传而非邪传，固已，不知无病之人正亦相传否？不然正自正传，邪自邪传，两不相涉，正传可以不论，何以伤寒必计日数也？答曰：无病之人，由阴而阳，由一而三，始于厥阴，终于太阳，周而复始，运行不息，莫知其然。无病之人，经气之传，无所凭验。病则由阳而阴，由三而一，始于太阳，终于厥阴。自得病之日即从太阳逆传，一日一经，一逆则病，再逆则甚，三逆而死矣。所以伤寒传经，不过三传而止，安能久逆也。其有过十八日不愈者，虽病而经不传也，不传则势缓矣。

【补曰】有病由阳而阴，正气逆行，如天之五星，逆行退舍，乃其变也，必待病退，然后正气复其常，则仍顺行，而由阴出阳，循行而不自觉。此言传经之理，至为精当，读者当体会也。

按宋元后医书，皆谓邪从三阳传入，俱是热证，惟有下之一法，论中四逆、白通、理中等方，俱为直中立法，何以谓之直中，谓不从三阳传入，径入三阴之脏，惟有温之一法。凡传经俱为热证，寒邪有直中而无传经，数百年来，相沿之法也。余向亦深信其然，及临证之久，则以为不然。"直中"二字，《伤寒论》虽无明文，而直中之病则有之，有初证即见三阴寒证者，宜大温之，有初病即是三阴热证者，宜大凉之，大下之，是寒热俱有直中，世谓直中皆为寒证者，非也。有谓递次传入三阴尽无寒证者，亦非也。盖寒热二气，盛则从化，余揆其故则有二：一从病体而分，一从误药而变，何则？人之形有厚薄，气有盛衰，脏有寒热，所受之邪，每从其人之脏气而为热化寒化。今试譬之于酒，酒取诸水泉，寒物也，酒酿以曲蘖，又热物也，阳脏之人，过饮之不觉其寒，第觉其热，热性迅发，则吐血面疮，诸热证作矣。阴脏之人，过饮之不觉其热，但觉其寒，寒性凝滞，则停饮腹胀，泄泻，诸寒邪作矣。知此愈知寒热之化由病人之体而分也。何谓误药而变？凡汗下失宜，过之则伤正而虚其阳，不及则热炽而伤其阴，虚其阳则从少阴阴化之证多，以太阳少阴相表里也。伤其阴则从阳明阳化之证多，以太阳阳明递相传也。所谓寒化热化由误治而变者，此也。至云寒邪不相传，更为不经之说，仲景云：下利腹胀满，身体疼痛者，先温其里，乃攻其表，温里宜四逆汤，攻表宜桂枝汤，此三阳阳邪传入三阴，邪从阴化之寒证也。如少阴证下利，白通汤主之，此太阴寒邪入少阴之寒证。如下利清谷，表寒外热，汗出而厥者，通脉四逆汤主之，此少阴寒邪传入厥阴之寒证也。谁谓阴不相传，无阳从阴化之理乎。末段采吴氏说，与本注略有异同，然大体却不相悖。

按论中言脉，每以寸口与趺阳少阴并举，又自序云按寸不及尺，握手不及足，人迎趺阳三部不参等语，是遍求法，所谓撰用《素问》《九卷》是也。然论中言脉不与趺阳少阴并举者尤多，是独取寸口法，所谓撰用《八十一难》是也。然仲景一部书，全是活泼泼天机，凡寸口与趺阳少阴对举者，其寸口是统寸、关、尺而言也。与关尺并举者，是单指关前之寸口而言也。然心荣肺卫，应于两寸，即以论中所言之寸口，俱单指关前之寸口而言，未始不可也。曰足太溪穴属肾，足趺阳穴属胃，仲景用少阴趺阳字眼，犹云肾气胃气，少阴诊之于尺部，趺阳诊之于关部，不拘拘于穴道上取诊，亦未始不可也。然而仲景不言关尺，止言少阴趺阳何也？盖两寸主乎上焦，荣卫之所司，不能偏轻偏重，故可以概言寸口也。两关主乎中焦，而脾胃之所司，左统于右，若剔出"右关"二字，执著又不该括，不如止言趺阳之为得也。两尺主乎下焦，而肾之所司，右统于左，若剔出左尺二字，执著又不该括，不如止言少阴之为得也。至于人迎穴在结喉，为足阳明之动脉，诊于右关，更不待言矣。而且序文指出"三部"二字，醒出论中大眼目，学者而不泥于古，然后可以读活泼泼之《伤寒论》。

【正曰】仲景诊脉，是人迎趺阳、寸口大溪，周身遍求，至为精详，乃古法也，与今之诊法不同，修园欲强通其说，将遍诊之法拦入寸口，为今人说法则可，为仲景作注则不可。修园此论，殆不可从。

【补读法曰】仲景文法，有引彼以例此者，有因此而及彼者，譬如文家有借宾定主法，又是刑名有引案比例法，盖欲明乎此，而又恐混乎彼，势不得不借彼以例此。若读者不知其文法，将所引他经之证为比较者，亦不知辨，即混注为此经之证，是胶柱鼓瑟矣。总之仲景书每论一经之证，而杂引他经，非本经而见他经之证，实引他经之证以较勘本经耳。如厥阴篇之此非蛔厥，是自明其非厥阴证，乃引少阴之厥以相证也。又如少阴之厥有四逆散，厥阴之厥有四逆汤，皆非本经之证，只是引他经以为比而已。若不分别见其论列何篇，即注为何经之证，则将宾作主，矛盾丛生。读仲景书，故当先讲文法，庶几宾主不混。

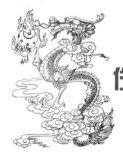

伤寒论浅注补正卷一上

汉张仲景原文

闽长乐陈念祖修园浅注

男　蔚古愚元犀灵石仝校字

蜀天彭唐宗海容川补正

夔门邓其章云航参校

辨太阳病脉证篇

【补曰】太阳者，天之巨阳也，弥纶万物，只此阳气而已矣。然其气虽充塞于太虚，而实发于地下之水中，大地惟水最多，因其水多，是以化气极多，而能充塞万物也。西洋化学知气生于水，于是以火煎水，而取气以运轮机，是即气生于水之一验也。但西法必用火煎水，出于人功，而天气之发于水中者，则不用火煎，只以日气下交，日昼行天则光交于水，日夜行地下，则光透入水，是以水被熏蒸而化为气，腾出地上则为天阳之气，与西法之以火煎水取气无异，知此则知天阳之气发于地下水中也。人身应之而有太阳膀胱寒水之府，以司人周身之水，称为寒水，以水之本性原寒，而又名为太阳经者，以水中化气上行外达，则又为卫外之巨阳，故称太阳经焉。此气不自化，实借心火下交于水，乃蒸而为气。人之有心，如天之有日，天日下交，而大地之水皆化气上腾；心火

下交，而膀胱之水亦化气上达。心火之所以能下交者，则以小肠为心之府，导心火下交于膀胱也。近说膀胱有上口无下口，非也。《内经》明言下焦当膀胱上口，近人不知三焦实有其物。焦，古作膲，即人身之油膜，西医名为连网，乃行水之路道。《内经》所谓"三焦者，决渎之官，水道出焉"，盖水之路道，全在三焦油膜之中。凡人饮水入胃，胃之通体，有微丝管将水散出，走入油膜，其能散者，肺气布之也。故肺为水之上源，水散入油膜，走入膀胱。其水未散尽者，至小肠中，又有微丝管将水尽散出，走下焦，以入膀胱。膀胱上口即在下焦连网之中，此皆下行之水未化为气者也，必待心火下交，乃化为气。心有管通肺，凡人鼻中吸入天阳之气，从肺历心，引心火循脊入肾系，由肾系入连网，以布达小肠。凡水之在连网中，及由小肠而入连网者，皆被火蒸之而化为气，其化之不尽者，则渗入膀胱。膀胱之底，是为气海，又名血室，乃油膜中一大夹室。凡

人吸入之气，从肺历心，引心火下入肾系，直走连网，抵气海血室之中，熏蒸膀胱之水，皆化为气，透出于气海，循油膜上胸膈，以达于喉，是为呼出之气。其从油膜四达者，则走肌肉，出皮毛，是为卫外之气，此小肠与膀胱所以化气卫外，而统称为太阳经也。其经行身之背，有如天之赤道，阳气循行之路也，其气由内之油膜，透出肌肉，由肌肉透出皮毛，其上行者，由油网透胸膈达喉鼻。喉鼻皮毛皆肺所司，故太阳之气上合于肺。皮毛内之肥肉，名为肌肉，肥肉里瘦肉外夹缝中之油网，名腠理，以其有纹理也。腠理即三焦之所司，以其从内油网透出而生此膜，腠外与内油网同是一物，故皆属三焦。由腠理入瘦肉即与筋连，筋亦连内之油网，而内油膜膈即三焦之府也，油网不利则水道不通，膜膈滞塞则胸前痞结，循油网入胃、小肠为入府，循油网入血室、入膀胱均为入府，循油网入心肝包络则为入脏。人必知小肠膀胱交通之故，又必知心肾水火相蒸之理，尤必知两腑两脏其连络全在三焦。三焦，即是油膜，其根发于肾系，其上归结为心包。悉知乎此，乃可以读太阳篇。此说参之西法，证以《内经》，与仲景书字字符合，幸勿疑有杜撰也。

太阳主人身最外一层，有经之为病，有气之为病，主乎外则脉应之而浮，何以谓经？《内经》云：太阳之脉，连风府，上头项，挟脊抵腰至足，循身之背，故其为病，头项强痛。何以谓气？《内经》云：太阳之上，寒气主之，其病有因风而始恶寒者，有不因风而自恶寒者，虽有微甚，而总不离乎恶寒。盖人周身八万四千毛窍，太阳外卫之气也，若病太阳之经，则彼恶寒。

此言太阳之为病，总提大纲。

【补曰】太阳主外，则脉应之而浮，然脉何故要应之，此理须透。乃知仲景一切脉法，盖脉为血脉，西洋医名为血管，《内经》名为营血。脉管之外皆是网膜，《内经》名腠理，为卫气往来之所。故诊脉有单论脉管者，细大涩皆脉管所主是也；有单论气分者，浮沉紧皆气分所主也。脉管只在腠理膜油之中，若卫气伏内，则脉管往内而沉；卫气鼓出，则脉管往外而升紧者，脉管外之卫气有所裹束，不得舒散，故绞束而紧。此节脉浮，正见外感在皮肤，则内之卫气往外迫凑，遂将脉管鼓动而浮出于外也。辨脉能知气在脉外，血在脉中，脉之动根于心，而气之原生于下，于仲景一切脉法自然贯通。

太阳脉浮头项强痛之病，若得病而即见发热，风为阳邪，其性迅速也。且见汗出，风干肌腠，而外不固也。恶寒之微，见风始恶而为恶风。风性散漫，于浮脉之中，而觉其怠缓者，此病名为中风。其名为中奈何？盖以风者善行而数变，由毫毛直入于肌腠，如矢石之中人也。

此论风中太阳之肌腠。受业薛步云：按风阳邪也。太阳之标为阳，两阳相从之为病，重在"发热"二字。

【正曰】风为阳邪，非也。序例云：桂枝下咽，阳甚则毙。使果风为阳邪，何得复用桂枝汤以助其阳哉？盖风在六气属厥阴经，吾于厥阴已详之。风之与寒，不得以阴阳二字截分之也。惟寒则伤卫，卫气闭束，故脉紧。风则伤营，营血受伤则血脉弱而其动缓，故脉缓，论详桂枝汤证下，读者勿守成无己风伤卫之说，又勿以风专为阳邪，而致与桂枝汤自相矛盾也。

太阳脉浮，头项强痛之病，中风外又

有阴邪之证，其邪浅，其人阳气盛者，即时或已发热，其邪深，其人阳气弱者，其时或未发热，然已发未发，虽曰不同，而于其先见之时，可以断其必然者，一在恶寒，以伤寒必恶寒，无风时亦觉其寒，非若恶风者有风时始觉其寒也。一在体痛，以寒邪外束，伤太阳通体之气也。一在呕逆，以寒邪内侵，里气不纳也。其为脉阴尺阳寸俱紧者，以太阳本寒而加以外寒，两寒之气凝聚于中故也。此非太阳中风而名之曰伤寒。其名为伤奈何？以肤表第一层而受损伤也。

此论寒伤太阳之肤表。受业薛步云：按寒阴邪也，太阳之本为阴，两阴相合之为病，重在"恶寒"二字。

人之言伤寒者，动曰传经，其所以然之理难言也，有正传，有邪传，有阴阳表里之气相传，有六经连贯之气相传，请以阴阳表里之气相传者言之。伤寒一日太阳之气受之，然太阳与少阴相表里，脉若安静而不数急者，为止在太阳而不传于少阴也。颇欲吐者，即少阴欲吐不吐之见证，若兼见足少阴之躁，手少阴之烦，诊其脉数急而不安静者，乃病太阳之气中见少阴之化，为传也。伤寒如此，中风亦然。

又以六经之气相传言之，伤寒二日当阳明主气之期，三日当少阳主气之期，阳明之身热自汗，不恶寒反恶热之外证，不见少阳之口苦咽干目眩之外证，不见者为气之相传，而病不与气俱传也。伤寒如此，中风可知矣。二经如此，他经可知矣。

此二节一论阴阳表里相传，一论六经之气相传。

且夫太阳病之即发者，有中风伤寒之异，至于不即发者，《内经》谓冬伤于寒，春必病温，为伏邪蕴酿成热，邪自内出，

其证脉浮头项强痛，故亦谓之太阳病。但初起即发热而渴不恶寒者，须于中风伤寒之外，区别为温病。治宜寒凉以解散，顺其性以导之，如麻杏甘石汤之类，若无头项强痛之太阳病，但见发热而渴、不恶寒之证，是太阳底面少阴为病，《内经》谓冬不藏精，春必病温是也。如心中烦，不得卧者，黄连阿胶汤主之。稍轻者，阳盛阴虚之人，周身之经络，浑是热气布护，治法只宜求之太阳署之里、阳明署之表，如所云"心中懊憹，舌上胎者，栀子豉汤主之"，"渴欲饮水，口干舌燥者，白虎加人参汤主之"，"脉浮发热，渴欲饮水，小便不利者，猪苓汤主之"之类，切不可用辛温以发汗。若医者误用辛温之剂汗之，其内蕴之热得辛温而益盛，不特汗后身不凉静，而且发汗已，身反灼热者，是温病为风药所坏，遂变重证，名曰风温。风温之为病若何？其脉阴尺阳寸俱浮，其证自汗出，犹为太阳中风亡本象，而大可患者，全显出少阴之危象。肾主骨，热在骨，故身重。热入阴分，故神昏而多眠睡，鼻息必鼾，为肾热而壅于肺，语言难出，为肾热而壅于心，以肾脉上连心肺也。若被误下者，津液竭于下，而小便不利，津液竭于上，则目系紧急而直视，且既竭之余，肾气将绝，不能约太阳之气而失溲，危乎危乎。若更被火炙或烧针者，以热攻热，肾败而现出克攻之象。微为皮肤发黄色，为土克水；剧则热亢攻心，如惊痫；热极生风，时瘛疭；其皮肤不止发黄，竟若火熏之，现出黄中带黑之色，是被火为一逆，被火为再逆，一逆尚可引日，再逆则促其命期。推而言之，凡服一切消导之药，皆犯被下之禁，凡服一切辛热之药，皆犯被火之禁，医者其可不慎哉。

此言太阳病中有温病，误治即变为风温也。

【补曰】后世温热各书，皆谓仲景只论伤寒，不论温热，不知仲景开章先以风、寒、温三者为提纲，而以下分经用药，只言某经某证当用某药，而并不辨其为风为寒为温。盖仲景已将三者为提纲，而三者变见诸证，但归某经见某证即用某药，虽三者来历不同，而归经则一，谁为仲景六篇无温热证哉。至于疫瘴从口鼻入，治法自有小异，然其见各经之证，仍当按经治之。观近代《瘟疫论》，何常出仲景范围哉。甚矣，六经立法，诚万病之隐括也。今人读仲景此段，多视为借宾定主之文，谓仲景此段撇去温病，以后乃单论伤寒，不知仲景此段与上文伤寒中风为三大纲，读者当会其意也。吾乡孝廉林华亭曰：瘟疫自吴又可后叠出专书，谓与伤寒不同，以伤寒从皮毛入，瘟疫从口鼻入，今必将温疫一门纳入《伤寒论》中，与近日各书不合，不如删去此条，以免滋议。余以其说近理，便拟删削。嗣经邓云航阅至此条，大声疾呼曰：吾素疑仲景《伤寒论》已将温疫赅括，此处提出温病与风寒鼎峙而三，细玩文法，并非闲文，实则三大纲也。其后乃立麻黄汤为治寒专方，桂枝汤为治风专方，麻杏石甘汤为治风温之专方，其余变见诸证，不分来路，只论见证，凭证用药，直切了当，而风、寒、温无不赅举矣。或疑温疫要方如安宫牛黄丸、羚羊犀角等，皆非《伤寒论》所有，故谓伤寒温疫各有不同也，不知牛黄难得之物，犀角、羚羊远物难得，圣方平易，不取珍异，安得以仲景方中无犀、羚、牛黄，遂疑其不赅温症哉。且安宫牛黄丸即黄连阿胶汤意也，羚羊犀角清温汤即白虎汤意也，双解散、

通圣散即大柴胡汤意也，凉膈散、大清凉散亦只是三承气汤之意，或多加数味或别出巧思，如紫雪丹等，亦只是竹叶石膏汤、柴胡加芒硝汤增减变化，仍不外乎圣法也。又或以为温疫从口鼻入，伤寒从皮毛入，不可强同。然观仲景《伤寒论》，无从皮毛入之文，其曰从皮毛入者，后人读仲景书，见其发热恶寒，知为从皮毛入也，独于此节不知仲景已寓从口鼻入之义，盖仲景曰发热则指明邪在肌肉，曰渴即指明在口中，曰不恶寒即指明不在皮毛也，然则"发热而渴，不恶寒"，此数字已显见邪不在皮毛矣，仲景因自解之曰"此为温病"，是明指冬不藏精，冬伤于寒，伏气所致，以及从口鼻入，凡是热由内发者，皆以"为温病"三字括之矣。此温热之真面目不由外至者也。其有本非温病，因伤外感，医者不得治法，致于发汗已后变成热证者，此非温之本证，乃风温也。一个"风"字，以见不是正温病，乃因外感风寒误汗之变证，名曰风温，则知上文所谓温病者，是不由外感皮毛而得矣。仲景文法回环，已将温之来历露出，而由伏气发出口鼻入之理，皆在言外。今补注将温证看通，幸勿删削。余以云航之此言为是，因并存之。

太阳底面即是少阴，治太阳之病，即宜预顾少阴，二经标本寒热不同，医者必先了然于心，然后丝丝入扣。《内经》云"太阳之上，寒气主之"，以寒为本，以热为标也。又云"少阴之上，君火主之"，以寒为标也。病有发热恶寒者，发于太阳之标阳也。无热恶寒者，发于少阴之标阴也。发于阳者七日愈，发于阴者六日愈，以阳数七、阴数六故也。

此一节，提阴阳寒热标本之大纲，并按阴阳之数以定病愈之期，言手足标本之

异。手之太阳，其标热也，与手少阴为表里。发热恶寒，发于手太阳之标阳也，足之太阳，其本寒也，与足少阴为表里，无热恶寒，发于足少阴之标阳也。

何以谓发于阳者七日愈，请言其所以愈之故。如太阳病，头痛等证，至七日以上应奇数而自愈者，以太阳病自行其本经已尽七日之数故也。若未愈，欲作再经者，阳明受之，宜针足阳明足三里穴，以泄其邪，使经不传则愈。推之发于阴者六日愈，亦可比例得其旨矣。

此节言上文而言病愈之期，又提出"行其经"三字，谓自行其本经，与传经不同，曲尽伤寒之变幻，六经皆有行有传，举太阳以为例。

察阴阳之数，既可推其病愈之日，而六经之病欲解，亦可于其所旺时推测而知之。太阳病欲解之时，大抵从巳至未上者，以巳午二时，日中而阳气之所主，邪欲退正欲复，得天气之助，值旺时而解矣。

此一节承上文而言病愈之时，以见天之六淫，能伤人之正气，而天之十二时，又能助人之正气也。

邪解后未全畅快，曰病衰，曰少愈，皆可以"不了了"三字该之。风阳邪也，如太阳中风家，七日阳得奇数，邪气从表而解。然虽解而余邪不了了净尽者，俟过五日，五日为一候，五脏元气始充合，共十二日精神慧爽而愈。推之寒为阴邪，如发于阴之病，六日阴得偶数而解，既解而不了了者，亦须复过一候，大抵十一日而愈矣，若误治又不在此例。

此一节承上文言既愈之后而定以全愈之期也。

医家辨证，开口一言太阳，瞩目即在少阴，须知太阳标热而本寒，少阴标寒而本热，太阳之标即少阴之本，少阴之本即太阳之标。上章以发热无热言，犹未畅明其义，兹请再申之。为辨太阳之证者，辨到太阳之根。病人身大热，为太阳之标，热在外，而反欲得近衣者，为少阴之标寒在内，是热在太阳所主之皮肤，寒在少阴所主之骨髓也。身之寒热不足凭，必以骨髓之寒热为主，阳根于阴，司命者不可不深明此理也。

此一章承前章阴阳寒热标本之旨，深一层立论，上章言其所恶，此章言其所欲，皆探其病情。程郊倩云：阴阳顺逆之理在天地，征之于气者在人身，即协之于情，情则无假，合之前三章，彼为从外以审内法，此则从内以审外法。

救治之法，须辨脉证以立方，先以太阳言太阳中风，风为阳邪而中于肌腠，其脉阳寸浮而阴尺弱。阳浮者，风势迅发，待闭郁而热自发；阴弱者，津液漏泄，不待覆盖而汗自出。而且啬啬欲闭之状而恶寒，淅淅欲开之状而恶风，翕翕难开难合之状而发热，阳邪上壅而鼻鸣，阳邪上逆而干呕者，中风脉证的确无疑，桂枝汤主之。

此一节言风中太阳之肌腠，立方以救治也。

【补曰】寸阳浮则主卫阳外越，故热自发；阴尺弱则主营血受伤，为卫之守。营不守卫，故卫气外泄而自汗出，成无己注以为风伤卫寒伤营，非也。盖寒当伤卫，风当伤营，何以言寒当伤卫哉？寒者，太阳之本气也，太阳之阳，发于至阴而充于皮毛，是皮毛一层，卫所居也，卫阳虚，招外寒则寒伤卫而皮毛闭塞，故无汗。何以言风伤营哉？风在六气属厥阴肝木，厥阴主营血，血虚则招外风，故风伤血。营血虽与卫气偕行，而究之皮毛一层为卫所司，肌肉一层为营所宅，故风伤营则归于肌肉中，而营不守卫是以卫气漏出为汗，况无汗用麻黄，明是治卫气之药，有汗用桂枝，明是和营血之药，注家何得混乱哉。又原文"啬啬恶寒、淅淅恶风、翕翕发热"，此三句是三层，《浅注》尚欠分明。盖啬啬恶寒是言皮毛一层，自汗、皮毛开，故遇寒则欲闭而作啬啬之状，因皮毛间卫气无守故恶寒也。淅淅恶风，是言肌肉一层，汗既漏出，如淅米之状，故曰淅淅风来乘之，直入肌肉则营血受伤，故恶风也。翕翕发热，故名腠理一层，腠理在肥肉之内、瘦肉之外夹缝中，有纹理，故名腠理。邪在肌肉营分之中，而卫气从腠理透出，与营分合则相并作热，故曰翕翕发热。鼻鸣者，腠理之气不外达，则内壅于鼻而息有声。干呕者，腠理属三焦，三焦之气不能透出腠理则逆入胃中而呕。是以干呕本少阳证，而桂枝证中亦有此者，因亦连及三焦故也。究竟其邪只在肌肉中，故不必治腠理，亦不必治皮毛，但用桂枝汤解肌，而皮毛腠理之邪自解。《浅注》未能分晰，则于麻、桂二证之分别与少阳干呕之相同，不能通体透彻，于仲景书一间未达矣。

桂枝汤方

桂枝三两，去皮　芍药三两　甘草二两，炙　生姜三两，切　大枣十二枚，擘

上五味㕮咀，以水七升，微火煮取三升，去滓，适寒温。服已须臾，啜热稀粥一升余，以助药力，温覆令一时许，遍身漐漐，微似有汗者益佳，不可如水流漓，病必不除。若一服汗出病差，停后服，不必尽剂。若不汗，更服依前法。又不汗，后服小促，使其间半日连，令三服尽。若病重者，一日一夜服，周时观之。服一剂

尽、病证犹在者，更作服。若汗不出者，乃服至二三剂。禁生冷、粘滑、肉面、五辛、酒酪、臭恶等物。

【蔚按】桂枝辛温，阳也，芍药苦平，阴也。桂枝又得生姜之辛，同气相求，可恃之以调周身之阳气。芍药而得大枣、甘草之甘苦，合化可恃之以滋周身之阴液。师取大补阴阳之品养其汗源，为胜邪之本。又粥以助之，取水谷之津以为汗，汗后毫不受伤，所谓立身于不败之地，以图万全也。

【补曰】陈修园以手太阳小肠经从足膀胱之化，统称寒水，几谓太阳气化无关于小肠矣。不知但有膀胱之水而无小肠之火，则水不化气，何以成其太阳之功用哉？吾于总论已言小肠导心火下交膀胱，蒸动水气之理，兹复言曰膀胱主水主气，属卫分，小肠主火主血，属营分，营生于心，藏于肝，而导之者小肠也。心火生营血，循包络，下入肝膈，散走连网而及小肠，小肠通体全生于连网之上。小肠者，心之府，而连网者，肝膈相连者也。小肠宣心之阳，从连网肝膈之中而外达腠理，又外达肌肉，是为营气与卫风合，以成其为太阳之功用。故邪在营分，用甘、枣补脾，从脾之膏油外达，以托肌肉之邪。用白芍行肝血，从肝膈遁连网而外达肌肉，以行营血之滞。用生姜宣三焦少阳之气，从连网达腠理，以散外邪。而尤重在桂枝一味，能宣心阳，从小肠连网以达于外，使营血充于肌肉间而邪不得留也。然则此方正是和肌肉治营血之方，正是小肠血分之方。若不知水火合化之理，则此方之根源不明也。

桂枝汤调阴阳，和荣卫，为太阳中风之主方，而其功用不止此也。凡中风、伤

寒杂症，审系太阳之为病，医者必于头痛发热等公同证中认出，汗出一证为大主脑，汗出则毛窍空虚，亦因而恶风者，桂枝汤主之，不必问其为中风、伤寒、杂病也，第审其汗出斯用之，无有不当矣。

此一节承上节而推广桂枝汤之用。

【补曰】《浅注》言：凡中风、伤寒、杂病，又曰不问其为中风、伤寒、杂症，但见此病，即用此方，将仲景立方之通例于此揭出，真善读仲景书者，仲景全书皆作如是观。

虽然病在太阳之肌腠，桂枝汤成为切当。若太阳经输之病，专用桂枝汤原方，恐未能丝丝入扣，《内经》云邪入于输，腰脊乃强。盖太阳之经输在背，太阳病项背不舒而强如短羽之鸟，欲飞而不能飞，其状几几，是邪入太阳之经输也。夫邪之中人，始于皮毛，次及肌络，次及经输。今者邪入经输，则经输实而皮毛虚，故反汗出而恶风，视桂枝证同。而不同者，非得葛根入土最深，其藤延蔓似络，领桂枝直入肌络之内，而还出于肌肤之外者，不能捷效，必以桂枝加葛根汤主之。

此一节言太阳经输之证，亦承上节推广桂枝汤之用而不泥其方。

桂枝加葛根汤方

桂枝三两，去皮　芍药三两　甘草二两，炙　生姜三两，切　大枣十二枚，擘　葛根四两

上六味，以水七升，纳诸药，煮取三升，去滓，温服一升，不须啜粥，余如桂枝将息及禁忌法。

【张令韶曰】桂枝汤解肌，加葛根以宣通经络之气，盖葛根入土最深，其藤延蔓似络，故能同桂枝直入肌络之内，而外达于肤表也。

【正曰】《浅注》云：项背强，反汗出，是经输实而皮毛虚。然下文葛根汤之项背强，亦是经输实，何以反无汗，而皮毛并不虚哉？观葛根汤证之经输实，为皮毛不虚，则知桂枝加葛根证之皮毛虚，并非因经输实所致矣。盖皮毛肌肉，是指周身言，经输是太阳经脉，则专指项背言，故有邪在皮毛而不入经输者，为麻黄证；若兼入经输，则是葛根汤证也；有邪在肌肉而不入经输者，为桂枝证；若兼经输，则是桂枝加葛根汤证也。然则皮毛虚皮毛实，皆有邪入经输者，《浅注》解入经输则皮毛虚，与葛根汤证相矛盾矣。又解葛根为入肌络，不知络者经脉之支也，经脉直上下行，太阳经直行在背，故有项背强之证，若夫络脉则横行周身，凡各经之经脉皆直行，各经之络脉皆横行，络脉既横行，安有项背直强之证哉？今解葛根藤蔓似络而入肌络，与项背强不合。盖葛根其藤最长，其根入土最深，吸引上下黄泉之水气，以上达于藤，有如太阳经引膀胱水之中阳气以上达于经脉也。人必知水中之阳化气上行而为太阳经，乃知葛根能引土下之水上贯其藤，即与太阳化气上行其理更无以异，故仲景用葛根入走经脉，而注云入肌络，不免稍差。

桂枝汤为肌腠之主方，邪在肌腠，既可于汗出等正面看出，亦可于误治后反面勘出。太阳病误下之后，则太阳之气当从肌腠而下陷矣。若不下陷，而其气竟上冲者，是不因下而内陷，仍在于肌腠之间，可与桂枝汤方，用前啜稀粥，温覆微取汗法，从肌腠外出而愈矣。若不上冲者，邪已内陷，不在肌腠之中，桂枝不可与之。

此一节承上节以起下文五节之意。

【张令韶曰】经云：太阳根于至阴，

是太阳之气由至阴而上于胸膈，由胸膈而出肌腠，由肌腠而达于皮毛，外行于三阳，内行于三阴，气从此而出入，邪亦从此而出入，师所谓其气者，指此而言也。读者知正气之出入如此，则邪气之出入亦如此，则于此道知过半矣。所以《伤寒》言邪即言正，而言正即可以识邪。

按读熟此注，方知论中经气传行及一日二日三日五六日等，皆是眼目。

然而不可与者又不止此。太阳病三日已，三阳为尽，发汗则肌表之寒自解，若吐则中膈之邪当解，若下则阳胃之邪当解，若温针则经脉之邪当解。当解而仍不解者，此为医者误治坏病，坏病不关肌腠，故桂枝汤不中与也。观其脉证，知犯何逆，或随其发汗之逆，或随其吐下温针之逆，分各证而救治之可也。

此一节承上节，言病不关于肌腠者桂枝汤用之而不当。

且更有必不可与者，不得为不重叮咛，桂枝汤本为解肌，与麻黄汤为肤表之剂迥别，盖邪之伤人，先伤肤表，次及肌腠，惟风性迅速，从肤表而直入肌腠，则肌腠实而肤表虚，所以脉浮缓，汗自出，不曰伤而曰中也。若其人脉浮紧，发热汗不出者，明明邪在肤表，不在肌腠，不可与也。甚矣哉，桂枝汤为不汗出之大禁，当须识此，勿令误也。

此一节承上节分别桂枝本为解肌，大殊发表之剂，重为叮咛。

桂枝本为解肌，以肝自出为据，然亦有不可固执者。若酒客病，湿热蕴于内，其无病时热气熏蒸，固多汗出，及其病也，脉缓汗出可知矣。然其病却不在肌腠之内，故不可与桂枝汤，若误与之，得此汤以助湿热，且甘能壅满则为呕，盖以酒客喜苦

而不喜甘故也。推之不必酒客，凡素患湿热之病者，皆可作酒客观也。

此一节承上节"桂枝本为解肌"句，言湿热之自汗不为肌腠之病，又当分别。

桂枝本为解肌，若喘则为邪拒于表，表气不通而作，宜麻黄而不宜桂枝矣。然亦有桂枝证悉具，惟喘之一证不同，当知是平日素有喘之人，名曰喘家。喘虽愈，而得病又作审而桂枝证，亦不可专用桂枝汤，宜加厚朴，从脾而输其气，杏子从肺以利其气佳。

此一节承上节桂枝本为解肌句，言喘不尽由于肌腠之病，不可专用桂枝汤。

得汤则呕，请申其义。凡不当服桂枝汤而服之，不但呕，而且吐者，以其人内有湿热，又以桂枝汤之辛热以助其热，两热相冲，反能涌越，热势所逼，致伤阳络，其后必吐脓血也。

此一节，申明前二节得汤则呕之义，序例谓桂枝下咽，阳盛则毙者，此也。

太阳病，固当汗之，若不取微似有汗，为发汗太过，遂漏不止，前云如水流漓，病必不除，故其人恶风犹然不去，汗涣于表，津竭于里，故小便难。四肢为诸阳之本，不得阳气以养之，故微急，且至难以屈伸者，此因大汗以亡阳，因亡阳以脱液，必以桂枝加附子汤主之。方中取附子以固少阴之阳，固阳即所以止汗，止汗即所以救液，其理微矣。

【正曰】此小便难，是膀胱之水寒结也，与五苓散之水结相似，故五苓用桂以温之，而此方更加附子，正所以温水散结，《浅注》解小便难为津液竭，不知下文所谓证象阳旦，按法治之而增剧者，乃为津液竭，此节正是阳旦证，此桂枝加附子即是阳旦汤，正是招补亡阳，非救其阴也。

四肢微急，难以屈伸，亦是诸寒收引，故当用桂枝、附子，与下文两胫拘急者不同。下文两胫拘急，是阴液不养其筋，故用白芍甘草汤。观下文证象阳旦者为阴液竭，即知此节是阳气亡，非阴液竭也，互勘自明，注家幸勿牵混。

此章凡九节，承上数章，言太阳证之变动不居，桂枝汤之泛应不穷也，张令韶云自此以下八节，论太阳之气可出可入，可内可外，外行于阳，内行于阴，出而皮肤，入而肌腠经络，无非太阳之所操纵也。

桂枝加附子汤方 即桂枝汤原方加附子一枚炮。

【男元犀按】太阳之脏，即是少阴太阳病，本宜发汗，发之太过而为漏不止，必用附子以固之，重至肢厥，必用四逆辈以救之。若恶风小便难，四肢微急，难以屈伸者，汗出过多脱液，尚喜肾中之真阳未亡，只用附子大补少阴之气，得桂枝汤为太阳之专药，令阴交于阳则漏止，漏止则液不外脱，而诸证可俱除矣。

【正曰】令阴交于阳，是空话不着实。小便难是水结，与五苓散之寒水内结一例。恶风是汗出淋漓，邪反不去，四支微急，难以屈伸，是诸寒收引拘急也，故方用桂、附以振阳气，解肢体，为散寒温水止漏汗之法，《浅注》解为脱液，求深而反有未合。

不但误汗而阳亡于外，设若误下，亦致阳衰于内。太阳之气由胸而出入，若太阳病误下之后，阳衰不能出入于外内，以致外、内之气不相交接，其脉数中一止，其名为促，气滞于胸而满者，桂枝去芍药汤主之。盖桂枝汤为太阳神方，调和其气使出入外内，又恐芍药之苦寒以缓其出入之势，若脉不见促而见微，身复恶寒者，

为阴虚已极，桂枝去芍药方中加附子汤主之，恐姜、桂之力微，必助之附子而后可。

上节言误汗而阳亡于外，此节误下而阳衰于内，其方只一二味出入，主治判然。

按阳亡于外，宜引其阳以内入，芍药在所必用，阳衰于内，宜振其阳以自立，芍药则大非所宜也。

桂枝去芍药汤方 即桂枝汤原方去芍药。

以水七升，煮取三升，温服一升。

桂枝去芍药加附子汤方

即前方加附子一枚，炮去皮，破八片。五味㕮咀，以水七升，煮取三升，去滓，温服一升，恶寒止，停后服。

【蔚按】《伤寒论》大旨，以得阳则生，上节言汗之遂漏，虑其亡阳，此节下后言脉促胸满，亦恐亡阳。盖太阳之气由至阴而上于胸膈，今因下后而伤胸膈之阳，斯下焦浊阴之气僭居阳位而为满，脉亦数中一止而为促，治宜急散阴霾，于桂枝汤去芍药者，恐其留恋阴邪也。若见恶寒为阳虚已极，徒仰其阴无益，必加熟附以壮其阳，方能有济，喻嘉言、程扶生之解俱误。

太阳头痛项强发热恶寒之病，得之八日，已过至九日，正当少阳主气之期，藉其气以为枢转，故如疟状，亦见寒热往来，究竟发热恶寒，现出太阳本证与真疟不同。所幸者，寒热并见之中，热较多而寒却少，太阳以阳为主热多是主胜客负，露出吉兆。其人不呕，邪不转属少阳，圊便欲自可，邪不转属阳明，其寒热一日二三度发，不如疟之有定候。太阳得少阳之枢转，邪气有不能自容之象，脉微者为邪衰，缓者为正复，皆为欲愈之证脉也。设脉但见其微而不见其缓，是邪衰而正亦衰也。不见其

发热，而但见其恶寒者，是客胜主负也。盖太阳底面即是少阴，今脉微即露少阴脉沉细之机，恶寒即伏少阴，厥逆及背寒之兆。此不独太阳虚，而少阴与太阳俱虚，不可更发汗，更下更吐也。虽然证脉如此，宜其面色热色矣，而面色反有热色者，以诸阳之会在于面，犹幸阳气未败，尚能鼓郁热之气而见于面，独憾阳气已虚，未能遂其所欲，自作小汗而解也。兹以其不能得小汗出，辨其面色有热色，而知郁热之气欲达于肌表，又察其肌表之气未和，而知周身必痒，邪欲出而不能出，宜桂枝麻黄各半汤以助之。

此一节言病在太阳，值少阳主气之期而藉其枢转也。

【正曰】此一节当分作三段解：第一段言得少阳之气化而脉缓病衰、热多寒少者，为欲愈也；第二段反接，言脉若不缓而见微，热若不多，而但恶寒者，此非少阳欲愈之证，乃少阴太阳俱虚，不可更汗下吐也；第三段又激转第二段之意，承言但恶寒者，固是虚寒，若但恶寒而面色反有热色者，又不得作虚寒论，乃是太阳外寒固闭，郁热壅遏，身痒无汗，以不得外解而然，又宜桂麻各半以发其汗，幸勿作虚寒例也。如此分作三段，则尺幅之中一波三折。其辨证也，真如剥蕉抽茧，层层透脱。《浅注》牵连一片，故不了当。

桂枝麻黄各半汤方

桂枝一两十六铢，去皮　芍药　生姜切　甘草炙　麻黄各一两，去节　大枣四枚，擘　杏仁二十四个，汤浸去皮尖及双仁者

上七味，以水五升，先煮麻黄一二沸，去上沫，纳诸药煮取一升八合，去滓，温服六合。

治太阳病得之八九日，过经如疟状，与往来寒热不同，故曰如发热恶寒。现出太阳经真面目，热多寒少。太阳以阳为主，热多是主胜客负，为将解之兆。其人不呕，邪不转属少阴，圊便自可，邪不转属阳明，一日二三度发。疟之寒热有定候，此则或二或三无定候也。太阳之阳气有权，则邪气有不能自容之象。脉微缓者，微则邪衰，缓则正复，为欲愈也。自起句至此为一节，言邪轻欲自解，不药可愈也。脉微，上节以微与缓对举，此节但云微而不云缓者，以邪衰以而正亦衰也。而恶寒者，上节以发热恶寒对举，此节但云恶寒，不云发热，便是大眼目处。且热多寒少，为主胜客负之兆，若寒多热少，即为客胜主负之兆，况但寒无热之证乎。此阴阳俱虚，阴阳认作气血则误甚。要知太阳以阳为主，今脉微即露出少阴之沉细象，恶寒即露出少阴之厥冷及背恶寒象，不独太阳虚，即少阴亦虚也。阴阳指太少言，最切。不可更发汗，更吐更下也。自脉微至此句为一节，提出虚字，便可悟芍药甘草附子汤之法，又可悟四逆汤及附子汤之法矣。师不出方即引而不发之道。面色反有热色者，"反"字是大眼目，言脉微恶寒，面色不宜有热色，今反见有热色，以其人阴阳虽曰俱虚，而阳气尚能鼓郁热之气而见于面色。未欲解也，"欲"字可味，太阳以阳为主，犹幸阳气未败，尚能鼓过经之邪见于面色，独恨阳气已虚，不能遂其所欲，令作小汗而解。以其不得小汗出，身必痒，申上未欲解意，辨面色之热，兼征之周身作痒，宜桂枝麻黄各半汤，邪欲出而不能自出，故藉此方以助之。自面有热色，至此，又是一节，通章"以太阳病，得之八九日"一句为主，言过经之病也。下分三节，节节相承，一层剥起一层，自有注《伤寒

论》以来，千百余年，无有一人道及，今特详注之。

【补曰】此注是修园附入方歌之首者，想以《浅注》已刻成后，自觉原先《浅注》有不合宜，故特再注于此，以自行补其缺误也。今仍采入，以见修园亦有自知其注未能周到，自己且欲补正之矣，故余此书非攻修园，正欲襄其不逮。

【蔚按】《内台》载此方，即桂枝汤原方分两，加麻黄二两，杏仁七十个，白水煎服取微汗。许宏方议云：桂枝汤治表虚，麻黄汤治表实，二者均曰解表，霄壤之异也，今此二方合而用之，乃解其表，不虚不实者也。

太阳病，审其为桂枝证，用桂枝汤，照法煮取三升，分三服。若初服桂枝汤一升，反烦不解者，缘此汤只能治肌腠之病，不能治经脉之病，治其半而遗其半故也。宜先刺风池、风府，以泻经中之热，却与留而皆服之，桂枝汤二升，照法服之则愈。

此一节言太阳之病，涉于肌腠而复干于经脉也。风池二穴，在头上三行颞颥后发际陷中，足少阳之经穴，针入三分，留三呼；风府一穴，上发际一寸大筋内宛，宛中督脉之经穴，针入四分，留三呼，二者皆太阳经所过之处，故刺之以泻太阳之邪。

邪之在表与在肌，其治不可以或混，而病之在表与在肌，其气未始不相通，如审系太阳肌腠之病，服桂枝汤，取微似有汗者佳。若逼取大汗流漓而出，病反不除，其脉势必变浮缓而为洪大者，察其桂枝证未罢，当仍与桂枝汤，如前啜粥令微似汗之法。是法也，可以发汗，汗生于谷也，即可以止汗，精胜而邪却也。凡系肌腠之病，宜无不愈矣。若犹未能即愈，寒热往来，其形如疟，但疟有定时，而此则作止无常，日再发，而与疟分别者，不独肌病，兼见表病。表病汗出必解，宜桂枝二麻黄一汤，此服桂枝后少加麻黄之一法。

此一节言太阳之气在肌而复通于表也。

桂枝二麻黄一汤方

桂枝一两十七铢，去皮　芍药一两六铢
麻黄十六节，去节　生姜一两六铢，切　杏仁十六个，去皮尖　甘草一两二铢，炙　大枣五枚，擘

上七味，以水五升，先煮麻黄一二沸，去上沫，纳诸药，煮取二升，去滓，温服一升，日再服。

【蔚按】桂枝汤，宜令微似汗。若大汗出脉洪大，为汗之太骤，表解而肌未解也，仍宜与桂枝汤，以啜粥法助之。若形如疟，日再发者，是肌邪表邪俱未尽，宜桂枝二以解肌邪，麻黄一以解表邪。

太阳之气，由肌腠而通于阳明，服桂枝汤，当取微似有汗者佳。今逼取太过，则大汗出后，阳明之津液俱亡。胃络上通于心，故大烦。阳明之上，燥气主之，故大渴不解。阳气盛亢，诊其脉洪大无伦者，白虎加人参汤主之。

此一节言太阳之气由肌腠而通于阳明也。白虎为西方金神，秋金得令而炎气自除。加人参者，以大汗之后必救其液以滋其燥也。

【补曰】肌肉为脾所司，胃为脾之府，故阳明胃亦主肌肉，由肌肉即通阳明矣。若腠理即三焦所司，"肌腠"二字，不得混称。

白虎加人参汤方

知母六两　石膏一斤，碎绵裹　甘草二两，炙　粳米六合　人参二两

上五味，以水一斗煮米熟汤成，去滓，

温服一升，日三服。

【蔚按】上节言服桂枝大汗出，而邪反不能净，宜仍服桂枝，以法汗之，或桂枝二麻黄一汤，合肌表而并汗，皆所以竭其余邪也。此节言大汗出，外邪已解，而汗多亡阳明之津液，胃络上通于心，故大烦。阳明为燥土，故大渴。阳明盛，故脉洪大。主以石膏之寒以清肺，知母之苦以滋水，甘草、粳米之甘，人参之补，取气寒补水以制火，味甘补土而生金。金者，水之源也。

太阳之气，外行于阳，内行于阴，太阳与少阴为表里，其内行无论矣，而且有陷入于脾不能外达者，将何以辨之？辨之于证与脉之相反。太阳为病，其证皆发热恶寒，太阳以阳为主，若热多寒少，为主胜客负，是将愈之吉兆。脉宜缓而不弱，今脉微弱者，脉与证相反，是证为太阳，其气内陷于至阴之中，全隐其太阳真面目，不得不为之区别。曰此证为阳，而脉则无阳也。阳主表，无阳则不可发其表汗，从脉不从证，断断然者，宜桂枝二越婢一汤方，从至阴中以发越之。

此一节言太阳之气陷于脾，而脾气不能外达者，不发其表汗，宜越其脾气也。

桂枝二越婢一汤方

桂枝去皮　芍药　甘草各十八铢　生姜一两二铢　大枣四枚，擘

上七味㕮咀，以五升水，煮麻黄一二沸，去上沫，纳诸药，煮取三升，去滓，温服一升。本方当裁为越婢汤、桂枝汤合饮一升，今合为一方，桂枝二越婢一。

按读方下所注，知仲景所用皆古方，真述而不作之圣也。

论中"无阳"二字，言阳气陷于阴中，既无表阳之证，不可发其表汗，故用越婢汤。方中石膏质重而沉，带同麻黄之勇，直入于里阴之中，还同桂枝汤复出于肌表而愈。

【蔚按】本方分两甚轻，大抵为邪气轻浅者设也。太阳以阳为主，所云热多寒少，是阳气欲胜阴邪之兆，所云脉微弱，是指脉不紧盛。所云无阳不可发汗，是指此证此脉无阳邪之太盛，不可用麻黄汤发其汗，只用此汤清疏荣卫，令得似汗而解也。书中"阴阳"二字，有指气血而言，有指元阴元阳而言，有指腑脏而言，有指表里而言，有指寒热而言，有指邪正而言，非细心如发者，每致误解，即高明如程扶生辈，亦以"无阳"二字认为阳气虚少，甚矣，读书之难也。

不独陷于脾，而不能外达，且有陷于脾，而不能转输者，太阳病服桂枝汤，服后未愈，医者不审其所以未愈之故，或疑桂枝汤之不当，而又下之，仍然表证不解，而为头项强痛，翕翕发热无汗，且又兼见里证而为心下满微痛，小便不利者。然无汗则表邪无外出之路，小便不利则里邪无下出之路，总由邪陷入脾，失其转枢之用，以致膀胱不得气化而外出，三焦不行决渎而下出。《内经》云：三焦膀胱者，腠理毫毛其应，是言通体之太阳也，此时须知利水法中，大有转旋之妙用，而发汗亦在其中，以桂枝去桂加茯苓白术汤主之。所以去桂者，不犯无汗之禁也；所以加茯苓、白术者，助脾之转输，令小便一利而诸病霍然矣。

此一节言陷脾不转输之治法也。

【补曰】此与五苓散互看自明。五苓散是太阳之气不外达，故用桂枝以宣太阳之气，气外达，则水自下行而小便利矣。此方是太阳之水不下行，故去桂枝，重加

苓、术以行太阳之水，水下行，则气自外达而头痛发热等症自然解散。无汗者，必微汗而愈矣，然则五苓散重在桂枝以发汗，发汗即所以利水也。此方重在苓、术以利水，利水即所以发汗也。实知水能化气，气能行水之故，所以左宜右有。

桂枝去桂加茯苓白术汤方

芍药三两　甘草二两，炙　生姜　茯苓白术各三两　大枣十二枚

上六味㕮咀，以水八升，煮取三升，去滓，温服一升，小便利则愈。

【蔚按】上节言太阳之气内陷于脾而不能外达，此节言太阳之气内陷于脾而不能转输也。用桂枝汤后，而头痛项强，翕翕发热，无汗之证仍在，其病机在于"无汗"二字，知桂枝汤之不能丝丝入扣也。或者悔桂枝汤之误而下之，无如表证悉具，转因误下而陷于脾，以致心下满微痛，小便不利，其病机在于"小便不利"四字。桂枝之长于解肌，不长于利水。服五苓散，多饮暖水以出汗，师有明训，知桂枝之不可不去也。太阳之气陷于中土，心下为脾之部位，故满而微痛。脾不能转输其液津，故小便不利。今用桂枝去桂，而加白术、茯苓，则转输灵而小便自利，小便利，而太阳之气达于内外，而内外之邪俱净矣。又按经方分两轻重，变化难言，有方中以分量最重为君者，如小柴胡汤，柴胡八两，余药各三两之类是也。有方中数味平用者，如桂枝汤，芍、桂、生姜各三两，而以桂枝为君是也。有一方各味等分者，如猪苓汤，各味俱一两，而以猪苓为君是也。有方中分两甚少而得力者，如甘草附子汤中，为使之桂枝四两，而所君之甘草只二两是也；又如炙甘草汤中，为使之地黄一斤，而所君之炙甘草只四两是也。然此虽轻重

莫测，而方中有是药，而后主是名，未有去其药而仍主其名，主其名即所以主其功。如此证头项强痛、翕翕发热，为太阳桂枝证仍在，因其误治，遂变其解肌之法而为利水，水利则满减热除，而头项强痛亦愈。主方在无药之处，而神乎其神矣。

伤寒脉浮，自汗出，小便数，心烦，微恶寒，脚挛急，此与桂枝证相似，但脚挛急不似。考少阴之脉，斜走足心，上股内后廉，凡辨证当于所同处，得其所独。今据此挛急之一证，便知太阳之标热，合少阴之本热，为阴阳热化之病，热盛灼筋，故脚挛急。并可悟脉浮自汗，小便数，皆系热证。即有微恶寒一证，亦可知表之恶寒渐微，则里之郁热渐盛，其与桂枝证貌虽相似，而实悬殊，医者反与桂枝汤欲攻其表，此误也。病人阳盛于内，得此辛热之药，《周易》谓：亢龙有悔，阳亦外脱而亡，便见厥：证水涸而咽中干，水火离而烦躁，水逆而吐逆者，此时投以苦寒之剂不受，惟以干姜炮黑，变辛为苦，同气以招之，倍用甘草以缓之，二味合用，作甘草干姜汤与之，以从治之法复其阳。若厥愈足温者，更作芍药甘草汤与之，滋阴以退热，热退其脚即伸。若胃气不和，谵语者，是前此辛热之毒留于阳明而不去，少与调胃承气汤，荡涤其遗热，取硝、黄以对待乎姜、桂也。他若太阳之本寒，合少阴之标寒为病，阴阳俱虚，重发其汗，则汗不止而亡阳，复加烧针者，更逼其汗而亡阳，必用四逆汤主之，均系亡阳而彼此悬隔。

此一节言太阳标热，合少阴本热之为病，误治而变证不一也。

【正曰】此一节是阳亢而反亡阳，乃亡阳中之变证，与虚寒亡阳者不同。故先

辨阳亢亡阳之证，言其初宜从治以招来之，用甘草干姜汤；继宜正治以调和之，用芍药甘草汤；终宜逆治以攻克之，用调胃承气汤。曲折轻重，慎而又慎，则阳亢亡阳之变证可治愈矣。又恐人误认此证，以为虚寒亡阳也，因又借证之曰，若转发其汗，复加烧针以致四逆者，乃为虚寒亡阳，宜四逆汤，与上文所论阳亢亡阳之证大不同也。柯韵伯将"若"字以下裁去，言非此节原文，不知仲景借宾定主，欲人互勘而明也，故用一"若"字推开。读仲景书，要在虚字上着眼，则文法不差矣。

甘草干姜汤方

甘草四两，炙　干姜二两，炮

上㕮咀，以水三升，煮取一升五合，去滓，分温再服。

【蔚按】误服桂枝汤而厥，其为热厥无疑，何以又用甘草、干姜乎？而不知此方以甘草为主，取大甘以化姜、桂之辛热；干姜为佐，妙在炮黑，变辛为苦，合甘草又能守中以复阳也。论中干姜俱生用，而惟此一方用炮，须当切记。或问亡阳由于辛热，今干姜虽经炮，带些苦味，毕竟热性尚存，其义何居？答曰此所谓感以同气则易入也。子能知以大辛回阳，主姜、附而佐以胆尿之妙，便知以大甘复阳，主甘草而佐以干姜之神也。推之僵蚕因风而死，取之以治中风，驴为火畜，大动风火，以伏流之阿水造胶，遂能降火而熄风，皆古圣人探造化之微也。仲景又以此汤治肺痿，更为神妙，后贤取治吐血，盖学古而大有所得也。

芍药甘草汤方

白芍药四两　甘草四两，炙

上二味㕮咀，以水三升，煮取一升半，去滓，分温再服之。

【蔚按】芍药味苦，甘草味甘，甘苦合用，有人参之气味，所以大补阴血，血得补则筋有所养而舒，安有拘挛之患哉。时医不知此理，谓为戊己汤以治腹痛，有时生熟并用，且云中和之剂，可治百病。凡病人素溏与中虚者，服之无不增剧，诚可痛恨。

调胃承气汤方

大黄四两，去皮，清酒浸　甘草二两，炙　芒硝半斤

上三味㕮咀，以水三升，煮取一升，去滓，纳芒硝，更上火微煮令沸，少少温服之。

【蔚按】此治病在太阳而得阳明之阳盛证也。经曰：热淫于内，治以咸寒；火淫于内，治以苦寒。君大黄之苦寒，臣芒硝之咸寒，而更佐以甘草之甘缓，硝、黄留中以泄热也。少少温服亦取缓调之意。

【次男元犀按】调胃承气汤，可救误服桂枝遗热之证，太阳之阳盛证用之，能泄肌热以作汗；阳明证用之，能调胃气以解微结。《内台》方自注云："脉浮者"三字大有意义。

四逆汤方

甘草二两，炙　干姜一两半　附子一枚，生用，去皮，破八片

上三味㕮咀，以水三升，煮取一升二合，去滓，分温再服。强人可大附子一枚、干姜三两。

【蔚按】四逆汤为少阴正药，此证用之以招纳欲散之阳，太阳用之以温经，与桂枝汤同用以救里，太阴用之以治寒湿，少阴用之以救元阳，厥阴用之以回薄厥。

【次男元犀按】生附子、干姜，彻上彻下，开辟群阴，迎阳归舍，交接十二经，为斩旌夺关之良将，而以甘草主之者，从

容筹画，自有将将之能也。

【正曰】陈氏知四逆是少阴亡阳之正药，而云此证亦用之，以招纳欲散之阳，不知四逆方是借宾定主之文，仲景意谓亡阳谵语者，断不可用四逆汤也，故原文特加一"若"字，以别于上文，言上文所谓亡阳谵语，是阳亢而亡阳，当用以上三方，不当用四逆汤。若少阴之虚寒亡阳者，乃可用四逆汤也，注家不可牵混。又观下节原文是申明此节之意，而下节不申言四逆汤者，以四逆是借宾定主之撇笔，故不申言焉。细玩文法自知。

问曰：证象阳旦按桂枝汤加附子增桂，名阳旦汤之法治之而增剧，厥逆咽中干，两胫拘急而谵语。师曰：曰字衍文言夜半阴阳交接，手足当温，两脚当伸，后如师言，何以知此？答曰：两手六部皆名寸口，其脉下指即见为浮，而脉形宽阔为大，浮则为风，阳为风邪也；大则为虚，阴虚于内，不能为阳之守也；风则以阳加阳，故生微热，虚则阴液不足，故两胫挛，病证象桂枝，因取桂枝汤原方加附子一枚参其间，增桂枝三两，名阳旦汤，与服以令汗出，以附子温经，亡阳故也，盖附子为温经之药，阴寒用事，得之则温经以回阳，如桂子加附子汤之治遂漏是也。阳热内盛，得之则温经以亡阳，如此汤之令汗出是也。审其厥逆咽中干，阳明内结，谵语烦乱，知其因服辛热之药所致，遂更易其治法，饮甘草干姜汤，引外越之阳以返内。夜半天之阳生而人之阳气亦还，两足当温，阴阳顺接而厥回，但阴津尚未全，故胫尚微拘急，重与芍药甘草汤，苦甘生其阴液，尔乃胫伸。其谵语未止者，因误服阳旦汤之热，视桂枝汤为倍烈，以致阳明内结烦乱，是胃中有燥屎，徒用调胃承气汤少与

之，恐不足以济事，必以大承气汤，令大便微溏，燥屎亦下，则止其谵语，故病可愈。

此一节设为问答，承上节而明误药之变证，更进一层立论。

【正曰】此节是申明上节之意，设为问答以明之也。问曰上节所谓脉浮自汗，小便数恶寒，脚挛急之证，本象阳旦证也，按阳旦法用桂枝加附子治之，而反增剧，反见厥逆咽干，胫反加拘急而又谵语，此何故也？师曰：似此阳旦证，而实非阳旦也，误作阳旦治之则阳反飞越故厥逆，阴液受伤故拘急。必夜半阳气回，手足当温，阴气复则两脚当伸，后如师言。因再问曰：此何以知其似阳旦而非阳旦耶？答曰：以其寸口脉浮而大，浮则为风邪，大则为阴虚，风邪则生微热，阴虚则血不养筋而脚挛急，证虽象桂枝证之发热恶寒而蜷曲，然实则非桂枝证也。医者误以为象桂枝证中之阳旦证，因加附子增桂令汗出，是误也。此证象桂枝阳旦，而实则阴虚阳浮之风热证。今以附子温经，桂枝出汗，反逼其阳气外越则亡阳也，故致厥逆，然此非虚寒亡阳，外则亡阳，而内则阴虚，加以热甚，咽干谵语烦乱，救阴救阳，极难措手。阴虚本不当用干姜，然以其寒亡阳，更要用此甘草干姜以从治之。夜半阳回，两足当温，厥逆当愈矣，然外阳虽回而内阴太竭，重与芍药甘草汤以正治之，使复其阴，其脚即伸，然后阴阳俱存，可以专治其热用调胃承气汤，微溏则止其谵语。陈注言非调胃承气，是用大承气，不知仲景此节原以申明上节，则是承上文调胃承气言也。且曰微溏者，盖以救阳救阴，初回复时，不可大下，示人郑重之意，知其不用大承气也，又曰故病可愈者，以见此

病虚中夹实，变证变法，极其难治，而能曲折进退，如此治者，乃可愈也。此仲景示人就业之意，读者当细心体玩。

肌腠实，则肤表虚而自汗，入于经输，既有桂枝加葛根汤之法，而肤表实而无汗，入于经输者，治法何如？太阳病项背强几几，前已详其说矣，其无汗，为邪扼于表，表气实也，其恶风者，现出太阳之本象也，葛根汤主之。

此一节，言邪从肤表而涉于经输，与邪在肌腠而涉于经输者之不同，另立葛根汤，取微似汗法。

【张令韶云】自此以下四节，俱论太阳之气循经而入，不在肌腠之中也。

葛根汤方

葛根四两　麻黄三两，去节　桂枝二两，去皮　芍药二两，切　甘草二两，炙　生姜三两，切　大枣十二枚，擘

上七味咬咀，以水一斗，先煮麻黄、葛根减二升，去沫，纳诸药，煎取三升，去滓，温服一升。覆取微似汗，不须啜粥，余如桂枝汤法将息及禁忌。

【蔚按】第二方，桂枝加葛根汤，与此汤俱治太阳经输之病，太阳之经输在背，经云：邪入于输，腰脊乃强。师于二方皆云治项背几几，几几者，小鸟羽短欲飞不能飞而伸颈之象也。但前方治汗出，是邪从肌腠而入输，故主桂枝，此方治无汗，是邪从肤表而入输，故主麻黄。然邪既入输，肌腠亦病。方中取桂枝汤全方加葛根、麻黄，亦肌表两解之治，与桂枝二麻黄一汤同意，而用却不同，微乎微乎。葛根性用解见第二方。

【张令韶曰】太阳与阳明合病，必自下利者，太阳主开，阳明主阖，今太阳合于阳明，不从太阳之开，而从阳明之阖，

病阖反开，故必自下利，下利者，气下而不上也。葛根之性延蔓上腾，气腾于上利自止矣。

太阳之恶寒发热头项强痛等证，与阳明之热渴目疼鼻干等证同时均发，无有先后，名曰合病。合病者，两经之热邪并盛，不待内陷，而胃中之津液为其所逼而不守，必自下利，虽然下利而邪犹在表，未可责之于里。既非误下邪陷之里虚，断不可以协热下利之法治之，仍将以两经之表证为急，故以葛根汤主之。

此一节言太阳合于阳明而为下利证也。

【正曰】《浅注》以为两经之邪热内陷，非也。观下文葛根黄连黄芩汤证，方是邪热内陷。玩其文法，下节云桂枝证，而此二节所谓太阳，即可知其为麻黄证矣。麻黄证本系伤寒，乃阴邪也，阴邪内合阳明，陷于大肠则自下利，逆于胃中则但呕。理中汤之治呕利，以寒单在里，故以温里为急；葛根汤之治呕利，则以寒自外来，故仍以发表为主，使寒仍从外解也。《浅注》解为热邪内陷，与方不合。且下节利不止，并加"脉促者"三字以别之，以见热邪内陷，脉数而歇，至与寒邪内陷之脉不同也。即下一节定此二节，而知此二节所言是太阳寒邪内合阳明之证。读仲景书，正须从文法间搜讨。

太阳与阳明合病，其机关全在乎下利，而兹不下利，而但作呕者，当求其说。盖太阳主开，阳明主合，今阳明为太阳所逼，本合而反开，开于下则下利，开于上则为呕，即以葛根加半夏汤主之，盖以半夏除结气，以遂其开之之势而利导之也。

此一节承上节而言太阳合于阳明，不下利而但呕也。二节言太阳与阳明合病，重在太阳之开一边，与下章合病用麻黄法

不同。小注宜细玩而熟记之。

葛根加半夏汤方

葛根汤原方加半夏半升，洗，同法煎服。

【张令韶曰】不下利但呕者，太阳之气，仍欲上达而从开也，因其势而开之，故加半夏以宣通逆气。

太阳病，头项强痛，自汗恶风，为桂枝证，病在肌也。医反下之，致太阳之邪由肌而内陷，利遂不止。然邪虽内陷而气仍欲出，其脉急数中时见一止，而无定数。其名为促。脉促者，表邪未能径出而未解也。邪欲出而未能径出则喘，喘则皮毛开发而汗出者，此桂枝证误治之变，既变则宜从变以救之，不可再用桂枝汤，而以葛根黄芩黄连汤主之。

此一节言太阳证虽邪已陷，亦可以乘机而施升发，使内者外之。

【张令韶云】下后发喘汗出，乃天气不降、地气不升之危证，宜用人参四逆辈。仲师用此方，专在"表未解"句，虽然仲师之书，岂可以形迹求之耶？总以见太阳之气出入于外内，由外而入者，亦可由内而出，此立证立方之意也。

【补曰】此节提出桂枝证，以别于上节麻黄证之太阳病也。上二节是伤寒，以见此一节是伤风，风在肌肉，阳明所司之界，本能翕翕发热。若误下之，则热邪内陷，为协热下利，与上节之必自利者不同。何以知其与上节之寒利不同哉？盖寒脉不数，今以其脉数而歇止，名之为促。所以促者，因热内陷而表未解，故邪欲出而不得出，是以促急也。热气逆于肺则喘，热气蒸于肌腠则汗出，此太阳阳明协热下利之证，故用葛根黄连黄芩汤治之。与上二节用葛根汤以治寒者不同，读者正须互勘。

葛根黄芩黄连汤方

葛根半斤　甘草二两，炙　黄芩三两
黄连三两

上四味，以水八升，先煮葛根减二升，纳诸药，煮取二升，去滓，分温再服。

【蔚按】太阳桂枝证而反下之，邪由肌腠而内陷于中土，故下利不止。脉促与喘汗者，内陷之邪欲从肌腠外出而不能出，涌于脉道，如疾行而蹶，为脉促。涌于华盖，肺主气而上喘，肺主皮毛而汗出。方主葛根从里以达于表，从下以腾于上，辅以芩、连之苦，苦以坚之，坚毛窍而止汗，坚肠胃以止泻。又辅以甘草之甘，妙得苦甘相合，与人参同味而同功，所以补中土而调脉道，真神方也。

许宏《方议》云：此方亦能治阳明火热下利者，又能治嗜酒之人热喘者，取用不穷也。

【蔚按】金桂峰之女患痢，身热如焚，法在不治。余断其身热为表邪，用人参败毒散，继服此方全愈，信长沙方之取用益不穷也。

太阳在肌之病，言之详矣，兹请专言其表。太阳病，头痛发热，固不待言，而身疼，病在太阳之气也，经云：太阳主周身之气是也。其腰痛者，病在太阳之经也，经云：太阳之经挟脊抵腰是也。经气俱病，即骨节亦牵连而疼痛，病从风得，故恶风邪伤肤表，则肤表实而无汗。邪不得汗而出，则内壅于肺而喘者，不可用解肌之桂枝汤，必以发表之麻黄汤主之。

此一节言太阳病在肤表之治法也。

【张令韶云】自此以下三节，俱论太阳之气在表，为麻黄汤证也。

【柯韵伯曰】麻黄八证，头痛发热恶风同桂枝证，无汗身疼同大青龙证，本证重在发热身疼，无汗而喘。又曰本条不冠伤寒，又不言恶寒而言恶风，先辈言麻黄汤主治伤寒，不治中风，似非确论。盖麻黄汤、大青龙汤治中风之重剂，桂枝汤、葛根汤治中风之轻剂，伤寒可通用之，非主治伤寒之剂也。

【补曰】《浅注》言：宜发肤表之汗，不可用解肌之桂枝汤，而麻黄汤中又用桂枝何也？且骨节痛，是邪已犯骨节，不止在皮毛矣。又喘者，是邪已入肺，上壅喉鼻，亦不止在皮毛矣。何以但发皮毛之汗而各证即愈哉？盖太阳膀胱中所化之气，由气海行气街，循油膜上胸膈，入于肺，出于鼻，为呼出气。膀胱所化之气，又有从内油膜透出肌肉，达于皮毛者，为卫外之气。今人但知口鼻出气，而不知周身毛窍无不出气，鼻气一出，则周身毛窍皆张，鼻气一入，则周身毛窍皆敛。若毛窍之气不得外出，则反入于内，壅塞于肺，上出口鼻而为喘。寒伤皮毛，卫气不外出，是以返于内而上壅为喘。治法但将皮毛发散，使气外泄，不壅于内，则喘自止。皮毛内是肌肉，寒伤皮毛，不能禁之，使不内犯也。周身疼痛，是邪兼犯肌肉，血脉受伤故痛。头项腰痛，又是邪兼犯太阳之经脉。至于骨节疼痛，则邪兼入筋。《内经》云：诸筋皆属于节，故骨节疼，是邪犯于筋。盖人身皮内为肥肉，名曰肌。肥肉内夹缝中有纹理，名曰腠理。又内为瘦肉，瘦肉两头即生筋。筋与瘦肉为一体，皆附骨之物也。邪犯瘦肉，则入筋而骨节疼。瘦肉之膜，即连于内膜膈而归属于肝。今因邪在皮毛而兼犯肌肉，兼犯筋节，并内壅而为喘。故用甘草以助胃气，使外达肌肉。用杏仁利肺降气，使不内壅，则气散于外而出皮毛矣。用桂枝从肝之血分外

达筋节，宣之使出。惟麻黄直走皮毛，使各药内托之性透毛窍而为汗，则邪不能留。是但发其表而由内及外，层层清彻矣。若从以"发表"二字，囫囵言之，则于方证未能了晰。此说参用西医，而与《内经》恰合。

麻黄汤方

麻黄三两　桂枝三两，去皮　甘草一两，炙　杏仁七十个，去皮尖

上四味，以水九升，先煮麻黄减二升，去上沫，纳诸药，煮取二升半，去滓，温服八合，覆取微似汗，不须啜粥，余如桂枝法将息。

【蔚按】以上俱言桂枝证，至此方乃麻黄证也，方下所列各证，皆兼经气而言。何谓经？《内经》云：太阳之脉，上连风府上头项，挟脊抵腰至足，循身之背是也。何谓气。《内经》云：太阳之上，寒气主之。又云：三焦膀胱者，腠理毫毛其应，是太阳之气，主周身之表而主外也。桂枝证病在肌腠，肌腠实则肤表虚，故以自汗为提纲。此证病在肤表，邪在肤表则肤表实，故以无汗为提纲。无汗则表气不通，故喘。痛而曰疼，痛之甚也，此经与气并伤，视桂枝证较重，故以麻黄大开皮毛为君，以杏仁利气，甘草和中，桂枝从肌以达表，为辅佐。覆取似汗，而不啜粥，恐其逗留麻黄之性，发汗太过也。

【补曰】此解尚妥，惟引三焦膀胱者，腠理皮毛其应，而不分出腠理是三焦之应，盖不知三焦是内膜膈，西医名为连网，从内膜透出于外，在皮肉之夹缝中，有纹理，为腠理，即人皮内之膜也。是皮毛主卫气，为膀胱之应，而腠理乃三焦之应也。宋元后医不知三焦，是以陈注混引而不能分晰也。肌肉即阳明所司，太阳之邪在肌肉，

即与阳明合。若久不解，则由肌肉而入胃，为胃家实，可下之矣。若但见胸满，则胃家尚未实也。胸前膈膜，乃太阳之气从出之路道，今邪在胸膈而满，太阳之气不得外出于皮毛，而壅于胸膈，求通不得，则迫而为喘也。但当用麻黄汤透达太阳之气，使之外出则愈，断不可下之，恐正气抑而不出也。盖胃实是下证，胸满而不在胃管中，只在膈膜中，是小柴胡证，本当用柴胡以透其膜，而此不用柴胡，竟用麻黄者，以其见喘证，是太阳之气自欲出而不得，责不在膜膈之滞，只在太阳气分也，故不用柴胡，只用麻黄以达太阳之气。

太阳病头项强痛等证，<u>五日少阴至，十日已去</u>为十一日，正值少阴主气之期。其脉浮为太阳，细为少阴。<u>而嗜卧者</u>，太阳少阴之气两相和合，故知其<u>外已解也</u>。<u>设令胸满胁痛者</u>，太阳之气欲从胸胁而出，不得少阴之枢转也。盖少阴为阴枢，少阳为阳枢，惟小柴胡胡汤能转其枢。兹<u>与以小柴胡汤</u>，药证若对即立效。<u>若脉但浮而不细者</u>，是太阳之气自不能外出，非关枢也，<u>与麻黄汤</u>以达表。

此言太少阴阳之气表里相通，而太阳又得少阴之枢以为出入也。

【张令韶云】此以上三节，皆用麻黄汤，而所主各有不同也。首节言太阳之气在表，宜麻黄汤，以散在表之邪；次节言太阳之气合阳明而在胸，宜麻黄汤，以通在胸之气；此节言太阳之气自不能外出，不涉少阴之枢，亦宜麻黄汤导之出外也。

【张隐庵印宗云】此节言阳病遇阴，阴病遇阳，阴阳和而自愈，非表病变阴阳病而得阴脉之谓。读论者，当知阴阳之道变通无穷，幸勿胶柱，庶为得之。

【正曰】注外已解，是阴阳和而自愈，非也。仲景只是言太阳在表之病已解，却又见出脉细嗜卧，则是病及少阴，元阳不得外出之象，虽浮脉原主表病，然又见细脉与嗜卧之症，虽浮亦非外证，乃外已解也。教人要认是少阴里证，不得用麻黄汤矣。当用附子细辛汤治之，始与脉细嗜卧，阳不得出之治法相合。仲景于此未言其方，亦以见少阴篇中，此处不烦重出，但用"外已解也"四字唤醒医人，教其治少阴不得仍用太阳之麻黄汤矣。其下又插一笔曰：设脉细嗜卧而又兼见胸胁满痛者，则又是三焦膜膈之过。盖肾阳化气，从气海循膜膈而上出于外，今见胸胁膜膈痛满，则知肾气所以不得出，因三焦之膜膈不畅也，故与小柴胡汤疏达膜膈，则肾阳得出，而嗜卧与脉细皆治矣。此下又缴转曰：若但脉浮而不细，则虽见嗜卧，而却非少阴症，虽见胸胁满，而却不用柴胡汤，盖脉必兼细，乃为外已解，故为少阴证，借用少阴方，皆所以治其里也。今脉不细而但浮者，仍是太阳之表，外未解也。不得治里，仍用麻黄汤以解其表，表解而少阳之枢自达，少阴之气自出矣。仲景文法剥换，读者当细玩。

麻黄证桂枝证外，又有大小青龙之证，不可不知。请先言大青龙之证。<u>太阳中风，脉浮</u>，浮为邪在于肌而表虚，表虚本有欲汗之势，此则浮中兼紧，紧为邪在于表而表实，表实而仍不得汗，是肌与表兼病也。<u>发热</u>为太阳标病，<u>恶寒</u>为太阳本病，是标与本俱病也。太阳之气主周身之毫毛，太阳之经连风府，上头项，挟脊抵腰至足。今<u>一身皆疼痛</u>，是经与气并病也。而且<u>不得汗出</u>，则邪热无从外出，<u>而</u>内扰不安，<u>为烦躁者</u>，是烦躁不由不汗出所致，与少阴烦躁不同。以<u>大青龙汤</u>之发表清里主之。

若脉微弱，微为水象，微而兼弱，病在坎中之阳，少阴证也。少阴证原但厥无汗，今汗出而恶风者，虽有烦躁证，乃少阴亡阳之象，全非汗不出而郁热内扰者比，断断其不可服。若误服之，则阳亡于外而厥逆，阳亡于内而筋惕肉瞤，此为逆也。按此句下以真武汤救之，方喻各本皆然，意者仲师当日不能必用法者，尽如其法，故更立真武一汤救之，特为大青龙对峙，见一则救不汗出之烦躁，兴云致雨，为亢者设；一则救汗不收之烦躁，燠土制水，为阴盛者没。烦躁一证，阴阳互关，不可不辨及毫厘。

此一节言大青龙汤，为中风不汗出而烦躁者之主方也。

【张令韶云】合下四节，论大小青龙功用之不同。

大青龙汤方

麻黄六两，去节　桂枝二两，去皮　甘草二两，炙　杏仁五十个，去皮尖　生姜三两，切　大枣十二枚，擘　石膏如鸡子大，碎

上七味以水九升，先煮麻黄减二升，去上沫，纳诸药，煮取三升，去滓，温服一升，取微似汗。汗出多者，温粉扑之。一服汗者，停后服，汗多亡阳遂虚，恶风烦躁不得眠也。

【蔚按】太阳底面便是少阴，少阴证本无汗，而烦躁证少阴与太阳俱有之。若太阳中风，脉浮为肌病，有欲汗之势。紧为表实，仍不得有汗，是肌与表兼病也。发热为太阳之标病，恶寒为太阳之本病，是标与本俱病也。太阳之气主周身之毫毛，太阳之经挟脊抵腰，身疼痛，是经与气并病也。风为阳邪，病甚而汗不出，阳邪内扰，不可认为少阴之烦躁，以致议温有四逆汤，议寒有黄连阿胶汤之误。只用麻黄

汤以发表，桂枝汤以解肌，而标本经气之治法，俱在其中。去芍药者，恶其苦降，恐引邪入陷少阴也。加石膏者，取其质重性寒，纹理似肌，辛甘发散，能使汗为热隔之证，透达而解，如龙能行云而致雨也。更妙在倍用麻黄，挟石膏之寒尽行于外，而发汗不留于内而寒中，方之所以入神也。下节言脉即不紧而缓，身即不疼而但重，且有轻时，虽不若上节之甚，而无汗与烦躁，审非少阴证，亦可以此汤发之。论云无少阴证者，此"者"字承上节不汗出而烦躁言也。

大青龙汤为少阴证之大禁。苟无少阴证者，不特中风之重者用之，即伤寒之轻者亦可用。伤寒脉不浮紧而浮缓，身不觉其疼，而但觉其重，而且重不常重，亦乍有轻之时，似可以无用大青龙之大剂矣。然不汗出而烦躁，为大青龙之证，苟非大发其汗，则内热无可宣泄，其烦躁亦何自而安乎。医者必审其不汗出非少阴之但厥无汗，烦躁非少阴水火之气相离，审证既确，亦可以自信而直断之曰此无少阴证者，以大青龙汤发之。

此一节言伤寒之轻证，亦有用大青龙法，点出"无少阴证者"五字，以补出上节之大主脑也。"者"字承上节不汗出而烦躁言，上节云"主之"，以内外之热交盛，此方主其中而分解之，此节云"发之"者，外邪虽闭，而内之烦躁未甚，但发其外而内自解也。

【柯韵伯曰】中风轻者微烦，重者烦躁；伤寒轻者烦躁，重者必呕逆矣。又曰：脉浮紧者身必疼，浮缓者身不疼，中风伤寒皆然，又可谓之定脉定证矣。

又有伤寒表之寒邪不解，而动里之水气，遂觉心下有水气，盖太阳主寒水之气

行于皮肤，出入于心胸，今不能运行出入，以致寒水之气泛溢而无所底止，水停于胃则干呕，水气与寒邪留恋而不解，故发热。肺主皮毛，水气合之则发热而咳，是发热而咳为心下有水气之阴证。然水性之变动不居，不得不于未然之时先作或然之想，或水蓄而正津不行则为渴，或水渍入肠间则为利，或逆之于上则为噎，或留而不行则为小便不利少腹满，或如麻黄证之喘，而兼证处显出水证，则为水气之喘者。以上诸证，不必悉具，但见一二证即是也，以小青龙汤主之。

此节言寒伤太阳之表，而动其里之水气也。本方散心下之水气，藉麻黄之大力，领诸药之气布于上，运于下，达于四旁，内行于州都，外行于元府，诚有左宜右有之妙。

小青龙汤方

麻黄三两，去节　芍药三两　五味子半升　干姜三两　甘草三两，炙　细辛三两　桂枝三两　半夏半升，汤洗

上八味，以水一斗，先煮麻黄减二升，去上沫，纳诸药，煮取三升，去滓，温服一升。

【蔚按】此寒伤太阳之表而不解，动其里水也。麻、桂从太阳以祛表邪，细辛入少阴而行里水，干姜散胸前之满，半夏降上逆之气，合五味之酸，芍药之苦，取酸苦涌泄而下行，既欲下行而仍用甘草以缓之者，令药性不暴，则药力周到，能入邪气水饮互结之处而攻之。凡无形之邪气从肌表出，有形之水饮从水道出，而邪气水饮一并廓清矣。喻嘉言云：方名小青龙者，取其翻波逐浪以归江海，不欲其兴云升天而为淫雨之意。若泥麻黄过散，减去

不用，则不成其为龙，将何恃以翻波逐浪乎。

且夫寒水之气，太阳所专司，运行于肤表，出入于胸膈，有气而无形。苟人伤于寒，则不能运行出入，停于心下，病无形之寒水，化而为有形之水气。水寒伤肺而气上逆，则为咳而微喘。病在太阳之表，则现出标阳而发热，然水寒已甚，标阳不能胜之，虽发热而仍不渴，审证既确，而以小青龙汤与服。服汤已而渴者，此寒去欲解而水犹未解也，仍以小青龙汤主之，再散其水气而愈。

此一节承上节以重申水气之义。

【补曰】小青龙是寒动其水之证，太阳之上，寒气治之，是寒水为太阳之本气，故表寒不解，则内动水气，遂为停饮作咳，小青龙所以用姜辛以驱寒也。大青龙是寒闭其热，太阳膀胱水中化气，上行外达，为卫外之阳，故称太阳，是其本寒而其标热也，《内经》谓太阳少阴从本从标，谓其标阳亦能主事，故阳不外达，郁于内为热，则发烦躁，大青龙所以用石膏以清热也。热与火不同，吾于总论已详之。大青龙证所以烦躁，是太阳标热内遏之所致，与少阴心原不相涉。然膀胱水中之阳化气上行，实借肾命门之阳气化之，上合于心，如天之有日，故少阴之本气为热，《内经》所谓少阴之上，热气治之也。今太阳之标阳内郁，则同气相求，合心而为烦躁，以热就热也。石膏秉水阴之气，故能清热。知太阳伤寒能动水，能遏热，则以下变证，皆从此两途而生，其理皆可推求矣。

《伤寒论浅注补正》卷一上终

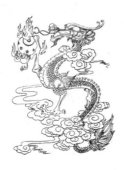

伤寒论浅注补正卷一中

汉张仲景原文

闽长乐陈念祖修园浅注

男　蔚古愚元犀灵石仝校字

蜀天彭唐宗海容川补正

夔门邓其章云航参校

辨太阳病脉证篇

在表在外，病各不同，麻黄、桂枝汤亦各判，请汇集而参观之。太阳之病，皮肤为表，肌腠为外，外证未解，肌中之气为邪所伤，其脉因见浮弱者，当以甘温之药资助肌腠之气血，从汗而解，宜桂枝汤。

此一节言桂枝汤为解外之剂也。

【张令韶曰】自此以下十五节，言病有在表在外之不同，汤有麻黄、桂枝之各异也。

【柯韵伯曰】桂枝温能散寒，甘能益气生血，辛能发散外邪，故麻、葛、青龙凡发汗剂咸用之，惟桂枝汤不可用麻黄，而麻黄汤不可无桂枝也，何也？桂枝为汗药中冲和之品，若邪在皮毛则皮毛实而无汗，故主麻黄以直达之，令无汗者有汗而解。若邪在肌肉则肌肉实，而皮毛反虚而自汗，故不主麻黄之径走于表，止佐以姜、枣、甘、芍，调和气血，从肌肉而出皮毛，令有汗者复汗而解。二方之不同如此。今人不知二方之旨，以桂枝汤治中风，以麻黄汤治伤寒，失之远矣。

在表之邪未解，尚见太阳头项强痛等病，医者误下之，犹幸里气未夺，反上逆与表邪交错于胸中，而为微喘者，表未解故也。盖肌也表也，气原相通，邪从表而入肌，亦从肌而出表，故仍用桂枝加厚朴杏仁汤主之。盖杏仁降气，厚朴宽胸，方中加此二味，令表邪交错者，从肌腠出于皮毛而解矣。按时人往往于肌表二字认不清，所以终身愦愦。

此一节言表邪未解者不可下，若误下之，仍宜用桂枝加味，令其从肌以出表。阳病有在表在外之不同，以皮肤为表，肌腠为外也。太阳表病未解，而下之气不因下而内陷，仍在于表，不能宣发而微喘。用桂枝汤从肌而托之于表，加厚朴以宽之，杏仁以降之，表解而喘平矣。与太阳病下之后其气上冲者，可与桂枝参看。

在外之邪未解，尚见太阳头项强痛等病，须知其为外证未解者，不可下也，下之为治之逆。欲解外者，宜桂枝汤主之。

此一节言误下后还用桂枝汤救外证之逆。

【次男元犀按】桂枝汤本为解肌，误下后邪未陷者，仍用此方。若已陷者，当审何逆，从其变而治之。然则外症未解，救误如此而内证未除者，误之当何如？师故举一隅以示人焉。

未汗而遽下之，既以桂枝汤为救误之法，先汗而复下之，亦藉桂枝汤为补救之资。太阳病，先以麻黄汤发汗，既汗而犹不解，正宜以桂枝汤继之，而竟不用桂枝汤，而复下之，此粗工泥守先汗后下之法，不知脉理故也。脉浮者不愈，浮为在外，而反下之，故令不愈。今脉浮，故知在外，当须解外则愈，宜桂枝汤主之。

此一节言先汗后下，察其脉浮，病不解者，仍宜用桂枝汤以解外也。言外见麻黄汤后继以桂枝汤，为正法也。

再以表病用麻黄汤之法而言，太阳病脉浮紧，是麻黄证的脉，无汗发热身疼痛，是麻黄汤的证。医者不知用麻黄汤，至八日当阳明主气之期，九日当少阳主气之期不解，表证仍在，此虽为日已久，还当发其汗，麻黄汤主之。若服前药已，只见表邪得汗而出，微除而三阳之阳热内盛，阳盛则阴虚，故其人阳盛而发烦，阴虚而目瞑，剧者必逼血上行而为衄，衄出而经络之热随衄乃解。所以然者，以太阳主巨阳之气，阳明主悍热之气，少阳主相火之气，三阳合并而为热，阳气重故也。麻黄汤主之。

此一节言病在太阳，得阳明少阳之气化，合并为热之治法也。但言发热，不言恶寒者，主太阳之标而言也。

三阳气盛，汗之而不解者，既可使其从衄血解矣。而太阳本经之热，亦自有衄而解之证。太阳病，脉浮紧，发热，身无汗，不因发汗，而其热自能从衄而解者，其病比上条三阳合并稍轻而易愈。盖血之与汗，异名同类，不得汗必得血，不从汗解而从衄解，此与热结膀胱血自下者，同一局也。

此一节，言不因三阳之气盛，不用麻黄之发汗，而太阳标阳之热，若得衄则无不解矣。

【男蔚按】发热无汗，则热郁于内，热极络伤。阴络伤，血并冲任而出，则为吐血；阳络伤，血并督脉而出，则为衄血。此督脉与太阳同起目内眦，循脊络肾，太阳之标热，借督脉作衄为出路而解也。

【正曰】汗与血，异名同类，此说稍差，汗色白，血色赤，汗质轻清，血质重浊，汗是卫气，血是营血，何得混言同类，盖从汗解者，是使营分之邪，皆借卫气外泄而为汗。汗者水也，气乃水之所化，故口鼻之气著于漆石之上，皆复化而为水。膀胱之阳化水为气，直出者上口鼻，横出者透内膜达肌肉，而发于皮毛则为汗，汗者卫气复化之水也，属之气分，何得与血同类哉。血者营分之阴汁，营生于心，出包络，属于肝，循内网油，得小肠之气导之下行，则入血室与膀胱相连，故热结膀胱，有血自下之证，此下行之血也。其上行外达之血，亦随小肠之气布达于外，透腔子，穿瘦肉，达腠理，至肌肉，为卫之守，是名营血。邪气久留营分，则血为邪扰，血有余而循经外溢，则邪随血泄，得衄而解。衄之与汗，一是从营分解，一是从卫分解，何得混而同之哉。又曰：今人论太阳经证，但知膀胱而遗却小肠，不知膀胱主气，小肠主血，《内经》言膀胱气化则能出，言小肠化物出焉，即指化液为血以外出也，是小肠亦有功用，岂得指为呆管一条哉。

二阳并病，缘太阳初得病时，当发其汗，汗先出不通彻，因转属阳明，故谓之并病。夫既属阳明，则水谷之汗相续不绝，肌表中时自见其微汗出，若果不恶寒，则太阳之证罢，可以议下矣。若太阳恶寒之病证不罢者，不可下，下之为治之逆，必须发汗为治之顺。如此当知有小发汗、更发汗二法。可小发汗，为偏于阳明，在经之证。设面色缘缘正赤者，即面色有热色之象，为阳明之气怫郁在表，当以小发汗之剂解之。解之而不尽者，仍以药气熏之，中病则已。若太阳经气俱病之重证，发汗不彻，不足言，仅为阳气怫郁不得越，缘前此当发太阳之汗而不汗，热邪无从外出，其人内扰不安而烦躁，此烦躁由于不汗所致，与大青龙证之烦躁同例。邪无定位，不知痛处，腹中四肢皆阳明之所主，太阳之病邪并之，或乍在腹中，或乍在四肢，按之不可得其定位。呼出为阳，吸入为阴，阴阳之气不相交，故其人短气。然其人所以短气者，但坐以汗出不彻，以致阴阳之气不交，出入不利故也，更发其汗则愈。何以知汗出不彻？以脉滞涩不流利，故知其汗液不通也。

此一节言太阳之病并于阳明也，庞安常拟补麻黄汤，喻嘉言拟桂枝加葛根汤二方，俱隔靴搔痒。

【正曰】此一条要分作两段解，上段言皮毛不开，则闭郁其阳明之气，故面色正赤，当解之熏之，此为上段。其下"若发汗不彻"至末，是指周身膜腠内有停汗不出，为气为饮之病。陈注仍执定阳明解之，所以不确。短气非阳明证，通查仲景书，无阳明证言短气者也。盖第二段是言若非阳明并病，而止是太阳经发汗不彻，则无面色缘缘正赤之形，是不足言为阳气不得越也。此数句是文法剥换处，将上段撇去，以下乃言此是太阳经病，本当汗出，使卫气外散而解。今因当汗不汗，则卫气与邪停于膜腠之中，内膜通于包络，汗当外出而内犯则烦躁。外膜即周身之腠理，故周身不知痛处。乍在腹中，是并入内膜也；乍在四肢，是游走外膜，而并于四肢也；按之不可得，是在膜腠中，往来无定也。人身膜腠，内外上下，贯彻无遗，故在膜腠中乃有此象。此是何物在膜腠中，只是汗留于内，汗者，卫阳发于膀胱中，乃水所化之气，此气不出，则停而为饮。凡有饮者皆短气，故其人短气，但坐而不得卧，卧则气更逆，与咳逆倚息不得卧同例。所以然者，总由汗出不彻故停为饮，更发其汗则愈。合观此条，上一段是阳明有热，郁于肌肉中；下一段是少阳膜腠内有水气，游移不定。一是不汗而闭其火，一是留滞为水，读者正当分辨。

病出汗不彻，且有小发、更发之法，况其为应汗不汗乎。然亦有法虽当汗，而独取尺脉为凭，为法外之法。脉浮数者必发热，法当汗出而愈者，若下之，虽幸其邪尚未陷，而无如气被伤而身重，血被伤而心悸者。盖卫气荣血，外循行于经络之间，而肺卫心荣，内取资乎水谷之气，今下后阳明水谷之气不充，不可发汗，当听其自汗出乃解。所以然者，尺中脉微，尺为阴而主里，此里阴之虚，慎勿乱药，惟糜粥自养，渐复胃阴。又依《内经》之说，月郭满则气血实，肌肉内坚，预告病人勿幸速效，须俟谷气充，天时旺，则表里之气实，而津液自和，便自汗出而愈，此法外之法也。

此一节言汗乃血液，血液少者不可汗也。

【正曰】苓桂术甘证、建中汤证、真武汤证，均有心悸，均指水饮内犯，修园所素知也。独此解为心血被伤，与他处不合，又解尺中脉微为胃阴不足，必俟谷气充，尺脉旺，此说亦非。尺脉不诊谷气，平人谷气充者，尺脉亦不尽旺。且微脉是阳气微，非阴液虚也，修园常言细为血虚，微为气虚，何以此处自相矛盾，只缘不解自汗出乃愈之义，是以混误。盖此节言当汗，反下之，则伤其卫阳而内动水气，故心下悸，水上克其火也，是下伤肾阳，不能化水所致。若再用麻黄汤发其汗，则阳愈泄，恐变为厥逆肉瞤等证。所以然者，因尺脉微，是误下伤其肾阳，故不可复以汗泄之，亦如大青龙汤之脉微弱不可服同一例也。盖太阳为表，少阴即为其里，此是少阴里气被下而虚，肾阳不能化气，安可复泄其阳以发汗哉。须扶少阴之里气，助太阳之表气，使阳津外达，阴液内充，则自然汗解，如用桂枝加附子汤等法是也。原文云"当自汗，须表里实"，一"当"字内中明有方治，使之自汗，明明与不可发汗相对，以见不可用麻黄汤耳。盖此数节，皆是为麻黄汤发议，陈注不知此意，而又解为血液少，误矣。

由此法而推之，脉浮数之外，更有脉浮紧之证。<u>脉浮紧者，法当身疼痛，宜以麻黄汤发汗，解之假令尺中迟者，不可发汗，何以知之然？</u>以荣者水谷之精气也，和调于五脏，洒陈于六腑，乃能入之于脉。今<u>尺中迟</u>，乃知中焦之<u>荣气不足</u>，<u>血液虚少</u>，不能入于脉故也。前云脉浮数，因误治而虚其阴，尚可勿药，俟其自愈。今则

浮紧之脉，不易出汗，阴气本虚，不因误治所致，又不能俟其自复而作汗。若云先补后散，补散兼用，更为妄语。吾观虚人于未病时服人参、地黄等药无数，尚且未见大效，岂邪盛无汗之际得之，即能补虚而不助邪乎？是必无之理也，当于本原处而求其治则得矣。

此一节承上节而续言脉浮紧之证，以见血液少者，不可发汗，言外见虽发之而亦不能作汗也。

【正曰】以勿药俟愈解上节有误，而此节又将尺中迟连浮紧解谓脉浮紧者，不易出汗，而尺中迟又为阴气本虚。此不知寸、关、尺止一条脉，迟则均迟，安有寸关浮紧不迟，而尺中独迟者哉？仲景凡三部分言者，必曰寸口关上若何，尺中若何。今其文法明以"假令"二字，别于上文，谓假令脉不浮紧，而尺中迟者则不可汗。举尺中迟者，则知其三部皆迟也。盖脉之动，必由尺而及于关寸，举尺中则关寸可知矣。脉者血脉，西洋医言心有左右房，左为出血管，右为回血管，人心跳动不休，心一跳动，则血管随之而动，西医所谓管，即中国所谓脉也。心火有余，则血多而其动速，心火不足，则血少而其动迟，故迟为血虚。若上节之脉微，是跳动轻微，微为气虚，非血虚也。气附脉行，气虚不能鼓荡，是以跳动轻微。盖脉凡迟凡数皆责在脉管，故无尺寸之异。凡微凡浮沉，皆责之于气，非脉管中事也，故无尺寸之异。修园于上下两节迟微两脉，皆解为血虚，误也。仲景文法移步换形，剖悉极精，读者幸勿囫囵吞枣。

二者于尺中之脉，既知其不可，即便知其可矣。凡<u>脉浮而紧</u>，其尺中不迟者，<u>病在表而荣不虚也</u>，<u>可以发汗，宜麻黄汤</u>

径发之，不必他虑也。脉浮而数，其尺中不微者，为里不虚也，可以发汗，宜麻黄汤径发之，又不必他虑也。

此一节，承上文两节之意而申言之。

上言荣言里，而诊于尺中者，以荣为阴也，荣阴而卫阳，和合而循行于肌表。今请再言卫气，病人常自汗出者，此为荣气本和，然荣气和者而竟有常自汗之证奈何？盖因卫外之卫气不谐，以卫气之虚不能共荣气和谐故尔。盖卫为阳，荣为阴，阴阳贵乎和合，今荣自和而卫不能与之和谐，以致荣自行脉中，卫自行于脉外，两不相合，如夫妇之不调治者。当乘其汗正出时，与桂枝汤，啜粥。是阳不足者，温之以气，食入于阴，气长于阳，既汗复发其汗，则阳气振作，荣卫因之以和则汗不复出而愈，宜桂枝汤。

此一节因上文荣气不足而复及于卫气也。

【补曰】成无己风伤卫寒伤营之说本此，不知仲景并未分风寒，只论营卫，盖此是营卫自病，不因外邪也。若伤寒、中风之自汗，则是邪在营分，而卫不与偕，与此方治法虽同而其理各别。

病人藏府无他病，惟有定时发热，因有定时自汗出，每热则汗出，与无热而常自汗出者不同。而推其所以不愈者，即《内经》所谓阴虚者阳必凑之，故少气，时热而汗出，此卫气因阳热之凑而不和也。治者先于其未发热之时发其汗，欲从汗以泄其阳热，并以啜粥，遵《内经》精胜而邪却之旨则愈，宜桂枝汤主之。

上节言卫气不和，乃卫气不与荣气相和，此节言卫气不和，乃卫气之自不和也。张令韶云：此二节言桂枝汤能和荣卫而发汗，亦能和荣卫而止汗也。柯韵伯云：一

属阳虚，一属阴虚，皆令自汗，但以无热、有热别之，以常汗出、时汗出辨之，总以桂枝汤啜热粥汗之。

前言邪从衄解，一在八九日，三阳热盛，服麻黄汤之后而解也；一在太阳本经热盛，亦有不服麻黄汤，可以自衄而解也。然二者皆于衄后而解，亦有衄后而不解者，不可不知。伤寒脉浮紧，不发汗，因致衄者，其衄点滴不成流，虽衄而表邪未解，仍以麻黄汤主之，俾元府通，衄乃止。不得以衄家不可发汗为辞，谓汗后有额上陷、脉紧、目直视不能眴、不得眠之变也。然彼为虚脱，此为盛盈，彼此判然。且衄家是素衄之家，为内因致衄，此是有因而致为外因。

此一节又补言衄后邪不解之证也。然邪解而脉微，邪不解而脉浮，以此为辨。

以上两言得衄而解，又言得衄而仍不解，大旨以汗之与血异名同类，不从汗解，必从血解，既衄而不成衄者，又当从汗而解之，言之详矣。然衄证又当以头痛为提纲，以头为诸阳之会，督脉与太阳同起于目内眦，邪热盛则越于督脉而为衄也。然头痛病在上也，而察其病机，则在于下，一曰大便，一曰小便。若伤寒不大便，六日为经之气已周，七日又值太阳主气之期，头痛有热者，热盛于里，而上乘于头，与承气汤上承热气于下，以泄其里热。其头痛有热而小便清者，知热不在里，仍在表也，当须发汗，以麻黄汤泄其表热。此一表一里之证见俱见头痛。若头痛不已者，势必逼血上行而为衄，此可于未衄之前，以头痛而预定之也，然犹有言之未尽者。病在表者固宜麻黄汤，至于病在肌腠，其邪热从肌腠而入经络，头痛亦必作衄，宜以桂枝汤，于未衄之前而解之。

此一节以"头痛者必衄"五字为主，而言在里在表在经之不同，欲学者一隅而三反也。

总而言之，桂枝与麻黄，功用甚广，而桂枝汤更有泛应曲当之妙。伤寒服麻黄汤以发汗，服后汗出身凉，为表邪已解。至半日许复发热而烦，是表邪解而肌邪未解也。又诊其脉不见桂枝之浮弱，仍见麻黄症之浮数者，知非麻黄症未罢，乃肌腠之邪不解，动君火之气而为烦所致。麻黄汤不可治烦可更易麻黄汤之竣，而用啜粥调和之法以发其汗，宜桂枝汤主之，解肌以止烦。

此一节总结十五节，病有在表在外之不同，汤有麻黄、桂枝之各异，而申言桂枝之用更宏也。

【柯韵伯云】桂枝汤本治烦，服后外热不解，而内热更甚，故曰反烦。麻黄证本不烦，服汤，汗出热初解，而内热又发，故曰复烦。凡曰麻黄汤主之者，定法也；服桂枝汤不解，仍与桂枝汤，汗解后复发烦，更用桂枝汤，活法也。服麻黄汤复烦，可更用桂枝；服桂枝汤复烦者，不得更用麻黄。且麻黄脉证，但桂枝汤可用更汗，不可先用桂枝汤发汗，此又活法中定法矣。

汗、吐、下三者，攻邪之法也，凡病若发汗，若吐若下，用之得当，则邪去而病已。若汗、吐、下用之太过，为亡津液，而且有亡阳之患，虽其汗、吐、下之症仍在，不可复行汗、吐、下之法，姑慢服药，俟其阴阳之气自和者，邪气亦退，必自愈。

此一节言汗、吐、下三法不可误用。张令韶云：以下十三节，皆所以发明首节之义，以见汗、吐、下之不可误施，有如此也。

大下之后复发汗，以致小便不利者，亡津液故也，勿用利小便之药治之，姑俟其津回，得小便利，则阴阳和而表里之症必皆自愈。

此一节言汗下逆施，重亡津液也。

下之后复发汗，则气虚于外，不能熏肤充身，故必振寒，血虚于内，不能荣行经脉，故脉微细。所以然者，以误施汗下，内外气血俱虚故也。

此一节言汗下后，不特亡津液，并亡其内外之阴阳气血也。

【男元犀按】此言倒施下汗之误，病在外，当汗解而反下之，伤阴液于内，故脉微细。复发汗，又虚阳气于外，故身振寒。此为内外俱虚，阴阳将竭，视上节病较重。

【补曰】"振寒"二字，振是振战。凡老人手多战动，皆是血不养筋之故。此因下后伤阴血，血不养筋则筋强急。若不恶寒，则无所触发，筋虽强急，亦不振动。兹因复发其汗，伤其阳气，气虚生寒，是以发寒而振。惟其气虚，则脉应而微，微者气不能鼓出，故脉之动轻。惟其血虚，则脉应之而细，细者血管中血少，故缩而窄小。所以然者，内被下而血虚，外被汗而气虚之故也。仲景文法，字字承接，一丝不乱，读此节可悟仲景全部文法。此与苓桂术甘、真武证之振振皆同，惟彼单论水寒，此兼论血气，义自有别。

下之后复发汗，亡其阳气，昼日为阳，阳虚欲援同气之救助，而不可得，故烦躁不得眠。夜为阴，阴盛则相安于阴分而安静。其于不呕不渴，知其非传里之热邪。其于无表证，知非表不解之烦躁也。脉沉微，气虚于里也。身无大热者，阳虚于表也。此际不急复其阳，则阳气先绝而不可救。以干姜附子汤主之。

此一节言汗下之后亡其阳气也。

【补曰】仲景辨证，皆是同中辨似。此节烦躁不得眠，与阳甚烦躁无异，必辨其夜而安静，不呕不渴，无表证，身无大热，方可断为亡阳。然使其脉不沉微，则恐是外寒内热之烦躁，尚未可断为亡阳也。必视其脉沉微，乃为阳虚之极。仲景全书辨证之细，皆如此类。读者逐句当审其词气之轻重也。

干姜附子汤方

干姜一两　附子二枚，生用，去皮，劈，破八片

上二味，以水三升，煮取一升，去滓，顿服。

【蔚按】太阳底面便是少阴，太阳证误下之，则少阴之阳既虚，又发其汗，则一线之阳难以自主。阳主于昼，阳虚难以自主，欲援同气之救助，而不可得，故烦躁不得眠。阴主于夜，阳虚必俯首不敢争，故夜则安静。又申之曰：不呕不渴，脉沉微，无表证，身无大热，辨其烦躁之绝非外邪，而为少阴阳虚之的证也。证既的，则以回阳之姜、附，顿服何疑。

发汗后，邪已净矣，而身犹疼痛，为血虚无以荣身，且其脉沉迟者，沉则不浮，不浮则非表邪矣，迟则不数紧，不数紧则非表邪之疼痛矣。桂枝加芍药、生姜各一两，人参三两，新加汤主之，俾血运则痛愈。

此一节言汗后亡其阴血也。

【补曰】仲景脉法，散见各条，须加钩考，乃能会通。有如此处论脉曰微细，曰沉微，曰沉迟。粗工遇此，不过一"虚"字了之。而仲景则大有分别，故于脉微细者，自注目"内外俱虚故也"，以见内之血虚故脉细，外之阳气虚故脉微。

至下两节，一则曰沉微，申之曰身无大热者，盖热属气分，无热则气虚，气虚不能鼓动，故脉微，所以主用附子，补肾与膀胱之气也；一则曰沉迟，而先叙其身疼痛，盖痛属血分，血生于心，由心营出而散为脉，故《脉经》言脉为血府，《内经》言食气入胃，浊气归心，淫精于脉，脉气流经。西洋医法，言心体跳动不休，故脉应之而动，与《内经》心生血及脉为血府之说皆合。《医林改错》言血不能跳动，凡脉之动，皆是气动，此说非也。使其是气动，则气一呼当应之而一动，气一吸当应之一动，何一呼动二至，一息动二至，显然与呼吸相左哉？以是知脉是血管，应心而动为无疑矣。心火甚则动速，心火虚则动迟，故主用桂枝以补心火而生血也。同一沉脉，而一迟一微，又有气血之分。读者当于细密处求之。

桂枝加芍药生姜人参新加汤方

桂枝三两，去皮　芍药四两　甘草二两，炙　人参三两　生姜四两，切　大枣十二枚，劈

上六味，以水一斗二升，微火煮取三升，去滓，分温服，余依桂枝汤法。

【蔚按】此言太阳证发汗后邪已净而荣虚也。身疼痛，证虽似外邪，而血虚不能养荣者，必痛也。师恐人之误认为邪，故复申之曰脉沉迟，以脉沉者病不在表，迟者血虚，无以荣脉也。方用桂枝汤，取其专行荣分，加人参以滋补血液生始之源，加生姜以通血脉循行之滞，加芍药之苦平，欲领姜、桂之辛，不走于肌腠而作汗，潜行于经脉而定痛也。曰新加者，言邪盛忌用人参，今因邪净而新加之。注家谓有余邪者，误也。

且汗、吐、下不如法而误施之，既已

增病，亦恐伤及五脏之气，先以热邪乘肺言之。盖太阳之气，与肺金相合而主皮毛，若麻黄证，标阳盛者，竟用桂枝汤，啜粥以促其汗。发汗后切不可更行桂枝汤，何也？桂枝之热，虽能令其汗出，而不能除麻黄本证之喘，究竟汗为热汗，而麻黄本证之汗未尝出也。无大热者，热盛于内，上乘于肺，而外热反轻也，可与麻黄杏仁甘草石膏汤主之，取石膏止桂枝热逼之汗，仍用麻黄出本证未出之汗也。

此一节言发汗不解，邪乘于肺，而为肺热证也。张令韶云：自此以下五节，因误施汗、吐、下，致伤五脏之气也。柯韵伯云：温病、风温，仲景无方，疑即此方也。按柯氏此说，虽非正解，亦姑存之，以备恭考。

麻黄杏仁甘草石膏汤方

麻黄四两，去节　杏仁五十个，去皮尖
甘草二两　石膏半斤，碎，绵裹

上四味，以水七升，先煮麻黄减二升，去上沫，纳诸药，煮取二升，去滓，温服一升。

【男元犀按】此借治风温之病论曰：太阳之病，发热而渴，不恶寒者为温病；若发汗已身灼热者，名风温。一节未出其方，此处补之，其文略异，其实互相发明。不然汗后病不解，正宜桂枝汤，曰不可更行者，知阳盛于内也。汗出而喘者，阳盛于内，火气外越而汗出，火气上越而喘也。其云无大热奈何？前论温病曰发热而渴，不恶寒者，邪从内出，得太阳之标热，无太阳之本寒也。今曰无大热，邪已蕴酿成热，热于内，以外热较之而转轻也。读书要得间，不可死于句下。至于方解，柯韵伯最妙，宜熟读之。

【柯韵伯曰】此方为温病之主剂，凡冬不藏精之人，热邪伏于脏腑，至东风解冻，伏邪自内而出，治当乘其热而汗之，热随汗解矣。此证头项强痛，与伤寒尽同，惟不恶寒而渴以别之，证系有热无寒，故于麻黄汤去桂，易石膏，以解表里俱热之证。岐伯所云未满三日，可汗而已者，此法是也。此病得于寒时，而发于风令，故又名曰风温，其脉阴阳俱浮，其证自汗身重，盖阳浮则强于卫外而闭气，故身重，当用麻黄开表以逐邪。阴浮不能藏精而汗出，当用石膏镇阴以清火。表里俱热，则中气不运，升降不得自如，故多眠鼻鼾，语言难出，当用杏仁、甘草以调气。此方备升降轻重之性，足以当之。若攻下火熏等法，此粗工促病之术也。盖内蕴之火邪，与外感之余热，治不同法，是方温病初起，可用以解表清里，汗后可复用以平内热之猖狂，下后可复用彻邪之留恋，与风寒不解用桂枝汤同法。例云桂枝下咽，阳盛则毙，特开此凉解一法，为大青龙汤之变局，白虎汤之先著也。然此证但热无寒，用青龙则不宜姜、桂，恐脉流薄疾，斑黄狂乱作矣。此证但热不虚，用白虎则不宜参、米，恐食入于阴，则长气于阳，谵语腹胀矣。此为解表之剂，若无喘鼾、语言难出等证，则又白虎之证治矣。凡治温病表里之实用此汤，治温病表里之虚用白虎加参、米，相须相济者也。若葛根黄芩黄连汤，则治痢而不治喘。要知温病下后无利不止证，葛根、黄连之燥，非治温药。且麻黄专于外达，与葛根之和中发表不同。石膏甘润，与黄连之苦燥悬殊。同是凉解表里，同是汗出而喘，而用药有毫厘之辨矣。

以伤其心气言之发汗过多，虚其心液，其人又手自覆冒于心，外有所卫而安也。心下悸，欲得按者，内有所依而愈安也。

桂枝甘草汤主之。

此一节言发汗而伤其心气也。

桂枝甘草汤方

桂枝四两，去皮　甘草二两，炙

上二味，以水三升，煮取一升，去滓，顿服。

【张令韶曰】此发汗多而伤其心气也。汗为心液，汗出过多，则心液空而喜按。故用桂枝以保心气，甘草助中土以防水逆，不令肾气乘心。

以伤其肾气言之，发汗过多之后肾阳虚，则水邪挟水气而上冲，故其人脐下悸者，欲作奔豚，然犹欲作而尚未作也。当先其时以茯苓桂枝甘草大枣汤主之。

此一节言发汗后而伤其肾气也。

【补曰】此两节，发汗后何以能伤心气、伤肾气？陈注知其然而未明其所以然也。盖肾属水，为卫气之主，心属火，为营气之主。心火下交于肾，从丹田气海之中蒸动膀胱之水，合化为气，以充达于外，是为营卫。营出于心，属火属血；卫出于肾，属水属气。汗多则泄其卫阳而伤肾气，是以脐下气海虚怯而作悸，气海中之阳不能蒸化膀胱之水，则水欲泛上而作奔豚。其方不用补肾，但用甘、枣、茯苓克制肾水，用桂枝导心火以交于脐下，则肾水化气而愈矣。上节发汗伤其心气者，又因汗多伤其营气，心火随营气大泄，因致心气虚欲叉手冒心以护之。心下指膈间，言心火从包络下抵膈间，由肺入连网，乃下行入气海。今心火不能布于膈间，故心下悸。主用桂枝以宣心阳。膈与胃相连，故主用甘草以实其胃。细勘此两节，便知营卫之源流，水火之气化矣。

茯苓桂枝甘草大枣汤方

茯苓半斤　甘草二两，炙　大枣十五枚，

擘　桂枝四两，去皮

上四味，以甘澜水一斗，先煮茯苓减二升，纳诸药，煮取三升，去滓，温服一升，日三服。作甘澜水法：取水二斗，置大盆内，以杓扬之，水上有珠子五六千颗相逐，取用之。

【蔚按】此治发汗而伤其肾气也。桂枝保心气于上，茯苓安肾气于下，二物皆能化太阳之水气。甘草、大枣补中土，制水邪之溢。甘澜水速诸药下行，此欲作奔豚，图于未事之方也。

以伤其脾气言之，发汗后外邪已解而腹胀满者，盖以汗虽出于荣卫，实禀中焦水谷之气以成，今发汗伤其中气，致中虚不能运行升降，乃生胀满，以厚朴生姜半夏甘草人参汤主之。

此一节言发汗而伤其脾气也。同学周镜罗云：太阳发汗，所以外通阳气，内和阴气。发汗不如法，致太阳之寒内合太阴之湿，故腹胀满之病作矣。

厚朴生姜甘草半夏人参汤方

厚朴半斤，去皮，炙　生姜半斤，切　半夏半升，洗　人参一两　甘草二两，炙

上五味，以水一斗，煮取三升，去滓，温服一升，日三服。

【张令韶曰】此治发汗而伤脾气，汗乃中焦水谷之津，汗后亡津液而脾气虚，脾虚则不能转输而胀满矣。夫天气不降，地气不升，则为胀满。厚朴色赤性温，而味苦泄，助天气之下降也。半夏感一阴而生，能启达阴气，助地气之上升也。生姜以通滞气。甘草、人参，所以补中而滋生津液者也，津液足而上下交，则胀满自消矣。

以伤其肝气言之，伤寒若吐若下后，中气伤矣。心下为脾之部位，土虚而负，

木乘之，故逆满，气上冲胸，即厥阴之为病，气上撞心是也。起则头眩，即《内经》所谓诸风掉眩皆属于木是也。脉沉紧，肝之脉也。发汗则动经，身为振振摇者，经脉空虚而风木动摇之象也。《金匮》知肝之病当先实脾，却是不易之法也。茯苓桂枝白术甘草汤主之。

此一节言吐下而伤其肝气也。

【正曰】此与下真武证，同有头眩身振摇之病，《浅注》未互勘，故其解略误。盖心下逆满，是停水不化。气上冲心，是水气上泛，与真武证之心下悸同意。起则头眩，与真武证之寒水上冒头眩同意。若不发其汗，则虽内有寒水，而经脉不伤，可免振寒之证。若再发汗，泄其表阳，则寒气浸淫，动其经脉，身遂为振摇，与真武证之振振欲擗地亦同。但真武证重，故用附子以温水；此证轻，故用桂枝以化水也。《浅注》不知脉沉紧，是寒水在内之诊，而解为肝之脉，非也。解气上冲胸为厥阴病，解头眩为诸风掉眩，不但与真武证不合，即与本方苓桂治法亦不合矣。方下张注亦有误。

茯苓桂枝白术甘草汤方

茯苓四两　桂枝三两，去皮　白术二两　甘草二两

上四味，以水六升，煮取三升，去滓，分温三服。

【张令韶曰】此治吐下后而作肝气也。心下逆满者，心下为脾之部位，脾主中焦水谷之津，下吐以伤其津，遂致脾虚而为满。脾虚而肝气乘之，故逆满也。"气上冲胸"等句，皆言肝病之本脉。本证方中，只用桂枝一味以治肝，其余白术当先实脾是也。

且虚人不宜发汗，汗之则为虚虚，发

汗后病应解而不解，不应恶寒，而反恶寒者，以其本人虚故也。虚则宜补，补正即所以却邪，以芍药甘草附子汤主之。

此一节言误发虚人之汗，另立一补救法也。

芍药甘草附子汤方

芍药三两　甘草三两，炙　附子二枚，炮去皮，破八片

上三味，以水五升，煮取一升五合，去滓，分温服。

【男元犀按】各家以此证为发汗虚其表阳之气，似是而非，于"病不解"三字说不去，且"虚故也"三字亦无来历。盖太阳之法，从汗解，汗而不解，余邪未净，或复烦发热，或如疟状，亦有大汗亡阳明之阳，用白虎加人参法，亡少阴之阳，用真武、四逆法，论有明训也。今但云"不解"，可知病未退，而亦未加也。恶寒而曰反者奈何？谓前此无恶寒证，因发汗而反增此一证也。恶寒若系阳虚，四逆辈犹恐不及，竟以三两之芍药为主，并无姜、桂以佐之，岂不虑恋阴以扑灭残阳乎？师恐人因其病不解而再行发汗，又恐因其恶寒而径用姜、附，故特切示曰"虚故也"，言其所以不解，所以恶寒，皆阴阳素虚之故，补虚自足以胜邪，不必他顾也。方中芍药、甘草苦甘以补阴，附子、甘草辛甘以补阳。附子性猛，得甘草而缓，芍药性寒，得附子而和。且芍草多而附子少，皆调剂之妙，此阴阳双补之良方也。论中言虚者，间于节中偶露一二语，单言虚而出补虚之方者，只一节，学者当此隅反之。

【正曰】虚则宜补，究是何处虚？应该补何处？《浅注》只此一"虚"字了之，岂能切当哉？须知"虚故也"，是指太阳膀胱之阳虚。盖因发汗大泄其阳，卫阳不

能托邪外出，故病不解。阳虚故恶寒，用附子为主，以补膀胱之阳虚。其芍药、甘草，只是调营气以戢其汗而已，营调则汗液不至太动，阳气复振则卫外驱邪，病自不留。解"虚"字必指膀胱而言，乃于汗后恶寒及用附子之法，丝丝入扣，幸勿笼统言也。

虚人发汗，且为虚，虚汗而又下，便入阴而为危证矣。太阳病发汗病不解，若下之而病仍不解，忽增出烦躁之证者，以太阳底面即是少阴，汗伤心液，下伤肾液，少阴之阴阳水火离隔所致也，以茯苓四逆汤主之。

此言虚人误汗下，恐少水火之气因之离隔而难治。烦者阳不遇阴，躁者阴不遇阳也。

茯苓四逆汤方

茯苓六两　人参一两　附子一枚，生用，去皮，破八片　甘草二两，炙　干姜一两半

上五味，以水五升，煮取三升，去滓，温服七合，日三服。

【张令韶曰】少阴汗下而虚水火之气，心肾之精液虚，致病不解，阴阳水火离隔而烦躁也。烦者阳不得阴，躁者阴不得遇阳。茯苓、人参，助心主以止阳烦，四逆补肾脏以定阴躁。

要之病变虽多，不外虚实两证。凡发汗后恶寒者，虚故也；发汗后不惟不恶寒，而且但见其热者，实也。盖因发汗以致胃燥而为实热之证，当和胃气，与调胃承气汤。甚矣，温补凉泻之不可泥也。

此一节总结上文数节之意，言虚证固多，而实证亦复不少，而又提出"胃气"二字，补出调胃承气汤一方，其旨微矣。盖太阳病从微盛而转属阳微，而转属少阴为虚证，以太阳与少阴相表里也；阳盛则

转属阳明为实证，以太阳与阳明递相传也。

存津液为治伤寒之要，太阳病发汗后，大汗出，阳明水谷之津竭矣，故胃中干，土燥于中。心不交肾则烦，肾不能交心则躁不得眠，即《内经》所谓胃不和则卧不安者是也。欲得饮水者，人身津液为水之类，内水耗竭，欲得外水以自救，只宜少少与饮之，令胃得水而不干，斯气润而和则愈，切不可误与五苓散。若脉浮，小便不利，乃脾气不能转输而胃之津液不行也。微热，乃在表之邪未解也。消渴者，饮入而消，热甚于里也。以脉浮在表，故微热。以脾不转输，故小便不利而消渴。与五苓散，能布散水气，可以主之。

此一节言发汗后胃之津液有干竭与不行之分别也。太阳病至胃气和则愈，言津液干竭。若脉浮至末，言津液不行，当作两截看。

【张令韶云】合下四节，皆论发汗后烦渴证也。

【补曰】五苓散是治停水利小便，何以即能止渴哉？陈注为脾不转枢，津液不行，究属一间未达。不知人口中津，即膀胱所化之气也，气出于鼻，著于漆石之上，则化为水气，上于口，则化为津，此如釜中煎水出气，熏于盖上即为气水，是一理也。凡人所饮之水，从三焦膜油之中下入膀胱，有似釜中之水，凡人鼻间吸入天阳之气，从肺历心，由气管下抵丹田胞室之中，有似釜底添薪以煎水也。是为心火下交，以火蒸水。而膀胱中水乃化气上行，是为津，有似釜盖上之气水一般。其既化不尽之水质，则泄为小便，小便利而津液布。其理如此。若空言脾不转枢，则其理不实。此证之小便不利消渴，是因汗大出，阳气外泄，故身微热而脉浮。阳气外泄，

则胞室气海之中无火以蒸其水，是以水不化气也。方用桂枝为主，导心火下交于水以化气。白术升津，茯苓利水。为利水化气升津除热之妙剂，此所以化气之理也。

五苓散方

猪苓十八铢，去皮　泽泻一两六铢半　茯苓十八铢　桂枝半两，去皮　白术十八铢

上五味，为末，以白饮和服方寸匕，日三服，多饮暖水，汗出愈。

【钱天来云】汉之一两，即今之二钱七分也。汪苓友云：古云铢者，六铢为一分，即二钱半，二十四铢为一两也。

【次男元犀按】苓者令也，化气而通行津液，号令之主也。猪苓、茯苓、泽泻皆化气之品，有白术从脾以输转之，则气化而水行矣。然表里之邪，不能因水利而两解，故必加桂枝以解之，作散以散之，多服暖水以助之，使水精四布，上滋心肺，外达皮毛，微汗一出，而表里之烦热两蠲矣。白饮和服，亦即桂枝汤啜粥之义也。

胃干之烦渴，当以五苓散为禁剂矣。而审系脾不转输之为渴，虽无微热与小便不利症，而治以五苓散则一也。发汗之后，表邪亦已，邪已则脉当缓。今脉不缓而浮数，以汗为中焦水谷之气所化，汗伤中气则变其冲和之象也。烦渴者，汗伤中气，脾不转输而水津不能布散也，以五苓散主之。盖以五苓散降而能升，山泽通气之谓也，通即转输而布散之，不专在下行渗泄也。

上节言汗后邪未解而烦渴，此节言邪既解而烦渴也。

【正曰】山泽通气，通即转枢，皆是统笼语，只因不知水化为气，气化为津之理，故不能解五苓散之方义。

何以言之？盖汗有血液之汗，有水津之汗，如伤寒汗出而渴者，水津之汗也，汗出而脾虚，津液不能上输而致渴，以五苓散主之。若汗出而不渴者，血液之汗也，心主血脉，以茯苓甘草汤主之。方中茯苓、桂枝以保心气，甘草生姜调和经脉。

此一节，上二句申明上文两节之义，言水津之汗也，下二句补出血液之汗，另出方治。

【正曰】强分血液之汗、水津之汗，是未知汗之源委也。吾于麻黄桂枝证及上欲作奔豚节，言汗甚详，当细考之。盖汗出而渴者，是伤寒皮毛开而汗自出，膀胱之卫阳外越，因之水不化气而津不布，故用五苓散化气布津。津升则渴止，气布则寒去矣。汗出不渴者，亦是伤寒，皮毛开而汗自出，不渴则内水尚能化气布津。只汗自出，是膀胱阳气随汗发泄，而邪反不得去，故用茯苓以渗为敛，使不外泄。用桂、姜专散其寒，寒去汗止，与桂枝证之自汗出相似。但桂枝证之自汗啬啬恶风，汗虽出，不透快也，故仍发之使出，用白芍以行营血之滞，使汗得透快而出无滞留也；此证之汗自出，是太透快，恐其遂漏不止，故不用白芍之行血，而用茯苓之利水，使水气内返则不外泄矣。《浅注》苓、桂保心气，不合旨意，而言姜、草调经脉，其说尤泛。

茯苓甘草汤方

茯苓二两　桂枝二两，去皮　生姜三两，切　甘草一两，炙

上四味，以水四升，煮取二升，去滓，分温三服。

【蔚按】此承上服五苓散多饮暖水以出汗。人知五苓之用在汗，而不知五苓之证在渴也。五苓证之渴，为脾不转输，非关胃燥，推而言之，不输于上为渴，不输

于中为水逆，不输于下为小便不利。虽有烦热之病，责在水津不能四布，故曰白术、桂枝之辛温不避也。论曰汗出而渴，可知中焦水谷之津发泄而伤脾，脾伤则不能输津而作渴，故取五苓散布散其水津。若不渴者，中焦之液未伤，只用茯苓甘草汤，取茯苓之利水，俾肾水不沸腾而为汗。

且五苓散不特自内输布其水津也，而亦治表里症之水逆。如中风发热六日，是六经已尽，七日而又来复于太阳，而其发热不解而烦，谓之表症，而何以又谓之有表里证，以渴欲饮水为里症，合而言之，名为表里症也。盖风为阳邪，阳热甚则渴，不关于发汗亡津液所致也。《内经》云：饮入于胃，游溢精气，上输于脾，脾气散精，上归于肺。今脾不能散精归肺，以致水入则吐者，名曰水逆，谓水逆于中土而不散也，以五苓散主之，助脾气以转输。

此一节言五苓散之治水逆，近注以太阳为表为标，膀胱为里为本，此证名为犯本，又名为表里传，反多枝节，与本论之旨不合。

【正曰】仲景所谓中风有热风、有寒风，陈注执定风为阳邪，误解此渴为阳热甚。不知五苓之渴饮水，是水停不化气，气不布则津不升，故总以化气行水为主。解为阳热，岂合方义哉。

至于血液之汗，主于心，上言主以茯苓甘草汤，尚未尽其量。医师未持病人之脉时，只见病人手叉自复冒其心，其心下悸而喜按明矣。而医师因行教试之法，令病人作咳，而病人竟不咳者，此必两耳聋而无闻也。所以然者，以重发汗，阳气不充于胸中，故手叉自冒。精气不充于两耳，故耳聋无闻。阳气、精气非一，亦非二也。汗后交虚，病故如此，岂茯苓甘草汤所可

胜任哉。

此一节言血液之汗，发之太过，致伤心肾之气，非茯苓甘草汤所能治也。

后学周宗超按：正气虚之耳聋，与少阳邪盛之耳聋，分别在手自冒心。

【补曰】此节难解，《浅注》亦不必确当，阙疑。

其与五苓症相似而不同者奈何？发汗后肺气已虚，若饮水多，则饮冷伤肺，必作喘。以水灌之，则形寒伤肺，亦作喘。此岂五苓所能治哉。

此一节言汗后伤肺，五苓散不可以混施。

【正曰】水化则为气，气上出顺利则不喘，水下出不停则无阻碍。若饮水多，水遂停而气不化，故喘。原文并未言其是饮冷水，《浅注》不解水停气不化之理，故添一"冷"字，而以饮冷伤肺为解，不免略差一黍。又言以水灌之，是形寒伤肺，似言以冷水淹泼病人身体，则形寒也。不知从古治病，皆无以水淹泼周身之理，所谓灌之，亦不过其人不饮而强灌之，如米饭、浆水、清粥、药水迭进以冀其愈是也。水停亦为喘，皆气不化之故，义详于上，勿守《浅注》想当然而已也。

更有与五苓证之水逆相似者，尤不可混。发大汗之后，水药不得入口，以汗本于阳明水谷之气而成，今以大汗伤之，则胃气大虚，不能司纳如此，此为治之逆。若不知而更发其汗，则胃虚阳败，中气不守，上下俱脱，必令吐下不止，此与五苓证之水逆何涉哉。

此一节言发汗后胃虚，水药不入之证，与五苓散不大相涉，自"未持脉"至此共三节，以反掉笔为结尾，故不必出方。然读仲景书，须于无字处求字，无方处索方，

方可谓之能读。

少阴君火居上，少阴肾水居下，而中土为之交通。若发汗吐下后，上、中、下三焦俱为之伤，是以上焦之君火不能下交于肾，下焦之肾水不能上交于心，火独居上，阳不遇阴，故心虚而烦，胃络不和，故不得眠。若剧者，不得眠之盛，必反复颠倒，烦之极，自见其心中不爽快而懊恼，以栀子豉汤主之。以栀子入心而下交于肾，豆豉入肾而上交于心，水火交而诸证自愈。若少气者，为中气虚而不能交运于上下，以栀子甘草豉汤主之，即《内经》所谓交阴阳者，必和其中也。若呕者，为热气搏结不散而上逆，以栀子生姜豉汤主之，取生姜之散以止呕也。

此一节言汗、吐、下伤其三焦之气，以致少阴之水火不交也。张令韶云：自此以下六节，论栀子豉汤之证有热有寒有虚有实之不同。

栀子豉汤方

栀子十四枚，擘　香豉四合，绵裹

上二味以水四升，先煮栀子得二升半，纳豉，煮取一升半，去滓，分为两服，温进一服。得吐者，止后服。二张以吐下后虚烦无复吐之理，此因瓜蒂散用香豉而误传之也。

【男元犀按】此汤旧本有"得吐止后服"等字，故相传为涌吐之方，高明如柯韵伯，亦因其说，惟张隐庵、张令韶极辨其讹，曰瓜蒂散二条，本经必曰吐之。栀子汤六节，并不言一"吐"字，且吐下后虚烦，岂有复吐之理乎？因此瓜蒂散内用香豉二合而误传之也。愚每用此方服之，不吐者多，亦或有时而吐，要之吐与不吐，皆药力胜病之效也，其不吐者所过者化即雨露之用也，一服即吐者，战则必胜，即

雷霆之用也，方非吐剂，而病间有因吐而愈者，所以为方之神妙。栀子色赤象心，味苦属火，性寒，导火热之下行，豆形象肾，色黑入肾，制造为豉，轻浮引水液之上升，阴阳和水火济，而烦热懊恼结痛等证俱解矣。原本列于太阳，主解烦，非吐剂，而有时亦能涌吐也。韵伯移入阳明。只知为吐剂，泄阳明之烦热，即此为仁者见仁，知者见知也。

栀子生姜豉汤，即前方加生姜五两，煎法同。

栀子甘草豉汤，即栀子豉汤加甘草二两，煎法同。

【蔚按】栀、豉解见上。汗、吐、下后中气虚，不能交通上下，故加甘草以补中。呕者汗、吐、下后胃阳已伤，中气不和而上逆，故加生姜暖胃解秽而止逆也。

发汗若下之，其热宜从汗下而解矣，而竟不解，为烦热，且烦不解，留于胸中而窒塞不通者，以栀子豉汤主之。盖以胸中为太阳之里、阳明之表，其窒塞因烦热所致，必令烦热止而窒塞自通矣。

此一节言栀子豉汤不特交通上下，而且能调和中气也。按此证最多，须当切记。

【正曰】胸中是上焦心肺所司，解胸中是调和中气，误将上焦作中焦解，岂不差耶。不知胸前之大膈膜，后连背脊，前抵胸骨尽处，其膈之内皮循腔子上会于肺系，下生包络而通于心。所谓胸中即指膈膜以上肺系以下而言，乃肺与心包络三者之部位也。《内经》云：肺为相傅之官，主制节，其心火不令太过。今因心火太过，肺之清金不能制节之，故致烦热，热甚气壅故胸中窒。主用栀子者，栀子花白子赤，得金水之气而归于心，有似肺金制节心火之象，其实有膈膜之形，故专主膈上包络

心间之治法也。仲景方证精密，读者所当细究。

伤寒五日至六日，六经已周，<u>大下之后身热不解，心中结痛者</u>，知太阳之里、阳明之表搏结，俱未欲解也，以<u>栀子豉汤主之</u>。

此一节言栀子豉汤不特升降上下，而亦能和解表里也。

<u>伤寒下后</u>，多属虚寒，然亦有邪热留于心腹胃而为实热证者。热乘于心则<u>心恶热而烦</u>，热陷于腹则腹不通而满，热留于胃则胃不和而<u>卧起不安者</u>，以<u>栀子厚朴汤主之</u>，取枳实之平胃、厚朴之运脾，合栀子止烦，以统治之也。

此一节言栀子豉汤能清伤寒下后之余热也。按此证最多，又当切记。

栀子厚朴汤方

栀子十四枚，擘　厚朴四两，炙　枳实四枚，水浸去瓤炒

<u>以上三味，以水三升半，煮取一升半，去滓，分二服，温进一服，得吐者，止后服。</u>

【柯韵伯曰】心烦则难卧，腹满则难起，起卧不安是心移热于胃，与反覆颠倒之虚烦不同。栀子治烦，枳朴泄满，此两解心腹之妙剂也。

<u>伤寒中有栀子证，医者不知用栀子汤，反以丸药大下之</u>，则丸缓留于中而陷于脾矣。身热不去，此太阴脾土本藏之热，发于形身也。微烦者，以脾为至阴，内居中土，上焦之阳不得内归于中土也。此热在上而寒在中，以<u>栀子干姜汤主之</u>。

此一节言下后脾气虚寒，栀子又宜配以干姜以温脾也。

【男蔚按】栀子性寒，干姜性热，二者相反，何以同用之。而不知心病而烦，

非栀子不能清之，脾病生寒，非干姜不能温之，有是病则用是药，有何不可。且豆豉合栀子，坎离交媾之义也，干姜合栀子，火土相生之义也。

【正曰】身热不去，是伤寒原有之证，故但曰不去，非因下后伤脾而身始热也。微烦亦非因下所致，是因热不去而烦也。《浅注》以为是太阴脾土之热发于形身，只因强就干姜之性而误注也。不知干姜是治大下之后利尚未止，故急以姜温脾，与烦热原两歧，故用药有寒热之异，解者幸勿扯杂。观下文病人旧微溏者不可与栀子汤，则此方用干姜正是大下微溏泻，故用干姜救之。而仍不废栀子者，以原有身热微烦之证，其泻特暂时病，故用干姜足矣，不似下节之旧微溏也。而热烦仍其原有之证，故仍用栀子寒热并用，较量极精。

栀子干姜汤方

栀子十四枚，擘　干姜二两

<u>上二味，以水三升半，煮取一升半，去滓，分二服，温进一服。得吐者止后服。</u>

【张令韶曰】栀子导阳热以下行，干姜温中土以上达，上下交，烦热止矣。

<u>凡用栀子汤，若病人但微溏者，为脾虚寒之体，病则不能化热，必现出虚寒之证，不可与服之。</u>

此一节言栀子虽能止烦清热，然苦寒之性却与虚寒之体不宜，故结此叮咛。

【男元犀按】栀子下禀寒水之精，上结君火之实，既能起水阴之气而滋于上，复能导火热之气而行于下。故以上诸证，仲师用之为君，然惟生用之，真性尚存。今人相沿炒黑，则反为死灭无用之物矣。嘉庆戊辰，吏部谢芝田先生令亲患头项强痛，身疼，心下满，小便不利，服表药无汗，反烦，六脉洪数。初诊为太阳阳明合

病。谛思良久曰：前病在无形之太阳，今病在有形之太阳也，但使有形之太阳，小便一利，则所有病气俱随无形之经气而汗解矣。用桂枝去桂加茯苓白术汤，一服遂瘥，惟夜间不寐。特告曰此名虚烦，因辛热遗害，若用枣仁、远志、茯神等药，反招集其所遗而为孽病，必复作矣，用栀子豉汤即愈。嘉庆己巳季春，曹扶谷明府患头痛项强恶寒等证，自差，次回垣，后更增出寒热往来，欲呕胸满等证。家严诊其脉，数中见小，按中虚不应指，骇谓之曰：阳证见阴脉，法在不治。所幸者大小便如常，神识颇清，正虽虚而尚未溃。察其胸满欲呕，寒热往来之证，俱是病气欲从枢转之象，当乘机而利导之。遂令一日服小柴胡两剂，柴胡每剂八钱。次日再诊，以上诸证虽退，而心胸懊𢘆不安，语言错乱无次，实觉可忧。又诊其脉略缓，遂为之喜曰：邪从枢转而出，故寒热等证俱平。正为邪热所伤，故烦昏证并见，此时须当救正。但"救正"二字，不读《伤寒》《金匮》，便以人参误事，立主用栀子豉汤，从离坎交媾处拨动神机，服后停药，静候三日，值阳明主气之期，申酉为阳明正旺之时，戊癸相合自愈。果如言，应期而效。

虚人不可发汗，汗后变证无常。兹先言太阳：<u>太阳病发汗，其热当解，今汗出不解，正气虚也。其人仍发热</u>，徒虚正气，而热仍在也。汗为心液，心液亡则心下悸。夫津液者，和合而为膏，上补益于脑髓。今津液不足，则脑为之不满，而头为之眩。身为脾之所主，今脾气因过汗而虚，不外行于肌肉，则<u>身</u>无所主持而瞤动，动摇不能撑持而欲擗地之状者，以真武汤主之。

此一节言太阳过汗之变，而立一救方

治也。张令韶云：此章凡八节，皆言虚者不可汗也。

【正曰】伤寒发热，是本身之卫阳与寒相争，故热宜发其汗，使卫阳得出于外，而寒随之解矣。若卫阳已泄而汗出。寒仍不解，留于肌肉而发热，内动膀胱之水上凌心，为心下悸，水气挟肝脉上冒为头眩。夫汗出之后，经脉已失其养，今其寒水之气又复触发其筋脉，则身瞤动，振振欲擗地，总由阳气外泄，寒水暴发也。是以用生姜、白芍，理营卫以散外寒。用附子为主，助肾阳以祛内寒。而苓、术治水以佐之。水不上泛则眩止，不凌心则悸止，寒退阳伸，则瞤动振摇无不止矣。《浅注》心液亡则悸，脑不满则眩，脾气不行于经脉则振动，不免求深反浅，或不解瞤动振振之证。余曰凡人冬月经大冷冻，往往战胭，即瞤动振振之微者也，必得火烘乃解，故此证必用姜、附以温之也。此与上苓桂术甘汤证相似，但有轻重之别也。

真武汤方

茯苓三两　芍药三两　生姜三两　白术二两　附子一枚，炮

上五味，以水八升，煮取三升，去滓，温服七合，日三服。

【张令韶曰】虚者不可汗，汗后病不解而变证也。真武者，镇水之神也，水性动，今动极不安，故亦以此镇之。茯苓松之余气潜伏于根，故归伏心神而止悸。附子启下焦之生阳，上循于头而止眩。芍药滋养荣血，生姜宣通经脉，而瞤动自止。白术所以资中土而灌溉四旁者也。

【罗东逸曰】小青龙汤治表不解，有水气，中外皆寒实之病也；真武汤治表已解，有水气，中外皆虚寒之病也。真武者，北方司水之神也，以之名汤者，藉以镇水

之义也。夫人一身制水者，脾也，主水者肾也。肾为胃关，聚水而从其类，倘肾中无阳，则脾之枢机虽运，而肾之关门不开，水即欲行，以无主制，故泛溢妄行而有是证也。用附子之辛热壮肾之元阳，则水有所主矣。白术之温燥建立中土，则水有所制矣。生姜之辛散，佐附子以补阳，于补水中寓散水之意。茯苓之淡渗，佐白术以健土，于制水中寓利水之道焉。而尤重在芍药之苦降，其旨甚微。盖人身阳根于阴，若徒以辛热补阳，不少佐以苦降之品，恐真阳飞越矣。芍药为春花之殿，交夏而枯，用之以亟收散漫之阳气而归根。下利减芍药者，以其苦降涌泄也。加干姜者，以其温中胜寒也。水寒伤肺则咳，加细辛、干姜者，胜水寒也。加五味子者，收肺气也。小便利者，去茯苓，恐其过利伤肾也。呕者，去附子倍生姜，以其病非下焦，水停于胃，所以不须温肾以行水，只当温胃以散水，且生姜功能止呕也。

汗之不可轻发，必于未发之先，审察辨别而预断其不可。咽喉为三阴经脉所循之处，考脾足太阴之脉挟咽，肾足少阴之脉循喉咙，肝足厥阴之脉循喉咙之后。三阴精血虚少不能上滋而干燥者，不可发汗。或误发之，命将难全，亦不必再论变症也。

自此以下，皆承上文而言不可发汗，而发之之变证也。

素有淋病，名曰淋家其津液久虚，不可发汗更走其津液。若发汗则津液竭于外，而血动于内，干及于胞中，必患便血。何以言之？《内经》云：膀胱者津液藏焉，又曰：膀胱者胞之室。是胞为血海，居于膀胱之外而包膀胱。虽藏血藏津液有别，而气自相通。参看太阳热结膀胱血自下症，则恍然悟矣。淋家病，为膀胱气化不能行

于皮毛，津液但从下走而为淋，膀胱已枯，若再发其汗，必包动中之血，非谓便血自膀胱出也。

疮家，久失脓血则充肤热肉之血虚也矣。虽身疼痛，患太阳之表病，亦不可以麻黄汤峻发其汗，发汗必更内伤其筋脉，血不荣筋，则强急而为痉矣。

血从阳经并督脉而出者为衄。汗为血液，凡素患衄血之人，名曰衄家。三阳之经血俱虚，故不可发汗，汗出则重亡其阴，必额上陷，脉急紧，目直视不能眴，不得眠。所以然者，以太阳之脉起于目内眦，上额交颠。阳明之脉起于鼻，交额中旁，纳太阳之脉。少阳之脉起于目锐眦。三经互相贯通，俱在于额上鼻目之间。三阳之血不荣于脉，故额上陷，脉紧急也。三阳之血不贯于目，故目直视不能眴也。阳血虚少，则卫气不能行于阴，故不得眠也。此三阳之危症也。

【正曰】发汗则重亡其阴，非也。汗出气分属阳，汗出必额上陷。以衄家阴血已止，惟赖有阳气尚能保其额之不陷。若再汗亡其阳，则额间阴血阳气两者均竭，是以虚陷。论详《金匮》，读者于阴阳气血当认真。

血从阴经并冲任而出，为吐为下，多则为脱。凡一切脱血之人，名曰亡血家。血属阴，亡血即亡阴，故不可发汗。若发其汗，是阴亡而阳无所附，阴从外脱，其人则寒慄而振，《内经》云：涩则无血，厥而且寒是也。

【补曰】此寒慄而振，与前必振寒内外俱虚故也同义。彼是下后亡阴，筋脉失养，后发汗又亡其阳，则寒气发动，筋脉不能自持，故振寒。此节亡血家，即是阴筋失养，后发汗以亡其阳，则寒气发动，

筋脉不能自持，故寒慄而振，其义正与前同。又此节与上节衄家发汗则额上陷义亦相通。衄正是督脉额上之血已亡，故发汗再亡其阳，则止是督脉所司之额上陷。亡血家是周身之血或吐或下，从内泄去，则周身筋脉失养，故汗之再亡其阳，则不单在额上陷，而在周身皆发寒振。《浅注》既知此节发汗是阳从外脱，而注上一节乃云汗出则重亡其阴，实属自相矛盾。

平素患汗病之人，名曰汗家。心主血，汗为心液，患此病之人，其心虚血少可知。若重发其汗，则心主之神气无所依，必恍惚心乱。且心主之神气虚，不能下交于肾，而肾气亦孤，故小便已而前阴溺管之中亦疼。与禹余粮丸。

【愚按】本方失传，王曰癞补方，用禹余粮、赤石脂、生梓皮各三两，赤小豆半升，共为末，蜜丸弹子大，以水二升，煮取一升，早暮各一服。然亦不过利水之品，毫无深义。

【正曰】心肾不交之病多矣，何以独见阴疼之症？《浅注》以阴疼是心之神气不交肾，而肾气亦孤，于理似精而于证实不相合。不知前阴溺管，乃是膀胱下窍，膀胱有津液以润此窍，则小便利而溺管不疼。《内经》云：膀胱者州都之官，津液藏焉，气化则能出矣。此"出"字是言化气为津液，下出以润溺，上出以充皮毛。汗家之津液既从皮毛发泄，又重发其汗，则津液尽从皮毛外出，而下行之津液反竭，是以溺管枯涩而小便疼也。其恍惚心乱者，亦不是心血虚少，盖心烦是血虚，心悸是阳虚，心乱是阳气飞越。此与以火迫劫，亡阳，必惊狂同义。《浅注》于汗原委未达，不知心火下交于水，乃化气为津为汗，是汗太多，则心阳外泄也。义详总论，

读者须细考之。

不特亡血不可发汗，即素寒者亦不可发汗。病人有素寒，复发其汗，汗乃中焦之汁，发汗更虚其中焦之阳气，其胃中必冷。且胃无阳热之化，则阴类之虫顿生，故必吐蛔。他若胃热之吐蛔，又不在此例矣。

【张令韶云】本论逐节之后，必结胃气一条，以见不特吐下伤其胃气，即汗亦伤胃气也。治伤寒者，慎勿伤其胃焉，斯可矣。

病气在外，本当发汗从外而解，而复从内以下之，此为治之逆也。若先发汗，外邪未尽，复从内入，因而下之，治不为逆。病气在内，本当先下之，从内而解，而反从外以汗之，为治之逆。若先下之，内邪未尽，势欲从外而出，因其势而汗之，治亦不为逆。

【张令韶云】此章凡六节，前四节言病气随正气之出入以为出入，正气亦随病气之内外而为内外也。或从内解，或从外解，或救其里，或救其表，不可逆也。五节言阴阳和，正气之出入复其常，病气亦随之而解矣。末节太阳之气随荣卫之行于脉外，而行于脉中也。

太阳伤寒，医者误下之，因误下而正气内陷，续得下利清谷不止。虽明知一身疼痛为属表者，而此时不暇兼顾，急当救里，救里之后，审其身疼痛，知表症之未解，兼审其清便自调者，知里症之全瘳，于是复筹所急，曰急当救表。救里宜四逆汤以复其阳，救表宜桂枝汤以解其肌，生阳复，肌腠解，表里和矣。

此一节反应上文先下而后汗之意，以见下之而表里俱虚，又当救里救表，不必拘于先下而复汗之说也。

太阳病，发热头痛，痛在表则脉宜浮而反沉，此正气内虚也。若既汗之不差，其身体疼痛仍然不罢，须知其表热为外发之假阳，脉沉为内伏之里阴，当凭脉以救其里，宜四逆汤。《内经》云：太阳本寒而标热，此症见标症之发热，不见本症之恶寒，以本寒之气沉于内，外无恶寒，而内有真寒也。

此一节言病在表而得里脉，又当救其里，不必如上文之身疼痛而止救其表也。太阳之气外行于三阳而从表，内行于三阴而从里。今表证而得里脉，恐沉必兼微，即《易》所谓履霜坚冰至之义也。

太阳病当先发汗，今先下之，虚而不愈，因复发汗，以此汗下失度，致表里俱虚，阴阳不相交接，其人因致首如有所覆戴之象而为冒，此阴虚于下而戴阳于上也。冒家汗出自愈，所以然者，以阳加于阴，得阴气以和之，汗出表和故也。盖表里之气本相通，表和里亦和，不必复下。若审得里未和，然后复下之。

此一节应上文先发汗而复下之之意也。

太阳病未解，诊其脉阴尺阳寸不偏大偏微，而俱见均停，阴阳之气旋转于中，自然变易一番，必先振慄，汗出而解。若邪盛于表，其阳寸之脉必大于阴尺而不均停。但使阳寸脉转微者，始与阴尺之脉停，为阳之过阴，先汗出而解。若邪实于里，其阴尺之脉，必大于阳寸而不均停。但使阴尺之脉转微者，始与阳寸之脉停。为阴之遇阳，下之而解，若欲下之，不得太过，只宜调胃承气汤主之。

此一节言汗下亦所以和阴阳也。

【正曰】两微脉与证治颇难解也。《浅注》因添一"使"字，转字以强通之。然必添字方能解，即非解经确诂。先玩原文

阴阳俱停句，一"停"字便见阳脉主表主卫气，阴脉主里主营血，俱停则表里营卫俱和，故营卫相合，振慄汗出而解。凡是战汗而解之病，皆是营卫和也。以下乃言营卫不和脉不停均者，但阳脉微为卫不和，故先令汗出则卫和而解。但阴脉微为营不和。故下之令营血和畅则愈。仲景文法，大指如是，惟全书微脉均无当汗下者，而此处微脉独言当汗下，理殊难测，或由传写之讹，或则另有深义，尚须阙以待考。

太阳之为病，无不发热，而汗之自出者，当求之荣卫。盖人身之汗，主之者脉中之荣，固之者脉外之卫，此为荣气被卫气之所以并而弱，卫气受邪风之所客而强，弱则汗不能主，强则汗不能固，邪风为害故使汗出。欲救邪风者，宜桂枝汤调和荣卫之气。

此一节言太阳之气又从荣卫之气出入于内外也。

【补曰】《浅注》此段甚精，成无己风伤卫之说，观此便知其谬。仲景明言邪风伤营故营弱，成无己之说谬矣，所以《浅注》，亦不从之，吾于桂枝汤证言之甚详。

伤寒五六日，经尽一周，气值厥阴，藉其中见之少阳而枢转，伤寒如此，中风亦如此。其症往来寒热，少阴之枢象也。胸为太阳之部，胁为少阳之部，太阳不得出，少阳不得枢，故为苦满。"默"字从火从黑，伏明之火郁而不伸，故其形默默。木火郁于中，致胃络不和，故不欲饮食，木火交亢故为心烦，木喜条达而上升，故喜呕。此病气则在太阳，经气则值厥阴，厥阴之中见则为主枢之少阳也。盖少阳之气游行三焦，在脏腑之外，十一藏皆取决之，故兼或然七症：或涉于心而不涉于胃，则胸中烦而不呕；或涉于阳明之燥气，则

渴；或涉于太阴之脾气，则腹中痛；或涉于厥阴之肝气，则胁下痞硬；或涉于少阴之肾气，则心下悸而小便不利；或太阳藉少阳之枢转，已有向外之势，则不渴，身有微热；或咳者，又涉太阴之肺气矣。夫五藏之经俞在背，主于太阳，而五藏之气由胸而出，亦司于太阳。今太阳之气逆于胸而不能外去，虽不干动在内有形之藏真，而亦干动在外无形之藏气，现出各藏之症，非得少阳枢转之力，不能使干犯之邪向外而解，必与以小柴胡汤助枢以主之。

此一节言太阳之气不能从胸出入，逆于胸膈之间，内干动于藏气，当藉少阳之枢转而外出也。

【张钱塘云】此章凡十五节，皆论柴胡汤之证治。又云：小柴胡汤，乃达太阳之气从少阳之枢以外出，非解少阳也。是以有随证加减之法。李士材谓柴胡乃少阳引经之药，若病在太阳，用之若早，反引贼入门。后人不察经旨，俱宗是说，谬矣。

【补曰】《内经》云：少阳为枢，盖实有枢之境地可指。又曰：十一经皆取决于少阳，亦实有取决之路道可指。盖决如决水，谓流行也，如管子决之则行之义，谓言十二经之流行皆取道于少阳也。少阳是三焦，古作膲，即人身中之膈膜油网，西医名为连网，《内经》名为三焦。宋元后谓三焦有名无象，其说非也。三膲之根发于肾系，由肾系生胁下之两大板油，中生腹肉之网油，连小肠、大肠、膀胱，又上生肝膈，连胆系，由肝膈生胸前之膜隔，循肋腔内为一层白膜，上至肺系，连于心，为心包络，又上而为咽喉，此三膲之腑在内者也。从内透出筋骨之外，是生肥肉，肥肉内瘦肉外一层网膜，有纹理，为营卫外来之路，名曰腠理，乃三膲之表也。邪

在腠理，出与阳争则寒入，与阴争则热，故往来寒热。胸胁是膈膜连接之处，邪在膈膜故胸胁苦满。少阳胆火，游行三焦，内通包络，火郁不达故默默。凡人饮水俱从胃散入膈膜，下走连网，以入膀胱。凡人食物化为汁液，从肠中出走网油，以达各脏。邪在膜油之中，水不下行则不欲饮，汁不消行则不欲食。心烦者，三焦之相火内合心包也，喜呕者，三焦为行水之府，水不下行，故反呕也；或但合心火，为胸中烦，而水不上逆则不呕；或三焦之火能消水则渴；或肝膈中之气，迫凑于腹内网油之中，则腹中痛；或邪结于胁下两大板油之中，则胁下痞满；或三焦中火弱水盛，水气逆于心下膈膜之间，则心下悸；或三焦之府不热，则不消渴，而邪在三焦之表，居腠理之间，则身有微热；或从膜膈中上肺冲咽喉，为痰火犯肺则咳。总之是少阳三焦膜中之水火郁而为病也。统以小柴胡汤散火降水主之，各随其证之所见而随证加减，无不确切。《浅注》不能一一指实，但引《内经》团图解之，是知其然而不知其所以然也。

小柴胡汤方

柴胡半斤　黄芩三两　人参三两　甘草三两　半夏半升，洗　生姜三两，切　大枣十二枚，擘

上七味，以水一斗二升，煮取六升，去滓，再煎取三升，温服一升，日三服。

后加减法：若胸中烦而不呕，去半夏、人参，加栝蒌实一枚；若渴者，去半夏，加人参合前成四两半、栝蒌根四两；若腹中痛者，去黄芩，加芍药三两；若胁下痞硬，去大枣，加牡蛎四两；若心下悸，小便不利者，去黄芩，加茯苓四两；若不渴，外有微热者，去人参，加桂三两，温覆取

微汗愈；若咳者，去人参、大枣、生姜，加五味子半升、干姜二两。

【张令韶云】太阳之气不能由胸出入，逆于胸胁之间，内干动于藏气，当识少阳之枢转而外出也。柴胡二月生苗，感一阳初生之气，香气直达云霄，又禀太阳之气，故能从少阳之枢以达太阳之气。半夏生当夏半，感一阴之气而生，启阴气之上升者也。黄芩气味苦寒，外实而内空腐，能解形身之外热。甘草、人参、大枣，助中焦之脾土，由中而达外。生姜所以发散宣通者也，此从内达外之方也。愚按原本列于太阳，以无论伤寒中风，至五六日之间，经气一周，又当来复于太阳。往来寒热，为少阳之枢象，此能达太阳之气从枢以外出，非解少阳也。各家俱移入少阳篇，到底是后人识见浅处。又曰太阳之气不能从胸出，入逆于胸胁之间，虽不干动在内有形之脏真，而亦干动在外无形之脏气。然见一脏之证，不复更见他脏，故有七或证也。胸中烦者，邪气内侵君主，故去半夏之燥；不呕者，胃中和而不虚，故去人参之补，加栝蒌实之苦寒，导火热以下降也；渴者，阳明燥金气盛，故去半夏之辛，倍人参以生津，加栝蒌根引阴液以上升也；腹中痛者，邪干中土，故去黄芩之苦寒，加芍药以通脾络也；胁下痞硬者，厥阴肝气不舒，故加牡蛎之纯牡，能破肝之牝脏，其味咸能软坚，兼除胁下之痞，去大枣之甘缓，欲其行之捷也；心下悸，小便不利者，肾气上乘而积水在下，故去黄芩，恐寒苦以伤君火，加茯苓保心气以制水邪也；不渴，外有微热者，其病仍在太阳，故不必生液之人参，宜加解外之桂枝，覆取微汗也；咳者伤肺，肺气上逆，故加干姜之热以温肺，五味之敛以降逆。凡咳皆去人

参，长沙之秘旨，既有干姜之温，不用生姜之散，既用五味之敛，不用大枣之缓也。

【补曰】仲景所用柴胡，是今四川产者，一茎直上，中通，有白瓤，故能通三焦之膜膈。色青气香，春日生成，恰得少阳之气，非别省红软银白等柴胡也。各省柴胡性烈，非少阳之性也，用之伤人，比羌独活更烈，决不可用。读仲景书者，若见四川柴胡，则知仲景用药之妙。

上言太阳之病而值厥阴之期，厥阴中见少阳，少阳主枢，太阳病值其主气之期而外出者，藉其枢之有力也。经云：少阳外主腠理，内主三焦。腠者，三焦通会元真之处，血气所注。今血弱气尽则腠理自开，太阳所受之邪气因其气血之虚而入，邪气与少阳中正之气两相击搏，俱结于少阳所部之胁下，正邪不两立则分争，正胜则热，邪胜则寒，分争则往来寒热，离合无定则休作有时。经云：少阳之上相火主之。兹则阳明之火郁而不伸，故其象默默，默默之象为少阳专见之症。不欲饮食，为木气内郁而胃络不和也，胃病必及脾，藏腑之膜本自相连，脾病其痛必在于下，即前所谓腹中痛是也。然腹中原不可以言下，今以胃邪在胃脘之高，而此痛反居其下，邪高故使呕也。用小柴胡汤转少阳之枢，达太阳之气以主之。若服柴胡汤已而反渴者，是太阳之气不能从枢解，而转属于阳明之燥化也，以白虎加人参汤，按法治之。

上节言太阳之气逆于胸中，而动五脏之气，此言太阳之气结于胁下，而伤太阴阳明之气，亦当藉少阳之枢而转出也。

【补曰】腠理者，三焦通会元真之处，血气所注。《浅注》不指出何处，则不知血气如何往来也。盖三焦是内油膜，透出为瘦肉外皮毛内之膜油，其瘦肉肥肉交界

处夹缝中有纹理，名曰腠理，为营血卫气出入之路径。血弱气尽则其路径空虚，邪气因入，从腠理内侵，及于胁下，入两大板油之中，乃三焦之府也。三焦根于肾系，由肾系生出两大板油，邪入于此，正气欲出不得，遂结于胁下，其寒热休作有时者，亦因正与邪有或进或退，不相值则休也。默默解见上。三焦为行水化谷之府，不欲饮食，是上焦膜油与胃脘相交之处，窍道不通，故食不入。《内经》云：胃有大络，即指胃通于膲膜中之管窍也。《内经》名络，西医名为管，从膜膈下入网油，网膜属三焦，网膜上之膏油，即脾之物。脾脏之油，生焦膜上，与胃府本自相连，邪在脾脏油膜之中，则结于胁下之板油内，或大小肠之油网内，则痛而不通。夫邪在上焦，水谷不得入而痛在下焦，逆气上行，故使水谷呕出也。服汤已渴者，是呕虽已，水已得下，而三焦油膜中火仍不已，熏灼其油干燥，遂为转属阳明之燥气矣。《浅注》未能确指，故特补之。

太阳之邪不解，可以柴胡转其枢，太阳之气内陷，不可以柴胡虚其里。得病六日，六经之气已周，而又来复于太阳，正是七日。诊其脉迟，气虚也，浮弱。血虚也，气血俱虚而见太阳症之恶风恶寒，当于寻常之太阳症外，另参脉息日期而分别。且又有独见之症，曰手足温，系在太阳也，此气血俱虚。医者不知，反二三下之，虚其中气，以致不能食，而胁下为少阳之部位，其枢逆而不转，故无往来寒热，惟满而且痛。面目及身黄，为太阴土气虚而真色现也。虽颈项强，为太阴之经气不利。而脾不转输，为小便难者，是中气虚之大关键。柴胡汤乃从内达外之品，里气虚者忌用，若与柴胡汤，里气虚陷，后必下重。

夫呕渴乃柴胡汤之的症，而本渴而饮水呕者，中胃虚也，柴胡汤非中胃之药，不中与也。与之而中气愈虚，食谷者哕，此缘二三下之既误，不可以柴胡汤而再误也。

此一节言太阳之气陷于太阴之地中，太阴阳明气虚，不能从枢外出，又非柴胡汤所主也。

【正曰】浮主阳，浮于外，迟弱主阳气虚弱，非血虚也，阳气不振故恶风寒。手足温者，别于手足潮热而言，谓阳气虚弱，手足当厥冷，即不厥冷而手足温，亦与潮热不同。医者不知为阳虚，乃二三下之，其脾必寒。膜上之膏油，即脾之物也，膜油寒，不能熏化肠中水谷，故不能食。膏油之大者，是胁下两大板油，寒气归此，则胁下满痛。周身之油寒，乃脾土阳虚之极，现出土之本色则黄。虽颈项强，亦是寒，非风热也。小便难，亦是水入膜网之中其膏油不能熏蒸滑利，所谓脾不健运，亦非热也。膏油既弱，则其质虚软，若再用小柴胡汤清利其膜网，则膜网弛纵不收，大小肠往下坠后阴必下重，即今所谓脱肛也。肠连于膜网，而膜网又赖有膏油以充摄之也。今膏油虚软，复用柴胡疏其膜网，是以弛纵而下坠，此理近人少知，不得不详悉言之也。又本渴有似燥热，而饮水呕者，则渴是津不升，呕是虚寒，脾之膏不能化水，柴胡是疏三焦之网，故不中与也。若与之，伤其膏油之气，则食谷不化而哕逆。总见膏油不能化水谷，与膜网不通利者有别。须辨到此，乃知仲景论证之精。

前言服柴胡汤已而渴者，以法治之，不再用柴胡也。嗣言柴胡不中与者，戒用柴胡也，然有不可泥者。伤寒四五日，为阳虚入阴之期，身热恶风颈项强，仍在太阳之分，而不入于里阴也。胁下满，得少阳之极象也。手足温者，是余在太阴，今手足温而渴者，为不涉于太阴，而涉于阳明也。上言服柴胡汤已而渴者，当以阳明之法治之。此不因服柴胡汤而渴，仍宜从枢图治，以小柴胡汤主之。至于项强胁满、手足温等症，前言不中与，而兹特与之者，一以大下里虚，一以未下里不虚也。

此一节承上文两节而推言之。凡病气不随经气入里而为燥化，与未陷里阴，里气未虚者，无不可以小柴胡汤治之。

【补曰】此证全与上节相同，只是未经误下，脉亦不浮弱，是脾之膏油未受伤，而邪在膜网也，仍当清疏，理其膜网，故用小柴胡汤。以见上节病在膏油，属太阴脾土，此节病在膜网，属少阳三焦，一虚一实，毫厘千里。仲景对举于此，正欲令人互勘。

太阳伤寒，值厥阴主气之期，浮分之阳脉涩，是少阳之枢不能外转也，沉分之阴脉弦，是厥阴木邪下于太阴，则太阴之荣气受伤，法当腹中急痛者，先与小建史汤建立中焦之荣气，令腹痛渐愈。若不差者，与小柴胡汤主之，以转其枢，枢转则邪气外达而痛愈矣。

此一节言太阳病值厥阴主气之期，内干太阴而腹痛，当先补益于内，而后枢转于外也，按原法，腹痛，小柴胡汤去黄芩，加白芍。

【补曰】阳脉属气分，卫气从膜网而出，以达皮毛，网膜不通利则卫气难于外出，故脉应之而涩。阴脉属血分，血藏膏油之中，血滞油寒，气不得与血流通，则血行气阻而作痛，所谓痛则不通也。故先与小建中汤以温其膏油建中者，指中焦之而言，此汤温中焦之膏油，膏油既温，则血不凝滞，而膜中之气自畅，斯不痛矣。

若油既温和，痛仍不瘥者，是膏油血分通利，而膜网之微丝管窍不通利，故阳气不得出也，复与小柴胡汤疏利其网膜，则阳气得通畅而愈。建中、柴胡二汤互用，从无人实知其理，《浅注》引经为注，只圇圇解而不透彻。今特指出膜网是三焦，膜网上所生之油，是脾所司也，故病在膏油用建中汤，病在膜网用小柴胡，义可知矣。

小建中汤方

桂枝三两，去皮　甘草二两，炙　大枣十二枚，擘　芍药六两　生姜三两，切　胶饴一升

上六味，以水七升，煮取三升，去滓，内胶饴，更上微火消解，温服一升，日三服。呕家不可用建中汤，以甜故也。

【程扶生曰】伤寒二三日，邪尚在表，未及传里之时，悸则阳虚，烦则阴虚，故以芍药之苦以益阴，姜、桂之辛以扶阳，而复用甘草、大枣之甘温缓其中，中既建则邪不致入里矣。而姜、桂等又能托邪外出，此为阴阳两虚之人，而立一养正驱邪法也。

【张令韶曰】经隧之血脉流行不息，今寒气入而稽迟之，入阳络则脉涩，入阴络则阴脉弦，法当腹中急痛，先与建中汤。以经隧之血脉，皆中胃之所生，更得小柴胡汤以转枢机，枢机利则经隧之血脉通矣，通则不痛也。蔚考：《金匮》黄芪建中汤有加减法，小建中汤无加减法。今查内台方议本有加减，未知为年久脱简，抑或许氏新附与否，姑录之以备参考。方议载建中汤，治虚痛者加黄芪，治心痛者加元胡索，治血虚者加当归、芎䓖，治盗汗多者加小麦、茯神，治虚中生热加柴胡、地骨皮。

伤寒中风，有柴胡证，但见一证便是，

不必悉具。

此一节申明首节之义，以推广小柴胡汤之用也。余通家周宗超云：以伤寒言之，转少阳之枢，外出太阳也，以中风言之，厥阴不从标本，从中见少阳之治也。此解极见明亮。

且夫柴胡汤之用其广也，即误下之后，而里气不虚者，亦可用之，凡柴胡汤如首节所言之病证，病涉于枢，原有欲出之机，一转即出，而医者竟下之，下之恐邪气乘下之虚而入于里阴矣。若柴胡证不罢者，速宜复与柴胡汤，其气外转，必蒸蒸而振，热退而却复发热，汗出而解，盖以下后伤其中焦之津液，欲作汗时，而为此一番之变动也。

此一节重申柴胡汤之妙，而所以妙之在乎枢转也。

【补曰】少阳是三焦，内为膜网，外为腠理，居半表里之间，界内阴外阳之际，故《内经》以枢机比之，非果有机轮转动也。《浅注》加一"转"字，似是而非。盖少阳之邪气，从腠理透入于里，少阳之正气，亦须从腠理透出于外。柴胡生于春日，一茎直上，茎中松白有似人身网膜，故能透达膜油，使气从腠理中直达于外。既下之，邪已于里，正气欲出，必蒸蒸而振者，正与邪争故战也，迫正既胜邪，阳得外出，却只发热而邪随汗解矣。其先蒸蒸，是阴郁其阳，寒热交作，故振而汗不得出，其后郁解则但热不寒，汗遂出而解矣。故以"转"字解少阳经，尤不如"透达"二字解之更切。

盖以枢者内外之枢纽也，可从枢而外出，亦可从枢而内入。伤寒病，过服发表之剂，其恶风寒等症已解，而内虚之症渐形，至二日为阳明主气之期，三日为少阳

主气之期，外邪既净，无庸从少阳之枢而外出。而发表后，虚弱不支之病，转入于所合之心包络，包络主血，血虚则心中悸，不独悸而且烦者，以烦涉于心主之血分，而不涉于枢胁之气分，故以小建中汤主之。

此一节浅言之不过虚补二字，而言外合一"枢"字之义见，少阳三焦内合厥阴心包而主血，故亦可随枢而内入也。心包主血，血虚神无附丽而自悸，则悸为虚悸，而烦亦虚烦也。

【补曰】三焦即膜网也，包络俗名护心油，膜膈上循腔子，上肺系，至心为包络，经曰：三焦上合心包，以其膜网相连也，膜与油古又名膏肓，膏即是油，肓即是膜网。小柴胡是疏膜网，建中汤是温补膏油，膏油即脾土所属，心包之火从护心油，而下以温周身之膏油，是为火生土，建中汤即此义也。故以桂枝入心为主，而其余药皆是补脾。

陈平伯云：但云心中烦悸，不云无汗恶寒等证，可知服过麻黄汤后，表实已解，里虚渐著，故以此汤补之，否则大青龙、栀子豉汤之证，误服害事。

少阳为阳枢，少阴为阴枢，其气相通。太阳病过经十余日，十日为少阴主气之期，医反二三下之，逆其少阴之枢机。后四五日，乃十五六日之间再作经，而又当少阳主气之期，太阳之气不因下陷，仍欲从枢而外出。故柴胡证仍在者，先与小柴胡汤以解外，若呕不止，是太阳之气不从枢外出，而从枢内入，干于君主之分，外有心下满急之病象，内有郁郁微烦之病情者，为未解者，与大柴胡汤下之，下其邪气而不攻其大便则愈。

此言病在枢者，小柴胡汤达之于外，所以转之，大柴胡汤泄之于内，亦所以转

之也。

【补曰】但执"枢"字解少阴经，故于呕不止证不能明了。于心下急，但言君主之分，皆属含糊。不知心下是指胸前之膈膜，急如里急、少腹急之急，乃是膈膜收缩促急褊窄也。膜通利则松缓，膜郁滞则褊急，少阳三焦膜中火甚，则郁遏烧灼膈膜，收缩而急，火合于心包则烦，火太逆则呕不止，证重于小柴胡，故但用清疏不能降其火。必用大柴胡，有大黄以下之，使火气不逆乃愈，又必用柴胡一味以透达膜膈也，膈膜透达则通利松缓不褊急矣。但曰下之亦是转之圊圄语，安能令人明晰。

大柴胡汤方

柴胡半斤　黄芩二两　芍药三两　半夏半升，洗　生姜五两　枳实四两，炙　大枣十二枚，擘

上七味，以水一斗二升，煮取六升，去滓再煎，温服一升，日三服。一方用大黄二两，若不加大黄，恐不为大柴胡汤也。此方原有两法，长沙辨而均用之，少阳之枢并于阳明之阖，故用大黄以调胃。

【蔚按】凡太阳之气逆而内干，必藉少阳之枢转而外出者，仲景名为柴胡证。但小柴胡证心烦，或胸中烦，或心下悸，重在于胁下苦满；而大柴胡证，不在胁下而在心下，曰心下急，郁郁微烦，曰心下痞硬。以此为别小柴胡证，曰喜呕，曰或胸中烦而不呕。而大柴胡证不独不呕，而且呕吐，不独喜呕，而且呕不止，又以此为别。所以然者，太阳之气不从枢外出，反从枢内入，干于君主之分，视小柴胡证颇深也。方用芍药、黄芩、枳实、大黄者，以病势内入，必取苦泄之品，以解在内之烦急也。又用柴胡、半夏，以启一阴一阳之气。生姜、大枣，以宣发中焦之气。盖

病势虽已内入，而病情仍欲外达，故制此汤，还藉少阳之枢而外出，非若承气之上承热气也。汪切庵谓加减小柴胡、小承气可为一方，未免以庸俗见测之也。

伤寒十三日，经尽一周，而又来复于太阳，若不解，又交于阳明主气之期，病气亦随经气而涉于阳明。阳明司阖而主胸，少阳司枢而主胁，既满而又呕，是阳明之阖不得少阳之枢而外出也。日晡所在申酉戌之间，阳明于其所旺时而发潮热，热才已而即微利，此本系大柴胡证，不知用大柴胡方法下之而不得利。今反微利者，知医以丸药下之，丸缓留中，不得外出，非其治也。潮热者，阳明气实也，先宜小柴胡汤以解太阳之邪于外，后以柴胡加芒硝汤解阳明之邪于内而主之。盖胸胁满而呕，太少两阳之病，日晡所发潮热，阳明燥气病也。

此一节言太阳之气于阳明中土，亦当从枢而外出，其用柴胡加芒硝，亦从枢出之义，非若承气之上承热气也。

【正曰】胸满而呕，是少阳三焦膈膜郁滞。日晡潮热，是阳明大肠燥结。实热当先用小柴胡汤以治满呕，后用加芒硝汤以治燥实，则膜膈之气上达而病已。大肠之实下行而亦不利，今病已反有微利者何也？盖此症先呕满后潮热，后得之症为标，先得之症为本，此本症呕满是小柴胡证，宜升达之邪，若用大柴胡汤下之，而亦不得利，以呕满之仍欲上达故不得利，何以知下之是用大柴胡，因此节承上节而言，故知之也。"令"字承上文"已"字谓本柴胡证，虽下之而不利，乃今所谓呕满潮热之证已止而反有微利者，知医以别样攻破之丸药强下之，非其治法，故有流弊也。此是上段言本病是少阳证，标病是阳明证，

医者不分先后，误以丸下，则非其治也。下一段承上本柴胡证，满而呕吐，而标病又见潮热者，是阳明大肠之实热也。其治法宜分先后，先用小柴胡以解外，使少阳呕满之本证得上达而解，后用加芒硝汤，以泄大肠之实热则潮热并愈，且断无已而反微利之流弊，如此缴转解则方证自明。《浅注》不将下利作撇笔解，几如下利之明，复用芒硝，岂不刺谬哉。故读仲景书，于文法承接转折处，须细心体认。又胸胁系少阳之膜膈，《浅注》以胸属阳明，因此节文潮热是阳明证，故欲撇胸入阳明经，以求通下文之意。岂知于"胸胁"二字既差，而于下文转折剥换又不了了，安能全节文理皆通哉。又大柴胡是治胃，胃通于膜油，人之膏油则色带黄，应土之色也。心下膜膈连胃脾，及两胁之间，膏油最多，热在膏油，胀而挤塞，故上节心下急。以大黄色黄味苦，即于膏油者下之，加芒硝汤，是治大肠。大肠生于下焦，下焦少膏油只是连网，与肠相通，大肠属燥金。芒硝色白属金，质润治燥，味咸直走下焦，故治大肠之燥。如此分别，乃知仲景用药之精。

柴胡加芒硝汤

柴胡二两六铢　半夏二十铢　黄芩一两　甘草一两　生姜一两　人参一两　大枣四枚　芒硝二两

上七味，以水四升，煮取二升，去滓，纳芒硝，更煮微沸，分温再服。此药剂之最轻者，以今秤计之，约二两，分二服，则一服只一两耳。

【蔚按】小柴胡汤使太阳之气从枢外出，解见原方。兹云十三日经尽一周，既来复于太阳，当解而不能解，又交阳明主气之期，病气亦随经气而涉之。阳明主胸，

少阳主胁胸，胁满而呕者，阳明之阖不得少阳之枢以外出也。日晡所者，申酉戌之际也，阳明旺于申酉戌，故应其时而发潮热。热已微利者，阳明之气虽实，其奈为丸药所攻而下陷。陷者举之，用小柴胡汤以解外，解寓升发之义，即所以举其陷而止其利也。又加芒硝者，取芒硝之咸寒，以直通地道，不用大黄之苦寒，以犯中宫，盖阳明之气既伤，不宜再伤。师之不用大柴而用小柴，其义深矣。

伤寒十三日，再经已周，而又来复于太阳，不解则病气已过于阳明胃府，名曰过经。过经谵语者，以胃府有热也，当以汤药下之。若小便利者，津液偏渗，大便当鞕，今不鞕而反下利，诊其脉不与证相背，亦姑谓之调和者，知医不以汤药下之，而以丸药下之，病仍不去，非其治也。若胃气虚寒，而自下利者，脉当微而手足亦厥，必不可下。今脉与阳明胃府证不相背，即可反谓之和者，以丸缓留中，留而不去，此为内实也。以调胃承气汤去其留中之秽，以和其胃气主之。

此一节言病气随经气而过于阳明也。

【正曰】姑谓之、反谓之，皆《浅注》强解之词，安知原文实义哉。盖仲景谓谵语便鞕，不当下利，脉亦当大，不当调和。今不硬而反下利，脉不大而反调和者，知医不以汤药涤其热，而但以丸药下其粪，旁流滞下，使当大之脉被其挫弱，遂为调和之形，是下利脉和而实邪仍在，非其治也。何以知下利脉和仍是实邪？仲景又申明曰：若下利是虚，其脉当微，手足当厥。今脉不微而反和，所以知其非虚，乃医者挫弱其脉如此，此虽外见和脉而内仍为实邪也，以调胃承气汤主之。余曾临证，见素虚人及六阴脉人，虽得伤寒热证，脉亦

不大，仅见为和，即与此节脉和同一例也。仲景于常诊外添一变法，精之至矣。

太阳病不解，若从胸胁而入涉于阳明少阳之分，此小柴胡汤之证也。今从背经而入于本府，名为热结膀胱，膀胱在少腹之间。经曰：膀胱者，胞之室也，胞为血海，居膀胱之外，热结膀胱，熏蒸胞中之血，血阴也，阴不胜阳，故其人如狂。若血自下，则热亦随血而下者自愈。若其邪在外，犹是桂枝证不解者，尚未可攻，当先解其外，外解已，但见少腹急结者，无形之热邪结而为有形之蓄血，乃可攻之，宜桃核承气汤方。

此一节言太阳之邪循经而自入于本府也。

桃核承气汤方

桃仁五十个，去皮尖　桂枝二两　大黄四两　芒硝二两　甘草二两，炙

上五味，以水七升，煮取二升半，去滓，纳芒硝，更上火，微沸下火，先食，温服五合，日三服。当微利先食，言服药在未食之前也。

【蔚按】张令韶谓太阳有气有经，其气从胸而出入，其经挟脊入循膂而内络膀胱。如病邪从胸胁而入涉于阳明少阳之分，则为小柴胡汤证。循背脊而入，自入于太阳之府，则为桃仁承气汤证。太阳之腑曰膀胱，在小腹之间，为血海之所，膀胱有津液而无血，而与胞中之血海相连，热干之，阴不胜阳则动胞中之血而自下，故其人如狂。然病起外邪，当先解外，必审其小腹急结乃可攻之。急结者，其血有急欲通之象也。桃得阳春之生气，其仁微苦而涌泄，为行血之缓药，得大黄以推陈致新，得芒硝以清热消瘀，得甘草以主持于中，俾诸药遂其左宜右有之势。桂枝用至二两

者，注家以为兼解外邪，而不知辛能行气，气行而血乃行也。男蔚按《内经》曰：血在上喜忘，血在下如狂。

伤寒八日，当阳明主气之期，九日当少阳主气之期，下之伤其阳明之气为胸满，逆其少阳之气而为烦惊，以少阳三焦内合心主包络故也。小便不利，为少阳三焦决渎之官失其职也。谵语，为阳明胃气不和也。一身尽重，不可转侧者，少阳循身之侧，枢机不利故也。以柴胡加龙骨牡蛎汤主之。

此一节言太阳之气因庸医误下，以致三阳同病，特立三阳并治之方，滋阳明之燥，助少阳之枢，而太阳不失其主开之职，其病仍从少阳之枢而外出矣。

柴胡加龙骨牡蛎汤方

半夏二两，洗　大枣六枚　柴胡四两　生姜一两半　人参一两半　龙骨一两半　铅丹一两半　桂枝一两半，去皮　茯苓一两半　大黄二两　牡蛎一两半

上十一味以水八升，煮取四升，纳大黄，切棋子，更煮一二沸，去滓，温服一升。

【《内台方议》云】伤寒八九日，邪气错杂，表里未分，而误下之，则虚其里而伤其表。胸满而烦者，邪热客于胸中。惊者，心恶热而神不守也。小便不利者，里虚津液不行也。谵语者，胃热也。一身尽重，不可转侧者，阳气内荣于里，不行于表也。故用柴胡为君，以通表里之邪而除胸胁满。以人参、半夏为臣辅之。加生姜、大枣而通其津液，加龙骨、牡砺、铅丹，收敛神气而镇惊为佐。加茯苓以利小便而行津液，加大黄以逐胃热止谵语，加桂枝以行阳气而解身重错杂之邪，共为使。以此十一味之剂，共救伤寒坏逆之法也。

《伤寒论》共十二味，一本无黄芩，止十一味也。

伤寒腹满为太阴证，谵语为阳明证，其脉不宜浮紧矣。乃取之寸口三部脉浮而紧，其名曰弦，弦为肝脉，此肝乘脾之病也。《内经》云：诸腹胀大，皆属于热。又云：肝气盛则多言。是腹满谵语乃肝旺所发也，旺则侮其所胜，直犯脾土名之曰纵，谓踪势而往，无所顾虑也。宜刺期门二穴以制其纵。

此一节合下节论病在有形之藏，而不在无形之气也。在无形之气，则曰太阴厥阴，在有形之藏，则曰脾曰肝曰肺也。

伤寒发热病在表也，太阳主表而肺亦主表。啬啬恶寒，皮毛虚也，太阳主皮毛，而肺亦主皮毛。金受火克，故大渴欲饮水，饮水过多，肺气不能通调水道，故其腹必满。若得自汗出，则发热恶寒之证便有出路，小便利则腹满之证便有去路，此肺气有权得以行其治节，则其病欲解。而不然者，发热恶寒如此，腹满又如此，此肝木乘肺金之虚而侮其所不胜也，名之曰横，谓横肆妄行，无复忌惮也。亦刺期门二穴以平其横。

【按】期门二穴在乳下第二肋端，去乳头约四寸，肝募也，厥阴阴维之会，刺入四分。此穴刺法，能佐小柴胡汤所不及。

【《活人》云】穴在乳直下肋骨近腹处是也，则是第二肋当从下数起，恰在软肋之两端，是血刺法，肥人一寸，瘦人半寸，不肥不瘦中取之，但下针，令病人吸五吸，停针良久，徐徐出针，此平泻法也。

太阳病二日，正当阳明主气之期，以太阳之病而得阳明之气，阳极似阴，故扰动不安而反躁。医者误认为阴躁，而凡以火熨其背，背为阳，阳得火热而大汗出。

汗乃胃中水谷之津，大热入胃，则胃中之水津竭，遂下伤水阴之气而躁，上动君火之气而烦，中亡胃中之津必发谵语。十余日又值少阴主气之期，得少阴水阴之气以济之，则阴气复而阳热除。先见振慄之象，旋而大便自下利者，此为阳明得少阴之气，阴阳和而欲解也。且夫阴阳之气，元妙难言也，而以一身之部位论，则身半以上为阳，身半以下为阴。若阳在上而不得下交于阴，故其汗从腰以下不得汗，欲小便不得，反呕。阴在下而不得上交于阳，故欲失溲，足下恶风。然上下所以不交者，责在胃实以隔之，前此止是胃中竭，后此则为大便鞕，鞕者必以法通之，不得拘于大便鞕，小便当数，而反不数及多印板套语，谓津液当还胃中，而不必遽通也。通之之后，得大便已则燥结去，火邪泄，于是阴气旋转而上升，其头卓然而痛。阳气光明而下济，其人足心必热，此谷气下流故也。

此章凡十一节，皆言火攻之误，以明太阳为诸阳主气，阳为火，不可以火攻之也，即不用火而羌、独、荆、防、姜、附、桂、茱之类，皆是也。

【补曰】此节文繁理奥，或有错简，或章句不应相连，又似当分作两节解，义难通贯，当阙疑以待考。

太阳病中风，以火劫发汗，邪风更被火热逼其血气从外流溢，失其行阴行阳之常度。风为阳，火亦为阳，两阳交相熏灼，其身发黄。设阳邪盛于阳位，则犹可乘其势之欲衄，使之从衄而解。至于阳邪盛，乘阴分之虚而深入之，津液干涸，则小便难，而阴气阳气之流溢者，至此俱觉虚竭。细察其周身全体，则无汗而枯燥，但头汗为火热上攻而出其津液，不能周遍则剂颈而还。邪热内郁则腹满微喘，邪热上薰而口干咽烂。其初阳明燥结，或止见不大便，稍久则神乱而谵语，甚者气逆而至哕，其病更深矣。四肢者，诸阳之本，邪热亢盛则手足躁扰，捻衣摸床，俱为真阴立亡之象，恐非药力所能胜者，必察其小便尚利者，为一线之真阴亡而未亡，其人犹为可治。

此一节言火攻之危证也。汪苓友云：诸家注皆言小便自利。夫上文既言小便难，岂有病剧而反有自利之理。必须用药以探之其人小便利，犹为可治之证，如其不利，治亦罔效矣。此说亦通。按探法，猪苓汤可用，或茵陈蒿汤亦妙。

伤寒脉浮，为太阳之病，当以麻黄汤，化膀胱津液出诸皮毛而为汗则愈，太阳与君火相合而主神，心为阳中之太阳。医以火迫劫之，遂致亡其上焦君火之阳，神气浮越，必惊狂起卧不安者，以桂枝去芍药，再加蜀漆牡蛎龙骨救逆汤主之。

前条中风火劫其汗，证见亡阴，故小便利为可治。此条伤寒火劫其汗，证见亡阴，难俟阳之自复，故以此汤从手厥阴以复之。凡亡阴中之阳，必用附子以救之。此亡阴中之阳，因火迫劫，又非附子之所宜。此一节为火逆出其方也，当知手厥阴证之专方，非火逆通用之方也。但汪苓友疑亡阳证，恐不能胜蜀漆之暴悍；柯韵伯疑当时另有蜀漆，非常山苗也；愚每以茯苓代之，热盛者以白薇代之。

桂枝汤去芍药加蜀漆龙骨牡蛎救逆汤

桂枝三两，去皮　甘草二两，炙　生姜三两，切　牡蛎五两　龙骨四两　大枣十二枚，擘　蜀漆四两，洗去腥

上为末，以水一斗二升，先煮蜀漆减二升，纳诸药，煮取三升，去滓，温服一升。原本为末水煮，必有其故。

【张令韶曰】伤寒脉浮，病在阳也，太阳与君火相合而主神，心为阳中之太阳，医以火迫劫亡阳，亡其君主之阳，非下焦生阳之阳。心为火迫则神气外浮，故如惊狂而不安。桂枝色赤入心，取之以保心气。佐以龙、牡者，取水族之物以制火邪，取重镇之品以治浮越也。芍药苦平，非亡阳所宜，故去之。蜀漆取通泄阳热，故先煮之。神气生于中焦水谷之精，故用甘草、大枣、生姜，以资助中焦之气也。病在阳，复以火劫，此为逆也，故曰救逆。

病形初作时，绝似伤寒，见恶寒体痛无汗等证，其脉似当弦紧，令诊其脉不弦紧而弱。弱者阴不足，阳气陷于阴分。伤其津液，其人口必渴，若被火攻者，津液愈亡，致胃中燥热必发谵语。然脉弱者虽不可汗，而见证既有发热，再审其脉弱中见浮，不妨服桂枝汤，啜热稀粥，从养阴法以解之，当汗出愈。

此一节言脉弱亦不可以火攻也。按仲景不出方，程郊倩拟用大青龙汤，未免太过。余注拟用桂枝汤，然于"必渴"二字，亦扣不著。今拟小柴胡汤去半夏，加栝蒌根，仍与桂枝汤合半用，温服，覆取微汗较妥。

太阳病，法在发汗，然太阳之汗从下焦血液而生。若以火熏之，则血液伤而不得汗。下焦血液生之于肾，肾伤，其人必躁。如经气已周七日之数，复到于太阳之经而不汗解，其火邪下攻则必清血，《内经》云：阴络伤则便血，此因火所致，名为火邪。一本清作圊。

此一节言火邪之逆于下也。

【补曰】此与热入血室，热结膀胱，蓄血等证，皆是指血室而言。膀胱生于膜油之上，膜油内一大夹室，即血室也。膀

胱之气，与血室之血合同而行，是为营卫，营血外出则居于肌肉之分，卫气外出则充于皮毛之间。伤寒邪热，从皮毛气分入膜网而内侵膀胱，则为水结，从肌肉之血分入膜油，而内侵血室则为蓄血下血等证。观此益知血气皮毛肌肉腠理膜油血室膀胱内外之层折矣，即下节唾血亦是从肌肉内侵膜油，干心肺与下血只上下之别，而其理则一也。

脉浮热甚，阳气实也，不宜灸而反灸之，此为病证之实。反以陷下之法灸之，是实以虚治，因火而动，必上攻于咽而咽燥，内动其血而唾血。盖火气通于心，经云：手少阴之脉上膈夹咽是也。火气循经上出于阳络，经云阳络伤则血外溢是也。

此一节言邪火之逆于上也。愚按大黄泻心汤可用，或加黄芩，即《金匮》之正法。

微为虚之脉，数为热之脉，虚热盛则真阴虚，慎不可灸，若误灸之，因致火盛为邪，上攻则为烦逆。且阴本虚也，更追以火，使虚者愈虚。热本实也，更逐以火，使实者愈实。阴主荣血而行于脉中，当追逐之余，无有可聚之势，以致血散脉中。彼艾火之气虽微，而内攻实为有力，焦骨伤筋，大为可畏。所以然者，筋骨藉血以濡养之，今血被火而散于脉中，血一散则难复也，终身为残废之人，谁职其咎耶。

此一节言火邪之逆于中也。虚热之人，以火攻散其脉中之血则难复也。

【愚按】速用芍药甘草汤，可救十中之一二。

脉浮，病在表，宜以汗解，用火灸之，伤其阴血，不能作汗，邪无从出，反因火势而加盛，火性上炎，阳气俱从火而上腾，不复下行，故病从腰以下必重而痹。《内经》云：真气不周，命曰痹，此因火而累气，故不名气痹而名火逆也。然未灸之先，岂无自汗而解者？须知欲自解者，必待其自汗。《内经》云：在心为汗，心之血液欲化为汗，必当先烦乃有汗而解。何以知之？诊其脉浮为外出之机，先见故知汗出而解也。

此一节言误灸后之病形，并及未灸前自愈之脉证也。

汗为心液，烧针令其汗，则心液虚矣，针处被寒，核起而赤者，心虚于内，寒薄于外，而心火之色现也。少阴上火而下水，火衰而水乘之，故必发奔豚。其气从少腹上冲心者，灸其核上各一壮，助其心火，并散其寒。再与桂枝加桂汤。其方即于原方更加桂二两，温少阴之水藏而止其虚奔。

此一节言外寒束其内火，用火郁发之之义也。汪苓友云：此太阳病未发热之时，误用烧针开发腠理，以引寒气入藏，故用此法。若内有郁热，必见烦躁等证，又不在此例矣。

桂枝加桂汤方

桂枝三两　芍药三两　生姜三两　甘草二两　大枣十二枚　牡桂二两

上六味，以水七升，煮取三升，去滓，温服一升。按桂即桂枝也，本方共五两，已经照数加入二两矣。今坊刻各本有加牡桂二两，相传已久，姑录存参。

【蔚按】少阴上火而下水，太阳病，以烧针令其汗，汗多伤心，火衰而水乘之，故发奔豚，故用桂枝加桂，使桂枝得尽其量，上能保少阴之火藏，下能温少阴之水藏，一物而两扼其要也。核起而赤者，针处被寒，灸以除其外寒并以助其心火也。

火逆之证，颇类胃实病象，医者误认为里实证而下之，下之不愈，因复烧针，是下既夺其里阴，烧针复逼其虚阳，阴阳两相乖离而烦躁者，以桂枝甘草龙骨牡蛎汤主之。

此一节为火逆烦躁者，立交通心肾之方也。

桂枝甘草龙骨牡蛎汤方

桂枝一两　甘草二两　牡蛎二两　龙骨三两

上为末，以水五升，煮取二升半，去滓，温服八合，日三服。为末水煮，即此是法。

【蔚按】太阳病，因烧针而为火逆者多，今人不用针烧，而每有火逆之证者，炮姜、桂、附、荆、防、羌、独之类逼其逆也，火逆则阳亢于上。若遽下之，则阴陷于下，阳亢于上，不能遇阴而烦，阴陷于下，不得遇阳而燥。故取龙、牡水族之物，抑亢阳以下交于阴，取桂枝辛温之品，启阴气以上交于阳。最妙在甘草之多资助中焦，使上下阴阳之气交通于中土，而烦躁自平也。

太阳伤寒者，若在经脉，当用针刺。若在表在肌，则宜发汗，宜解肌不宜针刺矣。若加温针，伤其经脉，则经脉之神气外浮，故必惊也。即《内经》所谓起居如惊，神气乃浮是也。

【张令韶云】自此上十一节，历言火攻之害。今人于伤寒病，动辄便灸，草菅人命，可胜悼哉。

【受业薛步云按】火劫发汗，今人少用此法，而荆、防、羌、独、姜、桂、芎、芷、苍、橘之类，服后温覆逼汗，皆犯火劫之禁。读仲景书宜活看，不可死板。

伤寒论浅注补正卷一中终

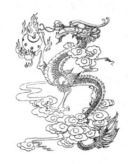

伤寒论浅注补正卷一下

汉张仲景原文

闽长乐陈念祖修园浅注

男　蔚古愚元犀灵石仝校字

蜀天彭唐宗海容川补正

夔门邓其章云航参校

辨太阳病脉证篇

太阳病，当恶寒发热。今吐伤中气，津液外泄而自汗出，汗出而外证亦微。不恶寒发热，脾胃之气不足。而关上之脉见微细虚数者，此非本病，以医者吐之之过也。一二日吐之者，以二日为阳明主气之期，吐之则胃伤，而脾未伤，故脾能运而腹中饥，胃不能纳而口不能食。三四日吐之者，以四日为太阴主气之期，吐之则脾伤而胃未伤。脾伤则不胜谷，故不喜糜粥。胃未伤，仍喜柔润，故欲食冷食。朝为阳，胃为阳土，胃阳未伤，故能朝食。暮为阴，脾为阴土，脾阴已虚，故至暮吐。所以然者，以医误吐之所致也。前伤胃而不伤脾，后伤脾而不伤胃，非脾胃两伤之剧证，此为小逆。

此一节言病由误吐，一时气逆使然。后人拟用大小半夏汤，然却不知仲师无方之妙法。

【述】此章凡四节，皆言吐之失宜，而变证有不同也。

太阳病不当吐而吐之，但太阳病原当恶寒。今吐后反不恶寒，不欲近衣者，此为吐之伤上焦心主之气，阳无所附而内烦也。

此一节言吐之不特伤中焦脾胃之气，亦能伤上焦心主之气也。

病人脉一息六七至，其名曰数。数为热证，与虚冷之证不同，故数果为热。热当消谷而引食，而反见作吐者，此非热也。以过发其汗，令阳气外微。阳受气于胸中，故膈中之气亦虚，脉及数也。数为外来之客热，非胃中之本热，无热不能消谷，以胃中虚冷故吐也。

上二节之吐，言以吐致吐。此节之吐，言不以吐而致吐也。

【补曰】此与《金匮》胃中空虚，客气动膈同义。盖阳气微，是指阳明胃中之气微，膈是胸前膈膜，通于胃脘之处，膈膜由胸前上通于心包。心火之所以生土者，皆由心包传入膈膜，以熏化胃中之饮食。

而心又主血脉，西医言心体跳动不休，脉即应之而动。今以膈气虚，心火不能生胃土，而客气乘虚入于膈中，扰乱心主之血脉，乃见数象。是此数脉，非阳明胃中本热，乃乘虚外来，侵膈中之客热也。客热在膈，不在胃中，故胃中仍虚冷，所以吐也。《浅注》随文敷衍，未能了晰。又西医之说，详吾《医经精义》，与《内经》论脉相合，读者当参考之。

病证在疑似不可定之际，必求诸病人之情。太阳病既已过经不解，当辨其病留于何经之分，而不必泥于所值之气。约计十有余日，或留于阳明之分，则心下温温欲吐而胸中痛，以心下与胸中为阳明之所主也。或留于太阳之分，则大便反溏而腹微满，以大便与腹为太阳之所主也。胃络上通于心脾，脉又上膈注心，脾胃不和，故郁郁微烦。然以上诸证或虚或实，不无疑议，必须审病人之情。先此十余日之时，自料其病，若得极吐极下，而后适其意者，此胃实也，可与调胃承气汤微和胃气。若不尔者为虚证，则不可与。若但欲呕而无心下温温证，但胸中痛而无郁郁微烦证，但微溏而无腹满证者，此且非柴胡证，况敢遽认为承气证乎。然则为承气证，从何处而得其病情乎？以其呕即是温温欲吐之状，故知先此时自欲极吐下也。

此一节言病证在疑似之间，而得其欲吐之情为主，兼参欲下以定治法。甚矣，问证之不可不讲也。

太阳病，六日已过，而至七日，正当太阳主气之期，表证仍在脉则宜浮。今脉微而沉，是邪不在表而在里矣。太阳之病内传，多是胸膈，今反不结胸，是病不在上而在下矣。其人发狂者，邪热内盛，逼乱神明也。此证以热在下焦，少腹当鞭满。

然小便与血皆居小腹，蓄而不行，皆鞭满。若小便自利者，知不关膀胱之气分，而在于冲任之血分，必用药以下其血乃愈。所以然者，以太阳之表热随经，而瘀热在少腹之里故也，以抵当汤主之。

此与桃核承气证不同，彼轻而此重，彼为热结膀胱，乃太阳肌腠之邪从背脊而下结于膀胱。此为瘀热在里，乃太阳肤表之邪，从胸中而下结于少腹也。

【补正曰】狂为实证，微为虚脉，何以脉微反主狂哉？益狂虽是实，乃阴分血实，非阳分气实也。《金匮》言阳气虚者为狂，谓狂为阴分之血实，而阳分之气以形其虚，此脉之微，亦正是阳分气虚。知病不在气分也，沉脉应病在里，承上文太阳证来则太阳之气出入于胸中，脉应在里，当结胸。今反不在上焦胸前之膈膜中，不为结胸，而其入发狂者，《内经》云：血在下如狂。以热在下焦膜网夹室之内，是为血室，血结为死魄，魄乱其魂，是以狂也。血室后连大肠，前连膀胱，正当小腹之间，故小腹当鞭满。设热结在膀胱，则小便不通。今小便自利者，知不在膀胱，乃在血室中，当攻下其结血，使从大肠浊道可出乃愈。所以然者，以血室之油膜，上连板油而著于背脊，太阳经行身之背，随经瘀热从背脊入血室之里，不从胸入，故不结胸。不在膀胱中，故小便自利，背脊连油膜从血分入，故入血室。若夫热结膀胱，是从胸前上焦气分，从水道决渎之路而入，故入水府。修园不知三焦膀胱原委如此，是以从入之路被其倒乱也。

抵当汤方

水蛭三十个，熬　虻虫三十个，熬去翅
桃仁三十个，去皮尖　大黄三两，酒浸

上四味，锉如麻豆，以水五升，煮取

三升，去滓，温服一升，不下再服。

【张令韶曰】太阳有经与气之分，亦有外与表之别。桃仁承气证，热结膀胱，乃太阳肌腠之邪从背脊而下结于膀胱，故曰外不解者，尚不可攻，肌腠为外也。抵当证瘀热在里，乃太阳肤表之邪从胸中而下结于小腹，表气通于胸，故曰表证仍在，反不结胸。皮毛为表也，盖太阳之气从胸而出入。太阳之脉循背脊之下络，膀胱经病，外邪从背而入，结于膀胱者，详于桃仁承气汤方注。而气病表邪，从胸而入，不涉于膀胱，故不曰热结膀胱，而曰反不结胸热在下焦，盖下焦即胞中冲任二脉之所起也，冲脉起于气冲，任脉起于中极之下，以上毛际，亦居小腹，故前章曰小腹急结，此章曰小腹鞕满。急结者，急欲下通之象，不必攻之，故曰下者愈，只用桃仁承气足矣。此曰鞕满，全无下通之势，故不曰血自下，而曰下血乃愈，言必攻而始下也，非抵当不可。二证之分别如此。又曰太阳病六七日，正当太阳主气之期，表证仍在，脉当浮，今微而沉者，气随经络沉而内薄也。内薄于胸，当结胸，今反不结胸者，知表邪从胸而入，下于阴分，阴不胜阳故发狂，热在下焦故小腹鞕满。鞕满而小便自利，便知其不在无形之气分，而在有形之血分也。方用虻虫、水蛭。一飞一潜，吮血之物也，在上之热随经而入，飞者抵之在下为血，为热之瘀，潜者当之，配桃核之仁，将军之威一鼓而下，抵拒大敌，四物当之，故曰抵当。

血之与水，以小便之利与不利分之，请再申其说。太阳病，从胸而陷于中土，故身黄，脉沉结，少腹硬，小便不利者，乃脾气不能转输，水聚于少腹，为无血也。而小便自利，其人如狂者，非水聚，为血

聚，血证谛也。必谛审其果是血证，方可以抵当汤主之，否则不可姑试也。

此一节申明上文小便自利之义也。喻嘉言云：此条乃法中之法也，见血证为重病，抵当为重药，后人辨证不清，不当用而误用，与夫当用而不用，成败在于反掌，故重申其义也。

《内经》云：今夫热病者，皆伤寒之类也。伤寒有热，至于所有之热皆归于少腹，故少腹应满，小便不利。今反利者，热归血海，为有血也。但血结阴位，卒难荡涤，投药过多，恐伤中气，故当缓缓下之。然又恐药力太微，病根深固难拔，故应用之药，宜尽数以与之，不可更留余药。宜抵当丸。

此一节变汤为丸，分两极轻，连滓而服，又法外之法也。

抵当丸方

水蛭二十个，熬　　虻虫二十五个，熬去翅

桃仁二十个，去皮尖　　大黄三两，酒浸

上四味杵，分为四丸，以水一升，煮一丸，取七合服之，晬时当下血。若不下者更服。晬时，周时也。

【陈修园曰】抵当之脉，浮取微而沉取结。按曰：微而沉，非沉微也，故又以沉结申之。抵当之证发狂，小腹鞕满，小便自利，其中又有发黄病。审其小便不利，为膀胱之气不化。小便自利，非膀胱之气不化，为下焦之瘀不行，以此方之难用，又不可不用，不得不重申其义也。然此为抵当汤丸二证，公共之辨法也。师又以抵当丸方法者，著眼在"有热"二字。以热瘀于里，而仍蒸于外，小腹又满，小便又不利。而反自利，其证较重，而治之不可急遽，故变汤为丸，以和洽其气味，令其缓达病所。曰不可余药者，谓连滓服下，

不可留余，庶少许胜多许，俟晬时下血，病去而正亦无伤也。

虽然辨蓄血者，既以小便利为断矣，然不详审其主证而并辨其兼证，恐专执小便利之一说，概认为血证，亦非辨证之法。《内经》云：饮入于胃，游溢精气，上输于脾，脾气散精，上归于肺，通调水道，下输膀胱。故太阳病，小便利者，以其人饮水之多，夫饮水多而小便利，则水气不泄，应无心下悸之病矣。若不下泄而上凌，必心下悸，心恶水制也。是以小便少者，气不施化，必苦里急也，岂独血证然哉。

【正曰】《浅注》以心下悸与小便少者作一串说，反形迂曲。盖上节以小便利不利分有血无血，此又以小便利不利分水之在上在下，谓小便利者，水不结于下，以饮水过多，必停在胸膈间，上凌心火而心下悸。是水在上，故膀胱不里急也。若小便不利者，以饮水多，不停胸膈间，必下结于膀胱，无上凌心悸之证，必有苦里急之证矣。词甚爽真，读者当玩。

【张钱塘云】上节以小便不利而辨其血之有无，此又以小便之多少而验其水之有无，总结前三节之意，以见不可概认为血证，其章法之精密如此。

问曰：吾闻太阳主开病竟有不能出入内外，而固结于胸为结胸。少阴主枢，竟不能枢转出入，而固结于藏为藏结，其病状何如？答曰：结有正有邪，太阳之正气与邪气共结于膈胸有形之间，故按之则痛。寸以候外，太阳主皮毛，故寸脉浮关以候中，病气结于胸中，故关脉沉，此名曰结胸也。

【张钱塘云】此章论结胸、藏结、痞气之证，直至病胁素有痞方止，其中有经气之分、阴阳之异、生死之殊，学者所当细心体会也。

何谓藏结？答曰：胸虽不结，阴邪逆于心下，其外如结胸之状，而内则发于少阴，不如结胸之发于太阳也。上不涉于胸胃，故饮食如故，下干于藏气，故时时下利。寸脉浮，为少阴之神气浮于外也。关脉小细，为少阴之脏气虚于内也，沉紧为少阴之藏气结于内也，若此者名曰藏结。舌为心之外候，其舌上白胎滑者，阴寒甚于下，而君火衰于上也，病为难治。藏结之状既明，而藏结之证不可不讲，藏结发于少阴，少阴上火下水，本热标寒，必得君火阳热之化则无病。今不得其热化，则为藏结，无阳证少阴主枢，今病不见往来寒热，是少阴之阳气不能从枢以出也。阳动而阴静，故其人反静。舌上胎滑者，为君火衰微而阴寒气盛，不得不切戒之曰不可攻也。

此承上文而言藏结之证也。

【正曰】藏结，是言下焦膜油中之夹室，即血室丹田之中也，与《金匮》妇人脏燥之脏，皆指此言，非泛言五脏也。血室胞官，其膜上通胸胁，下通大肠，故上如结胸，而下则时时下利。两面夹写出藏结之所在，凡血室有热，则发于膜膜之间而为往来寒热，藏结皆是阴结，无阳证也，故不往来寒热，仲景此章，历言胸膈胁膜下焦膜油，而并详丹田之结通身膜网已详矣。修园于此尚欠分晓。又详于下，痛引少腹入阴筋节。

少阴上火而下水，其气交会于阳明中土，故脉现于关沉，与结胸无异，而小细紧为脏阴虚寒结证所独也。

【按程郊倩云】浮为寒伤表脉，沉为邪入于里脉。上节单言沉，沉而有力也，此节兼沉小细紧而言，脉之分别如此。

今试言结胸之因，并详其状而及其治。病发于太阳，太阳主外，宜从汗解。而反下之，则热邪乘虚而入，结于胸膈有形之间，因作结胸病，发于少阴。少阴主里，当救其里，而反下之，邪若结于下，则为藏结矣。今不结于藏而结于心下，因而作痞。痞症发于阴，原无下法，不以下之迟早论也。其证治另详于后。阳证之所以成结胸者，以下之太早故也。试再由其因而更详其状：太阳之脉上循头项，今结胸者，气结于内，遂不外行于经脉，以致经输不利，其项亦拘紧而强，有如柔痓反张之状，下之令内之结气一通，则外之经输自和，宜大陷胸丸方。

【张钱塘云】此言结胸藏结之所因，而于藏结之中，复又推言痞结，以见痞之同发于阴，而不与藏结同者，藏结结于下，而痞结结于上也，结下者感下焦阴寒之气，结于上者感上焦君火之化也。

大陷胸丸方

大黄半斤　葶苈半升，熬　芒硝半斤　杏仁半升，去皮尖，熬黑

上四味，捣筛二味，纳杏仁、芒硝，合研如脂，和散，取如弹丸一枚，别捣甘遂末一钱匕，白蜜二合，水二升，煮取一升，温顿服之，一宿乃下。如不下，更服，取下为效，禁如药法。

【蔚按】太阳之脉上循头项，太阳之气内出于胸膈，外达于皮毛，其治法宜从汗解。今因汗而反下之，则邪气因误下而结于胸膈之间，其正气亦随邪气而内结，不能外行于经脉，以致经输不利而头项强急，如柔痓反张之状。取大黄、芒硝，苦咸以泄火热，甘遂苦辛，以攻水结。其用杏仁、葶苈奈何？以肺主皮毛，太阳亦主皮毛，肺气利而太阳之结气亦解矣。其捣

丸而又纳蜜奈何？欲峻药不急于下行，亦欲毒药不伤其阳也。

然亦有不可下者，当以脉为断。结胸证，寸脉浮，关脉当沉。今诊其脉竟浮而大者，浮为在外，大为正虚，邪结于中而正气反虚浮于外，定不可下。若误下之，里气一泄，正气无所依归，外离而内脱，则涣散而死。

此言结胸证，乃太阳之正气合邪气而结于内。若脉见浮大，是邪实固结于内，正虚反格于外也。

【张钱塘云】正者主也，客者邪也，正邪并结者，客留而主人仍在，故可下之。邪结于中而反正格于外者，主人去而客留，故不可下也。

太阳中风之病，诊其脉浮而动数。风性浮越，故浮则为风；风为阳邪，故数则为热；阴阳相搏，故动则为痛；邪盛则正虚，故数则为虚。病太阳之膈表则头痛，得标阳之热化则发热。凡伤风必自汗，汗少则恶风，汗出多亦必恶寒。原无盗汗之证，盗汗亦无恶寒之证。今微盗汗出而反恶寒者，乃中风稽久之证，虽不若初中之重，而要其表邪未尝解也。医反下之，表邪乘虚内入，故动数之脉变迟，邪气与膈气在内相拒而痛，胃中被下而空虚。客气无所顾忌而动膈，膈上为心肺，主呼气之出，膈下为肝肾，主吸气之入。今为客气动膈，则呼吸之气不相接续故短气，上下水火之气不交故烦热，烦躁之极则心中懊憹。此皆太阳之气随邪气而内陷，心下因硬，则为结胸，以大陷胸汤主之。若不结胸而陷于太阴湿土之分，则湿热相并，上蒸于头，但头汗出，津液不能旁达，余处无汗，剂颈而还。若小便不利，湿热因无去路，郁于内而熏于外，身必发黄也。

此一节言中风误下而成结胸也。

【正曰】脉动应头痛，脉浮应发热，数为虚则应盗汗。若果内虚则不恶寒。今反恶寒者，乃表邪未解，非内虚也。在表宜散，医者不知表散而反下之，则动数快利之脉反变出艰迟之象，此非虚寒脉迟，乃因下后阻抑其脉，使不快利，脉被其阻则不易出。况胸膈间为正气往来之路，为邪所入，正气拒之，则为拒痛。盖正气生于气海，上于胸膈，尤赖胃中气实有以托之，则正气外出，邪不得入。今下后胃中空虚，不能扶托正气，遂令客热之邪得入膈中，行动不止，正气因与相拒也。膈中者，呼吸之路道也，邪正相拒，则呼吸之路不通利故短气，邪内犯则烦，正难出则躁，烦躁之极，心中懊憹。所以然者，人之元气生于膀胱水中，透入气海而上于胸膈，气生一水，为邪所阻，陷于胸中，则仍化为水，与邪热结，是为水火交结，心下因硬，则为结胸。此仲景自行注解之文，《浅注》不知膈间膜油下达气海，内通心包，上达口鼻，外通皮毛，是以注多不晰。又下文若不结胸，是胸前之膈通利，则气得上出，故但头汗出，余处无汗。是邪热从周身皮毛陷于肥肉膏油之内，则周身膜油气不得出，故无汗。若小便利，则水得下泻，不与热蒸。小便不利者，水壅于内，必以热蒸，从肥肉肌腠中必发出黄色。是黄证乃邪热阻于通身之油中，陷胸是邪热阻于胸前之膜中。陷胸是水火相结，发黄是水火相蒸，必知邪正水火之理，又必知膜油之别，然后知仲景连及黄证，是与陷胸互相发明也。

大陷胸汤方

大黄六两，去皮　芒硝一升　甘遂一钱匕

上三味，以水六升，先煮大黄取二升，去滓，纳芒硝，煮一两沸，纳甘遂末，温服一升，得快利，止后服。

【蔚按】大黄、芒硝，苦咸之品，借甘遂之毒，直达胸间之饮邪，不专荡胃中之邪秽也。汤与丸分者，丸恐下之太急，故连滓和蜜服之，使留中之邪从缓而下，汤恐下之不急也。取三味之过而不留者，荡涤必尽也。陈师亮曰：结胸者，结于胸中而连于心下也。身之有膈，所以遮上下也。膈能拒邪，则邪但留于胸中，膈不能拒邪，则邪留胸而及于胃，胸胃俱病，乃成结胸。如胸有邪而胃未受邪，则为胸胁满之半表半里证；如胃受邪而胸不留，则为胃家实之阳明病，皆非结胸也。故必详辨分明，庶无差误。

结胸亦有不因下而成者。伤寒六日，为一经已周，至七日，又当来复于太阳，不从表解而结于胸，则伤寒之邪郁而为热实，其证重矣。又诊其脉沉而且紧，沉为在里，紧则为痛为实。今心下痛，按之如石之硬者，非他药所可攻，必以大陷汤主之。

此一节，言伤寒不因下而亦成结胸也。

【补曰】"热实"二字，见另有寒实结胸，不在此例，详于下文，医者当细辨也。又凡紧脉，今法只断为寒，不知紧是绞结迫切之形，无论寒热，但是绞结迫切等证，皆能见此脉形，通考仲景脉法自见。

太阳伤寒十余日，热结在里，盖胸中为太阳之里也，盖得少阳之枢转，复作往来寒热者，乃太阳藉枢转之机，仍欲外出，可与大柴胡汤，迎其机以导之。若不往来寒热，但结胸而无大热者，此为太阳寒水之气，不行于肤表而内结在胸胁也。身上俱无汗，但头上微汗出者，水逆于胸而不能外泄也。以大陷胸汤主之，令水气泄于下，而正气运于上，则枢转亦利矣。盖大柴胡汤为枢转之捷剂，而大陷胸汤为泄邪之峻药，虽不能转枢，然邪去而枢转，亦何难之有。

【补曰】热结在里则似结胸矣。使不往来寒热，而但见烦痛大热等证，便当用大陷胸汤。今复有往来寒热，则热邪虽入结于胸中，而正气尚欲达于身外也，宜用大柴胡汤，有大黄以夺其结热，有柴胡汤以达其正气，为表里两解之法。若但结胸，无往来寒热之证，且无陷胸等烦躁之大热证者，此为水结在胸胁间，非热结也。使纯是水则火不上蒸，无头汗矣，便不得用大陷胸矣。乃虽无大热而尚有热，虽火不结而尚能上蒸为头汗出，则不但水结，尚兼火证矣。故宜以陷胸汤，夺去其水，兼泻其火。大柴胡证是邪结而正欲出，此证是水结而火尚炎，《浅注》将水结以下尽解作水证，与文法、方治均未合。

【张钱塘云】此言太阳不能从枢以外出，以致水逆于胸，而成结胸也，太阳寒水之气，内出于胸膈，外达于皮肤，从枢以外出，则有往来寒热之象，不能从枢以出。而结于胸膈有形之间，则无形寒水之气，遂结而为有形之水矣。

太阳病，重发汗，而复下之，亡其津液，津液亡于下，故不大便。自大便不起计有五六日，又值阳明主气之期，津液亡于上，故舌上燥而渴。阳明旺于申酉，日晡所小有潮热，是兼见阳明之燥证。然从心下至少腹鞭满而痛不可近者，则知阳明又不如此危恶，承气汤恐不能四面周到，以大陷胸汤主之。

此一节言汗下亡其津液，而成燥结胸之证也。

【张钱塘云】《内经》谓二阳为维，谓阳明统维于胸腹之前也。夫太阳由胸膈而出入，是胸膈为太阳出入之门户，心下至少腹，又阳明之所纲维，两经交相贯通，故病太阳兼有阳明潮热之证也。

【补曰】从心下至少腹鞭满而痛，是指胸膈连中下焦之膜中皆有结热。又兼日晡潮热，不大便，则大肠中亦有结热也。凡言潮热，皆应大肠燥金申酉旺时而热。大肠与下焦膜网相连，大肠既有燥热鞭满，又抵少腹，则在下焦膜网之中，与大肠热气相合矣。仍用大陷胸汤，使膜中肠中之结并除乃愈。上文结胸而心中懊憹者，是邪从上焦膈膜而上合心包，此节结胸而日晡潮热者，是邪从下焦膜油而下合大肠。读者互勘，可得三焦与脏腑相连之理矣。

然结胸证又必有大小之分也。小结胸病，止从胸而结于胃络，正在心下，不比大结胸之高在心间，且不在少腹也。邪在络脉，按之则痛，不比大陷胸之痛不可按也。脉浮而滑者，浮为在外，滑则为热，里虽结热，而经气仍欲外达之象，以小陷胸汤主之。

此从结胸证中而又分出小结胸证也。

【正曰】大结胸证，仲景止言心下鞭满，并未言其高在心间。误添此语，盖不知心下是指膈膜言，心火下交于血室，要从此膈中行，膀胱水中元气，上于肺为呼吸，亦从此膈中行，水火交结于膈中，即为结胸。无分大小结胸，皆是水火结于膈间，膈间正当心下。凡仲景书所谓心下，皆指此膈间而言也。膈间结而分大小之名者，小结胸止在心下，不连腹胁；大结胸则下连胁腹，皆指膈与胁腹之膜言之。修园不知膈与中下之膜相通，又不知正在心下之文，是承上节从心下至少腹言，此不至少腹而正在心下也。是水火之结较轻，故攻水不用甘遂，而止用半夏，攻火不用硝、黄，而止用栝蒌、黄连，且栝蒌瓢格似膜，故入膈膜。《浅注》言结于胃络，亦未尽合。

小陷胸汤方

黄连一两　半夏半升，洗　栝蒌大者一个

上三味，以水六升，先煮栝蒌取三升，去滓，纳诸药，煮取二升，去滓，分温三服。

【张令韶曰】气分无形之邪，结于胸膈之间，以无形而化有形，故痛不可按，而为大结胸证。结于胸中脉络之间，入于有形之经络，而仍归于无形，故正在心下，按之则痛，而为小结胸证。方用黄连以解心下之热，半夏以疏脉络之结，栝蒌延蔓似络，性寒凉而实，下行所以导心下脉络之结热，从下而降也。若大结胸胸证亦用此汤，药不及病，多死。又曰：气，无形者也，经，有形者也，以无形之邪结于胸膈之内，故用大黄、甘遂辈，从有形之肠胃而解结于脉络之间，又用黄连、半夏辈，从无形之气分而散其经气，互相贯通之理。徐灵胎曰：大承气所下者燥屎，大陷胸所下者蓄水，此所下者为黄涎，涎者轻于蓄水而未成水者也。审证之精，用药之切如此。

小结胸之病，虽曰止至于胸，而经气则上下而相通。太阳病过二日而至三日，正当少阳主气之期，而不能得少阳枢转，无以自达，遂觉卧不安而不能卧，起不安，而但欲起。病气不能外转，心下必至内结。诊其脉微弱者，此太阳之本有寒分也，何以言之，太阳本寒而标热，病反其本，治亦反其本。今病还是本寒，医者误认为标

热，而反下之，若利止，邪不下而即上，必作小结胸。利未止者，当四日太阳主气之期，复下之，气随下陷，变本寒而为标热，则太阴脾家之腐秽遂从此发作，而协太阳之标热而下利也。

此一节言小结胸而复推上下之经气相通也。

【正曰】解本有寒分为纯寒，解协热利为寒变热，词理牵强，而于必作结胸之故更不明矣。不知寒分之分作股分解，谓不能卧，但欲起，心下结，已具太阳之标热，有六七分矣。热则脉不当微弱，今脉微弱者，此是热证中兼有太阳本寒二三分也。兼有寒，便不当下，医反下之，若热不下陷而利止，寒反上凑而相结，则为寒热结胸。若利未止，又下之，则寒水不上凑，而标热尽下陷，是为协热利也。寒热水火进退之情如此。

经气不独上下相通，而内外相通，可因脉而知其证。太阳病外证未罢，必不可下，若误下之，其邪陷入，变症不一。若其脉促，为阳邪甚于内，欲出不能出，虽不作结胸者，胸中必有邪恋。言不结者，易于散越，此为欲解而未解也。若脉浮者，病干上焦，其脉道近，此太阳病下之太早，故必结胸也。脉紧者，伤寒脉紧，此因下而不下，迫于咽喉，故必咽痛。脉弦者，是邪陷于胸，枢机不转，故必两胁拘急。脉细数者，细属阴，数主热，是阳邪陷入少阴，为两火相炎，头痛未止。脉沉紧者，沉属里，紧主寒，太阳寒邪侵入阳明，故必欲呕。脉沉滑者，沉属里，滑为水，太阳之邪陷于太阴，水流湿也，故协热利。脉浮滑者，浮主风，滑主热，风性浮动，干动厥阴，故必下血。

上节言上下经气之相通，此节言内外

经气之相通也。

内因之水结而不散，则为结胸之证，而外因之水，入于皮肤，亦有小结胸之患。病在太阳之表，应以汗解之，医者反以冷水潠之，若于病人通身浇灌之，其在表之阳热，被冷水止却不得去，较未用水之前，弥更热而益烦。热因水阻则汗孔闭，而肉上结粒如粟起。热却于内，故意欲饮水。外寒制其内热，反不作渴者，宜服文蛤散渗散其水气。若不差者，与五苓散助脾土以转输，仍从皮肤而散之。如水寒实于外，阳热却于内，而为寒实结胸，无肌表之热证者，与三物小陷胸汤，苦寒泄热，为反治之法。至若白散，辛温散结，为从治之法，亦可服。

此一节于小结胸外，又补出寒实结胸证也。

【正曰】潠之是外浇冷水，灌之是内饮冷水。其热被外之冷却，则不得出，被内之冷却，又不得入，遂止于肌肉之间，进退两难，故弥更益烦。水气与热结于皮肉间，而起粟粒，是热与水不结胸中，而结在躯壳之皮肉间也。热在躯壳，故意欲饮水。胃中无热，故反不渴，与但欲漱水不欲饮水同意。但欲漱，是热在经脉，不在胃中，此是热在皮肉，不在胃中也。故用文蛤，壳上起纹，有疙瘩者，今之蚶子是矣，用其壳以治人身躯壳外之粟粒，渗水利热，形象皆合。《浅注》解灌、潠皆是外浇冷水，不知"反以"字、"若"字，显分两层，肉上又实指出是躯壳外，文蛤亦是用壳，故能解皮肉间之热与水也。若不差，与五苓散，亦正是散热利水，行皮肉间之药，此皆热与寒水，结在外者也。若因寒水灌潠，热去寒留，不结于皮肉间，而内结于胸中，为寒实结胸。无烦欲饮水

之热证者，又当专温其里，与三物小陷胸汤，白散亦可服，皆温其寒，不得用大小陷胸汤矣。按三物小陷胸，必另是一方，非小陷胸汤也，《浅注》即作小陷胸汤解，于"寒实"二字不合，且上文有结胸热实之文，正与此对。又本节承接转换，一线到底，《浅注》亦欠分晓。

文蛤散方

文蛤五两

上一味，为散，以沸汤和一钱匕服，汤用五合。

【男元犀按】太阳病不以发汗，而以水潠之，致在表之阳，反退却于内而不得去。师取文蛤为散，味咸质燥，以渗散其水气。若不瘥者，用五苓助脾以转输之，俾仍从皮肤而散也。柯韵伯谓此等轻剂，恐难散湿热之重邪。《金匮要略》云：渴欲饮水不止者，文蛤散主之。又云：吐后渴欲得水而贪饮者，文蛤汤主之，兼主微风脉紧头痛。审证用方，则彼用散，而此则用汤为宜。附文蛤汤：文蛤五两，麻黄、甘草、生姜各三两，石膏五两，杏仁五十枚，大枣十二枚。水六升，煮取二升，温服，一升汗出即愈。

【张令韶曰】前论内因之水，结于胸胁而为大陷胸汤证，此论外因之水，入于皮肤而肉中粟起，或为小结胸证。如水寒实于外，阳热却于内，而为虚寒结胸。无肌表之热证者，与小陷胸以解其内之热结，白散辛温，可以散水寒之气。总之寒实于外，热却于内，或用苦寒以解内热，或用辛热以散外寒，随时制宜，无不可也。

白散方

桔梗三分　巴豆一分,去皮心,熬墨,研如脂　贝母三分

上三味为散，纳巴豆，更于臼中杵之，以白饮和服，强人半钱匕，羸者减之。病在膈上必吐，在膈下必利。不利，进热粥一杯；利过不止，进冷粥一杯。身冷皮粟不解，欲引衣自覆者，若水以潠之洗之，益热却不得出。当汗而不汗则烦，假令汗出已腹中痛，与芍药三两，如上法。

【蔚按】巴豆辛热，能散寒实而破水饮，贝母开胸结，桔梗开肺气。不作汤而作散，取散以散之之义也。进热粥者，助巴豆之热势以行之也。进冷粥者，制巴豆之热势以止之也。不用水而粥者，藉谷气以保胃气之无伤也。

既有结胸之证，亦即有如结胸之证。太阳与少阳并病，二阳之经脉交会于头项，受邪则头项强痛。二阳之经脉，皆起于目而行于头，受邪则目或旋晕而眩，头如复戴而冒。夫病在太阳则结胸，病在少阳则胁下痞硬。今两阳并病，原非结胸之证。而时如结胸，不为胁下痞硬，而为心下痞硬者，当刺大椎第一间，以泄太少并病之邪。不已，更刺肺俞以通肺气，斯膀胱之气化行，而邪自不留。复刺肝俞以泻少阳之邪，盖以胆与肝相表里也，慎不可发汗以竭其经脉之血津。倘若误发其汗，则经脉燥热而谵语，相火炽盛而脉弦。若五六日谵语不止，六日值厥阴主气之期，恐少阳之火与厥阴之风相合，火得风而愈炽矣。当刺肝之期门，迎其气以夺之。

此一节言太阳少阳并病，涉于经脉而如结胸，宜刺以泻其气也。并者，犹秦并六国，其势大也。按《图经》云：大椎一穴，在第一椎上陷中，手足三阳督脉之会，可刺入五分，留三呼，泻五吸。肺俞二穴，在第三椎下，两旁相去一寸五分，中间脊骨一寸，连脊骨算，实两旁相去各二寸，

下仿此。足太阳脉气所发，可刺入三分，留七呼，得气即泻，肥人可刺入五分。肝俞二穴，在第九椎下，两旁相去各一寸五分，宜照上实折，可刺入三分，留六呼。期门二穴见上章。

病在经脉而如结者，不独男子也。妇人中风，发热恶寒，当表邪方盛之际，而经水适来，盖经水乃冲任厥阴之所主，而冲任厥阴之血，又皆取资于阳明。今得病之期，过七日而至八日，正值阳明主气之期，病邪乘隙而入，邪入于里，则外热除而脉迟身凉，已离表证，惟冲任厥阴俱循胸胁之间，故胸胁下满，如结胸之状，而且热与血搏，神明内乱而发谵语者，此为热入血室也。治者握要而图，只取肝募，当刺期门，随其实而泻之。何以谓之实？邪盛则实也。

此节合下一节，皆言妇人热入血室，病在经脉，状如结胸者，正可以互证而明也。

【正曰】《浅注》言冲任厥阴循胸胁之间，不知冲任厥阴起于血室，而血室即下焦油膜中一大夹室也，上连两胁之板油又上连胸膈间之油膜。热入血室，连及板油，胸膈，则胀满如结胸状。但论脉而不论膜，未知仲景历言胸胁之旨矣。又期门穴，在肋骨尽处，当胸前膈膜之端，膈膜前连胸后连肝，故称期门穴，为肝募，募即膜也，当膜之端而泻之也，知此则知结胸、血结所以相似之故矣。

经水未来，因病而适来者，既明其义矣。而经水已来，因病而适断者何如？妇人中风七八日，业已热除身凉，而复续得寒热，发作有时，其经水已来而适断者，果何故哉？盖以经水断于内，则寒热发于外。虽以经水适来者不同，而此亦为热入

血室，其血为邪所阻，则必结，结于冲任厥阴之经脉，内未入藏，外不在表，而在表里之间，仍属少阳，故使如疟之状，发作有时。以小柴胡汤主之，达经脉之结，仍藉少阳之枢以转之，俾气行而血亦不结矣。

此一节承上文而言中风热入血室，其经水已来而适断，当知异中之同，同中之异，各施其针药之妙也。

【正曰】在表里之间，仍属少阳，此不但与血证未明，且于疟证亦不明矣。盖邪在表里之间，只能往来寒热，而不发作有时，惟疟证邪客风府，或疟母结于胁下膜油之中。卫气一日一周，行至邪结之处，欲出不得，相争为寒热，所以发作有时也。夫卫气者，发于膀胱水中，透出血分，血为营，气为卫，此证热入血室，在下焦膜网之中，其血必结。阻其卫气，至血结之处，相争则发寒热。卫气已过，则寒热止是以发作有时，与疟无异。原文"故使"二字，明言卫气从膜中出，血结在膜中，故使卫气不得达也。用柴胡透达膜膈而愈，知热入血室，在膜中，即知疟亦在膜中，膜透出肌肉为腠理。修园但言半表半里，知外之腠理，不知内之膜油，于仲景精意未明。

热入血室，不独中风有之，而伤寒亦然。妇人伤寒，寒郁而发热，当其时经水适来，过多不止，则血室空虚，而热邪遂乘虚而入之也。昼为阳而主气，暮为阴而主血，今主气之阳无病，故昼日明了，主血之阴受邪，故暮则谵语，如见鬼状者。医者当于其经水适来而定其证，曰此为热入血室，非阳明胃实所致也。既非阳明胃实，则无以下药犯其胃气及上二焦。一曰胃脘之阳，不可以吐伤之，一曰胃中之汁，

不可以汗伤之，惟俟其经水尽，则血室之血，复生于胃府水谷之精，必自愈。慎之，不可妄治以生变端也。

此一节言女人伤寒之入于血室也。郭白云云：前证设不差，服小柴胡汤。柯韵伯云：仍刺期门。

【正曰】注经水适来为过多不止，热乘虚入。观上节经水适断，不是过多不止，热亦入血室，便知此解非也。且下文必自愈。正是经水不止，热随经血而下泻，故其热必自愈，修园解为血复生于胃，非自愈之确解也。不知无犯胃气及上二焦，是明血室在下焦膜中，不可妄治中上焦也。又谵语见鬼，《浅注》言因经水适来，始能辨其阳明证。不知仲景阳明篇并无见鬼之文，如见鬼状，专属热入血室，阳明证只谵语不见鬼也。鬼者，魄也，人之魂属气，魄属血，血死即为死魄，魄掩其魂，故如见鬼。男子伤寒亦有此证，皆是热入血室。盖谵训多言妄语，言为心声，阳明热合心包，故多言妄语。不干魄气，故亦不见鬼，热入血室乃见鬼也。修园此节不免有误。

再由此而推言乎诸节，伤寒六日已过，至于七日，又值太阳主气之期，发热；病在太阳之标气，微恶寒，病在太阳之本气，病气不能从胸而出入，结于经脉之支、骨节之交，故支节烦痛。经气郁欲疏，故微呕。不结于经脉之正络，而结于支络，故心下支结。外证未去者，以其寒热犹在也，以柴胡桂枝汤主之，取其解外，又达太阳之气，而解支节之结。

此一节言太阳之气化，而结于经脉之别支也。

【正曰】发热恶寒，四支骨节疼痛，即桂枝证也。呕而心下支结，即心下满，

是柴胡证也。"外证未去"句，以明柴胡证，是病将入内，而桂枝证尚在，不得单用柴胡汤，宜合桂枝汤治之，义极显明。而陈注支节是外结于经脉之支络，注心下支节亦是支络。然考仲景书，所谓支节皆言四支，而心下支结之"支"字，又与四支不同。若皆指作支络解，试问支节疼属何经之支络？心下支结又属何经之支络裁？语涉含糊，只生葛藤耳。盖支结即支满、支饮同义，心下指膈中言，膈中行气行水，管窍支分派别，西洋医书，图出管窍，则真如树枝贯串。支结者，即指此膈间管窍不通也，柴胡汤之胸满亦是此意，注家何必扯杂。

柴胡桂枝汤

柴胡四两　桂枝　黄芩　人参各一两半　甘草一两，炙　半夏二合半，洗　芍药一两半　大枣六枚，擘　生姜一两半，切

上九味，以水七长，煮取三长，去滓温服。

【蔚按】小柴胡汤解见本方。此言伤寒六七日，一经已周，又当太阳主气之期，其气不能从胸而出入，结于经脉以及支络，故取桂枝汤，以除发热恶寒，藉小柴胡汤，以达太阳之气从枢以转出。

支结之外又有微结，伤寒过五日而至六日，为厥阴主气之期，经云：厥阴之上，中见少阳。已发汗，而复下之，则逆其少阳之枢，不得外出，故胸胁满，不似结胸证之大结，而为微结，气不得下行，故小便不利，经云：少阳之上，火气治之，故渴。无枢转外出之机，故渴而不呕。热结在上而不在下，故别处无汗，而但头汗被蒸而出。少阳欲枢转而不能，故为往来寒热。心烦者，少阳与厥阴为表里，厥阴内属心包而主脉络故也。总之太阳之病，六

日而涉厥阴之气，不能得少阳之枢以外出若此。此为未解也，以柴胡桂枝干姜汤主之。此汤达表、转枢、解结、止渴、理中，各丝丝入扣。

此一节言太阳病，值厥阴主气之期而为微结也。

柴胡桂枝干姜汤方

柴胡半斤　桂枝三两　干姜二两　栝蒌根四两　黄芩三两　牡蛎二两　甘草二两，炙

上七味，以水一斗二升，煮取六升，去滓，再煎取三升，温服一升，日三服。初服微烦，复服汗出便愈。

【张令韶曰】伤寒五六日，厥阴主气之期也。厥阴之上，中见少阳。已发汗而复下之，则逆其少阳之枢，不得外出，故而胁满微结。不得下行，故小便不利。少阳之上，火气治之，故渴。无枢转外出之机，故不呕。但头汗出者，太阳之津液不能旁达，惟上蒸于头也。少阳欲枢转而不能，故有往来寒热之象也。厥阴内属心包而主脉络，故心烦。此病在太阳，而涉厥阴之气，不得少阳之枢以外出，故曰此为未解也。用柴胡、桂枝、黄芩，转少阳之枢而达太阳之气。蛎牡启厥阴之气，以解胸胁之结。蒌根引水液以上升，而止烦渴。汗下后，中气虚矣，故用干姜、甘草以理中。

【正曰】已发汗，则阳气外泄矣，又复下之，则阳气下陷，水饮内动，逆于胸胁，故胸胁满微结，小便不利。水结则津不升故渴，此与五苓散证同一意也。阳遏于外，不能四散，但能上冒为头汗出。而通身阳气欲出不能，则往来寒热，此与小柴胡证，同一意也。此皆寒水之气闭其胸膈腠理，而火不得外发，则返于心包，是

以心烦。故用柴胡以透达膜腠，用桂、姜以散撤寒水，又用栝蒌、黄芩以清内郁之火。夫散寒必先助其火，本证心烦已是火郁于内，初服桂、姜，反助、其火，故仍见微烦，服则桂、姜之性，已得升达而火外发矣，是以汗而出愈。原注稍涉含糊。

微结中又有阳微结之不同，于阴结者，不可不知。伤寒太阳证，五日为少阴主气之期，而六日为厥阴主气之期，气传而病不传，仍在太阳之经，太阳之气上蒸，故头汗出。太阳之本气为寒，故生恶寒。太阳标阳之气，不外行于四肢，故手足冷。此皆太阳在表之证也。心下满，口不欲食，大便硬，此皆太阳传里之证也。太阳之脉不宜细，今竟见脉细者，何也？细为少阳之脉，今以阳而见阴，则阳转微，此为阳微结。故见证必有表之头汗出，微恶寒，手足冷，复有里之心下满不欲食，大便硬也。由此言之，随证以审脉则可，若舍证以言脉，则同类之可疑者不少。不独脉细而在里，即脉沉亦为在里也，虽然随证审脉，既不可以板拘，而病证互见，又何以自决？惟于切实处决之，今于头汗出一证，即可定其结为阳微。假令为少阴之纯阴结，不得复有外证，悉入在里，而见痛引少腹入阴筋之证矣。此证犹幸为半在里，半在外也，脉虽沉紧，究不得为少阴藏结之病。所以然者，三阴之经络剂颈而还，少阴证不得有头汗，今头汗出，故知为太阳之枢滞，非少阴之藏结也，可与小柴胡汤以助枢转，而里外之邪散矣。设外解而里不了了者，胃气不和也，得屎而解，此阳微结之似阴，而要不同于阴结者如此。此可变，小柴胡汤之法为大柴胡汤。

此一节言阳微结之似阴，虽见里脉，而究与少阴之纯阴结有辨也。

小柴胡证、大陷胸证既各不同，而痞证更须分别。太阳伤寒至五日，少阴为主气之期，六日为厥阴主气之期，大抵五六日之间，是少厥太三经之交也。太阳主开，呕而发热者，欲从枢外出之象，其余皆为柴胡汤证悉具，医者不用柴胡，而以他药下之，下之犹幸其不下陷，所具之柴胡证仍在者，可复与柴胡汤。此虽已下之，却不为逆，服药之后，正气与邪气相争，正气一胜，则邪气还表，必蒸蒸而振。蒸蒸者，三焦出气之象，振者，雷出地奋之象，却发热汗出而解，少阳枢转，气通于天也。若下之，心下满而硬痛者，此为结胸也，宜大陷胸汤主之。但满而不痛者，乃病发于阴，误下之后而成此为痞，痞证感少阴之热化，无少阳之枢象，柴胡不中与之，宜半夏泻心汤。

此一节复以小柴胡证、大陷胸证夹起痞证，言大陷胸不可与，即柴胡亦不可与也，特出半夏泻心汤一方，以引起下文诸泻心汤之义。

【正曰】《浅注》以小柴胡证、陷胸证夹起痞证。不知此三证原是一串，故仲景连及之，并非借宾定主也。盖小柴胡证是表之膜腠间病，膜腠是赤肉外之膜油，若从外膜而入内膜，聚于胸膈，则为陷胸。盖胸膈乃内膜之大者，为上下之界，故邪入于内，多于正气，结于此间，正气不升，饮水亦停于膈，是为有形之水饮；邪气内陷，并心包之火，阻于胸膈，则为有形之痰血。血生于心火，火行则血行，火阻则血阻，血与水交结，则化为痰。是为结胸实证，当夺其实，用大陷胸汤。但满而不痛，则无血与水，无凝聚成痰之实证。只水火无形之气塞于胸膈，和其水火之气而痞自解，不必攻下有形之物也。柴胡是透膈膜而外达腠理，陷胸是攻膈膜而下通大肠，泻心等汤则只和膈膜以运行之。皆主膈膜间病，而有内外虚实之分，故仲景连及言之其示人也，切矣。修园注痞是病发于明证，尚欠分晓。

半夏泻心汤方

半夏半升，洗　黄芩　干姜　甘草炙
人参以上各三两　黄连一两　大枣十二枚，擘
上七味，以水一斗，煮取六升，去滓，再煮取三升，温服一升，日三服。

【蔚按】师于此证，间日即云伤寒五六日，呕而发热，柴胡证俱在者，五六日乃厥阴主气之期，厥阴之上，中见少阳，太阳之气，欲从少阳之枢以外出。医者以他药下之，心下满而硬痛者为结胸，但满而不痛者为痞。痞者，否也，天气不降，地气不升之义也。芩、连大苦以降天气，姜、枣、人参，辛甘以升地气，所以转否而为泰也。君以半夏者，因此证起于呕，取半夏之降逆止呕如神，亦即小柴胡汤去柴胡，加黄连，以生姜易干姜是也。古人治病不离其宗如此。

结胸痞症，由于误下所致，可知下之不可不慎也。太阳少阳并病，宜从少阳之枢转。医者不知枢转之义，而反下之，逆其枢于内，则成小结胸，心下硬。枢逆于下，则下焦不合，而下利不止；枢逆于上，则上焦不纳，而水浆不下；枢逆于中，则中焦之胃络不和，故其人心烦。此并病误下之剧证也。

此一节言太阳少阳并病，误下之剧证也。

【受业薛步云云】误下后，太少标本水火之气，不能交会于中土，火气不归于中土，独亢于上，则水浆不下，其人心烦；水气不交于中土，独盛于下，则下利不止。

此不可用陷胸汤，即小柴胡亦未甚妥，半夏泻心汤庶几近之。

知并病之不可以误下也，亦知阴证更不可以误下乎。伤寒病在表则脉浮，而在阴则为紧，浮中见紧者，可以定其为少阴之表证矣。何以言之？少阴篇云：少阴病，得之二三日，麻黄附子甘草汤微发其汗。以二三日无里证，故微发汗是也。医者不知微发其汗，而复下之，其紧初见于浮分者，旋而反入于里，变为沉紧。病发于阴而误下之，则作痞，痞之所由来也。但痞与结胸异，彼以按之自硬，此以按之自濡；彼为有形之结痛，此但无形之气痞耳。

此一节申言痞证之因。

【正曰】紧是少阴证，与仲景少阴证之脉法不合。盖紧脉是寒被其火，浮紧主在表，则为皮毛肌腠间病，沉紧主在里。曰反入里者，谓本浮而反沉，主从外而入内，故主陷入胸膈而为痞也。又曰但气痞耳，则是仲景自行注解，言痞止是寒热无形之气，不似结胸，是水火有形之痰也。读者当辨。

痞证间有风激水气而成者，自当分别而观。太阳中风，动其寒水之气，水气淫于下则下利，水气淫于上则呕逆。然风邪在表，须待表解者，乃可从里攻之。若其人内水渗溢，则漐漐汗出。水有潮汐，则汗出亦发作有时，水搏则过颡，水激则在山，故为头痛。水饮填塞于胸胁，则心下痞而硬满，又引胁下而作痛。水邪在中，阻其升降之气，上不能下则干呕，下不能上则短气。历历验之，知里证之未和，惟此汗出、不恶寒之另为一证者，即于不恶寒中，知表证之已解，因而断之曰，此表解里未和也。以十枣汤主之。

此一节于痞证外论及太阳中风，激动

其寒水之气而为痞也。漐，音蛰，汗出如小雨不辍貌。

【正曰】发作有时，是何缘故？何得比为水有潮汐？头痛亦何比得为水激在山？盖水停胸胁，在膜油中，与疟邪之客于募原同也。募原今人不知，盖即三焦之油膜也，邪在膜中，正气过此，与之相争，则疟发作。此节水留膈膜之间，卫气与争则发作，卫气已过则止，与疟之发作有时，其理正同。卫气争而得出，则漐漐汗出。寒水之气，随太阳经脉上攻于头，则为头痛。故但用十枣汤，攻其水而诸证解。又有此"硬满"二字，与但气痞者不同，仲景欲人互参，故继上章而详此也。

十枣汤方

芫花熬　甘遂　大戟　大枣十枚，擘

上三味等分，各别捣为散，以水一升半，先煮大枣肥者十枚，取八合，去滓，纳药末。强人服一钱匕，羸人服半钱，温服之，平旦服。若下少病不除者，明旦更服，加半钱，得快下利后，糜粥自养。

【蔚按】太阳为天，天连于水，太阳中风，风动水气，水气淫于上则呕逆，水气淫于下则下利，水气聚于心下则为痞，且硬满引胁而痛也。其人漐漐汗出，头痛干呕，短气汗出等证宜辨：若恶寒为表未解，不可攻之；若不恶寒，为表解而里未和，宜用此汤。第三味皆辛苦寒毒之品，直决水邪，大伤元气，柯韵伯谓参、术所不能君，甘草又与之相反，故选十枣以君之，一以顾其脾胃，一以缓其峻毒。得快利后糜粥自养，一以使谷气内充，一以使邪不复作。此仲景用毒攻病之法，尽美又尽善也。

痞证间有汗下，虚其阴阳而成者，亦当分别而观：太阳病，在肌腠者，宜桂枝汤以解肌。医者误以麻黄汤发汗，徒伤太阳之经而虚其表，遂致发热恶寒比前较甚。若再用桂枝汤啜热稀粥法，则愈矣。医者不知，因复下之，更甚太阴之藏，而虚其里，心下作痞，责之表里俱虚，阴气与阳气并竭，并竭则不交而为痞矣。且夫阴阳之为义大矣哉，自其浅言之，则气阳也，血阴也；自其深言之，阳有阳气，而阴亦有阴气，阴气为无形之气，随阳气循行于内外，不同于有形之阴血，独行于经脉之中也。阴血止谓之阴，阴气谓之为阴，亦可谓之为阳。此证无阳则阴独，其理虽奥，医者不可以不明。倘复加烧针，以强助其阳，火气因攻于胸而为烦，土败而呈木贼之色，其面色青黄。脾伤而失贞静之体，其肌肤瞤动而不安者，难治。今面色不青而微黄，是土不失其本色也。手足温者，犹见土气灌溉于四旁也，病尚易愈。

此一节言汗下伤阴阳之气而成痞者，不可更用烧针也。今闽粤江浙医辈，不敢用麻黄汤，而代以九味羌活汤、香苏饮加荆、防、芎、芷、炮姜之类，视麻黄汤更烈。

【正曰】阴气谓之为阴，又云亦可谓之为阳，则混淆矣。阴阳气并竭，与无阳则阴独实为难通。吾于此颇有意会，然仍不敢解，恐未合圣师心法也，故阙之以待考。

痞发于阴，实感少阴君火之气而成，故其病心下不通而痞，以手按之，却不硬而濡，此病在无形之气也，诊其脉却不同误下入里之紧。关脉之上浮者，以关上为寸，浮为上升，此少阴君火亢盛之象。以大黄黄连泻心汤主之，泻少阴亢盛之火而交于下，则痞结解矣。

此一节言痞感少阴君火之气而成，出

其正治之方也。此外各泻心法，皆因其兼证而为加减也。

【补曰】结胸泻心，所谓胸心，皆指膈膜而言，心包之火，随血下行，要从此过。膀胱之水，从胃而渗入三焦，膈膜是上焦，乃水之上源，三焦决渎之水，要从此过。其膀胱所化之气；透入气海，循下焦油膜而上出口鼻，充皮毛，均要从膈膜中过。是以膈间有结胸、痞气之证，结胸是有形之实证，痞气是无形之虚气。结胸有寒热并结者，又有寒实热实之殊。痞证有水火交痞者，又有单水痞、单火痞之异，十枣汤单是水痞，此汤是单火痞。仲景对举之，正欲令人互勘。

大黄黄连泻心汤方

大黄二两　黄连一两

上二味，以麻沸汤二升渍之，须臾绞去滓，分温再服。

【蔚按】心下痞，按之濡而不鞭，是内陷之邪与无形之气，搏聚而不散也。脉浮在关以上，其势甚高，是君火亢于上，不能下交于阴也。此感上焦君火之化而为热痞也，方用大黄、黄连大苦大寒以降之，火降而水自升，亦所以转否为泰法也。最妙在不用煮而用渍，仅得其无形之气，不重其有形之味，使气味俱薄，能降而即能升，所谓圣而不可知之谓神也。

痞为少阴本热火亢，而有复呈太阳本寒为病者，亦须分别。心下痞，为少阴君火内结之证，而复恶寒，乃得太阳本寒之气，而且汗出者为太阳本寒之甚，而标阳又虚，难以自守之象。以附子泻心汤主之。盖以太阳少阴标本相合，水火相济，本气中自有阴阳水火。非深明阴阳互换之理者，不可以语此。

【补曰】泻心皆是水火虚气作痞，惟

此是火气实，水气虚，水中化气，即卫外之阳气也，故用附子补水分之阳气。

附子泻心汤方

大黄二两　黄连　黄芩各一两　附子一枚，炮去皮，破，别煮取汁

上四味切三味，以麻沸汤二升渍之，须臾绞去滓，纳附子汁，分温再服。

【蔚按】心下痞，是感少阴君火之本热也，复恶寒者，复呈太阳寒水之本寒也。汗出者，太阳本寒甚，而标阳大虚，而欲外撒也。治伤寒以阳气为主，此际岂敢轻用苦寒。然其痞不解，不得不取大黄、黄连、黄芩之大苦大寒，以解少阴之本热。又恐亡阳在即，急取附子之大温，以温太阳之标阳。并行不悖，分建奇功如此。最妙在附子专煮，扶阳欲其熟而性重；三黄汤渍，开痞欲其生而性轻也。

水火不交，其作痞固也，而土气不能转运者，亦因而作痞，太阳之本寒也。伤寒中风，但见恶寒之本病，不见发热之标病，汗之宜慎，而下更非所宜。医者不知其病止在本，汗后复以承气之类下之，故心下痞。与泻心汤欲泻其阳痞，而痞竟不解。所以然者，汗伤中焦之汁，下伤中宫之气，脾虚故也。脾虚不能上升而布津液，则其人渴而口中躁烦。脾虚不能下行而调水道，则其人小便或短赤，或癃闭而不利者，以五苓散主之。

上节言水火不交而成痞，此言土不灌溉，而亦成痞也。

【补曰】痞是水火虚气，然亦有单水痞之实证，十枣汤是也。又有单水痞之虚证，五苓散是也，辨证细密之至。又原文"本"字下，当有脱简。

脾不和者，既因以成痞矣，而胃不和者亦然。伤寒汗出，外邪已解之后，惟是

胃中不和。不和则气滞而内结，故为心下痞硬，不和则气逆而上冲，故为干噫。盖胃之所司者，水谷也，胃气和则谷消而水化矣。兹则谷不消而作腐，故为食臭。水不化而横流，故为胁下有水气。腹中雷鸣下利者，水谷不消，糟粕未成，而遽下，逆其势则不平，所谓物不得其平则鸣者是也。以生姜泻心汤主之。

上节言脾不转输而成痞，此节合下节，皆言胃不和而亦成痞也。

【正曰】以"物不得其平则鸣"解腹中雷鸣，牵强之至。岂知"水气"二字，仲景明言有水复有气，若有水不有气，则水停而气不鼓之，不雷鸣矣。有气不有水，则气行而水不激之，亦不雷鸣矣。惟水与气争趋，是以雷鸣下利。又按诸泻心证，皆是痞结膈膜之间，西医言膈膜有管窍，通于胃中，《内经》言胃有大络，是指纹络，其实络中有管窍也。胃络通于膈，故各泻心汤治膈间，皆用和胃之药，借胃气以运行其膈间也。但各节是言膈病而兼治胃，此节是言胃病而兼及膈也。病当在膈，则食管中无病，故不食臭，肠中亦无病，故不下利。惟因胃中水火不和，而兼膈痞者，不但火逆之气出于膈间而为干噫，必且食物在胃脘亦秽逆而为食臭。不但水与气从膈侵及胁下，而且复中大小肠，与胃连为一体者，亦为水气攻冲而雷鸣下利。细观此节，便知肠胃、膈膜之别，并知火逆、水泻之原矣。

生姜泻心汤方

生姜四两，切　甘草三两，炙　人参三两　干姜一两　黄芩三两　半夏半升，洗　黄连一两　大枣十二枚，擘

上八味，以水一斗，煮取六升，去滓，再煎取三升，温服一升，日三服。

【男元犀按】太阳为寒水之经，寒水之气伤于外者，可从汗而解之，寒水之气入于里者，不能从汗解之，汗出解后，而后现之证，俱属水气用事，为本条之的证。惟心下痞硬，为诸泻心法统共之证。陈平伯云：君生姜之辛温善散者，宣泄水气；复以干姜、参、草之甘温守中者，培养中州；然后以芩、连之苦寒者，涤热泄痞。名曰生姜泻心，赖以泻心下之痞，而兼擅补中散水之长也。倘无水气，必不用生姜、半夏之辛散，不涉中虚，亦无取干姜、参、草之补中。要知仲景泻心汤有五，然除大黄黄连泻心汤正治之外，皆随证加减之方也。

然而胃不和中，又有误下之虚证。太阳病，或伤寒或中风，不应下者，医反下之，虚其肠胃，则水寒在下而不得上交，故其人下利，日数十行，谷不化，腹中雷鸣。火热在上而不得下济，故其人心下痞硬而满。干呕心烦，不得安，此上下水火不交之理，本来深奥，医者不知，只见其心下痞，谓邪热之病不尽，复误下之，则下者益下，上者益上，其痞益甚。此非结热，但误下以致胃中虚，客气乘虚上逆，故使心下硬也。以甘草泻心汤主之，此交上下者，调其中之法也。

此一节承上节胃不和而言胃中虚之证也。

甘草泻心汤方

甘草四两　黄芩三两　干姜三两　半夏半升，洗　大枣十二枚，擘　黄连一两

上六味，以水一斗，煮取六升，去滓，再煎取三升，温服一升，日三服。

【陈平伯曰】心下痞本非可下之实热，但以妄下胃虚，客热内陷，上逆心下耳，是以胃气愈虚，痞结愈甚。夫虚者宜补，

故用甘温补以虚；客者宜除，必藉苦寒以泄热。方中倍用甘草者，下利不止，完谷不化，此非禀九土之精者，不能和胃而缓中。方名甘草泻心，见泄热之品，得补中之力，而其用始神也。此伊尹汤液所制，治狐惑蚀于上部则声嗄者，方中有人参三两。

痞不特上中二焦之为病也，即下焦不和亦能致痞。伤寒服攻下之汤药，下后则下焦之气下而不上，故下利不止；上焦之气上而不下，故心下痞硬。伊圣泻心汤，所以导心下之火热而下交也。服泻心汤已，则心下之痞满既除，而上中之气亦和矣。复以他药下之，则下焦之气益下而不能上，故利不止。医又认为中焦虚寒，以理中汤与之，利益甚。盖理中者，温补脾胃，其效专理中焦。此利不在中焦而在下焦，当以赤石脂禹余粮汤主之。复利不止者，法在分其水谷，当利其小便。

此一节言下焦不和以致痞，发千古所未发。

【正曰】下焦不和以致痞，误矣。下焦是大肠胱膀间之膜油，主通利水道，入膀胱，又主收止大肠之气，并以膏液润大肠也。此处病，万不能上胸膜而作痞证，且原文言此利在下焦，并未言此痞在下焦，何得妄扯而反自鸣得意哉。盖此节是治痞而致利，服泻心汤已，是已治其痞硬，而反下之，是又误下之也，遂利不止，是痞已去，只是利不止也。故下文但言治利，不言治痞。修园于文法未细玩，故误，只缘不知三焦是何物耳。仲景曰：理中者，理中焦，是理小肠脾胃间之膜油。此利在下焦，是指大肠膀胱间之膜油，故以赤石、余粮止塞大肠。若仍利者，当利小便，是当从油膜而分消之，使从小便去，则水不

侵入大肠矣。识得下焦之膜油，则知利小便即是治大便之利，并知治中焦之误，且知下焦不能为胸痞，并知痞证误下，所以能致下利也。会通结胸痞满各证，皆在上焦膜膈中，或时连及中下焦与腠理者，皆因以膜相连之故，同而不同之理，皆可明矣。

赤石脂禹余粮汤方

赤石脂一斤，碎　禹余粮一斤，碎

上二味，以水六升。煮取二升，去滓，分三服。

【张令韶曰】石性坠下，故以治下焦之利，非仅固涩也。下焦济泌别汁，而渗入膀胱，故利不止者，又当利其小利，以分别其水谷焉。夫心下痞属上中二焦，此复言不特上中二焦不和而成痞，即下焦不和而亦能成痞也。柯韵伯曰：甘、姜、参、术，可以补中宫元气之虚，而不足以固下焦脂膏之脱。此利在下焦，故不得以理中之剂收功矣。乃大肠之不固，仍责在胃，关门之不闭，仍责在脾。二石皆土之精气所结，实胃而涩肠，急以治下焦之标者，实以培中宫之本也。要知此证土虚而火不虚，故不宜于姜、附。若湿甚而虚不甚，复利不止者，故又当利小便。又曰：凡草木之药，皆禀甲乙之气，总不若禀戊己之化者，得同气相求之义，又有炉底补塞之功。

下后致痞，言之详矣。而发汗在吐下之后而成痞者，奈何？伤寒吐下后，又发其汗，则夺其经脉之血液而为汗矣。心主血，故虚烦，心主脉，故脉甚微。八日值阳明主气之期而从阖，九日值少阳主气之期，而不能枢转，故心下痞硬，而胁下亦痛。甚至阴虚阳亢，虚气上冲于咽喉，血不上荣头目，时形其眩冒，经脉动惕者，

以吐下之后而汗，则经脉之血告竭，而筋遂无所养也。久而不愈，恐肢体不为我用而成痿。

此一节，虽吐下与汗并言，却重在误汗一边。

汗吐下后病已解，而尚有痞噫之证未除者，不可不备其治法。伤寒发汗，若吐若下，解后，心下痞硬，噫气不除者，此中气伤而虚气上逆也，以旋覆代赭汤主之。

此节言治病后之余邪，宜于补养中，寓散满镇逆之法。

旋覆代赭石汤方

旋覆花三两　人参二两　生姜五两，切　代赭石一两　大枣十二枚，擘　甘草三两，炙　半夏半斤，洗

上七味，以水一斗，煮取六升，去滓，再煎取三升，温服一升，日三服。

【俞麟州曰】此即生姜泻心汤之变法也。夫二条皆有心下痞硬句，而生姜泻心汤，重在水气下趋而作利；旋覆代赭汤，重在胃虚挟饮，水气上逆而作噫。取治水气下趋而利者，必用生姜以散水；胃虚挟饮而噫者，必用赭石以镇逆。二条对勘，益见仲景制方之妙。罗东逸云：此方治正虚，气不归元，则承领上下之圣方也。盖发汗、吐、下后，邪虽去，而胃气之亏损亦多，胃气既亏，三焦亦因之而失职，阳无所归而不升，阴无所纳而不降，是以浊邪留滞，伏饮为逆，故心下痞硬，噫气不除。方中以人参、甘草养正补虚，姜、枣和脾养胃，所以定安中州者至矣。更以赭石，得土气之甘而沉者，使之敛浮镇逆，领人参以归气于下，旋覆之辛而润者，用之开肺涤饮，佐半夏以蠲痰饮于上。苟非二物承领上下，则何能除噫气而消心下之痞硬乎。观仲景治下焦水气上凌，振振欲

擗地者，用真武汤镇之；利在下焦，大肠滑脱者，用赤石脂禹余粮汤固之；此胃虚于中，气不及下，复用此法领之，而胸中转否为泰。其为归元固下之法，各极其妙如此。

下之太早，为结胸，为痞，此症之常也，而症之变者，又当别论。太阳温病、风温症，热自内发，宜用凉散而托解之，不宜下之太早也。下后虽不作结痞等证，而下之太早，其内热尚未归于胃腑，徒下其屎，不下其热，热愈久而愈甚矣。欲解其热，必不可更行桂枝汤以热增热。须知温病、风温证，为火势燎原而莫戢。若火逼于外，则蒸蒸而汗出，火逆于上，则鼽衄而作喘。内热已甚，而外反见其无大热者，可与麻黄杏子甘草石膏汤，顺其势而凉解之，此下后不干结痞，而另有一证也。

此一节因上下文，皆言下后之证，亦姑备此证以参观也。诸本皆疑其错简，或谓其传写之误。然汉季及晋，为时未久，不可与秦以前之书并论。余读书凡有遇不能晓悟之处，皆自咎识见不到，不敢辄以错简等说自文。

下后表证未解而作痞，不无里寒内热之分，试言其里寒。太阳病，不用桂枝汤解肌，外证未除，医者卤莽而数下之，致虚胃气，虚极则寒，中气无权，既不能推托邪热以解肌，遂协同邪热而下利。利下不止，胃阳愈虚，而阴霾之气，愈逆于上，弥漫不开，故心下痞硬。此为表里不解者，以桂枝人参汤主之。

此一节合下节，皆言太阳表里不解而成痞也。

【弟宾有按】此"协热"二字，与别处不同，盖由肌热不从外解，故其方不离桂枝。

桂枝人参汤

桂枝四两　甘草四两，炙　白术三两
人参三两　干姜三两

上五味，以水九升，先煮四味，取五升，纳桂，更煮取三升，温服一升，日再服，夜一服。

【蔚按】太阳外证未除而数下之，未有不致虚者。里虚则外热内陷，故为协热利不止。协，合也，同也，言但热不虚，但虚不热，皆不足以致此也。太阳之气出入于心胸，今太阳主阳之气，因误下而陷于下，则寒水之阴气，反居于阳位，故为心下痞硬，可与甘草泻心汤。此条非热结，但以"胃中虚，客气上逆，故使硬"句互参。方用人参汤以治里虚，桂枝以解表邪。而煮法桂枝后纳者，欲其治于里药中越出于表，以解邪也。沈丹彩曰：此与葛根黄连汤，同于误下而利不止之证也，而寒热各别，虚热对待，可于此互参之；彼因实热而用清邪，此因虚邪而从补正；彼得芩连而喘汗安，此得理中而痞硬解；彼得葛根以升下陷而利止，此藉桂枝以表解邪而利亦止矣。

试言其内热：伤寒，大下之后，复发其汗，则太阳之气逆于心胸，故心下痞。而恶寒之证仍在者，为表未解也。夫从外而内者，先治其外，后治其内，故不可攻痞，当先解表，必俟不恶寒之表证尽解，乃可以攻其痞。解表宜桂枝汤，攻痞宜大黄黄连泻心汤。

此一节，汪苓友谓其重出，而不知仲师继上节而覆言之，以见表之邪热虽同，而里之变证各异。且表里同治；有用一方而为双解之法，双解中又有缓急之分，或用两方而审先后之宜，两方中又有合一之妙。一重复处，开出一新境，不可与读书死于句下者说也。

今试即痞证而总论之，可以从中而解，亦可以从外而解也。伤寒发热，汗出不解，邪结心中而心下痞硬。然邪虽已结聚，而气机仍欲上腾，故呕吐。不得上出，而复欲下行，故呕吐。而又下利者，当因其势而达之，达之奈何？用大柴胡汤从中上而达太阳之气于外，以主之。治痞者，不可谓泻心汤之外无方也。

此一节，所以结痞证之义也。按此证宜用大柴胡汤之无大黄者。

又即结胸之证而总论之，以见大小陷胸汤外，又有吐法以补其所未及也。病如桂枝证，但头不痛，项不强，知其病不在太阳之经脉矣。寸脉主上而微浮，设是风邪，当从胸以及于头而俱痛。今头项如故，惟胸中痞硬，何也？胸中乃太阳出入之地，本寒之气塞其道路故也。气上冲咽喉，喘促而不得自布其鼻息者，此为胸有寒也。《内经》云：太阳之上，寒气主之。寒气结凝于胸，则太阳之气不能从胸以出，当吐以从高越之，宜瓜蒂散。此可见结胸之证不一，因下而成者固多，因汗而成者亦复不少，不因汗、吐、下而成者亦有之，因其欲吐不得吐而成者亦有之。其治法，示不专主于大小陷胸等方也。

瓜蒂散方

瓜蒂一分，熬黄　赤小豆一分

上二味，各别捣筛为散。已合治之，取一钱匕，以香豉一合，用热汤七合，煮作稀糜，去滓取汁，和散顿服。不吐者，少少加，得快吐乃止。诸亡血虚家，不可与瓜蒂散。

【蔚按】太阳之脉连风府，上头项，今云不痛不强者，不在经脉也。太阳之气出入于心胸，今云胸中痞硬，气上冲咽喉，不得息者，是邪气欲从太阳之气上越也。寸脉微浮者，气欲上越之象也。然欲越而不能遽越，其寒水之气不在经，亦不在表，而惟在于胸中，故曰胸中寒。方取瓜蒂之苦涌，佐以赤小豆之色赤而性降，香豉之黑色而气升，能使心肾相交，即大吐顷神志不愦，此所以为吐法之神也。又论云：病人手足厥冷，脉乍紧者，邪在胸中。心下满而烦，饥不能食者，病在胸中，当须吐之，宜瓜蒂散。诸家解互异，惟徐灵胎以邪在胸中，阳气不能四达解之，甚为简妙。

又即藏结之证而总论之，在少阴止为难治，止为不可攻，在厥阴则为不治。病人胁下，平素有痞，其痞连在脐傍，为天枢之位，此脾气大虚而肝气自旺，总为肾家真阳衰败，致胸中为气不布，肝木之荣失养，三阴部分皆虚矣。又值寒邪内入，则藏真之气结而不通，其痛从脐旁引及少腹，以入阴筋者，以少腹阴筋皆厥阴之部，厥阴为阴中之阴，不得中见之化，此名藏结，必死。可知结在少阴，无君火化者，止曰难治，曰不可攻，以少阴上有君火，犹可冀其生也；结在厥阴，两阴交尽，绝不见阳，必死无疑矣。

此一节，所以结藏结之义也。

【正曰】"脏"字如《金匮》妇人脏躁之脏，指血室胞宫而言。凡男子女人皆有血室胞宫，乃下焦一大夹室也，此夹室之膜，上则连胁下之板油，其下则有窍，通于前阴，故痛引阴筋。仲景此章，历言胸膜、胁膜、脾胃及下焦膜中各证，而又言及下焦夹室内之脏结，上、中、下三焦详矣。修园不知三焦为何物，是以有天枢之位、脾气之说。不知胞宫乃肾肝所司，肾肝阳败而始结，何得撼言天枢脾气哉。

盖以脏结即今人所谓缩阴证也，入阴筋者，将阴筋引入于内，即缩阴证是也。上文"引"字与此句"入"字紧连，故知其为引之使入也。曰少腹，曰阴筋，则其所谓脏结，为指胞宫，更无疑矣。

病在络，与在经者不同，《金匮》既有热极伤络之论矣。太阳之病气在络，即内合于阳明之燥化。伤寒病，若吐若下后中气受伤，至七日，又当太阳主气之期，八日又当阳明主气之期。其病不解，则太阳之标阳，与阳明之燥气相合而为热，热结在里，表里俱热。热伤表气故时时恶风，热伤里气故大渴，感燥热之化故舌上干燥而烦。推其燥而与烦之情形，欲饮水数升而后快者，必以白虎加人参汤，清阳明之络热而主之。

【张钱塘云】邪之中人，必先于皮毛，次入于肌，次入于络。肺入主皮毛，脾主肌，阳明主络。太阳病气在于皮毛，即内合于肺，故麻黄汤所以利肺气；在于肌，即内合于脾，故桂枝汤、越婢汤所以助脾气；在于络，即内合于阳明，故白虎汤所以清阳明之气。然均谓之太阳病者，以太阳为诸阳主气，皮毛肌络，皆统属于太阳也。合下共三节，言太阳病在于络，合于阳明，而为白虎之热证也。此章三节，论燥热火之气，下章风湿相搏两节，论风寒湿之气。所谓《伤寒论》一书，六气为病之全书也。

【补曰】热结在里，对皮毛之表而言，非胃中也，张陈注为热在阳明之络，然《金匮》云：热伤阴络则下血，伤阳络则衄血，此未言血。且注"络"字，又不指出为何物，安能的确？又"经络"二字混称，后人遂以直脉为经，横脉为络。《内经》又言，胃有大络，脾有大络，五脏又皆有络，然则络是何物哉？盖人身内外之微丝血管也，西医名管。凡通气行血之窍道，皆油膜微丝血管，《内经》所谓脉络，西医皆名为管也。是络乃行气行血之路道，在内通于肠胃，而在外则行于肌肉之中。此证热在肌肉，肌者肥肉，肉者瘦肉，热在此间，从络通于肠胃，故见口舌干燥。瘦肉属血分，肥肉属气分，皆脾与胃之所司，故能内合于胃也。

伤寒病，太阳之标热，合阳明之燥气，热盛于内，而外反无大热。阳明络于口，属于心，故口燥渴而心烦。太阳循身之背，阳明循身之面，热俱并于阳明，则阳明实而太阳虚矣。可即于其背之微恶寒者，以知为阳明之燥热益盛焉。白虎加人参汤所以主之。

虽然解络热者，白虎为其所长，而表热则不可以概用。伤寒脉浮，发热无汗，其表不解者，与络无与也，不可与白虎汤。若渴欲饮水，为热极伤络，可以直断其无表证者，以白虎加人参汤主之。

此申明白虎汤能解络热，而不能解表热也。

【受业侄道著按】白虎证，其脉必洪大。若浮而不大，或浮而兼数，是脾气不濡，水津不布，则为五苓散症。

【魏子干曰】入于肌络者，宜桂枝汤；肌气之在里者，宜越婢汤；络气之入里者，宜白虎汤。

太阳少阳并病，心下硬，颈项强而眩者，是太阳之病归并于少阳。少阳证汗下俱禁，今在经而不在气，经则当刺大椎、肺俞、肝俞，以泄在经之邪，慎勿下之。小结胸篇戒勿汗者，恐其谵语；此戒勿下者，恐其成真结胸也。

此三节，言太阳合并于少阳而为病也。

【同学周镜园曰】此言太少并病，证在经脉，不在气化。病经脉者，当刺少阳经脉，下颈，合缺盆。太阳经脉还出别下项，故颈项强。太阳起于目内眦，少阳起于目锐眦，故目眩。太阳经隧在膀胱，其都会在胸肺，肺脉还循胃上口，上通心膈之间，胆脉由胸贯于膈。脉络不和则心下鞕，故刺大椎以通经隧之太阳，刺肺俞以通都会之太阳，又刺肝俞以通少阳之脉络，谆谆戒以勿下者，以病在经脉，宜刺不宜下也。

合病又与并病不同，并病者彼并于此，合病者合同为病也。太阳与少阳合病，太阳主开，少阳主枢，今太阳不能从枢以外出，而反从枢而内陷，其自下利者，内陷之故。与黄芩汤，清陷里之热，而太阳之气达于外也。若呕者，乃少阳之枢，欲从太阳之开以上达，宜顺其势而利导之，用黄芩加半夏生姜汤，宜其逆气而助其开以主之。

黄芩汤方

黄芩三两　甘草二两，炙　芍药二两
大枣十二枚，擘

上四味，以水一斗，煮取三升，去滓，温服一升，日再，夜一服。若呕者，加半夏半升、生姜三两。

【蔚按】仲景凡下利证俱不用芍药，惟此方权用之，以泄陷里之热，非定法也。

【张令韶曰】此治太阳与少阳合病而下利与呕也。合者彼此合同，非如并者之归并于此也。太阳主开，少阳主枢，太阳不能从枢以外出，而反从枢以内陷，故下利。与黄芩汤清陷里之热，而达太阳之气于外。若呕者，少阳之枢，欲从太阳之开以上达也，故加半夏、生姜，宣达其逆气，以助太阳之开。

太阳之病，既归并于少阳，则以少阳为主矣。然亦知少阳三焦之气，游行于上、中、下者乎？上焦主胸，中焦主胃，下焦主腹。伤寒胸中有热，逆于上焦也；胃中有寒邪之气，逆于中焦也；腹中痛，逆于下焦也；欲呕吐者，少阳三焦之气，逆于上中下之间，欲从枢转而外出也。治宜取小柴胡转枢之意而加减之，俾寒热宣补，内外上下，丝丝入扣则愈，以黄连汤主之。

黄连汤方

黄连　甘草炙　干姜　桂枝各三两　人参二两

上七味，以水一斗，煮取六升，去滓，温服一升，日一服，夜二服。

【王晋三曰】此即小柴胡汤变法，以桂枝易柴胡，以黄连易黄芩，以干姜易生姜。胸中热，呕吐，腹中痛者，全因胃中有邪气，阻遏阴阳升降之机，故和人参、大枣、干姜、半夏、甘草专和胃气，使入胃之后，听胃气之上下，敷布交通阴阳。再用桂枝宣发太阳之气，载黄连从上焦阳分泻热，不使其深入太阴，有碍虚寒腹痛。

【补曰】胸中是言胸膈之内，乃指心包而言，不知膈膜，则不知胸中是何物也，且不知胸中与胃界限不同也。此证惟心包有热，其余胃中、腹中、大小肠皆有寒气，故只用黄连一味，清心包之热，而其余则皆治寒也。

风湿相搏，有从寒伤所致者，其证奈何？伤寒八日当阳明主，期气之九日当少阳主气之期，宜从少阳之枢而外出也。乃不解，而复感风湿，合而相搏，寒邪拘束，故身体疼。风邪煽火，故心烦。湿邪沉著，故不能自转侧。邪未入里，故不呕不渴。脉浮虚而涩者，以浮虚为风，涩则为湿也。此风多于湿，而相搏于外，以桂枝附子汤

主之。若患前证，其人脾受湿伤，不能为胃行其津液，故大便硬。愈硬而小便愈觉其自利者，脾受伤，而津液不能还入胃中故也。此为湿多于风，而相搏于内。即于前方去桂枝，加白术汤主之，湿若去，则风无所恋，而自解矣。

此节合下节，言风湿相搏之病也。但此节宜分两截看："风湿相搏"至"桂枝附子汤主之"，作一截，言风湿相搏于外也。"若其人"至"去桂加白术汤主之"，又作一截，言风湿相搏于内也。要知此节桂枝附子汤，是从外驱邪之表剂；去桂加白术汤，是从内撒邪之里剂；下节甘草附子汤，是通行内外之表里剂也。

【正曰】仲景书凡"风寒"二字，有通称不分别者，盖外感或系寒随风至，或系风挟寒来，故二字往往通用。此风湿是寒风，非热风也，修园执定风为阳邪，谓是后感于风，风邪煽火，与上文方治不合，须玩此"烦"字不是心烦，乃骨节烦疼，谓其发作烦频也。风欲行而湿阻之，故烦疼。湿甚则筋胀，不能掉动，故不可转侧。盖筋生于瘦肉两端，而膜网则包着瘦肉，西医以筋是连网所生也。连网者，中医所谓膜肉也。膜油即脾之物，脾主湿，故湿能从膜油而犯其筋节。膜又是三焦所司，至行小便，故三焦阳虚，则能小便自利。脾之油受湿，不运行，则大便反硬。会得此理，乃与仲景方相合也。

桂枝附子汤

桂枝四两　附子三枚，去皮，炮，破八片
生姜三两，切　甘草二两，炙　大枣十二枚，擘

上五味，以水六升，煮取三升，去滓，分温三服。此方药品，与桂枝去芍加附子汤同，但分两之轻重不同，其主治亦别。

仲景方法之严如此。

桂枝附子去桂加白术汤

白术四两　甘草二两，炙　附子三枚，炮　大枣十二枚，擘　生姜三两

上五味，以水七升，煮取三升，去滓，分温三服。初服，其人身如痹，半日许复服之，三服尽，其人如冒状，勿怪。此以附子、术并走皮内，逐水气，未得除，故使之尔。当加桂枝四两，此本一方二法也。

【蔚按】师云：伤寒八九日，风湿相搏，身体疼烦，不能自转侧者，风湿之邪盛也。湿浮于中，无上达之势，故不呕。湿为阴邪，无阳热之化，故不渴。邪盛则正虚，故脉浮虚而涩。但前方主桂枝，为风胜于湿。风为天之阳邪，主桂枝之辛以化之。后方去桂加术，为湿胜于风。湿为地之阴邪，主白术之苦以燥之。或问苦燥之品，不更令大便硬，小便自利乎？曰太阴湿土，喜燥而恶湿，湿伤脾土，则不能输其津液以入胃，师所以去解表之桂，而加补中之术也，且湿既去，而风亦无所恋而自除。经方无不面面周到矣。

风湿相搏之病，见证较剧者，用药又宜较缓。风湿相搏，业已深入，其骨节烦疼掣痛，不得屈伸，近之则痛剧，此风、寒、湿三气之邪阻遏正气，不令宣通之象也。汗出气短；小便不利，恶风不欲去衣，或身微肿者，卫气、荣气、三焦之气俱病，总由于坎中元阳之气失职。务使阳回气暖而经脉柔和，阴气得煦而水泉流动矣。以甘草附子汤主之。

此一节，承上节言风湿相搏，病尚浅者利在速去，深入者妙在缓攻，恐前方附子三枚过多，其性猛急，筋节未必骤开，风湿未必遽走，徒使大汗出而邪不尽耳，故减去一枚，并去姜、枣，而以甘草为君

者，欲其缓也。此方甘草止用二两而名方，冠各药之上，大有深义。余尝与门人言：仲师不独审病有法，处方有法，即方名中药品之先后亦寓以法，所以读书当于无字处著神也。受业门人答曰：此方中桂枝，视他药而倍用之，取其入心也，盖此证原因心阳不振，以致外邪不撤，是以甘草为运筹之元帅，以桂枝为应敌之先锋也。彼时不禁有起予之叹，故附录之。

【补曰】烦疼掣痛，不得屈伸，即上节不能转侧也，同一理也，皆是筋胀之故。自己且不能动，况他人近之，有所触动，不更剧乎。寒风伤卫，则汗出恶风，不欲去衣。湿停则为水，故小便不利，身微肿。故用附子、桂枝振其卫阳，白术、甘草行其脾湿。此节浅而易解，而注家多不明也。

甘草附子汤方

甘草二两，炙　附子二枚，炮去皮，破　白术二两　桂枝四两

上四味，以水六升，煮取三升，去滓，温服一升，日三服。初服得微汗则解。能食，汗止复烦者，服五合。恐一升多者，宜服六七合为妙。此言初服之始。

【王晋三云】甘草附子汤，两表两里之偶药，风淫于表，湿流关节，治宜两顾。白术、附子顾里胜湿，桂枝、甘草顾表胜风。独以甘草冠其名者，病深关节，义在缓而行之。若驱之太急，风去而湿仍留，反遗后患矣。

是故不知证者，不可以言医，不知脉者，亦不可以言医，脉之不可不讲也。脉之紧要者，散见各证之中，不能悉举也，亦不必赘举也。然太阳总诸经之气，而诸脉之同者异者，似同而实异者，似异而实同者，有同中之异，异中之同者，虽曰不可言传，而亦无不可以意会矣。今欲举一

以为偶反。即以太阳伤寒言之，太阳本寒而标热，若诊其脉象浮滑，浮为热在表，滑为热在经，此为表有标热，便知其里有本寒，《内经》所谓凡伤寒于为热病是也，病宜以白虎汤主之。凭脉辨证之法，从此比例之思过半矣。

【张钱塘云】上八节以风、寒、湿、热、燥、火之气，结通篇太阳之病，以见伤寒一论，六淫之邪兼备，非止风寒也。此三节，以浮滑结代之脉象，结通篇太阳之脉，以见太阳总统诸经之气，而诸脉之死生，亦俱备于太阳中也。

白虎汤方

知母六两　石膏一斤，碎　甘草二两　粳米六合

上四味，以水一斗，煮米熟汤成，去滓，温服一升，日三服。

【蔚按】白虎汤，《伤寒论》凡三见：太阳条治脉浮滑，厥阴条治脉滑而厥，又治三阳合病，腹满身重，难以转侧，口不仁而面垢，谵语遗尿等证。而原本此方列于太阳条甘草附子汤之下者，言外见风寒湿燥火之气，俱括于太阳之内，且下一条炙甘草汤，亦即润燥之气。可知《伤寒论》非止治风寒二气也。

【柯韵伯曰】阳明邪从热化，故不恶寒而恶热，热蒸外越故热汗自出；热灼胃中，故渴欲饮水；邪盛而实，故脉滑，然犹在经，故兼浮也。盖阳明属胃，主肌肉。虽有大热而未成实，终非苦寒之味所能治也。石膏辛寒，辛能解肌热，寒能胜胃火，寒性沉降，辛能走外，两擅内外之能，故以为君；知母苦润，苦以泻火，润以滋燥，故以为臣；用甘草、粳米调和于中宫，且能土中泻火，作甘稼穑，寒剂得之缓其寒，苦药得之化其苦，使沉降之性，皆得流连

于中也。得二味为佐，庶大寒之品无伤损脾胃之虑也。煮汤入胃，输脾归肺，大烦大渴可除矣。白虎为西方金神，所以治渴，秋金得令，而炎暑自解矣。

浮滑恒脉之外，又有剧脉曰结，危脉曰代，不可不知。夫伤寒之脉何以结代？非洞悉乎造化阴阳之本者，不可与言。盖脉始于足少阴肾，生于足阳明胃，主于手少阴心。少阴之气不与阳明相合，阳明之气不与少阴相合，上下不交，血液不生，经脉不通，是以心气虚，常作动悸。以炙甘草汤主之，补养阳明，从中宫以分布上下。

【陈师亮曰】代为难治之脉，而有治法者何？凡病气血骤脱者，可以骤复，若积久而虚脱者，不可复。盖久病渐损于内，脏气日亏，其脉代者，乃五脏无气之候。伤寒为暴病，死生之机，在于反掌，亦有垂绝而不可救者。此其代脉，乃一时气乏，然亦救于万死一生之途，而未可必其生也。

炙甘草汤方

甘草四两，炙　生姜三两，切　桂枝三两　人参二两　生地黄一斤　阿胶二两　麦门冬半升　麻子仁半升　大枣三十枚，擘

上九味，以清酒七升，水八升，先煮八味，取三升，去滓，纳胶，烊消尽，温服一升，日三服。一名复脉汤。

【蔚按】周禹载云：本条不言外证，寒热已罢可知，不言内证，二便自调可知。第以病久，正气大亏，无阳以宣其气，更无阴以养其心，此脉结代、心动悸所由来也。方中人参、地黄、阿胶、麦冬、大枣、麻仁，皆柔润之品，以养阴，必得桂枝、生姜之辛，以行阳气，而代结之脉乃复。尤重在炙甘草一味，主持胃气，以资脉之本原。佐以清酒，使其捷行于脉道也。其

煮法：用酒七升，水八升，只服三升者，以煎良久，方得炉底变化之功，步步是法。要之师言结代者用此方以复之，非谓脉脱者以此方救之也，学者切不可泥其方名，致误危证。推之孙真人制生脉散，亦因其命名太夸，庸医相沿，贻害岂浅鲜哉。

【男元犀按】此证必缘发汗过多所致。汗为心液，心液伤则血虚不能养心，故心动悸；心液伤则血不能荣脉，故脉结代。取地黄、阿胶等，为有形之品，补有形之血，另立法门。

其结代之脉状何如？结能还而代不能还也。脉按之来缓，不及四至，而时一止复来者，是阴气结，阳气不能相将，此名曰结。然不特缓而中止为结，又脉来动而中止更来，小数中有还者反动，是阴气固结已甚，而阳气不得至，故小数而动也，亦名曰结，此为阴盛也。结脉之止，时或一止，其止却无常数。若脉来动而中止，止有常数，既止遂不能自还，阳不能自还而阴代之，因而复动者，俨如更代交代之象，名曰代，此独阴无阳也，得此脉者必难治。此毫厘之分，学者于此判之指下，则可言脉矣，岂独太阳已哉。

此一节，复申明结代之脉状，毫厘千里，务分仿佛中也。

【正曰】后世脉诀益详，而脉理益昧，因分脉辨证，不能会通脉之理也。试思脉诀只二十八脉，而病证不止二十八门，若不贯通脉之全理，安能即二十八脉而断尽百病哉。故人谓仲景脉法不详，而不知仲景论脉，皆是以一贯万，举一反三，则脉理无不通矣。故此三节，特举浮滑结代以明脉理，知此而各脉之理无不通也。盖脉是血脉，血生于心，西医言心有血脉管，心体跳动不休，则脉应之而动。《医林改错》言脉是气管，气方能动，非血管也，此说大谬。使脉是气管，则一呼当一动，一吸当一动，何以一呼二动，一吸二动，明明与呼吸相反哉，则知其决非气管。《脉经》云：脉为血府，仲景复脉汤又全是大补心血，则知脉生于心血，其应心而动为无疑矣。故凡迟数结代，三部均见，断无寸迟尺数，尺结代而寸不结代者。以脉管只一条，数则均数，迟则均迟，结代则均结代，皆是应心而动，故无三部之分。知此则知凡系脉管中事，如细散芤涩革弱等，理均可识矣。故拈结代二脉，以总明脉管所主之理也。脉管外是肌肉油膜也，乃三焦气分所往来，气附脉行，《内经》云：卫气一日行尽周身，而复大会于手太阴肺，故脉动而气亦应之，气升则脉浮，气降则脉沉，气盛则脉洪，气衰则脉微，气盈则脉滑，皆是随气呈露，故有寸浮尺沉、寸洪尺微之异，随气之部分，而异其强弱，所以有三部之别。知此则知凡脉管外气分所主之事，如弦紧牢濡等理，均可识矣。故拈浮滑二脉，以总明脉管外气分所主之理也。读仲景此三节，则于脉理可以全通。

伤寒论浅注补正卷一下终

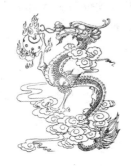

伤寒论浅注补正卷二

汉张仲景原文

闽长乐陈念祖修园浅注

男　蔚古愚元犀灵石仝校字

蜀天彭唐宗海容川补正

夔门邓其章云航参校

辨阳明病脉证

【补曰】《内经》云：阳明之上，燥气治之，燥者阳明之本气也，此气在人，则属胃与大肠，在天则属申酉二辰，申当坤方属土，酉当兑方属金，在四时当七八月，为燥金用事之候。盖天地只是水火二气化生万物，水火相交，则蒸而为湿。燥与湿反，乃水火不交之气也，火不蒸水则云雨不生，水不济火，则露泽不降，水不润则木气不滋而草木黄落，火不蒸则土返其宅而膏脉枯竭。究水火之所以不交，则由于金性之收，收止水火，各返其宅，故神名蓐收，司秋月，草木枯槁，水泉涸竭，是为燥金用事之验也。其在一日则为申酉二时，天地赖此燥气，所以戢水火之盈余，竭物产之精华而使之消息也。人身禀天地之燥气，于是有胃与大肠，二者皆消导水谷之府，惟其禀燥气，是以水入则消之使出，不得停于胃中。西洋医言胃之通体皆有微丝血管，吸水出胃而走入连网。西医

所谓连网，即是膈膜，乃《内经》所谓三焦，为化行水谷之府也，水出胃走入膈膜，然后下行而入膀胱，若胃之燥气不足，则水停矣。西医言食入则胃热蒸至以腐烂之，西医所谓热即燥气也，水既出于胃中，而食物之质未尽化者，下行入小肠以化液，其所剩糟粕，乃入大肠。然糟粕至此，尚有余液，必得大肠燥金之气以收吸之，使余液吸尽，出往下焦去讫，而糟粕乃化为坚粪。若大肠燥气不足，则为溏泻。此胃与大肠所以必有此燥气，而后能消水谷也。然而燥气大过，则又为结鞕等证，必赖太阴之湿以济之。《内经》言阳明不从标本，从中见之气化，正是赖中见太阴湿气，以济其燥之义，仲景存津液亦是此义。手太阴肺与手阳明大肠相表里，位虽上下悬隔，然肺系之油网下连膈膜，又下连板油，至下焦油网，则与大肠相接，肺津脾润，注于大肠，则燥而不太过。足阳明胃与足太阴脾相表里，位甚相近，以膜相连，胃中食物化液归脾，从膜中布达，乃生膏油，

膏油者，脾之物也，膏油功用，上济胃气，下滋大肠。膏油之色，本带微黄，故病能发黄疸。膏油透出筋骨之外，则为肥肉，是名曰肌，邪在肌肉，循膏膜而入，则能内通于胃，胃有大络，上通于心，西医言胃中化液，有大管导之上行，至颈会管，遂与心之血管相会。西医所谓管，即《内经》所谓络也，络言其丝条，管言丝条中之孔窍，胃络通心，故胃中燥火，入心乱神则为谵语。燥热相合，胃家实，则谵语。舌上起芒，口干燥，又以胃管上通口也。若燥屎在大肠，则为潮热，应申酉金旺之时，而始从下潮上也。其经行身之前，从面至腹，抵足趺，皆阳明经所行。脐下血室，有冲脉两条，夹脐而上，至于喉间，是冲脉，丽于阳明之部分，阳明胃中汁液化血，则下入血室。又血室一名气海，膀胱所化之气，归于气海，上出口鼻，亦必从脐旁循阳明之道路而上是以冲气亦能随脉上逆入胃。"阳明"二字，或言取太少两阳，合并于人身之前，两阳相合，故曰阳明。然《内经》言阳明少阴有司天在泉之说，是人身之阳明经，仍取天之阳明以为名也。在天以卯酉属阳明，以卯酉为日月之门户。且酉为日入，如《周易》明入地中之明，言阳明阳盛而竭，是以成其燥气。阳明之气，必以下行为顺者，金气肃降，所以成化土也。各经皆有阳明之证，以水谷之海，而各经皆秉气于胃也。读者当会通焉。

问曰：病有太阳阳明，有正阳阳明，有少阳阳明，何谓也？答曰：太阳阳明者，盖以明阳之上，燥气主之，本太阳不解，太阳之标热，合阳明之燥热，并于太阴脾土之中，脾之津液，为其所烁而穷约，所谓脾约是也。正阳阳明者，盖以燥气阳明

之本也，天有此燥气，人亦有此燥气，燥气太过，无中见太阴湿土之化，所谓胃家实是也。少阳阳明者。盖以少阳之上，相火主之，若病在少阳，误发其汗，误利其小便已，则水谷之津液耗竭，而少阳之相火炽盛，津竭则胃中燥火炽，则烦而实，实则大便难是也。

此一节，言阳明有太少正之分也。

【补曰】太阳阳明者，从太阳肌肉而入内之膜油，脾主膏油，被热灼而膏油枯缩，则肠亦枯涩，是为脾约，指脾之膏油收缩而言也。少阳阳明，是膜网与胃相通，膜网之水，外从腠理而汗，下从小便而泄，则胃中之水皆去，遂干燥矣。此处提纲，即将膏油膜网与肠胃相通之迹先行发明，则通篇变证可寻求矣。

何谓正阳阳明之为病，燥气为阳明之本气，燥气盛于上，则胃家实于内，一言以蔽之，曰胃家实也。

此复申明正阳阳明之为病也，按沈尧封曰：此是阳明证之提纲，后称"阳明证"三字，俱有胃家实在内。胃家实，言以手按胃中实硬也。如大陷胸证，按之石硬，即名实热；栀子豉证，按之心下濡，即名虚烦。夫心下俱以濡硬分虚实，何独胃中不以濡硬分虚实乎？此说与柯韵伯之论相表里，虽非正解，亦可存参。

问曰：何缘得太阳阳明病？答曰：太阳之津液，从胃府水谷而生，患太阳病，若发汗，若下，若利小便，此皆亡胃中之津液，胃中无津液而干燥，其太阳未解之邪热，因转属于阳明，其不更衣为肠内之实，肠内既实，其大便必难通而闭塞者，此名太阳转属之阳明也。

此一节，承上章太阳阳明病而言也，然重申胃家实之旨，是阳明病之总纲。

【正曰】此承上太少阳明而言，《浅注》谓单承太阳，不知仲景虽未提出"少阳"字面，而若利小便，已承上文少阳条，即如太阳篇，其干及少阳之证，又何曾提出"少阳"二字？读者当细玩之。

问曰：有诸中者形于外，阳明病外证云何？答曰：胃热之外见者，肌肉之中，蒸蒸然热达于外，名曰身热，与太阳之表热不同也。热气内盛，濈濈然汗溢于外，名曰汗自出，与太阳之自汗不同也。表寒已解，故不恶寒，里热已盛，故反恶热也。因只有胃家实之病根，即见热盛汗出之病证，不恶寒反恶热之病情内外俱备，方是阳明之的证。

此一节补出阳明外证，合上节为一内一外之总纲。

【正曰】身热自汗，与太阳正同。太阳之邪在肌肉，则翕翕发热，淅淅自汗出。肌肉即肥肉，与内之膏油皆属于脾胃，故胃热亦发见于肌肉，而为身热自汗。与太阳同也。惟不恶寒，反恶热，是阳明燥热之的证，与太阳之恶寒不同。《浅注》不知肌肉之理，是以略差焉。

问曰：身热不恶寒，既得闻命矣。今阳明病有始得之一日，不发热而恶寒者，何也？答曰：阳明主金气，金气微寒也，邪初入故恶寒，及邪既入于肌肉之分，即从热化，虽得之一日，不待解散，而恶寒将自罢，燥气内出，即自汗出而恶热也，此阳明之的候也。

此承上文不恶寒反恶热而言也。但上文言阳明自内达外之表证，此言风寒外入之表证。

问曰：阳明病，未经表散，其恶寒何故自罢？答曰：阳明与他经不同，以其居中土也，中土为万物所归，故凡表寒里热之邪，无所不归，无所不化，皆从燥化而为实，实则无所复传。一日表气通于太阳，其始虽颇恶寒，而二日为阳明主气之期，正传而邪亦传，正再传而邪有所归而不再传，故恶寒自止。此胃家实所以为阳明病之根也。

此复设问答，以明恶寒自罢之故，并指出胃家实之根也。

过汗亡津液，而转属阳明者固多，而汗出不彻，与不因发汗者，亦有转属之证。本太阳病，初得病时，发其汗，汗先出不彻，其太阳表热之气，不能随汗而泄，而即与燥气混为一家，因此而转属阳明也。此外更有伤寒发热无汗，其时即伏胃不和之病机。呕不能食，不能发汗，而反汗出濈濈然者，水液外泄，则阳明内干，是转属之外，又有一转属阳明之证也。

上文历言阳明本经之自为病，此复申明太阳转属阳明之义，除过汗亡津液外，又有此汗出不彻而转属，不因发汗而转属，合常变而并言之也。

三日为少阳主气之期，病固宜乘其气，而枢转外出矣。今伤寒三日，现阳明证而脉大，为邪归中土，无所复传，是不能从少阳之枢而解也。

【述】自此以上六节，论阳明之气主表而外合太阳，主里而内关津液之义也。按此即高士宗所谓读论者因证而识正气之出入，因治而知经脉之循行，则取之有本，用之无穷矣。

阳明与太阴，正气相为表里，邪气亦交相为系，伤寒阳明脉大，今浮而缓，阳明身热，今止手足自温，是为病不在阳明，而系在太阴。太阴者，湿土也，湿热相并，身当发黄。若小便自利者，湿热得以下泄，故不能发黄。至七日已过为八日，值阳明主气之期，遂移其所系，而系阳明，胃燥则肠干，其大便无有不硬者，此为阳明也。

此节舍下节，明阳明与太阴相表里之义也。

伤寒由太阴而转系阳明者，其人不特大便硬，而且濈然微汗出也。

此承上节而补言阳明之汗出，即上章所云外证俱在其中矣。

【正曰】上是由太阳转系太阴，故曰脉浮，此节转系阳明，亦是由太阳而转系阳明，是从自汗油膜中入胃，《浅注》言太阴，误矣。盖此二节，正是明首章太阳阳明之义而已。

阳明不特与太阴表里，而且与太阳少阳相合。阳明中风，不涉于本气之燥化，而涉于少阳之热化，故口苦咽干；复涉于太阴之湿化，故腹满微喘；又涉于太阳之寒化，故发热恶寒。阳明脉本浮大，以阳明协于太阳，故脉象浮中不见大而见紧，浮紧之脉，宜从汗以解之。若误下之，阳邪内陷于中土，则中土不运，而腹增满，少阳之三焦不能决渎，复增出小便难之新证也。

【述】此言阳明之气不特与太阴为表里，抑且中合于太阳，外合于少阳也。

【正曰】此只申明少阳阳明证，脉浮而紧，是弦脉也。发热恶寒，是太阳证也。口苦咽干，是少阳证也。惟腹满微喘，兼在阳明，当借少阳而达于表，不可下肠胃而引入里也。少阳三焦司决渎，故引入里则小便难。《浅注》牵引太阴，又复指为太阳，反生葛藤。

阳明本经自患之病，未曾久留太阳经，而化热者，风自为风，寒自为寒，可于是辨之：若能食，名中风，以风能鼓动阳明之气也；不能食，名中寒，以寒能闭拒阳明之气也。然此特初病则然，久则为实满等证，虽能食者，亦归于不能食矣。

此一节，以食而辨风寒之气，即以食而验阳明之胃气，因正而辨邪，因邪而识正。善读者，能会心于文字之外则得矣。

试论中寒：阳明病若中寒，阴寒过甚，不得本气燥热之化，则谷不消而不能食。水不化，而小便不利。四肢为诸阳之本，胃阳虚而津液外泄，故手足濈然汗出。此欲作大便固而仍不固，欲作大瘕，泄而仍不瘕，燥气用事，必大便初硬，寒气用事，而后半即溏。所以然者，以胃中冷，水谷不能泌别故也。

此言阳明中寒也。

【补曰】"水谷不别"四字，指出水从胃中即散出而走膜膈也。西医所谓胃之通体有微丝血管将水散出，《内经》所谓上焦为水之上源，即指水从胃中而散入膜膈也。胃中冷，即总论所谓燥气不足，合总论观，而水谷之治法明矣。

试论中风：阳明中风之病，胃为阳土，风为阳邪，两阳相得，故初病时欲食，即此可以定其为中风矣。然病在阳明，小便当利，大便当硬。今小便反不利，大便反自调，是津液尚还入于胃中，但不得少阴之癸水以相合也。少阴主骨节，而不能上合于阳明，故其人骨节疼。且骨节合于肌肉之间，翕翕如有热状，似此阳不遇阴，病难自解。乃奄然烦躁而发狂，濈然汗出而解者，此少阴癸水之阴气，不胜阳明谷神之阳气，两不相敌者忽而两相合，遂与作汗而共并，即战慄汗解之义也。脉若转迟而为紧则愈，盖以紧则为阴，阴气复而阳气平，戊癸合矣。

此言阳明中风也。

【正曰】饮食与大便自调，是阳明之

谷气胜也。小便不利，是太阳之水不化。其人骨节疼，是太阳之身疼痛。翕翕如有热状，是太阳桂枝证之翕翕发热。此乃太阳水中所化之气，沸郁在肌肉间，皆太阳病，本未能解，惟赖阳明之谷气胜，外合太阳，两阳相并，是为重阳，《内经》云：重阳狂，故必奋然发狂，濈然汗出而解。仲景又自注曰：此为太阳水中所化之气，不胜于胃中之谷气，而谷气有权，得发于肌肉之间，与太阳之汗交并外出，故得解也。又注曰：脉紧则愈，亦是太阳外闭，阳明内搏之脉。《浅注》以水为少阴癸水，以脉紧为戊与癸合，牵强之至。

阳明病，欲解时，从申至戌上。盖阳明旺于申酉，病气得天时之助也。然此言阳明之表证，出微汗而解。若胃家实之证，值旺时更见发狂谵语矣。

此言阳明欲解之时，作一小结也。

阳明病，虽以胃家实为大纲，而治者当刻刻于虚寒上著眼。阳明病，胃气实则能食，今不能食，可以知其胃家之虚矣。医者反攻其热，则虚不受攻，寒复伤胃，其人必哕。所以然者，胃中虚冷故也。此胃气存亡之关头，不得不再为叮咛曰：以其人胃气本虚，故攻其热必哕。

此一节言阳明中气虚寒之为病也。

【补曰】此言胃气虚冷，无燥屎，虽有身热之阳明证，亦不可误攻其胃，非胃有燥屎，而不可攻也。《浅注》必扯胃家实为言，反添葛藤。

胃气虚，则不能淫精气于经脉，阳明病脉宜大而反迟，是经脉不能禀气于胃也。《内经》云：食气入胃，浊气归心，淫精于脉，脉气流经。可知食气散于各经之中，自不厌其饱。若不能散达，止留滞于胃，故食难用饱。饱则浊气归心，不淫于脉流

于经，所以微烦。不但此也，且不能循经上行而头眩；不能循经下行，必见小便难；上下不行，则留滞于中为腹满。此欲作谷疸，黄瘅病也，虽已下之，而腹满如故。所以然者，以胃虚不能淫精于经脉，脉迟故也。

此一节，言食气入胃，胃虚不能淫精于经脉也。

【正曰】小便难，不是经脉所司，乃三焦膜网所司也，膜网不清利，谷又不化，则壅滞蒸发，遂为黄疸。修园不知"阳明病"三字是言身热本属阳证，不知脉迟是言阳症见阴脉，知食难用饱，是迟脉之胃虚冷，身虽热，而胃则不热也，不知饱则微烦，是胃络通心，食停则心气阻遏，故烦也。"谷疸"二字，谷是病在胃，疸是病在膜腠。《浅注》乃扯经脉为解，岂不误哉。

胃气虚则不能输精于皮毛，阳明病法当多汗，今反无汗，其身痒如虫行皮中状者，此以胃气久虚，不能输精于皮毛故也。《内经》云：输精皮毛，毛脉合精，行气于府。可知内而经脉，外而皮毛，皆禀气于胃，胃虚，皮毛经脉俱无所禀矣。

此一节，言胃气虚不能输精于皮毛也。

阳明居中土，主灌溉于上下内外四旁也。兹先言中气寒逆于上。阳明病，法当多汗，而反觉无汗，而小便利，寒气中于里，而水溢下行也。至二日主气之期，以及三日，不拘日数，但觉呕而咳，即《内经》所谓邪中于膺则下阳明是也。手足厥者，胃阳虚寒，其气不能敷布于四肢也。《内经》云：阳明之脉循发际，至头颅，阳明寒气，牵连正气而上逆，故必苦头痛。若不咳不呕，手足不厥者，为寒气已除，阳明正气而既能四布，即不上逆，故头

不痛。

此节言阳明之气合寒气而上逆于头，不能灌溉于四旁也。凡言邪即以言正，言正即以言邪，为读仲诗书第一要法。余于数节必重申之，不厌于复也。述此章凡四节，论阳明居中土，主灌于上下内外四旁也。

再言中风气逆于上，**阳明病**其证不一，然他证无论，**但头旋目眩**，此证不在阳明提纲之内，自有阳有阴，有寒有热，从何处辨起？惟**不恶寒**，知病属阳明而不属阴经矣。前云阳明病，若能食，名中风，**故**吾即于其**能食**，知为阳明胃热而非阳明胃寒矣。由是热气上冲，肺受火烁而发咳，**咳极其人必咽痛**。若热不上干于肺而**不咳者，咽亦不痛**。

此一节，言阳明之气合风热而上逆于咽，不得流通于下也。

【**程扶生云**】阴邪下利故无汗而小便利。风邪上行，故不恶寒而头眩。寒则呕不能食，风则能食，寒则头痛，风则咽痛，是风寒入胃之辨也。按虽本章之义，不重在此，而亦不可不知，咳出于肺，当云喉咙痛，今胃热甚，则咽痛，二者相连，气必相侵。

更有郁于中土之证，**阳明病**，其气不能外达于皮毛则无汗，不下输于膀胱则小便不利。**心中懊侬者**，中土郁而成热，热气为烦也。郁于中则现于外，**身必发黄**。

此节合下节，皆言阳明之气郁于中土，不得外达而下输也。

郁于中土，若误火更益其热。**阳明病**，医者不知所以无汗之故，以火强迫其汗，热邪被火，周身之气燥极，而热不外越而上攻，于额上而微汗出。又不得下泄，而兼**小便不利者，湿热相搏，亦必发黄**。

此节即上节所言发黄之证，借被火以言其更甚也。凡误服羌、独、荆、防及姜、桂、乌、附之类，皆以"被火"概之。阳明之脉起于鼻，行发际，至额颅。

阳明原主里病，今诊其**脉浮而紧者**，仍见太阳表实无汗之脉，阳明被太阳之寒邪外束，则阳气不能宣发而为热，故**必**乘其所旺申酉时而潮热，如潮水之**发作有定时**。若脉但浮而不紧者，是见太阳表虚自**汗**之脉，阳明被太阳之风邪外涣，则阳气尽浮于表，及卧而阴血归肝之顷，两不相顾，**必**为浮阳盗去而**汗出**。

【**述**】此三节言阳明主里，复外合于表气，内通于经脉，复还于胃中也。

【**正曰**】此脉紧，是应大肠中有燥屎结束之形也，故必潮热。凡仲景所言潮热，皆是大肠内实结，解为太阳实邪，非也。仲景脉法，如脉紧者必咽痛，脉迟身凉，为热入血室，皆与后世脉诀不同。修园未明脉之至理，而拘于紧主外寒，是以误注。又此盗汗是盛阳不入阴而盗汗，解以阴不归肝，亦略误。

阳明之脉起于鼻，交頞中，还出挟口，今阳明燥热之病，其口无不干燥。若热止在于经，其人**但欲以口嗽水**，济其经热，嗽毕吐去，而**不欲咽下者**，热不在胃故也。阳明气血俱多，经中热盛，则逼血妄行，因此**必发其衄**。

此言阳明之津液通于经脉而血衄也。

阳明病，**本自汗出**，医**更重发汗**，外热之病已差，而内尚微烦不了了者，**此大便必硬故也**。津液为胃所主，以发汗亡其津液，胃中干燥，**故令大便硬**。今姑不问其大便，**当问其小便**，日几行，若汗出本日小便日三四行，今于微烦之日止再行，故知大便不久自出，盖以大小便皆胃府津液之所施也。今为小便数少，以津液当复还入胃中，故知不久必大便也。此胃府实大便硬，亦有不必下者，医人不可不知也。

此言阳明之津液复还于胃中也。

阳明证既知有不必下者，更当知有不可下者。伤寒呕多，为阳明胃气之虚，胃气既虚，虽有阳明燥热之证，切不可攻之。

此一节言胃气虚者不可下也。

【述】阳明有胃气，有悍气，有燥气。胃气者，柔和之气也；悍气者，慄悍滑利，别走阳明者也；燥气者，燥金之气也。病在悍气者，要攻；病在燥气者，可攻；病在胃气者，不可攻；病在燥气而胃气虚者，亦不可攻。故此三节，俱言不可攻。按师言其不可，非坐视而不救也，必有所以可者，在正面旁面对面，皆可以悟其治法。若常器之《补亡论》，必处处补出方治，无论其搔不著痒也，即有偶合之处，反令鸢飞鱼跃，水流花放，活泼文章，俱成糟粕。长洲汪苓友多宗其说，何其陋欤。

阳明病，外有身热，自汗出，不恶寒，反恶热之证，便知其内为胃家实之证。但胃家实，只指不下利而言，务宜活看，亦知其实处即是虚处。若心下硬满者，止在心下，尚未及腹，止是硬满，而不兼痛，此阳明水谷空虚，胃无所仰，虚硬虚满，不可攻之。若误攻之，则谷气尽而气败，利遂不止者，死。若其利能自止者，是其人胃气尚在，秽腐去而邪亦不留，故愈。

此一节，言虚而假实者不可下也。

【受业薛步云按】心下为阳明之膈，膈虽实，腹必虚，气从虚闭，是阳明假实证，攻之是为重虚。

【正曰】心下硬满，是言胸前膈膜中之痞不在胃中，故不可攻。修园不知，而以硬为水谷空虚，胃无所仰，夫既空虚无

所仰，焉能致硬？此皆修园强词，而细考原文，绝不合也。

《内经》云：中于面则下阳明，以阳明之脉上循于面，故也。阳明病通面合见赤色，为阳气怫郁于表，不可攻之。若误攻之，胃气徒虚，津液大耗，热不得越，故必复发热，面色之赤者，亦变为色黄。《内经》云：三焦膀胱者，腠理毫毛其应，以三焦主腠理，膀胱应皮毛。今郁热在表，三焦失其决渎之官，膀胱失其气化之职，小便不利，为发黄之根也。

此一节，言外实内虚者不可下也。

【补曰】膜是三焦，接于肠胃，胃别水，散入膜中，水从膜中行，是为三焦决渎之官。三焦膜上皆生有膏油，乃脾胃之所司也，胃热陷于膏油，蒸郁其水，不得从膜中畅行而小便不利，必且蒸发出膏油之本色，是为发黄。膏油本微有黄色，水火相蒸，则更发黄也。

不可攻者既明，而可攻者更不可以不讲。阳明病，不吐不下，可知其胃气不虚也。心烦者，以胃络上通于心，阳明之燥火，与少阴之君火相合故也。胃气虽曰不虚，却是不和，可与调胃承气汤以和之。

此一节，言阳明胃府不和，宜与调胃承气也，述此三节，皆言可攻之证，而又以明三承气之各有所主也。

阳明病脉迟，为阳邪入于里阴。然止言脉，犹不足凭也，必以汗出知阳热之内蒸。然止言汗，亦不足凭也，虽汗出为阳热之内蒸，而表未罢者亦恒多汗出之证，必以不恶寒者定表证之已罢。然表证已罢，尤当再验其里证，阳明主肌肉，邪在表阳则身轻，易以转侧，若入于里阴，则其身必重，邪结于中，必碍呼吸而短气。腹满难以下通，势必上逆而为喘，此已属大承

唐容川医学全书

气证矣。然犹必身热变为潮热，知其热邪尽入于胃，乃可以指其实在日。有潮热者，此外欲解，可攻里也。又必通身热蒸之汗，变为手足濈然之汗，热与汗俱敛止，露出胃所主之四肢，为本证真面自，乃可指其实在日，手足濈然而汗出者，此大便已硬也。以大承气汤主之。若其人汗出虽多，微发热恶寒者，外未解也，不可攻里。即不恶寒，而其热不潮，为胃未全实，未可与大承气汤。若其人腹大满大便不通者，凡不见潮热之证，止可与小承气汤微和胃气，勿令大泄下。

大承气汤方

大黄四两，酒洗　厚朴半斤，炙去皮　枳实五枚，炙　芒硝三合

上四味，以水一斗，先煮二物，取五升，去滓，纳大黄，煮取二升，纳芒硝，更上火微煮一两沸，分温再服，得下，余勿服。

【武陵陈氏云】方名承气，殆即亢则害承乃制之义乎。亢即反兼胜己之化，承者以下承上也。夫天地一理，万物一气，故寒极生热，热极生寒，物穷则变，未有亢极而不变者也。伤寒邪热入胃，津液耗，真阴虚，阳盛阴病，所谓阳盛阴虚，汗之则死，下之则愈。急以苦寒胜热之剂，救将绝之阴，泻亢甚之阳，承气所以有挽回造化之功也。然不言承亢而言承气何哉？夫寒热流转，不过一气之变迁而已，用药制方，彼气机之不可变者，力难矫之，亦第就气机之必变者而一承之耳。设其气有阳无阴，一亢而不可复，则为脉涩直视喘满者死，何则？以其气机已绝，更无可承之气也。由是言之，圣人虽尽人工之妙，止合乎天运之常耳，不云承气而云何？按陈氏此注，必须熟读。

【蔚按】承气汤有起死回生之功，惟善读仲景书者方知其妙。俗医以滋润之脂麻油、当归、火麻仁、郁李仁、肉苁蓉代之，徒下其粪，而不能荡涤其邪，则正气不复。不能大泻其火，则真阴不复，往往死于粪出之后。于是咸相戒曰润肠之品且能杀人，而大承气汤更无论矣。甚矣哉，大承气汤之功用，尽为那庸耳俗目所掩也。

【张隐庵曰】伤寒六经，止阳明少阴有急下证，盖阳明禀悍热之气，少阴为君火之化，在阳明而燥热太甚，缓则阴绝矣，在少阴而火气猛烈，勿戳将自焚矣，非肠胃之实满也。若实在肠胃者，虽十日不更衣，无所苦也。仲师所云急下六证，若究省不到，不敢急下。且病此者，鲜有能生之。且予尝闻之曰：痞满燥实坚，五证皆备，然后可下。噫！当下者，全不在此五证。

小承气汤方

大黄四两　厚朴二两，炙去皮　枳实三枚大者，炙

上三味，以水四升，煮取一升二合，去滓，分温二服。初服汤，当更衣，不尔者，尽饮之，若更衣者，勿服之。

【男元犀按】三承气俱阳明之正方，调胃承气，其方已载于太阳篇，故不复列。《伤寒论》云：阳明病不吐不下，心烦者，可与调胃承气汤。言阳明病者，胃不和也；言不吐不下者，胃不虚也；胃络上通于心，阳明之燥火与少阴之君火相合，故心烦。可与此汤，解见太阳本方下。至于大承气，取急下之义。阳明谵语潮热；胃中有燥屎五六枚；及二阳并病潮热，及阳明下后心中懊䏩而烦，胃有燥屎；及大下后六七日，不大便，烦不解，腹满痛，本有宿食；及少阴证，口燥舌干，或自利清水，色纯青

276

等证。俾奏功于顷刻。小承气取微和胃气，勿令大泄下之义。阳明病，热未潮，大便不鞕，恐有燥屎，少与此汤，转失气者，可与大承气攻之；若不转失气者，不与。及太阳病，汗、吐、下后，微烦，小便数，大便因鞕者，令邪去而正不伤。论中逐条俱有深义。

【张令韶云】胃与大肠小肠，交相贯通者也。胃接小肠，小肠接大肠。胃主消磨水谷，化其精微，内灌溉于脏腑，外充溢于皮毛，其糟粕下入于小肠，小肠受其糟粕，复加运化，传入于大肠，大肠方变化，传道于直肠而出，故曰：小肠者受盛之官，化物出焉。大肠者，传道之官，变化出焉。是大承气者，所以通泄大肠而上承热气者也，故用朴实以去留滞，大黄以涤腐秽，芒硝上承热气。小承气者，所以通泄小肠而上承胃气者也，故曰微和胃气，是承制胃府太过之气者也。不用芒硝而亦名承气者，以此名调胃承气，乃调和胃气而上承君火之热者也，以未成糟粕，故无用枳、朴之消留滞，此三承气之义也。承者制也，谓制其太过之气也，故曰亢则害承乃制。

【柯韵伯曰】诸病皆因于气，秽物之不去，由于气之不顺也，故攻积之剂，必用气分之药，因以承气名汤。方分大小有二义焉，厚朴倍大黄，是气药为君，名大承气；大黄倍厚朴，是气药为臣，名小承气。味多性猛，制大其服，欲令大泄下也；味寡性缓，制小其服，欲微和胃气也，大小之分以此。且煎法更有妙义：大承气用水一斗，煮枳、朴取五升，纳大黄，再煮取二升，去滓，纳芒硝，何哉？盖生者气锐而先行，熟者气钝而和缓，仲景欲使芒硝先化燥屎，大黄继通地道，而后枳、朴

除其痞满。若小承气，以三味同煎，不分次第。同一大黄，而煎法不同，此可见微和之义也。

【张宪公云】承者以卑承尊，而无专成之义，天尊地卑，一形气也，形统于气，故地统于天，形以承气，故地以承天。胃，土也，坤之类也；气，阳也，乾之属也，胃为十二经之长，化糟粕，运精微，而成传化之府，岂专以块然之形，亦惟承此乾行不息之气耳？汤名承气，确有取义，非取顺气之义也。

宪公此解，超出前人，惜其所著《伤寒类疏》，未刊行世。宪公讳孝滏，古吴人也。

【补曰】三承气汤，不但药力有轻重之分，而其主治亦各有部位之别。故调胃承气汤，仲景出“心烦”二字，以见胃络通于心。而调胃承气，是注意在治胃燥也，故以大黄色黄归土，气烈味苦，大泻中土之热者为主，佐以芒硝，所以润燥，而合之甘草，使药力缓缓留中，以去胃热，故名调胃也。大承气汤，仲景提出“大便已硬”四字，是专指大肠而言。大肠居下，药力欲其直达，不欲其留于中宫，故不用甘草。大肠与胃，同禀燥气，故同用芒硝、大黄以润降其燥，用枳朴者，取木气疏泄，助其速降也。若小承气汤，则重在小肠，故仲景提出“腹大满”三字为眼目。盖小肠正当大腹之内，小肠通身接连油网，油是脾所司，膜网上连肝系，肝气下行，则疏泻脾土而膏油滑利，肝属木，故枳、朴秉木气者能疏利，脾土使油膜之气下达小肠而出也，又用大黄归于脾土者，泻膏油与肠中之实热，此小承气所以重在小肠也，其不同芒硝，以小肠不秉燥气，不取硝之滑润。至大承气亦用枳、朴者，以肝木之

气从油膜下接大肠，《内经》所谓肝与大肠通也。三承气汤，药力皆当从胃中过，从大肠而去，但其所命意则各有区别，用者当审处焉。

胃合海水，无病之人亦日日有潮，但不觉耳，病则气随潮而发现于外，故凡阳明病，必审其有潮热，又大便微硬者，方可与大承气汤。若大便不硬者，即不可与之，切勿概以潮热为可攻也，然而大便，又不可尽信也。若其人不大便，已六七日，未敢必其果有燥屎与否。恐有燥屎，须知之法，少与小承气汤，汤入腹中，下转而失气者，此有燥屎，乃可以大承气攻之；若不转失气者，为胃气之虚，此但初头硬，后必溏，不可攻之，攻之则胃气愈虚，必胀满不能食也。试观胃虚之人，渴欲饮水者，与水则哕，水且不宜于胃，而况攻下乎？推而言之，凡得攻而潮热已退，其后复发潮热者，必大便复硬，但溏者既去，则所留者虽硬而甚少也。止须复以小承气汤和之，然亦必须转失气者乃可再投。若仍不转失气者，并小承气且难再投，慎不可径用大承气以妄攻也。

此言大承气行便硬，小承气行燥屎，各有所主，而胃气虚者，慎不可攻也。

【补曰】失气之"失"，当是"矢"字，矢气即今之放屁也。古名便粪为矢，今人名为出弓，古名矢气，今名出虚弓，即俗所言放屁也。矢讹为"失"，便不可解，注家不加考订，古义所以不明。

阳明谵语，其中有虚实之不同，生死之各异者，不可不知。夫阳明病，实则语皆狂乱，名曰谵语；虚则聆其所语，如郑国之声而不正，轻微重复，名曰郑声，郑声即重语也。盖谵语原非死证，而邪气入藏，以致精气不荣于目，致直视而谵语，

则危矣，更加喘满者，脾肺不交，血气脱于上，主死。及下利者，脾肾不固，而气脱于下，亦主死。

此章统论谵语各证之治法也。谵语之时，聆其声有不正之声，轻微重复之语，即是郑声，注家分而为两，皆相沿之误也，故止首节提出郑声，而后无郑声之证。

【补曰】声音出于肾，成于肺，而其辨言语者，则出于心，心欲言而舌动音出，遂成词句。心气实，则神烦乱而言语多妄，故为谵语；心气虚则神颠倒而言语重复，故为郑声。谵语当攻，郑声不当攻。谵语多生，兼郑声则多死，故下文言谵语而直视喘满者，下利者死，则谵语而兼郑声，亦在死之例矣。细玩文法，意见言外。又阳病所以谵语者，胃络上通于心，燥火相并而神明被其荧惑，故烦妄多言。至于见鬼，则又心血结而为死魄，心肝之神魂自见，此死魄，故如鬼状。血室中血结，亦能如见鬼状。肠胃中燥屎，亦死魄之类，故皆能如见鬼状。谵语见鬼不见鬼，又可知其故矣。

有亡阳而谵语者，汗为心液，心为阳中之太阳，发汗多则心液虚矣。若重发汗者，心液为虚，虚于内则心主阴乏，阳无所附，而遂亡于外矣。亡其阳，则神气亦昏而谵语。脉乃血脉，脉短者，心液亡，心气绝，故死。若脉不短，而且自和者，病虽剧亦不死。

此言亡阳谵语也。

【补曰】此见谵语不尽胃实，心神虚乏，亦谵语也。又见心神藏于血中，血脉乏竭则神不可复，故死；血脉流利，则神可归宅，故不死。西医言心体跳动不休，而脉管随之以动。中国虽无此说法，然观仲景复脉汤，纯治心血，则脉之托根于心

为不爽矣，脉短则心血结则神亡，脉和则心血足而神复。仲景示人至深切矣。

有亡阴而谵语者，伤寒若吐若下后，不解，其阴亡液矣，阴液亡，故不大便五六日，上至于十余日。阳明旺于申酉之间，其时名为日晡所，邪气随旺时而发潮热，且全显出本来燥气之象，而不恶寒，且热甚神昏，无问答而一人独语，无所见而如见鬼状。若剧者，神识不为我用，发则不识人；阳奔于外而躁扰，故循衣摸床；阴孤于内而无所依，故心惕而不安；阳脱于上，故微喘；精不荣于目，故直视。此阳热甚而阴液亡，其生死只在一瞬之间，须于脉候决之。弦为阴脉，若脉弦者为阴气未绝，可生；涩则微血，若脉涩者，为阴血已结，必死。而苟病势尚微者，无以上之剧证，但见发热谵语者，以大承气汤主之。若一服利，即止后服。盖以大承气用之得当，可以养阴；不当，亦所以亡阴也。可不慎欤。

此言亡阴谵语也。

【按柯氏云】吐下后不解，病有微剧之分，微者是邪气实，当以下解。剧者邪正交争，当以脉断其死生：弦者是气实，不失为下证故生；涩者是正气虚，不可更下故死。"生死"二字，从治病者看出，又是一解，却是正解。

有亡津液而谵语者，阳明燥热之气为病，其人多汗，以津液外出，以致胃中干燥，大便必硬，硬则胃气不和而谵语，以小承气汤主之。若一服谵语止，更莫复服。

此言亡津液而谵语也。

然其中虚实之辨，当专辨其脉。阳明病，其作谵语，有虚有实。若发潮热，脉滑而疾者，此阳明里实也，以小承气汤主之。然服之多寡，亦因其证为进退。先与

承气汤一升，服后腹中转矢气者，更服一升；若不转矢气，勿更与之。设明日不大便，脉反变滑，病为微涩者，微则气衰，涩则血少，此里虚也。邪盛正衰，法为难治，热邪虽盛，亦不可更与承气汤也。

此以脉而辨谵语之虚实，前欲与大承气，以小承气为法；今欲与小承气，即以小承气先与为试法，可知古人之谨慎如此。

【按柯氏云】势若不得不通者，可用蜜导；虚甚者，与四逆汤，阴得阳则解矣。愚以救逆，当临时审其所急，不可预有成见。

【正曰】里虚，是指胃中无燥屎也，盖不转矢气，即为无燥屎，仲景已有明文，而柯氏犹云可用蜜煎导，只缘注家但知谵语是胃病，而不知谵语是心主之病。胃家实热上熏，为谵语者，夺其实则愈。今里虚而胃不实，则不可下。若脉滑者，心主之阴血尚足，急去其心中之热，而谵语可治矣。设脉反微涩，心中阴血已结，故脉应之而涩，血竭而阳神又乱，谵语不休，则正既败而邪又甚，是以难治。此与上谵语、脉短，同是指心主言，读者互参，则不致误。

且有在胃在肠，亦须分别：《内经》云：胃满则肠虚，肠满则胃虚。阳明病，若谵语，有潮热，反不能食者，胃满也，胃满则胃中必有燥屎五六枚也；若谵语潮热而能食者，肠满也，肠满则胃无燥屎，故但大便硬尔。俱宜大承气汤下之。

【述】此以能食不能食，以验谵语有燥屎便硬之不同，而又以明肠胃更虚更满之义也。胃主纳谷，胃满则不能容谷，故不能食；肠主变化，肠满则难以变化，故但硬，然肠虽满而胃则虚，故又能食。

间有热入血室而谵语者，以冲任二脉

为血室，皆起于胞中，与阳明合，故阳明病。热逼于经，故必下血。血者神也，下血而即谵语者，血脱神昏也。此为热入血室。何以为血室，男女皆有之，在男络唇口而为髭须，在女月事以时下是也。但头汗出而别处不到者，血下夺则无汗，热上扰则汗蒸也。肝统诸经之血，刺肝之期门，随其实而泄之，俾热出血室，而外出于皮肤，濈然汗出则愈。

此言下血谵语也。

【补曰】义详太阳篇。

间有因风致燥而谵语者，奈何？夫汗多亡液，以致胃燥谵语故也。今汗出不见其多，而亦谵语者，以有燥屎在胃中，此为风也。谓风木之邪干于中土，风燥而非热燥也。燥实必须议下之，然亦俟其过经，俾有余不尽之风邪，悉归胃中，并于燥屎，乃可下之。下之若早，风性焕动，善行数变，内伤神气，其语言必乱。以风邪尽入于里，邪盛则实，此为表虚里实故也。盖风燥症，俟过经宜下，下早以致里实证，亦宜下，统其法曰下之则愈，统其方曰宜大承气汤。

此言风木之邪，燥其津液而为谵语也。

攻里太早，致里实而谵语者，言之详矣。而攻表失法，致里实而谵语者，亦可并举而相参。伤寒四日为太阴主气之期，五日为少阴主气之期。病邪随经气而内入则脉沉。太阴少阴之气不相生，而为喘满。沉为在里，而反发其表汗，则胃府之津液越出，大便遂燥结为难。误发汗，致其表虚，大便难，成为里实，其虚灵不昧之天君，因邪实而失其灵，实日增实，久则谵语。

此承上节表虚实里，而补出寻常里实之因，以备互证也。

谵语亦有三阳合病者，太阳阳明少阳，三阳合而为病，腹满，阳明之热合于前也；身重，太阳经热合于后也；难以转侧，少阳经热合于侧也。三证见而一身之前后左右，俱热气弥漫矣。口不仁而面垢，热合少阳之府也；谵语，热合阳明之府也；遗尿，热合太阳之府也。三证见而身内之上下中俱热气充塞矣。大抵三阳主外，三阴主内，阳实于外，阴虚于内，故不可发汗以耗欲竭之阴。以发汗则谵语，阳浮于外，则阴孤于内，故不可下夺，以伤其欲脱之微阳。若下之则额上生汗，手足逆冷。医者审其未经汗下之误，兼治太阳少阳，不如专顾阳明，若自汗当一证者，从阳明而得太阳少阳之总归，白虎汤主之。苟非自汗出，恐表邪抑寒，亦不敢卤莽而轻用也。

此言三阳合病而为谵语也。

谵语亦有二阳并病者：太阳阳明二阳并病，太阳病气俱已归并于阳明，无复有头痛恶寒之表证，则为太阳证罢，但见有发潮热，手足漐漐汗出，大便难而谵语者，皆阳明结邪之里证也。下之则愈，宜大承气汤。

此言二阳并病而为谵语也。

阳明表证少而里证多，下法之外，发汗尚宜详慎，而温针更无论矣。然而病兼表里，又另有其法：阳明病在表，其脉则浮，而涉于里则又紧，咽连胃脘，脾开窍于口，阳明与太阴相表里，邪气相侵，故咽燥口苦。手太阴肺主天，足太阴脾主地，地气不升，天气不降，故腹满而喘，此病阳明之里也。发热汗出，不恶寒，反恶热，已详本篇之首，此病阳明之表也。土气不和，则为身重，此阳明之表里俱病也，可转其机，为两解之法。若误发其汗，则伤肾液而躁，伤心液而愦愦，阴液既伤，则阳邪益炽，故病反增谵语。若误加烧针，则经脉受伤，必见怵惕。水火不交，则为烦躁不得眠，若下之，则胃中空虚，客气乘虚而动膈，又从膈而上乘于心，故心中懊憹。舌为心苗，舌上有胎者，热甚而为邪气所郁之象也。宜栀子豉汤，导火热以下降，引阴液以上升，以主之。

此言阳明病兼表里，非汗下温针所能治也。

【补曰】阳明病至身重者，是言热在阳明肌肉及内膜油间也。若外发皮毛之汗，则津液外泄，邪热乃内入，遂变为谵语，谵语治法见上文。又邪热在肌肉，若加烧针，则热伤肌肉，必筋脉怵惕而手足烦躁。此仲景未出方，尚宜俟考。若邪热在肌肉膜中，医者误以为在胃中而下之，则胃中空虚，客热之气动于膜膈之中，并于胃络以上乘心，则懊憹，宜栀子豉汤主之。如此分三层解，义甚了晰，注家不可不分别也。

栀子豉汤方见太阳

然栀子豉汤止为热邪乘心之剂也，恐不能兼清阳明经气之燥热。若前证外更加渴欲饮水、口干舌燥者，为阳明经气之燥热也，又宜白虎加人参汤主之。

此承栀子豉汤而进一步言也。

白虎加人参汤，止清阳明经气之燥热，若脉浮发热，渴欲饮水。如前证外更加小便不利一证者，为阳明累及太阴脾气，不能散精归肺，通调水道，下输膀胱所致也。第运脾调肺以导水，又必以清热滋阴为本，方不失为阳明之治法。以猪苓汤主之。

此承白虎加人参汤，又进一步言也。

【正曰】此"若"字是言或汗，或吐或下后，若不变出以上三证，而但变为渴欲饮水，口干舌燥者，为白虎加人参证。

若变出脉浮热渴，而又小便不利者，为猪苓汤证。仲景已将上文尽行剥去，只就本节现出之证处方，文意极其了当。修园纠缠前证，而曰更进一步，实属自寻荆棘。

猪苓汤方

猪苓去皮　茯苓　阿胶　滑石碎　泽泻各一两

上五味，以水四升，先煮四味，取二升，去滓，纳下阿胶烊消，温服七合，日三服。

【述】此汤与五苓之用有天渊之别：五苓治太阳之水，太阳司寒水，故加桂以温之，是暖肾以行水也；此汤治阳明少阴结热，二经两关津液，惟取滋阴以行水。盖伤寒表证最忌亡阳，而里热又患亡阴，亡阴者亡肾中之阴与胃之津液也，若过于渗利，则津液反致耗竭。方中阿胶，即从利水中育阴，是滋养无形以行有形也，故仲景云：汗多胃燥，虽渴而里无热者，不可与也。

猪苓汤助脾气之转输，肺气之通调，利小便，甚为得法矣。若阳明病，汗出过多而渴者，为津液外越，以致中干作渴，非水津不布而渴也。即小便不利，不可与猪苓汤，以汗多胃中燥，恐猪苓汤复利其小便，更走其津液故也。

自"阳明病，脉浮而紧"至此，看似四节，实是一节，细玩其段段相承，上下联络，以见伤寒不可执定一法，用药即如转环也。

且阳明中有寒冷燥热之分，不可不辨，试先言下焦之虚寒：夫虚则脉浮，而寒则脉迟，今阳明戊土，不能下合少阴癸水，而独主乎外，则表热；少阴癸水，不能上合阳明戊土，而独主乎内，则里寒。戊癸不合，而下焦生阳之气不升，故下利清谷而不能止者，以四逆汤主之。

【述】此节言阳明下焦虚寒也。本章凡三章，以上、中、下三焦，论阳明有寒冷燥热之病也。

再言中焦之虚冷：若胃中虚冷，视下焦之生阳不起者，彼为火虚，此为土虚，其土虚亦本于火虚，虚极则寒，寒则失其消谷之用，每由食少而至于不能食者，若复令其饮水则两寒相得而为哕。

此论阳明中焦虚冷也。

再言上焦经脉之燥热，热在经脉，故脉浮发热。热循经脉而乘于上焦，故口干鼻燥。其能食者，热在经脉，不伤中焦之胃气也。经脉热甚则发衄。

此言阳明上焦经脉燥热也。

阳明主阖，若终阖而无开机，则死矣，所以言之不厌于复也。兹先以阳明之气，不得交通于上下言之：阳明病，外证未解，而遽下之，其外有热，而手足温热。在于外，故不结胸。胃络不能上通于心，故心中懊憹。下后胃虚，故饥不能食。阳明之津液，主灌溉于上下，今阳明气虚，其津液不能周流遍布，惟上蒸于头，故但头汗出而余处无汗者，宜交通其上下，以栀子豉汤主之。

【受业薛步云按】栀豉汤能开阳明之阖，须记之。

此言阳明之气，不得交通上下，而为栀子豉汤证也。

【述】合下五节，论阳明主阖，贵得枢转以出。若阖于心胸腹胃之间，无开转之机，则死矣。

其或阖于胸胁之间者，阳明病，发潮热，则大便应硬，小便应利矣。今大便溏而小便自可，知其气不涉于大小二便，止逆于胸胁之间也。至胸胁满而不能去者，宜从枢胁而达之于外，以小柴胡汤主之。

此言阳明之气阖于胸胁之间，宜枢转而出也。

【补曰】此潮热，是如疟之发作有时，以胸胁结满，冲阳之气行至结处，即相交而发热。疟疾如是。此少阳阳明但热不寒者，亦如是，即大便硬之申酉潮热，亦是正气至申酉而并于大肠也。读者当会通。

然而小柴胡之用不止此也。夫阳明之气，由下而上，由内而外，出入于心胸，游行于腹胃，靡不藉少阳之枢。今阳明病胁下硬满，不得由枢以出也。不得由枢以出，遂致三焦相混，内外不通矣。下焦不通，津液不下而为不大便；中焦不治，胃气不和而为呕；上焦不通，火郁于上，其舌上必现有白胎者，可与小柴胡汤，调和三焦之气俾上焦得通，舌上白胎自去，津液得下而大便利，胃气因和而呕止。三焦通畅，气相旋转，身濈然而汗出解也。

此言小柴胡汤不但达阳明之气于外，更能调和上下之气，流通内外之津液也。

【正曰】解舌上白胎为火衰于上？非也。小柴胡正是清上焦之火，何得云火衰于上，盖非病在三焦膜膈之中，则舌色必白，现出三焦之本色也，故丹田有热亦云舌上白胎。丹田是下焦之膜中也，此上焦是胸前，正当胃中之水散走之路，阳明之热，合于此间，则水不得入于膜中而反呕出。是为上焦不通，必用柴胡以透达胸膜，则上焦得通，水道下行，是以津液得下。胃中水不留逆，则因而和平，内膜之水道既通，则外膜之气道自畅，故身濈然而汗出解也。今人以白胎为寒，多致谬误，盖白胎只是应在三焦，并不以此辨寒热也。

今从主阖之理，藉枢开之所以然者而深论之。阳明中风，少阳脉弦，太阳脉浮，阳明脉大，阳明兼见三脉，宜可以相藉而枢开矣。乃其气主阖，又不能得枢开而短气。夫不能枢开而出，阖于腹则腹都满，阖于胁则胁下及心作痛，以手久按其心腹胁下之病处而气不通，以久按之则阖而复阖也。阳明之脉起于鼻，其津液为汗，气阖于内，津液不得外达，故鼻干不得汗。阳明随卫气而行于阴，故嗜卧。土内郁而色外呈，故一身及面目悉黄，脾不能为胃行其津液，故小便难。阳明之气旺于申酉，邪热旺时而发，故有潮热。阳明气逆于上，故时时哕。三阳之脉循绕耳之前后，邪盛于经，故耳前后肿。医者取足阳明之经，随其实而刺之，虽刺之少差，然枢不外转而病不解，病过十日，又当三阴受邪。若脉续浮者，知其不涉于阴，仍欲从少阴之枢而出也，故与小柴胡汤以转其枢。若脉但浮，别无余证者，是病机欲从太阳之开而出也，故与麻黄汤以助其开。若不尿，腹满加哕者，是不从太阳之开、少阳之枢，逆于三阴也。夫不尿则甚于十日前之小便难矣，腹满加哕，则甚于十日前之腹部满，时时哕矣。枢转不出，逆于三阴，谓非不治之证而何？

【述】此节言阳明主阖，必藉少阳之枢、太阳之开。若阖而不能开转，则一息不运，气机穷矣。故经曰：太阳为开，阳明为阖，少阳为枢，三经者不得相失矣。

【正曰】执定"阖"字死板解之。而所以短气满痛等证，反晦而难解，且与下文用小柴胡及麻黄汤法不能贯通。不知此节是发明首章少阳阳明、太阳阳明之义，故提出脉弦为少阳经之眼目，提出脉浮为太阳经之眼目。此下先言少阳阳明，谓少阳三焦膜中水不得利，则气不化而气短，三焦之膜油布于腹中，故腹都满。胁下是

板油所居，心下是膈膜所在，故结而作痛。久按之，气不通，则膜中之气结之甚矣。此皆少阳三焦膜中病也。而阳明经脉之热，又夹鼻作干，膜与油连，膏油是阳明所司，膏油被蒸，周身困顿，故嗜卧。遂发出膏油被蒸之黄色。膜中水不利，则小便难。有潮热者，发作如疟，应正气至邪结处而热，与上条潮热同例，非大便硬，申酉热也。此膜中实胃中虚，膜中气逆入胃则哕，三焦病也。随少阳经上耳，则前后肿，刺之是刺少阳经，解为刺足阳明，安能愈耳肿哉。刺之则经脉已愈，而别处各证不解，又见脉浮，有欲出于表之情，故与小柴胡，使达于外。若脉但浮，无余证，是言无少阳之证，而只有阳明证也。以脉浮，即从太阳汗之可也。此篇是论阳明证，故少阳兼证即名余证也，《浅注》多误。

以上各法，无非使气机之旋转也。至于下法之穷，又有导法以济之。阳明病，自汗出，不可再发其汗。若再发其汗，兼见小便自利者，此为津液内竭。津液既竭，则大便硬不待言矣。若大便虽硬，不可攻之，当须自欲大便，宜蜜煎导而通之。若土瓜根及与大猪胆汁，皆可为导。

【述】此言阳明气机总要其旋转。津液内竭者，不宜内攻，而宜外取也，盖以外无潮热，内无谵语，与可攻之证不同，须待也。

蜜煎导方

蜜七合，一味纳铜器中，微火煎之，稍凝似饴状，搅之勿令焦著，欲可丸，并手捻作挺，令头锐，大如指，长二寸许。当热时急作，冷则硬，以纳谷道中，以手急抱，欲大便时乃去之。

猪胆汁方

大猪胆一枚，泻汁，和醋少许，以灌

谷道中。如一食顷，当大便出。

【蔚按】津液内竭，便虽硬而不宜攻，取蜜之甘润，导大肠之气下行。若热结于下，取猪为水畜以制火，胆为甲木以制土，引以苦酒之酸收，先收而后放，其力始大，其宿食等有形之物一下，而无形之热亦荡涤无余矣。

【按《内台方》云】将蜜于铜器内，微火煎之，稍凝似饴状，搅之勿令焦，滴水中坠凝可用。蘸皂角末，捻作挺，以猪胆汁或油润谷道，纳之少顷，欲大便乃去之。又猪胆汁方：以猪胆汁二枚，以小竹管插入胆口，留一截，用油润，内人入道中，以手将胆捻之，其汁自内出，一食顷，当大便下。又用土瓜根削如指状，蘸猪胆汁纳入谷道中，亦可用。

阳明可汗之证，亦有在肌在表之分，兹先言其在肌：盖太阳以皮毛为表，阳明以肌腠为表。阳明病，表气虚，则脉迟。邪干肌腠，则肌腠实而肤表虚，故汗出多，微恶寒者，表未解也。可发汗宜桂枝汤。

此节合下节，言阳明病，在肌表而可以汗解也。盖阳明以肌腠为表，在太阳则谓之解肌，在阳明则谓之发汗也。

阳明病邪在表则脉浮，邪在表则表气拒闭，而肺气不利，无汗而喘者，发汗则愈，宜麻黄汤。

【述】此阳明之表证脉也，二证俱是太阳，而属之阳明者，不头痛项强故也。要知二方全为表邪而设，不为太阳而设，见麻黄证即用麻黄汤，见桂枝证即用桂枝汤，不必问其为太阳阳明。若恶寒已罢，则二方所必禁矣。

热有郁于气分者，阳明居中土而色黄。阳明病，若发热汗出，此为热从汗越，不能发黄也。若热气上蒸于头，但头汗出而身无汗，其汗剂颈而还。津液不能下行而小便不利，不能上行而渴引水浆者，此为瘀热在里。土郁色现身必发黄，以茵陈蒿汤主之。

【述】此为热郁气分而为茵陈蒿汤证也。合下节言阳明为燥热之经，总统气血，故可病于气，而亦可病于血也。

【补曰】土色本黄，人之脾胃属土，故胃中有黄液，凡呕吐者，间或吐出黄液也。胃通于油膜，凡膏油皆脾所司，膏油之色亦本带微黄，膜中小水通利，则涤瑕而黄不蒸也。若小便不利，则蒸发土之色。故用茵陈以利小便，用栀子大黄者，涤胃中之黄液也，胃液被蒸，必汗垢而后发黄，故服之。尿当如皂角汁，色正赤，是胃液变也，知此而发黄之实理乃得。

茵陈蒿汤方

茵陈蒿六两　　栀子十四枚　　大黄二两，去皮

上三味，以水一斗，先煮茵陈减六升，纳二味，煮取三升，去滓，分温三服。小便当利，尿如皂角汁，色正赤，一宿腹减，黄从小便去也。

【柯韵伯曰】太阳阳明俱有发黄证，但头汗出而身无汗，则热不得外越，小便不利，则热不得下利，故瘀热在里而发黄。太阳之发黄，乃太阳之标阳下合太阴之湿气，而阳明之发黄，亦阳明之燥热内合太阴之湿化故也。然里有不同。肌肉是太阳之里，当汗而发之，故用麻黄连翘赤小豆汤以发其汗，而肌肉之黄从汗外泄也矣。心胸是太阳之里、阳明之表，当寒以胜之，故用栀子柏皮汤，乃清火法。肠胃是阳明之里，当泻之于内，故立本方是逐秽法。茵陈禀北方之色，经冬不凋，傲霜凌雪，偏受大寒之气，故能除热邪留结，率栀子

以通水源，大黄以调胃实，令一身内外瘀热悉从小便而出，腹满自减，肠胃无伤，乃令合而竭之之法，此阳明利水之圣剂也。又按仲景治阳明渴饮有三法：太阳篇之五苓散，微发汗以散水气者，不与焉；若大渴烦躁，小便自利者，白虎汤加参，清火而生津；脉浮发热，小便不利者，猪苓汤滋阴以利水；若小便不利，而发黄腹满者，茵陈汤以泄热，令黄从小便出。病情治法，胸有成竹矣。窃思仲景利小便必用气化之品，通大便必用承气之品，以小便由于气化也。兹小便不利，不用二苓者何？本论云：阳明病，汗出多而渴者，不可与苓猪汤，以汗多胃中燥，猪苓汤复利小便故也。须知阳明汗出多而渴者，不可用，则汗不出而渴者，津液先虚，更不可用明矣。此惟以推陈致新之茵陈，佐以屈曲下行之栀子，不用枳、朴，以承气与芒硝之峻利，则大黄但能润肠泄热，缓缓而行，故必一宿而腹始减，黄从小便去，而不由大肠去。仲景立法之奇，匪彝所思耳。

热有郁于血分者，《内经》云：上气不足，下气有余。久之不以时上，则善忘者。阳明证，其人喜忘者，乃血随气行，俱并于下，故必有蓄血。所以然者，本有久瘀之血停积于下，心主血，瘀血久停于下而不得上，则心气虚，故令善忘。阳明主燥，其屎虽硬，血又主濡，而大便反易，血久则黑，火极反见水化，故其色必黑。宜抵当汤下之。

【述】此言热郁血分而为抵当汤证也。师辨太阳蓄血证，必验其小便利，辨阳明蓄血证，必验其大便易，亦各从其府而言之。

大承气为阳明之攻药，然胃实可攻，胃虚不可攻。阳明病，既下之，而热邪乘虚而内陷，心中懊憹而烦，绝似虚烦之栀子豉汤证。而审其胃中有燥屎者，为邪不陷于心而陷于胃，如徒用栀子豉汤，无济于事，不可不攻。若腹只微满，为中土内虚，初头硬，后必溏，胃无燥屎，不可攻之。是则可攻不可攻，全凭燥屎之有无也。若有燥屎者，宜大承气汤。

【述】此章凡六节，五节俱论大承气汤，要以攻胃实，不可以攻胃虚，末节又提虚寒一条以结之。弟宾有：按少腹，按之软而不拒按者，无燥屎也；小腹硬而拒按者，有燥屎也，此辨证之捷诀。

何以知胃中有燥屎也，然辨之有法：阳明病，下之后，病人不大便五六日，邪入下脘及肠中，还绕于脐作痛，烦极而至于躁，随所旺日晡所发作有时者，此有燥屎，故使不大便也。

此承上文胃中有燥屎者可攻而言也。

然胃实之证，必以脉实为凭，否则又须分别：病人阳气盛而烦热，阳若得阴汗出则解；若不解，又如疟状，日晡所发热者，属阳明也。然又有表里，须凭脉以断：脉实者为病在里，宜下之；若脉浮虚者，为病在表，宜发汗。下之与大承气汤，发汗宜桂枝汤。盖以脉为凭，不必以日晡所发热，而遽认为里实也。

【述】此言凭脉之虚实以辨表里，以施汗下，不可概与承气也。

脉实固宜下矣，然有大下后六七日，不大便，烦仍不解，腹仍满痛者，此有未尽之燥屎也。所以然者，以胃为水谷之海，能容水谷三斗五升，本有宿食未尽故也，宜大承气汤以推陈致新。是知大承气汤不独能下胃热，而亦能下宿食。

【述】此承上文下之而言也。此证着眼在六七日，以六七日不大便，则六七日所食之物又为宿食，所以用得大承气。

下后有燥屎，既详其验法矣，而未下，有燥屎者，又有验之之变法。病人小便不利，若津液还入胃中，则大便下而愈矣。今邪热耗灼，清道涸竭，大便不得其灌溉，则结聚不下而乍难；结者自结于中，其未结者旁流而乍易。又于日晡所之时有微热，气满不得下而喘冒，胃气不得和而不能卧者，皆为有燥屎之征也。宜大承气汤。

此又识燥屎之变法，医人不可以不知也。

【补曰】解大便乍难乍易甚精。喘冒者，气喘郁冒，头晕痛也。

虽然阳明实热之证固多，而虚寒者亦复不少。胃主容谷，今食谷欲呕者，属阳明胃气虚寒也，以吴茱萸汤主之。若得此汤而呕反剧者，人必疑此汤之误，而不知阳明与太阴相表里，其食谷欲吐者，是阳明虚甚，中见太阴，为中焦之胃气虚寒也。服吴茱萸汤之后反剧者，是太阴虚回，中见阳明，为上焦之胃口转热也。此为从阴出阳，寒去热生之吉兆，可以析其疑。曰太阴湿土喜得阳明之燥气，其病机属上焦而向愈也。书曰：若药不瞑眩，厥疾不瘳，其斯之谓与。

【述】上五节论阳明实热之证，此节又提虚寒一条，以结上文五节之意。

【正曰】解吴茱萸是治太阴，以回中焦之胃寒。解得汤反剧，是从阴出阳，而移居上焦之胃口，非也。同是一胃，安有胃气、胃口之分？不知胃是食管，上焦是膈膜，食管中寒，不任水谷而欲呕，故以吴茱萸汤温之，使寒散而水谷得下也。若得汤反剧，则非胃中之寒，乃上焦膈膜中之热也，膈中得汤，反助其热，热熏入胃则更加呕矣。一曰属阳明，一曰属上焦，

正欲人分别层析，而《浅注》强扭之至，于仲景文法皆不可通。

吴茱萸汤方

吴茱萸一升，酒洗　人参三两　生姜六两，切　大枣十二枚，擘

上四味，以水七升，煮取二升，去滓，温服七合，日三服。

前言太阳阳明，今试重申其转属之义。太阳病，寸缓，为阳气虚，关浮，为中气虚，尺弱，为阴气虚。其人发热汗出，复恶寒，皆为桂枝证之未解，又于不呕知其里气之和。里气既和，缘何心下又发痞？但心下痞非本有之证者，此以医下之太早所致也。如其不因误下者，邪热入里则罢。太阳之本寒，从阳明之燥化，病人不恶寒，而且渴者，此太阳转属阳明也，其小便数者，津液下渗，大便必硬，是硬为津液之不足，非胃家之有余，即不更衣，十日亦无所为痞满硬痛之苦也。若津液竭而渴欲饮水，宜少少与之，以润其燥。然此但因其竭，而以通权之法救之，审其实系水津不布而渴者，又宜五苓散助脾气之转输，而使水津之散布。夫曰十日无所苦，承气汤既不可用，饮水不至数升，白虎加人参汤又非所宜，惟助脾气以转枢，多饮暖水以出汗，则内外俱松。须知病从太阳而入者，仍从太阳而出也，此散不能养液，但以阳明病与转属阳明者，或异或同，可分可合，亦视治者之活法耳。

【正曰】浮缓弱均注为虚，与证不合。不知浮缓而弱，是中风脉；其人发热汗出复恶寒，是中风证；又不呕，则胃中无病。而但见心下痞，是痞不在胃中，乃在膈膜中，即太阳篇之泻心证也。此因风证，当因桂枝汤，而反下之太早，邪陷于胸膈所致，不得以其痞满，而误认为阳明胃家之

实也。如其不因下而痞满，又不恶寒，则无太阳之风证。且但口渴，现出阳明之燥证，此乃转属阳明胃中之实热矣。此为上段，是辨胃与膈致痞各异也。下段又是为大便硬，致辨言阳明大肠燥热，固因大便硬，而亦有不关大肠之燥者。盖凡膀胱中小便数，水行太多，无复灌溉肠中，则大便必硬，颇似大肠燥结之证。但大肠燥结，久不更衣，必有潮热满急之苦矣；今系膀胱中小便数，水去多以致便硬，虽不更衣至十日之久，而亦无潮热满急等苦矣。水不留则津不升，渴欲饮水者，宜少少与之。此但当以胱膀化气法救之，有如渴者，气不化津也，宜五苓散，化气化水以升津液，则自然更衣。幸勿误用承气等法。此为下段，是辨大肠与膀胱致硬不同也。此等层折交通之故，则知者少矣。

【述】此章凡七节，皆论太阳阳明也。首节统论转属之意，次节甚言津液之不可亡，三节、四节申言亡津液，遂成胃热脾弱之证，五节言发汗后转属阳明，六节言吐后转属阳明，七节总言发汗、吐、下皆能转属阳明，皆所以亡津液也。

津液根于身中之真阴，脉寸缓为阳微，而汗出少者，阴阳同等，为自和也；汗出多者，阴液亡，而阳反独盛，故为太过。此皆自出之汗也。若阳脉不微而实，医因发其汗而出多者，变为太过，太过为阳亢，与阴隔绝而不相和于里，何也？发汗亡其津液，而大便因硬也。

上节亡津液是本旨，而五苓散特为转属证之变治，非亡津液之主方。此节复足上文亡津液之意，而治法自在言外。汪苓友云即用下麻仁丸，愚以为麻仁丸未尽其量。

阳绝于阴，其脉奈何？盖胃土为阳，

土贵得阴气以和之。若病人脉浮而芤，浮为亢阳，芤为孤阴，浮芤相搏，则胃之阳气盛而生热，热则津液愈竭，无以维其阳，其阳亢则与阴相绝，所谓阳绝于阴者如此。

此又承上文而申言阳绝之脉。

【愚按】浮为阳之阳，言阳邪也，其阳之阳，言人身之阳气也。

【正曰】此说非也，解见下节。

阴虚不能以和阳，诊之于手之气口则芤，诊之于足之趺阳则涩。趺阳者，胃脉也，胃为阳，脾为阴，今趺阳脉浮而涩，浮则胃之阳气强，涩则脾之津液泄而小便数，浮涩相搏，其津液不能返入胃中，而大便则难。夫脾土为胃行其津液者也，津液鲜少，则其脾无可奈何为穷约。麻仁丸主之，泻脾之阳，即扶脾之阴也。

此从上文阳绝之脉而补出阴虚之脉，出其方治也。

【正曰】此三节皆言脾约证，而所因各有不同也，首节言汗出多者亡津液，则阳气孤绝在里，熏灼脾之膏油，而膏油枯缩，不能注润于肠中，则大便难；次节是言浮为阳气亢，芤为阴血虚，其胃阳遂与脾阴相绝，而脾之膏油被胃热灼，亦枯缩矣；此节又言若不出汗，不血虚，而为小便数，则津又从小便泻去，膜中不润，被胃热灼枯其膏，则脾油亦缩，而为脾约不大便也。脾指膏油，约谓枯缩，《浅注》解为无可奈何，殊可笑也。

麻仁丸方

麻子仁二升　芍药半斤　枳实半斤，炙　大黄一斤，去皮　厚朴一斤，炙，去皮　杏仁一升，去皮尖，研作脂

上六味为末，炼蜜为丸桐子大，每十丸，日三服，渐加以知为度。

【男元犀按】脾为胃行其津液也，今

胃热而津液枯，脾无所行而为穷约，故取麻仁、杏仁多脂之物以润燥，大黄、芍药苦泄之药以破结，枳实、厚朴顺气之药以行滞。以蜜为丸者，治在脾而取缓，欲脾不下泄其津液，而小便数以还津液于胃中，而大便难已也。

【蔚按】 古今权量尺寸不同，考之《内台》方：麻仁四两，杏仁六两，芍药、枳实各三两，厚朴三两，大黄八两。炼蜜丸如梧桐子大，熟水下五十丸。

有汗后而转属者，太阳病三日，发汗不解，热从内出，如甑釜之蒸蒸发热者，乃热邪内陷，与阳明水谷之气合并而为热，属于胃也，必也，釜底抽薪而热自愈，以调胃承气汤主之。

【述】 此方热邪由汗后而入于胃府也。阳明者，无形之气化也，胃者，有形之胃府也。

有吐后而转属者，夫有形之邪，在于胃之上脘，宜吐而越之。今伤寒吐后，则上脘之邪已去，而腹仍胀满者，乃中下之实邪未解也。宜与调胃承气汤。

此言吐后而热邪仍留而未解也。

总而言之，大凡太阳病，若吐若下，若发汗，则津液无矣，津液亡于外，则燥热甚于内，故微烦。又走其津液而小便数，大便因小便之数，而致硬者，与小承气汤和之愈。

此总论发汗、吐、下后，皆可以转属于阳明也。

【补曰】 上二节是邪入于胃府中者，故均用调胃承气，而其邪入之路，一则从肌肉蒸热而入胃，一则从吐伤胃阴而入胃，胃连及小肠，皆在腹间，故曰腹满。二证有表里之异，而邪皆已入胃，故用调胃承气汤。此一节言汗、吐、下均能伤膜网中

之水津，而水津不灌于肠，故大便难，以小承气和之，是和小肠与膜网之气也。合共三节，第一节是从肌肉油膏而入胃，第三节是从膜网窍道而入肠。膜即肓也，油即膏也，膏肓相连而又有分别也。调胃小承气，义已见前。

非关转属，其病为阳明自得之病，得病二日算起至三日，始满二日，值阳明主气之期，阳明为气血之主，邪伤则不能自振，故脉弱。自得之病，不关转属，故无太阳柴胡证。胃热上乘于心则烦，烦极而卧不安则躁。胃居于心下，邪实于胃，故心下硬。胃气未虚，则能食。今病至四五日，虽能食，亦不可遽以为能食而大下之，宜以小承气汤，不及升而少少与微和之，令烦躁小安。至六日仍不大便，仍与小承气汤加至一升，使得大便而止。甚矣，小承气汤之不可多用也如此。若烦躁，心下硬，其不大便至于六七日，似可以大下无疑矣。而只因其小便少一证者，津液尚还入胃中，虽不能食，而与谵语潮热有燥屎之不能食者不同，但初头硬，后必溏，未定成硬，攻之必溏，须待小便利，屎定成硬，乃可攻之，宜大承气汤。甚矣，大承气汤之不可骤用也如此。

【述】 此章凡五节，论阳明自病，非关转属。首节反复辨论，以示不可轻攻之意。后四节又于阳明中，从《内经》悍气之旨，悟出悍热之气，为病最急，又不可泥于不可轻攻之说，徐徐缓下，以成莫救之患也。

【正曰】 此分两段，上段言脉弱者，虽燥硬，亦不可攻，只当用小承气和之而已，治燥硬者，当顾其虚也，次段言小便少者，未尽结硬，不可攻之，须审其小便利者，屎乃纯硬，方可断为燥结而攻之也。

是须辨别，不是须等待，安有病浅而待其病深之理。且使待之久，而小便仍少，岂遂别无治法哉。一字之差，所误不少。

然亦不可拘于不轻下之说以误事也。阳明有悍热之气，为害最速，不可不知。《灵枢·动输篇》云：胃气上注于肺，其悍气上冲头者，循咽上走空窍，循眼系，入络脑，出颐下客主人，循牙车，合阳明，并下人迎，此胃气别走于阳明者也，故阴阳上下，其动若一。伤寒六七日，为一经已周，其悍热之，上走空窍而循目系，故目中不了了，睛不和。其悍热之气，别走阳明，上循空窍，不在表而亦在里，故无表里证。惟其无里证，故大便不硬，而只觉其难；惟其无表证，故身不大热，而止微热者；此悍气之病而为实也，急下之，宜大承气汤。急下之以救其阴，稍缓则无及矣。

【述】此言阳明悍热为病，是当急下，又不可拘于小便利而后下之也。不了了者，病人之目视物不明了也。睛不和者，医者视病人之睛光或昏暗，或散乱也。按此证初看似不甚重，至八九日必死，若遇读薛立斋、张景岳书及老秀才，多阅八家，惯走富贵门第者从中作主，其死定矣。余所以不肯为无益之谈，止合拂衣而去矣。

【正曰】阳明悍热之说非也，义详于后，兹不具论。但就本节解之曰：伤寒六七日，邪热已内合阳明，当身大热，大便当极硬矣。乃无阳明肌表之证，而身只微热，无阳明胃里之证，而大便只微难，看似不甚重矣。孰知其燥热之气，从膜网缝隙之中，而上入脑髓，直冲目系。目中不了了，睛不和者，是脑髓瞳神有立时败坏之势，危之极矣，急宜釜底抽薪，故当急下之，此与上文"若吐若下，若发汗，微

烦，小便数"同是膈膜中证，惟烦与便数是热循膈膜，上入心包而下走膀胱，心包之神不至立亡，膀胱之水不至立涸，是其燥热尚轻也，故止以小承气汤和之；此节热循膈膜，上冲髓海，干犯神水，有立刻神亡之惧。是其燥热甚重，且势危也，故当急下。《内经》言胃络上通于脑，西医言脑气筋多系于胃，然主络言筋，实皆从膈膜而上通，故原文"无表里证"句明明指出在膜网缝中也，与前微烦小便数节，同在膜中，而轻重不同，非彼是燥热，此是悍热也。悍热之说，实为蛇足。

又有宜急下者。阳明病，审其发热系悍气为热，其汗多者，为热势炎炎，而津液尽出，亢阳无阴，缓则无及，急下之，宜大承气汤。

此言悍热之气，内出迫其津液外亡者之宜急下也。魏千子云：止发热汗出，无燥渴硬实之证，而亦急下者，病在悍气愈明矣。

【正曰】此节亦非悍气，只与上文蒸蒸发热者节，分轻重而已。阳明内主膏油，外主肌肉，邪热在肌肉中，则蒸蒸发热。若汗出不多，其热势尚轻，只如上文用调胃承气汤足矣。此之汗出者，为热太猛，膏液恐其立竭，故急下之，以泻其燥热之势。是只与上节分轻重，而亦无悍热之说，与蒸薰发热节，皆在肌肉膏油中，此不可不知者也。

更有宜急下者，悍热为病，阳气盛也，阳盛则阴虚，复发汗以伤阴液，其病不解，悍热之气反留于腹，其腹满痛者，与燥屎之可以缓下者不同，须急下之，宜大承气汤。

【述】此言悍热之气，不上走于空窍，而下循于脐腹也，亦宜急下也。以上为阳

明三急下证。

三急下之外，又有不可以言急，而亦不可以姑缓者，医者不可不明。腹虽不痛而常满不减，即偶减一二分，亦不足言，虽不甚危，亦当下之，以其病在阳明，无形之悍气从肓膜而聚有形之胸腹，亦与阳明之本气不同，必宜大承气汤，方足以济之也。

【正曰】此两节亦非悍气，只与上腹满者，与调胃承气汤两节分轻重而已。上两节是言汗、吐、下后，邪热入于肠胃，是居府中之证也，宜调胃承气以和胃管，小承气以和肠中。此两节腹满而痛者，其结甚，减不足言者，其结亦固。痛者急，故曰急下；减者缓，故但曰当下。皆是夺去胃肠管中之实也。肠中之实，亦只是燥热相合而结，并非别有悍热。将此四节与上文四节合看，则阳明之层折，与燥热之轻重。无不了然。

【述】承上文而言腹满痛者，固宜急下，若不痛而满云云。虽不甚急，而病在悍气，非下不足以济之也。问曰：三急下证。本经并不说出悍气，兹何以知其为悍气也？答曰：阳明有胃气，有燥气，有悍气。悍气者，别走阳明而下循于脐腹，《素问·痹论》云：卫气者，水谷之悍气也。其气慓滑利，不入于脉，循皮肤之中，分肉之间，熏于肓膜，散于胸腹。目中不了了，睛不和者，上走空窍也。发热汗多者，循皮肤分肉之间也。腹满痛者，熏肓膜而散胸腹也。慓悍之气伤人甚捷，非若阳明燥实之证，内归中土，无所复传，可以缓治也，故下一"急"字，有急不容待之意焉，所谓意不尽言也。学者得其意而通之，则缓急攸分，轻重立觅，庶不临时舛错也。

【按仲师自序云】撰用《素问》《九卷》，可知《伤寒论》全书皆《素问》《九卷》之菁华也。钱塘张氏注中，补出"悍气"二字，可谓读书得间，然长沙何不明提此二字乎？不知《伤寒论》字字皆经，却无一字引经，撰用之所以入神也。

【正曰】阳明只一燥气，合于邪热，则为燥热，轻者可以缓调，重者必须急下，方能挽亡阳而存孤阴，为燥热正治之大法，非阳明燥热之外，别有所以悍热也。若夫《内经》所谓悍气，是申明胃气之意，言营者水谷之精气，而卫者水谷之悍气，非言阳明燥气外，另有一悍气也。不入于脉，言荣血乃入脉管，此系卫气，故不入脉管，熏于肓膜，散于胸腹，皆言卫气循行膜膈之中也。《灵枢》所谓循咽冲头，上走空窍，亦只是冲气从上焦膜膈而上走空窍也。凡此皆言卫气之行，慓悍有力，故能卫外，仍只是言卫气之行而已。何曾是言阳明胃别有悍气哉？故此四节，只是燥热相合，太重且急，故当急下，并非言胃另有一种悍气也。注家于《内经》"悍气"二字，扯入阳明，既与经旨有乖，而于阳明篇反添蛇足，不亦谬乎？

合病既审脉而足其顺与否，亦审脉而知其可下与否，阳明为金土，少阳为水火，二阳合病，则土受木克，金被火克，故必下利。若阳明脉大，与少阳脉弦相敌，其脉不负者，与病机为顺也。若只见少阳之脉弦，而不见阳明之脉大，为阳明负于少阳者，于正气为失也。然木火固能乘其所胜而克金土，金土却亦能乘其所不胜，而侮木火，此胜彼屈，互相克贼，两败俱伤，名为负也。盖阳明负于少阳则下利，少阳负于阳明则有宿食。若脉滑而数者，乃内有宿食也。阳明戊土有余，少阳初生之甲木郁于土中，不能畅达，当下之，以平土中之敦阜，而助初生之甲木，宜大承气汤。

此言阳明少阳合病，审其应下者下之，中寓土郁夺之、木郁达之二意。

【述】经云：食入于胃，散精于肝。又土得木而疏，阳明土胜，少阳木屈，则为顽土，故木不可太胜，土亦不可大旺，平则治，偏则病也。

病有不在阳明之经腑，而在于阳明之络者，不可不知。然而络病下后，又有瘀色与便脓血之不同。病人外无头痛恶寒之表证，内无谵语硬满之里证，发热七八日，值阳明主气之期，阳热不退，则阴液日亏，虽脉浮数者，宜汗而不宜下。然发热而不恶寒，汗之不可，欲为发热证筹一去路，亦可斟酌下之，以除络中之热。然谓之可者，几经详慎，若差之毫厘，则为大不可也。假令已下，其脉浮已解，而数不解，是络热不因下而除，反乘下后内虚而合于胃而为热，胃热则消谷善饥。至六七日，再值阳明主气之期，若不大便者，热得燥气而横，血因燥热而凝，知其有瘀血也，宜抵当汤。夫抵当汤为攻瘀血方，兹不直断之曰"主之"，而仅商之曰"宜"者，盖欲临证者，审其有身黄、小便自利、善忘如狂等证，而后用此剂而得宜也。若脉浮已解而数不解，而且下利不止，是血不为热灼而为瘀，反为热逼而下奔，必又协肠胃之热而便脓血也。此证温剂有桃花汤，寒剂有白头翁汤，浅而易知，不必特立方治也。

此论邪干阳明之络，处方宜详慎而灵活也。

【正曰】此节是言肌肉膏血间病，人身内外，皆以膜相连，膜有缝隙，行水行气，属气分，膜上生膏油肥肉，而膏油肥肉中尽是血丝脉络萦行，此单言膏血肌肉间病，故提出无表里证为眼目，言不在皮毛之表、肠胃之里，而只在肌肉膏血间，则相蒸发热，应宜清解。若久至七八日，则清之不能遽解，可用调胃承气。用大黄、甘草、色黄入膏油者，引热气归肠胃而下泻之，则热解，而浮数当已。假令已下，脉浮已解，而热势不休，数脉仍不解者，则膏油中之热因下而入于胃，胃之燥气本能消谷，西医言食入则胃热辏集以化谷也。今又合膏油之邪热，则为消谷善饥之中消证矣。若不为中消，而为下后亡津液，至六七日不大便者，其热必结于膏油血液之间而有瘀血，盖下焦膏油中，血液注润大肠，则大便调。今瘀血在膏油，而不注大肠，宜抵当汤逐其瘀血也。若下之后，热仍甚，而脉数不解，又因下后利亦不止者，其热必胁合于大肠而便脓血，是为今之痢疾，总之邪热在膏油中，合于胃则为消谷，结其血则瘀血，合于大肠而下利，则为便脓血。修园不知肌肉膏油属脾而生于膜上，与肠胃皆相通也。

阳明之里即是太阴，合其气则为黄，请先言寒湿：伤寒法应发汗，所以使热从汗越也。乃发汗已，而通身与目俱为黄。所以然者，暴感之寒邪，郁于表者已解，而以本有之寒湿病在里者不解故也。盖湿热之黄可下，而此以寒湿为黄不可下也，当于寒湿中求其法而治之。

此言寒湿发黄，不可误以湿热之法治之，五苓、真武皆正方也，时法加入茵陈蒿亦妙。

【述】此章凡四节，论阳明之热，合太阴之湿而为发黄证。

湿热之黄治法何如？伤寒七八日，又当再经之期，湿热现于外，故身黄如橘子色。湿热郁于里，故小便不利。其腹微满者，因小便不利所致也。以茵陈蒿汤主之。

此言湿热郁于内外也。

伤寒湿热已发于外，而不郁于里，故只身黄发热而无别证者，以栀子柏皮汤主之。

此言湿热之发于外也。

栀子柏皮汤方

栀子一十五个，擘　甘草一两，炙　黄柏二两

上三味，以水四升，煮取一升半，去滓，分温再服。

伤寒，表证未解而瘀热在里，与太阴之湿气混合，身必发黄，以麻黄连翘赤小豆汤主之。

此言湿热之瘀于内也。

【述】太阳之发黄，乃太阳之标热下合太阴之湿气；阳明之发黄，亦阳明之燥热内合太阴之湿化。若止病本气而不合太阴，俱不发黄，故曰：太阴者身当发黄。若小便自利者，不能发黄也。

麻黄连翘赤小豆汤方

麻黄二两，去节　赤小豆一升　连翘二两　杏仁四十个，去皮尖　大枣十二枚，擘　生梓白皮一升　生姜二两　甘草二两，炙

上八味，以潦水一斗，先煮麻黄再沸，去上沫，纳诸药，煮取三升，分温三服，半月服尽。

【按】无梓皮，以茵陈代之。

【蔚按】栀子柏皮汤，治湿热已发于外，止有身黄发热，而无内瘀之证。此治瘀热在里，迫其湿气外蒸而为黄也。麻黄能通泄阳气于至阴之下以发之，加连翘、梓皮之苦寒以清火，赤豆利水以导湿，杏仁利肺气，而达诸药之气于皮毛，姜枣调荣卫，以行诸药之气于肌腠，甘草奠安太阴，俾病气合于太阴而为黄者，仍助太阴之气使其外出下出而悉去也。潦水者，雨后水行潦地，取其同气相求，地气升而为雨，亦取其从下而上之义也。

【补曰】在里，言在肌肉中，对皮毛而言，则为里也。肌是肥肉，气分所居，肉是瘦肉，血分所藏。若热入肌肉，令气血相蒸，则汗滞不行，是名瘀热。气瘀则为水，血瘀则为火，水火蒸发于肌肉中，现出土之本色，是以发黄。故用麻黄、杏仁发皮毛以散水于外，用梓白皮以利水于内。梓白皮，象人之膜，人身肥肉，均生于膜上，膜中通利，水不停汗，则不蒸热，故必利膜而水乃下行。此三味是去水分之瘀热也。连翘散血分之热，赤豆疏血分之结。观仲景赤豆当归散，是疏结血，则此处亦同。此二味是去血分之瘀热也。尤必用甘、枣、生姜宣胃气，协诸药，使达于肌肉。妙在潦水，是云雨既解之水，用以解水火之蒸郁，为切当也。即方观证，而义益显明，陈注解"里"字不确，故注与方皆不切。

伤寒论浅注补正卷二终

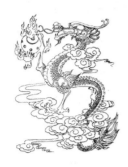

伤寒论浅注补正卷三

汉张仲景原文

闽长乐陈念祖修园浅注

男　蔚古愚元犀灵石仝校字

蜀天彭唐宗海容川补正

夔门邓其章云航参校

辨少阳病脉证篇

【补曰】手少阳三焦经，足少阳胆经，胆附于肝，人皆知之。惟三焦，则晋唐以后无人知之，遂以为有名无象，乃人身内之空腔子，色赤属火，而分上、中、下三停，故名三焦。至本朝王清任《医林改错》，痛诋其非，直谓《内经》所言三焦托空之说，无其府也。盖王清任从军剖死人，层层剥视，故力诋腔字赤色之误，而其所著《医林改错》又言另有气府，联接小肠，即鸡冠油也。气府鸡冠油，下连大肠，前连膀胱，此油中有窍。凡人饮水至胃，即另有窍道将水分出，走入油网，而不入膀胱，水绝不入小肠也。今人以为水从小肠脐下乃飞渡入膀胱，真是痴人说梦。西洋医书亦言中国人妄言三焦，实无其物。又言人身有连网，中国不知也。西医之言曰人身内外皮里，皆有连网相连，凡骨肉之间，脏腑之内，莫不有连网以联缀之。凡人饮入之水，皆从胃散出，走连网中而

下入膀胱。中国不知水由连网中行，谓水至小肠之下乃分清浊而飞渡入膀胱，此说非也。又中国言膀胱有下口，无上口，亦非也。膀胱上接连网，其上口即在连网中，水从此入也。按西医及王清任，皆斥三焦之谬，而自称气府连网，为中国古今所不知。此诚足骂尽今医矣，然不可以薄《内经》、仲景之书也。西医不知中国有《内经》、仲景之书，而王清任又不考古，自鸣得意，不知其所谓气府连网，已具于《内经》、仲景之书，即三焦是也。《内经》、仲景之书，不名气府，不名连网，故西医与王清任皆不知之也。《内经》云：三焦者，决渎之官，水道出焉。此即西医与王清任所指之水道也。晋唐以后，并此水道而亦不知者，则以医士浅陋，不考"焦"字之义，故致贻误。盖《内经》，焦古作膲字，从采有层折可辨也，从韦，以其膜象韦皮也。从焦有绉纹，如火灼皮也，西医以连网二字形之，古圣只一个膲字，已如绘其形也，后又改作膲字。《集韵》

云：膲者，人之三焦，通作"焦"。引医经上膲在胃上口，中焦在胃中脘，下膲当膀胱上口，已将三焦之形指出。省文作"焦"，而后人遂不可识，亦何不考之甚也。西医又言连网从内出外，则为皮里肉外之膜，包裹瘦肉，其两头即生筋，而著于骨节之间，此即《内经》三焦主腠理之说也。腠者，皮肉相凑接也，理者，有纹理，乃人周身膜网有缝隙窍道也。按之西医诸说，而鸡冠油与连网，皆即三焦也。但西医、王清任不知三焦发源何处，管领何事，惟《内经》、仲景则精之至矣。盖三焦之根起于肾中，肾系贯脊通髓，名为命门，故曰三焦根于命门，从命门而发出膜网，是生胁下之两大板油，又生脐下之网油，后连大肠，前连膀胱，肾之通于膀胱，是从此中有细窍相通，故曰肾合三焦、膀胱也。膀胱之后，大肠之前，其膜中一大夹室，女子名血室，男子名精室，又名气海，道家名丹田。乃血气交会，化生精气孕育之所。此为下焦至要之地，转从焦膜中，能入血室，而膀胱之水，又赖气海之阳气以蒸之。又有冲任两脉导血而下，以入于此。导气而上，出于胸膈。凡热入血室，冲气上逆，水不化气，皆责于此，此下焦至重之所也。从脐上至胸前之鸠尾，环肋骨，至腰脊，是为中焦，其膜根于肾系，而发此下焦至重之所也。从脐上至胸前之鸠尾，环肋骨，至腰脊，是为中焦。其膜根于肾系，而发出如网，与小肠、胃脘相连接，有细窍通于肠胃，故曰：泌别糟粕，蒸津液也，此为中焦。此膜上又有脾脏居之，脾气发生膏油，凡有膜网处，无论上、中、下及内外膜网，其上皆生膏油，《左传》所谓膏肓也。肓言其膜，属三焦之物，膏即言其油，乃属于脾。凡化

水化谷，皆是膏油发力以熏吸之，所谓脾主利水化食者，如此而其路道则总在中焦之膜中也。此膜着背脊处，上行至肝，是为肝膈，肝体半在膈上半在膈下，膈发于肝，循肋骨而至胸前之鸠尾，下遮浊气，上护心肺，为阴阳之界限。肝气之通于膈，以入肠胃，走血室，路道皆在膈膜与中下之油网中也。胆气从肝系入膈走膜中，入胃化谷，所谓木能疏土得此也。而西医则云：胆有汁水，入胃化谷，言气言汁，理皆不悖，此胆与三焦相合之路也。膈又名膻，从膈而循腔子，上肺系，连心系，生包络，皆此膈之膜，上入而生之物也，故膈名膻，而包络居中，即名曰膻中。又曰：包络与三焦相表里，以其皆是膜之体而相连也。包络理心血而下行，随冲任以入于血室，灌溉上下四旁，其路道皆从膈膜而下，火即随血而下交焉。脐下之气上于肺为呼吸，并外达皮毛为卫气，皆要从膈中而出，气不得出于膈，则为水结，火不得下于膈，则为火结，此痞结陷胸之所由来，皆指膈中而言者也。从膈膜上肺系，又上咽，直贯髓海，走空窍。凡是目中耳中脑中，所有薄膜包里者，西医名为内皮，又名为脑气筋，下通于胃，通于心肝，而不知《内经》只名为经，名为络，言其在三焦膈膜中，有丝条管窍上入于脑也，此皆在内之膜，上、中、下无所不周者也。至于焦膜从内透出于外，包里瘦肉者，两头生筋，凡筋抽惕，皆是膜中之证。瘦肉外肥肉内夹缝中，有纹理，名曰腠理，其外为肌，肌外为皮毛，营血从内出外，有血丝导之，而至于肌，以为卫之应，此血丝管，大而直者名经，小而纵者名络，皆行于膜中，出腠理而居于肌肉者也。卫气从内出外，从微缝中出肌肉而达于皮毛，卫

气随呼吸而更换，营血则一日一周回，而营卫之行，又皆在腠理中往来，故能往来寒热，《内经》谓少阳为枢，正言其从阴出阳，责在腠理，如户枢，当内外之界也。从下而上，责在胸膈，亦如户枢，当出入之界也。凡此皆是少阳三焦，膜中路道，为脏腑周身内外之关键。故伤寒六经，皆有少阳证，而仲景不列入少阳，使各从其类也。但读者如不知少阳三焦，则六经之证皆不能通矣。然此上皆论三焦之形，而非少阳之气化也，因再补言气化曰：少阳者，天地生阳之气，从阴出阳，发生万物，故曰：少阳于一岁为春，属正二三月，于一日为寅卯辰时，皆阳气初出，发生之际也。盖天之阳气，当冬令亥子丑月，潜于地下黄泉之水中，至建寅月阳气从水中透出于地，草木秉此阳气而萌芽发生，至卯月则阳气正畅，草木条达，至三月则阳气已旺，草木敷荣，于是由木令而交火令矣。观其出于冬而交于夏，为水生木、木生火之象，故少阳之初，水木之阳也，少阳之终，木火之阳也。人秉此气，于是而生三焦与胆，三焦根于肾系，秉水中之阳，达于气海，上合肝胆，为水生本，《内经》所谓少阳属肾，即指秉于阳之义也。合于胆木，全是生阳，而胆乃布气于胃中，为木能疏上，以化水谷，上达胸膈，以至心包，为木生火，相为表里，《内经》所谓少阳之上，火气治之，即指胆木生火而言也。盖水生木，为少阳之根抵，木生火，为少阳之极功，水火调和，风木不郁，则少阳舒畅，百病不生。仲景此篇所论，首言少阳气化之病，继言三焦膜中交通之故，欲人推此以求之各经，而证无不明，非略也，言简而意已赅也。

少阳者，一阳也，<u>少阳之为病</u>，奈何？

《内经》云：少阳之上，相火主之，若从火化，火胜则干，故<u>口苦咽干</u>。又云：少阳为甲木，风虚动眩，皆属于木，故<u>目眩</u>也。少阳气化之为病如此。

此节为少阳证之提纲，主少阳之气化而言也。

【柯韵伯云】 太阳主表，头痛项强为提纲。阳明主里，胃家实为提纲；少阳主半表半里之位，仲景特揭口苦咽干目眩为提纲，至当不易之理也。盖口、咽、目三者，不可谓之表，亦不可谓之里，是表之入里，里之出表处，所谓半表半里也，三者能开能阖，恰合枢机之象。苦干眩者，皆相火上走空窍而为病也，此病自内之外，人所不知，惟病人自知，诊家所以不可与问法，三证为少阳病机，无风寒杂病而言。

【补曰】 少阳是三焦，肾系命门之中，水中之阳，故曰少阳。从肾系达肝系，而与胆通，水中之阳，上生胆木，是为春生之阳，故曰少阳。胆寄于肝，秉风化而生火，故又为风火之主。若少阳三焦与胆皆不病，则风火清畅，生阳条达，人自不知不觉也。设病少阳胆木之火，则火从膜中上入胃口，而为口苦咽干。设病少阳胆木之风，则风从膜中上走空窍，入目系，合肝脉，肝脉贯脑入目，胆经与之合，则风火相煽而发目眩。眩者，旋转不定，如春夏之旋风，乃风中有郁火之气也。此少阳胆经自致之病，仲景以此提纲，既见胆中风火之气化，又见三焦膜膈之路道，凡少阳与各经相通之理，欲人从此会通之矣。

<u>少阳之脉</u>，从耳后入耳中，出走耳前。<u>少阳中风</u>，风扰其窍道，故<u>两耳无所闻</u>。<u>少阳之脉</u>，起目锐眦，风火交攻，故<u>目赤</u>。<u>少阳之枢机不运，故胸中满</u>。少阳相火之气内合于君火，火盛而生<u>烦</u>者，为少阳自

受之风邪，不可吐下以伤上下二焦之气。若吐下以伤之，则因吐而伤少阳三焦之气，上合厥阴之心包而悸；因下而伤少阳胆木之气，内合厥阴之汗而惊。

此言少阳自受之风邪，戒其不可吐下也。上节提其总纲，专就气化而言，此节补出经脉病治，就经脉而言也。

【补曰】胸中满句，最是少阳关键处。胸前有膈，膈膜上循腔子，为胸中，此膈膜连于心包，而附近胃中。邪在膈膜中，故胸中满，上僭入心包，故心烦。此在膜中，不在胃中，故不可吐下。若吐下伤胃之阳，则膀胱水气上凌而悸；伤胃之阴，则心包之火飞越而惊。修园于胸中不知是膈膜，又不知膈膜中是水火游行之路，故未能解明也。

少阳伤寒，脉现出本象之弦，并现出寒伤经气之细。少阳之脉上头角，故头痛。少阳之上，相火主之，其发热者，露出相火之本象，此属少阳自受之寒邪也。少阳主枢，非主表，不可发汗，惟小柴胡汤加减为对证。若发汗竭其津液，以致胃干，则发谵语。夫枢者少阳也，而所以运此枢者，不属于少阳而属胃，胃之关系甚重也。胃和则能转枢而病愈；胃不和，则少阳三焦之气内合厥阴心包而烦。少阳胆气失其决断之职而悸。推而言之，胃为五脏六腑之本，皆可以少阳属胃之一说悟之也。

此言少阳自受之寒邪，戒其不可发汗也。合上节，所谓少阳有汗、吐、下三禁是也。汉文辞短意长，读者当于互文见意。

【正曰】此属于胃，非言转枢少阳者，其权属于胃，乃言发汗谵语，其邪转属胃也。盖少阳三焦膜膜之中，为水火往来之路，发汗则水外泄而火内盛，故合于阳明之燥而发谵语。若汗后阳明胃不燥，则清

和而愈，此胃无燥热，不与三焦合邪也。若胃不清和而有燥热，合于三焦，从胸膈上入心包则烦矣。而亦有阳随汗泄，内动水气而悸者，总皆发汗伤其水火之所致也。谵语烦悸，各详太阳篇，此不列方，正令人会通各经，而仲景少阳篇略而不略也。

少阳为病，何以谓之转属？本太阳标阳之病不解，与少阳相火为一属，今因不解而转入少阳者，少阳不得枢转，则胁下鞭满，枢机逆而胃气不和，则干呕不能食。不能由枢而开阖，故往来寒热。然尚未吐下，中气犹未伤也。脉沉紧者，枢逆于内，不得外达也，与小柴胡达太阳之气，使之从枢以外出。此言太阳之转属少阳，非少阳之自为病也。

【正曰】修园于少阳执定"枢"字，扭捏解之，而于少阳为枢之理实不知也。盖《内经》枢字，是比譬语，言少阳三焦主膈膜中，出则为表，入则为里，如户枢之居间，而内外相接，非真别有枢机之输也。修园"枢逆"、"枢转"等字，将"枢"字死解，非也。此节是言三焦有膜，膜上有膏，邪从太阳肌肉入于膏油，而内著胁下，居板油之内，则胁下痛满，膏油主消食，故不能食。邪从皮毛而入于膜，是为腠理，居阴阳之界，故往来寒热。膜缝内气逆而上，则为干呕。脉沉者，邪已内陷之象，脉紧者正与邪争，尚欲外出之象，故以柴胡汤清利疏达，而膜中油中之邪仍透出而解矣。此少阳为枢之义也，幸勿将"枢"字死解。

小柴胡汤方本论无方，此方列于太阳篇中，今补其方名。

论以口苦咽干目眩为提纲，言少阳之上，相火主之，少阳为甲木，诸风掉眩，皆属于木，主风主火，言少阳之气化也。

论云：少阳中风，两耳无所闻，目赤，胸中满而烦，不可吐下，吐下则悸，而恐此言少阳自受之风邪也。论云：脉弦细，头痛发热者，属少阳，少阳不可发汗，发汗则谵语，此属胃，胃和则愈，胃不和则烦而悸，此言少阳自受之寒邪也。论云：本太阳病不解，转属少阳，胁下痞硬，干咽不能食，寒热往来，尚未吐下，脉沉紧者，与小柴胡汤。此邪从太阳转属，仍达太阳之气，从枢以外出也。论云：若已吐下，发汗温针，谵语，柴胡证罢，此为坏病，知犯何逆，以法治之。此言当审汗出温针四者之逆而救之也。少阳未列专方，当于太阳篇求之。

【补曰】少阳未立专方之故，能详吾篇首总论，其义自明。陈注脉弦，即为自收之寒，又曰从枢外出，"枢"字已辨，读者皆当会通也。

若已经吐下发汗，三禁之外，又加温针助火，无伤经脉，四者犯一，则发谵语，以谵语为此证关键，可知柴胡汤证不见而罢，此为少阳枢坏之病。审其或犯吐下而逆，或犯发汗而逆，或犯温针而逆，知犯何逆，随其所犯而以法救治之。

此言已犯吐下发汗之禁，当审其救治之法也。补出温针，见温针虽不常用，而其为祸更烈也。时医辄用火灸，更以人命为戏矣。

【补曰】此节柴胡汤证，乃少阳三焦，膜网中之正方正治也。若柴胡证罢，则邪逆于腑，为三阳坏病；邪逆于脏，为三阴坏病。谵语者，邪逆于脏腑之一端也，即不谵语，而知其另犯何逆，皆当以法救之。法在何处？盖仲景已详于二阳、三阴各篇中，按各经法治之可也。仲景于此只提数语，而凡见二阳三阴各证治，义已赅举，

欲人会而通之也。

太阳主开，阳明主阖，少阳主枢，三阳合病，则开阖枢俱病矣。关上为少阳之部位，今脉见太阳之浮阳明之大，二阳浮大之脉，俱上于少阳之关上，是二阳开阖之机逆于少阳枢内不能出也，入而不出，内而不外，则三阳之气俱行于阴，故但欲眠睡。开目为阳，合目为阴，今卫外之阳气，乘目合之顷，内行于阴，则外失所卫而出汗。

此虽三阳合病，而以少阳为主也，庞安常云：脉不言者，弦者隐于浮大也。

【补曰】少阳半表半里，若从半表而外合于阳明太阳，则为三阳合病，其脉亦应三阳主外之象，而浮大上关上，则寸更浮大，皆主在表也，三阳经皆起于目，而三焦膜腠上通耳目空窍，声音从耳入，耳壅塞则聋。神魂从目出，目沉迷则但欲眠。盖邪热在时则神魂不得入，而虚烦不眠；邪热在表，则神魂不得出，而但欲眠。神魂者，阳也，与卫气为一体，神魂内返，则卫气不出而卫外，故曰合则汗。其汗之路，又从膜而蒸其肌肉，从肌肉而渗出皮毛，总见少阳三焦膜网外通二阳，凡一切由外入内，由内出外之理，皆可知矣。即太阳阳明关于少阳膜间之证，亦从可知矣。少阳证所以不详者，凡二阳无证，已具太阳阳明篇中，故不具论，读者当会其通也。

邪在少阳，入阴最近，此以循次而言也。然太阳原不必拘于次也，即如伤寒六七日，阴阳六气相传一周已过，又当来复于太阳之期，若得少阳之枢转，止可以从太阳之开而出矣。今身无大热，其人烦躁者，此为太阳已去，故身无大热，邪入少阴故见烦躁也，是可见枢有权则转，外枢失职则内入，当于少阳一经三致意也。推

而言之，太阳与少阴一表一里，雌雄相应之道也。若当太阳主气之期，不从表而出于阳，即从里而入于阴矣，而少阳直入于厥阴者亦然。今医者止守日传一经之说，必以太阳传入阳明，阳明传入少阳，少阳传入太阴等经矣。岂知经气之传有定至，于病气或随经气而传，或不随经气而传，变动不居有如是哉。

此从少阳而推广传经之义也。

【补曰】此节言少阳从半里而入阴经也。少阳三焦之膜网，全与三阴各脏相连，若外无大热，而其邪热从膜网入心包则烦，入肾中则躁。盖三焦之膜，发于肾系，上生胸膈，又从胸膈循腔子，而上生心包络，故邪能从膈膜而内入心肾也。举此入阴之一端，而凡入太阳、入厥阴无一非从膜而入，皆可一隅三反矣。合上一节，总见少阳三焦，是人通身之膜网，或从半表而出阳，或从半里而入阴，将少阳真面目全盘托出矣。仲景此篇，何曾独略哉？

然亦有以次相传者，伤寒三日，为少阳主气之期，亦阴阳交换之时也。若病气随经而行，则三阳为尽，三阴当以次受邪，邪入太阴，则不能食而呕矣。乃其人反能食而不呕，其病邪不随经而入于太阴，太阴为三阴之首，既不受邪若此，即此知其为三阴俱不受邪也。

此言少阳亦有以次而传，与上文互相发明，述此当与太阳篇至七日以上自愈者，以行其经尽节合看，则传经了然。

【补曰】三阳为尽，三阴当受邪，此二句又将少阳真面目全行托出，见少阳三焦之膜网，外通阳明、太阳之表，内通太阴、少阴、厥阴之里。三阳为尽，谓从太阳之皮毛，入阳明之肌肉，至少阳之膈膜，是三阳之界限已尽矣。若邪从膜而上入包

络，入肝膈则为入厥阴经；若邪从膜而上循包络以入心，循膜之根源以入肾系，则为入少阴经；若邪从膈膜而入板油网油，则为入太阴脾经。故曰：三阴当受邪也，譬如入太阴脾，则呕不能食，今反能食而不呕是邪仍在膜，不入太阴经。邪在膜中，不入于内，此为三阴不受邪也。上节言类躁，是入厥阴少阴，此节言不呕能食，是不入太阴，再合上三节三阳合病观之，则凡出阳入阴，全从膜中往来，而少阳三焦之义明矣。故各经皆有少阳证，而少阳篇寥寥数节，正是一以贯之也。

伤寒三日乃少阳主气之期，若脉弦大为病进，今少阳本弦之脉转而为小者，不惟不入于阴，即少阳之病亦欲已也，经曰：大为病进，小为病退者也。

此承上文而言少阳之病，欲自已也。

少阳病欲解时，从寅至辰上。盖以少阳之气旺于寅卯，至辰上而其气已化，阳气大旺，正可胜邪故也。

此言少阳病之得旺时而愈也。

【愚按】少阳病脉证并治法，仲师原论只十条，注家因寥寥数条疑其散失不全，或疑为叔和散编入诸经，辨论不一。余向亦信从之，自甲寅至庚申，每诊病后，即谢绝应酬，与《伤寒论》《金匮》二书为寝食，方知前此之所信从者误也。今姑节录其说而辨正于后，起今古而同堂，谅韵伯、平伯诸先生，当亦许余为直友也。

【柯韵伯云】六经各有提纲，则应用各有方法，如太阳之提纲主表，法当汗解，而表有虚实之不同，故立桂枝、麻黄二法。阳明提纲主胃实，法当下解，而实亦有微甚，故分大小承气。少阳提纲，有口苦咽干目眩等证，法当清火，而火有虚实，若邪在半表，则制小柴胡，以解虚火之游行，

大柴胡以解相火之热结，此治少阳寒热往来之二法也；若邪入心腹之半里，则有半夏泻心黄连黄芩等剂。叔和搜采仲景旧论，于少阳太阴二经，不录一方，因不知少阳证，故不知少阳方耳。著《论翼》将小柴胡汤大柴胡汤及桂枝干姜汤、柴胡桂枝汤、柴胡加龙骨牡蛎汤、黄连汤、黄芩汤皆移入内。陈平伯云：少阳一经，居半表半里之界。凡伤寒在经之邪，由阳入阴者，每从兹传入，名曰阳枢。不离半表，而仍不主乎表，故不可发汗；不离半里，而又不主乎里，故不可吐下。惟小柴胡和解一法，为本经之对之方，然病机有偏表偏里之殊，即治法有从阴从阳之异，所以麻、桂、承气无加减，而小柴胡汤不可无加减也。总之，往来寒热，为本经所必有之证，故柴胡一味，为本方所不减之药，其余则出入加减，随证而施。

【愚按】柯韵伯以大小柴胡二方为少阳半表之方，半夏泻心汤等为少阳半里之方。又云少阳主寒热，属于半表，则寒热往来于外，属于半里，其寒热虽不往来于外，而亦相搏于中，故黄连汤、半夏泻心汤、黄芩汤、黄芩加半夏生姜汤，所治痞痛利呕等证皆是。其说却亦近道，然而浅

矣。至陈平伯所言，伤寒在经之邪，由阳入阴，从兹传入，皆系门外话，至云惟小柴胡和解一法，为本经之对之方，病机有偏表偏里之殊，治法有从阴从阳之异，其说亦为近道，然而泥矣。二家不知小柴胡是太阳病之转枢方，阳明及阴经，当藉枢转而出者亦用之。少阳主枢，谓少阳之方，无有不可，若谓少阳之专方，则断断乎其不可也。近时注家，凡论中有柴胡之方，俱汇入少阳，甚者四逆散亦附其内，反以仲师活泼泼之妙，成为印板，论中露出"柴胡证"三字，俨如云端指示，究竟柴胡证何尝是少阳证耶？移易圣经，亦自贻荒经之诮耳。

【正曰】柯韵伯、陈平伯之说，原无大差，但必将各方拦入少阳，则不可也。盖少阳之界，出则为阳明太阳，入则为少阴、太阴、厥阴，皆从膜中相通，故各经皆有少阳证，不和少阳三焦之膜，不能通各经之理，既知少阳三焦之膜，则又当随膜之所在而分属各经，亦不得将各经之方拦入少阳也。柯、陈自有未合，而陈修园必要将柴胡证翻剥为非少阳证，亦又过矣。

伤寒论浅注补正卷三终

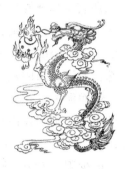

伤寒论浅注补正卷四

汉张仲景原文

闽长乐陈念祖修园浅注

男　蔚古愚元犀灵石仝校字

蜀天彭唐宗海容川补正

夔门邓其章云航参校

辨太阴病脉证篇

【补曰】太阴者，阴之极大者也。太阳如天，太阴即如地，天无所不包，故太阳起于至阴，而极于皮毛。地无在不有，故太阴内连各脏，而外连皮毛。太阴者，脾脏也，俗名连贴。西医云脾形曲如带，居胃后，在连网之上。《内经》云：脾之与胃，以膜相连耳。膜是三焦之物。膜上之膏油即脾之物也。盖言脾脏，则形名连贴，而言脾所司之物，则内为膏油，外为肌肉，脾旺纳谷，化生膏油，从内达外，生出肥肉，是内外皆脾之物所充周也，故曰太阴，言其大无不至，是象夫大地也。顾方其体则曰地，而言其用则曰土，《内经》云：中央生湿，湿生土，土生甘，甘生脾。又曰：太阴之上，湿气治之。湿者，脾之本气也，土之有湿则为膏壤，脾秉湿气，是生膏油，膏油滑利则水道畅，故脾土主利水。膏油生于膜上，膜内有热水不通，则蒸发膏油之色而为发黄。膏油外达，

是生肌肉，凡肌肉之邪，皆属脾分，故桂枝汤多补托脾气之药。脾之膏油，内连肠胃，肠胃中食物赖膏油之湿腐之。若膏油不能灌溉肠胃，则枯燥结硬，膏油干缩，名曰脾约，言脾所司之膏油收缩，则大便硬也。膏油中有血丝管，营绕于内，名曰络脉，在躯壳外者名阳络，在躯壳内者名阴络，此血丝管又为生发膏油之本。血属心，膏属脾，血丝管生膏油者，心火生土之义也。西医言食入，则脾拥动发赤，以放出热气，遂生甜肉汁，入胃中化谷，即《内经》火生土之义也。如火不生土，则胃中食不化，不思饮食，或呕或泻。盖脾之膏油，不能熏吸饮食，而寒湿之气返注入肠，故腹泄，膏油中有滞着，则腹胀满，以部位言，则司大腹，外主四肢，居中央者，运四方也。脾与胃相为表里，是为燥湿互相为用，究湿之气化，非寒非水，乃水与火交而后成湿焉。长夏之时，所以湿气用事者，正阴阳交媾之时，水火相蒸之候，故土居中央，央者阴阳交会之义，

鸳鸯鸟不独宿，亦取阴阳交会之义。盖"阴阳"二字双声合为一音，即"央"字也。土居中央者，即阴阳相交，水火合化之义也。譬有咸鱼一条，天晴久而欲雨，则咸鱼必先发湿，咸鱼中之盐即水也，其发湿者，热气逼之，而水出与火交，故湿也。又如有干茶叶，一经火烘，即行回润，是茶叶中原具水气，烘之即润，又是火交于水，即化为湿之义。此天地之湿土，其气象如此，而人身之湿土，亦象此也。人身之水气，从油膜中行，人身之火与血，亦有脉络绕行油膜之中，是血与气会于膜，而遂生膏油，即是水与火交而生湿也。火不足则湿不发，水不足则湿不流，经太阴之上，湿气治之，其义如是，必先明焉，而后可治太阴病。惟足太阴属脾土，而手太阴则属肺金，伤寒无肺金证治者，非手太阴不主气化也，无金之清，亦不能成土之湿。特肺与膀胱合于皮毛，又与大肠相合，肺病多见于二经，而本篇却不再赘，读《伤寒》者，当会通也。

太阴气之为病，太阴主地而主腹，故腹满，为本证之提纲。然腹之所以满者，地气不升也，地气不升，则天气不降，不降故上者不能下而吐，食不下，不升则下者不能上，而自利益甚。太阴湿土主气，为阴中之至阴，阴寒在下，而湿气不化，故时腹自痛。若误以痛为实而下之，则脾土愈虚，不能转运，必于脾部之胸下结硬，此以气而言也。更以经言之，足太阴脉入腹属脾络胃，手太阴脉起于中焦，下络大肠，还循胃口，上膈属肺，其义亦同，至以藏而言虽脾也，而肺亦属焉。该于经气之中，不复再赘。

此太阴证之提纲也。

【补曰】"腹"字是言肠胃之外，皮肤之内，凡是膏油，重叠复厚，故名曰腹，脾所司也。饮食入胃，此膏油熏吸之，而水乃化气走入下焦，食乃化液以奉心血。若太阴病，脾之膏油不能熏吸，则食不下行，久而吐出，水谷停于肠中，而寒热又下注入肠，则自利益甚，寒气攻阻，则时腹自痛。若用凉药下之，则腹中膏油得寒而结，有若水凝，故结硬。言胸下者，即指全腹而言，如《金匮》之大建中证是也，是皆指膏油膜网中言也。《浅注》解"腹"字不确，故于太阴脾土所司何物，亦不能明，所以多含糊语也。

太阴中风，风淫末疾，故四肢烦疼，其脉为浮可知矣。今轻手诊其阳分则微，知风邪之当去矣。重手按其阴分则涩，知气血之衰少矣。又统诊其部位，上过寸，下过尺，而长者是脉络相通，故为欲愈。

此言太阴腹满之内证，转而为四支烦疼之外证。微涩之阴脉，转而为长之阳脉，由内而外，从阴而阳，故为欲愈之候也。按是后言太阴中风，未言太阴伤寒，至第六节方言太阴伤寒，学者当知仲景书互文见意。

【正曰】注阳脉微为风邪当去，此想像语，非定论也。注阴脉涩为血气衰少，夫血气既衰少，则不得复见长脉，长既为脉络相通，则不衰少也。此《浅注》自相矛盾，实于脉法不明。不知仲景论脉，皆是与证合勘，反正互参，乃得真谛。此节言太阴中风，脉若阳大而阴滑，则邪盛内陷矣。今阳不大而微，阴不滑而涩则邪不甚，不内陷矣，然微涩虽邪不内陷，又恐正虚亦不能自愈，必微涩而又见长者，乃知微涩，是邪不盛，不是正气虚，长是正气足，不嫌其微涩，故为欲愈。此等脉法，层层剥辨，非如后世之死诀也。

太阴病欲解时，从亥至丑上，何也？太阴为阴中之至阴，阴极于亥，阳生于子，至丑而阳气已增，阴得生阳之气而解也。

此言太阴病解之时也。

【陈师亮云】此言太阴病解之时，太阴坤土，其象为纯阴，亥为阴之尽，与纯阴相类，阴极则复，至子则一阳生，而为来复之时，四季皆属土，而运气以丑未为太阴湿土，子丑乃阳生之时，阴得阳则解，故主乎丑而不主乎未，以未为午后一阴主之时也。从亥言之者，阴极则阳生，故运类而及之也。

【正曰】阴得生阳之气而解，说似近理，而实非也。下篇少阴病欲解，从子至寅，乃为阴得阳则解。以坎中原藏一阳，故得一阳之气，而成为肾经坎水生阳之气化，故乘旺而病解。至于太阴经，则系阴中之至阴，旺于阴而不旺于阳者也。故从亥至丑，皆夜气所存，是为至阴，脾经得夜至阴之气则旺，相而病解也。凡六经皆乘旺而解，岂独太阴不然哉。若是乘生阳之气，则当从子起，不当亥起矣。故人有白昼不能食，至夜能食者，得脾阴之旺气故也。修园于六气司天之义未明，故于六经旺时亦不能解。须知少阳是生阳之气，出当寅位，盖乘日之初出，乘春之初至，而少阳遂司其气。逮寅卯以至于申，而少阳生物之气尽矣，故曰寅申少阳司天也。阳明者，阳气正盛，如日之正明起于卯而极于酉，故卯酉阳明司天。太阳者，阳之至极，故当辰而盛，阳之盛者，不能骤衰，必至戌位阴已盛，而太阳之气，乃入于地水之中矣，故辰戌太阳司天。若夫阴气，则生于午，于《易》为离卦，离中一阴，渐至于亥子，而少阴之气盛矣，故从午至子，为少阴所司也。由少而壮，是为太阴，

太阴之气，起于未土，至亥子而阴已盛，至丑土而阴已，故亥子丑，为太阴旺时。若夫厥阴则为尽阴，阴尽阳生，起于亥者，当阴之极也，终于巳者，阴气至巳而尽也，故曰巳亥厥阴风木司天也。此节因论太阴解时，并言六气之理，学者当详考也。

太阴内主藏气，而外主肌腠，太阴病，脉浮者，病在肌腠也，可轻发肌中之微汗，宜桂枝汤。

此言太阴病之在外也。

【受业侄道著按】脉浮者，太阴之土气运行也，可发汗者，太阴之地气上而为云也，桂枝汤在阳名为解肌，在太阴名为发汗，何以言之？盖太阳以皮毛为表，太阴以肌腠为表也。

【王宇泰云】病在太阳，脉浮无汗，宜麻黄汤。此脉浮当亦无汗，而不言者，谓阴不得有汗，不必言也，不用麻黄汤，而用桂枝汤，盖以三阴兼表病者，俱不当大发汗也，须识无汗亦有用桂枝汤也。

【按】时说以桂枝汤为太阳专方，而不知亦阴经之通方也，又以为治自汗之定法，而不知亦治无汗之变法也。

【正曰】太阴病，是指腹满，湿气为病也。湿在内，脉当沉，今脉浮者，是湿从外至，仍欲外出之象，故用桂枝汤从中外托，使自油网中而托出肌外，以为汗也，王说不当大发汗，陈说无汗之变法，均不精确。须思脾太阴与肺太阴合，肺主皮毛，故应肺脉之浮而可发汗也。

太阴病，在外者，既有桂枝之治法矣。若病在内，自利不渴者，无中见之燥化，此属太阴，以其脾脏有寒故也，当温之，宜服四逆辈。

此言太阴病之在内也，自利者，不因下而利也，凡利则津液下注，多见口渴，

惟太阴湿土之为病不渴。

【受业黄奕润按】以不渴一证认太阴，是辨寒热利之金针，此二节，言太阴病在外者，宜桂枝以解肌，在内者不渴，无中见之燥化，属本脏，有寒，宜四逆辈，四逆辈者，理中汤丸等温剂，俱在其中也。

【补曰】一个"辈"字，已括尽太阴寒证之治法，仲景欲人推例以得，非故略也。

【程郊倩】三阴同属脏寒，少阴、厥阴有渴证，太阴独无渴证者，以其寒布中焦，总与龙雷之火无涉。少阴中有龙火，水底寒甚则龙升，故自利而渴；厥阴中有雷火，故有消渴；太阳一照，雷雨收声，故发热则利止，见厥复利也。

【愚按】脾不输津于上，亦有渴证，然却不在太阴提纲之内。郊倩立言欠圆，然亦不可少此一论，为中人以下，开互证之法。

【正曰】龙雷之火，是宋元后邪说，至于烈日当空，龙雷潜伏，以此误治杀人者，何止千百，皆因失阴阳之真理故也。《内经》仲景无此说法，后人万万不可妄添。我辈注书，只可将圣经发明，不可于圣经外另生支节也。

《内经》云：太阴之上，湿气主之，中见阳明，是以不得中见之化，则为脏寒之病。若中见太过，又为湿热相并之病，此太阴之所以有寒，复有热也。伤寒，脉浮而缓，手足自温者，系在太阴，而中见阳明之化也。阳明之热，合于太阴之湿，即时当发身黄。若小便自利者，湿热得以下泄，不能发黄。至七八日，又值阳明主气之期，一得阳热之化，正气与邪气相争而暴烦，故虽暴烦下利，日十余行，必当自止。所以然者，太阴中见热化，以脾家

实，仓廪之腐秽当去故也。

此言太阴伤寒自利欲解之证也。按成注云：下利烦躁者死，谓先利而后烦，是正气脱而邪气扰也。兹则先烦后利，是脾家之正气实，故不受邪而与之争，因暴发烦热也。

【补曰】"系"字是联缀之义。太阴者，指人身之膏油而言，膏油生周身膜网之上，而邪入膏油，有如联缀之形，故曰系在太阴。膜网中是三焦水道，水道若遏，则合膏油之热，蒸而为湿，遂发黄瘅。黄者土之色，人身膏油原带微黄，被湿热蒸，则更发黄。若小便自利则湿不遏，而热不蒸故不发黄。然小便利者易于结硬，虽不发黄，又恐合阳明之燥而为烦，且不大便矣。乃至七八日，虽暴烦，颇似阳明之燥，但大便不结，且下利日十余行，则烦非内燥，而利非脾虚，乃脾家气实，能自去其腐秽也，病必自止。举此以见黄证之原，方证见太阳阳明，而此乃发明之也。又举烦硬与下利，见于四逆、承气等法中，而此又详辨之，使无误认也。

论云：伤寒脉浮而缓，手足温者，系在太阴，太阴当发身黄。若小便自利者，不能发黄。至七八日，虽暴烦下利，日十余行，必自止，以脾家实，腐秽当去故也。此言太阴寒证，外亦有热证也。经云：太阴之上，湿气主之。中见阳明，若不得中见之化，则为脏寒之病，若中见太过，湿热相并，又为发黄之证。小便自利者，以太阴中见热化，脾家实，仓廪之腐秽当自去也。

又有太阳转属之证。本太阳病，医反下之，太阳之气陷于太阴之地中，因而腹满，时痛时止者，乃太阳转属太阴也，宜启下陷之阳，以和不通之络，以桂枝加芍

药汤主之。若满甚而为大实常痛，不定以时者，此脾胃相连，不为太阴之开，便为阳明之阖，以桂枝加大黄汤主之，权开阳明之捷径，以去脾家之腐秽。

此言太阳转属太阴之病也。

【受业汪桂小山云】太阳标热，误下之，不特转属于太阴，亦转属于阳明也。腹满时痛，脾气不濡也，宜桂枝汤加芍药，入太阴出太阳也；大实痛者，转属阳明也，桂枝汤加大黄者，入阳明出太阳也。

桂枝加芍药汤方

桂枝三两　芍药六两　甘草二两　生姜三两　大枣十二枚

上五味，以水七升，煮取三升，去滓，分温三服。

桂枝加大黄汤方，即前方加大黄二两。

【述】桂枝加芍药汤，倍用芍药之苦降，能令桂枝深入于至阴之分，举误陷之邪而腹痛自止。桂枝加大黄者，以桂、姜升邪；倍芍药引入太阴，鼓其陷邪；加大黄运其中枢，通地道，去实满；枣、草助转输，使其邪悉从外解下行，各不相背。

大实痛，权借大黄、芍药之力，以行腐秽，固已。然脾胃相连，而脾气又盗藉于胃气也，胃之气贯于脉，胃之强弱，微于便之利不利。太阴为病，脉弱，其人陆续自便利，其胃弱可知矣。设或不得已而通因通用，当行大黄、芍药者，亦宜减少其分两而用之，以其人胃气弱，大便易动故也。胃气为生人之本，太阴然，即六经亦莫不然也。

此一节承上节而言，减用大黄、芍药者，以胃气之不可妄伤也。

论云：本太阳病，医反下之，因以腹满时痛者，属太阴也，桂枝加芍药汤主之。大实痛，桂枝加大黄主之。此言误下转属之证也。又云：太阴为病，脉弱，其人续自便，设当行大黄、芍药者，宜减之，以其人胃弱易动故也。此承上节脾家实，宜芍药、大黄以行腐秽。而脉弱者，大便陆续而利出，宜减芍药、大黄以存胃气。甚矣，伤寒之治，首重在胃气也。

【沈尧封云】太阴阳明俱属土，同主中州，病则先形诸腹。阳明为阳土，阳道实，故病则胃家实而非满也。太阴为阴土，阴道虚，故病则腹满，而不能实也。凡风燥热三阳邪犯阳明，寒与湿二阴邪犯太阴，阳邪犯阳则能食而不呕，阴邪犯阴则不能食而吐；阳邪犯阳则不大便，阴邪犯阴则自利，证俱相反可认。若误下则胃中空虚，客气动膈，在阳邪则懊憹而烦，在阴邪则胸下结硬，倘再误攻，必致利不止而死。此太阴病之提纲也，凡称太阴，俱指腹满言。

【正曰】胃家既实，安有不满之理。阳道实而非满，其说有差。又阴道虚，故满而不实，亦非也。既云阴道虚，则当空空如也，何以又能满哉？此盖不知胃是胃管，脾是油网，油网在胃管之外，胃管内常有糟粕，故能结实，油网中无糟粕，邪在油网中，只能壅水与血而为满胀。一实不满，各有界限不同，沈氏说殊误。

【柯韵伯云】太阴脉布胃中，络于嗌，故腹满嗌干，此热伤太阴，自阳部注经之证，非论中所云太阴自病也。仲景以太阴自病为提纲，因太阴主内，故不及中风四肢烦疼之表，又为阴中至阴，故不及热病嗌干之证。太阴为开，又阴道虚，太阴主脾所生病，脾主湿，又主输，故提纲主腹满时痛而吐利，皆是里虚不固，湿胜外溢之证也。脾虚则胃亦虚，食不下者，胃不主纳也。要知胃家不实，便是太阴病。

【补曰】在地为土，在人为脾，究竟脾是人身何物，管理何件事，故不将膏油指出，而徒笼统言之，则义不明也。

【愚按】仲师太阴病脉证，只有八证，后人谓为散失不全，及王叔和之变乱，而不知八条中有体有用，有法有方，真能读之，则取之无禁，用之不竭矣。所可疑者，中风证四肢烦疼，言其欲愈之脉，而不言未愈时何如施治。太阴病脉浮，宜桂枝汤，而不言脉若不浮，如何施治。惟于自利不渴脏寒证，出其方曰四逆辈，凡理中汤、通脉四逆汤、吴茱萸汤之类，皆在其中。又于太阳误下，转属腹时痛证，出桂枝加芍药汤方，大实痛证，出桂枝加大黄汤方，又以胃气弱，减大黄、芍药为训，此外并无方治，以为少则诚少矣。而不知两节两出其方，大具经权之道，宜分两截看，仲景所谓太阴证，与《内经》人伤于寒为热病腹满嗌干证不同。提纲皆言寒涩为病，以四逆辈为治内正法，桂枝汤为治外正法，自第一节至第五节，一意浅深相承，不离此旨，所谓经也，此为上半截。第六节言太阴湿土，不与寒合而与热合，若小便利则不发黄，若暴烦下利，则腐秽当去，是常证之外，略有变局，另作一小段，为承上起下处。第七节，言太阳病误下转属太阴，腹满时痛，大实痛者，以桂枝加芍药加大黄为主治，一以和太阴之经，略变四逆辈之温而为和法，变桂枝汤之解外而为通调内外法，是于有方处通其权也；一以脾胃相连，不为太阴之开，便为阳明之阖，既阖而为大实痛，不得不借阳明之捷径，以去脾家之腐秽，要知提纲戒下，原因腹时痛而言，此从正面审到对面以立法。又于暴烦下利十余行自止节言愈，尚未言方，此从腐秽既下后，想到不自下时之治法，是于无方处互明方意，以通权也，此为下半截。总而言之，四逆辈、桂枝汤，及桂枝加芍药、桂枝加大黄汤，皆太阴病之要剂。若不渴，则四逆辈必须；若脉弱，则芍、黄等慎用。脉浮有向外之势，桂枝汤之利导最宜。烦疼当未愈之时，桂枝加芍药汤亦可通用。陈平伯谓桂枝加芍药汤为太阴经之和剂，又谓三阴皆有经病。仲景各立主方：太阴经病，主以桂枝加芍药汤；少阴经病，主以麻黄附子细辛汤；厥阴经病，主以当归四逆汤。原文虽止八条，而诸法无有不具，柯韵伯等增入厚朴生姜半夏甘草人参汤、白散、麻仁丸等方，欲广其用，反废其活法。大抵未读圣经之前，先闻砭剥叔和之语，谓非经文，无不可以任意增减移易，致有是举耳。

伤寒论浅注补正卷四终

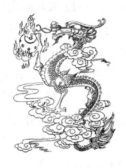

伤寒论浅注补正卷五

汉张仲景原文

闽长乐陈念祖修园浅注

男　蔚古愚元犀灵石仝校字

蜀天彭唐宗海容川补正

夔门邓其章云航参校

辨少阴病脉证篇

【补曰】少阴一经，水火阴阳之故，不易知也，今特分合详言如下。

足少阴肾经，肾形如豆，居背脊十四椎下，左右各一枚，中有油膜一条，是为肾系，贯于脊中，以通髓道，名曰命门，为人身生气之根。肾属坎水之阴，其系则坎水中之一阳从此系生出膜网周于上下，名曰三焦，故《内经》曰肾合三焦，三焦根于肾系，生出油网，连接大肠之前，膀胱之后，中间一个夹室，是为胞宫，道家谓之丹田，与膀胱只隔一层，膀胱者为肾行水之府也，故《内经》又曰肾合膀胱。西医言人饮水从胃散出，走油膜，历肾中，两肾将水滴沥，然后从油膜入下焦，以渗入膀胱，此膀胱所以为肾之阴府也。又赖三焦为肾之阳府，阴阳相交，合为坎中满之象，而气生焉，故《内经》云肾生气。西洋有人身气管图，从鼻入肺过心，循背脊入肾而下分细管，以入腹，又图前面亦

有气管，惟脐旁者最大，西洋所图，不知前后管各有不同，后面是吸入之气管，前面是呼出之气管，循环一周，《内经》所以有任督之分。凡人张口能出气而不能入气，即知呼吸有前后之异矣。《内经》又云：生气通天，盖人鼻孔，所吸者天阳也，吸天阳入肺，历心，又引心火从背后气管而至于胞中，膀胱与胞相连，胞中之阳热遂熏蒸膀胱之水，化而为气，余沥则泄为小便膀胱，如釜中著水，胞中如灶底添薪，蒸水为气，透出膀胱，亦归胞中，故胞宫又名气海，此气然后循脐旁之气街穴，上胸膈而出于肺，是为呼出之气，卫皮毛，温支体，出声音，充脏腑，只此一气而已矣。气出口鼻，又化津液，盖气本水中阳气所化，遇阴则复化为水，人身肺为清金，气上则化津，如西洋化学所谓天阳上升，至冷则复下化为雨露也。

手少阴心经心体上圆下尖，形如牛心，其上周围有夹膜膏油包裹，即包络也。包络上为心系，连于肺系，皆著于颈下，其

系之膜网遂循腔子而至胸肋尽处，则为膈，膈下为中焦之膜油，又下则为下焦矣。心中脉管通于上下内外者，皆是从包络之膜油而行达也。西医言心空如囊，有两房，左房递血出行，周于身则血变紫色，名为炭气，复返于肺，得出气吹之，紫色退而还为赤血，乃从心右房以入。其左右开阖起落不休，则周身之脉应之而动。《医林改错》妄言脉是气管，谓气方能动，然使脉果是气管，则当与呼吸相应，何以一呼脉两跳一吸脉两跳，显与气之出入相违，则脉为血管无疑。《难经》云：脉为血府，《内经》云：心之合脉也，与西医之说皆合。惟西医知血生于心，出则名血管，不名为脉。且心之何以能生血，则西医不知也。善夫，《内经》之言曰：南方生热，热生火，火生苦，苦生心，心生血，在天为热，在地为火，在脏为心，在色为赤，此数句将心之生血发明无遗。盖心在五行，秉火气以为体者也，于卦为离，离火之色正赤，故心火化液，则为赤血。离中含阴，故心亦阳中有阴，乃化为血。此"阴"字是指阴液，乃人之津入胃中化谷，取出汁液，从胃络上行于肺，其色尚白，妇人之乳汁即此上行于肺之汁液也。又上交于心，则得心火之化而变赤色，是为血，故妇人乳子则血少而经不行，即知汁液奉心乃化为血也。《灵枢》云：中焦泌糟粕，蒸津液，化其精微上注于肺脉，乃化为血，此液上入于心，即离中之阴也，阴得阳化而为血，血虽火体而仍属阴分，其理明矣。

合心肾论之曰：心主血脉，肾主元气，血为营，营行脉中，气为卫，卫行脉外，西洋医谓回血管，至肺复入心，即《内经》《难经》所谓人一呼脉行三寸，一吸脉行三寸，昼夜一万三千五百息，脉行五十度周于身，复会于手太阴肺，是其义也。卫气则昼行于阳二十五度，则人醒，夜行于阴二十五度，则人寐，平旦行尽，则卫气与营血大会于手太阴肺。营以为守，卫以为御，营统于肝，卫统于肺，而其根则皆在心肾也。《内经》云：肾藏精，然精虽以肾为主，而实则合心血之所化也。《内经》云：女子二七而天癸至，任脉通，太冲脉盛，月事以时下；男子二八而天癸至，精气溢泄。天癸者，天一坎中之阳气，从命门下至胞宫，则化为水，名曰天癸，是督脉所发，乃先天阳气至于胞宫也。阳至则阴应之胸前。任脉与太冲脉皆司后天之阴血，导心血下入胞中，与天癸之水相合。女子属阴，以血为主，则气从血化，天癸之水皆变为赤色，阴之道主下行，是为月信。男子属阳，以气为主，则血从气化，血皆变为水之色，是之谓精，精非清水极稠浓者，以其中含血质也。阳之道主上行，是生髭须，其精之内敛者则返至肾系，入于脊中，是生骨髓，上至于脑而为髓海。脑开七窍，与天气通，故脑髓者，又人身元气所宰矣。《内经》又曰：心藏神，然神虽以心为主，而实合髓以为用者也。西洋医言人知觉运动皆脑髓筋用事，心是顽物，不主知觉，其说非也。西医知脑髓筋通于心而不知心能用髓，髓不能用心，髓是坎水之精所化。髓通于心，合为离火，中含一阴之象，惟其阴精内含，阳精外越，所以心火光明，烛照事物而神出焉。即如读文字，久犹记忆，其能记者，脑髓之力也，此髓譬如照像，将影留在镜上，即久犹记得之理也。然此影不自留于镜，必先用日光照之乃入于镜，则知此文字不自入于髓中，必用心读之，然后留记于脑髓之中，不思则不记，后再思之则能记得其思之也。心火上照其髓，而所留记之文字，乃出古人思字，从心从囟，殆即以心用髓之义，而心之藏神意可知矣。夫心肾本分水火，而皆称少阴经者，以心主血，肾主水，皆具阴质，而二经皆阴中有阳，不纯于阴，故曰少阴。皆称热气治者，盖天地水中之阳气，上腾积聚阳精，则为日，水中之阳，与天上之日，亦止是一热气而已。若乎火者，丽木则明有形质与热之但属气分者不同，所谓丽木则明之火也，故就先天根源论之，则少阴统称热，而火属少阳，乃为丽木则明之火。热属气，火属血，热与火不同，故六经分热与火为二气焉。心主血，血脉下行而交于大腹，膜中肾主气，气道上行，亦交于大腹膜中。大腹者，中焦也，为脾所司，血液与气泽交会于此，遂生膏油以化水谷，此少阴心肾交于中土之实迹也。余再详原文注中。

《内经》云：少阴之上，君火主之。又云：阴中之阴，肾也，是少阴本热而标寒，上火而下水，其病不可摸捉。故欲知少阴之为病，必先知少阴之脉象，其脉薄而不厚为微，窄而不宽为细。又须知少阴之病情，其病似睡，睡非似醒非醒，神志昏愦，但见其欲寐。所以然者，少阴主枢转出入于内外，今则入而不出，内而不外故也。

【正曰】"枢转出入"四字，用解少阴之病，不确实也。少阴之为枢，《内经》只用此一字，取譬少阴，阴阳相生，循环如枢而已，非言其出入旋转也。且就注所谓入而不出，内而不外者，问是何物，不将此物指明，但言其不出不外，真恍惚语也。须知此分血气言，血属心所生，而流行于脉中，心病则阴血少而脉细，气属肾所生，而发出则为卫阳，卫阳出则醒，入

则寐，所以有昼夜也。今肾气病则困于内而卫阳不出，故但欲寐。只此四字，已将心肾水火血气之理全盘托出，仲景提纲语真包括无余义矣。

【述】此先论少阴标本水火阴阳之气，其见于脉证，有如是也。手足之少阴俱在内，按柯注云：仲景以微细之病脉、欲寐之病情提纲立法于象外，使人求法于象中，凡证之寒热，与寒热之真假，仿此义以推之，真阴之虚实见矣。

【蔚谨按】心病于神则脉微，肾病于精则脉细欲寐，病于阴不得寐，病于阳今欲寐而不得寐，故曰但欲寐。

【正曰】心病于神则脉微，肾病于精则脉细，其说非也。微是肾之精气虚，细是心之血虚，脉管是指血之路道，血少故脉细微，属气分，气旺则鼓动而不微。今将微属心血，细属肾气，真大误也，再详于后。

少阴上火而下水，水火济则阴阳交百枢机矣。少阴病，其脉从肺出，络心注胸中，胸中不爽，欲吐而不能吐，心中热烦不能寐而但欲寐，此水火不济，阴阳不交，机枢不转之象也。五日正少阴主气之期，至六日其数已足，火不下交而自利，水不上交而作渴者，此属少阴之水火虚也。水虚无以沃焚，火虚无以致水，虚故引水自救，此少阴病寒热俱有之证也。若少阴热则小便必赤，若小便色白者，白为阴寒，少阴阴寒之病形悉具，此确切不移之诊法也。然吾又原其小便之所以白者，以下焦虚而有寒，全失上焦君火之热化，不能制水，故令色白也。

此言少阴上火下水之病也。

【补曰】此总论少阴上属心火，下属肾水，上焦心之阴虚则引水自救，下焦肾

中阳虚则有寒，下不能治水，少阴水火之脏，故每见此上火下水之证。凡水火分病，则寒热之药分治之，凡水火合病，则寒热之药合用之。知此则不疑于仲景之方治矣。

少阴阴阳不交之病，<u>病人脉沉分之阴、浮分之阳，俱紧</u>，少阴原有寒而复受外寒也。阴不得有汗，今<u>反汗出者</u>，阴盛于内而亡阳于外也。<u>此属少阴阴阳不交之故。</u>不交则阳自阳而格绝于外，反有假热之象，<u>法当咽痛；不交则阴自阴而独行于内，必有真寒之证而复上吐下利。</u>

少阴病，不可发汗，不可不知，何也？<u>少阴病</u>金水不能相滋而为咳，少阴失闭藏之职，<u>而为下利</u>，二者为少阴常有证。若<u>咳利而复谵语者</u>，知足少阴之精气妄泄，手少阴之神气浮越，<u>必被火气劫故也。</u>然不特谵语，且<u>小便必难</u>，以汗与小便皆身中之津液，<u>以强责少阴汗以竭其津液之源也。</u>

此言少阴病不可发汗，以火劫汗之祸更烈也。少阴原有灸法，而少阴之热证又以火为仇。

【次男元犀谨按】 少阴咳而下利，治有两法：寒剂猪苓汤，热剂真武汤之类，皆可按脉证而神明之。

【正曰】 注此言少阴之热证，非也。咳而兼下利，惟寒水乃有此证。寒水之证，自无谵语，而今忽有谵语者，被火气劫发其汗，心神飞越，无所依归，故发谵妄之言也。何以知其被火劫，察其小便，必见艰难，以强责少阴之汗，汗出则膀胱之水外泄，故小便难。是小便之难本非热证，而谵语亦非热证，皆劫汗神飞越之所致，勿误认为阳明热证之谵语也。

《内经》云：心部于表，肾治于里，是少阴有里亦有表也。<u>少阴病</u>，肾水之气少则脉细，君火之气不升则脉沉数，此病<u>为在少阴之里</u>，<u>不可发汗以伤其里气。</u>

此言少阴之里病不可发汗也。程扶生、汪苓友、郑重光注解，俱以邪热传里而言，误矣。

【正曰】 肾水气少则脉细，非也。细是脉管中之血少，属心经也。君火之气不升则脉沉，亦非也。沉是气不上升，则脉管落下，气不上升者属肾经，气生于肾也。数则兼沉细二者言之数脉不忌发汗，见于沉细之中则为少阴在里之病，故不可发汗。

少阴为气血之主，脉为血气之先。<u>少阴病</u>，因反发热，权用麻黄、附子以微汗之。<u>若脉微则不可发汗以伤其阳，</u>以脉微汗出而亡阳故也。因里热，甚可权用下法，但误汗后心阳已虚，而<u>尺脉弱涩者</u>，阴亦虚也，<u>复不可下之以伤其阴。</u>盖微为无阳，涩为少血，汗之亡阳，下之亡阴，此少阴阴阳两虚，即不可汗，复不可下如此。

此言少阴证之虚者，不可汗，又不可下，不可误施而伤其根本也。

【补曰】 此论心与肾一层气分一层血分，理极分明，盖脉管内是血分，乃心血流行之路也。脉管外是肌腠层气分，乃肾阳化生卫气而充达于肌腠也。弱涩是脉管中之血少，当属心经心火亢者，本当下之，若见尺脉弱涩，则为心血已虚于下，虽遇当下之证，亦不可下之矣。脉管外层气分，气分充足则能将脉托出，极其显露，决不微也。若脉微者，是肾中阳气不能外充，虽气分之邪当从汗解，而亦不可发汗，恐虚阳无根，随汗而亡也。仲景将阴阳二脉合论于此，至于见证，则多分见，不必合见也。总之，圣论详明，可分可合，要在将心肾血气分别清楚，则无迷误。

少阴欲愈，而可治之证，不可不知。

少阴病，阴寒盛则脉紧，七日外而八日，乃阳明主气之期，忽然自下利，脉变紧象而暴微，手足亦不厥而反温，盖脉紧反去者，为少阴得阳明之气，少阴病为欲解也。凡阳气暴回则烦，坚水得暖则下。今虽发烦，与下利乃戊癸合化，生阳渐伏，必自愈。

此言少阴得阳热之气而解也。余自行医以来，每遇将死证，必以大药救之，忽而发烦下利，病家怨而更医，医家亦诋前医之误，以搔不著痒之药居功，余反因热肠受谤甚矣，名医之不可为也，附笔于此，以为知者道。

【补曰】上二节沉细微弱涩，皆言少阴虚证，此脉紧是言少阴实证，寒气凝结，阳回气复，则脉变紧而为微结，因烦而自解化矣。前节微脉是虚而不欲愈者，此节微脉是和而欲愈者，剥换处正欲人参考而得也。又脉紧句又有手足冷厥意在内，观下文"反温"二字，则知先有手足冷，其后下利欲解乃反温也。

少阴病水胜土虚则下利。若利自止，土气复也，虽见恶寒之甚，其身屈曲向前而蜷卧。然身虽恶寒，而手足为诸阳之本，禀于胃气。若手足温者，中土之气和也，有胃气则生，故可治。

此言少阴得中土之气为可治也。

【补曰】少阴肾中之阳，下根于足，上达于手而充塞于膏膜之中，膏即脾所司也。脾膏阳足则熏吸水谷，不致水谷从肠中直泻而出。若肾阳不充于脾，而脾土所司之膏油失职，水谷不分，气陷而崩注，是为下利。其肠中水谷泄尽，利止后恶寒蜷卧。若生阳已竭者，则手足厥冷而死。设手足温者，是肾中生阳尚在，故为可治，白通汤等方是矣。

少阴病恶寒而蜷，寒气甚矣，然时或自烦，而绝无躁象，烦时自觉其热，欲去衣被者，君火在上也。阴寒之气见火而消，故为可治。

此言少阴得君火之气为可治也。

【补曰】水寒于下而火浮于外，是水病而火尚在则阳未绝也。引火下交于水中则愈。

少阴中风，风为阳邪，则寸口阳脉当浮。今脉阳寸已微，则知外邪不复入矣。病在少阴则尺部阴脉当沉，今阴尺反浮者，则内邪尽从外出矣，此为欲愈。此言少阴中风欲愈之脉也。少阴伤寒之愈脉，自可类推。

少阴病，欲解时，从子至寅上。盖各经解于所王之时，而少阴独解于阳生之时，阳进则阴退，阳长则阴消，即所谓阴得阳则解也。

此言少阴得夜半之阳而解也。

少阴而得太阳标阳之热化则生，少阴阴寒之病，上吐下利而手足不逆冷，反发热者，此少阴而得太阳之标阳也，阴病得阳，故为不死。若不得太阳之标热，则少阴之气反陷于下，而脉不至者，当灸少阴之太溪二穴七壮，以启在下之阳。

此论少阴病而得太阳标阳之热化也。太溪二穴在足内踝后五分，跟骨上动脉陷中。

【正曰】太阳之标，是经脉与皮毛也，经脉皮毛那能生出阳气，反助肾中之真阳哉。盖此节言上吐下利，水土同崩，若真阳绝则死。今手足不逆冷，反发热，则知真阳尚存，虽阴寒吐泻而不至于死也。理最了当，而修园反扯杂不可解矣。标本之义见及各经总论，何修园知之而尤有未知耶。

少阴热化太过，而亦成病。少阴病，八日为阳明主气之期，九日为少阳主气之期，病气由阴而渐出于阳，身以外为阳，手足为诸阳之本，一身手足尽热者，阳气盛也。所以然者，以少阴之本热移在膀胱，膀胱为胞之室，膀胱热不得外发于肢体而为热，必内动其胞中之血而为便血也。

此言少阴热化太过，脏病干腑而为便血也。

【按】柯注下利便脓血指大便言，热在膀胱而便血，是指小便言。汪注肾主二便，从前后便而出皆是。

【正曰】原文明言热在膀胱，则知便血是言小便也。汪注谓从前后便出，何故添出大便一层，反生支节哉。盖太阳膀胱主周身，此少阴病，是脉细但欲寐，而又见一身手足尽热，则为少阴心火之热，随小肠油膜下合膀胱，心火在内，本不身热，因合于膀胱，乃通于表，即周身皆热，心主血脉，热淫而血溢，必合膀胱之水下行而为小便下血也。此节是心火血分下干肾府之病，下一节是肾水中之阳虚误治，伤其心火之血分，血病及水，水病及火，合观心肾所司，可以知其故矣。

少阴热化太过，内行于里，热深者厥亦深，故少阴病但厥无汗。本无发汗之理，医者不知而强发之，不但不能作汗，反增内热，必动其少阴之血逆行上窍，然未知从何道之窍而出。少阴之脉，循喉咙，挟舌本，系目系，或从口鼻，或从目出，是名下厥上竭。然其名亦何所取？考《内经·厥论》云：阳气衰于下则为寒厥，阴气衰于下则为热厥，其起必于足下者，以阳气起于足五指之表，阴气起于足五指之里也。今以但厥无汗之少阴病，因发汗而鼓激少阴热化之邪，自下而逆，上下因失血

而竭，少阴原少血之脏，血竭故为难治。

【正曰】解但厥无汗为里热，非也。使果是里热而又动血，是上皆热，施治不难措手，此云难治者，以下厥本是阳虚于下，阳下陷而不升，则卫气不能达于肌腠，故无汗，明言卫阳不外达，则无津气，不得有汗也。而医者乃强发之，则肌腠间既无气津，只有营血，独被其劫必动，而上出，是为阴血竭于上也。下厥当用热药，上竭又当凉药，相反相妨，故为难治。盖少阴为水火两脏，有合病者，有分病者，若扯杂无分晓，则不知其义矣。须知少阴之厥与厥阴不同，厥阴则厥深者热亦深，若少阴则厥是阳虚，此先题少阴证三字，则为脉细、但欲寐之厥，是阳虚也。观二经总论自知。

少阴病，标寒外呈，必定恶寒，恶寒之甚，其身必蜷，以少阴之脉从然谷至俞府，皆行身之前，脉起足心，足寒则引起而蜷也。若少阴标寒内陷，不止恶寒，而且自利，此内外皆寒，不得君火之本热，病之至危者也，然犹幸其手足之温，验阳气之未绝。若手足逆冷者，为真阳已败，不治。

【述】此章凡六节，皆言少阴阳气衰微而为不治之死证也。少阴阴寒为病，得太阳之标阳可治，得君火之本热可治，下焦之生气上升可治，中焦之土气自和可治，四者全无，故为难治。

【正曰】君火之本热实则少阴肾中之阳上交于心而为热，盖肾中之阳，乃地下黄泉中之生阳上发，则为天阳，积阳为日。人身之心阳，即如天之日也，故心阳实根于肾阳，而肾阳最重，但有肾阳，即可以生心阳。故仲景所论逆冷不治，皆是肾无生阳。但心阳与肾阳虽一家，而实有不

同；心属血分，其阳名为火，血行于膏油中，为火生土。肾属气分，其阳名为元气，气行于膏膜，则膏油充足，是为脾中元阳，此水火二者交于中土之义也。中焦之生阳，亦止是肾阳而已。至于肾阳达于太阳经，则为卫外之标阳，其根总在肾中，无肾阳则标阳不生，岂有肾之本阳既无，而反求标阳来救者哉。故注少阴而曰得标阳，得中焦之生气，皆支离语。中焦与标阳全赖少阴，而少阴之阳不倚赖彼也，注者勿忘却主人翁。

少阴病，上吐下利。恐阴阳水火之气顷刻离决，然阴阳水火之气，全藉中土交合。若中土气败则阴不交于阳而躁，阳不交于阴而烦。且土气既败，不能旁达而为四肢逆冷者，死。

此言少阴藉中土之气交上下而达四旁，若胃气绝则阴阳离，故主死也。

【补曰】中土是后天，心肾是先天，后天实赖心肾水火，一血一气相交于膜网之间，是生膏油，即人身之中土也。膏油不熏吸水谷，上逆下崩为吐利，虽属中土失职，实则心肾不相交而水火离决也，是中土必赖少阴之气交，非少阴反藉中土之气交，此理不可颠倒。又阳烦阴躁，义亦难明，盖烦是阳气无赖，譬如灯内无油，不能济火，则烬落烟生烦之象也。躁是阳气欲离，譬如灯小油多，火将淹灭，则闪爆作声而后火离其炷矣。用洋灯试之自见，其闪爆者，躁之象也，然则烦躁之理可恍悟矣。

少阴病，下利不止，则阴竭于下矣。若下利既止，其人似可得生，乃利虽止而头竟眩，眩甚则昏冒，且时时自冒者，主死何也？人身阴阳，相为倚附者也，下利则阴竭于下，阴竭则孤阳无依，遂上脱而

为眩冒之死证。可见阳回利止则生，阴尽利止则死矣。可见利止而眩冒为死证，利不止而眩冒更为死证矣。

此言少阴孤阳上脱者死也。"时时自冒"句下，一"自"字见病非外来，气脱时自呈之危象。

少阴病，阳气不行于四肢故四逆，阳气不布于周身故恶寒而身蜷，阳气不通于经脉故脉不至，且不见心烦而惟见躁扰者，纯阴无阳之中忽呈阴证似阳，为火将绝而暴张之状，主死。

此言少阴有阴无阳者死也。

少阴病，六日已过，至七日乃由阴而阳之候，一呼一吸为一息，呼出心与肺，吸入肾与肝。今息高者，少阴气绝于下，止呼出而不能吸入，生气上脱，有出无入故死。

此言少阴生气脱于上者死也。

少阴病，脉微细沉但欲卧为阳虚不能外达，惟行于内也。汗出为阳气不能外达，外失所卫而不固也。不烦，自欲吐，为不得上焦君火之化也。此少阴阴寒之本病，尚非必死之候，亦非必不死之候也。惟于五日为少阴主气之期，至六日而足其数，视其阴阳胜复何如，其如五六日间真阳自复，或因药力而复，阳复则寒解，否则阴胜而危。故少阴病以五六日为生死之关，如至五六日其病不解，上言汗出，为阳亡于表，今则自利，为阳绝于里，里寒甚于表寒也。上言不烦欲吐，为里本无热，今则复烦躁，为寒邪逼脏，真寒反为假热也。上言但欲卧，是阳气受困，今则不得卧寐者，是真阳被逼，无所归而飞越也。此皆阳气外脱，主死。

此言少阴阳气外脱者死也。

少阴标寒而本热，太阳标热而本寒。少

阴病，始得之，当不发热，今反发热，是少阴而得太阳标热之化也。既得太阳之标热，其脉应浮，今诊其脉沉者，为虽得太阳之标热，仍陷少阴之里也，以麻黄附子细辛汤主之，使少阴、太阳交和于内外则愈。

此言少阴得太阳之标阳，而太阳之标阳又陷于少阴之里阴也。

麻黄附子细辛汤方

麻黄二两，去节　细辛二两　附子一枚，炮去皮，破八片

上三味，以水一斗，先煮麻黄减二升，去上沫，纳诸药，煮取三升，去滓，温服一升，日三服。

述此章凡九节，论少阴自得之病，或得太阳之标，或得君火之化，或得水阴之气，或在于表，或在于里，或在于经，或归于中土，不可执一而治也。

【蔚按】少阴病，始得之，是当无热，而反发热，为太阳标阳外呈。脉沉为少阴之生气不升，恐阴阳内外不相接，故以熟附子，助太阳之标阳而内合于少阴，麻黄、细辛，启少阴之水阴而外合于太阳。须知此汤非发汗法，乃交阴阳法。

【补曰】此两节总言少阴之表即是太阳。若始得病，邪从表入，合于太阳经而恶寒发热，且并无烦躁下利诸里证者，仍当从表以汗解之，使随太阳之卫气而从卫以解，故用麻黄以解外也，再用附子以振肾中之阳，内阳既振，乃能外达也。若但取发汗，则用甘草益中气以宣达之，如桂枝汤之用甘、枣矣。惟脉沉为阳陷不升，则用细辛一茎直上者以升之也。盖发汗欲其横行，故用补，举阳欲其直上，故用升。附子本温肾中之阳，而陈注曰温表阳，麻黄本散在表之寒，而陈注曰启少阴。颠倒其词，于生阳之根与卫阳之出入盖未明也。

少阴病，反发热，自始得之，以及二三日，值少阳主气之期，阴枢藉阳枢以转出，宜麻黄附子甘草汤微发其汗。夫太阳主表而内合于少阴，少阴主里而外合于太阳，今以二三日无少阴之里证止是发热，得太阳之表证，故微发汗也。

此言少阴得太阳之表证，二三日可微发汗。

麻黄附子甘草汤方

麻黄二两，去节　甘草二两，炙　附子一枚，炮去皮

上三味以水七升，先煮麻黄一二沸，去上沫，纳诸药，煮取三升，去滓，温服一升，日三服。

【蔚按】少阴病，自始得以至二三日，无下利、厥逆大寒之里证，又无心中烦、不得卧、热化之里证，又无口燥咽干、自利清水、腹胀、不大便，当急下之里证。可知病少阴而得太阳之表热，非汗不解，而又恐过汗以伤心肾之真液，故于前方去细辛，加甘草之补中，取中焦水谷之津而为汗，则内不伤阴，邪从汗解矣。须知此汤变交阴阳法为微发汗法。

少阴病，得之二三日以上，自二日以及三日，各随三阳主气之期以助上焦君火之热化也。下焦水阴之气不能上交于君火，故心中烦。上焦君火之气不能下入于水阴，故不得卧。法宜壮水之主，以制阳光，以黄连阿胶汤主之。

此言少阴上焦君火之热化也。

黄连阿胶汤方

黄连四两　黄芩一两　芍药四两　鸡子黄二枚　阿胶三两

上五味，以水五升，先煮三物取二升，去滓，纳胶烊尽，小冷，纳鸡子黄搅令相得，温取七合，日三服。

【受业周易图按】鸡属酉金，而黄象地，用二枚者，取地二之阴以补心也。

【补曰】此节言少阴心之阴血病。火扰其血不得安，故烦而不卧。注家勿扯下焦解之，则义自了当，方亦皎然矣。

【元犀按】少阴病，但欲寐为提纲。此节云心中烦，不得卧，是但欲寐之病情，变而心中烦，可知水阴之气不能上交于君火也。心烦之极而为不得卧，可知君火之气不能下入于水阴也，此为少阴热化之证。方中用黄连、黄芩之苦寒以折之，芍药之苦平以降之，又以鸡子黄补离中之气，阿胶补坎中之精，俾气血有情之物交媾其水火，斯心烦止而得卧矣。此回天手段。

少阴病，君火不宣而太阳寒水之气用事，得之一日，正当太阳主气之期，足其数至于二日，火用不宣，全无燥渴，故口中和。背为阳，阳中之阳心也，又太阳其行在背，其人背恶寒者，是心主阳衰，太阳寒盛之证，当灸之。灸膈关二穴，以救太阳之寒，灸关元一穴，以助元阳之气。法宜益火之源以消阴翳，以附子汤主之。

此节言少阴病上焦君火衰微，反得太阳之寒化，下节言下焦生阳不起，从阴而内注于骨也。

【正曰】此节言少阴肾之元阳病，非言心火不宣，乃是肾水中命门之真阳不能充达也。肾水坎中一阳，生于两肾中间，是为命门，此阳气随吸入之天阳下入脐，下丹田气海之中，蒸动膀胱之水，则化为气，充达于外，是为卫气。肾之元阳化气为卫，随太阳经而布于外太阳者，肾之府也。太阳之阳，实则肾中之元阳也，肾阳不振，以致太阳经恶寒，宜附子汤兼温经脉以助其阳，故用附子入肾水也。解为助心火则与方不合，修园不知心火属血分，肾阳属气分也。

附子汤方

附子二枚，炮，破八片　茯苓二两　人参二两　白术四两　芍药三两

上五味，以水八升，煮取三升，去滓，温服一升，日三服。

【蔚按】论云：少阴病，得之一二日，口中和，其背恶寒者，当灸之，宜此汤。此治太阳之阳虚，不能与少阴之君火相合也。又云：少阴病，身体疼，手足寒，骨节痛，脉沉者，宜此汤。此治少阴君火内虚，神机不转也。方中君以生附子二枚，益下焦水中之生阳，以达于上焦之君火也。臣以白术者，以心肾藉中土之气而交合也。佐以人参者，取其甘润以济生附之大辛；又佐以芍药者，取其苦降以泄生附之大毒也。然参、芍皆阴分之药，虽能化生附之暴，又恐其掣生附之肘，当此阳气欲脱之顷，杂一点阴柔之品，便足害事，故又使以茯苓之淡渗，使参、芍成功之后，从小便而退于无用之地，不遣余阴之气以妨阳药也。师用此方，一以治阳虚，一以治阴虚，时医开口辄言此四字，其亦知阳指太阳，阴指少阴，一方统治之理乎。

少阴病，下焦生阳之气不周于一身，故身体痛。生阳之气不充于四肢，故手足寒。生阳之气不行于骨节，故骨节痛。脉沉者，生阳之气陷而不举也，亦以附子汤主之。

【述】君火者，上焦君主之心火，生阳者，下焦水中之生阳，即先天之真火也。少阴病不得君火之热化者死，热化太过者病，不得生阳之气者死，生阳渐复者生。

【补曰】君火之说，皆后世添设之名目，《内经》只曰少阴之上，热气治之，不名君火也，吾于篇首已详言之。然同是一热气也，而根于肾中，为坎阳，藏于心中为离火，位分既殊，而名之曰君火生阳，亦属义

有可通。陈注于此言君火、言生阳，颇有分晓，亦读书者之一助。至于仲景此节，则专属生阳不能充达，故以"脉沉者"三字明之，以见是阳气下陷也。注此节者，又不可妄扯君火为解。

【按柯注】此与麻黄附子甘草汤皆是治少阴证，而有出入之不同。经曰：少阴之阴，其入于经也。从阳部注于经，其出者从阴内注于骨。发热脉沉，无里证者，从阳部注于经也。身体痛，骨节痛，脉沉者，从阴内注于骨也。从阳注经，是表热里寒，病从外来，故温而兼散；从阴注骨，是表寒里虚，病从内出，故温而兼补。

感君火之化而病有形之经脉奈何？少阴病，热化太过，则闭藏失职而下利；热化太过，则阴络受伤而便脓血。须知便脓血者，大肠郁化之腐脓，与阴络之血相并而出，于下利清谷不同也。以桃花汤主之。

此合下二节言少阴感君火之热化，不病无形之气化，而病有形之经脉也。

桃花汤方

赤石脂一斤，一半全用，一半筛末　干姜一两　粳米一升

上三味，以水七升，煮米令熟，去滓，温服七合，纳赤石脂末方寸匕，日三服。若一服愈，余勿服。

【张令韶曰】少阴病，下利脓血，桃花汤主之。此感少阴君火之热，不病无形之气化，而病有形之经脉也。经谓心之合脉也，又谓阴络，伤则便血。赤石脂色赤而性涩，故能止下利脓血。干姜、粳米，温补中焦，以资养血脉之源，所以治之。论又云：少阴二三日至四五日，腹痛，小便不利，下利不止，便脓血者，桃花汤主之。此言二三日至四五日，值太阴主气之期，而脾络不通，则为腹痛；脾络不通，

不能转输，则为小便不利；小便不利，则水谷不分，而为利不止；阴络伤，则为脓血。石脂为山之血脉凝结而成，故治经脉之病。下节言便脓血可刺者，所以申明病在经脉之义也。

少阴病，君火之热化太过，自二日阳明主气之期，得燥气之助而更甚。过少阳之三日，阳经已遍至四日，太阴以及五日，正为少阴主气之期，热气欲奔注而下利。其未利之前，必先腹痛，下利则水液全归于大肠。其未利之前，必先小便不利，旋而下利不止。其便非清谷而为脓血者，亦以桃花汤主之。

此即上节之义而复详其病情也。

凡病在经脉者宜刺之。少阴病，下利便脓血者，经脉之病也，可刺。

【受业黄奕润云】此亦申明上文之义，少阴内主水火，外主经脉，水火于内，不能循经出入，故标阴之水气干于脾而下利，本热之火气干于胃而便脓血，刺之则经脉通，水火运行内外矣。

【正曰】热化太过，奔注下利，此说非也。厥阴篇泄利后重，方是热太过奔迫下注也。此篇一则曰下利，再则曰下利不止，无后重之文，知是虚利，非实证也。故用米以养中，姜以温中，石脂以填塞中宫。观赤石、禹余粮之填塞止利，便知此方亦是填塞止利矣，利止则脓血随之以止。盖脓血原是热所化，今因脾虚寒，用从治法引少阴之热，使就归于中土，则火来生土而不往干血脉，斯脓血亦因以止也。然从治诱敌之法，止可暂用，不可久用，恐久仍化热而又动脓血矣。故戒曰：一服愈，余勿服，以免过剂，反增变也。下节又言下利，便脓血者，可刺，隐见下利当温，而温药又恐不能去血脓中之热，宜分头施

治，内用温药以止其利，而其外则可用针刺以泻血脉中之热，则泻经脉而不动脏寒，温脏寒而不犯经脉，为至妙也。证中标阴本热及水火运行之说，皆仿佛语，未能指实，盖此证是脾土有寒，心经有热，热化脓血，寒为利不止。桃花汤正治利不止，反治便脓血，再加刺法，则是桃花汤专止利，刺法专治脓血。此等虚中实证，急难下手，故仲景亦慎之又慎，用脂米极多，而用姜极少，恐其多则动血也。脂米补而质柔，则不犯血脉，以免动血。此等难措手处，非阅历不知。

按常器之云：可刺幽门二穴，在腹第二行侠巨阙两旁各五分；交信二穴，在内踝上二寸。郭白云云：刺当作灸，而不知经脉之病宜刺不宜灸也。柯韵伯云：便脓血，亦是热入血室所致，刺期门以泻之，病在少阴而刺厥阴，实则泻其子也。

虽然少阴先天水火之气，皆赖后天中土以资生而资始也。医者必明乎此，方可与言少阴之证治。<u>少阴病上吐下利</u>则中土虚矣。中土虚不能灌溉四旁，故手足厥冷。不能交媾水火，故烦躁。其<u>烦躁欲死者</u>，水自水，火自火，阴阳欲合而不得也，以吴茱萸汤主之。

此一节言少阴水火之气，皆本阳明之水谷以资生，而复交会于中土，以总结上文数节之义。

【蔚按】少阴之脏，皆本阳明之水谷资生，而复交会于中土。若上吐下利，则中土大虚，中土虚则气不行于四末，故手足逆冷；中土虚，不能导手少阴之气而下交，则为烦；不能引足少阴之气而上交，则为躁，甚则烦躁欲死。方用吴茱萸之大辛大温，以救欲绝之阳，佐人参之冲和，以安中气，姜、枣和胃以行四末。师于不

治之证，不忍坐视，专求阳明，是得绝处逢生之妙，所以与通脉四逆汤、白通加猪胆汁汤三方鼎峙也。论云：食谷欲呕者，属阳明也，吴茱萸汤主之。又云：干呕，吐涎沫，头痛者，吴茱萸汤主之。此阳明之正方也。或谓吴茱萸降浊阴之气，为厥阴专药，然温中散寒，又为三阴并用之药，而佐以人参、姜、枣，又为胃阳衰败之神方，昔贤所以有论方不论药之训也。

少阴上火下水而主枢机。今少阴病水在下而火不能下济，故下利；火在上而水不能上交，故咽痛；上下水火不交则神机枢转不出，故胸满；且神机枢转不出，郁于内，则心未有不烦者；以<u>猪肤汤主之</u>。

【述】此章凡四节，俱论少阴主枢旋转内外，无有止息，逆则病也。

【正曰】少阴所以咽痛者，少阴经脉夹咽，邪迫结于咽则痛，义本易知，而陈注必执定少阴之枢旋转内外为解，则何故不旋转，何故不内不外，何故为咽痛，义反多隔。少阴主枢之辨，详下"急下之"节。此凡四节，言咽痛止是少阴经脉夹咽之痛也。又此下利是郁热下注之利，如四逆散之下利，是陈注解为水在下而火不能下济，亦非也。盖火不下济，是虚寒下利，仲景必曰四支逆冷，或曰下利清谷，或曰自利不止。若此节，止有"下利"二字，则非虚寒下利之类。且合胸满心烦论之，则知胸满非虚，心烦非寒，乃郁热下注，如四逆散之下利，同是热症矣。水阴随热下注，不能上升，故心烦咽痛，如近今所传白喉证。是白喉书言其咽白烂，不可发汗，亦不可下，当一意清润，其书甚效，而不知仲景猪肤汤实开其先也。白粉熬香，和中止利；其白蜜、猪肤则清润之极品。观今湖南白喉证书，而此节之义明矣，本

仲景此意推广之，则白喉揭表一书，诚为猪肤汤之功臣。

猪肤汤方

猪肤一斤

上一味，以水一斗，煮取五升，去滓，加白蜜一升，白粉五合，熬香，和令相得，温分六服。

【张令韶曰】此方合下四方，皆以少阴主枢旋转内外，无有止息，逆则病也。夫少阴上火下水而主枢机，下利者，水在下而火不得下济也。咽痛者，火在上而水不得上交也。上下水火不交，则神机枢转不出，故胸满。神机内郁，故心烦。猪为水畜，肤取其遍达周身，从内而外，亦从外而内之义也。蜜乃稼穑之味，粉为五谷之精，熬香者，取香气助中土以交合水火，转运枢机者也。

【正曰】执定枢转出入立说，于少阴水火相生之义，实有未明。又解猪肤为从内而外，亦从外而内，真仿佛语，安知仲景实义哉。

少阴之脉，从心系上挟咽。今少阴病二三日，乃三阳主气之期，少阴君火外合三阳，上循经脉而及咽。今咽痛者，可与甘草汤，服汤后不差者，与桔梗汤。

【述】此言少阴之气循经而上逆于咽也。

【补曰】此咽痛当作红肿论，与上节猪肤汤不同。猪肤是白烂，故宜清润以生肌；此是红肿，故宜泻火以开利，火生土而火气退卸。故用甘草引火生土而为泻火之正法。后人用芩、连、大黄则力更重。然只是仲景甘草汤之意，主于泻火而已也。仲景不用三黄者，以此是主方，言外原可加减。且芩、连、大黄等速降而下，恐剽而不流，反不能泻上焦之火，使之渐退，

故以甘草缓缓引之，使泻火而生土，则火气退矣。近有硼砂，能化痰清火，为治喉要药，其味颇甘，今皆知其治咽痛，而不知即仲景甘草汤意也。服之不差，恐咽壅塞未易去，故加桔梗开利之，后人用刀针放血，即是开利之意，仲景示人以法，虽方药似有未备，而治法则已明矣。陈注未确。

甘草汤方

甘草二两

上一味，以水三升，煮取一升半，去滓，温服七合，日二服。

桔梗汤方

桔梗一两　甘草二两

上二味，以水三升，煮取一升，去滓，分温再服。

【述】少阴之脉，从心系上挟咽，二三日乃三阳主气之期，少阴君火外合三阳，上循经脉，故咽痛。甘草生用，能清上焦之火而调经脉。若不差，与桔梗汤以开提肺气，不使火气壅遏于会厌狭隘之地也。

少阴病，咽中伤而溃烂生疮，不能语言，声不出者，奈何盖少阴之脉入肺循咽咙，肺属金主声，金空则鸣，肺受火气所烁，而咽咙为之窒塞故也。以苦酒汤主之。

【述】此言少阴水阴之气不能上济君火也。或问：仲景言咽痛，咽以咽物，于喉何与，而云语声不出耶？答曰喉与咽相附，仲景言少阴病热咽痛，而喉咙即在其中。

【正曰】此生疮，即今之喉痛喉蛾，肿塞不得出声。今有用刀针破之者，用巴豆烧焦烙之者，皆是攻破之，使不壅塞也。仲景用生半夏，正是破之也。予亲见治重舌，敷生半夏，立即消破，即知咽喉肿闭

亦能消而破之矣。且半夏为降痰要药，凡喉肿则痰塞，此仲景用半夏之妙，正是破之又能去痰，与后世刀针、巴豆等法较见精密。况兼鸡清之润、苦酒之泄，真妙法也。今人喉科，大半是此汤余意，陈注不能指实，而张隐庵力求精深，于方与证之真面，究未知也。

苦酒汤方

半夏洗，破如枣核大十四枚　鸡子一枚，去黄，内上苦酒著鸡子壳中

上二味，纳半夏，著苦酒中，以鸡子壳置刀环中，安火上，令三沸，去滓，少少含咽之。不差，更和三剂。

【蔚按】一鸡子壳之小，安能纳半夏十四枚之多？近刻以讹传讹，即张令韶、张隐庵、柯韵伯之明，亦仍之。甚矣，耳食之为害也。余考原本，半夏洗，破十四枚，谓取半夏一枚洗去其涎而破为十四枚也。旧本"破"字模糊，翻刻落此一字，以致贻误至今，特正之。

【张令韶曰】此治少阴水阴之气不能上济君火也。君火在上，热伤经络，故咽中伤，生疮，经曰：诸痛疮疡，皆属心火是也。在心主言，在肺主声，皆由肾间之上，生气所出，少阴枢机不能环转而上达，故不能语言，声不出也。

【张隐庵有云】人之声音，藉阴中之生气而出。半夏生当夏半，感一阴之气而生，故能开发声音。破十四枚者，七为奇数，耦七而成十四，是偶中之奇，取阴中之生阳也。鸡卵属金而白象天，肺主金主天，助肺以滋水之上源也。刀为金器，环者还也，取金声环转之义也。苦酒，醋也，《书》曰：曲直作酸，经曰少阳属肾，一以达少阳初生之气，一金遇木击而鸣矣。火上三沸者，金遇火而三伏，三伏已过，

金气复矣。枢转利，水气升，金气清，则咽痛愈而声音出矣。

【正曰】此咽生疮，是肿塞不得出声，半夏、苦酒以攻破之，一言可以明之也。而张注不能将咽中疮或指为肿，或指为烂，皆无定评，故说虽精而不能实事求是也。

少阴主枢，少阴病，热气不能从枢而出者，既有甘草汤、桔梗汤之治法矣。而寒气不能从枢而出，逆于经脉之中，而为咽中痛，非甘草、桔梗二汤所能治也。以半夏散及汤主之。

【述】此言少阴枢机逆于经脉，不能环转而四散也。

【正曰】此言外感风寒客于会厌，干少阴经而咽痛，此证予见多矣。喉间兼发红色，并有痰涎，声音嘶破，咽喉颇痛，四川此病多有，皆知用人参败毒散即愈，盖即仲景半夏散及汤之意也。陈注以为枢机不能转环四散，不但方证未明，且令少阴之气化亦模糊而不能辨。

半夏散及汤方

半夏洗　桂枝去皮　甘草炙，以上各等分

以上三味，各别捣筛已，合治之，白饮和服方寸匕，日三服。若不能散服者，以水一升煎。

七沸，内散两方寸匕，更煎三沸。下火令小冷，少少咽之。

【蔚按】少阴主枢，热气不能从枢而出，逆于经脉而咽痛，为甘草汤证。寒气不能从枢而出，逆于经脉而咽中痛，为半夏散及汤证。半夏运枢，桂枝解肌，甘草缓痛，和以白饮者，即桂枝汤啜粥之义，从中以达外，俾内外之经脉通，而少阴之枢机出入矣。如咽痛不能服散，以汤少少咽之，取其轻捷，即汤亦同于散也。

【正曰】陈注亦知此方散寒而已，必拈"枢"字重复言曰从枢，不从枢，枢在何处？何物是枢？不知少阴经气之实，而从徒定古人譬语，认作实事，反添多少渣滓。

少阴下利四逆，有寒热虚实之不同也，试先论虚寒。少阴脉微细，但欲寐之病，不见他证，只见下利，为阴寒在下，君火不得下交，大失闭藏之职，以白通汤主之。

【述】此节单论下利，以起下文五节之意。此章凡六节，言少阴四逆有寒热虚实之不同，不必尽属于阳虚也。凡言少阴病，皆指脉微细，但欲寐而言。

白通汤方

葱白四茎　干姜一两　附子一枚，生用，去皮，破八片

上三味，以水三升，煮取一升，去滓，分温再服。

脉之生原始于肾，从下而上，由阴而阳，自内而外。少阴病，下利脉微者，肾脏之生阳不升也。与白通汤以启陷下之阳，而利竟不止，反见厥逆无脉，阴邪上逆而干呕，虚阳越而发烦者，此非药之误也，以阴寒极盛，骤投热药而拒格耳。必取热因寒用之法，与白通加猪胆汁汤主之，使药力与病气相安。服此汤脉暴出者，灯光之焰主死。脉微续者，为阳气渐复，主生。

此言少阴之生阳陷下视前证而较重也。

白通加猪胆汁汤方

葱白四茎　干姜一两　附子一枚，生用，去皮，破八片　人尿五合　猪胆汁一合

以上三味，以水三升，煮取一升，去滓，纳胆汁、人尿，和令相得，分温再服。若无胆，亦可用。

【男元犀按】白通汤主少阴水火不交，中虚不运者也。生附启水脏之阳上承于心，葱白引君主之火下交于肾，干姜温中土以通上下，上下交，水火济，中土和，利自止矣。

【蔚按】白通加猪胆汁汤，张令韶之注甚妙，令韶谓脉始于足少阴肾，主于手少阴心，生于足阳明胃，诚见道之言。少阴下利脉微者，肾脏之生阳不升也，与白通汤以启下陷之阳。若利不止，厥逆无脉，干呕烦者，心无所主，胃无所生，肾无所始也。白通汤三面俱到，加胆汁、人尿调和后，人生气俱在，为效倍速。苦咸合为一家，入咽之顷，苦先入心，即随咸味而直交于肾，肾得心君之助，则生阳之气升。又有附子在下以启之，干姜从中以接之，葱白自上以通之，利止厥回，不烦不呕，脉可微续，危证必仗此大力也。若服此汤后，脉不微续而暴出，灯光之回焰，吾亦无如之何矣。

少阴病二三日，三阳主气，得阳热之化，病当自已矣。若不已，至四日又值太阴主气之期，交于五日，已满太阴之数，太阳主腹故腹痛，脾主转输故小便不利，脾主四肢故四肢沉重而疼痛。自下利者，少阴之水病而中土之闸折也，盖肾者，水也，而主乎水者，生阳之火也，火衰不能生土，土虚不能制水，水寒用事，此为有水气，乃真武之正证。然水性无定，其人或咳或小便利，或下利，或呕者，为真武之兼证。正证宜真武汤主之，兼证宜真武汤加减主之。

此言少阴之生阳虚，而中土因以受病也。

【补曰】修园长于治寒水，故其注寒证总不错误，惟于"水气"二字每混为一，不知非也。盖但是寒水滞留，只是小便不利、四肢沉重、自下利而已，不能腹

痛与四肢疼痛也。盖其有气欲行，遇水阻拒，乃为痛也。凡气者，皆生于肾，布于肺，而其又赖肝木舒散之性以达之也。必肝木不舒散，乃郁遏为痛，血阻水阻皆为痛矣。故凡理气之药，枳、朴、木香皆秉木气，芍药平肝木止痛，亦是泄木气之遏郁也。此有水复有气，故姜、附、苓、术以治水，而必加芍药以泄其气也。若下利者，气既下泄，不当复泄，故去芍药可知，水与气之分矣。

真武汤加减法

若咳者，加五味子半升，细辛、干姜各一两；若小便利者，去茯苓；若下利者，去芍药，加干姜二两；若呕者，去附子，加生姜足前成半斤。

少阴病，下利清水完谷，寒在里也。里寒而外反热，阴盛格阳也。惟其阴盛，故手足厥逆，脉微欲绝。惟其格阳，故身反不恶寒，其人面赤色。或涉于太阴而腹痛，或涉于中胃而干呕，或循经挟咽而咽痛，或中焦谷神内虚，利止而脉不出者，俱以通脉四逆汤主之。

此言少阴内真寒而外假热也。

通脉四逆汤方

甘草二两，炙　附子一枚，生用，大者，去皮，破八片　干姜三两

上三味，以水三升，煮取一升二合，去滓，分温再服。其脉即渐而出者愈，非若暴出者之自无而忽有，既有而仍无，如灯火之回焰也。面赤色者，加葱九茎；腹中痛者，去葱，加芍药二两；呕者，加生姜二两；咽痛者，去芍药，加桔梗一两；利止脉不出者，去桔梗，加人参二两。

【参各家说】阳气不能运行，宜四逆汤；元阳虚甚，宜附子汤；阴盛于下，格阳于上，宜白通汤；阴盛于内，格阳于外，宜通脉四逆汤。盖以生气既离，亡在顷刻，若以柔缓之甘草为君，岂能疾呼散阳而使返耶，故借用干姜而仍不减甘草者，恐散涣之余，不能当姜、附之猛，还藉甘草以收全功也。若面赤者，虚阳上泛也，加葱白引阳气以下行腹中；痛者，脾络不和也，去葱，加芍药以通脾络；呕者，胃气逆也，加生姜以宣逆气；咽痛者，少阴循经上逆也，去芍药之苦泄，加桔梗之升提；利止脉不出者，谷气内虚，脉无所禀而生，去桔梗，加人参以生脉。

四肢为诸阳之本，四逆俱属阳气虚寒，然亦有阳气内郁者。少阴病，枢机不利，不能转阳气以达于手足，以致四肢厥逆，医者宜认定四逆为主证，而枢机无主，随见或然之证，亦以互参。其人于四逆见证中，或病涉于肺而咳，或涉于心而悸，或于府而小便不利，或标寒病于内而腹中痛，或本气郁于下而泄利下重者，统以四逆散主之。

此言少阴四逆亦有里热而致也。或咳，或利，或小便不利，同小青龙证；厥而心悸，同茯苓甘草证；或咳，或利，或小便不利，又同真武证。种种是水气为患，肾为水脏，水性无定，变证处实不离其本相。

【愚按】少阳为阳枢，小柴胡汤为转阳枢之专方；少阴为阴枢，此散为转阴枢之专方。学者于二方细细体会，并于两方加减处细细寻绎，知其异并知其同，知其同中之异，并知其异中之同，则于本经治法，思过半矣。

【正曰】此散为少阴阴枢之专方，其说非也。少阴为枢，不重在出入也。且此数节皆主四逆立论，盖四逆是少阴之主证，或内寒四逆，为通脉、真武等方；或外郁而四逆，则此方也，与小柴胡意正相近，

特因辨四逆而列此一条，何得指为少阴阴枢之专方哉。

四逆散方

甘草炙　枳实破，水渍，炙　柴胡芍药

上四味，各十分，捣筛，白饮和服方寸匕，日三服。后加减法：咳者，加五味子、干姜五分，并主下利；悸者，加桂枝五分；小便不利者，加茯苓五分；腹中痛者，加附子一枚，炮令坼；泄利下重者，先以水五升，煮薤白三升，去滓，以散三方寸匕纳汤中，煮取一升半，分温再服。

【张令韶曰】凡少阴四逆，俱属阳气虚寒，然亦有阳气内郁，不得外达而四逆者，又宜四逆散主之。枳实形圆臭香，胃家之宜品也，所以宣通胃络；芍药疏泄经络之血脉，甘草调中，柴胡启达阳气而外行，阳气通而四肢温矣。若咳者，肺寒气逆也，用五味、干姜温敛肺气，并主下利者，温以散之，酸以收之也；悸者，心气虚也，加桂枝以保心气；小便不利者，水道不行也，加茯苓以行水；腹中痛者，里寒也，加附子以温寒；泄利下重者，阳气郁于下也，用薤白以通阳气。

凡少阴下利，俱属下焦虚寒，然亦有脾不转输，水津不布而利者。少阴病下利六日，为六经已遍，交太阳所主之七日，乃阴尽出阳之期也。而利竟未止，且见肺气不调而咳，胃气不和而呕，水津不上交而渴，君火不得下交而心烦，至此变但欲寐之本证而为不得眠者，其为热甚而躁动明矣。兹亦不用寒凉之剂，惟助脾气之转输，水津四布而诸证俱愈，如云行雨施，乾坤自有一番新景象矣。以猪苓汤主之。

此言少阴下利，不属于里寒，而出一输脾利水之法也。利水之中兼育真阴，是又法外之法。

【正曰】此方主下利，全是引水复行故道，入三焦膜中，使从小便出，则不流走肠间而利自止矣。凡不利者，仲景言皆当利其小便，此必小便不利；水不入于膜中，则膜中少阳之火上逆为咳为呕；膜中无水，则不能化气升津，是为口渴；阴津不上交于心，则烦不得眠。皆因水不入膜，不能化津，小便不利故也。用猪苓、茯苓从脾以利水，然不引水入于膜中，则脾亦无功，故先用滑石，色白入肺，以导水之上源，使入膜中也；继用阿胶，秉阿井伏流之性，使其复归故道；再用泽泻，生于水中者，以引水气归根。水既引归膜中，而二苓乃渗利之化，其质为气以上升，是为津液，津液上升则渴、咳、呕、烦，自此等精义，岂易知哉。

少阴上火下水，其病有水与火之分，其治若焚与溺之救，请先论君火之亢。少阴病，得之二日，合阳明之燥化，又交于少阳主气之三日，不能合阴阳二枢以外转，反合君相二火以内焚，其证口燥咽干者，君火炽盛，水阴枯极也。急下之，上承热气而下济水阴，缓则焦骨焚身，不可救矣，宜大承气汤。

【述】此章凡四节，论少阴上火下水而主枢机出入者也。病在上之火者，宜下之，病在下之水者，宜温之，或下或温，如救焚溺，宜急而不宜缓也。首节论君火亢于上，次节论本火煽于中，三节论少阴枢转不出，逆于地中，末节论少阴阴寒在下不能上达，急下急温各有攸宜。

【正曰】心开窍于舌，舌下廉泉、玉英二穴，有津灌出于口，胃开窍于口，胃之燥气不灼伤津液，则口不干。今少阴心火合于阳明胃，为火就燥，舌下津不出，而口中燥气复灼故口燥。少阴心脉挟咽，少阳三焦脉亦挟咽。《内经》云：二阴一阳，结为喉痹，此咽干者即二阴一阳火热相合，与喉痹同一例也。"口燥咽干"四字，指阳明燥、火、热三者合并，真如焚矣，故急下之。陈注原不差，独其"不能合阴阳二枢以外转"句则差矣。《内经》少阴为枢，不过比水火阴阳循环相生之象，与少阳之半表半里不同，故少阳外出，是出于肌表，实有外出之地界也。陈注不知少阴为枢，与少阳不同，乃亦解为外出，试问少阴外出，将出之于何地乎。

《难经》云：从前来者为实邪，肾之前肝也，少阴病，自利清水，乃水阴不能上济，而惟下泄，且所泄者只是清水，与清谷不同，其色纯青，乃肝木之色，火得木助，一水不能胜二火也。心下为土之位，土受木克必痛。少阴证以口中和、口干燥为辨寒热之金针，而此口干燥者，为火盛水竭无疑矣。亦当急下之。救垂竭之水而遏燎原之火，宜大承气汤。

此少阴之水阴为水火交煽而烁竭，虽既利之后，亦宜再利，通因通用也。然自利只是清水可知，水愈去而谷愈结，仍是通因塞用。

【正曰】水不上济而唯下泄，试问何故下泄，修园不能知也，火得木助，现木之青色，然未知何故要泄出木之色。又心下必痛，解为土受木克，尤非也。既土受木克，岂可再用大承气以攻其土哉。盖纯青为木之色者，是现出胆汁之本色也。西洋医言肝气有余则生胆汁太多，呕苦不食，大便青色，此其色纯青之义也。西医用大黄、水银粉治之，与此论正合。其心下必痛者，是指胸前之膈膜言也，膈连于肝而通于胆系，胆火盛汁多，从肝系而注入膈中，至心下将膈中所行之水阻遏，使返还

入胃中，从下而泄，是为清水，其色纯青也。盖膈膜是行水之道，水要从胃而入膈，胆之火汁要从膈而入胃，逆拒于心中下之膈，故心下必痛。胆汁泻入胃，而水不得入于膈，反随胆汁下泄，为下利清水，其色纯青也。水既从胃中下泄，而膈膜中反无水，不能化气升津，故口干燥。水津者，肾所主，故此证归入少阴肾经。修园之证近理，然于仲景此等精义则未知之也。

少阴病六日交于七日，又值太阳主气之期，其病当由阴出阳而愈矣。乃君火之气不能从枢而出，竟陷于太阴土之中，以致腹胀不大便者，《内经》云：暴腹胀大，皆属于热。又云：一息不运则针机穷者，此也。不可不急下之，以运少阴之枢，使之外出宜大承气汤。

【述】此论少阴君火枢转不出，逆于地中也。

【补曰】枢转不出，上节已辨其非矣，而暴腹胀之义尤当发明。盖"腹"字是指油膜言之，油膜中乃消水行气之路道也。若是膜中水胀，则渐积而胀。至于气胀，则能暴发，盖热盛则气立涨。西洋化学云天之空气，冷则收敛，热则充涨。人身油膜中空，为行气之路道，而肾阳又化水以为气也。肾中阳热暴发，则气骤涨充塞而不流通，故腹胀不大便，宜急下之也。

少阴先天之气，发原于下而达于上，少阴阴寒之病脉沉者，生气衰微不能上达也。急温之以启下焦之生阳，宜四逆汤。

【述】此言少阴之气不能由下而上也。脉沉而四逆、吐利烦躁等证，已伏其机。沉脉即宜急温所谓见微知著者，消患于未形也。

究之少阴水火寒热之气，变幻无常，医者能于所以然处得其悟机，则头头是道矣。少阴病，饮食入口则吐。阴寒之气甚，

拒格而不纳也，然何以遽定其为少阴乎？惟于不饮食之时，审其心中温温欲吐，复不能吐，以此定其为少阴枢机之病也。然胸中痰实之病，当其始得之，亦有欲吐不吐及微厥而手足发寒，与少阴寒邪相似，但少阴之脉必微细，痰滞之脉必弦迟，若脉弦迟者，此为胸中痰实，不可温其下焦也，当吐以越之。夫惟以弦迟之脉，知其胸上有痰而可吐。若膈上有寒饮，系少阴之寒气上弥，气本无形，故为有声无物之干呕者，不可吐也，急温之，温之则寒散而饮亦去矣，宜四逆汤。

按此言少阴阴寒之气上弥，得食则吐，未得食则欲吐不吐，时而干呕也。中段言痰实脉证，为借宾定主笔。

【述】此二节，言少阴水火寒热之气，以终少阴之义。

【正曰】提出中段为宾，扯搭前后作主，反生葛藤。不知此只分两段，上言当吐之，下段言不可吐，极明爽也。上段言少阴病，或饮食入口则吐，或心中温温欲吐不能吐，二者始得之，不应即见虚厥。乃始得而手足即寒，是邪伏于内，阳不外达，故脉弦迟而不微细。此胸中痰实，非虚寒也。且邪高在胸，不当下之，当吐之为宜。至若膈上有寒饮，发干呕者，心中无温温之意，又非饮食入口则吐，亦非欲吐不得吐，乃胸中虚寒生饮，非胸中实不可吐也，当急温之。此一反一正之文法，惜修园未细玩耳。

少阴阴寒之证宜温，然肾为坎而主水，不宜偏温，固不待言。而心属离卦，离得坤之中爻，亦不得过于偏温也，然而温之自有其道。少阴病，里寒下利，诊其脉得阳虚之微、阴虚之涩，阳虚不能胜阴，则阴寒上逆

而作呕，阴虚不能内守，则津液外越而汗出，脉证如此，亦不过揣摩其大略，犹未敢定其必然也。然则将何以必之乎？必之于数更衣而反少者，盖以阳虚则气下坠，阴弱则勤努责也。此时既欲救阳，又欲护阴，用药不可偏胜，再四思维，只当温药扶阳养阴，外其上取百会穴而灸之既已，用姜、附辈之补阳而温中，更当助姜、附辈之升阳而行上，则下利可止，此即下病上取法也。

【述】少阴上火下水而主神机出入，故少阴篇中俱论阴阳水火神机枢转上下出入之至理。知正气之出入如是，即邪气之出入亦如是，因邪以识正，由正以识邪，邪去则正自复，正复则邪自去，攻也补也，一而二，二而一也，悟此可以入道矣。若徒泥章句，不能通其意于言外，虽日读仲景书，日用仲景方，终属门外汉耳。

【补曰】必数更衣，反少者，义尚未明，阙以待考。

论云：少阴之为病，脉微细，但欲寐也。此以少阴标本水火阴阳之气见于脉证者为提纲也。经云：少阴之上，君火主之。又云阴中之阴肾也。少阴本热而标寒，上火而下水，神之变，精之处也。论中言少阴自得之病，或得太阳之标，或得君火之化，或得水阴之气，或在于表，或在于里，或归于中土，俱明神机枢转上下出入之至理，故其方亦寒热攻补表里之不同。

【正曰】少阴水火相衔，为生阴生阳之本，义诚难明，而陈氏只执定"少阴为枢"一语，扭捏解之，于阴阳生交之理反不明也。注中一则曰从枢，再则曰从枢，枢在那里？如何从法？修园亦当哑然。

伤寒论浅注补正卷五终

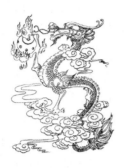

伤寒论浅注补正卷六

汉张仲景原文

闽长乐陈念祖修园浅注

男　蔚古愚元犀灵石仝校字

蜀天彭唐宗海容川补正

夔门邓其章云航参校

辨厥阴病脉证篇

【补曰】《内经》云：厥阴之上，风气治之。风者，阴阳摩荡之气，故西人云树枝不动，亦有微风，每一时许，行六七里，所以嘘万物而遂其生者也。人身秉此风气，是生厥阴肝木之脏；肝膈下连于肾系，为水生木；肝膈上连包络，合为一经，为木生火。三者合化，氤氲畅达而血气得以周流，为此厥阴风气之和也。风之为病，又由于水冷火热不得其平之故。西洋天学家言，空中之气有冷热二种，空气热则涨而上升，他处冷空气即来补之，试于室中热火，门之上下各有孔。则上孔之热气必外出，下孔之冷气必内入。成风之理，与此相同，因此成两种风：其一为自冷处吹向热带之风，如热带内气候常热，则气涨而升，南北两极气候常冷，则南北两极生风，吹向热带中去；一为自热处吹向冷处之风，盖风既会于热带，复散而回转，吹向冷处。中国冬日则热带在南，故风从北吹向南去，

是为寒风；夏日则热带在北，故风从南吹向北去，则为热风。余按吹往南者，以阴从阳，如《周易》之巽卦，热带在南而风生于北，故其卦二阳在上而一阴在下也。吹往北者，阴极阳回，如《周易》之震卦，虽《易经》训震不名为风，然震训东方也。《内经》云：东方生风，应春气，阳回阴退之象，故上二阴爻而下一阳爻，阳生阴退，为得其和。在人属厥阴肝经，厥者，尽也逆也，阴尽而阳生，极而复返，故曰厥阴。谓厥阴肝脏内含胆火，厥阴包络下通三焦，阴为体而阳为用，《内经》所谓厥阴不从标本，从中见之气化者，正谓其通阳和阴，以成其氤氲摩荡之和风，则气血无病也。若肝木挟肾水，发而为寒风，如风从冷带吹来者也，遂发厥利。若包络挟心火，发而为热风，如风从热带吹来者也，遂发脓血；或寒热互相进退，为厥热往来；或外寒内热，为厥深者热亦深，或下寒上热为饥渴，又不能食；或阴搏阳回，为左旋右转之抽风；或阳回阴复，为

厥热停匀而自愈。至于风之生虫，必先积湿，故虫从风化，又云虫从湿化，盖先有阴湿浸渍，后被阳风熏动，则蠕蠕而生矣。人多不知此经证治，皆以"风气"二字，先不明也。

《内经》云：厥阴之上，风气主之，中见少阳。是厥阴以风为本，以阴寒为标，而火热在中也。至厥阴而阴已极，故不从标本，从于中见。厥阴气之为病，中见少阳之热化则消渴。厥阴肝木在下，厥阴心包在上，风木气从下而上合心包，风火相击则气上撞心，心中疼热。火能消物故饥，胃受木克故虽饥而不欲食。蛔感风木之气而生，蛔闻食臭则上于膈，故食则吐蛔。厥阴之标阴在下，阴在下而反下之，有阴无阳，故利不止。

此言厥阴自得之病，乃厥阴病之提纲也。

【补曰】渴欲饮水，气上冲心，心中疼热喜饥，此是厥阴包络挟心火之热发动于上，如赤道热气涨而上升之义。其不欲食，食则吐蛔，下之利不止，又是厥阴肝气挟肾水之寒相应而起也。如北极冷气吹往热带之义，西洋论风最确，然中国自古造字风从"凡"从"日"，吾乡吕竹如解"风"字，言"風"者随阳进退，故古文从"日"，今文从"虫"者，则又虫因风化之义。详观造字之义，而西洋之说，与仲景所论厥阴风气之为病，皆可晓矣。注家于厥阴寒热错杂处，每多诡解，因不知"风"字之义耳。

厥阴风木主气，厥阴中风，同气相感也。风为阳病，浮为阳脉，今脉微浮，以阳病而得阳脉，故为欲愈，若不浮，不得阳脉也，故为未愈。

【述】此言厥阴中风有欲愈之脉，有未愈之脉也。三阳经中风有中风形证，伤寒有伤寒形证，三阴中惟太阴篇有太阴中风四肢烦疼，太阴伤寒手足自温二证，而少阴厥阴但有中风之脉，而无中风之证。盖二经受病，邪入已深，风寒形证更无分别。但阴经之脉当沉细，今反浮者，以风为阳邪，元气复而邪将散，故脉见微浮也，浮则欲愈矣。若脉不浮，是邪深入不能外散，故为未愈。

【正曰】风为阳邪，是但知热风而不知寒风也。吾于总论言风甚详，若执定风为阳邪，于厥阴风气治之之理，固不能通，且与中风杂病亦多不合。

厥阴病，欲解时，从丑至卯上，何也？少阳旺于寅卯，从丑至卯，阴尽而阳生也，解于此时者，中见少阳之化也。

此言厥阴病愈之时也。

【补曰】《浅注》此篇，凡言得中见之热化者，似将厥阴热证误作中见之气解矣。不知《内经》所谓得中见少阳之化者，不指火热，是指冲和之阳而言。盖少阳者，阳之初，生于一，岁为初春，于一日为平旦。人身厥阴，一经风气治之，阳动阴应，往往厥热互胜，惟得其和平，合于少阳之冲和，斯为无病。厥阴从中见之气化者如此，以见阴太过则为厥，阳太过则为热，必恰合中见少阳之气，则为平和无病。此节从丑至卯，恰是平旦，为少阳司气之时，厥阴至此时则借其和平之气而愈，正是从中见之气化也。若他处热证，亦扯中见为解，则混淆矣。

厥阴病，阴之极也，若渴欲饮水者，得中见之化也，得中之病，即从中治，宜少少与之愈。若多与则入于太阴而变证矣。

此言木火亢盛，得水济之，则阴阳气和而病自愈。

【男元犀按】水为天一之真，以水济火，贵乎得当。此欲饮水者，与消渴引饮有重轻也。

【正曰】此言包络挟心火而发动，即热风也，故少与水，盖热风则当单治其热，意已见于言外。读者勿扯肝木及中见之化为解，免生葛藤。

【述】厥阴篇自提纲后，止三节提出厥阴病，其余则曰伤寒，曰病，曰厥，曰下利，而不明言厥阴病者，以厥阴从中治而不从标本也。

【正曰】厥阴阴尽阳生，恐其阴有余，亦恐其阳太过，惟得其和平，合于中见少阳之气则无病。故从中见之气化者，谓得中见少阳之冲气，则化其偏而为和也。乃注不言从中之气化，而言从中治，一个"治"字，似欲舍肝与包络，另寻中见以求治法，则支离矣。且曰其余皆不明言厥阴病，便知厥阴不从标本，然仲景六篇中，何曾节节皆提出某经某证来，以不提"厥阴病"三字为不从标本，不但于义未悉，即于文法亦不善读。

手冷至肘，足冷至膝，为四逆；手冷至腕，足冷至踝，为厥。凡诸四逆、厥者，多属阳气大虚，寒邪直入之证，而热深者亦间之。虚寒厥逆，其不可下，固不待言，即热深致厥，热盛于内，内守之真阴被烁几亡，不堪再下以竭之。吾为之大申其戒曰：此皆不可下之。推而言之，凡阴虚、阳虚之家，即不厥逆，其不可下也，亦然。

【述】此起下文诸节厥逆之意。

【正曰】此节非起下文，乃承上节而言也。上节是言热风，此节是言寒风。上节是包络挟心火之热而发于胸中，此节是肝木挟肾水之寒而发于四肢。寒宜温，不宜下，且四肢厥冷是少阴之本证，而亦厥

阴之兼证，不但厥阴之厥逆不可下，即少阴之厥逆亦不可下，故以"诸"字赅之。然则厥阴之厥，为挟肾寒，义可知矣。此一节单言寒风，合上节言热风者，皆是分疏提纲之意，不应扯入热深阴亡等语，反令文义不明。

阴阳寒热，原有互换之理。厥阴伤寒，先得厥阴之标阴则厥，后得少阳中见之热化则发热。既得热化，则向之厥时而利者，必于热时自止。医者治之得法，从此厥不再作，而利亦不再下矣。否则复得标阴之气，仍如前之见厥复利，循环不已，而病势日加矣。

此言阴阳寒热互换之理也。

【补曰】厥热互相胜负，理已详总论中，注家若执标阴之寒、中见之热为解，则反不能通。盖火热水寒乃人身本有之气，肝木挟肾水之寒气肆发，则为厥逆而利。包络挟心火之热气肆发，则为发热利止。一热一厥，互相进退，则为厥热往来，为水寒火热两者交会，化为冲和之阳气，是为少阳，则风气和矣，此仲景所谓阴阳相顺接也，亦即《内经》所谓从中见之化也。且经言从中见之化，并未言从中见之热，盖厥阴之热出于心包，厥阴之厥发于肝肾也，惟不热不厥，化而为少阳之冲和则愈，是从其化，非从其热也。《浅注》凡解中见，均涉含糊，特详于此，而以下皆不再辩矣。

然而寒热胜负，视乎胃气。厥阴伤寒始得时，即得少阳中见之热化，故发热。即至于六日，一经已过，复作再经，不得少阳中见之化，其厥反至于九日之久，厥而即利，前详其义，兹不复赘。大凡厥利者当不能食，今反能食者，恐为除中，何以谓之？除中以其除去中气，求救于食，

如灯将灭而复明之象也，当以索饼试。以索饼试之，为谷能胜胃土，今食以索饼而不暴然发热者，知胃气尚在，故能任所胜之谷气而相安，此可以必其热来而厥回利愈，夫厥阴之厥，最喜热来，诚恐暴然之热一来，不久即出而复去也。后三日脉之，其热续在者，乃中见之热化犹存，即一阳之生气有主，期之旦日寅卯，夜半子丑而愈。所以然者，本发热六日，厥反九日，今复续补发热三日，并前六日，亦为九日，以热与厥，期无太过、不及而相应，故期之旦日、夜半愈。若再后三日脉之而脉数，其热不罢者此为中见太过，少阳气有余，逆于肉里，必发痈脓也。

此论寒热胜复之理而归重于胃气也。

【弟宾有按】 索饼，素饼也，不入荤腥故名素。夜半阳生，旦日阳长，阳进而阴退也。

【述】 此节大意，谓发热则厥利止，热去则复厥利，故厥阴发热，非即愈，候厥利转为发热，乃属愈期耳。是以蹶转为热，夜半可愈，热久不能，必发痈脓。可知仲景不是要其有热，要其发热而厥利止，厥利止而热亦随罢，方为顺候。何注家不达此旨，强为注释，以致厥阴篇中无数圣训，反成无数疑窦耶。

【补曰】 与厥相应，则厥热平而合为冲和之少阳，故愈。厥育余则纯阴无阳，为不得愈，热有余亦为亢陌，而非少阳也，故必复痈脓而不得愈。夜半者阳之初生，旦日者阳之冲和，乃天少阳司气之时也，借天少阳之气化，人身厥阴寒热变为冲和之气，所谓得中见少阳之化者如此。注家不可妄扯。

前言脉数为热，便知脉迟为寒。伤寒脉迟六七日，正藉此阴尽出阳之期，得阳气而可望其阳复也。医者不知，而反与黄芩汤彻其热则惟阴无阳矣。盖厥阴为阴之尽，当以得阳为主，忌见迟脉，而反见之，脉迟为里寒，今与黄芩汤复除其外热，则内外皆寒，腹中应冷，当不能食，今反能食，此名除中，谓中气已除而外去，必死。由此观之，伤寒以胃气为本之旨愈明矣。

【述】 此承上文脉数而推及脉迟，反覆以明其义。

厥阴，伤寒先病标阴之气而厥，后得中见之化而发热，既得热化，其下利必自止，而反汗出咽中痛，阴液泄于外，而火热炎于上也。《内经》云：一阴一阳结，谓之喉痹。一阴者，厥阴也，一阳，少阳也，病厥阴而热化太过者，其喉为痹。所以然者，以下利不当有汗，有汗则阳热反从汗而上升也。最妙是发热之时，阳守中而无汗，则热与厥应而利必自止。若厥止而热与利不止，是阳热陷下，必便脓血。夫既下陷而为便脓血者，则阳热不复上升，而其喉不痹，上下经气之相通如此。

【述】 此言热化太过，随其经气之上下而为病也。

【补曰】 别经寒热，皆不剽疾，惟厥阴司风气，风性善动，挟寒气则木克土而迅发疾走，是为厥利除中。挟热气则火流金而迅发疾走，是为喉痹、便脓血。此合上节观之，而厥阴寒热之义可了然矣。

厥阴伤寒，若一二日未愈，过于三日之少阳，则从阳而交于阴矣。至四五日未愈，过于六日之厥阴，则又从阴而复于阳矣。阴阳不可见，见之于厥热二证，在阴而厥者，在阳必发热，以此知其前与后之由。四五日之前，遇阳而热者，一二日之后遇阳必厥。以此知其深与微之病，厥深者热亦深，厥微者热亦微，此阴阳往复之理也。厥应下之，以和阴阳之气，而反发汗者，必火热上炎，口伤烂赤，以厥阴之脉循颊里、环唇内故也。

此一节遥承上节，诸四逆厥者不可下之，恐人泥其说而执一不通也。注家谓单指厥而言，非是。按前云不可下者，指承气等方而言。此云应下之者，热证轻有四逆散，重有白虎汤，寒证有乌梅丸是也。

【沈尧封云】此正邪分争，一大往来寒热病也。厥深热亦深，厥微热亦微，犹言寒重则发热亦重，寒轻则发热亦轻，论其常理也。其有不然者，可以决病之进退矣，故下文即论厥少热多、厥多热少。不知注《伤寒》者，皆以“热”字作伏热解，遂令厥阴病有热无寒矣。不思乌梅丸是厥阴主方，如果有热无寒，何以方中任用姜、附、桂、辛、椒大辛热耶？盖厥阴为三阴之尽，病及此者，必阴阳错杂。况厥阴肝木于卦为震，一阳居二阴之下，是其本象，病则阳泛于上，阴伏于下而下寒上热之证作矣。其病脏寒，蛔上入膈，是下寒之证据也。消渴、心中疼热，是上热之证据也。况厥者，逆也，下气逆上，即是孤阳上泛，其病多升少降。凡吐蛔气上撞心，皆是过升之病，治宜下降其逆上之阳，取《内经》高者抑之之义。其下之法，非必硝、黄攻克实热，方为下剂，即乌梅丸一方已具。方中无论黄连、乌梅、黄柏，苦酸咸，纯阴，为下降。即附子直达命门，亦莫非下降药也，下之而阳伏于下，则阴阳之气顺而厥可愈矣。倘误认为外寒所束，而反发其汗，则心中疼热之阳尽升于上，而口伤烂赤矣。

【正曰】沈氏辨伏热之非，然此一节却正是伏热证，盖此节当分两段解，前一段而厥者，必发热，是言先厥后热，以厥为主，热发则厥退也。后一段前热者后必厥，是言先热后厥，以热为主，厥发则热伏也，故承之曰厥深者热亦深，厥微者热亦微，为伏热之厥，故应下之。将此节作两段解，则厥热往来之理，与厥深热深之义皆明矣。

阴阳偏则病，而平则愈。厥阴伤寒病，其标阴在下故厥，五日热化在中，故热亦五日，盖以五日足一候之数也。设六日过五日一候之数，当复厥，不厥者，中见之化胜，不复见标阴之象也，故自愈。然或至于六日而仍厥，而其厥之罢终不过于五日，以发热五日，较之亦见其平，故知其不药而自愈。

【述】此言厥热相应阴阳平，当自愈也。

【正曰】手足皆有厥阴经，且厥阴之脉上至头顶，何以单言标阴在下哉。热化在中之说，上文已辨之矣。此节总注证阴阳平当自愈，义颇了当，不应扯标阴、中热等语，反生葛藤。

手之三阴三阳，相接于手十指。足之三阴三阳，相接于足十指，凡厥者，阴阳气不相顺接，便为厥，厥者手足逆冷是也。

此申明上文致厥之由，并起下文诸厥之病，承上接下之词也。

【按陈平伯云】本条推原所以致厥之故，不专指寒厥言也。看用“凡”字冠首，则知不独言三阴之厥，并该寒热二证在内矣。盖阳受气于四肢，阴受气于五脏，阴阳之气相贯，如环无端。若寒厥则阳不与阴相顺接，热厥则阴不与阳相顺接也。或曰：阴不与阳相顺接，当四肢烦热，何反逆冷也？而不知热邪深入阳气，壅遏于里，不能外达于四肢，亦为厥冷，岂非阴与阳不相顺接之谓乎。仲景立言妙之如此。

【受业周易图按】阴阳者，厥阴少阳也，厥阴统诸阴之极，少阳总诸阳之始，一行阴道而接于阳，一行阳道而接于阴，阴阳相贯，如环无端，此顺接也，否则阴阳之气不交，则为厥矣。

【补曰】不相顺接者，是言阴阳之气不交，厥自厥而热，自热不能合同而化也，不是十指之脉不相顺接，要从阴阳气化上讲，于义乃确，读总论则知阴阳所以不相顺接之故。

厥有相似者，必须细辨，吐蛔尤其显然者也。而躁而不烦，与烦而不躁，为少阴厥阴之真面目，亦生证、死证之大关头。伤寒病，脉微为少阴之本脉，而厥为少阴之阴证。至再复于太阳之七日，阳明之八日，不得阳热之化，不特足手厥冷，而周身之肤亦冷。其人躁动而无暂安时者，孤阳外脱，而阴亦不能为之守也。此为少阴之藏真将厥，而厥非为厥阴之蛔厥也。蛔厥者，其人当吐蛔，以吐蛔为厥阴主证之大眼目也。今病者不躁而静，静中而复有时发烦，与无暂安时者不同。此为藏寒，蛔不安而上入于膈，故因蛔之上膈而烦，又因蛔之下膈须臾而烦复止。得食而呕，即所谓饥不能食是也。又烦者，即所谓气上撞心，心中热是也。蛔闻食臭出，其人当自吐蛔，即所谓食则吐蛔是也。厥阴为风木之脏，虫从风生，故凡厥阴之变证不一，无论见虫不见虫，辨其气化，不拘其形迹，皆可约其旨，为蛔厥者，统以乌梅丸主之，又主久利方，何也？以厥阴证非厥即利，此方不特可以治厥，而并可以治利，凡阴阳不相顺接，厥而下利之证，亦不能舍此而求方。

此借少阴之脏厥，托出厥阴之蛔厥，是明托法。节末补出"又主久利"四字，

言外见本经厥利相因。取乌梅丸为主，分之为蛔厥一证之专方，合之为厥阴各证之总方。以主久利而托出厥阴之全体，是暗托法，作文有借宾定主之诀，余请与儒医说此腐话。

【补曰】此节注尚不差，惟所以生蛔之理尚未发明，盖必大小肠中所积糟粕，先得肝木挟寒水之气为之浸渍，又得心包络导火热之气薰而燔之，则阳引其阴，阴动于阳而蠕蠕生虫矣。阳动阴应则风生，阴从阳变而虫出，此风气所以生虫也。虫生皆在大小肠中，以肝与包络之膜皆下连大小肠也。虫虽生于寒湿，而实借感于风热，故脏寒，则下焦纯寒，蛔亦不安，欲上膈以就热。须知厥阴寒热往复，乃有此忽然生蛔，忽然脏寒，忽然蛔上，忽然蛔下之证。

乌梅丸方

乌梅三百个　细辛六两　干姜十两　黄连一斤　当归四两　附子六两，炮　蜀椒四两，炒去汗　桂枝六两　人参六两　黄柏六两

上十味，异捣筛，合治之，以苦酒渍乌梅一宿，去核，蒸之五升米下，饭熟捣成泥，和药令相得，内臼中与蜜杵千下，丸如梧桐子大。先食，饮服十丸，日三服，稍加至二十丸。禁生冷、滑物、食臭等。

论云：厥阴之为病，消渴，气上撞心，心中疼热，饥而不欲食，食则吐蛔，下之利不止。此厥阴病之提纲也。经云：厥阴之上，风气主之，中见少阳，是厥阴以风为本，以阴寒为标，而火热在中也。至厥阴而阴已极，故不从标本而从于中治。

【正曰】解中气作火热，又曰从中治，余于上文已详辨之，兹不复赘。

【沈尧封云】此厥阴证之提纲也。消

渴等证外，更有厥热往来、或呕或利等证，犹之阳明病胃家实之外，更有身热汗出、不恶寒反恶热等证，故阳明病必须内外证合见，乃是真阳明，厥阴病亦必内外证合见，乃是真厥阴，其余或厥或利或呕，而内无气上撞心、心中疼热等证，皆似厥阴而非厥阴也。

【正曰】或厥或利或呕，此篇所论，皆是厥阴证也。乃云此不是真厥阴，是不知厥阴之气化者矣。读总论及各节补正处自见。

【男元犀按】论云：伤寒脉微而厥，至七八日肤冷，其人躁无暂安时者，是以少阴证之脏厥，唤起厥阴之蛔厥也。然少阴证水火不交，则为烦躁，若真阳欲脱危证，则但躁不烦，与厥阴之但烦不躁者不同，故曰：肤冷而躁，名曰脏厥，非蛔厥也。蛔厥为厥阴病的证，厥阴阴极阳生，中为少阳相火，名曰蛔厥，此"蛔"字所包者广，厥阴主风木，若名为风厥，则遗去"木"字，若名为木厥，又遗去"风"字，且用字亦不雅驯。若名为风木厥，更见执著，第以"蛔厥"二字该之，盖以蛔者风木之虫也，而吐蛔为厥阴之真面目，拈此一字而病源病证俱在其中。其人当吐蛔者，以风木之病当有是证，亦不必泥于蛔之有无，如本节静而复烦，与上肺气上冲心，心中疼热皆是也。曰蛔闻食臭出，其人当自吐蛔，又用一"当"字者，言吐蛔者其常即不吐蛔，而呕而又烦，风木之动，亦可以吐蛔例之也。曰静而复烦，曰须臾复止曰又烦者，风有作止也。然通篇之眼目在"此为脏寒"四字，言见证虽曰风木为病，相火上攻，而其脏则为寒，何也？厥为三阴，阴之尽也，《周易》震卦一阳居二阴之下，为厥阴本象，病则阳逆于上，阴陷于下，饥不欲食，下之利不止，是下寒之确证也。消渴，气上撞心，心中疼热，吐蛔，是上热之确证也。方用乌梅，渍以苦酒，顺曲直作酸之本性，逆者顺之，还其所固有，去其所本无，治之所以臻于上理也。桂、椒、辛、附，辛温之品，导逆上之火，以还震卦下一画之奇。黄连、黄柏，苦寒之品，泻心胸之热，以还震卦上四画之耦。又佐以人参之甘寒，当归之苦温，干姜之辛温，三物合用，能令中焦受气而取汗。而乌梅蒸于米下，服丸，送以米饮，无非补养中焦之法，所谓厥阴不治，取之阳明者，此也。此为厥阴证之总方，注家第谓蛔得酸则静，得辛则伏，得苦则下，犹浅之乎，则乌梅丸也。

【补曰】厥阴之寒热，总因风气而煽动也，故用乌梅敛戢风气，而余药兼调其寒热。

厥阴不特藉少阳之热化，而尤藉少阳少阴之枢转。厥阴伤寒，微从少阳之热化则热少，微现厥阴之标阴则厥微，惟其热少厥微，故手足不厥冷，而止见指头带寒，少阳主阳之枢，少阴主阴之枢，阴阳枢转不出，故默默不欲食。少阳主烦，厥阴主躁，阴阳不能以骤交，故俟数日。若小便利，色白者，枢转利而三焦之决渎得气，此热从水道之下行而除也。然病以胃气为本，故必以食验之，其人欲得食，胃气和，其病为愈。若厥而呕，少阴枢转不出也。胸胁烦满者，少阳枢转不出也。阴阳并逆，不得外出，内伤阴络，其后必便血，《内经》云：阴络伤则便血是也。

以上俱言厥阴藉少阳之热化，而此言热化之外又藉其枢转，且又藉阳枢挟阴枢而俱转也。

【正曰】藉热化既误，而又云藉阳枢

亦误，且云借阳枢挟阴枢而俱转，于仲景文义添出葛藤。不知此节当分两段，皆言外厥内热之注。上段内热轻则又厥亦轻，但指头寒而不大厥也，故其内之热亦只默默微烦躁，不至于呕而烦满也。待数日后，或得小便利色白者，则此微热已从小便除去，遂欲得食而病愈矣。此是上段，假言厥轻热微者，可得小便利而自愈矣。下段乃言内热之重者，曰若厥之甚，而又呕吐，比上段之不欲食为更重矣。此为厥深热亦深，胸胁必烦满，其后阴尤必便血也。义甚爽直，何必扯阳枢阴枢为借，而又借转而又转之说哉。

热邪内陷，既为便血证矣，而寒邪内陷，其证若何？病者手足厥冷，厥阴乏中见之化，而标阴之为病重矣。胸在上而主阴，腹在下而主阳，今阴邪各从其类，不结于上，故言我不结胸，结于下，故小腹满，以手按之而痛者，以厥阴之脉过阴器抵少腹，此冷结在少腹内之膀胱关元也。

【述】上节热邪枢转不出，逆于阴络而便脓血，此节寒邪枢转不出，逆于膀胱关元而为冷结也。脐下四寸为中极，三寸为关元，少阳之气出于中极，循关元而上。

【补曰】关元即胞宫也，又名血室，又名气海，又名丹田，义详少阴总论。此因肝系之膜，下连网油而至脐下，肝脉又抵少腹，包络之血下膈，冲任而下会于胞宫，故二经之冷，亦能下结于胞宫也。原文先言我不结胸，以见胸前之膜膈，固与肝系心包相通而下至胞宫，亦是二经膜膈相通之处，乃肝之气与包络之血会聚之所，故能结于此也，知此则凡寒疝、癥瘕之故皆可会通。

厥阴伤寒发热四日，厥反三日，复热四日，即厥与热之日数比较，厥少热多者，

为阳气进而阴气退，其病势当易愈。若四日至七日，寒去而热不除者，阳气太过，阴血受伤，其后必便脓血。

此节言阴阳胜负，可以日数之多寡验之也。厥阴病多有便血者，以厥阴主包络而主血也。

【述】张注《内经》云：人之伤于寒也，则为热病，热虽盛不死，是伤寒以热为贵也。然热不及者病，太过者亦病，故此节论寒热之多少，以明不可太过与不及也。

【补曰】厥阴之厥冷，是肝挟肾水，则侮脾土而利不止。厥阴之热，是包络挟心火，则伤血脉而便脓血，以包络主血故也。读者先将寒热分得开，乃知寒热相错之故。且知包热肝寒，合化则寒热平而成为少阳之冲和，所谓得中见之化则愈也。《浅注》多以热为中见之化，则义反支离。

厥阴伤寒，厥四日，热反三日，复厥五日，其病势为进，即其厥与热之日数比较，寒之数多而热之数少，阴气盛而阳气退，故其病势为进也。

上节言热胜于厥而伤阴，此节言厥胜于热而伤阳也。

【陈平伯云】上条以热多而病愈，本条以厥多而病进。注家皆以热多正胜、厥多邪胜立论，大失仲景本旨。如果热多为正胜，当幸其热之常在，以见正之常胜，何至有过热便脓血之变？且两条所言，皆因热深，非由寒胜。发热与厥，总是邪热为祸，有何正胜邪胜之可言？乃仲景以热多为病愈，厥多为病进者，是论病机之进退，以厥为热邪向内，热为热邪向外，凡外来客热，向外为退，向内为进也，故热多为病邪向愈之机，不是病邪便愈之候。所以纵有便脓血之患，而热逼荣阴，与热

深厥逆者仍有轻重。若是厥多于热者，由热深壅闭阳气，不得外达四肢，而反退处于邪热之中，复申之曰：阳气退，故为进。盖厥多热少，因阳气退伏，不因阳虚寂灭，于热深之病机为进也。此虽引而不发之旨，然仲景之意自是跃如，奈何注家不能推测，反将原文蒙晦耶。

【按】此说未免矫枉过正。

【正曰】陈平伯只知厥阴有真热假厥之证，而不知厥阴有真厥真热互见之证，谓此节之厥总是热邪。而不知此节之厥，正是言寒邪也。此篇文法，凡言邪热发厥者，皆是先言热后发厥，为厥深热亦深；凡言寒邪发厥者，皆是先发厥，后乃发热，以见阳回阴退，则望其冲和而愈。若寒多热少，则阳气反退，阴气反进，故为病进。平伯不知此义，而修园亦未辨明，皆因厥热之理一间未达耳。

厥阴有不治之证，不可不知。伤寒六日，厥阴主气，既至七日，值太阳主气之期，竟不能得阳热之化，阳欲绝而不行于脉，故脉微。阳欲绝而不行于四肢，故手足厥冷。虚阳在上而不能下交于阴，故烦。真阴在下而不能上交于阳，故躁。此阴阳水火不交之故，宜灸厥阴，以启阴中之生阳，而交会其水火。若灸之而厥不还者，阳不复，阴气乖离，故死。

此言上下水火不交而死也。言厥阴之病，俱见少阴之死证，以少阴为厥阴之母，乙癸同源，穷则反本之义也。

【正曰】厥阴之厥，原是肝木挟肾水而生寒；厥阴之烦，原是包络挟心火而生热。故厥阴俱见少阴之死证，义极爽直，至谓乙癸同源，穷则反本，失于太迂曲矣。

【张令韶云】灸厥阴，宜灸荥穴，关元、百会等处。荥者，行间穴也，在足大指中缝间。会者，章门穴也，在季胁之端，乃厥阴少阳之会。关元在脐下三寸，足三阴经脉之会。百会在顶上中央，厥阴督脉之会。

【沈丹彩云】可灸太冲二穴，在足大指下后二寸陷中，灸三壮。盖此穴是厥阴脉之所注也。此章凡六节，皆论不治之死证。

厥不还者死，可知厥阴病发热为不死证矣。然发热亦有三者，为死证：一者厥阴伤寒，既见发热，则利当自止，而反下利，身虽发热而手足反见厥逆，是孤阳外出，独阴不能为之守，而躁不得卧者，阴盛格阳，主死。

此言厥阴发热，以躁不得卧，定为死证也。

二者厥阴伤寒，以热多厥少为病退，病退则利渐止，而厥渐回矣。今既见发热，热甚而下，下利至甚，热利不止，而厥亦不止者，即《金匮》所云六腑气绝于外者，手足寒。五脏气绝于内者，利下不禁，脏腑气绝，故主死。

此言厥阴发热，以厥不止定为死证也。

三者厥阴伤寒，六日为厥阴主气之期，交七日又有太阳阳热之化，故不利。若热微而渴，汗濈濈而微利者，是阳复之证，不可认为虚脱。倘若骤然便见发热而下利，其人汗出不止者，热汗下一时并见，乃真阳之气虚脱于内而为利，浮散于外而为热为汗，主死。所以然者，表里之阳气皆去，阴气独存，有阴无阳故也。

此言厥阴发热，以汗出不止定其为死证也。

然以上皆亡阳之死证，而亡阴死证不可不知。伤寒五六日，六经已周也，不伤于气而伤于血，故不结胸。既不结胸，则腹亦不硬而软濡，脉乃血脉，血虚则脉亦虚，阴血虚于内，不能与阳气相接于外，故手足复厥者，慎不可下。此厥不为热深而为亡血，若误下之，则阴亡而阳亦亡矣，故死。

上节言亡阳而死，此节言亡阴而死也。

【补曰】此上四节，《浅注》极其了当，惜全书不尽如是也。

病既见少阳之热化而发热，而仍得厥阴之阴寒而厥，厥至于七日，六气已周而又来复于太阳，而厥应止矣。今则不惟不止，反加下利者，此阴盛虽未至于死，而亦为难治，总之厥阴为阴之尽，不得阳热之化，即为不可治矣。

【述】此言六气已周，病不解而为难治之证也。

阳盛则促，虽手足厥逆，亦是热厥，忌用火攻。然有阴盛之极，反假现数中一止之促脉，但阳盛者重按之，指下有力，阴盛者重按之，指下无力。伤寒脉促，知其阳盛之假。手足厥逆者，知其阴盛之真，可于厥阴之井荥经俞等穴灸之，以通其阳。盖以厥阴为阴之极，贵得生阳之气也。

此言厥证之寒也。述此章凡八节，皆论厥证之有寒有热、有虚有实也。

伤寒脉滑而厥者，阳气内郁而不得外达，外虽厥而里有热也。白虎汤主之。

此言厥证之热也。脉滑为热，然必烦渴引饮，乃为白虎汤之对证。

【受业何鹤龄按】白虎汤论中两见，一见于阳明篇，曰伤寒脉浮滑，表有热里有寒也；此篇曰伤寒脉滑而厥者，里有热也。盖以脉滑为热，彼滑脉从浮分而见，故主表热；而此为里热，其滑脉从沉分而见可知也。

经脉流行，常周不息，若经血虚少则不能流通畅达，而手足为之厥寒，脉细，按之欲绝者，以当归四逆汤主之。若其人内有久寒者，宜当归四逆加吴茱萸生姜汤主之。

此言经脉内虚，不能荣贯于手足而为厥寒之证也。内者，中气也，姜、萸以温中气。一说久寒即寒疝癥瘕之属。

【沈尧封云】叔和释脉，云细极谓之微，即此之脉细欲绝，即与微脉混矣。不知微者薄也，属阳气。虚细者小也，属阴血。虚薄者未必小，小者未必薄也。盖荣行脉中，阴血虚则实其中者少脉故小。卫行脉外，阳气虚则约乎外者怯脉故薄。况前人用"微"字多取"薄"字意，试问：微云淡河汉，薄乎细乎。故少阴论中脉微欲绝，用通脉四逆主治，回阳之剂也。此之脉细欲绝，用当归四逆主治，补血之剂也。两脉阴阳各异，岂堪混释。

【受业何鹤龄按】此厥阴不能上合于心包也。心包主血，亦主脉，横通四布。今心包之血不四布，则手足厥寒，又不能横通于经脉，则脉微欲绝，故以此汤养血通脉以主之。

【补曰】沈氏论脉甚精，何氏心包主血，亦与此经之旨意相合，此等好注脚不可多得。

当归四逆汤方

当归三两　桂枝三两　芍药三两　细辛三两　大枣二十五个　甘草二两，炙　通草二两。按即今之木通是也。今之通草名通脱木，不堪用

上七味，以水八升，煮取三升，去滓，温服一升，日三服。

当归四逆加吴茱萸生姜汤方

即前方加吴茱萸半升，生姜三两，以水六升，清酒六升，和煮取五升，去滓，

分温五服。

【陈平伯云】仲景治四逆每用姜、附，今当归四逆汤中并无温中助阳之品，即遇内有久寒之人，但加吴茱萸、生姜，不用干姜、附子，何也？盖厥阴肝脏，藏荣血而应肝木，胆府内寄，风火同源，苟非寒邪内犯，一阳生气欲寂者，不得用大辛大热之品，以扰动风火，不比少阴为寒水脏，其在经之邪可麻、辛与附子合用也。是以虽有久寒，不现阴寒内犯之候者，加生姜以宣泄，不取干姜之温中；加吴萸以苦降，不取附子之助火。分经投治，法律精严学者所当则效也。

【受业林士雍按】此证何以辨为真厥阴中风之病，盖风为阳邪一也，入于一经则随一经之气变其面目。论中提六经之病，皆加一"为"字可味。中于厥阴，阳邪则其厥愈深，其脉愈细，所谓先厥后必发热也。大要从本篇提纲处细绎其旨而得其真。今且于本节后半"若其人内有久寒者"八字对面寻绎出来，彼曰内，便知此之为外，太阳篇有外不解用桂枝汤之例。彼曰久，便知此为暴病，非十日已去，过经不解之邪。彼曰寒，寒为阴邪，便知此为中风之阳邪，故君当归补厥阴之血，即取桂枝汤为解外之法，加细辛、木通烈而且通，因病未久而期速去之意，去生姜，重加大枣，以风为阳邪，与厥阴合为一家，恐助辛、桂之热，当驯辛、桂之性。若内有久寒，方加吴萸、生姜、清酒之温，一为中风主治，一为伤寒主治。

【正曰】林说许多矫强，皆因误认风为阳邪之故。当归四逆汤明是温药，与阳邪不合，今欲迁就其词，以曲圆其风为阳邪之说，则两失矣。

【罗东逸曰】厥阴为三阴之尽，阴尽阳生。若受寒邪，则阴阳之气不相顺接，故脉微而厥。然厥阴之脏，相火游行其间，经虽受寒而脏不即寒，故先厥者，后必发热，所以伤寒初起，见其手足厥冷，脉细欲绝者，不得遽认为寒而用姜、附也。此方取桂枝汤，君以当归者，厥阴主肝，肝为血室也。佐细辛，其味极辛，能达三阴，外温经而内温脏。通草其性极通，善开关节，内通窍而外通荣。去生姜者，恐其过表也。倍大枣者，即建中加饴之义，用二十五枚者，取五五之数也。肝之志苦急，肝之神欲散，辛甘并举，则志遂而神悦，未有厥阴神志遂悦而脉微不出，手足不温者也。不须参、苓之补，不用姜、附之峻，此厥阴厥逆与太少不同者也。若其人内有久寒，非辛温之品不能兼治，则加吴萸、生姜之辛热，更用酒煎，佐细辛直通厥阴之脏，迅散内外之寒，是又救厥阴内外两伤于寒之法也。

【正曰】此因脉细知其寒在血分，不在气分，故不用姜、附，而但用桂、辛以温血也。罗氏扯说相火，谓虽厥冷脉细，不得遽认为寒，然试问当归四逆汤非治寒而何。

经脉内虚而厥，既有当归四逆之治法矣。而阳虚而厥，治之奈何？大汗出，为表阳虚，热不去，为阳气外越。内拘急，为阴气内盛。四肢疼，为阳虚不能四达。又下利，为下焦之生阳下泄。厥逆而恶寒者，表阳脱于外，生阳泄于下也。以四逆汤主之，回表阳之外脱，救生阳之下陷。

此阳虚而厥，反作假热之象也。陈亮师云：大汗出，谓如水淋漓。热不去，谓热不为汗衰，盖言阳气外泄，寒邪独盛，表虚邪盛。如此势，必经脉失和，于是有内拘急、四肢疼之证也。再下利厥逆，阴寒内盛，恶寒，阳气大虚，故用四逆汤，急温经复阳以消阴翳。

【陈平伯云】大汗身热、四肢疼，皆是热邪为患，而仲景便用四逆汤者，以外有厥热恶寒之证，内有拘急下利之候，阴寒之象内外毕露，则知汗出为阳气外亡，身热由虚阳外越，肢疼为阳气内脱，不用姜、附以急温虚阳，有随绝之患。其辨证处，又只在恶寒下利也。总之仲景辨阳经之病，以恶热不便为里实，辨阴经之病，以恶寒下利为里虚，不可不知。

【愚按】上节言内有久寒而厥，只用生姜、吴茱萸，此节言热不去，厥而恶寒，重用于姜、生附子。学者务宜于此处讲究。

【补曰】上节无下利，只肝经血脉之寒，故不用姜、附。此节有下利，是肝挟肾水之寒，故用姜附最易晓也，何必烦言。惟此与少阴四逆所以同中有异者，在内拘急、四肢疼二者，皆是腹内之膜、四肢之筋为寒凝结也。筋膜当统于肝膈，故此属厥阴，其他寒疝转筋，皆如此例。用生附者，取其麻烈之味，兼秉风性，能追风也。乌头煎亦是此义，若一炮熟，则风性去而但能温肾。

阳亡于外而大汗，若阳脱于内而大下利，外亡内脱而厥冷者，四逆汤主之。

此阳虚而厥，无假热之象也。上节有假热，此节无假热。

【陈亮师云】汗而云大则阳气亡于表，下利云大则阳气亡于里矣。如是而又厥冷，何以不列于死证条中？玩本文不言五六日、六七日，而但云大汗大下，乃阴寒骤中之证，凡骤中者，邪气虽盛而正气初伤，急急用温，正气犹能自复，未可即称死证，不比病久而忽大汗，大下阴阳脱而死也。故用四逆胜寒毒于方危，回阳气于将绝，服之而汗利止，厥逆回，犹可望生。

【程扶生云】不因汗下而厥冷者，用当归四逆，因汗下而厥冷者，用四逆，此缓急之机权也。

【喻氏曰】此证无外热相错，其为阴寒易明，然即云大汗大下，则阴津亦亡，但此际不得不以救阳为急，俟阳回乃可徐救其阴也。

【愚按】救阴非熟地之类，四逆汤加人参足矣。

亦有因痰水而致厥者，厥虽不同，究竟统属于阴证厥内，不可不知，试先言痰厥。病人无他证，忽然手足厥冷，以四肢受气于胸中，胸中为痰饮结聚，斯气不能通贯于四肢矣。脉乍紧者，以痰脉怪变无常，不紧而忽紧，忽紧而又不紧也，实指其病原之所在，曰邪结在胸中。胸者心主之宫城，心为邪碍，心中满而烦，烦则火能消物故饥，满则痰火壅塞，虽饥而仍或不能食者，治法高者越之，此病在胸中，当须吐之，宜瓜蒂散。

此言痰之为厥也。

【受业黄奕润按】此厥阴不病阴脏之虚寒，而病胸中之阳位，既在胸中，不必治其风木，惟吐去胸中之邪，则木欣欣而向荣矣。

【正曰】乍紧者，谓初得病时，脉即见紧也。《浅注》解为忽紧而又不紧，谓是痰脉怪变。然考仲景各处论痰均无怪脉，且仲景书皆是凭脉凭证以为断，曰厥冷则寒证也，曰脉紧则寒脉也。所谓邪结在胸中者，即寒邪也，胸中指膈膜言，邪在膈中，则包络之火不得下行故烦。故不能食者，肝寒动于下也，总因邪在胸膈间，但吐去膈中之寒邪，而包络与肝两皆畅矣。凡寒结则水聚，不得将寒饮分为两事。

再言水厥。伤寒手足厥，其证不一，而惟审其心下悸者，为水停于心之下胃之上，心为阳脏而恶水，水气乘之，是以悸动。宜乘其未入胃之时，先治其水，当服茯苓甘草汤。虽曰治水，却治其厥。倘若不尔，则水从脘上渍入于胃，必作利也。夫厥证最忌下利，利则中气不守，邪愈内陷，故与其调治于既利之后，不若防患于未利之前，所以宜先治水。

此言水之为厥也。茯苓甘草汤方见太阳篇二卷。

【魏念廷云】此厥阴病预防下利之法。盖病至厥阴，以阳升为欲愈，邪陷为危机。若夫厥而下利，则病邪有陷无升，所以先治下利为第一义，无论其厥之为寒为热，而俱以下利为不可犯之证。如此条厥而心下悸者，为水邪乘心，心阳失御之故，见此则治厥为缓，而治水为急，何也？厥犹可从发热之多少以审进退之机，水则必趋于下而力能牵阳下坠者也。法用茯苓甘草汤以治水，使水通而下利不作，此虽治末，实治本也。若不治水，则水渍入胃，随肠而下，必作下利，利作则阳气有降无升，厥利何由而止？故治厥必先治水也。

厥证以作利为大忌，未利为预防，其自利若误下而利不止，不可不立救治之法以尽人事。伤寒六七日，乃由阴出阳之期，医者不知，误施大下之后，虚其阳气，故寸口之阳脉沉而迟，阳虚不与阴相接，故手足厥逆。且大下之后，虚其阴气，故下部之阴脉不至，阴虚亦不与阳接，阴阳两不相接，此手足厥逆之所由来也。厥阴之脉贯膈，上注肺，循喉咙之后，大下后亡其津液，遂成肺痿，故咽喉不利而唾脓血，泄利不止者，厥阴首节以下之利不止者示戒。今误下为生气内陷之剧证矣，此为难治，然亦不忍置之而不治，姑以麻黄升麻汤主之。

此承上节必作利，而言大下后之剧证也。

【钱天来云】厥阴为含阳之体，阳气藏于至阴之中，乃阴之极处，所以本篇首条即有下之利不止之禁。在阳经尚有表证未解者，况阴经本不可下，而妄下之，使未解之经邪陷入于至阴之中乎？寸脉者，气口也，《经》云气口独为五脏主，胃阳衰而寸脉沉迟也。手足，四肢也，经云：四肢为诸阳之本，阳虚故手足厥逆也。下后阳虚于下，故下部脉不至。下寒则热迫于上，故咽喉不利而吐脓血也。即前所谓厥后热不除者，必便脓血，热气有余，必发痈脓及口伤烂赤之变证也。泄利不止，寒邪在下，所谓厥者必利，亦即下之利不止之义也。正虚邪实，阴盛阳衰，寒多热胜，表里舛错，治寒则遗其热，治热必害于寒，补虚必助其实，泻实必益其虚，诚为难治。仲景不得已，立麻黄升麻汤主之。

麻黄升麻汤方

麻黄一两半，去节　升麻一两一分　当归一两一分　知母　黄芩　萎蕤各十八铢　石膏碎，绵裹　白术　干姜　芍药　天门冬去心　桂枝　茯苓　甘草各六铢，炙

上十四味，以水一斗，先煮麻黄一两沸，去上沫，纳诸药，煮取三升，去滓，分温三服。相去如炊三斗米顷，令尽汗出愈。

【张令韶曰】伤寒六七日，乃由阴出阳之期也，粗工以为大热不解而大下之，虚其阳气，故寸脉沉迟，手足厥逆也。下为阴，下部脉不至，阴虚不能上通于阳也。咽喉不利，吐脓血，阳热在上也。泄利不止，阴寒在下也。阴阳两不相接，故为难

治，与升麻、麻黄、桂枝以升阳，而复以茯苓、白术、干姜调其下利，与当归、白术、天冬、萎蕤以止脓血，与知母、黄芩、甘草以利咽喉。石膏性重，引麻黄、升麻、桂枝直从里阴而透达于肌表，则阳气下行，阴气上升，阴阳和而汗出矣。此方药虽驳杂，意义深长，学者宜潜心细玩可也。

【补曰】此证此方极其难解，张令韶之说可谓精矣，但未知实得仲景之心否耶。

伤寒三日之后，阳入于阴，至四五日病未愈，则气又值于厥阴，其人腹中痛，为太阴之部位。若转气下趋少腹者，由太阴而仍归厥阴之部位，是厥阴不得中见之化，反内合于太阴，寒气趋下，惟下不上，此欲自利也。

述自此以下，凡十八节，皆论厥阴下利有阴阳、寒热、虚实、生死之不同也。

此言厥阴寒利也。

【补曰】厥阴之寒利，皆是肝木挟寒水以侮脾经，义最明显，不可牵扯中见之化也。再者下趋少腹，此中有路道，是言从肝膈行油膜中，则下至少腹，从少腹之油膜以入于大肠，则作利矣，故《内经》云肝与大肠通。

伤寒人平日本自虚寒利下，医复吐下之，则上热为下寒所格，盖以寒本在下，而更逆之以吐下，下因下而愈寒，上因上而愈热，若火之上炎，食入口即吐，不宜于橘、半、甘草，以干姜黄连黄芩人参汤主之。

此言厥阴因吐下而为格阳证也。若汤水不得入口，去干姜，加生姜汁少许，徐徐呷之，此少变古法，屡验。

干姜黄连黄芩人参汤方

干姜　黄芩　人参　黄连各三两
上四味，以水六升，煮取二升，去滓，分温再服。

【蔚按】伤寒本自寒下者，以厥阴之标阴在下也。医复吐下之，在下益寒，而反格热于上，以致食入即吐。方用干姜，辛温以救其寒，芩连苦寒降之，且以坚之。然吐下之后，阴阳两伤，胃气索然，必藉人参以主之，俾胃气如分金之炉，寒热各不相碍也。方名以干姜冠首者，取干姜之温能除寒下，而辛烈之气又能开格而纳食也。家君每与及门论此方及甘草附子汤，谓古人不独审病有法，用方有法，即方名中药品之前后亦寓以法。善读书者，当读于无字处也。

厥阴若得中见之化，则自愈。下利，为标阴在下之病，有微热而渴，则为火气在中矣。更得脉弱者，可以定其少阳之微，阳渐起，遂断之曰今自愈，此言得中见之化。

【补曰】有微热则利当止矣。热不甚而微，又其脉不大而弱，为得少阳之冲气，故愈。注以热为火气在中，则非也。余于上文已屡言之，以下皆不再赘云。

下利，脉数，少阳火热胜也。有微热，汗出，厥阴少阳两相和合，亦可以断之曰今自愈。然紧与数相似而实不同，数为阳为热，紧为阴为寒。吾谓数脉自愈者，以其得少阳之化也，设令不数而复紧，是复得厥阴之气矣，故为未解。

此亦言得中见之化，又以数紧二脉，分言其解与未解也。

厥阴下利，手足厥冷，阳陷下，不能横行于手足也。无脉者，阳陷下，不能充达于经脉也。灸之，起陷下之阳。手足应温而竟不温，然手足虽不温而不望其脉还为吉兆。若脉亦不还，反加微喘者，是下焦之生气不能归元，而反上脱也，必死。

所以然者，脉之源始于少阴，生于趺阳，少阴趺阳为脉生始之根，少阴脉不至，少阳脉不出，故少阴则在下，趺阳在上，故必少阴上合而负于趺阳者，戊癸相合，脉气有根，其证为顺也。其名负奈何？如负戴之负也。

此言厥阴下利阳陷之死证，而并及于脉之本源也。

厥阴下利，脉当沉迟。若寸脉反见浮数，乃热邪上乘心包也。尺为阴部，涩则无血，尺中自涩者，阴血虚也。阳盛阴虚，迫血下行，必清脓血。

此言热伤包络而便脓血也。包络，手厥阴而主血也。上节言阴盛伤阳，此节言阳盛伤阴。

【补曰】便脓血者，即今之痢证也。遍考《金匮》《伤寒》所称便脓血，皆是痢证，皆属厥阴经。盖厥阴包络主血脉，包络热甚则血脉伤。厥阴肝经主风气，风火交煽，血化为脓。而肝又主疏泄，疏泄之利太过，则迫注下利。若大肠中之金气不收涩，则不后重，如金气收涩则利而不快，故后重。凡痢多发于秋，皆金木不和，故乘金令而发痢也。

厥阴内合脏气而中见少阳，不在于里，即在于中，故无表证，下利清谷，脏气虚寒也。脏气虚寒，当温其里，不可攻表，攻表汗出则表阳外虚，里阴内结，故必胀满。经云：脏寒生满病是也。

此言厥阴脏气虚寒而下利，不可发汗也。

厥阴下利喜得少阳中见之化，少阳之脉弦而不沉，若脉沉弦者，为少阳初阳之气下陷，故利而下重也。夫少阳为阴中初阳，不可不及，亦不可太过。若脉大者，则为太过，其利未止。若脉见微弱之阴象，

又见数之阳象者，乃阴中有阳，正合少阳之象，为欲自止。考之《内经》有身热则死之说，而此得中见之化，为阴出之阳，虽发热不死。

此言厥阴下利，而中见之气下陷也。下重是火邪下迫于肛门，见下白头翁汤证。然亦有木气不升，恐苦寒无以升达木气。喻嘉言借用小柴胡汤，亦是巧思暗合，即《局方》人参败毒散，亦颇有意义。

厥阴阴寒在下，则为下利，脉沉而迟，三阳之气上循头面，阳格于上，则其人面少赤，虽身有微热，喜其得少阳之热化，但得少阳之热化少，而得厥阴之标阴多。其下利清谷者，厥阴之标阴全陷于下可见也。阳热在上，阴寒在下两不相接，危在顷刻，惟大具旋转乾坤之手者，取少阴篇大方救之，从阴出阳，俨有龙战于野之象，必郁冒汗出而解，然虽解而病人必微厥。所以然者，其面戴阳，阳在上而不行于下，下焦阳虚故也。

此言三阳阳热在上，而在下阴寒之利，犹冀其上下相通而得解也。师于最危之证，审其有一线可回者，亦不以不治而弃之，其济人无已之心可谓至矣。但此证医家托别故而远去，病家听于命而不药。余每遇此，独肩其任，十中亦可愈其六七，特无如三四证之未愈者受怨招谤，实徒自苦，至今而不能改者，区区此心，如是则安，不如是则不安也。

【补曰】原文中间"者"字下"必"字上当有脱简，故治法遗漏。

厥阴下利，证前言。脉数，有微热汗出，今自愈，又言有微热而渴，脉弱者，今自愈，皆言得中见之化也。设不差，乃中化太过，上合厥阴心包，必随下迫而清脓血。盖少阳三焦属火，厥阴心包亦属火，

两火相并，以有热故也。

此遥承第三、第四节而言也。

下利生死之证，论之详矣，而兹再申言，其利后下利，后中土虚也，中土虚则不能从中焦而注于手太阴，故脉绝上贯四旁，虚则手足不温而厥冷。脉以平旦为纪，一日一夜，终而复始共五十度而大周于身，晬时为环转一周，而脉得还。手足温者，中土之气将复，复能从中焦而注于太阴，故生脉不还者，中土已败，生气已绝，虽手足不逆冷，亦主死。

【述】此言生死之机，全凭于脉，而脉之根又藉于中土也。夫脉生于中焦，从中焦而注于手太阴，终于足厥阴，行阳二十五度，行阴二十五度，水下百刻一周，循环至五十度而复大会于手太阴，故脉还与不还，必视乎晬时也。

【补曰】手足虽属脾，而厥冷实属肾之阳虚，脉虽注于肺，而其根实生于心之血管，言脾肺而不言心肾，是知其末不知其本，盖脾肺属后天，心肾属先天。仲景凡言生死，多以先天为断，以先天未绝，则犹可生后天也。若先天即绝，则断乎不救。

【陈亮师云】此言下利后死证，诸节皆言下利，此节独言下利后，则与少阴下利止而头眩时时自冒者同意也。利后似乎邪去，殊不知正气与邪气俱脱之，故晬时脉还。手足温者，阳气尚存一线，犹可用四逆、白通等法，否则死期近矣，敢望生哉。此证若是久利脉绝，断无复还之理。若一时为暴寒所中，致厥冷脉伏，投以通脉四逆、白通之类，尚可望其还期，然医家之肩此重任亦难矣。

伤寒下利，日十余行，则胃气与脏气俱虚矣。证虚而脉反实者，无胃气柔和之

脉，而真脏之脉见矣，主死。

【述】此言证虚脉实者死也。

谷入于胃，藉中土之气变化，而腐以成糟粕，犹奉心化赤而为血之义也。若寒伤厥阴，厥阴之标阴气盛，谷虽入胃，不能变化其精微，蒸津液而泌糟粕，清浊不分，以致下利清谷，阴盛格阳，以致里寒外热，汗出而厥者，与少阴篇之通脉四逆汤证相似，亦宜以通脉四逆汤主之，启生阳之气而通心主之脉。

此言里不通于外，而阴寒内拒，外不通于里，而孤阳外越，非急用大温之剂，必不能通阴阳之气于顷刻。

厥阴协中见之火热而利，谓之热利下重者，热郁于下，气机不得上达也。以白头翁汤主之。

【述】上节言里寒下利而为清谷，此节言里热下利而为下重也，即《内经》所谓暴注下逼，皆属于热之旨也。《条辨》云下重者，厥阴经邪热下入于大肠之间，肝性急速，邪热甚，则气滞壅塞，其恶浊之物急欲出而不得，故下重也。

白头翁汤方

白头翁二两 黄连 黄柏 秦皮各三两
上四味，以水七升，煮取二升，去滓，温服一升，不愈，更服一升。

【蔚按】厥阴标阴病，则为寒下；厥阴中见病则为下利；下重者，则经所谓暴注是也。白头翁临风偏静，特立不挠，用以为君者，欲平走窍之火，必先定摇动之风也。秦皮浸水青蓝色，得厥阴风木之化，故用以为臣。以黄连、黄柏为佐使者，其性寒能除热，其味苦，苦又能坚也，总使风木遂其上行之性，则热利下重自除。风火不相煽而燎原，则热渴，饮水自止。

【补曰】市中白头翁繁茸曲屈，形如

蒿艾，其叶外白内青，又名白茵陈，实非白头翁也。盖白头翁一茎直上，四面细叶，茎高尺许，通体白芒，其叶上下皆白茎也，花微香而味微苦，乃草中秉金性者，能无风独摇，以其得木气之和也，有风不动，以其秉金性之刚也，故用以平木熄风。又其一茎直上，故治下重，使风气上达而不迫注。此药四川田野多有，川人多能识之，与川柴胡同形而大小青白之色不同，惜川柴胡天下亦不知用，皆未考仲景之药性故也。

厥阴病，下利腹胀满为里寒。身体疼痛者为表寒，夫脏寒生满病，厥阴之脉挟胃，寒甚则水谷之气下行，阴寒之气上逆，故不惟下利，而且胀满也。表里相权，以里为主，必也先温其里，里和而表不解，始乃专攻其表，温里宜四逆汤，攻表宜桂枝汤。

此节言寒在表里，治有缓急之分也。

【述】下利而腹胀满，其中即伏清谷之机。先温其里，不待其急而始救也。里和而表不解，可专治其表。朱注云攻，专治也。此不曰救而曰攻，义同。

下利欲饮水者，以有少阳火热在中，阴液下泄而不得上滋故也。以白头翁汤主之。

此节言热淫上下，方有一贯之道也。

【述】此申明白头翁汤能清火热以下降，而引阴液以上升也。

厥阴下利谵语者，中见火化，与阳明燥气相合，胃气不和，有燥屎也。厥阴忌下，有燥屎，不得不下也，宜小承气汤微和胃气。

【述】此言中见火化，上合燥气而为阳明燥实证也。

前既详下利后之死证，今试言下利后不死之证。下利后水液下竭，火热上盛，不得相济，乃更端复起而作烦，然按之心下濡者，非上焦君火亢盛之烦，乃下焦水阴不得上济之烦，此为虚烦也，宜栀子豉汤以交水火。

此言下利后水液竭，不得上交于火而为虚烦也。

厥阴包络属火而主血，呕家有痈脓者，热伤包络，血化为脓也。此因内有痈脓，腐秽欲去而呕。若治其呕，反逆其机，热邪内壅，无所泄矣，必不可治呕，脓尽则热随脓去，则自愈。

【述】此章凡四节，俱论厥阴之呕，有气血寒热虚实之不同也。

【补曰】便脓血属厥阴，呕脓血亦属厥阴，则知厥阴主血脓，并知风热相煽则血化为脓，凡治一切脓血，皆得主脑矣。

厥阴病气机上逆而呕，里气大虚而脉弱，气机下泄而小便复利。身有微热，见厥者阴阳之气不相顺接也。上者自上，下者自下，故为难治。若欲治之，且以四逆汤主之。

【述】此言上下内外气机不相顺接，而为难治之证也。

有声无物而干呕，其所吐止是涎沫，兼见头痛者，厥阴之脉挟胃上颠故也，以吴茱萸汤主之。

此言厥阴阴寒极盛，津液为寒气绊逆而上，故所呕皆涎沫而无饮，食痰饮而且逆行颠顶，而作头痛，非此大剂，不能治此剧暴之证。方中无治头痛之药，以头痛因气逆上冲，止呕即所以治头痛也。

厥阴主阖，不特藉中见之化，尤藉中见之枢，今呕而发热者，阖而不能枢转也，以小柴胡汤主之。

此厥阴病从少阳之枢而治之也。"发

热"二字应是寒热往来。

【述】厥阴与少阳为表里，邪在厥阴，惟恐其厥逆下利。若见呕而发热，是藏邪还府，自阴出阳，无阴邪变逆之患矣，故当从少阳法治之。

伤寒以胃气为本，不独厥阴然也，而厥阴不治，取之阳明，尤为要法。伤寒大吐大下之，则内既极虚，复极汗出者，则外亦极虚，虚则气少，不得交通于内，徒怫郁于外，故以其人外气怫郁，恰如外来之邪怫郁于表。医人认为邪热不得汗，复与之水，以发其汗，既虚且寒，因而得哕。所以然者，胃中寒冷故也。

【述】此言伤寒以胃气为本，故特结胃气一条，以终厥阴之义。盖汗、吐、下皆所以伤胃气，故于此总发明之。仲景书哕即呃也，哕为重症，与方书呕吐哕作一类者不同。

哕既有虚寒之证，亦有实热之证，厥阴之经，抵少腹，挟胃上，入颃颡，凡哕呃之气，必从少腹而起，由胃而上升于咽嗓故也。伤寒哕而腹满，必其人前后便不利，水火之气不得通泄，反逆于上而作哕矣。视其前后，知何部不利，利之则哕愈。

【述】即一哕通结六经之证，以见凡病皆有虚实，不特一哕为然也。然即一哕，而凡病之虚实皆可类推矣，故于此单提哕证一条，不特结厥阴一篇，而六篇之义俱从此结，煞是伤寒全部之结穴处也。夫伤寒至哕，非中土败绝，即胃中寒冷，然亦有里实不通，气不得下泄，反上逆而为哕者。《玉机真脏论》曰：脉盛、皮热、腹胀、前后不通、闷瞀，此谓五实，身汗得后利，则实者活。今哕而腹满，前后不利，五实中之二实也。实者泻之，前后大小便也，视其前后二部之中何部不利，利之则气得通，下利而不上逆，哕即愈矣。夫以至虚至寒之哕证，而亦有实者存焉。则凡系实热之证，而亦有虚者在矣。医者能审其寒热虚实，而为之温凉补泻于其间，则人无夭扎之患矣。

伤寒论浅注补正卷六终

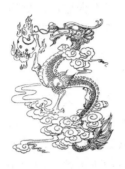

伤寒论浅注补正卷七

汉张仲景原文

闽长乐陈念祖修园浅注

男　蔚古愚元犀灵石仝校字

蜀天彭唐宗海容川补正

夔门邓其章云航参校

【补曰】此霍乱证，同伤寒下篇阴阳易、瘥后劳复，皆伤寒大病后常见之证，故皆附于《伤寒论》后，其痉湿暍篇本不应附于此，然仲师已自言曰，三种宜应分别以与伤寒相似，故此见之，据此数语，则此三篇附于《伤寒论》后，于义始备。旧本皆与厥阴合为一卷，而吾必另分为一卷者，尽以证治文法皆不可窜入厥阴篇，且仲景原序明言《伤寒杂病论》合十六卷，《金匮》九卷，即《杂病论》也，此当另为一卷，与《伤寒》六篇共作七卷，合之《金匮》，适符一十六卷之数。且痉湿暍附《伤寒论》之终，而又居《金匮要略》之首，一证见于两首，足见仲景已成《伤寒论》，并成此卷，后复念杂病尚不止此，因又作《金匮》一书，其痉湿暍又承接而论列之，欲人知二书连贯，当合读以尽其义也。

辨霍乱病脉证并治法

问曰：病有霍乱者何？答曰：中土为万物之所归，邪伤土，邪气与水谷之气一时交乱，故上呕吐而下利，邪正纷争，仓忙错乱，名曰霍乱。

此节言霍乱之邪在内也。

问曰：病发热头痛，身疼恶寒，尽同太阳伤寒，只是上吐下利，一时并作，杂以太阴证在内者，属何病？答曰：此名霍乱。霍乱之名，自来定于吐下，又或吐利止，而霍乱之内邪已解，而表邪未解，复更发热也。

此言霍乱之邪，内外俱病，内解而外未解，则霍乱转伤寒矣。夫曰利止，不曰吐止者，省文也。

伤寒，其脉因吐利后气虚而微，因吐利后血虚而涩者，其吐利本是霍乱，今更发热，又是伤寒，却至四日太阴，五日少阴，至阴经主气之上或转入于藏阴，则藏阴受邪，必复下利，何则？此证本由霍乱呕吐下利而得者，今若下利，是为重虚，不可治也。若利止发热，至四五日而病入，欲似大便，而反矢气，仍不利者，为不入于阴，而仍属阳明也。属阳明则燥气在上，便必硬。十三日经气两周自愈。所以然者，以行其经尽故也。

此承上文而言霍乱之邪，若从内而外，即是伤寒，内而益内，转入于阴，即为不治之证。

霍乱，下利止后，复更发热，而为伤寒，当便硬，硬则胃阳已复，寒邪已去，能食者愈。今反不能食，到后经中，复值阳明主气之期，胃和故颇能食，即复过一经，三传而至十三日，亦能食。又过十三日之一日，乃十四日，又当阳明主气之期，阳明气旺，当愈。若不愈者，又当于别经中求之，不专属于阳明也。伤寒传经，当活泼泼看去，不可胶柱而鼓瑟也。

此再申上文之义。

霍乱利止后，恶寒脉微，阳气虚不能支，而复利，夫中焦取汁，化而为血，下利则伤其中焦之气，血之根元亏矣，利虽止而亡血也。用四逆加人参汤主之，四逆汤补阳气，加人参以滋中焦之汁。

此言虚寒利后，温药中须得补气，以致水之妙也。

四逆加人参汤方

即于四逆汤方内加人参一两。

【蔚按】论云恶寒脉微而复利，利止无血也。言霍乱既利而复利，其证恶寒，脉又微，可知阳气之虚也。然脉证如是，利虽止而非真止，知其血已亡也。此亡血，非脱血之谓，即人则亡阴之义也。《金匮》曰：水竭则无血，即为津液内竭，故以四逆汤救其阳气，又加人参生其津液。柯韵伯疑四逆汤原有人参，不知仲景于回阳方中屏绝此味，即偶用之，亦是制热药之太过，惟救阴方中乃加之。韵伯此言，可知未尝梦见《本草经》也。

呕吐而利，一时并作，病名霍乱。头痛发热身疼痛，内霍乱而外伤寒，得阳明之燥气而热多。欲饮水者，以五苓散主之，助脾土以滋水精之四布，不得燥气而寒。多不用水者，理中焦而温补其虚寒，以理中丸主之，然丸不及汤，丸缓而汤速也。

【述】此言霍乱内伤脾土，无论寒热，而皆以助脾为主也。

【正曰】得阳明之燥气而热多，此语差矣。阳明之热，是白虎汤证，此五苓散之热，是太阳之水气溢泄，而卫阳与之相争也。若解为燥气，则与吐利服五苓散之法皆不合矣。水饮停蓄亦发渴，观太阳篇五苓散证，自见不可误解为燥气，其理中汤证，解说则不差也。

理中丸方

人参　甘草　白术　干姜各三两

上四味，捣筛为末，蜜丸如鸡子黄大，以沸汤数合，和一丸研碎，温服之，日三服，夜二服。腹中未热，益至三四丸，然不及汤。汤法：以四物依两数切，用水八升，煮取三升，去滓，温服一升，日三服。附加减法：若脐上筑者，肾气动也，去术，加桂四两；吐多者，去术，加生姜三两；下多者，还用术；悸者，加茯苓二两；渴欲得水者，加术，足前成四两半；腹中痛者，加人参，足前成四两半；寒者，加干姜，足前成四两半，腹满者，去术，加附子一枚。服汤后如食顷，饮热粥一升许，微自温，勿发揭衣被。总结服汤后法。

【蔚按】论云：霍乱头痛，发热疼痛，热多饮水者，五苓散主之。寒多不用水者，理中丸主之。夫曰霍乱者，呕吐而利也。头痛发热，身疼痛者，内霍乱而外伤寒也。热渴者，以五苓散，助脾土以滋水津之四布。寒而不渴者，用理中丸，理中焦而交上下之阴阳。盖以上吐下利，不论寒热，治宜专顾其中也。

【王晋三云】人参、甘草，甘以和阴，白术、干姜，辛以和阳，辛甘相辅以处中，则阴阳自然和顺矣。

【正曰】五苓散功并利水，水利则津生，义详太阳篇。此云滋水津之四布，于义不合。

此为温补第一方，论中言四逆辈，则此汤俱在其中。又治大病瘥后，喜唾，善读书者，于"喜唾"二字推广之，凡脾胃虚皆是，便可悟调理之善方矣。

【程郊倩曰】参、术、炙草，所以固中州，干姜守中，必假之焰釜薪而腾阳气，是以谷入于阴，长气于阳，上输华盖，下摄州都，五脏六腑，皆以受气矣。此理中之旨也。

吐利止，为内邪已解，而身痛不休者，则外之余邪尚未尽也，是当消息和解其外，宜桂枝汤小微和之。

此言里和而表未和也。"消息"二字最妙，不然四逆桂枝新加汤证，与此证只差一黍。

霍乱之为阴虚者，中焦之津液内灌溉于脏腑，外濡养于筋脉，吐则津液亡于上矣，利则津液亡于下矣，汗出则津液亡于外矣。亡于外则表虚而发热恶寒，亡于上下，无以荣筋，而四肢拘急。无以顺接而手足厥冷者，以四逆汤主之，助阳气以生阴液，方中倍用炙甘草，以味补阴。

【述】此言四逆汤能滋阴液也。此证尚可治者，在发热一证，为阳未尽亡。"滋阴"二字，不可令张景岳、薛立斋、李士材、冯楚瞻、叶天士一流人闻之，费了多少熟地黄、地黄炭、何首乌之类以误人也。

【正曰】此病明是寒症四肢拘急，亦是《内经》所谓诸寒收引也，故用四逆以治其寒。强解作滋阴，实为支离。

霍乱之为阳虚者既吐且利，阳气亡于上下矣。小便复利而大汗出，阳气亡于表里矣。下利清谷，里寒甚也，寒甚于内而格阳于外，故内寒外热。诊其脉微而欲绝者，惟阴无阳，生阳不升故也，宜急回阳，以四逆汤主之。

【述】此言四逆汤能助阳气也。"阳虚"二字，不可令熟于张景岳、薛立斋杂说之下闻之，以人参黄芪汤药误人不少。

阴阳气血俱虚，水谷津液俱竭，无可吐而吐自已，无有可下而下自断，亡阴亡阳之证仍在，故汗出而厥，四肢拘急不解，脉微欲绝者，更宜通脉四逆加猪胆汁汤主之，启下焦之生阳，助中焦之津液。

【述】此合上两节之证而言也。上节以四逆汤滋阴液，次节以四逆汤助阳气，此节气血两虚，又宜通脉四逆猪胆汁汤，生气而补血也。

【蔚按】论云吐已下断者，言阴阳气血俱虚，水谷俱竭，无有可吐而自已，无有可下而自断也。曰汗出而厥，脉微欲绝者，无阳气以主之也。曰四肢拘急者，无津液以养之也。此际若用四逆汤姜附之温，未尝不可以回阳；倍用甘草之甘，未尝不可以滋阴，然犹恐其缓而无济也。若用通脉四逆汤倍干姜之勇，似可追返元阳。然犹恐大吐大利之余，骤投大辛之味，内而津液愈涸，外而筋脉愈挛，顷刻死矣。师于万死中觅一生路，取通脉四逆汤以回其厥，以止其汗。更佐以猪胆生调，取气生俱在苦先入心，而脉复。以汁补中焦之汁，灌溉于筋则拘急解。辛甘与苦甘相济，斯阴阳二气顷刻调和，即四逆加人参汤之意。

但人参亦无情之草根，不如猪胆汁之异类有情，生调得其生气，为效倍神也。诸家囿于白通加法，谓格阳不入，借苦寒以从治之，堪发一笑。按古本只加胆汁，无人尿，张隐庵注有人尿，必有所本，读其注文，极有见解。张隐庵云：此节重言，以结上文两节之意。上两节皆主四逆汤，此言气血皆虚，更宜通脉四逆，加猪胆、人尿以治之。不曰吐利止，而曰吐已下断者，谓津液内竭，吐无所吐，下无所下也。若吐已下断，如所谓汗出而厥、四肢拘急之证仍然不解，所谓微脉、欲绝之脉依然如故，此为阴阳血气皆虚，更宜通脉四逆加猪胆汁汤主之。通脉四逆汤解见少阴篇。加水蓄之甲胆，乃起肾脏之精汁，上资心主之血；更加人尿，乃引膀胱之津液，还入胃中，取精汁内滋而血气调和之意。盖风、雨、寒、暑之邪直入中焦，皆为霍乱，若吐利太过而生气内伤，手足厥冷，脉微欲绝，皆宜四逆汤主之，无分寒与暑也，何也？正气受伤，止论正而不论邪，后人补立藿香正气散，以治吐利。此治微邪在胃，正气不伤，如此之证，弗药亦愈，即阴阳汤、黄土汤皆能疗之。若霍乱里虚，古圣止立四逆、理中二方，为急救正气之法。有谓藿香正气散治暑霍乱者，亦非也。余每见暑月病霍乱，四肢逆冷，无脉而死。藿香正气不过宽胸解表之剂，恶能治之？况夏月元气发泄在外，中气大虚，外邪卒至，救正犹迟，况疏散之剂乎？夫邪正相搏，有风雨寒暑之分，正受邪伤，止论正气之虚实，入脏即为不治之死证，非风暑为阳而寒雨为阴也。此为霍乱之大纲，学者宜服膺而弗失。高子曰霍乱之证，至汗出而厥，四肢拘急，脉微欲绝，乃纯阴无阳，用四逆汤，不必言矣。又加猪胆汁、

人尿者，津液而竭，阴血并虚，不当但助其阳，更当滋益其阴之意。每见夏月霍乱之证，四肢厥逆，脉微欲绝，投以理中、四逆，不能取效，反以明矾少许，和凉水服之而即愈，亦即胆汁、人尿之意。先贤立法，可谓周遍详明矣。

然治此当以胃气为主也，吐利之病在内，若发汗，先从外以解之，恐伤胃气也。今按其脉平，外解而内亦和也，但尚有小烦者。食入于胃，浊气归心，一时不能淫精于脉也。盖吐利初愈，以其脏腑新虚，不能胜受胃中之谷气故也。谷气足，经脉充，胃气复，烦自止矣。今之治伤寒者，辄禁其食，贻害不少。然与之有时，不令太早，与之有节，不令太过则愈。

此人言以胃气为本，经曰：得谷者昌，失谷者亡。霍乱吐利，胃气先伤，尤当顾之，故结此一条，以终霍乱之义。师每篇俱以顾胃气为总结，以人有胃气则生也，治病者当知所重矣。然今医亦耳食此二字，反以四君子汤、补中益气汤、归脾汤等为补中之剂，以栀子豉汤、竹叶石膏汤、调胃承气汤、泻心汤等为败胃之剂，江、浙、闽、粤四省尤甚，堪发一喟。

辨阴阳易差后劳复脉证

伤寒，男子新病差，而妇人与之交，得病名曰阳易；妇人新病差，而男子与之交，得病名曰阴易。言男女互相换易也。阴阳易之为病，其形相交，其气相感，形交则形伤，其人身体重，气交则气伤，其人少气。夫奇经冲、任、督三脉，皆行少腹前阴之间，前阴受伤故少腹里急，或引阴中拘挛，或热邪受三经而上冲于胸，髓海不足而为头重不欲举，精不灌目而为眼中生花，精不荣筋而为膝胫拘急者，以烧

裈散主之。

【述】此言伤寒余热未尽，男女交媾，毒从前阴而入，伤奇经冲、任、督三脉，而为阴阳易之病也。

烧裈散方

上取妇人中裈近隐处剪烧灰，以水和服方寸匕，日三服，小便即利，阴头微肿则愈。妇人病取男子裈裆烧灰。

【张隐庵曰】裈裆乃阴吹注精之的，盖取彼之余气，却彼之余邪，邪毒原从阴入，复使之从阴以出，故曰小便利，阴头微肿即愈。

伤寒大病差后，荣卫气血、阴阳水火始相调和而交会。若劳伤之而复作者，以枳实栀子豉汤主之。胃气新复，运化不及，若有宿食者，加大黄如博棋子大五六枚。

此言新差病后有劳复、食复之证也。劳复者，病后无大劳，如因言语、思虑、梳澡、迎送之类，复生余热也。食复者，《内经》所谓多食则复，食肉则遗是也。若犯房则复者，名女劳复，华元化谓为必死，愚随证以大剂调入烧裈散救之。

枳实栀子豉汤方

枳实三枚，炙 栀子十四枚，擘 豉一升，绵裹

上三味，以清浆水七升，空煮取四升，纳枳实、栀子煮取二升，下豉更煮五六沸，去滓，温分再服，覆令微似汗。按清浆水是淘米水二三日外味微酸者，取其安胃，兼清肝火。一说取新净黄土，以水搅匀，澄之，取其水之清者，盖欲藉土气以入胃耳。余每用俱遵前说。

【张隐庵曰】大病瘥后，则阴阳水火始相交会，劳其形体则气血内虚，其病复作，其证不一，故不著其病形，只以此方统治之。方中栀子清上焦之烦热，香豉散

下焦之水津，枳实炙香，宣中焦之土气，三焦和而津液生，津液生而气血复矣。若有宿食，则三焦未和，加大黄以行之，令燥屎行而三焦气血自相和合矣。今之医辈，凡遇此证，无不以补中益气汤误之也。

伤寒差已后，不因劳食而更发热者，乃余邪未尽而留于半表半里之间，宜转其枢，以小柴胡汤主之。若脉浮，热发在表也，以汗解之；若脉沉实者，热发在里也，以下解之。

【述】此五节，言伤寒瘥后，余邪未尽，有虚实，有寒热，有水气，有在表者，有在里者，有在表里之间者，皆宜随证而施治之也。按《尚论篇》云：汗下之法，即互上条，汗用枳实、栀子之微汗，下用枳实、栀子加大黄之微下。存参。

太阳寒水之气从下而上，运行于肤皮。今大病差后，太阳之气不能通行周遍于一身，止逆于下焦，从腰以下有水气者，以牡蛎泽泻散主之，盖腰以上属阳，阳水当从外泄，腰以下属阴，阴水当从下泄也。

【述】大病后用诸药峻攻，何反不顾其虚耶？正因水势未犯半身以上，急排其水，所全甚大。设用缓药，则阴水必侵入阳界，治之无及矣。倘因大病后遽行温补，岂知其后且有大患哉。

牡蛎泽泻散方

牡蛎 泽泻 栝蒌根 蜀漆洗去腥
葶苈熬 商陆根熬 海藻洗去咸，以上各等分

上七味异捣下筛为散更入臼中治之，白饮和服方寸匕，小便利后服，日三。

【蔚按】太阳之气，因大病不能周行于一身，气不行而水聚之，今在腰以下。宜从小便利之。牡蛎、海藻生于水，故能行水，亦咸以软坚之义也。葶苈利肺气而导水之源，商陆攻水积而疏水之流。泽泻

一茎直上，括蒌生而蔓延，二物皆引水液而上升，可升而后可降也。蜀漆乃常山之苗，自内而出外，自阴而出阳，所以引诸药而达于病所，又散以散之，欲其散布而行速也。但其性甚烈，不可多服，故曰小便利止后服。此方用散，不可作汤，以商陆水煮服杀人。

大病差后喜唾，是脾虚不能收摄津液，乃至久不了了者，胃上有寒，不能其行津液，以致涎沫涌出，当以丸药缓缓温之，宜理中丸。

【述】上节差后而得实证，此节差后而得虚寒之证，无虚虚实实，立论之章法也。

伤寒解后，气血虚少，血少不能充肌肉渗皮毛，故形体消瘦而虚羸。中气虚故少气，上言胃土有寒则喜唾，此证胃中有热则气逆欲吐者，以竹叶石膏汤主之。

【述】上节言虚寒证，此节言虚热证也。

竹叶石膏汤方

竹叶二把　石膏一斤　半夏半升，洗
麦门冬一升　人参三两　甘草二两，炙　粳米半升

上七味，以水一斗，煮取六升，去滓，纳粳米，煮米熟汤成，去米，温一升，日三服。

【张隐庵曰】竹叶凌冬青翠，得冬令寒水之气；半夏生当夏半，得一阴之气；参、草、粳米资养胃气以生津液；麦冬通胃气之络；石膏纹肌色白，能通胃中之逆气达于肌腠。总令津液生而中气足，虚热解而吐自平矣。

【男元犀按】徐灵胎云：此仲景先生治伤寒愈后调养之方也。其法专于滋养肺胃之阴气，以复津液，盖伤寒虽六经传遍，

而汗、吐、下三者皆肺胃当之。又《内经》云：人之伤于寒也，则为病热。故滋养肺胃，岐黄以至仲景，不易之法也。后之庸医，则用温热之药峻补脾肾，而千圣相传之精义消亡尽矣。

病人脉不浮、不沉，实为脉已解，脉解而病之解为真解矣。而日暮乃阳明之旺时，微烦，盖以大病新差之人，强与以谷，脾胃气尚弱，一时不能消谷，故令微烦。不必用药消之，止须减损其谷，则能消化而愈，何以谓之损？少少与之，非不与也。

【述】此又结谷气一条，以明病后尤当以胃气为本，而胃气又以谷气为本也。损谷即是纳谷之妙用，所谓以少许胜人之多许也。凡病人起居坐卧，俱听其自然，不可勉强，强则非所欲，反逆其性而不安矣，不特一食也。

【补曰】自柴胡汤节下，皆言余邪未净之证。柴胡汤主之一节，是言三焦膜中有余邪；牡蛎泽泻散一节，是言太阳膀胱不化气；理中丸一节，是脾虚有余寒；竹叶石膏汤一节，是肺虚有余热；损谷则愈一节，是胃虚不任谷。分别解之，则节节著实，无遁情矣。

辨痓湿暍脉证

伤寒所致，太阳痓湿暍三种，宜应别论，以为与伤寒相似，故此见之。痓，充至切。暍，音谒。

言三种所因虽不同，而俱伤太阳之气，与伤寒相似，故于伤寒之后见之。

【补曰】此数语，是仲景了结《伤寒》，引起《金匮》一个小序。而此三证者，证虽附于是篇，方则详于《金匮》。此篇之末，即是《金匮》之首，以见杂病应别论，不得不再作《金匮》。又见《金

匮》通于《伤寒》，皆可从此附见处起例矣。仲景此篇不列方，余于此篇亦少补正，以皆见于《金匮》，兹不重出。惟此篇承《伤寒》之终，即以启《金匮》之始，乃仲师教人要会通二书之意，故其序既合《金匮》为十六卷，而其文则由《伤寒》入《金匮》，从此病过渡矣。读者当观其通。

太阳中风之病，入于经俞，则强急反张，动摇口噤而为痉。风伤标阳，故发热。阳邪伤阳，阴液不通，故无汗。标阴既已，外应即不当恶寒，今反恶寒者，标本俱病也，纯阳无阴，故名曰刚痉。

此言刚痉，《金匮》有方。

太阳病，同前证，惟发热汗出，风入经俞而表里虚也。不恶寒者病标阳，而无本寒之气也。阳之汗，以天地之雨名之，汗出则刚强之气稍折，而柔和，故名曰柔痉。

此言柔痉，《金匮》有方。

太阳病，底面即是少阴，今痉病发热，是太阴表证。脉沉而细者，是少阴里脉，与寻常脉按之紧如弦，直上下行者不同。名曰痉，为难治。按此三字宜从《金匮》补入。

余著《金匮读》论之甚详而补其方，屡用屡效。

太阳病作痉者，血虚无以荣养其经脉也。发汗太多，汗即血也，即一汗证，可以例产后、金疮一切血虚之证，皆因之而致痉。

此言所以致痉之由也。

经云：因于风者，上先受之。故痉病上而身热，未及于下，故下而足寒。风伤太阳之经，故颈项强急。风伤太阳之气，故恶寒。阳气上行于头面，故时头热面赤。

太阳之脉起于目内眦，风热伤于经脉故目脉赤。颈项因强急而不能动，独头动呈风象而摇，强急则筋不舒而牙紧闭，故卒然口噤，况风邪客于会厌乎。背反张者，风邪入于经俞也。此刚柔二痉之见病也。

【述】此形容痉病之象，以明痉病不与伤寒中风同也。按前言刚柔二痉，《金匮》言刚者用葛根汤，柔者用桂枝加栝蒌根汤，皆太阳之治法，非既成痉病之治法也。《金匮》用大承气汤，具旋转乾坤之手段。余著《金匮读》于仲师欲言未言处，补出两方，皆是起死回生之剂。

【补曰】刚痉、柔痉皆非痉之正病，惟此两节是正言。痉病论详《金匮》。

关者，机关之室，真气之所过也。节者，周身三百六十五节，骨节之交，神气之所游行出入者也。湿伤太阳，流于关节而为病，则心所主神真之气为湿邪所伤，故关节疼痛而心烦。湿为阴邪，故脉沉而细者，此名湿痹。然风、寒、湿三气皆为能痹，不独湿也。欲辨其为真正湿痹之候，必其人水道不行而小便不利，湿淫于内而大便反快，但当利其小便，则湿从小便而出矣。

此言湿流关节之病也。然湿者，六气之一也，但一气中犹有分别。雾露之气，为湿中之清，伤人皆中于上；雨水之湿，为湿中之浊，伤人皆中于下。变称太阳者，病由荣卫而入，荣卫皆属太阳也。此条论地气之湿，乃湿之浊者也，故曰但当利其小便。若雾露之清邪，即当以微似汗解之条，内药鼻中以取嚏，亦外治之解法也。此证师未立方，而五苓散及甘草附子汤之类可悟。

湿家之为病，湿行于周身肌肉之间，故一身尽疼。湿与阳气合并而为热，故发热。湿热郁于肌肉之间，故身色如似熏黄。

【述】上节言湿邪凝著于内，不能化热而为湿，此节言湿邪发热于外，化为热而为熏黄也。按熏黄如烟熏之状，黄而带黑也。黄家有阴阳之别，阳黄明亮，阴黄暗黑，师于《金匮》有五苓散加茵陈，与论中茵陈蒿汤等方寒热不同，不可不辨。

湿病禁下者，不可不知。湿家病在太阳，太阳之脉上额交颠，夹背脊而行于两旁。雾露之湿，清邪中上，邪著太阳，阳气聚而不行，故其人他处无汗，而但头汗出。湿邪滞碍而其经输不利，故背强。湿为阴邪，阴气盛于表，故欲得被覆而喜向火。此其病尚在于表也，若下之太早，则寒热之邪陷入于胃而为哕。且胃居中焦，胃病则上下二焦亦病，上焦之气不降，则浊气郁塞而胸满，下焦之气不升，则气化不行而小便不利。舌上如胎者，乃湿滑而白，似胎非胎也，总由寒湿之邪陷于胸膈，命门之阳郁于下焦，以"丹田有热，胸中有寒"八个字为不易之勘语。丹田有热，故渴欲得饮，胸中有寒，故虽欲得水，而不能饮，则口燥似喜水，又似恶水，其难过之状而为烦也。受业何鹤龄案：张氏拟补黄连汤，闽医相沿用五苓散。

述此湿邪误下之逆于胸，而为下热中寒之证也。此合下节俱言湿家不可下也。

【补曰】胸中与丹田，皆是膜油相连，寒湿之气既入胸中之膜间，则闭塞在膈也。其与丹田气海应出之气，因胸膈闭而不得出，则郁而为热。注家于丹田胸中尚不知其道路，而妄补黄连汤、五苓散，真是强作解事。

湿家误下之，则额上汗出，以阳明之脉交额中，此阳明之气绝而真液上泄也。且见微喘，以太阳之气与肺相合而主皮毛，此太阳之气绝而真气上脱也。且见小便利者，以少阳三焦司决渎而出水道，此少阳之气绝而津液下注也。三阳气绝，上下离脱故死。若下利不止者，中土败而地气陷，不必三阳气绝而亦主死。

【述】此言湿家下之而上脱下泄，而为不治之死证也。

问曰：风胜为行痹，湿胜为著痹，一属阳，一属阴，风湿不和而两相搏，以致一身尽疼痛。若阴阳和则雨露降，法当汗出而解。然阳之汗，以天之雨名之，值天阴雨不止，医云此阴雨之时，天人之气相应，正可发其汗。今汗之而其病犹有不愈者，何也？答曰：汗者所以和阴阳也。盖发其汗，汗大出者，风为阳邪，但风气去即阳气衰，阳衰阴盛，而阴邪之湿气仍在是故不愈也。若治风湿者，发其汗，但微微似欲汗出者，则阴阳两不相负，而风湿俱去也。

【述】此节论风湿，次节论寒湿，末节论所以致风湿，而寒湿亦在其中矣。

雾露之湿为清邪，自上受之，湿家病关节不疼痛，止是半身以上疼痛，不发热似熏黄，而发热止是面黄。肺司气而主皮毛，湿袭于皮毛，故气不顺而喘。阴证无头痛，湿未入阴，故头痛。湿袭皮毛，内壅肺气，故鼻塞。湿气弥而不散，亦扰心主而生烦。此湿邪但在上焦，毫不犯里，故其脉视出阳之大，不犯胃气，自能饮食，脾气亦舒而腹中和，因而断曰脏腑无病。病在头中，寒湿故鼻塞。病浅不必深求，毋庸致剂，止内辛香开发之药于鼻中，宜泄头中之寒湿则愈。

【述】此言寒湿伤于高，表里气自和，宣通其空窍而自愈也。按朱奉议用瓜蒂散纳之。

【补曰】头中寒湿之"中"，当读仄声。

病者风湿相搏，一身尽疼，发热每于日晡所剧者以日晡所为阳明王时，太阳湿土郁而不伸也，此名风湿。然所以致此风湿之病，乃伤于汗出当风，汗随风复入皮腠而为风湿也。或久伤取冷所以致风湿也。致风湿者以此，而其所以致寒湿者亦可以类推矣。

【述】上节言治风湿之法，而未及致风湿之因，故特申明其故，以终湿痹之义。

【钱天来云】病因汗出当风，夫汗出则腠理开，当风则风乘腠理矣。风邪既入，汗不得出，以离经之汁液，既不得外出皮毛，又不能内返经络，留于肌腠而为湿，此即人身汗液之湿也。其或暑汗当出之时，伤于纳凉太过，使欲出之汗不得外泄，留著肌腠而致病，与汗出当风无异也。《金匮》用麻黄杏仁薏苡甘草汤。

太阳中热者，暍是也。暍者，暑也。暑干肌腠而表气虚微，所以其人汗出。太阳以寒为本，故恶寒。暑湿之邪内合太阳之标热，故身热而渴也。

【述】此三节论暍伤太阳。暍者，暑也。《金匮》用白虎加人参汤。

太阳中暍者，其证身热疼重而脉微弱。此以夏月因受暑热，而复伤冷水，水行皮肤中所致也。推之夏月阳浮阴伏，凡畏热贪凉，皆可以伤冷水，例之病在阴经即为阴证，岂可一以清凉治暑哉。

此言暑热常合湿邪为患，《金匮》治以一物瓜蒂汤。方用瓜蒂二十七个，水一升者，取五合，去滓顿服。后人推广其义，用五苓散、大顺散、小半夏茯苓汤、十味香薷饮、白虎加苍术汤，皆兼治湿也。无形之热伤其肺金，用白虎汤救之；有形之湿壅其肺气，用瓜蒂汤通之。

【正曰】上节热者暍是也，是暍之正文，此节伤冷水，非暍证也。仲景因于此，正恐人误认为暍，故特辩之。今人创为阴暑之说，则反生葛藤。

太阳中暍者，病标本之气，故发热恶寒。病所循之经，故身重而疼痛。热伤气，故其脉弦细芤迟。膀胱者，毫毛其应，故小便已洒洒然毛耸。阳气虚，不能荣于四肢，故手足逆冷，小有劳身即热，气虚不能自支也。口开前板齿燥，以荣而动阳热，阴液不能上滋也。此表里经脉俱虚，不可汗下温针，倘若误认为伤寒而发汗，则表虚而恶寒甚。若因其寒甚而加温针，则经脉虚而发热甚。若因其发热甚而数下之，则里虚而津液伤，故淋甚。

此言中暍之阴证，发热恶寒，至手足逆冷，皆阴寒之脉证。"小有劳"三句，是虚而有热之见证，火汗下皆为所戒，而治法从可推矣。

【正曰】此非中暍之阴证也。既曰阴寒，而又曰虚而有热，义实难通。盖此节以弦细芤迟之脉为主，言其人素虚而骤得此热暍之病也。故以汗下温针为戒，谓其人素虚寒则可，谓其人中阴暑则不可。"阴暑"二字，皆后世之谬谈，万不可引入仲景书中。

跋

注《伤寒论》有五难：变易原文，各逞己见，以恣辩论，遂至颠倒错乱，后学莫得寻其层次，虽贤如柯韵伯亦所不免，余何足论焉，则不讲文法，一难也。论中逐节相生，首尾连贯，如发汗后不可更行桂枝汤节，与下后不可更行桂枝汤节，文虽同而有汗后、下后之别，乃有以为重出而去之者，其他应分不分，应合不合者，难以枚举。则不求章法，二难也。汉文古奥，每于虚字处见精神，如第一句太阳之为病，"之为"二字，人以为虚语，其实是说太阳经气之中，所为出诸病，似此类者甚多。其尤易见者，伤寒脉浮滑，此表有热里有寒节，竟有改为表有寒，里有热，则不考治法，三难也。经方本《汤液经》，效如桴鼓，乃有畏其难而莫之用，如麻黄升麻汤之类，有因其缺而补之，如皮日休补禹余粮丸，犹有见解，至每节下必补出某方，甚为笨痴可厌，则不审方法，四难也。全书有提纲，有结束，论某证某治法，合数节而成一章，然六经外何以终于霍乱、阴阳易篇？厥阴篇何以与末二篇同以胃气结束？则不标读法，五难也。《伤寒论浅注》曾有一于是乎？仲师自序云：伤夭横之莫救，是编亦以伤夭横而著之也。王叔和序《伤寒论》云拟防世急，是编亦正以防世急也。然则吾夫子之注是篇，其寿世寿民之意亦深矣。

嘉庆岁次庚辰孟春受业弟宾有、侄道著仝谨跋

【补曰】修园书跋语甚多，只赞其书之妙，与仲景原文无涉。余为此书为发明仲景原文起见，非代刻修园之书也，故其跋皆删去，而独存此篇，以其见解尚有益于读者。

附　识

【蔚按】医道之不明也，皆由于讲方而不穷经之故。《神农本草经》明药性也，未尝有配合之方。《灵枢》《素问》明造化阴阳之理，原其得病之由，除鸡矢醴、半夏秫米汤等方外无方。《难经》八十一章，阐明《内经》之旨，以补《内经》所未

言，亦无方。至汉·张仲景得商·伊圣《汤液经》，著《伤寒论》《金匮要略》二书，专取伊圣之方，而立三百九十七法，法以方而行，方以法而定，开千百年之法眼，不可专谓为方。仲景后此道渐晦，至唐赖有孙思邈，起而明之，著《千金方》，其方俱从《伤寒论》套出，又将《伤寒论》一一备载不遗。惜其字句不无增减，章节不无移易，又不能阐发其奥蕴，徒汲汲于论中各方，临摹脱换，以求新异，且续刻《千金翼》以养性补益各立一门，遂致后医以补脾补肾、脾肾双补、补气补血、气血两补、温补凉补、不温不凉之平补等方迎合于富贵之门，鄙陋之习由此渐开，究非《千金方》之过，不善读《千金方》之过也。后学若取其所长，弃其所短，则《千金》书何尝非仲景书之翼也耶。《千金》私淑仲景，时有羹墙之见，其方托言龙宫秘方，盖以仲景居卧龙冈，其《伤寒》《金匮》方即为龙宫方，老生恒谈神明瘥鬼神来告，岂其真为神授哉。家严少孤，家徒四壁，半治举子业，半事刀圭家，日见各医竞尚唐宋各汇方，金元刘、张、朱、李四大家，以及王宇泰、薛立斋、张景岳、李士材辈，滥收各方而为书，是有方之书得，而无方之书遂废，心甚悯之，每欲以家藏各方书付之祖龙，而于无方之《本经》《内经》《难经》之祖述伊圣之经方，仲景书寝食数十年弗倦，自《千金》以下无讥焉。壬子登贤书后，寓都门，适伊云林先生患中风证，不省人事，手足偏废，汤米不入者十余日，都门名医咸云不治，家严以二大剂起之，名噪一时，就诊者门外无虚。辄后因某当事，强令馆于其家，辞弗就，拂其意。癸丑秋托病而归，后出宰畿辅，恐以医名蹈癸丑岁之前辙，

遂绝口不谈，犹私自著书，尝语蔚曰：三不朽事，立言居其一，诗文词赋不与焉。有人于此，若能明仲景之道，不为异端末学所乱，民不夭扎，其功德且及于天下后世也。前刻《公余医录》等书，皆在保阳官舍而成，而《伤寒论》《金匮要略浅注》二书，稿凡三易，自喜其深入显出，自王叔和编次，成无己注释后，若存若没，千有余年，至今日方得其真谛，与时俗流传之医书大有分别。所苦者，方中分两轻重、煮渍先后、分服顿服、温服少冷服等法，毫厘间大有千里之判，不得从俗本。编为歌括，以便记诵，命蔚于歌括后各有拟注，亲笔改易，其于蔚之千虑一得处，则圈之又圈，点之又点，意欲大声急呼，唤醒千百医生，靡靡欲悟中，忽然警觉而后快。至于《金匮》方，又命弟元犀韵之，蔚则仿建安许氏内台方议体，为之逐条立议焉。盖以高年之心，不堪多用，蔚与弟元犀不过效有事服劳之道，非敢轻动笔墨也云尔。**时嘉庆二十四年岁次己卯冬至后五日也，男蔚谨识。**

【蔚再按】以上拟注及附识一条，皆家严亲笔圈点，蔚谨遵而不敢违，付刻后每欲于注中说未了者，续出数条，庶无剩义，因阅时贤徐灵胎医书六种，其首卷有论六条，颇见晓畅，蔚可以不必再续也。今附录于后，以公同好。

方药离合论

论共六首，俱徐灵胎著。灵胎名大椿，江苏吴江人也。

方之与药，似合而实离也，得天地之气，成一物之性，各有功能，可以变易血气以除疾病，此药之力也。然草木之性，与人殊体，入人肠胃，何以能如人之所欲以致其效？圣人为之制方以调剂之，或用以专攻，或用以兼治，或相辅者，或相反者，或相用者，或相制者，故方之既成，能使药各全其性，亦能使药各失其性，操纵之法，有大权焉，此方之妙也。若夫按病用药，药虽切中，而立方无法，谓之有药无方。或守一方以治病，方虽良善，而其药有一二味与病不相关者，谓之有方无药。譬之作书之法，用笔已工而配合颠倒，与夫字形俱备而点画不成者，皆不得谓之能书。故善医者，分观之而无药弗切于病情，合观之而无方不本于古法，然后用而弗效，则病之故也，非医之罪也。而不然者，即偶或取效，隐害必多，则亦同于杀人而已矣。至于方之大小奇偶之法，则《内经》详言之，兹不复赘云。

古方加减论

古人制方之义，微妙精详，不可思议。盖其审察病情，辨别经络，参考药性，斟酌轻重，其于所治之病不爽毫发，故不必有奇品异术，而沉锢难险之疾投之辄有神效，此汉以前之方也。但生民之疾病，不可胜穷，若必每病制一方，是曷有尽期乎？故古人即有加减之法，其病大端相同，而所现之证或不同，则不必更立一方，即于有方之内，因其现证之异而为之加减。如《伤寒论》中治太阳病，有桂枝汤；若见项背强者，则用桂枝加葛根汤；喘者，则用桂枝加厚朴杏子汤；下后脉促胸满者，桂枝去白芍汤；更恶寒者，去白芍加附子汤。此犹以药为加减者也，若桂枝麻黄各半汤，则以两方为加减矣。若发奔豚者用桂枝加桂汤，则以又药之轻重为加减矣。然一二味加减，虽不异本方之名，而必明著其加减之药。若桂枝汤倍用芍药而加饴糖，则又不名桂枝加减饴糖汤，而为建中汤，其药虽同而义已别，则立名亦异，古法之严如此。后之医者不识此义，而又欲托名用古，取古之方中一二味，而即以某方目之，如用柴胡则即曰小柴胡汤，不知小柴胡之力全在人参也；用猪苓、泽泻即曰五苓散，不知五苓之妙专在桂枝也；去其要药，杂以他药，而仍以某方目之，用而不效，不知自咎，或则归咎于病，或则归咎于药，以为古方不可治今病。嗟呼！即使果识其病，而用古方，支离零乱，岂有效乎？遂相戒以为古方难用，不知全失古方精义，故与病毫无益而反有害也。然则当何如？曰能识病情，与古方合者则全用之，有别证则据古法加减之，如不尽合，则依古方之法，将古方所用之药而去取损益之，必使无一药之不对证，自然不悖于古人之法，而所授必有神效。

【补曰】仲景凡以某方为主者，皆有加减出入，世谓经方不可加减，皆读书未化之故，须知仲景亦常有加减之方，明明示人加减之法，要在会通其理，然后可议加减。

方剂古今论

后世之方，已不知几亿万矣，此皆不足以名方者也。昔者圣人之治方也，推药理之本原，识药性之专能，察气味之从逆，审脏腑之好恶，合君臣之配偶，而又探索病源，推求经络，其思远，其义精，味不过三四，而其用变化不穷，圣人之智真与天地同体，非人之心思所能及也。上古至今，千圣相传，无敢失坠，至张仲景先生，复申明用法，设为问难，注明主治之证，其《伤寒论》《金匮要略》，集千圣之大成，以承先而启后，万世不能出其范围，

此所谓古方，与《内经》并垂不朽者。其前后名家，如仓公、扁鹊、华佗、孙思邈诸人，各有师承，而渊源又与仲景微别，然犹自成一家，但不能与《灵》《素》《本草》一线相传为宗枝正脉耳。既而积习相仍，每著一书，必自撰方，千百唐时诸公，用药虽博，已乏化机。至于宋人，并不知药，其方亦板实浮浅。元时号称极盛，各立门庭，徒逞私见。迨乎前明，蹈袭元绪余而已。今之医者，动云古方，不知古方之称，其指不一，若谓上古之方，则自仲景先生流传以外无几也。如谓宋元所制之方，则其可法可传者绝少，不合法而荒谬者甚多，岂可奉为典章？若谓自明人以前皆称古方，则其方不下数百万。夫常用之药不过数百品，而为方数百万，随拈几味，皆已成方，何必定云某方也。嗟！嗟！古方何其严，今之方何其易。其间亦有奇巧之法、用药之妙，未必不能补古人之所未及，可备参考者，然其大经大法，则万不能及其中，更有违经背法之方，反足贻害。安得有学之士，为之择而存之，集其大成，删其无当，实千古之盛举，余盖有志而未遑矣。

古今方剂大小论

今之论古方者，皆以古方分两太重为疑，以为古人气体厚，故用药宜重，不知此乃不考古而为此无稽之谈也。古时升斗权衡，历代各有异同，而三代至汉，较之今日，得十之二。余亲见汉时有六升铜量，容今之一升二合。如桂枝汤乃伤寒大剂也，桂枝三两，芍药三两，甘草二两，共八两，二八不过一两六钱为一剂，分作三服，则一服药不过今之五钱三分零。他方间有药品多而加重者，亦不过倍之而已。今人用

药必数品，各一二钱或三四钱，则反用三两外矣。更有无知妄人，用四五两作一剂。近人更有用熟地八两为一剂者，尤属不伦。用丸散亦然，如古方乌梅丸，每服如桐子大二十丸，今不过四五分。若今人之服丸药，则用三四钱至七八钱不等矣。末药只用方寸匕，不过今之六七分，今亦服三四钱矣。古人之用药分量，未尝重于今日，《周礼·遗人》凡万民之食，食者人四釜。注：六斗四升曰釜，四釜共二石五斗六升，为人一月之食，则每日食八升有余矣。而谬说相传方剂日重，即此一端而荒唐若此，况其深微者乎。盖既不能深思考古，又无名师传授，无怪乎每举必成笑谈也。

煎药法论

煎药之法，最宜深讲，药之效不效，全在乎此。夫烹饪禽鱼羊豕，失其调度，尚能损人，况药专以之治病而可不讲乎？其法载于古方之末者，种种各殊。如麻黄汤，先煮麻黄，去沫，然后加余药同煎，此主药当先煎之法也；而桂枝汤又不必先煮桂枝，服药后须啜热粥以助药力，又一法也；如茯苓桂枝甘草大枣汤，则以甘澜水先煎茯苓；如五苓散，则以白饮和服，服后又当饮暖水；小建中汤，则先煎五味，去渣而后纳饴糖；大柴胡汤，则煎减半，去渣再煎；柴胡加龙骨牡蛎汤，则煎药成而后纳大黄。其煎之多寡，或煎水减半，或十分煎去二三分，或止煎一二十沸，煎药之法，不可胜数，皆各有意义。大都发散之药及芳香之药，不宜多煎，取其生而疏荡。补益滋腻之药，宜多煎，取其熟而停蓄，此其总诀也。故方药虽中病，而煎法失度，其药必无效益。病家之常服药者，或尚能依法为之，其粗鲁贫苦之家，安能

如法制度？所以病难愈也。若今之医者，亦不能知之矣，况病家乎。

服药法论

病之愈不愈，不但方必中病，方虽中病而服之不得其法，则非特无功，而反有害，此不可不知也。如发散之剂，欲驱风寒出之于外，必热服而暖覆其体，令药气行于营卫，热气周遍，挟风寒而从汗解。若半温而饮之，仍当风坐立，或仅寂然安卧，则药留肠胃，不能得汗，风寒无暗消之理，而营卫反为风药所伤矣。通利之药，欲其化积滞而达之于下也，必空腹顿服，使药气鼓动，推其垢浊从大便解，若与饮食杂投，则新旧混杂，而药气与食物相乱，则气性不专，而食积愈顽矣。故《伤寒论》等书，服药之法，宜热宜温，宜凉宜冷，宜缓宜急，宜多宜少，宜早宜晚，宜饱宜饥，更有宜汤不宜散，宜散不宜丸，宜膏不宜丸，其轻重、大小、上下、表里治法各有所当，此皆一定之至理，深思其义，必有得于心也。

【补曰】以上各条，于仲景书颇有发明，故特采入，以为读是书者之一助。

考 古

钱天来云：汉之一两，即今之二钱七分也。一升即今之二合半也。汪苓友云：古云铢者，六铢为一分，即二钱半，二十四铢为一两也。云一升者，即今之大白盏也，古方全料谓之一剂，三分之一谓之一服。凡用古方，先照原剂，按今之马子，折实若干重。古方载三服者，只取三分之一，遵法煎服。载两服者，宜分两次服之，顿服者，取一剂而尽服之，只要按今之马子折之。至大枣、乌梅之类，仍照古方枚

数，以马子有古今之不同，而果枚古今无异也。程扶生云：古以二十四铢为一两，一两分为四分，去声。六铢为一分，计二钱五分，则所谓十八铢者，盖三分之重，古之七钱半也。然以古今量度及钜黍考之，以一千二百黍之重，实于黄钟之龠，得古之半两，今之三钱也。合两龠为合，得古之一两，今之六钱也。十铢为一千黍之重，今之二钱半也。一铢为百黍之重，今之二分半也。或又谓古今量度，惟汉最小，汉之一两，惟有今之三钱半强，故《千金》《本草》以古三两为今一两，古三升为今一升。然世有古今，时有冬春，地有南北，人有强弱，大约古用一两，今用一钱足矣，宜活法通变，不必胶柱而鼓瑟，则为善法仲景者矣。

【愚按】诸说颇有异同，大抵古之一两，今折为三钱，不泥于古而亦不离于古也。

劝读十则

凡积重难反之势。骤夺其所好，世所惊疑，今且浅而商之。明药性始于《神农本经》，论病情始于《灵枢》《素问》，以药治病始于伊尹《汤液》。迨汉仲景出，集尹圣及上古相传之经方，著《伤寒论》及《金匮玉函经》二书，《外台》谓又有《小品》一书，今失传方诸举业家与四子书无异，而犹有疑之者，岂四子之书亦不可读乎。则以读仲师书为第一劝。

仲师书文义古奥难读，即刘、张、朱、李四家，明时以张长沙与刘河间、李东垣、朱丹溪为四家，此李士材之误也。张石顽云：张是张子和，当知相沿之误。虽尊仲圣之名，鲜有发挥。更有庸妄者，颠倒是非，谓仲师专工于伤寒，其桂枝、麻黄只

行于西北，宜于冬月，以芎、苏、羌、独、荆、防等剂，为感冒切用之品，以补中、归脾、八珍、六味等方，为杂病平稳之方。百病不究根由，只以多热为阴虚，多寒为阳虚，自夸为挈领提纲之道，究竟伪术相师，能愈一大病乎。夜气犹存，举生平所治之证，悉心自问，当亦知所变计也。则以知过必改为第二劝。

经方效如桴鼓，非若后世以地黄补阴，以人参补阳，以香砂调气，以归、芎调血，笼统浮泛，待病气衰而自愈也。《内经》云：一剂知，二剂已，又云覆杯而卧，《伤寒论》云一服愈，不必尽剂。可知古人用药，除宿病痼病外，其效只在半剂一二剂之间。后世如薛立斋《医按》云服三十余剂及百剂效，李士材云备参五斤，期于三月奏效，此岂果服药之效哉，乃病气衰而自愈，若辈贪天之功而为己力也。余阅其案，深悯病人之困于药甚于桎梏也。则以经方之疗效神速，为第三劝。

《伤寒论》一百一十三方，以"存津液"三字为主。试看桂枝汤和平解肌，无一非养液之品，即麻黄汤轻清走表，不加姜之辛热，枣之甘壅，从外治，外不伤荣气亦是养液之意。故统制一剂，分为三服。不必尽剂可愈，愈后亦无他病。近医芎、苏、羌、独、荆、防、苍、芷，苦燥辛烈，大伤阴气，最陋，是吾闽习气，谓二陈汤为发汗平稳之剂，方中如陈皮之耗气，半夏之耗液性涩，如血出不止，以此药生捣敷之则止，止血即止汗之验。茯苓渗利太早致邪陷入少阴皆所以涸其汗原。此二字，余切究十年方悟。留邪生热，以致变成烦躁大渴、谵语神昏等证，所谓庸医误人者此也。至于《金匮》一百四十三方，大旨是"调以甘药"四字，后世之四君子汤、

补中益气汤及四物、八珍、十全、归脾、逍遥等剂，颇得甘调之意，而偏驳不驯，板实不灵，又不可不知。则明经方之有利无害，为第四劝。

仲师为医中之圣人，非至愚孰敢侮圣。所疑者其方也，方中无见证治证之品，且铢量升斗畏其大剂，不敢轻试。不知本草乱于宋元诸家，而极于明之李时珍。能读本经，洞达药性者，自知其三四味中备极神妙。况古人升斗权衡，三代至汉，较之今日，仅十之三，每剂分三服，一服亦不过七八钱与两零而已，较之时方之重者乃更轻，今以古今之马子折算，又为之浅浅解释，俾知经方，道本中庸人与知能，为第五劝。

先入为主，人之通患也，桂枝汤、小柴胡汤，无论伤寒杂病、阳经阴经，凡荣卫不和者，得桂枝而如神，邪气不能从枢而外转者，得柴胡而如神。今人惑于《活人》春夏忌桂枝之说，又惑于前医邪在太阳误用柴胡，反致引入少阳之说，及李时珍虚人不可多用，张岳景制五柴饮列于散阵，遂致应用不用，误人无算。而不知二药神农列之上品，久服可以却病延年。今之信各家而不信神农，诚可怪也。闽医习见余用桂枝汤万一无失，此数年来，自三钱亦至用八九钱而效者，咸知颂予创始之德。至于柴胡不过四钱而止，而浙省、江苏每用必以龟血拌蒸，最多不过二钱，皆先入之说误之也。不知长沙方柴胡用至八两，取其性醇，不妨多服，功缓必须重用也。《本经崇原》云：柴胡出于银州者佳。今市中另有一种柴胡，不知何草之根，害人不浅。推之细辛、五味，用不过一钱，大枣不过二枚，生姜不过二片，种种陋习，皆违经旨，吾愿同事者，先进去市中徇人

恶习，而以愈达愈上，为第六劝。

起死回生，医之道也，如医家束手，病家待毙，察其为杂法所误，先与病家说明，璧其方资，愈不受谢，照仲师法四逆、白通以回阳，承气、白虎以存阴，助其枢转，运其针机，脏腑调和，统归胃气，危急拯救，不靠人参。此一句为病家之脑后下一针也。经方无用参为救急法，惟霍乱有理中丸汤方，然汗厥脉微欲绝，以通脉四逆如猪胆汤为主，又无取乎人参，第不可与读薛氏、景岳等书人说也。其有任，亦可救十中二三。余自临证三十余年，知经方之权夺造化，为第七劝。

经方愈读愈有味，愈用愈神奇，凡日间临证立方，至晚间一一于经方查对，必别有神悟，则以温故知新为第八劝。

医门之仲师，即儒宗之宣圣，凡有阐扬圣训者则尊之，其悖者则砭之，障川东流，功在吾辈，如四家中，刘河间书虽偏苦寒，尚有见道之处；朱丹溪虽未究源头，却无支离之处；张子和瑕瑜参半；最下是李东垣，树论以脾胃为主，立中以补中为先，徇其名而亡其实，燥烈劫阴，毫无法度，尝考医论中载其人富而好名，巧行其术，邪说流传，至今不熄，正与仲师养津液及调以甘药之法相反，不可不知。至于李时珍、王宇泰之杂，李士材之浅，薛立斋之庸，赵养葵之妄，张景岳、陈远公、冯楚瞻之浮夸影响，不使一字寓目，方可入于精微之奥。坊刻切庵等本，虽云耳食，却有一二道得著处，但于仲师方末，杂引陶节庵诸辈臆说，不无朱紫之乱，入门时姑参其说，终为乡愿矣。则以专一不杂为第九劝。

亚圣有云：予岂好辩哉，不得已也。今医学各门成户，所藉乎明先圣之功，溯

委穷源不绝于口，则陷溺未及久，颖慧过人者，自必悔而就学，道不孤矣。若言之过激，则怨而生谤，位置太高，则畏而思避，踽踽独行，济人有几？凡我同人，务宜推诚相与，诚能动物，俾此道日益昌明，则以有言无隐，和气可亲，为第十劝。

【补曰】十条多痛快语，间亦有过拘过激处，然其大意皆有益于医学，故概录之。

医病顺其自然说

病人之吉凶祸福，寄之于医，医者之任重，然权不操诸医，而操诸用医之人，何也？人有大病，庸医束手无策，始求救于名医。名医入门诊毕，告以病从何来，当从何去，得那一类药而增剧者何故？得那一类药，除去那一病，而此外未能尽除者何故？病势虽觉稍愈，逾一二日仍作，或逾一二日而更甚于前者，又何故？一一为病家说明，定其如此救误，如此温清攻补，如此按法立方，服药后必见出何证，又见出何证则向愈，预断其愈于何日何时。病能一一信其言而不疑，且架中不藏《本草备要》《医方集解》《万病回春》《本草纲目》《东医宝鉴》《冯氏锦囊》《赤水元珠》《薛氏医案》《景岳全书》《石室秘录》《辨证奇闻》《临证指南》之类，又无强不知以为知之亲友，与依阿两可，素称果子药之先生，朱紫不乱。则名医得以尽其所长，伤寒卒病二三日可愈，最迟亦不出十八日之外，风劳臌膈一月可愈，最迟亦不出三月之外，否则病家疑信参半，时医犹可勉强从事，俟其病气衰而自愈。若以名医自命者，断不可肩此重任，反致取怨败名。余因热肠而备尝其苦，凡我同志，不可以鉴此前车。今之方技家，恃在口给，

见有同我者引之，互相标榜，逊我者亦不却之，临深为高，至于穷《本草经》，读《灵》《素》，法仲景，其自立为耳所未闻，其治效又目所仅见，遂谦让曰我不能如此之神，亦不如此之偏以取胜也，若辈造此"偏"之一字，任令法高一丈，其奈魔高十丈，且谓古书不可以今用，即于多读书处谓其偏，起死证而生之，即以出奇冒险目其偏，以致病家先入为主，广集不偏之医，历试罔效，不得已始延为破釜沉舟之计，究竟终疑其偏，麻、桂、硝、黄，则曰汗下之太过也；姜、附、芩、连，则曰寒热之太峻也；建中、理中、陷胸、十枣，则曰补泻之不留余地也；滋水之地黄，补元之人参，用应多而反少；日食之枣子，至贱之甘草，用应少而非反多。此似是而非之言，更甚于恣肆不伦于理之言，知几者，正可以拂衣而去，乃犹曰病尚可为，不忍恝然而舍之，此虽活人无已之心，而疑事无功，未能活人，且以误人。盖药之所以流行于经络脏腑，内外无有不到者，气为之也，气不自到，心气主之，胆气壮之也。彼既疑我为偏，一见我之用药，又出于意想之外，则心气乱，《内经》云：心者，君主之官也，神明出焉。又云：主不明则十二官危是也。不独心气乱，而且胆气亦因之而怯，《内经》云：胆者，中正之官，决断出焉。又云：十二经皆取决于胆是也。药乃草根、树皮及一切金石之钝物，原藉人之真气以流行。今心气乱而妄行，胆气怯而不行，如芩、连入口，其寒性随其所想而行，旋而皮毛鼓栗而寒状作矣。姜、附入口，其热性随其所想而行，旋而心烦面赤而热状作矣。凡此之类，不过言其大略，不必淋漓痛切而再言之，其中之所以然者命也，我亦顺其自然而已矣，

又何必多事，为凡我同志者，能以余为前车之鉴，则道愈彰而活人愈众。

征 引 一

《伤寒论》平脉法第十三节问曰：脉有灾怪，何谓也？师曰：假令人病脉得太阳与形证相应，因为作汤，比还送汤如食顷，病人乃大吐下利，腹中痛，师曰：我前来不见此证，今乃变异，是名灾怪。问曰：何缘得此吐利？答曰：或有旧时服药，今乃发作，故为灾怪耳。程郊倩注曰：望问故医家之事，亦须病家毫无隐讳，方能尽医家之长，因复出此条，为病家服药瞒医之戒，灾因自作，而反怪及医，故曰灾怪。然更有怪灾病，不可不知。得仲景法，处仲景方，病家大怪，以示诸医，益摇头吐舌而大怪，乃从其不怪者治之，轻者剧，重者死，而灾及其身，终不解其病为何病，此病近日竟成疫，沿门渐染，仲景却未言及，想仲景时只有灾怪病，尚无怪灾病耳。一噱。

【按程郊倩】谓怪灾病孽，不在庸医之好造谣言，而在病家之贵耳贱目，执俗本之本草，查对名医之处方，执俗本之套语，贬驳名医之治法，以致名医叹息而不与辨，决然而去，岂非灾由自取耶。忆戊辰春，李太守名符清患气短病，余主以桂苓甘术汤，与肾气丸间服，许以半月必效。旋有所闻，惊怪而阻，另延津门陶老医，服葶苈、杏仁、枇杷叶、木通之类二十余剂，肿胀癃闭而逝。候补知县叶名钧偶患咳嗽，微发热，小便不利。余曰：小青龙汤一服可效。渠怪而不服，另延姑苏叶天士之族侄诊之，说水不制火，火气刑金，日以地黄两许、麦冬、阿胶、枇杷叶、贝母之类为佐。二十余日后，与余相遇于北

关官廨，自言咳嗽已愈，惟早起气觉短促，余无他病。余察其面部皮里膜外伏青黯之色，环口尤甚，按其脉数而弦乱，重按之散而无神，遂直告之曰，此群阴用事，阳光欲熄之候，宜抛去前药，以白术、附子浓煎，调生姜自然汁半杯，六七服尚可急救。叶公以余言太激而不答，是晚自觉倦怠异常。前医仍用熟地一两，党参五钱，枸杞、麦冬、阿胶各三钱，杜仲、酒芍、当归各二钱、炙甘草一钱服之，次早神昏不语，痰涎如涌。渠胞弟惊告，余曰：前言一线残阳，扶之尚恐不及，况以熟地等助其阴霾之气乎。今阴霾之气上弥天际，痰涎涌盛，状如中风，盖以肝为风木之藏，人当东方生气将脱之顷，往往外呈此象，其实与中气无与也。证与脉弦数散乱，三五不调，余直辞不治，次日未刻果殁。庚午秋七月，前任天津尹丁名攀龙过余旅寓，见其面上皮里黧黑，环唇更甚，卧蚕微肿，鼻上带些青色。余直告之曰：君有水饮之病根，挟肝气而横行无忌，此时急疗可愈，若迟至二十日，病亦发作，恐医日多，方日杂，总不外"气血痰郁"四字，定出搔不着痒之套方，即有谈及水饮，缓至以六君、二陈加减，峻治以滚痰、黑锡专行，此敷衍题面，而题理题神则尽错矣。以药试病，试坐穷而变计，虽卢、扁莫何。丁君心怪言之过激，弗听。至七月下旬病作，中秋后渐重，九月下旬邀诊。余告之曰：向者所陈之弊，今一一蹈之，前说明病发后毋庸用药，非自今推诿，然无中生有之治法，惟《金匮》咳嗽篇用十枣汤云：咳家，其脉弦者，有水，此主之。又云：支饮家，咳满，胸中痛者，不卒死。至一百日及一岁，亦宜用此汤。推病根成于旧岁冬初，未及一岁，且病发止六十余日，尚

在百日之内，喻嘉言《医门法律》咳嗽续论篇言之甚详，俟有识有胆者用之，而余则不能。坐中有一老医，立争不可，余姑拟龙、牡、甘、苓行水化气等药而去，遂不复延。嗣余奉委到高阳办理赈务，闻渠延医满座，日以熟地、枇杷叶、炮姜、附子、肉桂、人参服之不断，渐至大喘肿胀，吐血大衄，耳目俱出血，小水全无而殁。此皆怪灾病之新案。

【补曰】修园之论往往过激，又于阴品必加斥骂，亦略有偏，然其痛快淋漓处实切中时弊。

征 引 二

【张隐庵曰】顺治辛卯岁，予年四十有二，八月中生一胃脘痛，在鸠尾斜下右寸许，微肿不红，按之不痛，隐隐然如一鸡卵在内。姚继元先生视之曰：此胃脘痛也，一名捧心痈，速宜解散，否则有性命之忧。与一大膏药，上加末药二三钱。午间烘贴至暮，手足苏软，渐至身不能转侧，仰卧于书斋，心烦意乱，屏去家人，至初更时痛上起一毒气，从左乳下至肋下胁，入于左肾，入时如烧锥刺入，眼中一阵火光，大如车轮，神气昏晕，痛楚难言，火光渐摇漾而散，神昏始苏，过半时许，其气复起，其行如旧，痛楚如前，如此者三四次。予思之，此戊与癸合也，然腑邪入脏，自分必死，妄想此毒气不从胁下入肾，得从中而入于肠胃则生矣。如此静而行之，初次不从，二次即随想而仍从于左乳下入于肠中，腹中大鸣，无从前之痛楚矣。随起随想，因悟修养之道，气随想而运用者也。运气法大能起鼓膈之证，劳怯咳嗽，亦妙。至天明大泄数次，胸膈宽疏。继元先生复视之曰：毒已散解，无妨事矣。至

次年中秋复发，仍用膏药、末药，毫无前番之状，而肿亦不消，予因想运气之妙，行住坐卧，以手按摩，意想此毒气仍归肠胃而出，如此十余日而散。

【按】读此案知病家不能深信，断断不可勉强相从，且不必言及治当何法，应用何方，恐后到之医矫吾言而走入错路，又恐其从吾言而还致生疑，不如三缄其口之为得。

征 引 三

喻嘉言《寓意草》云：王岵翁深知医理，投剂咸中肯綮，所以长年久世，然苦耳鸣，不乐对客，其左右侍从，谁能究心医药之事，前病获安，竟以为人参之力而卸祸者，反以居功谓其意中原欲用参，但不敢专主，姑进余商确，以示详慎耳。于是善后之宜，一以诿之，曾不顾夫一误再误也。前所患虚风证，余用甘寒药二剂稍效，俄焉更医而致危，不得已又召余视之，虽用旋覆代赭二剂回天，然前此虚风本证，尚无暇于驱除，而主家及医，其时方兢夸人参之力，谓调理更宜倍用，无俟参酌，独不思虚风酝酿日深，他求日再良治，不能及矣。余向为岵翁视病，言无不听，独患此大病，竟不乐于交谈，且日来喜食羊肉、河豚以召风，然亦不自由也。盖风煽胃中，如转丸之捷，食入易消，不得不借资于厚味，而不知胃中元气久从暗耗，设虚风止熄，即清薄之味尚不易化，况于肥甘乎？今之医家，全不究病前病后消息，明语以虚风之证，竟不知虚风为何物？奈何言医耶？奈何言调摄耶？彼时余适有浙游，旋日复得重恙，召诊时语余云：一病几危，今幸稍可，但彻夜撰改本草不辍，神乱奈何？余对曰：胃风久炽，津液干槁，

真火内燔，宜用知母一两，人参、甘草各一钱，日进二剂自安。众议方中用参太少，且无补药佐之，全无取义，竟置不用，连进参、术大剂不效。越三日，剂中人参竟加一两，服后顷刻，气高不返而逝。

【按】读此按以自知医理，与平时心服之人，忽为时医蛊惑，侍从尼阻，竟至不能用而死，可知命之所定，非人力所能主也。嘉言既尽，其道可告，无罪于王岵翁，而人言不足恤也。余因之有感焉，天下事，事后易为智，大病一愈，邀功者议补议温，纷纷不一，以致既愈之后，仍留遗患者有之，垂成忽败者有之。夫大病自我愈之，而善后之计不复一商者，其故有二：一以胜任有人也，一以酬谢可免也。偷薄之风，适以殒命，堪发一叹。

金匮要略浅注补正

金匮要略浅注补正叙

张仲景《金匮要略》与《伤寒论》一经一纬，世疑《金匮》证不详备，不知合《伤寒论》观则理无不具。盖仲景立法有如定律，律乃万事之通例，而《金匮》《伤寒》亦万病之通例也。虽其证甚简，而以此例彼义无不彰。特其书深奥，注家难悉，陈修园集众之长以成浅注，较他家注释颇有发明。但于脏腑气化，皆仍唐宋后说，于汉文法，亦多未谙章句，意旨不无差讹。余读其书，夙有疑窦，参考诸家，卒鲜达论，又合读张马《素问》，亦犹夫人之见也。后与同邑吕竹如先生讲求钟鼎秦汉文字，稍知古人文法，复观近出西洋医学、化学、气机等学，于天地阴阳人物气化之理，得其会通，将《内经》、仲景之书，一一勘出精义。因念《金匮》为治杂病之律例而浅注，又读《金匮》之梯航，其中缺误不行补正，曷足以臻纯美。爰加檃义，阐发微言，合中西《内经》、仲景之书而一以贯之，虽原文奥旨，未必无遗，然已十得八九，攻伐旧注词或太激，岂好辩哉？不得已也！夫医学乱于晋，失于唐，而沿伪于宋。西医近出似精实粗，群焉趋之以为新异，而古圣人大经大法久恐湮没不彰，下乔木入幽谷，去明就暗，以术杀人，岂非世之大患哉？故吾为此意在阐明绝学，使古圣心法昭著于五大洲，冀万千年，所期中外之民咸无夭札，不亦善夫！

　　　　时大清光绪十九年岁在癸巳秋九月蜀天彭唐宗海自叙

金匮要略浅注叙言

余奉讳里居，每婴龄疾偶检方书，茫无涯涘。因叹前贤如坡公、沈存中辈，皆明于医理用以济世利物，其不效者格物未至耳。吴航陈修园先生精岐黄术，以名孝廉宰畿辅，晚归里中，与先大夫结真率会。余尝撰杖侍坐聆其谈医，洞然有见垣一方之眼，窃谓近世业医者无能出其右也。今先生捐馆数年矣！令嗣灵石传其业，世咸推重焉。先生生前所刊医书若干种已传海内，今复读其《金匮要略浅注》一十卷，明丝通达如眠诸掌，虽王叔和之阐《内经》不是过也。灵石又遵庭训，为《金匮歌括》六卷取韵语之便于记诵，附以行世，犹先生志也。昔范文正公有言，不为良相，则为良医。先生在官在乡，用其术活人岁以千百计，况著书以阐前人之旨，为业医者之几愤，其功岂浅鲜哉？灵石以序见委，余固不知医，然窃愿为医者讲明其理，庶有以济世利物而勿误人于生死之交也。是为序。

道光十年岁次庚寅仲春望后愚侄林则徐拜撰

补正凡例

《金匮》经历代传写不无错简，间有文理不通者应行阙疑，不敢强解。

原文讹字其可考见者亦不为多，注家每遇不能解处，即指为讹，或指为王叔和所参乱。不知文法自成一家，讹字亦无几许，是在仔细推勘，自然融贯。

《金匮》注家于章节句读往往读错，是以不得其解。仲景文法自顺读，错则当断者反连，当连者反断，焉能解哉？陈注章节较诸家更明，然亦有错误者，不可不辨也。

汉人文法不似后人之板也。譬如太史公笔法多以抑扬见意，故是书或就此以明彼，或即彼以申此。若不知意在言外而徒死于句下，则大乖本旨矣！注家、读家皆须善会。

古篆今隶变迁致误。如癠省作焦，蚘误作惑，不一而足。故注此书，须兼通古文。

浅注义可通者存而不论，其不及者补之，加补曰二字；不是者正之，加正曰二字。使读者一目了然。

附方出自后人，与原文实义有隐相背者，修园未能辨之，故应删而未删也。余俱置之不论。

方注法当附人原文，以便印证，陈书另将方歌别立为部，不能与证对勘。今特割取其注，改归本证本方之下，使方义与证一目了然。

方注别立为部则可存歌括，今概编入原文之下。若杂歌括，便非释经体裁，故将歌括削去，较为完善。

金匮要略浅注读法

　　《金匮要略》，仲景治杂病之书也，与《伤寒论》相表里。然学者必先读《伤寒论》，再读此书，方能理会。盖病变无常，不出六经之外。《伤寒论》之六经，乃百病之六经，非伤寒所独也。《金匮》以《伤寒论》既有明文，不复再赘，读者当随证按定六经为大主脑，而后认证处方，才得其真谛。

　　论中言脉，每以寸口与趺阳、少阴并举，又自序云：按寸不及尺，握手不及足，人迎、趺阳三部不参等语是遍求法，所谓撰用《素问》、九卷是也。然论中言脉不与趺阳、少阴并举者尤多，是独取寸口法，所谓撰用八十一难是也。然仲景一部书，全是活泼泼天机。凡寸口趺阳、少阴对举者，其寸口是统寸、关、尺而言也；与关尺并举者，是单指关前之寸口而言也。然心营肺卫应于两寸，即以论中所言之寸口，俱单指关前之寸口而言，未始不可也。且足太溪穴属肾，足趺阳穴属胃，仲景用少阴、趺阳字眼，犹云肾气、胃气，少阴诊之于尺部，趺阳诊之于关部，不拘拘于穴道上取诊，亦未始不可也。然而仲景不言关尺，止言少阴、趺阳何也？盖两寸主乎上焦，荣卫之所司，不能偏轻偏重，故可以概言寸口也；两关主乎中焦而脾胃之所司，左统于右，若剔出右关二字，执著又不该括，不如止言趺阳之为得也；两尺主乎下焦，两肾之所司，右统于左，若剔出左尺二字，执著又不该括，不如止言少阴之为得也。至于人迎穴在结喉，为足阳明之动脉，诊于右关更不待言矣。而且序文指出三部二字，醒出论中大眼目，学者遵古而不泥于古，然后可以读活泼泼之仲景书。

　　【正曰】趺阳诊于关，少阴诊于尺，人迎诊于右关，此实后世脉诀，非《素问》遍诊之法也。仲景明言手足人迎趺阳等处，确确指出上下遍诊之部位，法本《素问》义取求。详今修园以寸、关、尺三部，赅人迎趺阳手足等处，于理虽通，实非仲景本意。

　　《金匮》所载之证，人以为不全而不知其无微弗到，何也？人人所共知者不必言也。所言者大抵皆以讹传讹之证，中工所能治者不必论也。所论者，无一非起死回生之术，书之所以名为要略者，盖以握要之韬略在此也，谓为不全，将何异乎坐井观之也。

　　读《金匮》书，读其正面必须想到反面，以及对面、旁面，寻其来头为上面，究其归根为底面，一字一句不使顺口念去，一回读方得个一番新见解，愈读愈妙。读《周易》及熟于宋儒说理各书者，更易发明。余治举子业，凡遇理致题，得邀逾分许可者，半由得力于此。

　　【正曰】读易等语，徒事夸张，无关书旨，是修园好高骛远之弊。

　　风、寒、暑、湿、燥、火，六气为病，《金匮》惟以风寒括之者，盖风本阳邪，寒本阴邪，病总不离阴阳二气，故举此二邪为主。而触类引而伸之，而推究其表里阴阳，虚实标本，常变之道，如罗经既定子午，而凡各向之正针，一目了然。

【正曰】凡病自外来者，仲景随举风寒言之，非截然以风寒分阴阳也。偏考自见，勿拘守陈氏之见也。

《金匮》合数证为一篇，当知其妙。如痉、湿、暍合为一篇者，皆为太阴病；百合、狐惑、阴阳毒合为篇者，皆为奇恒病；中风与历节合为一篇者，皆言风邪之变病；血痹虚劳合为一篇者，皆言气血之虚病。惟咳嗽证一与肺痿、肺痈、上气合篇多系燥火之病；一与痰饮合篇，多系寒饮之病，二咳流同而源则异。寒疝与腹满宿食合为一篇，皆为腹中之病；狐疝与趺蹶臂肿转筋蛔虫合为一篇，皆为有形之病，二疝名同而实则异。其间无所因袭而自为一类者，不过疟瘅等病而已。凡合篇各症，其症可以互参，其方亦或可以互用。须知以六经钤百病为不易之定法，以此病例彼病为启悟之捷法。

标本之说，唐宋后医书多混用此字眼，今则更甚。大抵以五脏为本，六腑为标；以脏腑病为本，六气病为标；以温方补方为治本之法，以汗、吐、下、清等方为治标之法，此说一行而医道晦矣。须知标本中气，说本《内经》，经云：少阳之上，火气治之，中见太阴；太阳之上，寒气治之，中见少阴；厥阴之上，风气治之，中见少阳；少阴之上，热气治之，中见太阳；太阴之上，湿气治之，中见阳明，所谓本也（言风、寒、热、湿、火、燥为本）。本之下，中之见也（言阴阳表里相通互为中气）。见之下，气之标也（言三阴三阳为标）。又言少阳太阴，从本从标；阳明厥阴，不从标本，从乎中也。其说详于《伤寒论浅注》首卷，学者当以《内经》为体，以仲景书为用。如流俗所言标本，切不可附和其说，而为有识者笑。

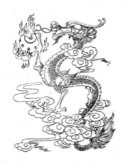

金匮要略浅注补正卷一

汉张仲景原文
闽长乐陈念祖修园浅注
男 蔚古愚元犀灵石 仝校字
蜀天彭唐宗海容川补正
夔门邓其章云航参校

脏腑经络先后病脉证第一

问曰：上工治未病，何也？师曰：病不外邪正虚实，邪气盛则实，正气夺则虚，是邪正统于虚实中也。夫上工治未病者，见肝邪之为实病，知已病之肝必传未病之脾，当先实脾。若春之三月，夏之六月，秋之九月，冬之十二月四季脾王不受邪，即勿补之。所以然者，脏病惟虚者受之，而实则不受；脏邪惟实则能传。而虚则不传也。中工不晓邪实则相传，见肝之病，不解先实未病之脾，惟治其肝，不防其传也。夫肝虚之病，补其本脏之体，则用酸，经云：木生酸，酸生肝，遂其曲直之性也。补之犹恐不及，则用助。助其阳必用焦热之药，使心旺而气感于肝也。助其阴，必以苦，用苦寒之药养心液之不足，泄君火之有余，则得其养矣。助之犹恐不足，则用益，益用甘味之药调之。盖稼穑作甘，则用培土升木之法，其法悉备于乌梅丸之中也。若中工不解，误以酸入肝，焦苦入心，甘入脾，脾能伤肾，肾气微弱，则水不行。水不行，三句为克制之治。然则肝虚正治之法，当从何处求之，以下十二句是述中工之误，以为补则心火气盛，则伤肺，肺被伤则金气不行，金气不行则肝气盛，则肝自愈，以此为治肝补脾之要妙也。然则上工治肝虚之病则用此酸甘焦苦之药，按调补助益之妙法，若治肝实之病则不在治肝虚之例可用之。经曰：无虚虚，无实实，补不足，损有余，是其义也。余脏准此。余脏，他脏也。实者防其传，先治其未病之脏，虚者补其虚，求本脏之体用，遵经旨而治之则得矣。

此论五行之理，以次而传，别中上二工之治，学者所当审其虚实，而分其治法焉。

【正曰】此总言上工治未病，谓治未病之脏腑，非治未病之人。上段言肝实必传脾，故脾未病而先实之；中段言肝虚必受肺邪，故肺未病而先制之，伤字作制字看。助心益脾，扶土制水，水弱则火旺，火旺则制金，金被制，则木不受邪而肝病自愈矣。隔二隔三，真治未病之上工也。末段又承发虚实之理而推及余脏，以明此为全书之通例云尔。徐彬、高世栻所解均同，独修园注中段，言肝虚之法当从何处求之，已下十二句，是述中工之误，添出支节，转生迷眩。

【按】肝阴脏，论标本挟心包之火，论表里含少阳之气，故恶燥而复喜暖。治之之法，补用酸者，肝属木，木生酸，酸生肝，补本脏之体，顺曲直之性也。助用焦苦者，药性温入心，俾心气旺而感于肝也。如木得阳春之气则欣欣向荣矣。过暖则为热，如盛夏溽暑，熏蒸枝垂叶萎，故必佐以苦寒之药，入心以清其火，养液以维其阳，阴长阳潜，木得遂其条达之性矣。肝苦急，与甘味以缓之，为调肝补土之义也。以下脾能伤肾十二句，是述中工误认克制之说，以为治肝补脾之要妙，故复申之。曰肝虚则用此法。此字指调补助益而言。又曰实则不在用之。言实者当防其传，不在补虚之例。此仲师虚实并举之旨，以明正治之法也。又引经而证之，曰虚虚实实，补不足，损有余，是其义也，汉文古奥，注家往往多误。

【元犀按】肝与胆同居，体阴而用阳，藉胆火以为用，故《内经》不从标本而从中。见《金匮》助用焦苦俱入心而亦主火为用，其义一也。实者降其火，用其用；虚者补其火，助其用，别其用之不同也。知肝传脾者，肝属厥阴巽木，脾属太阴坤土，以阴传阴，侮其所胜之义也。本节先君小注中，突出乌梅丸一句，取厥阴全体之治，于群书无字中会出，是文家化境也。按《厥阴篇》，消渴气上撞心，心中疼热，饥而不欲食，食则吐蛔，下之利不止，以

及便血、吐脓、烦呕、厥热等症，立乌梅丸一方，降逆止利，顺接阴阳法，破阴行阳，为传转法，借以调肝实脾，以明体用之妙也。夫以体用言之，方用乌梅酸平入肝，纳气补其体；当归苦温入肝养血而通经，俾气血调而木得遂矣。人参甘寒益脾中之阴，干姜苦温补脾中之阳，令阴阳和则脾健而邪不能侵矣。黄连、黄柏，苦寒入心降火，降炎上之火，以温下寒，此为用其用也。蜀椒、桂枝焦辛入心补阳气，散寒水，令心君旺而下交于肾，此为助其用也。妙在细辛之辛香，交通上下，领诸药环转周身，调气血，通络脉，以运其枢，附入肾，镇浮阳，暖水脏，以固其根。味备酸甘焦苦，性兼调补助益，统厥阴体用而并治之，则土木无忤矣。中工不晓此理，以补土制水，纵火刑金，则是治一脏而殃及四脏，恶在肝虚之治法哉。

【正曰】以乌梅丸证调补助益，于理可通，惟中工不晓，以下只为浅注传会，实非仲景本义。细玩原文自见。

夫人禀五常，日在五气之中，而实因风气而生长。风即气，气即风，所谓人在风中，而不见风是也。风气虽能生万物，亦能害万物，如水能浮舟，亦能覆舟。若五脏得和风则元真通畅，其呼吸出入间，徐疾有度，上下得宜，人即安和。否则其和一失，则为客气邪风，中人多死。然风有轻重，病有浅深，虽千般疢难，总计不越三条。一者，中虚人，经络受邪，入脏腑，为内所因也。二者，中实人，脏腑不受，惟外体四肢九窍，血脉相传，壅塞不通，为外皮肤所中也。三者，房室、金刃、虫兽所伤。非由中外虚实感召其邪，是为不内外因也，以此详之，病由以此三者条而都尽。若人能养慎，不令邪风干忤经络，

适中经络，未流传脏腑，即以发汗和解之法医治之。则内因之病可免也，四肢才觉重滞，即导引吐纳，针灸膏摩，勿令九窍闭塞，则外因之病可解也。更能无犯王法禽兽灾伤，房室勿令竭乏，此不内外之因可免也，凡服食节其冷热苦酸辛甘，各适其宜不遗形体有衰，病则无由入其腠理。腠者，是一身之空隙，三焦通会元真之处；理者，是合皮肤、脏腑内外井然不紊之文理也。

此以风气二字，提出全书之大主脑也。上节论肝病，按虚实体用之治法，为开宗第一义，可知独重者在此。此节即畅发之，风气二字，宜串讲，切不可泥旧注，以八风六气板言也。六气之害人，在风尤为亲切，但五气有损无益，风则生长因之。《内经》云：风生木，木生肝。又云神在天为风，又云大气举之。佛经以风轮主持天地，人得风气以生，日在风中而不见风，鼻息出入，顷刻离风即死，可知人之所以为生者，风也。推而言之，木无风，则无以遂其条达之情；火无风，则无以遂其炎上之性；金无风，则无以成其坚劲之体；水无风，则潮不上；土无风，则植不蕃。书中切切以风为训，意者和风一布，到处皆春矣。所患者，风失其和，即为客气邪风，所以特立三因救治之法。考后贤陈无择三因方，以六淫邪气所触。病从外来者，为外因；五脏情志所感，从内生者，为内因；饮食房室跌扑金刃所伤，不从邪气情志所生者，为不内外因。而不知仲景以客气邪风为主，故不以外感内伤为内外，而以经络脏腑为内外也。

【正曰】风气二字，不过引起病由。而此段要义，实以五脏元真，三焦腠理为主。所谓千般疢难，不越三条。正指出三条路径，以见百病，总在腠理之中，故末句又将腠理申明。谓但知腠理之路道，即知病之出入，治法自然不误，乃全书之纲领也。注于元真通畅处，不能指出道路，解腠为空隙，解理曰井然，将三条路径，指不明确，而撦三因方之说，注此亦是三因。夫本文只一个因字，何得名为三因。然自唐宋后无人知腠理，故无一人能注明也。吾且先将三焦注明，曰焦古作膲，乃人身内外之网膜，其根生于肾中，即肾系也。由肾系生出胁内之板油，又由板油生出网油，联于肠胃膀胱。其下焦油网中之夹室，是为精室。血海前连脐，后连脊，上循胸前为大膈，后连于肝，上循腔子，至肺系抵心为包络，又上于咽喉，其周身透出，包肉连筋，剥去皮毛，即见白膜者，皆是三焦之腠理也。凡脏腑、肢体内外血气交通之路，皆在乎此，以其膜有文理，故曰腠理。但明乎此则病之路道全知矣。故首言五脏元真通，人即安和。通畅二字，盖指腠理而言，谓无阻碍即安和也。若有疢难，皆腠理不通畅之故，遂为指出三条路径，为病气往来之所，然后施治不误。一者经络受邪，各循其腠理之部分而入焉，此为脏腑受邪之路径，故曰为内所因也。二者四肢血脉相传，亦能由腠理而壅塞其九窍，此外皮肤所中之邪，亦能由腠理而入也。三者房室伤肾系之元真，是伤腠理之根矣。金刃断皮膜，或透内膜则危，虫兽啮断网膜或毒留膜中，皆在腠理间也。又总言曰以此三者详之，病由都尽，古人由字皆指路言，论语之由户由径是矣。病由都尽者，谓病之路道都尽在腠理之中也。下又言调治腠理之法，若邪初中于经络者即当治之，不令循腠理以入脏腑，若四肢初病即导引吐纳，针灸膏摩，勿令循腠理，以入九窍，并不犯刑法及禽兽伤则皮毛内之膜腠不致断绝。灾者火伤，不犯火伤亦免损其皮膜；房室则伤肾系为三焦元气之根，故曰勿令竭之；饮食嗜味均由肠胃化液传入网膜，以达脏腑，故皆宜节，以免病及膜腠也。末乃申明，腠即是：三焦为内外之网膜，乃交通会合五脏元真之处；理者，即网膜上之文理也。指出三焦、腠理，为脏腑往来之道路，已括尽全书之病机矣。唐宋后不知三焦，所以治多隔阂。

问曰：病人有气色见于面部，愿闻其说。师曰：鼻者，明堂也。明堂光泽则无病，若鼻头色青，为木郁克土，故腹中痛，又苦冷者为亡阳主死。鼻头色微黑者，为脾负而肾气胜之，为有水气。色黄者，脾病而生饮，为胸上有寒。色白者，经云：白为寒。又云血脱者色白，若非寒即为亡血也。设色见微赤，而非夏月火令，而见秋月金旺之时者死。再验之于目，目虽肝之开窍，而实五脏之精华也，其目直视正圆不转者痉，属阴绝阳强为不治。又目色青为血凝泣而不流故主痛，目色黑为劳，劳则伤肾是也，色赤为风，风为阳邪是也，色黄者便难，脾病则不运也，目色鲜明者，有留饮。经云：水病人目下有卧蚕，面目鲜泽也。

此言医家之望法也，通面周身，俱有色可察，仲景独取之鼻与目者，示以简要也。

师曰闻声之法，《内经》言之甚详，然握其大要，亦不过上、中、下三者而已，病人常则语声寂寂然，少阴主静之象也，猝则喜惊呼者，厥阴肝木，在志为惊，在声为呼，病在肝肾，为骨节间病。此闻声而知为下焦之病也，声虽有五脏之分，而皆振响于肺金，而转运于心苗，心苗者舌

也。今语声喑喑然不彻者，为心膈间病。《内经》谓中盛脏满，气胜伤恐者，声如从室中言，是中气之湿也。此闻声而知其为中焦病。语声啾啾然，细而仍长者，为头中病。此闻声而知其为上焦病也。

此言医家闻法也，大要在此，学者由此一隅而三反可矣。

【正曰】心膈间三字，修园不知是何物，混解为中气之湿。中焦之病，岂知膈是胸前之大膜，由膈而上循腔子，至肺系以入心，为包络，只此膜膈相连属而已。人之呼气从脐上膈以达于肺，心与膈相距之间，便是气达于肺之膜，此膜中若有阻滞，不得通彻，则出声喑喑然不得通快矣。识得心膈间之膜为出声路道，方知不彻二字之妙。头中病指脑髓也，混解为上焦，与声细而长不合，啾啾细长，在音为羽，当属之肾。肾之督脉，交颠会阴经以入于脑，故主头中脑髓之病，西洋医斥中国不知脑髓，其实古圣详之，特后入昧之耳。

师曰闻声辨及呼吸，微矣。然合呼吸而辨之，不如分辨其呼之若此又若彼，吸之若此又若彼，微而又微矣。兹先就其呼之多，而不与吸并言者，征其息，息出不顺。至于摇肩者，为心胸中邪气实坚，息出引胸中上气者。为肺气不降而作咳息，出时有痰沫阻遏，不容气返之势，张口短气者，为肺痿吐沫。

此节合下节，言闻法之最细者，先于呼吸出入之气，辨其病之在上在下，而为实为虚也。

【徐忠可曰】此节三者，全于呼而认其病之在心肺也。然竟不言呼而曰息者，盖出气虽大，中无小还，不能大呼，故揭出摇肩息引张口六字，而病之在呼者宛然然不得，但言呼也。

师曰：再言其吸，若病人吸气不得下行，而轻微急数，审其腹满便硬，阻之于中，其吸气止到中焦而即返，其病在中焦，实也，当下之令实去气通则愈。若中焦实，而元气虚者不下之，则无以泄其实，而机缄息竟下之，则益以伐其根而生气亡，法为不治。且可由中焦推之上下。虚在上焦者，心肺之阳不能下交于阴，心肺道近，故其吸促；虚在下焦者，肝肾之阴不能上交于阳，肝肾道远，故其吸远。吸为收摄元气之主，近与远皆元气亏也。此虽与中焦实而元气虚之不治者，有间而究虚在真元，皆为难治。呼吸之间，周身筋脉动摇振振者，则为形气不能相保。无论上中下虚实，皆不治。

【正曰】虚者不治，仍指吸而微数言。中焦实者，如结胸等症，气不得降也，故下之即愈。若中焦虚者，内无阻塞，气本得降而不返其舍也，故不治。修园纠缠中焦实而另添元气，反生缪辘。

上节言息，息兼呼吸而言，偏重在呼也。此节不言呼，而专言吸，又于吸中而分上下之虚实。徐忠可谓为闻法之最细，信哉。

师曰：两手寸、关、尺统名寸口，寸口脉动者，弦洪毛石缓五脉，因其合于春夏秋冬四季之王时而动。其色赤应之，假令肝王，于春其脉当弦而色当青，推之四时各随其色，所谓春脉弦而色青，夏脉洪而色赤，秋脉毛而色白，冬脉石而色黑，四季脉缓而色黄是也。若肝王于春，其色当青，而反色白，脉当弦而反浮涩，非其时色脉，皆当病。

此言医道，贵因时而察其脉色也。脉色应时为无病，若色反时病也，脉反时亦病也，色反脉，脉反色，亦病也。推而言

之，症与脉相合者顺，相生者吉，相反者，治之无不费力也。

问曰：有时未至而气至，有时已至而气不至，有至而不去，有至而太过，何谓也？师曰：十一月冬至之后，值甲子日夜半，为少阳所自起，至于正月中雨水，为少阳方起而出地之时，少阳王而万物始生，天得温和。此天气之常也。今以未得甲子，而天气因先温和，此为时未至而气先至也；以已得甲子，而天气犹未温和，为时已至而气不至也；以已得甲子，而天大寒不解，此为时已至而应去而不去也；以已得甲子而天温如盛夏五六月时，此为时已至而至之太过也。由此推之，冬至后值甲子日，起少阳六十日，阳明六十日，太阳六十日，太阴六十日，少阴六十日，厥阴王各六十日，六六三百六而岁功成。人在气交之中，有应因时而顺者，有反时而衰旺者，有即因非时异气而致病者，医者可不一一而知其由来乎。

此一节，论天气而不及医，然随时制宜之道，在其中也。

【尤在泾云】上之至谓时至，下之至谓气至，盖时有常数而不移，气无定刻而或迁也。冬至之后，甲子谓冬至后六十日也。盖古造历者，以十一月甲子朔，夜半冬至为历元，依此推之，则冬至后六十日当复得甲子。而气盈朔虚，每岁递迁，于是至日不必皆值甲子，当以冬至后六十日。花甲一周，正为雨水之候，为正。雨水者，冰雪解散而为雨水，天气温和之始也。云少阳气者，阳起而出地；阳始生者，阳始盛而生物，非冬至一阳初生之谓也。盖予窃当论之矣。夏至一阴生，而后有小暑、大暑，冬至一阳生，而后有小寒、大寒，非阴生而反热，阳生而反寒也。天地之道

否不极则不泰，阴阳之气剥如不极则不复，夏至六阳尽于地上，而后一阴生于地下，是阴生之时，正阳极之时也。冬至六阴尽于地上，而后一阳生于地下，是阳生之时，正阴极之时也。阳极而大热，阴极而大寒，自然之道也。则所谓阳始生，天得温和者，其不得与冬至阳生同论也。审矣。至未得甲子而天已温，或已得甲子，而天大寒不解，或如盛夏五六月时，则气之有盈有缩为候之，或后或先，而人日在气交之中者，往往因之而病，惟至人为能与时消息而无忤耳。

师曰：病人脉浮者在关前，以关前为阳其病在表，浮者在关后，以关后为阴，其病在里。然关后虽为里之部位，而浮却非里证之正脉。不过为表之里而非里之里，故其病不在腹中少腹，而为腰痛背强膝胫不能行，然形伤不去，穷必及气。此关后脉浮，可以必其短气而为此证之极也。

浮脉原主表，此于浮脉中分出表里，欲人知浮脉之变也。推之沉脉原主里，亦可于沉脉中分出表里，迟脉原主寒，数脉原主热，更无不可于迟数中分出寒热也。是亦望乎一隅而三反之。

【正曰】此举一浮脉以为诊法之通例，谓浮应表，在三部，主太阳经。在关前，亦主太阳之表，若但浮，在关后，则主太阳之里。太阳之里，少阴肾也，故主腰痛项强，足痿不能行，气生于肾，肾虚则必气短而为劳极之症，修园之解未能的确。

问曰：经云厥阳独行，何谓也？师曰：阴阳偕行者顺也，此为有阳无阴，故称厥阳。厥者逆也，阴阳独行逆，而不顺之谓也。

此举厥阳为问答，以见阴阳之不可偏也。《内经》云：阴平阳秘，精神乃治；

阴阳离决，精神乃绝。阴阳之道大矣哉。

【尤在泾云】厥阳独行者，孤阳之气厥而上行，阳失阴则越，犹夫无妻则荡也。《千金方》云：阴脉且解，血散不通，正阳遂厥，阴不往从，此即厥阳独行之旨欤。

问曰：两手寸脉乃心肺之部位，不见其浮，但见沉大而且滑，沉则为实，谓血之实也，滑则为气，谓气之实也。实与气相搏，并两实血气入脏即死，入腑即愈。此名为卒厥，以脏腑分其生死，何谓也？师曰：脏如室藏之藏，义取深藏，实邪一入而不出，故唇口青，身冷，为入脏即死。腑如外府之府，本司出纳，实邪可入而可出，如身和汗自出，为入腑即愈。

此言邪气盛则实，之生死也。

【尤在泾云】实谓血实，气谓气实，实气相搏者，血与气并而俱实也。五脏者藏而不泻，血气入之，卒不得还，神去机息则唇青身冷而死；六腑者传而不藏，血气入之，乍满乍泻，气还血行则身和汗出而愈。经云：血之与气，并走于上则为大厥，厥则暴死，气复返则生，不返则死是也。

问曰：邪气盛则实，正气夺则虚。如脉大而滑，实邪之强有力，脏固不能当其猛矣。今卒厥，病脉不大而小，不滑而涩，尽脱去大且滑之象，因而别之曰脉脱，是脱换之脱，非脱散。但脉既脱换，虚实悬殊，入脏入腑，吉凶亦宜更易，而仍守入脏即死，入腑即愈之说，何谓也？师曰：斯说也，大旨以出阳为浅，传阴为深，非为卒厥一病，凡百病入脏入腑皆然。譬如浸淫疮，从口起流向四肢者可治，从四肢流来入口者不可治。盖以口属阴，四肢属阳，阴阳分属脏腑。脏腑二字，隐而难测，以里外二字该之，浅而易晓。吾特为叮咛曰：凡病在外者可治，入里者即死。

【按】此因卒厥而推言百病，脉脱二字，诸家俱误解。

【李玮西云】病在外二句，概指诸病而言。即上百病皆然之意。入里者死，如痹气入腹、脚气冲心之类。

【正曰】上论实证，此论虚证，自是对子。脉脱二字，正与脉沉滑相反，言脉细微散涣也。修园解为脱换之脱，不知汉人解字，无此等义，脉脱意本爽直，何必故作矫强语。

问曰：阳病十八何谓也？师曰：三阳之气，主躯壳之外，如头痛项腰脊臂脚掣痛，六者虽兼上下，却以其躯壳外，故谓之阳病。病在外者，有营病、卫病，营卫兼病之殊，是一病而有三也，三而六之故合为十八病也。又问曰：阴病十八何谓也？师曰：三阴之气主躯壳之里，如咳上气，喘哕咽，肠鸣胀满，心痛拘急。九者虽兼脏腑，以其在躯壳之里，故谓之阴病。病在里，有或虚或实之异，是一病而有二也。九而二之，故合为十八病也。然三阴三阳六气之传变无形也。五脏六腑，脏腑之病证有形也。脏腑受风、寒、暑、湿、燥、火六淫之邪，又各有气分、血分，气血并受之三端，六而三之则为十八。五脏病各有十八，合而计之，共为九十病，人又有六府之病，视脏稍微，微有十八病，合而计之，共为一百八病。其数各井然而不紊，至于久视伤血，久卧伤气，久坐伤肉，久立伤骨，久行伤筋，名为五劳；大饱伤脾，大怒气逆伤肝，强力举重坐湿地伤肾，形寒饮冷伤肺，忧愁思虑伤心，风、雨、寒、暑伤形，大怒恐惧不节伤志，名为七伤；气极、血极、筋极、骨极、肌极、精极，名为六极；妇人十二瘕、九痛、七害、五

伤、三因，共计三十六病，非六气外淫所致，均不在其中。学者自当分别而论也。虽然以上所言阴阳脏腑各证，皆就人身之受邪者，分其名目，犹未受邪气之分属，而究其所以然也。大抵轻清之邪居上，重浊之邪居下；从天得者为大邪中表，从人得者，为小邪中里。馨饪之邪，从口入者，为宿食也。五邪中人，以类相从，各有法度。风为阳类，而中于午前，寒为阴类，而中于暮，湿重浊而伤于下，雾轻清而伤于上。再验之一身风为阳邪，令脉缓而浮，寒令脉紧而急，雾邪轻清，而伤皮腠，湿邪重浊，而流关节，宿食止伤脾胃，而不及经络、腠理，极寒之时，令阳内伏而不固，外病多伤经，极热之时，令阳浮于外而暑热并之，汗出则络伤，病多伤络。合而言之，无非以类相从之理也。

此一节，言阴阳脏腑五邪之分合异同，经气时候原委，以及所当然者如彼，所以然者如此，学者体认于文字之外则得矣。附录《千金》妇人三十六病以备参考。十二瘕者，谓所下之物一如青泥，二如青血，三如紫汁，四如赤皮，五如脓痂，六如豆汁，七如葵羹，八如凝血，九如青血似水，十如米汁，十一如月浣，十二如经度不应期也。九痛者，一阴中痛伤，毒阴中淋痛，三小便即痛，四寒冷痛，五月水来腹痛，六气满注痛，七汗出阴如虫啮痛，八胁下痛，九腰痛。七害者，一害食，二害气，三害冷，四害劳，五害房，六害娠，七害睡。五伤者，一孔痛，二中寒热痛，三小肠急牢痛，四脏不仁，五子门不正。三因者，一月水闭塞不通，二绝产乳，三赢瘦不生肌肉。又《康熙字典》馨字注云：读与馨同。吴医唐立三云：饪为烹调生熟之节。则馨饪句为馨香可口，过食之而停

滞也。

【补曰】所谓十八九十一百八病，古必实有名目，今无考据。浅注之说虽通，不必果合经旨。

问曰：病有急当救里、救表者，何谓也？师曰：病为医者误下之，续得下利清谷不止，里证急而身体疼痛者，表证亦不可缓，二者相权，急当先救其下利清谷之里；姑且后其表之身体疼痛，若服药后清便自调而身仍痛者，急当救表也。

此言证有表里之殊，治有缓急之异也。伤寒论中最详，不必多赘。

夫病者有平时之痼疾，而加以一时之卒病，卒者易攻，痼者难拔，审其先后，当先治其卒病，后乃治其痼疾也。

前言病有表里之不同，治者权缓急而分其先后，此言病有新旧之不同，治者审难易而分其先后也。

师曰：五脏病，各有所得者愈。有得之情志相胜者，如怒伤肝，得悲而愈，悲胜怒之类。有得之时日者，如病在肝，愈于丙，喜得子气，制其胜我之类。有得之饮食者，肝色青，宜食甘；心色赤，宜食酸；肺色白，宜食苦；脾色黄，宜食酸；肾色黑，宜食辛是也。有得之自得其位者，肝病愈于丙丁，起于甲乙；心病愈于戊己，起于丙丁；脾病愈于庚辛，起于戊己；肺病愈于壬癸，起于庚辛；肾病愈于甲乙，起于壬癸是也。五脏病各有所恶，心恶热，肺恶寒，肝恶风，脾恶湿，肾恶燥是也。而且各随其所不喜者为病。何以谓之不喜，与其各有得者相反皆是。不仅以所恶为不喜也，姑即所不喜者，举一端而言之，病者，素不应食，而反暴思之，是脏气为邪气所变，而食之转助病气，必发热也。若伤寒证，渴欲饮水少与之法，不在此例也。

此一节，言病以脏气为本也。五脏病以有所得而愈者，谓得其所宜，足以安脏气而却病气也。各有所恶，各随其所不喜为病者，谓失其所宜，适以忤脏气而助邪病也。所得所恶不喜，著一所字，所包者广。

【正曰】浅注添各得字，勉强嵌入，并无确据，虽义例颇多，究与原文未合，幸下节得字，尚可互证。

夫诸病在脏，法宜攻下，而阳明六腑则不传，府犹脏治也。若果实在肠胃，虽十日不更衣，无所苦，谓不宜急下也，而惟阳明、少阴中，有急下之证。夫曰急下，以当直攻而无疑矣。然攻之一法，最为元妙。若欲攻之，当随其所同中得其所独而攻之。阳明中得其急下三证，一曰六七日，目中不了了，睛不和；一曰阳明病，发热汗多者；一曰发汗不解，腹满痛者，此急防其悍气盛而阴绝也。少阴中得其急下三证，一曰少阴病得之二三日，口燥舌干者；一曰少阴病自利清水，色纯青，心下必痛，口干燥者；一曰少阴病六七日，腹胀不大便者，此急防其火，不致将自焚也。如所得者不在可攻之例，第见其渴者，即论中所云，少阴病下利六七日咳而呕渴，必烦不得眠者是也。阳明病脉浮发热，渴欲饮水，小便不利者是也。二证均与猪苓汤。寓育阴于利水之中，则热从小便去而渴亦止，此与攻下法相表里也。余皆仿此。

此一节，言邪之在脏者宜攻，而攻法之神妙者，在于随其所得四字。徐忠可顺文敷衍绝无发明，尤在泾以水血痰食添出蛇足，二君皆未得言中之旨。

【正曰】得者，合也。古训相得为相合。《内经》云：五脏各有所合。此云病在脏者当随其所合之府而攻治耳，攻字，古训治不尽训。攻下，观下文。如渴者，与猪苓汤，即是随其所合以攻治之也。渴系肾脏之病，而猪苓汤利膀胱，肾合膀胱故也。仲景举猪苓汤，以证随其所得攻治之法，又言余仿此，则知心病治小肠，肺病治大肠，肝治胆，脾治胃，其余皆不外此。总见病在脏者，随其所得而攻治之耳，义甚明了。后人误解得字，又误解攻字，又不玩诸字、如字、余皆字，所以错解。

痉湿暍病脉证第二

痉之为言强也。其证颈项强急，头热足寒，目赤头摇，口噤背反。详于下文。初起不外太阳，太阳病，病在标阳则发热，邪在肤表则肤表实而无汗，既在标阳，不宜恶寒，而反恶寒者，本亦病也。以其表实，名曰刚痉。太阳病，病在标阳则发热，邪中肌腠则肌腠实，而肤表反虚，故汗出，标病而本不病，故但发热而不恶寒者，以其表虚，名曰柔痉。

此言太阳病有刚柔二痉，推原痉之所自始，为辨痉之法，非痉家之本证也。刚痉脉宜紧弦，柔痉脉宜浮弦，仲景未言，可以悟出。按痉，充至切，恶去声，恶也。痓，其颈切，音敬，风强病也。旧本以痉为痓，传写之误也，今改正之。其病皆由血枯津少，不能养筋所致，燥之为病也。然《内经》谓诸痉强直，皆属于湿，何其相反，若乎而不知湿为六淫之一。若中于太阴，则从阴化为寒湿，其病流于关节而为痹；若中于阳明，则从阳化为湿热，热甚而阳明燥化之气愈烈，其病烁筋，强直而为痉。是言湿者，言其未成痉之前；言燥者，言其将成痉之际也。经又云：赫曦之纪，其病痉，言热为寒抑，无汗之痉也。又云肺移热于肾，传为柔痉，言湿蒸

为热，有汗之痉也。《千金》谓温病热入肾中则为痉，小儿痫热盛亦为痉。圣经贤训可据，其为亡阴筋燥无疑。

然而太阳底面即是少阴，入脏即死，入府即愈。首篇言之详矣。兹太阳病，发于标阳，无有不热，发热则脉不宜沉细矣。今反脉沉而细者，是证见太阳，脉见少阴而背项强直等证并见，名曰痉，为难治。

此一节，言太阳之里为少阴，痉病在少阴，最重之证也。故于辨其刚柔之后，特笔以提撕，欲人之知所重也。

病在太阳，未必遽成痉也。而太阳之接壤，即是阳明；太阳之里面，即是少阴。阳明、少阴两关津液，津液伤，则筋失所养而成痉，此痉病之由也。今太阳病，发汗太多，津液外脱则少阴伤，阳明亦燥，筋失所养因致痉。夫风病不知用桂枝汤解之，而以下药下之，下多则亡阴，阴亡阳无所制则灼筋而成痉，若下后复发其汗，汗多则亡阳。经云：阳气者精则养神，柔则养筋。今下而复汗，身必拘急。疮家脓血出多，津液将涸，虽身疼痛表证未净，亦不可发汗，汗出则津液愈竭，筋失所养，而成痉。

此推致痉之由，从太阳而推到阳明少阴。言汗下疮家三者致痉，皆由脱液伤津，皆兼此二经而言也。妇人产后亡血过多，因而成痉，亦可以此括之。

【补曰】刚痉柔痉，皆伤寒之兼见者也。乃痉症门主中之宾，非痉之正证也。此节发汗下后亡津亡血，因致痉病，乃是此症之主。后人不知痉是亡津血所致，而误认刚柔痉为正病正方，所差不浅，只缘读仲景书未能将宾主分清耳。此节详痉之由，是痉病之正症也。然仲景未出方，亦以症明而方自可知，故不再赘。以下举三

方，皆非正治法，但知兼治之法即知正治之法矣。借宾定主，仲景文法多如此。

痉有本证，可以备言其形状，亦有误治之变证变脉，可以略陈其大概，今请先言其本证。经云：因于风者，上先受之。故病痉者，上而身热未及于下，故下而足寒，风伤太阳之经，故头项强急，风伤太阳之气，故通身恶寒，阳气上行于头面，故时头热面赤，太阳之脉起于目内眦，风热伤于经脉，故目赤，颈项皆强急而不能动，独头呈风象而动摇，强急则筋不舒而牙关紧闭，且风客会厌而语言不出。所以卒然口噤，背反张者，风邪入于经输也。此痉病本证之形状也。若不知其为痉而误发其汗者，汗之沾濡衣被，则为湿，湿之陆续不干而生寒，寒湿相得，其表因汗而益虚，虚甚即恶寒甚。盖痉之未成，太阳原有恶寒之证，而痉之既成，阳邪用事，热甚灼筋，何至恶寒之甚？此为误治而一变也。发其汗已，不独证之一变，而其强直之脉亦变屈曲如蛇。

此论痉家之本证，而并及于误治之变证变脉也。

【补曰】寒湿相得，言相合也，与上篇各有所得，随其所得之得，均训合也。三处可以互证。

脉如蛇，阴之象也。君子正有履霜坚冰至之忧，乃暴然见其腹胀大者，遂转忧而为喜，冀其为欲解。即首篇入府即愈之义。况胀为有形之实证，大承气汤即对病之良方矣。乃诊其脉如故，仍是如蛇之象而反加伏弦者，此为变而又变之痉。

此一节，承上节汗后变证变脉外，又变一脉证也。师不出方，余于《伤寒论》发汗后腹胀条，悟出厚朴生姜甘草人参半夏汤，俟其胀稍愈，再以法治之。

【正曰】此当与上合为一节，言太阳痉病若发其汗，而未合法者。寒湿相得，其表又因汗而益虚，即恶寒甚，其脉必紧急而痉不解矣。若发其汗而得法者，汗已后，其脉变紧急为缓，曲如蛇状，谓不弦急也；变背反张为腹胀大，乃阴来和阳，其痉为欲解；若发汗后脉仍紧急如故，反加大弦者，其痉不解也。作如此解，文理甚通。浅注解如蛇是阴象如故，是仍如蛇象。又云变而又变等语，殊强割作两章，则不可解。

痉家之本证既已备言，即变证变脉亦复明示矣。痉家之本脉何如？夫痉，为劲急强直之病，其脉亦劲急强直，按之紧如弦，谓其自寸至尺直上下行，与督病之脉相似，但督浮而此沉耳。

此一节，补出痉病之本脉也。自病者身热足寒，至此三节，合作一大节读。

【正曰】太阳痉症之脉，正与督脉相同，不必强分，且非本意，何必添此支出之义。况仲景此节正对脉曲如蛇，彼此互相发明，修园未能互观，所以不知如蛇之说也。盖如蛇，非谓其左盘右折也。脉只一条，安能左右转折？其曰如蛇者，则以寸、关、尺三部，各有抑扬高下之殊，正与如弦者迥别，知脉弦直上下行者为痉不解，则知脉如蛇而不直弦者为欲解也。然则添出督脉之说，非本意也。至解蛇为屈曲阴象，尤属错谬。

痉为太阳中风之病，风为阳邪，误用烧针则为逆，若见有灸疮，则风火交煽，真阴立亡，难治。

此一节，言痉病误灸之难治也。师不出方，《伤寒论》火逆诸方，亦恐其过温。余用风引汤减去桂枝、干姜一半，研末煎服，往往获效。

太阳病，头项强痛，发热恶风，自汗，论所谓桂枝证也。其证备，但身体强，几几然，为风邪入于经输。《内经》云：邪入于输，腰脊乃强。然经输之病，脉应浮数，今按其脉反沉迟，盖沉为痉之本脉，迟为津液不足，荣卫之行不利，虽痉证尚未全备，而痉脉先以见端，此不为伤寒而为痉，以栝蒌桂枝汤主之。

此一节，为痉病之将成未成者，出其方也。然细按方法，必是中风自汗之变证。柔痉用此，刚痉用葛根汤。

栝蒌桂枝汤方

栝蒌根三两　桂枝三两　芍药三两　甘草二两　生姜三两　大枣十二枚

上六味，㕮咀，以水九升，微火煮取三升，温分三服。微汗，汗不出，食顷啜热粥发。

【元犀按】痉是血虚筋燥为病，言湿者是推其未成痉之前，湿气挟风而郁成内热也。本条云太阳症备，脉反沉迟者，此沉迟乃血虚所致，非脏寒症也。故以桂枝汤和荣卫以祛风，加栝蒌根则清气分之热，而大润太阳既耗之液，则经气流通，风邪自解，湿气自行，筋不燥而痉愈矣。

【又按】方中姜桂合甘枣为辛甘化阳，芍药合甘枣为苦甘化阴，阴阳和则得微汗而邪解矣。啜粥则又资阳明之谷气以胜邪，更深一层立法。但项背几几，脉浮数者为风淫于外，而内之津液未伤，故加葛根以宣外；脉沉迟者为风淫于外，而内之津液已伤，故加栝蒌根以滋内，以栝蒌苦寒润燥之功大也。《内经》云：肺移热于肾，传为柔痉。庞安常谓此方栝蒌根不主项强几几，其意以肺热不令移于肾也。此解亦超。

【正曰】此与葛根汤，皆非痉病正方

也。故仲景原文，先提明太阳证三字，又恐人忽之，复申之曰其证备，以见纯是太阳伤寒之症，而本非痉病，特项强謦謦兼有痉象，非痉之本证也。因复别其名，曰刚痉，曰柔痉，谓不得以痉病之正法治之，仍当以太阳伤寒法治之，故主麻黄桂枝汤正治伤寒；其栝蒌、葛根，特兼治之耳。陈注即解为治痉主方，故多不合。

太阳病，头项强痛，发热恶寒等症悉备，表实既已，无汗而邪气不得外达，小便反少，邪气又不得下行，正不胜邪，其气遂逆上而冲胸，口噤不得语，面赤头摇，项背强直，势所以必至，此欲作刚痉，以葛根汤主之。

此一节为刚痉之将成未成者。出其方也，究为太阳之治法，非痉证之正治法。

葛根汤方

葛根四两　麻黄三两，去节　桂枝二两　甘草二两，炙　芍药二两　生姜三两　大枣十二枚

上七味，以水一斗，先煮麻黄、葛根，减二升，去沫纳诸药，煮取三升，去滓，温服一升，覆取微似汗，不须啜粥。余如桂枝汤法将息及禁忌。

【元犀按】无汗例用麻黄汤，然恶其太峻，故于桂枝汤加麻黄以发汗。君葛根以清经络之热，是发表中寓养阴之意也。又此方与前方，皆太阳中兼阳明之药，以阳明主宗筋也。

痉之为病，至于入里而胸满气闭而口噤，卧不著席，反张甚也，筋为热灼，下为脚挛急，上必牙关紧而龂齿，此或为少阴火亢，或为阳明燥化，救焚在此顷刻，起死即在此须臾，可与大承气汤，以急下之，为下其热以救阴，非下其便以宽胀。

此一节，为痉之既成，出一救治之正

方，大旨在泻阳明之燥气而救其津液，清少阴之热而复其元阴，大有起死回生之神妙。或问：凡曰可与，则犹有相酌之意，岂因大承气之过峻而云然乎？而不知此证，舍大承气并无他法，犹恐服大承气之后，重证犹未尽除，还当审其缓急，而商其再服与否，此际全凭医家之定识定力也。或一下之后，病势已减，审系阳明，以白虎加人参汤滋阳明之燥；审系少阴，以黄连阿胶汤救少阴之阴。二汤可以频服，服后又以竹叶石膏汤收功，抑或以三汤用于大承气之前，全要心灵手敏，此仲师可与二字，言外之之意也。

【元犀禀按】竹叶石膏汤，去粳米之逗留热气，并以竹沥半杯易竹叶，可从古法而变通之。

【补曰】栝蒌、葛根二方，是治太阳伤寒之主方，非正治痉也。故原文曰太阳病。又曰其症备者，以见是太阳伤寒，非痉病也。特兼有项背强，故兼治痉，然不得纯以痉论，故主麻黄桂枝汤专治伤寒，而兼用栝蒌、葛根以兼治痉。言外见不可误认为痉，又不可纯作伤寒治也。此节大承气，亦是阳明里热之症，非痉之专证也。故曰可与者，以见痉在筋脉，本不应与承气汤，而因其胸满口噤，里热更甚，则可与之，不徒治筋脉而已也。言外见痉本不可攻，而有时亦可攻，教人须审别之也。仲景此章，首言发汗太多因致痉；此言风病下之因致痉，以明示人治痉正法，不可汗下，生津血、和筋脉，治法即此已明，此正病正法，本易知之。故仲景以此数句了之，不必再为赘论，惟变证变法，恐人不知，故特加详，补出葛根、栝蒌、承气三方，以见不当汗下者，亦有时当汗下也。后人不知仲景书例，于借宾定主之法未能

明之，将变法认作正法，而正法反不知矣。可叹也夫。

大承气汤方

大黄四两，酒洗　厚朴半斤，去皮　枳实五枚，炙　芒硝三合

上四味，以水一斗，先煎枳朴取五长，去滓，纳大黄煮二升，去滓内芒硝，更上微火一两沸，分温再服，得下。余勿服。

【元犀按】胸满口噤，脚挛急，咬齿等证，皆热甚灼筋，筋急而甚之象，以此汤急下而救阴。咬牙药不能进，以此汤从鼻中灌之。

【补曰】仲景于痉原戒下，而此又下之，因有胸满、口噤、龂齿之内热，乃痉之变证也，故以变法治之，勿认为治痉之正方。

湿者，六淫之一也，亦如中风伤寒自太阳始。但风寒之太阳病，病在肌表，湿之太阳病，病在关节。关者，机关之室，真气之所过也；节者，骨节之交，神气之所游行出入者也。今病湿，则神真之气为湿邪所伤，故关节疼痛而烦，湿为阴邪，故脉沉而细者，湿不在外而在内，此名中湿，亦名湿痹，痹之为言闭也。湿痹之候，闭气不化，则小便不利，闭湿于内，则大便反快，治者但当利其小便，则湿从小便而去矣。

此言湿流关节之病也。然湿者六气之一也，但一气中犹有分别。雾露之气，为湿中之清，伤人皆中于上；雨水之湿，为湿中之浊者，皆中于下。亦称太阳者，病由营卫而入，营卫皆属太阳也。此条论地气之湿，乃湿之浊者在下，故曰但当利其小便；雾露之邪，当以微似汗解之。

湿家之为病，湿盛于外者，阳必郁于内，湿盛于外，则一身尽疼，阳郁于内，

则发热，湿热郁于肌肉之间，则身色如烟之熏黄，而带黑也。

上节言湿邪痹于内，而不能化热，此节言湿邪郁于内而发于外，化热而为黄也。

湿家，病在太阳，太阳之脉上额交巅，夹脊背而行于两旁。雾露之湿，清邪中上，著太阳，阳气聚而不行，故其人他处无汗，但头汗出，湿邪滞碍，而其经输不利，故背强。湿为阴邪，阴气盛于表，故欲得被覆，而喜向火。病尚在表，若下之太早，则寒湿之邪陷于胃，而为哕。胃病则上下二焦亦病，上焦之气不降，则气道壅塞而或胸满，下焦之气不升，则气化不行，而小便不利，舌上如胎者乃湿滑而白，似胎而非胎也。总由寒湿之邪，陷于胸膈；命门之阳，郁在下焦。以丹田有热，胸上有寒，八个字为不易勘语。丹田有热，故渴欲得饮，胸上有寒，故欲饮而不能饮，则其口燥似喜水而又恶水，其懊憹不可明言之意，则为烦也。

此言清邪中上，病在上而误下之，其变证有如此之多也。

湿家误下，变症有如此之多，若不明言其死证，恐医者犹执迷不悟也。湿家误下之，头汗已后，而额上汗出，以阳明之脉交颞中，此阳明之气脱绝，而真液上泄也。且见微喘，以太阳之气与肺相合，而主皮毛，此太阳之气绝而真气上脱也。且见小便利者，以少阳三焦，司决渎而出水道，此少阳之气绝而阴津下注也。三阳气绝，上下离脱，故死。若下利不止者，中土败而地气陷，不必三阳气绝，而亦主死。

【补曰】此总见湿证无下法也。上节言误下变证为寒热郁结，此节言误下伤肾则小便自利，气喘而死。误下伤脾，则大便下利不止而死。观仲景方，皆是补土以

治湿，则知湿家断无下法也。……

此承上若下之三字，而备言误下之死证，而为医者大加警觉也。

湿又别其为风湿者，不可不知。风为阳，湿为阴，内有湿而外感于风，则为风湿不和而两相搏，以致一身尽疼痛，若阴阳和则雨露降，法当微似汗自出而解。然阳之汗，以天之雨名之，值天阴雨不止，医者不知所以然之理，竟云此可以发其汗，汗之病犹不愈者，何也？盖汗者，所以和阴阳也。若发其汗，汗大出者，风为阳邪，但风气从大汗而去，大汗而阳衰，阳衰则阴转盛，而阴湿之邪气仍在，是故不愈也。若治风湿者，但微微似欲汗出者，则阴阳两不相负而风湿俱去也。

此于湿证中别风湿之病，明其治法，而不遽出其方者，即引而不发之妙也。盖字是答辞，周秦多用此笔法。

【正曰】湿兼寒热二者而成，或偏寒，或偏热，不得以阴邪二字括之。观天地之湿，发于夏月，是火蒸水而湿乃发，故湿之中人，有寒闭于外，热郁于内之证；有湿挟寒之证，有湿挟热之证，伤雾露雨水之湿，其理易解。汗出当风及汗出过多，亦留为湿，人多不解，岂知凡人饮水，走三焦膜腠，下行则入膀胱为溺，上行外达则为汗，当风则汗闭，过多则汗渍，即是水停于其间也。故汗亦能为人湿病。

湿又别其为寒湿者，亦不可不知雾露之湿为清邪，自上受之。湿家病，身虽疼，而无一身皆疼，不过疼在身之上半，而发热止见面黄，而身色不似熏黄，肺司气而主皮毛，湿袭于皮毛，故气不顺而喘。阴证无头痛，湿未入阴，故头痛湿袭皮毛，内壅肺气，故鼻塞，湿气弥沦，扰乱心主而发烦，湿邪止在上焦，未尝犯里，故其

脉大，不犯胃气自能饮食，能饮食则腹中尚和而无病，其病在头中寒湿，故鼻塞，病浅不必深求，止内辛香之药于鼻中，宣泄头中之寒湿则愈。

此于湿证中又别出寒湿之病，寒湿不止雾露之清邪，而举一邪伤高表者以为隅，则邪伤通身者，包在言外；举一外法，通其空窍者以为隅，则内服调其经络脏腑者，包在言外。下节诸方按脉证而求其丝丝入扣，则得矣。

前言中湿，但当言其小便者，以湿之在内言之也。若湿家之表证，其身烦疼，而不发黄，可知未郁于内而为热也。且无小便不利，可知未入于里，而为痹也。表则宜汗，而不宜大汗，斟酌其适可者当与麻黄加术汤，发其微似汗为宜，慎不可以火攻之，致火逼汗过多而变证也。况又有湿与热合致衄，增黄之虑乎？

此为湿之属表无汗者，出一至当不易之方也。喻氏谓麻黄得术，虽发汗而不知多汗，术得麻黄行里湿，而并可行表湿，止此一味加入，所谓方外之神方，法中之良法也。

麻黄加术汤方

麻黄三两，去节　桂枝二两　甘草一两，炙　白术四两　杏仁七十个，去皮尖

上五味，以水九升，先煮麻黄减二升，去上沫，纳诸药煮取二升半，去滓温服八合，覆取微汗。

【元犀按】身烦疼者，寒湿之邪著于肤表也。肤表实故无汗，无汗则邪无从出矣。方用麻黄汤发肤表之汗，以散表寒，又恐大汗伤阴，寒去而湿反不去，加白术补土生液而除湿气，发汗中寓缓汗之法也。又白术补脾驱湿之功甚大，且能助脾之转输而水利。观仲祖用术各方，可知今人炒燥炒黑，上蒸水漂等制，皆失经旨耳。

风湿之证，前既详言，犹未言其致此风湿之因也。病者，风湿相搏一身尽疼，其发热，每在于申酉戌之日晡所剧者，以阳明主于申酉戌，当其王时相搏则增也。此名风湿，然所以致此风湿之病，乃伤于汗出当风，汗随风复入皮腠，而为风湿也。或久伤取冷亦所以致此风湿也。致风湿者，以此而所以致寒湿，亦可类推矣。可与麻黄杏仁薏苡甘草汤。

此又为风湿无汗者而出其方也，寒湿亦可用之。上节麻黄加术汤为大剂，此方为小剂，亦随其证之微甚而择用之，亦随其证之上下，而取亲上亲下之理也。

麻黄杏仁薏苡甘草汤方

麻黄半两　杏仁十个，去皮尖　薏苡半两　甘草一两，炙

上锉麻豆大，每服四钱匕，水一盏半，煎八分，去滓，温服。有微汗避风。

以上二方，为湿家立法也。又有风湿之证，其痛轻掣，不可屈伸，非如湿家之痛重著不能转侧。且湿家发热，旦暮不殊，风湿发热，日晡增甚。晡，申时也。阳明旺于申酉戌，土恶湿，今为风湿所干，当其旺时，邪正相搏，则反剧也。湿无去来，风有休作，故名风湿。然言风寒，亦在其中。观原文云：汗出当风，或久伤取冷，意可知矣。盖痓病非风不成，湿痹无寒不作，方中麻黄散寒，薏苡除湿，杏仁利气，助麻黄驱寒之力，甘草补中，予薏苡胜湿之权，制方之精密如此。

风湿之病，脉浮为风，身重为湿，若见此脉此证，汗不出而恶风者，为实邪，大剂有麻黄加术汤；小剂有麻黄杏仁薏苡甘草汤可用。若汗出恶风者，为虚邪，以防己黄芪汤主之。

此为风湿证汗自出者，出其方也，合上二方即伤寒论麻黄汤、大青龙汤、桂枝汤之意乎。钱天来云：病因汗出当风。夫汗出则腠理开，当风则风乘腠理矣。风邪既入，汗不得出，以离经之汗液，既不得外出皮毛，又不能内返经络，留于肌腠而为湿，此即人身汗液之湿也。其或暑汗当出之时，伤于纳凉太过，使欲出之汗不得外泄，留著肌腠则致病，与汗出当风无异也。按《金匮》以痉、湿、暍三证合篇，痉证兼湿，暍证亦兼湿，湿证最重，必须如此活看方得。

防己黄芪汤方

防己一两　甘草半两，炙　白术七钱半　黄芪一两一分

上锉麻豆大，每抄五钱匕，生姜四片，大枣一枚，水盏半，煎八分，去滓温服。喘者加麻黄半两，胃中不得者加芍药三分，气上冲者，加桂枝三分，下有陈寒者加细辛三分。服后当如虫行皮中，从腰下如冰，后坐被上，又以一被绕腰下，令微汗差。

上方治实邪无汗，即桂枝、麻黄二汤例也。虚汗自出，故不用麻黄以散之，只用防己以验之。服后如虫行及腰下如冰云云，皆湿气下行之征也。然非耆术甘草，焉能使卫阳复振而驱湿下行哉？

【元犀按】 张隐庵《本草经注》云：防己生于汉中者，破之纹如车辐，茎藤空通，主通气行水，以防己土之药，故有防己之名。《金匮》治水治痰诸方，盖取气运于上而水能就下也。李东垣谓防己乃下焦血分之药，上焦气分者禁用等论。张隐庵历历指驳，使东垣闻之，当亦俯首无词。噫！不读神农本经而妄为臆说，甘为伊岐之罪人，复何责焉？防己功用，余先君注有《神农本经》，议论甚详，毋庸再赘。

伤寒至于八九日，九日值少阳主气之期，宜从少阳之枢而外出矣。乃不解，而复感风湿，合而相搏，寒邪拘束，故身体疼；风邪煽火，故心烦；湿邪沉著，故不能自转侧；邪未入里，故不呕不渴。脉浮虚而涩者，浮虚则为风，涩则为湿也。此风多于湿之证，以桂枝附子汤主之。若脾受湿伤，不能为胃行其津液，则大便坚，大便愈坚，则小便愈觉其自利者，脾受伤而津液不能还入胃中也。故即于前方去桂枝加白术汤主之。湿若去则风无所恋而自解矣。

此又于伤寒不愈，合风湿为病，而出二方也。上方多风治于湿，下方治湿多于风。

桂枝附子汤方

桂枝四两　附子三枚，炮去皮，破八片　生姜三两，切　甘草二两，炙　大枣十二枚，劈

上五味，以水六升，煮取二升，去滓，分温三服。

白术附子汤方

白术四两　附子三枚，炮炙　生姜三两　大枣十二枚

上五味，以水三升，煮取一升，去滓，分温三服。一服觉身痹，半日许再服，三服都尽，其人如冒状，勿怪，即是术附并走皮中，逐水气未得除故耳。

凡方中有如虫行状，如醉状，如冒状者，皆药势将行使然也。伤寒合风湿而病，上既详言之矣。若其病较剧者，用药亦须较缓，今风湿相搏，业已深入，其骨节疼烦，掣痛不得屈伸，近之则痛剧，此风、寒、湿三气之邪阻遏正气，不令宣通之象也。汗出短气，小便不利，恶风不欲去衣，或身微肿者，荣气、卫气、三焦之气俱病，

总由于坎中元阳之气失职也。务使阳回气暖而经脉柔和，阴气得煦而水泉流动矣。以甘草附子汤主之。

此承上节。言风湿相搏在外者，利在速去；深入者，妙在缓攻。师前方附子三枚过多，其性猛急，筋节未必骤开，风湿未必遽去，徒使大汗出而邪不尽耳。故减去一枚，并去姜枣，而以甘草为君者，欲其缓也。

【补曰】湿本有寒热二证，湿者中央土之本气也，水与火交而湿乃发，故长夏之时独主湿气，乃阴阳相姤，火水相蒸之候也。因湿系寒热合化，故多用不寒不热之药以渗利之，为治湿正药，茯苓、薏苡是矣。此条治湿，皆兼寒之证也。其湿兼热者，如所谓丹田有热，胸中有寒，发热如熏黄皆不列方，非简略也。以《伤寒论》已有论列，故不再赘。此书原为补伤寒之不逮，此书所略亦详于《伤寒论》中，二书相为表里，始见仲景之精密，学者须通观之。盖伤寒与此书，一经一纬也。

甘草附子汤方

甘草二两，炙　附子二枚，炮去皮　白术二两　桂枝四两

上四味以水六升，煮取三升，去滓，温一升，日三服。初服得微汗则解，能食，汗出复烦者，服五合，恐一升多者，宜服六七合为妙。

喝者，暑也，暑亦六淫之一，故先伤太阳。太阳中喝，病标本之气，故发热恶寒，病所过之经，故身重而疼痛，热伤气，故其脉弦细芤迟。膀胱者毫毛其应，故小便已，洒洒然毛耸。阳气虚，不能荣于四肢，故手足逆冷，小有劳，身即热，气虚不能自支也。口开，前板齿燥，以劳而动阳热，阴液不能上滋也。此表里经脉俱虚，

不可汗下温针，倘若误认为伤寒而发其汗，则表虚而恶寒甚；若因其寒甚而加温针，则经脉虚而发热甚；若因其发热甚而数下之，液伤则淋甚。

此言中暑之证，从经脉表里俱病处绘出虚证模样，意者寒则伤形责其实，热则伤气责其虚也。汗下火皆为所戒，而治法从可知矣。

太阳中热者，喝是也。暑于肌表而气虚微，所以汗出太阳以寒为本，所以恶寒，暑热之邪，内合太阳之标热，所以身热而渴，以白虎加人参汤主之。

此言中暑，而不兼湿之证治也。

白虎加人参汤方

知母六两　石膏一斤，碎，绵裹　甘草二两，炙　粳米六合　人参三两

上五味，以水一斗，煮米熟汤成，去滓，温服一升，日三服。

【元犀按】白虎，西方神名也。其令为秋，其政清肃。凉风至，白露降，则溽暑潜消，以此汤有彻暑热之功，行清肃之政，故以白虎名之。

【补曰】津生于气，气者，下焦水中之阳，化水为气而上出于口，则为津，有津则口不渴，气出皮毛则为卫气，以卫外为固则不恶寒，不汗出也。故主人参，秉北方水中之阳，化气为津为卫。知膏清热以下行，人参化气以上达。陈修园以参为阴药，非也。参生于阴山，而出则三桠五叶，尝之生气扑鼻，是从阴中化出阳也。人之气，亦从水中得元阳蒸发而化为气，此人参所以能化气也。详《本草问答》中。

太阳中喝，身热疼重而脉微弱，此以夏月因暑热而复伤冷水，水行皮中所致也。一物瓜蒂汤主之。推之夏月，阳虚阴伏。

凡畏热贪凉，皆可以伤冷水例之。病在阴经，即为阴证，岂可一以清凉治暑哉？

此言暑合湿邪为患，而出其方治也。后人用五苓散、大顺散、小半夏加茯苓汤、十味香薷饮、白虎加苍术汤，皆推广其法而兼治湿也。

一物瓜蒂汤方

瓜蒂二十个

上锉。以水一升煮取五合，去滓顿服。

暑者，夏令炎热之气也。有伏病、有正病、有变病。何谓伏病？经云：凡病伤寒而成热者，先夏至为病温，后夏至为病暑。是病伏于冬时，愈郁而愈热，与温病同例也。何谓正病？经云：热气大来，火之胜也。又云：火热受邪，心病生焉。言夏时酷暑炎热，人感之而为暑病，病在心也。白虎加人参汤是其正治欤！何谓变病？元人谓静而得之为中暑，处于高厦凉室，畏热贪凉而成病，其恶寒与伤寒同，而发热较重以别之，心烦以别之，脉虚以别之。此病在人时，不在天时，故谓之变也。然而更有深义焉。暑必挟湿，是暑阳而湿阴也；夏月伏阴在内，是暑热而阴寒也。读者当得其言外之旨。

【元犀按】此物能去水气，水去则暑无所依而自愈矣。

【尤在泾云】暑虽阳邪，而气恒与湿相合，阳求阴之义也。暑因湿入，而暑反居湿之中，阴包阳之象也。

【又云】暑之中人也，阴虚而多火者，暑即寓于火之中，为汗出而烦渴；阳虚而多湿者，暑即伏于湿之内，为身热而疼重。故暑病恒以挟湿为病，而治湿即所以治暑。瓜蒂苦寒，能吐能下，去身面、四肢水气，水去而暑解，此治中暑兼湿者之法也。

【补曰】仲景将喝合于湿后，此有精意存焉。盖暑者湿郁而热发也。故六月节曰大暑，七月秋金清肃，则节名处暑，知非湿蒸则暑不发，故月令曰土润溽暑。治法：发汗温针则热益发，若数下之则湿益郁，均非治暑之法也。惟有清之而已，如白虎人参汤，使热退金清则湿自利矣。暑之变证，化痢化疟，皆可由此裁治之。其瓜蒂散，则又单利湿之一法。玩仲景言外之旨，明明示人清热利湿之两端，从此两法推广，而暑之变症、兼症皆可识矣。浅注于暑湿相合，尚未明也。

金匮要略浅注补正卷一终

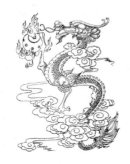

金匮要略浅注补正卷二

汉张仲景原文

闽长乐陈念祖修园浅注

男　蔚古愚元犀灵石　仝校字

蜀天彭唐宗海容川补正

夔门邓其章云航参校

百合狐惑阴阳毒病脉证治第三

论曰：百合病者，分为百脉合为一宗，无经络可别悉致其病也。第见其证意欲食，而复不能食，口欲言而又不言，而常默然。欲卧而又躁而不能卧，欲行而又懒而不能行；饮食或有美时，或有不用闻食臭；时如寒无寒，如热无热；口苦，小便赤，诸药不能治。得药则剧吐利，如有神灵者，身形如和，以上诸证，全是恍惚，去来不可为凭之象，惟凭之于脉与溺。确知其为热，其脉微数，数则生热也。溺出膀胱，膀胱为太阳之府，其脉上至巅顶，溺时头痛者，太阳乍虚，而热之气乘也。今每溺时而头每痛者，乃热气之甚者，必六十日之久。月再造而阴气复，阴气复而阳邪平，然后乃愈。若溺时头不痛，淅淅然者，则病稍浅矣。大约四十日可愈。若溺时快然。但头眩者，则更浅矣。不过二十日可愈。其百合证多于伤寒大病后见之，或未病而预见，热气先动也，或病四五日而出，或

二十日、或一月微见者，遗热不去也，各随证治之。

此详言百合病证脉也。此证多见于伤寒大病前后，或为汗、吐、下失治而变，或平素多思不断，情志不遂，或偶触惊疑，猝临异遇，以致行住坐卧饮食等，皆若不能自主之势，此病最多，而医者不识耳。

【补曰】 百脉一宗，悉致其病。仲景主用百合，注家亦知肺朝百脉，是邪热伤肺症，然何以变怪莫名，如有神灵，此理无一知者，吾为揭出。曰：肺藏魄，肺金不清则魄不静，魄气变幻，是以如有神灵也。魂为阳，藏于肝，肝血不和则寐多梦扰；魄为阴，藏于肺，肺气不清则醒如神灵，此理可以互勘合。观此节曰小便赤，曰溺时，谆谆论溺，盖以肺主水道，水浊便是致病之由，水清即是去病之路。至辨症之浅深，一则曰头痛，再则曰头淅淅然，三则曰头眩，浅注就太阳经论。然玩原文，殆指脑髓而言，故痛者病深，不痛者病浅，若太阳之头痛在表，不得为深也。盖肺之

气管，上入脑而达于鼻，路最直捷，据脑髓以辨病之浅深，理极精到。下文程注，亦知论髓，惜其未透，末句各随证治之，所包者广，谓百合病见于各症之中者，仍当兼其各证也。仲景文法最活，全书皆当作如是观。

【程云来云】头者诸阳之首，溺则阳气下施，头必为之摇动，曷不以老人小儿观之。小儿元气未足，脑髓不满，溺将出，头为之摇，此阳气不充故耳。老人血气衰，肌肉涩，脑髓清，故溺出时不能射远，将完必滋衣而头亦为之动者，此阳气已衰，不能施射故耳。由此观之，溺出头之痛与不痛，可以观邪之浅与深矣。故百合病溺出头痛者，言邪舍深，而阳气衰也。内衰则入于脏腑，上则牵连脑髓，是以六十日愈。若溺出头不痛，淅淅然者，淅淅如水洒淅皮毛，外舍于皮肤肌肉，尚未入脏腑之内，但阳气微耳，是以四十日愈。若溺出快然，但头眩者，言邪犹浅，快则阴阳和畅，荣卫通利，脏腑不受邪，外不淅淅然，则阳气尚是完固，但头眩者是邪在阳分，阳实则不为邪所牵，故头不疼而眩，是以二十日愈也。其说亦通。

【正曰】老人、小儿，溺时头摇，自是阳虚髓不足。若百合病溺赤头痛与头摇有别，是阳有余，髓受病设，西医剖而视之，必见其脑衣发炎也。程注论及于髓，不为不精，但谓百合病亦是阳虚，则辨证差矣。

百合病，见于发汗之后者，以其不应汗而汗之，以致津液衰少者，以百合知母汤主之。

百合知母汤方

百合十枚　知母三两

上先以水洗百合，渍一宿，当白沫出，

去其水，别以泉水二升，煎取一升，去滓；别以泉水二升，煎知母取一升后，合煎，取一升五合，分温再服。

【元犀按】百脉俱朝于肺，百脉俱病，病形错杂，不能悉治，只于肺治之。肺主气，气之为病，非实而不顺，即虚而不足，百合能治邪气之实，而补正气之虚。知母入肺金，益其水源，下通膀胱，使天水之气合，而所伤之阴转，则其邪从小便出矣。若误汗伤阴者，汗为阴液，阴液伤，故以此汤维其阳，维阳即所以救阴也。

【王晋三本文云】百脉一宗，明言病归于肺，君以百合、甘草清肺，即此可疗此疾，再佐以各经清解络热之药，治其病所从来，当用先后煮法，使不悖于手足经各行之理。若误汗伤太阳者，溺时头痛，以知母救肺之阴，使膀胱水府知有母气，救肺即所以救膀胱，是阳病救阴之法也。

【补曰】百合花下覆如钟，有肺之象，其根多瓣，合而为一，百脉合宗之象，故以为主。分煎合服，二药合致其功，安有先煎入手经，后煎入足经之理。且原文先字，是统两个别以泉水说，后字是统合煎说，王氏不体会，乃以先后煎法，为不悖手足经各行之理，不但义乖，即文法亦误也。

百合病，见于下之后者，以其不应下而下之，以致热入于下也，以百合滑石代赭汤主之。

百合滑石代赭汤方

百合七枚，擘　滑石三两，碎，绵裹　代赭石如弹丸大一枚，碎，绵裹

上先煎百合，如前法，别以泉水一升煮滑石、代赭，取一升，去滓，后合和重煮，取一升五合，分温再服。

【元犀按】误下者，其热必陷，热陷

必伤下焦之阴，故以百合清补肺金，引动水源，以代赭石镇离火，而不使其上腾；以滑石导热气，而能通水府，则所陷之邪从小便而出，自无灼阴之患矣。此即见阳救阴法也。

【王晋三云】误下伤少阴者，溺时淅然，以滑石上通肺，下通太阳之阳，恐滑石通府利窍，仍蹈出汗之弊，乃复用赭石重镇心经之气，使无汗泄之虞，是阴病救阳之法也。

百合病，见于吐之后者，以其不应吐而吐之，以致内伤脏阴也。以百合鸡子汤6主之。

百合鸡子汤方

百合七枚，擘　鸡子黄一枚

上先煎百合如前法了，纳鸡子黄搅匀，煎五分温服。

【元犀按】吐下后伤者，病在阴也，阴伤故用鸡子黄养心胃之阴，百合滋肺气下润其燥，胃为肺母，胃安则肺气和而令行，此亦用阴和阳，无犯攻阳之戒。

【王晋三云】误吐伤阳明者，以鸡子黄救厥阴之阴，以安胃气，救厥阴即所以镇阳明，救肺之母气，是亦阳病救阴之法也。

百合病，不经吐下发汗，病形如初者，即所谓未病预见是也，此因热气先动，以百合地黄汤主之。然亦有太阳病久久不愈，始终在太阳经者，亦用此汤。

百合地黄汤方

百合七枚，擘　生地黄汁一升

上先煎百合如前法了，纳地黄汁，煎取一升五合，温分再服。中病勿更服，大便当如漆。

【元犀按】病久不经吐下发热，病形

如初者，是郁久生热，耗伤气血矣。主之百合地黄汤者，以百合苦寒，清气分之热；地黄汁甘润，泄血分之热，皆取阴柔之品，以化阳刚，为泄热救阴法也。中病者热邪下泄，由大便而出矣，故曰如漆色。

百合病，一月不解，变成渴者，热壅皮毛，皮毛为肺之合也。以百合洗方主之。

百合洗方

百合一升，以水一斗，渍之一宿，以洗身。洗已食煮饼，勿以咸豉也。

合参　皮毛为肺之合，洗其外，亦所以通其内也。又食煮饼者，假麦气、谷气以输津，勿以咸豉者，恐咸味耗水以增渴也。

百合病，洗后而渴不差者，内热盛而津伤，也以栝蒌牡蛎散主之。

栝蒌牡蛎散方

栝蒌根　牡蛎等分

上为细末，饮服方寸匕，日三服。

【元犀按】洗后而渴不差，是内之阴气未复，阴气未复，由于阳气之亢，故用牡蛎以潜其阳，栝蒌根以生其津，津生阳降而渴愈矣。

百合病，如寒无寒，如热无热，原病无热，今变发热者，其内热可知也，以百合滑石散主之。

百合滑石散方

百合一两，炙　滑石三两

上为散，饮服方寸匕，日三服，当微利者止服，热则除。

【元犀按】百合病，原无偏热之证，变发热者，内热充满，淫于肌肤，非如热之比。主以百合滑石散者，百合清金、泻火、降逆气，从高源以导之，滑石退表里之热，利小便，二味合为散者，取散以散之之义，散调络脉于周身，引内外之热气悉从小便出矣。

【补曰】仲景所论某方主之，皆是以此为主，而格外可以加减也。浅注每言经方不可加减，不知仲景明明教人加减，观首节各随其证治之句，便是各随其证而加减之。细玩文法自见，全书义例皆然，读者勿死于句下。

百合病，见于阴者，以阳法救之。即《内经》用阳和阴之道也。见于阳者，以阴法救之。即《内经》用阴和阳之道也。若见阳之病而攻其阴则并伤阴矣，乃复发其汗，是重伤其阳也，此为逆。见阴之病攻其阳，则并伤其阳矣。乃复下之，是重竭其阴也。此亦为逆。

【程扶生云】前治皆用阴和阳法也，此复补以用阳和阴。故仲景用思，最为精密。

【正曰】仲景论脉，所谓阴阳，多指寸尺而言；仲景论证，所谓阴阳，多指表里而言。观见于阴、见于阳，二于字是确指其界，谓血分与气分，表里之间也。见于阴，如上文变成渴而在里也，以阳法救之，如洗方从表治之是。见于阳，如上文变发热而在表也，以阴法救之，如滑石散从里治之是。故见阳之表证而攻治其阴，乃正法也，若发其汗则为逆；见阴而攻治其阳，亦正法也，乃复下之，此亦为逆。浅注误解阴阳二字，程注谓此用阳和阴之法，不知百合病断无补阳和阴法也。

狐惑之为病，虫病也，状如伤寒，默默欲眠，目不得闭，卧起不安。何其如此之躁，实因虫扰之为害也。虫蚀于喉为惑，蚀于阴为狐，而且不欲饮食，恶闻食臭，虫闻食臭而动，动则令烦心，有如此者，而且虫大动，则交乱于胃中。胃主面，其面目之乍赤乍黑乍白，亦随虫之聚散而变易，蚀于上部，则喉伤而声自嗄，以甘草泻心汤主之。蚀于下部，则邪伤厥阴，厥阴为阴之尽，其病自下而冲上，故咽干，以苦参汤洗之。蚀于肛者，以雄黄熏之。熏洗之法，皆就其近治之也。

此言狐惑之病证治法也，《伤寒论》乌梅丸亦可消息用之。

甘草泻心汤方

甘草四两，炙 黄芩 干姜 人参各三两 半夏半斤 黄连一两 大枣十二枚

上七味，以水一斗，煮取六升，去滓再煎，温服一升，日三服。

【补曰】别家注有言泻心汤不能杀虫，疑是误写，不知乌梅丸用姜连，亦是治虫妙药，则知泻心汤必能治虫。盖虫因肝风内动而生，用姜之辛助金平木，用连之苦泻火息风，风木之虫，自然销灭，况余药补土自然肝木平矣。此方原治痞满，予亲见狐惑证胸腹痞满者，投此立效，可知仲景之方无不贯通，真神方也。按此段亦有错处，则在一惑字。狐惑二字对举，狐字着实，惑字托空，文法先不合矣。虫蚀咽喉，何惑之有？盖是惑，"蜮"字之误耳。蜮字，篆文似惑，传写滋误，诗注蜮短狐，含沙射人影则病，故诗曰为鬼为蜮，则不可得，言其暗中害人也。虫生暗中，故以狐蜮二字为名，后人于此等字，尚未考明，安能解仲景之义哉？

【元犀按】虫有情识，故能乱有情识之心脏，而生疑惑矣。虫为血化之物，故仍归于生血之心，方且类聚群分，若有妖妄凭藉而然，其实不外本身之血气以为祟耳。此方补虚而化湿热，杂以辛苦之味，名曰泻心，意深哉！

【正曰】以生疑解狐惑之惑，似乎有

理。不知惑是蜃字之讹耳。详见前。

苦参汤 庞安时《伤寒总论》用苦参半斤,槐白皮、狼牙根各四两,煎熏洗之。

苦参一升,以水一斗,煎取七升,去滓,熏洗三次。

雄黄熏法。蚀在肛者发痒,俗呼脏头风。

雄黄一味为末,筒瓦二枚合之,烧向肛熏之。

【元犀按】蚀于喉为惑,蚀于阴为狐,狐惑病乃感风木湿热之气而生,寒极而死也。苦参苦寒,气清属阳,洗之以通阳道;雄黄苦寒,气浊属阴,熏之以通浊道,但雄黄禀纯阳之色,取其阳能胜阴之义也。熏洗二法,按阴阳分配前后二阴,此又别其阴中之阴阳也。二味俱苦寒而燥者,苦以泻火,寒以退热,燥以除湿,湿热退而虫不生矣。

病者脉数,无热微烦,默默但欲卧,汗出。初得之三四日,目赤如鸠眼,七八日目四眦黑,若能食者,脓已成也。赤小豆当归散主之。

【尤在泾云】脉数默默但欲卧,热盛于里矣。无热汗出,病不在表也。三四日目赤如鸠眼者,肝脏血中之热随经上注于目也。经热如此,脏热可知,其为蓄热不去,将成痈肿无疑,至七八日目四眦黑,赤色极而变黑,则痈尤甚矣。夫肝与胃互为胜负者也。肝方有热,势必以其热侵及于胃,而肝既成痈,胃即以其热并之于肝,故曰若能食者,知脓已成也。且脓成则毒化,毒化则不特胃和,而肝亦和矣。赤豆、当归乃排脓血、除湿热之良剂也。又曰,此一条注家有曰为狐惑病者,有曰为阴阳毒者,要之亦是湿热蕴毒之病,其不腐而为虫者则积而为痈,不发于身面者则发于

肠脏,亦病机自然之势也。仲景意谓与狐惑、阴阳毒同源而异流者,故特论列于此欤。

【补曰】此言狐惑生虫,亦有喉咽、肛门兼酿脓血者,如痔漏有虫,复有脓血是矣。仲景治先血后便为近血,亦用赤豆当归散,则知近血是痔漏,有脓血之证以彼例,此便知狐惑亦有脓血之证也。不是此条另出一证,狐惑有脓血予曾见过。

赤小豆当归散方

赤小豆三升,浸令芽出,曝干 　当归十分

上二味杵为散,浆水服方寸匕,日三服。

【元犀按】此治湿热侵阴之病,大抵湿变为热,则偏重于热。少阴主君火,厥阴主风木,中见少阳相火,病入少阴,故见微烦、默默但欲卧等证;病入厥阴,故目赤现出火色,目眦黑现出火极似水之色,主以赤豆,去湿清热解毒,治少阴之主;当归导热养血,治厥阴之病;下以浆水以和胃气,胃气与少阴和,则为火土合德;胃气与厥阴和,则为土木无忤,微乎微乎。

【又按】或谓是狐惑病,或谓是阴阳毒病,二者皆湿与热蕴毒之病,《金匮》列于二证交界处,即是承上起下法。

【正曰】赤豆发出芽,则能排脓,盖脉乃血从气而化者也。赤豆属血分,而既发出芽,则血从气而外出矣。故以治血从气化之脓,其治先血从便,亦是治痔毒之有脓者也。陈注立意求深,而不切实,有微乎其微之说,实则强词不足信也,狐惑有脓多矣。或又疑为阴阳毒,其所见者少也。

阴阳二毒,是感非常灾疠之气,从口鼻而下入咽喉,致死甚速,试以阳毒言之。

阳毒之为病，为异气中人之阳也，面赤斑斑如锦纹，咽喉痛，唾脓血，五日经气未遍，故尚可救治。五日之外，五脏相传俱受邪，至七日阴阳经气已周而再行，则不可治，升麻鳖甲汤主之。

异气适中人之阴，则为阴毒，阴毒之为病，面目青，身痛如被杖，咽喉痛，五日经气未遍，尚可救治。至七日阴阳经气已周而再行，则不可治，升麻鳖甲汤去雄黄、蜀椒主之。

此言阴阳二毒，治之不可姑缓也。仲师所论阴毒阳毒，言天地之疠气，中人之阳气，阴气非阴，寒极阳热极之谓也。盖天地灾疠之气，便为毒气，人之血气，昼行于阳，夜行于阴，疠气之毒，值人身行阳之度，而中人则为阳毒。面者诸阳之会，阳毒上干阳位，故面赤斑斑如锦纹；阳毒上迫胸膜，故吐脓血，以阳气法天，本乎天者亲上也。值人身行阴之度而中人，则为阴毒，邪入于阴，则血凝注，血不上荣于面而面目青，血不环周于一身，而身痛如被杖，以阴气主静，凝而不流之象也。夫阴阳二毒，皆从口鼻而下入咽喉，咽喉者阴阳之要会也，感非时之疠气，则真气出入之道路不无妨碍，故二毒俱有咽喉痛之证。要之异气中人，毒流最猛，五日经气未遍，尚未速治，若至七日，阴阳经气已周而作再经，则不可治矣。方用升麻鳖甲，以汤解之。升麻，《本经》云气味甘平苦，微寒无毒，主解百毒，辟瘟疫邪气，入口皆吐出中恶、腹痛、时气、毒疠、诸毒喉痛、口疮云云。君以升麻者，以能排气分，解百毒，能吐能升，俾邪由口鼻入者，仍从口鼻而出；鳖甲气味酸平，无毒，佐当归而入肝，肝藏血，血为邪气所凝，鳖甲禀坚刚之性；当归具辛香之气，直入

厥阴而通气血，使邪毒之侵于荣卫者，得此二味而并解；甘草气味甘平，解百毒，甘能入脾，使中土健旺，逐邪以外出；妙在蜀椒辛温，使以雄黄苦寒，禀纯阳之色，领诸药以解阳毒，其阴毒去雄黄、蜀椒者，以邪毒不在阳分，不若当归、鳖甲，直入阴分之为得也。

升麻鳖甲汤方

升麻 当归 甘草各二两 蜀椒炒出汗，一两 鳖甲手指大一片，炙 雄黄半斤，研

上六味，以水四升，煮取一升，顿服之。老小再服取汗。阴毒去雄黄、蜀椒，《肘后》《千金方》，阳毒用升麻汤，无鳖甲有桂；阴毒用甘草汤，无雄黄。

【元犀按】非常灾疠之气，从口鼻而入咽喉，故阴阳二毒，皆咽痛也。阴阳二证，不以寒热脏腑分之，但以面赤斑纹脓血，其邪著于表者谓之阳，面目青身痛如被杖，其邪隐于表中之里者为阴。

【补曰】或谓阴阳毒，即今之瘟疫，然细观方证又与瘟疫有异，今之瘟疫则更甚于阴阳毒，总见气运推迁证亦加厉。譬如古无痘，而今有痘，不得信，古非今也。故吴又可《瘟疫论》又是仲景之功臣。

升麻鳖甲汤去雄黄蜀椒。阴毒以面不赤而青，身不斑纹而痛如被杖别之。二证俱咽痛，五日可治，七日不可治。蜀椒、雄黄二物阳毒用之者，以阳从阳，欲其速散也；阴毒去之者，恐阴邪不可去而阴气反受损也。

【王晋三云】升麻入阳明、太阳二经，升清逐秽，辟百邪、解百毒，统治温疠阴阳二病。如阳毒为病，面赤斑如锦纹；阴毒为病，面青身如被杖，咽喉痛，无论阴阳二毒，皆已入营矣。但升麻仅走二经气分，故必佐当归通络中之血，甘草解络中

之毒，微加鳖甲守护营神，俾椒黄猛烈之品，攻毒透表，不能乱其神明。阴毒去椒黄者，太阴主内，不能透表，恐反动疠毒也。《肘后》《千金方》阳毒无鳖甲者，不欲其守，亦恐留恋疠毒也。

【正曰】鳖甲攻坚破结，以除留滞之毒，而升麻能吐蛊毒，亦见于南中记。足见升散攻去之用也，解为守护，非矣。

疟病脉证并治第四

师曰：疟者，寒热往来之有定候也，虽有三阳三阴之异，而其舍总不外乎半表半里之间，少阳主乎半表半里，其脉必弦，今为之提其大纲曰疟脉自弦，而弦中之兼见者，弦数者多热，弦迟者多寒，一隅可以三反也。至于因证施治，弦小紧者，以其小而知其在里，可下之而差；弦迟者，多寒无有疑义，即可温之；弦紧而不小者，知其在表而不在里，可以发汗针灸也。弦而浮大者，知其邪在高分可以吐而越之；弦数者，多热，治则宜清，而热极生风，当知其为风发也。若以上因脉施治诸法治之，而犹不止，更当以饮食消息止之。即《难经》所谓损其脾者，调其饮食，适其寒温之旨也。

此言疟证不离少阳，以弦脉为主，随其兼见者，而施治也。末一句言治之不愈，求之脾胃，是为久疟虚疟者立一大法也。徐忠可、尤在泾诸家之解俱误。

【男元犀按】《素问·疟论》言之甚详，大约邪气与卫气并居，合则病作，离则病休。一日发者，正气不虚易愈；间日与三日，正气虚内薄于阴难愈。仲景以《内经》之旨深远，难与中人以下说法，另寻出阴阳出入大冲要处，独取少阳为主，以补《内经》未言之旨，并示后人握要之

图，开口即云疟脉自弦，著一自字，大有深意。见疟证虽各不同，而少阳脉之真面目自见可掩。

【补曰】《内经》言疟邪，藏于风府，旁连募原。募即膜也，膜之原在脐下，即三焦之连网是矣。三焦膀胱皆肾之府，三焦为阳府，而化水行于里则为小便；膀胱为阴府，而化气行于表则为卫气。《内经》就疟所发，言责在卫气，故邪在太阳之风府，仲景就疟之所留言，故责在三焦膜原，是以疟证未有小水清利者，三焦之决渎病也。仲景以少阳立论，其义在此，正与《内经》互相发明，后人不知三焦，至谓仲景之论与《内经》不合，谬矣。

病疟以月计之一日一发，当十五日愈。以五日为一候，三候为一气，一气十五日也。人受气于天，天气更则人身之气亦更，更气旺则不受邪而愈也。设不差，当月尽解。是又更一旺气也。如其更二气而不差，当云何？师曰：此疟邪不衰，与气血痰饮结为癥瘕，名曰疟母，当急治之，宜鳖甲煎丸。

此言疟邪因人正气之衰旺，以为消长也。上节以饮食消息止之，为治久疟之正法。若有疟母，先急除其有形之癥瘕，再培其无形之元气。医者即不可托言小心，酿成姑息养奸之祸，如景岳方之何人饮、休疟饮、追疟饮，皆调停两可，走江湖之套技。

鳖甲煎丸方

鳖甲十二分，炙　乌扇三分，烧，即射干黄芩三分　柴胡六分　鼠妇三分，熬　干姜　大黄　桂枝　石韦去毛　厚朴　紫葳即凌霄　半夏　阿胶　芍药　牡丹　䗪虫各五分　葶苈　人参各一分　瞿麦二分　蜂窠四分，炙　赤硝十二分　蜣螂六分，熬　桃仁

三分

上二十三味为末，取煅灶下灰一斗，清酒一斛五升，浸灰，俟酒尽一半，著鳖甲于中，煮令泛烂如胶漆，绞取汁，纳诸药煎为丸，如桐子大，空心服七丸，日三服。《千金方》用鳖甲十二片，又有海藻三分，大戟一分，无鼠妇、赤硝二味。

【尤在泾云】天气十五日一更，人之气亦十五日一更，气更则邪当解也。否则三十日天人之气再更，而邪自不能留矣。设更不愈，其邪必假血依结痰为癥瘕，僻处胁下，将成负固不服之势，故宜急治。鳖甲煎丸行气逐血之药颇多，而不嫌其峻，一日三服，不嫌其急，所谓乘其未集而击之也。

【王晋三云】鳖甲煎丸都用异类灵动之物，若水陆，若飞潜，升者、降者、走者、伏者咸备焉。但恐诸虫扰乱神明，取鳖甲为君守之，其泄厥阴、破癥瘕之功，有非草木所能比者。阿胶达表熄风，鳖甲入里守神，蜣螂动而性升，蜂房毒可引下；䗪虫破血，鼠妇走气，葶苈泄气闭，大黄泄血闭；赤硝软坚，桃仁破结；乌扇降厥阴相火，紫葳破厥阴血结；干姜和阳退寒，黄芩和阴退热；和表里则有柴胡、桂枝，调荣卫则有人参、白芍；厚朴达原劫去其邪，丹皮入阴提出其热；石韦开上焦之水，瞿麦涤下焦之水；半夏和胃而通阴阳，灶灰性温走气，清酒性暖走血。统而言之，不越厥阴、阳明二经之药。故久疟邪去营卫而著脏腑者，即非疟母亦可借以截之。按《金匮》惟此丸及薯蓣丸药品最多，皆治正虚邪著，久而不去之病，非集血气之药攻补兼施，未易奏功。

【正曰】鳖甲、蜣螂皆主攻下，而云入里守神，性动而升。岂知二物入沙穿土，主攻下之性为多也。丹皮入血分，泻血中瘀热，其理甚明，乃云提出热气，提字不免矫强。又云调营卫则有人参、白芍，是直不知营卫究系何物。夫疟邪本伏于营血之中，卫气会而始发，故久则营血结聚而为疟母，卫气不通而为留痰，是血为疟母之主，痰属卫气所生，乃疟母之兼有者也。故治疟母，以攻利营血为主，而行痰降气为辅，知此则知仲景此方，破血之药所以独多，总是治营以通卫也。王注逐味论药，而实未知其义。

师曰：阴气孤绝，阳气独发，阳独发，气为火蚀，火无水济，则热而少气，烦冤，阴孤绝，无以濡外，无以守中，则手足热而欲呕，名曰瘅疟。若欲知其但热不寒之所以然者，须知其邪气内藏于心，外舍分肉之间，令人消烁肌肉。肌肉为阴，阳极则阴消也。

【按】《内经》所论之瘅疟，撮其大略，以肺素有热而偶受风寒，内藏于心，外舍分肉，表则寒而里则热，缘阴气内虚，不能与阳相争，故但热而不作寒也。师不出方，余比例而用白虎加桂枝汤，以白虎清心救肺，以除里热，加桂枝调和荣卫，以驱外邪，诚一方而两扼其要也。即先热后寒名为热疟，亦以白虎清其先，桂枝却其后，极为对证，此法外之法也。然此节与《内经》稍异，师又略节经文，不言及外感风寒，以阴气孤绝，阳气独发二句为主，内有桂枝，又未中的，师早已熟审矣。若宋薛立斋、张景岳、赵养葵用六味地黄汤及玉女煎之说，反致滞邪生热而增剧，俗传疟痢三方，为害更速。师于此等重证，而不出方者，欲人寻绎而自得也。《伤寒论》自序云：若能寻余所集，思半过矣。此物此志也。

【男元犀按】 下节白虎加桂枝汤，是《内经》所言之瘅疟，非师所云之瘅疟之治也。师未出方，似可借用竹叶石膏汤之类，而梨汁、甘蔗汁，亦可以佐之。

【正曰】 阴气指少阴心肾也，心肾之阴虚，故热而少气，心中烦冤，邪气能入于心，而内藏于心中，皆少阴阴气孤绝之证。阳气指太阳膀胱也，水中之阳，化气为热，以卫周身，今独有阳气则为纯热，合于阳明则手足热，合于三焦则欲呕，外舍于腠理分肉之间，则令肌肉燥烁。治少阴宜鸡子黄汤，治太阳宜白虎汤，后世如清瘟败毒饮一方，可以兼治。注用白虎加桂枝，其理未悉。按《史记·仓公传》风瘅客脬，言瘅邪客居膀胱，此瘅疟亦发于膀胱，与牡疟正相对，牡疟是邪在心也。陈注盖未能考。

又有温疟者，冬不藏精，则水亏而火盛，火盛于内，外为寒气所格而不出，则火气内郁，日盛一日，至春令感温气而发，夏令感热气而发，是病在热气，与乍感不同。故其脉如平，但此病当凭证而不凭脉，《难经》云：温病之脉，行在诸经。不知何经之病，即此意也。身无寒，但热，骨节烦疼，时呕，为热从肾出，外舍其合，而上并于阳明也。以白虎加桂枝汤主之。盖于大凉肺胃之中，加一辛温之品，因其势而导之也。

此言温疟与《内经》不同，而其义则相表里也。然余谓仲师书，读其正面，须知其对面，须知其反面，须知其旁面，则顺逆分合。如织锦迴文字字扣得著。上节言瘅疟，专主阴绝阳发，以补经文之未尽。至于经文所云肺热加以外感，为瘅疟之正证，亦包括在内，均一瘅疟，不无毫厘千里之判，此所以不率尔而出方也。至此节

论温疟，又与《内经》不同，意者伏气外出之证，其始也，热为寒郁而内藏；其发也，寒因热盛而俯首。究竟酿此猖狂之热祸，皆缘寒邪之格外为祸端，以白虎清其热势，加桂枝追其所由来，可谓面面周到，且所云无寒但热、疼呕之证，俱是《内经》瘅疟之正证。师于此补叙其正证，补出其正方，文法错综变化，非细心人不能体会。虽然篇首有弦数者风发一句，《伤寒论》有风温一症，于此可以悟开大觉路，即可以普济无量苍生矣。

白虎加桂枝汤方

知母六两 石膏一斤 甘草二两，炙
粳米六合 桂枝三两

上五味，一以水斗，煮米熟汤成，去滓，温服一升，日三服。

【王晋三云】 《内经》论疟，以先热后寒，邪藏于骨髓者为温瘅二疟；仲景以但热不寒，邪藏于心者为瘅温二疟。《内经》所云是邪之深者，仲景所言是邪之浅者也。其殆补《内经》之未逮欤。治以白虎加桂枝汤，方义原在心荣肺卫，白虎汤清荣分热邪，加桂枝引领石膏、知母，上行至肺，从卫分泄热，使邪之郁于表者，顷刻致和而疟已。至于《内经》温瘅二疟，虽未有方，然同是少阴之伏邪，在手经者为实邪，在足经者为虚邪，实邪尚不发表，而用清降，何况虚邪有不顾虑其亡阴者耶？临证之际，化而裁之，是所望于用之者也。

【正曰】 身无寒但热，为白虎汤之正证，加桂枝者以有骨节烦疼证，则有伏寒在于筋节，故用桂枝以逐之也。王注云：加桂枝领石膏、知母上行于肺，夫石膏、知母原本入肺，惟桂枝不入肺，本草可查，乃云桂枝引入肺，显然谬误。此等注，何可以解古圣之方。

疟少热多寒者，非真寒也，缘无形之寒气，挟有形之痰饮，伏于心间，阳气不能外透于肌表，故多寒，甚则有寒无热。心为牡脏，因名之曰牡疟，以蜀漆散主之。驱其心胸结伏之痰饮，则内陷之邪，亦转旋而外出。

此言牡疟证也。方中云母无真，未能速效，且此方原是宣通心阳，使气行于肌表，则不至偏阴用事，却不专在于涌吐也。故不注明吐之一字，余借用桂枝去芍药，加蜀漆龙骨牡蛎救逆汤如神。

蜀漆散方

蜀漆烧，去腥　云母烧二日夜　龙骨各等分

上三味，杵为散，未发前以浆水服半钱匕。

【王晋三云】邪气结伏于心下，心阳郁遏不舒，疟发寒多热少，不可谓其阴寒也。主之以蜀漆散，通心经之阳，开发伏气而使荣卫调和。蜀漆，常山苗也，苗性轻扬，生用能吐。云母在土中，蒸地气上升而为云，故能入阴分逐邪外出于表。然邪气久留心主之宫城，恐逐邪涌吐，内乱神明，故以龙骨镇心宁神，则吐法转为和法矣。

附《外台秘要》三方

牡蛎汤　治牡疟。

牡蛎　麻黄各四两　甘草二两　蜀漆三两

上四味，以水八升，先煮蜀漆、麻黄去上沫。得六升，纳诸药，煮取二升，温服一升。若吐则勿更服。

【尤在泾云】此系宋孙奇等所附，盖亦蜀漆散之意，而外攻之力较猛矣。赵氏云：牡蛎软坚消结，麻黄非独散寒，且可发越阳气，使通于外，结散阳通，其病自愈。

【犀按】疟多寒者名牡疟，是痰饮填塞胸中，阻心阳之气不得外通故也。赵氏云牡蛎软坚消结，麻黄非独散寒，且能发越阳气，使通于外，结散阳通，其病自愈。

柴胡去半夏加栝蒌根汤　治疟病发渴者，亦治劳疟。

柴胡八两　人参　黄芩　甘草各三两　栝蒌根四两　生姜三两　大枣十二枚

上七味，以水一斗二升，煮取六升，去滓再煎，取三升，温服一升，日三服。

【徐忠可云】疟邪在半表半里之间，入与阴争则寒，出与阳争则热，此少阳之象也。是谓少阳而兼他经之证则有之，谓他经而全不涉少阳，则不成其为疟矣。所以小柴胡为少阳主方，渴易半夏，加栝蒌根，亦治少阳成法也。攻补兼施，故亦主劳疟。

【王晋三云】正疟寒热相间，邪发于少阳，与伤寒邪发于少阳者稍异，《内经》言夏伤于大暑，秋伤于风，病以时作，名曰寒疟。《金匮》云：疟脉多弦，弦数者风发，正于凄怆之水寒，久伏于腠理皮肤之间，荣先伤而后风伤卫，故仲景用柴胡去半夏而加栝蒌根，其义深且切矣。盖少阳疟病发渴者，由风火内淫，去夺津液而然矣。堪半夏性滑利窍，重伤阴液，故去之，而加天花粉生津润燥，岂非与正伤寒半表半里之邪，当用半夏和胃，而通阴阳者有别乎？

柴胡桂姜汤　治疟寒多微有热，或但寒不热，服一剂如神。

柴胡半斤　桂枝三两　干姜二两　栝蒌根四两　黄芩三两　甘草二两，炙　牡蛎二两

上七味，以水一斗，煮取六升，去滓

再煎，取三升，温服一升，日三。初服微烦，复服汗出便愈。

【王晋三云】夏月暑邪，先伤在内之伏阴，至秋复感凉风，更伤卫阳，其疟寒多微有热，显然阴阳无争，故疟邪从卫气行阴二十五度，内有捍格之状，是荣卫俱病矣。故和其阳即当和其阴，用柴胡和少阳之阳，即用黄芩和里；用桂枝和太阳之阳，即用牡蛎和里；用干姜和阳明之阳，即用天花粉和里，使以甘草调和阴阳，其分两阳分独重，柴胡者以正疟不离少阳也。阴药独重于花粉者，阴亏之疟，以救液为急务也。和之得其当，故一剂如神。

【元犀按】先贤云：疟病不离少阳，少阳居半表半里之间，邪入与阴争则寒，出与阳争则热，争则病作，息则病止，止后其邪仍居与少阳之经。愚意外为阳，内为阴，先寒者邪欲出，其气干于太阳，冲动寒水之气而作也。后热者以胃为燥土，脾为湿土，湿从燥化则木亦从其化，故为热为汗也。汗后木邪仍伏于阳明之中，应期而发者，土主信也。盖久疟胃虚，得补可愈，故先君用白术生姜汤多效。

【赵氏曰】此与牡蛎相类，而实非牡蛎邪客心下，此风寒湿痹于肌表，肌表既痹，阳气不通于外，遂郁伏于荣血之中。阳气化热，血瘀成滞，著于其处，遇卫气行阳二十五度，及之则病作，其邪之入荣者，既无外出之势，而荣之素痹者，亦不出而与阳争，故少热或无热也。是用柴胡为君，发其郁伏之阳；黄芩为佐，清其半里之热；桂枝、甘姜所以通肌表之痹；栝蒌根、牡蛎，除留热消瘀血，甘草和诸药调阴阳也，得汗则痹邪散，瘀血行而病愈矣。

中风历节病脉证并治第五

中风之病，《内经》论之甚详，而读者每苦不得其要，且多与痹合论，同中之异，更不可以不辨。夫风之为病，中人彻于上下，故当半身不遂，或著于一处，但臂不遂者，此不为风而为痹。此风与痹之大分别也。然风从虚入，热从风发，故诊其脉虚为微而热为数，可以一言定之曰中风既成之证使然。若未中之前，初中之顷，则不尽然也。

此一节，先辨风与痹之殊，后以脉微而数，中风使然八字，提出中风之大纲。如大海行舟，茫茫无际中，按罗经以定子午，则所向自无差错。余注之曰：风从虚入，指阳虚而言也。阳字指太阳而言，太阳虚则不能卫外而为固，故脉微。余又注之曰：热从风发，以其人素有内热而风中之，风为阳邪，内热外风，风火煽故脉数。教学者当知此八个字，是大慈大悲菩萨，立于云端指示，以下止有四方。首方则为初中时，邪未侵心者，示一堵塞法；次方为既中后，邪已入心，为瘫痫者，示一下热法；三方为邪已入心病，如狂状者，示一表里兼治法；四方为风攻于头而不去，示一外治法。细绎方意，无非著眼于少阴，少阴兼手足而言。寒从水化而归于下，以足少阴为主，风从火化而归于上，以手少阴为主，知其真证便知真方，学者当于引而不发之中，得其跃如之妙。

虽然风从虚入，虚则脉微，热从风发，热则脉数，此为风证之既成，从少阴而化热者言之也。若论其初，风不挟寒，则为和风，唯其挟寒则伤人甚速。始伤皆由荣卫，心荣肺卫，必以寸口为凭。若中风而偏于寒者，寸口脉浮而紧，紧则为寒，浮则为虚，寒虚相搏，邪在皮肤。正不足而邪乘之也。气行脉外，血行脉中，浮而有余者，必沉而不足，故以浮者断为血虚，血虚则无以充皮肤而养络，故络脉空虚，又无以循常度以御邪，故贼邪不泻，或左或右，邪气所伤则筋脉不用，而反缓，无邪之处则其正气独治而即急，正气引邪，其口目喝僻不遂。左喝者邪反在右，右喝者邪反在左，不可不知也。虽然或左或右，则有邪正缓急之殊，而为表为里亦有经络脏腑之别。若邪在于络，络邪病表，故肌肤不仁；邪在于经，经邪病里即筋骨重滞而不胜。邪入于府，则胃府燥热，其支脉络心，大妨神气之出矣，即不识人。邪入于脏，心肾二脏俱连舌本，脏气厥而不至舌下，故舌即难言，且廉泉亦开口必吐涎。

【补曰】络脉空虚，《金匮》凡两见。《水气门》曰：浮则络脉虚，水气皮肤，其与此不同者，盖因彼有小便难证，脉是血管，脉络虚空则血管缩小，气管空虚，水不走小便，则从气管松处走出膜膜间而为肿也，此络脉空虚，亦是气管放松。然无水邪从内乘之，而有风邪从外乘之，则为中风，以其气管虚松，是以风邪得居于膜膜而不泻去也。此两语互参之，则知空处容邪之理矣。风邪中人本速，然留伏有地则反缓而不行，正气循行本缓，然机关失利则反急而增剧，正气引邪则令人或左或右喝僻，而不得如其常也。正气何以与邪风相引哉？观于天地之风而知之矣。西洋气学云：天地空气，既有冷热，则能起风，因空气热即涨而上升，他处冷空气即来补之。如热带内气候常热，则气涨而上升，南北两极气候常冷，则风向热带吹来，至赤道相遇，复分而吹向两极，如此循环几不息也。夏则北极热而风自南来，冬则南极热而风自北来，昼则陆热于水，故风从水至；夜则水热于陆，故风从陆至，此即风与气相引之理矣。是以正气趋左则邪气从右赴之，正气趋右则邪气又从左赴之，左右抽风之理可以证明矣。又凡西洋论风，皆是冷热相引，则知人之中风，其邪正相引者，亦仍是冷与热之相引而已。故仲景用药，亦多是寒热互用。侯氏黑散治冷也而必用黄芩，风引汤治热也而必用干姜，后人不明冷热相引之理，每于二方有疑窦。岂知仲景通造化之微者哉！络者，脉之散者也。在皮肤肌肉之间，邪客于此，正气不达则此间之肌肉死，不知痛痒为肌肤不仁也。经者，脉之大者也。十二经皆起于手足，邪客之则手足之气不贯不运，即重而不举。血之在手足者，为邪所阻则滞而不行，为死血；气之趋手足者，为邪所恋则流而不返为痰水，是以重不胜也。腑指胃腑，言邪入于胃，胃脉上通于心，邪气生痰聚血，上迷心窍即不识人。邪入于脏指心脏言，各家多兼肾言。然观西洋热带赤道，吸引风起之义推之，则人之心应赤道日，其吸引风邪与热带引风无异，故中风总是入心者多矣。开窍于舌，脉络舌本，血脉凝涩舌强不能言矣。阴血者魄也，因乱于心中则魄死神迷；气化者津也，气聚于空窍则津结为涎，舌下气不收摄，故口吐涎。此节是仲景论中风之正文，凡后人中痰、中气、中火、中寒、类中诸证，皆包在内，后人不知此义而另立名目，至陈修园又欲将后人之论屏于中风门外，皆未深知此段义也。

此为初病中风之偏于寒者，而详其证之递深也。师未出方。徐忠可云：节下侯氏黑散，即次之拟系此证之方。然余谓四肢烦重，心中寒甚者为的剂。若风火煽，喻嘉言取用祛风至宝膏甚妙。方用防风二两半，白术一两半，芍药二两半，芒硝五钱，生石膏一两，滑石三两半，当归二两半，黄芩一两，甘草一两，大黄五钱，连翘五钱，川芎三两半，麻黄五钱，天麻一两，山栀子五钱，荆芥五钱，黄柏五钱，桔梗一两，薄荷五钱，熟地黄一两，羌活一两，人参一两，全蝎五钱，细辛五钱，黄连五钱，独活一两。共二十六味为末，炼蜜丸弹子大，每服一丸，细嚼，茶酒任下，临卧服。但此方医者病人或疑其散，或疑其攻，或疑其杂，往往不肯服而死，盖有命焉，不可强也。吕纯阳大丸更效。

【又按】中风经络入腑者，可用驱风至宝膏，若入脏，最防进入于心，宜用侯氏黑散，于驱补之中行其堵截之法。至于风引汤，按法用之无往不利。

侯氏黑散治大风，四肢烦重，心中恶寒不足者。《外台》用治风癫。

【徐忠可云】此为中风家，挟寒而未变热者，治法之准则也。谓风从外入，挟寒作热，此为大风，证见四肢烦重，岂非四肢为诸阳之本，为邪所痹，而阳气不运乎？然但见四肢，不犹愈体重不胜乎？证又见心中恶寒不足，岂非渐欲凌心乎？然燥热犹未乘心，不犹愈于不识人乎？故侯氏黑散用参、芩、归、芎补其气血，为君；菊花、白术、牡蛎养肝、脾、肾，为臣；而加防风、桂枝以行痹著之气，细辛、干姜以驱内伏之寒，兼桔梗、黄芩以开提肺热为佐；矾石所至，除湿解毒，收涩心气，酒力运行周身为使。庶旧风尽出，新风不受，且必为散酒饮，至六十日止。又常冷食，使药积腹中不下，盖邪渐侵心，不恶热而恶寒，其由阴寒可知，若胸中之阳不治，风必不出，太阳之气行于胸中。徐氏

此注精细之至，故先以药填塞胸中之空窍，壮其中气，而邪不内入，势必外消，此即《内经》所谓塞其空窍，为是良工之理。若专治其表里，风邪非不外出而重门洞开，出而复入，势将莫御耳。

【男元犀按】徐氏煞此九个字，真阅历有得之言，不可顺口读去。

侯氏黑散方　此方主补虚以熄其风。

菊花四十分　白术　防风各十分　桔梗八分　黄芩五分　细辛　干姜　人参　茯苓　当归　川芎　牡蛎　矾石　桂枝各三分

上十四味，杵为散，酒服方寸匕，日一服。初服二十日，温酒调服，禁一切鱼肉、大蒜，常宜冷食，六十日止，即药积腹中不下也，热食即下矣，冷食自能助药力。

【喻嘉言云】方中取用矾石以固涩诸药，使之积留不散以渐填空窍，必服之日久，风自以渐而息。所以初服二十日，不得不用温酒调下，以开其痹著，以后则禁诸热食，惟宜冷食，如此再四十日，则药积腹中不下而空窍塞矣。空窍填旧风尽出，新风不受矣。盖矾惟得冷即止，得热即行，故嘱云热食即行矣。冷食自能助药力，抑何用意之微耶。

【愚按】风家挟寒虽未变热，而风为阳邪，其变甚速，观此方除热之品与祛寒之品并用可见也。高明如尤在泾尚有疑义，甚矣。读书之难也。余每用此方，病家惑于人言而不敢服，辄致重证莫救，不得已遵喻嘉言法，用驱风至宝膏，或借用后卷妇人门竹叶汤，一日两服多效。然亦有不得不用此散者，亦必预制以送，不明言其方，以杜庸俗人之论说也。

【犀按王晋三云】陈云来谓《金匮》侯氏黑散，系宋人较正，附入唐人之方因

逸之，其辨论颇详，而喻嘉言赞其立方之妙，驱风补虚行堵截之法，良非思议可到。方中取用矾石以固涩诸药，冷服四十日使之留积不散，以渐填其空窍，则风自熄而不生矣。此段议论，独开千古之秘，诚为治中风之要旨。读方下云：初服二十日，用温酒调，是不欲其遽填也；后服六十日并宜冷食，则一任填空窍矣。未填窍本之《内经》，久塞其空，是谓良工之语，煞有来历。

又有中风而偏于风者，亦辨其脉于寸口。寸口脉迟而缓，迟者行之不及，不及则为寒，缓者至而无力，无力则为虚，荣行脉中，沉而见缓则为亡血，卫行脉外，浮而见缓则为中风。然荣卫俱在肤表与肌腠，尚未中经也。若邪气中经，荣卫气弱，津血凝滞则身痒而瘾疹，若心气不足，邪气入中，则邪混胸中，阻遏正气为胸满而短气。

此为中风之偏于风者，而详其证之递深也。风为阳邪，其脉主缓，师未出方。徐忠可云：下节即以风引汤次之，疑系此证之方。余甚服其识，然与祛风至宝膏互服亦妙。

此节以迟脉托出缓脉，言迟则为寒者，以扇动之，气虽寒而自人受之，则为阳邪，故分疏荣卫二句，单承缓而不言迟，则可知其所独重矣。

风引汤，除热瘫痫。

【徐忠可云】风邪内进，则火热内生，五脏亢甚，进归入心，故以桂甘龙牡通阳气，安心肾，为君；然后阴风木，与少阳相火同居，火发必风生，风生必挟木势侮其脾土，故脾气不行，聚液成痰，流注四末，因成瘫痪，故用大黄以荡涤风火湿热之邪，为臣；随用干姜之止而不行者以补

之，为反佐；又取滑石、石膏清金以伐其木，赤白石脂、厚土以除其湿，寒水石以助肾水之阴，紫石英以补心神之虚，为使；故大人、小儿风引惊痫皆主之。何后世以为石药过多而不用，反用脑麝以致其气，花蛇以增恶毒耶？

【愚按】用前方而尚恐其不及者，宜黄连阿胶汤，从少阴之本以救之；余热不除，虚赢少气，近于痿证者，以竹叶石膏汤清补之，二方如神。

风引汤方　此方主清热以除其风。

大黄　干姜愚按：应减半用　龙骨各四两　桂枝　甘草　牡蛎各二两，愚按：此品应加倍　寒水石　滑石　赤石脂　白石脂　紫石英　石膏各六两

上十二味杵，粗筛，以韦囊盛之，取三指撮，井花水三升，煮三沸，温服一升。治大人风引，小儿惊痫瘛疭日数发，医所不疗，除热方。

【巢氏云】脚气宜风引汤。按喻嘉言云：本文有正气引邪，喎僻不遂等语，故立方即以风引名之。

【元犀按】大人中风牵引，小儿惊痫瘛疭，正火热生风，五脏亢盛，及其归进入心，其治同也。此方用大黄为君，以荡除风火热湿之邪；取干姜之止而不行者以补之；用桂枝、甘草以缓其势；又用石药之涩以堵其路；而石药之中又取滑石、石膏清金以平其木，白赤石脂厚土以除其湿；龙骨、牡蛎以敛其精神魂魄之纷驰；用寒水石以助肾之真阴不为阳光所烁；更用紫石英以补心神之虚，恐心不明而十二经危也。明此以治入脏之风，游刃有余矣。后人以石药过多而弃之，昧孰甚焉。

更有防己地黄汤，治风进入心，风乘火势，火借风威，其病如狂状，妄行独语

不休，热进于内而外反无寒热，浮为风之本脉，而风火交煽其脉益浮。

此亦风进入心之治法也。徐灵胎云：此方他药轻，而生地独重，乃治血中之风也。此等法最宜细玩。

【愚按】《金匮》书寥寥数语，读者疑其未备，然而所包者广也。中风以少阴为主，此节言进。手少阴之证，出其方治曰：病如狂状，妄行独语不休者，盖以手少阴心火也。阳邪进之则风乘火势，火借风威，其见证无非动象。曰无热者，热归于内，外反无热，即《伤寒论》桂枝二越婢一汤证，外无大热之例也。曰其脉浮者，风火属木之本象也，然有正面，即有对面，手足少阴可一而二之，实二而一之者也。考之唐宋后各家之论中风，曰昏迷不醒等证，其不为狂状可知也。曰猝倒口噤等证，其不为妄行独语可知也。曰面如妆朱，可知寒盛于下，格阳于上，不能无热也。曰冷汗不止，可知其四肢厥逆，不止无热也。曰脉脱、曰无脉，又将何以言浮乎？盖以足少阴，肾水也。阴邪进之则寒水相遭，寒冰彻骨，见证无非静象，方书用三生饮一两，薛立斋又加人参一两者，盖指此也。若痰涎如涌，三因白散可用，真阳上脱，气喘痰鸣，黑锡丹可用。凡此皆为四逆证之例，究非中风之本证，其证散见于《伤寒论》中，《金匮》辟之于中风门外，所以示立法之纯也。

防己地黄汤方

防己　甘草各一分　桂枝　防风各三分

上四味，以酒一杯渍之，绞取汁，生地黄二斤咬咀，蒸之如斗饭久，以铜器盛药汁，更绞地黄汁，和分再服。按：此方表里兼治，后人祛风至宝膏方，从此方悟出。

【徐灵胎云】生渍取青汁，归之于阳，以散邪热；蒸取浓汁归之于阴，以养血。此皆治风邪归附于心，而为癫痫惊狂之病。与中风痹自当另看。

头风摩散

此言偏头风之治法也。附子辛热以劫之，盐之咸寒以清之，内服助其火，火动而风愈乘其势矣。兹用外摩之法，法捷而无他弊，且驱壳之病，《内经》多用外法，如马膏桑钩及熨法皆是，今人不讲久矣。

头风摩散方

大附子一枚　盐等分

上二味为散，沐了，以方寸匕摩疾上，令药力行。

【愚按】中风大证也，《内经》与风痹、风懿等证并论，读者莫得其要，后世主火、主气、主血、主痰、主虚，纷纷不一，而且以真中、类中分门，张景岳又以非风另立一门，而中风究系何病，究用何方，茫然无据，每致患者，十难救一。今读《金匮》此论，以风字专指八风之风，中字从外入内，如矢之射人一般。病从太阳而起，在外在腑者为浅，在内在脏者为深，进于少阴者为较重，何等明亮，何等直捷，何等精粹。间有言之未尽者，余于小注、总注，遵先生之大旨而补之，庶无驳而不纯，偏而不举之憾。其云邪在于络二句，言络邪病表，在六经之在表也；其云邪在于经二句，言经邪病里，在六经之里也；其云邪入于腑即不识人二句，腑即阳明之胃腑也；其云邪入于脏，舌即难言二句，脏指少阴之脏也，均以风引汤为主，余又以驱风至宝膏佐之。本卷附方，亦可消息而借用之，但不可令喧客夺主耳。而第一方侯氏黑散，为逐风填窍之神剂，凡中风证，初患未经变热者宜之，病后尤赖以收功，免致再患，为终身之废疾。《金匮》论只七节，方只四首，其实论外有论，方外有方，所贵读者之善悟也。江西喻嘉言，喜读仲景书，著《医门法律》，全录《金匮》原文而参以时说，以致夺朱乱雅。其中有彼善于此者，如资寿解语汤，治中风脾缓，舌强不语，半身不遂等证，方用防风、炮附子、天麻、酸枣仁各一钱，肉桂、羚羊角各八分，羌活、甘草各五分，水煎入竹沥二匙，姜汁一滴服；又于此方，去羌活加熟地黄、枸杞子、菊花、胡麻仁、天门冬，至肾虚风入不语，以少阴脉荣舌本也。又补录地黄饮子方，治舌暗不能言，足废不能用，以肾虚气绝不至舌下，方用熟地黄、巴戟天、山茱萸、肉苁蓉、石斛、炮附子、五味子、白茯苓、石菖蒲、远志、肉桂、麦冬各五分，加生姜五片，枣二枚，薄荷五叶，水一杯半，煎八分服。嘉言引此数方，大与《金匮》所论相反，后人遵其法而多误，医学梯阶，讥其驳杂，信不诬也。余在直隶供职，著《金匮浅注》，此一证稿经三易，忽于防己地黄汤证，从对面反面处会悟，遂不禁拍案大呼曰：风为阳邪，烂熟语，大有精义，他若阴邪为病，如三生饮、三因白枣黑锡丹等法，当辟之于中风门外。即如加味六君子汤，嘉言注云：治四肢不举，属于脾土虚者，须用此以治其本，不可加入风药，方用人参、白术、甘草、茯苓、陈皮、半夏各一钱，麦门冬三钱，姜三片，枣二枚，水二杯，煎六分，加竹沥一小杯温服。口渴者去半夏，加葳蕤、石膏；虚甚不热者加附子，此亦主虚而立论，或为善后调理之法则可。若中风时，藉此汤培元气以胜邪，亦何异于闭门而追寇哉。

《灵枢》马膏白酒，和桂桑钩钩之，淳酒入椒姜，绵絮熨之三十遍而止，皆外法也。特于此推论之。

病有递历关节而为痛者，名曰历节。大抵由于肝肾先虚，而心阳复郁而起，诊其两手寸、关、尺之寸口脉沉而弱，沉即主骨，弱即主筋，沉即为肾，弱即为肝。脉象如此，肝肾之虚可知也。然人身之汗，由于心液所化，今汗出入浴水中，虽有形之水不能直入，而无形之寒气从汗孔而内浸，如水伤心，盖心火也。水湿也。外水内火，郁为湿热，则病成历节痛，而黄汗亦时出，然此非中风不遂者比，故但曰历节。

此言历节之病，明其病因，大抵寒郁其热，究其病原，大抵虚致邪聚也。然汗出入水四字，言寒热互搏，不过于最易见者，示其端，惟善读易者，可以悟其理也。

【尤在泾云】 此证若非肝肾先虚，则虽得水气，未必便入筋骨，非水湿内侵，则肝肾虽虚，未必便成历节。仲景明其委，而先溯其源，以为历节多从虚得之也。又云：后《水气篇》中云，黄汗之病，以汗出入水中浴，水从汗孔入得之。合观二条，知历节黄汗，为同源异流之病，其瘀郁上焦者，则为黄汗；其并伤筋骨者，则为历节也。

【补曰】 汗出入水，水从孔入，是入膜腠膏油之间，蒸发脾土之色，则为黄汗，不为历节也。以水居气分之间，不干血分，故不发痛，惟水伤血分，血凝而气不得通，始发痛，故此云如水伤心，历节痛。心主血，脉血分阻而不通，则历节痛，与黄汗之水入膜腠者不同，虽亦有兼黄汗者，然使其不伤血分，决不作痛，黄汗之与历节，其分别处正在血分、气分之不同也。修园于此，尚未分晓，按下文言风血相搏，则知历节总属血分，有黄汗出者，乃兼气分者也。

亦有湿热在内，因风而成历节者，难以一言括其病由，惟以饮酒汗出当风所致八个字，浅浅言之，人可共晓。然致之则有三：一曰在胃，胃脉取之趺阳，若趺阳脉，浮而滑，滑本主实，今诊其脉滑则知其谷气之实，然则谷何以不行而实，岂非酒湿先伤之乎？浮为阳象，今诊其脉，浮则知其胃热而汗自出。然则胃何以致热，岂非风搏其湿而化热乎？一曰在肾，肾脉取之太溪，亦谓之少阴脉，若少阴脉，浮而弱，弱则血不足，浮则为风，风血相搏，即疼痛如掣。然则风何以得至于少阴，岂非因酒湿挟风乘之乎？一曰肥盛之人，盖肥盛之人脉其不滑而为涩小，便知因湿阻滞，而短气因风作使，而自汗出，风湿相搏则历节疼，不可屈伸，然则肥人多湿，其脉宜滑，今何以骤见涩小，岂非酒湿困之乎？且汗出之后，其痛宜从汗而解，今何以汗出而疼不可忍，岂非湿而挟风乎？三证不同，而因湿热而受风则一，可以一言断之曰：此皆饮酒汗出当风所致。

此节节中分三段，皆言饮酒汗出当风而成历节也。饮酒主湿热而言，凡湿热内盛之人，皆以饮酒例之，与上节汗出入水，俱宜活看。上节拈出水字为例，以阴邪郁其内热者，视诸此也；此节拈出风字为例，以阳邪搏其湿热者，视诸此也。

【正曰】此分三节，各有实义，修园必牵合为一章，则义反隘矣。首节言滑则谷气化，而有积热；浮则汗自出，而招外风，风热相搏则骨节痛。此实热挟风之历节痛也，意见言外，或有缺文未可知也。次节是言少阴，心主血脉，血虚生风则为历节，风血相搏，尤属此证之正义，非闲

文也，幸勿以为过脉之语。故此一节，尤不可略，下一节饮酒汗出当风，又是一义，若一牵连，反不赅洽。

上言脉沉而弱，沉即主骨，弱即主筋等，尚未出方。兹更申言其虚极之证，而补其方。诸肢节疼痛，历节之证既成也，身体尪羸，其虚证一望便见，而且脚肿如脱，气绝于下，头眩短气，气虚于上，温温欲吐，气逆于中，此三焦气血两虚，以桂枝芍药知母汤主之。

此言肝肾俱虚，虚极而荣卫三焦，亦因之而俱病也。徐忠可云：桂枝行阳，知芍养阴，方中药品颇多，独挈此三味以名方者，以此证阴阳俱痹也。又云：欲制其寒，则上之郁热已甚；欲治其热，则下之肝肾已痹，故桂、芍、知、附，寒热辛苦并用而各当也。

【补曰】此节合下节，意义一也。诸肢节，谓四肢各处皆疼痛，即下节四属断绝之证也；身体尪羸，即下节身体羸瘦之证也；脚肿如脱，即下节独足肿大之证也。按历节之正证，只是风血相搏，疼痛如掣，仲景不立方，以为人所易知，不烦再赘，惟此节与下节是营卫虚之历节乃变证中之至微者也。故详言之。下节有黄汗，此节无之，而有头眩短气，温温欲吐，以见或有此证无彼证，或有彼证无此证，总是三焦虚气，乃见以上三证也。用药之义，详于下节。

【再按】仲景所称头眩气短，多是水结，欲吐、干呕、哕呃，多是火逆，历节乃寒闭其火，血阻其气，故间有此证。

桂枝芍药知母汤方

桂枝四两　芍药三两　甘草　麻黄　附子各二两　白术　知母　防风各四两　生姜五两

上九味，以水七升，先煮麻黄减二升，去上沫，纳诸药品，煎取二升，温服七合，日三服。

【元犀按】用桂枝汤去枣加麻黄，以助其通阳，加白术、防风以伸其脾气，芍药、附子、知母以调其阴阳，多用生姜以平其呕逆。

上言因虚而病历节既出其方治矣，而所以致虚之由未言也。盖致虚之由，不止一端，因虚而病，不止历节一证，兹请更详其病由，兼别其疑似，如饮食间味过酸则病肝而伤筋，筋伤则不收持而缓，名曰泄。过咸则病肾而伤骨，骨伤则不能立而痿，名曰枯。枯泄相搏，名曰断泄。断泄者荣气涸流而不通，荣不通则卫不独行，荣卫俱微，盖荣卫者水谷之气，三焦受气于水谷，而四肢秉气于三焦，故荣卫微则三焦气乏而无所御，四属失养而断绝，由是精微不化于上，而身体羸瘦，阴浊全注于下，他处瘦小，而独足肿大，而且黄汗出，胫常冷，此肝肾虽虚不由于湿当风所致，不成历节，绝无发热之证也。假令发热，便为历节也。

【补曰】枯泄断泄之名，不能详考，然其大意，伤骨伤筋，总见肝血肾气两受伤也。血为营，主于肝，血伤则荣气不通，血脉凝涩；气为卫，生于肾，气伤则卫气不达。《内经》云：荣行脉中，卫行脉外，荣行五十度而复于肺，卫气昼行于阳，夜行于阴，平旦行尽，而大会荣气于肺，卫会而荣，乃知荣通而卫不滞，若荣气不通则卫不独行。荣卫往来之道路，则在三焦膜膜之中，三焦内为油网，外为白膜，包肉连筋，外达皮毛，连属四肢，皆三焦所统御也。若营卫俱微，三焦不能统御内外，其四肢焦膜连属于筋者，皆断绝而无荣卫

以达之，则手肘销削，其外之膜油不充，则身体羸瘦，下焦卫气不振，水独走足而肿大，胫亦独冷，而荣血郁于膜膜之中，则发黄汗。盖荣血遏，其卫气相蒸则为黄，若发热而不胫冷，则是下焦卫阳出，与荣争，遂发为历节痛。故方用桂附，以振卫阳；用姜防麻黄以达卫阳，使卫阳出于荣中，则荣气通矣。用知母以清血中郁热，用白芍以行血中之滞，使荣血清畅则卫气行矣。甘草、白术以助营卫，荣卫通行，三焦畅旺，则有以充用于身而诸症愈。本注于荣卫三焦，未能透解。

此承上节肝肾俱虚证，究其致虚之由，而推广言之。又以因虚成病，不发热者，为劳伤，而发热者为历节，虚同而证则不同也。

【正曰】不发热者，名黄汗，仲景已有明文，何得云为劳伤哉？此语蛇足。

【徐忠可云】历节与黄汗最难辨，观仲景两言，假令发热便为历节，似历节有热而黄汗无热。然仲景叙黄汗，又每曰身热，则知黄汗，亦可有热，总无不热之历节耳。若黄汗由汗出入水中浴，历节亦有由汗出入水，而水伤心，故黄汗汗黄，历节或亦汗黄，则知历节之汗，亦有不黄，总无汗不黄之黄汗耳。若历节言肢节疼，言疼痛如掣，黄汗不言疼痛，则知肢节痛历节所独也。若黄汗言渴，言四肢头面肿，言上焦有寒，其口多涎，言胸中窒不能食，反聚痛，暮躁不得眠，而历节但有足肿、黄汗，则知以上证皆黄汗所独也。若是者何也？黄汗、历节皆是湿郁成热，逡巡不已，但历节之湿，即流关节；黄汗之湿，邪聚膈间，故黄汗无肢节痛，而历节少上焦证也。

病历节，不可屈伸，疼痛，上既言其

证，今可补其方，以乌头汤主之。

【尤在泾云】此治寒湿历节之正法也。徐忠可云：病历节，括足肿发热言，承上文也。按足肿而膝胫不冷，似可加黄柏、知母。

【正曰】徐注以此节为承上文，非也。仲景一部书，每于正证，多不出方。盖当时医学尚明，正病正法，人人易知，惟变证变法，人多不知。故仲景之文，每详于变而略于证，亦是春秋正例，公羊多略之，而春秋变例特加详焉，同一意也。此乌头汤，即纯治寒湿历节之变证，历节多是风湿挟热，此则纯是寒，曰不可屈伸，则历节而兼拘急，证亦略异，乃历节之变证也，故以乌头汤主之。徐注以此方，合于上节则大刺谬，在已亦知其非，又迁就曰：似可加黄柏、知母，安知仲景书意哉？修园以为承上饮酒汗出节，然彼有脉涩短气汗出等证，与此又不同。

乌头汤方

麻黄 芍药 黄耆 甘草各三两，炙 乌头五枚，㕮咀，以蜜三升，煎服一升。即无乌头，大附子亦可。

上五味，以水三升，煮取一升，去滓，纳蜜煎中更煎之，服七合，不知尽服之。

【尤在泾云】此治寒湿历节之正法也。寒湿之邪，非麻黄、乌头不能去，而病在筋节，又非皮毛之邪可以汗而散者，故以黄耆之补，白芍之平，甘草之补，牵制二物，俾得深入而去湿邪。如卫瓘监钟邓入蜀，使其成功而不及于乱，乃制方之要妙也。

矾石汤 治脚气冲心。

矾石二两

上一味，以浆水一斗五升，煎三五服，浸脚良。

此脚气外治之方也。前云疼痛，不可屈伸，以乌头汤主之。至于冲心重证，似难以外法倖功。然冲心是肾水挟脚气以凌心，而矾能却水兼能护心，所以为妙，想必以乌头汤内服，后又此汤外浸也。

【正曰】此章论历节，而附及脚气者，借以辨历节之证，有似脚气而非脚气也。乃主中之宾，故治亦仅见一斑，非矾石一味，便足尽脚气之治，读者当会言外之意。盖脚气证，仲景又详于趺蹶转筋门，便知此是主中之宾也。必牵乌头汤解，谬矣。

【尤在泾云】脚气之病，湿伤于下，而气冲于上。矾石味酸涩性，燥能却水，收湿解毒，毒解湿收，上冲自止。

附方 考岐伯谓中风有四：一曰偏枯，半身不遂；二曰风痱，于身无所痛，四肢不收；三曰风懿，奄忽不知；四曰风痹，诸痹类风状。风懿，即该中风卒倒内。《金匮》不重举。

古今录验续命汤 治中风痱，身体不能自收持，口不能言，冒昧不知痛处，或拘急不得转侧。

麻黄 桂枝 甘草 干姜 石膏 当归 人参各三两 杏仁四十粒 川芎一两五钱

上九味，以水一斗，煮取四升，温服一升。当小汗，薄覆脊，凭几坐，汗出则愈。不汗更服，无所禁。勿当风。并治但伏不得卧，咳逆上面，气目浮肿。

【徐忠可云】痱者，痹之别名也。因荣卫素虚，风入而痹之，故外之荣卫痹而身体不能自收持，或拘急不得转侧，内之荣卫痹而口不能言，冒昧不知痛处。因从外感来，故以麻黄汤行其荣卫，干姜、石膏调其寒热，而加芎、归、参、草以养其虚，必得小汗者使邪仍从表出也。故但伏不得卧，咳逆上气，面目浮肿，此风入而痹其胸膈之气，使肺气不得通行，独逆而上攻面目，故亦主之。

【元犀按】风阳邪也，气通于肝，痹闭也，风入闭塞其毛窍，阻滞荣卫不行也。盖风多挟寒，初中时，由皮肤而入，以渐而深入于内，郁久则化热，热则伤阴，阴伤内无以养其脏腑，外不能充于形骸，此即身体不能自收持，口不能言，冒昧不知痛处，所由来也。主以古今录验续命汤者，取其祛风走表，安内攘外，旋转上下也。方中麻黄、桂枝、干姜、杏仁、甘草、石膏，以发其肌表之风邪，兼理其内郁之热，又以人参、当归、芎芍补血调气，领麻黄、石膏等药穿筋骨，通经络，调荣卫，出肌表之邪，是则此方从内达外，还转周身，驱邪开痹，无有不到。称曰古今录验续命汤，其命名岂浅哉？

千金三黄汤 治中风手足拘急，百节疼痛烦热，心乱恶寒，经日不欲饮食。

麻黄五分　独活四分　细辛　黄耆各二分　黄芩三分

上五味，以水六升，煮取二升，分温三服。一服小汗出，二服大汗出。心热加大黄二分，腹满加枳实一枚，气逆加人参三分，悸加牡蛎三分，渴加栝蒌根三分，先有寒加附子一枚。

【徐忠可云】此风入荣卫肢节之间，扰乱既久，因而邪袭肾府，手足拘急，阳不运也。百节疼痛，阴不通也。烦热心乱，热攻于心也。恶寒经日，不欲饮食，肾家受邪，不能交心，关胃也。故以麻黄通阳开痹，而合黄耆以走肌肉，合黄芩以清邪热，独活、细辛，专攻肾邪为主，而心热、腹满、气逆、悸渴，及先有寒，各立加法，为邪人内者，治法之准绳也。

【犀按】此附治风中太少，通护阴阳，驱邪之方也。足太阴属脾，主四肢手足、拘急恶寒，经日不欲饮食者，脾不运也。手少阴属心主神，心病则神昏，故心乱而发烦热也。足少阴属肾主筋骨，病则百节疼痛也。方用麻黄、黄耆，入太阴宣阳发表，净脾中之邪，以黄芩清其心热以止烦，又用细辛、独活入肾，穿经骨以散肾邪，此主治之大意也。方下气逆加人参等六法，其意未会，不敢强解，留俟后之学者。

近效术附汤 治风虚头重眩，苦极不知食味，暖肌补中，益精气。

白术二两　附子一枚半，炮去皮　甘草一两，炙

上三味锉，每五钱匕，生姜五片，大枣一枚，水盏半，煎七分，去滓温服。

【按喻嘉言云】经谓：内夺而厥，则为风痹，仲景见成方中有治外感风邪，兼治内伤不足者，有合经意，取其三方以示法程。一则曰古今录验续命汤，治荣卫素虚而风入者；再则曰千金三黄汤，治虚热内炽而风入者；三则曰近效白术汤，治风已入脏，脾肾两虚，兼诸痹类风状者。学者当会仲景意，而于浅深寒热之间，以三隅反矣。

【喻嘉言又云】此方不用风药，但以附子暖其水脏，水土一暖，则浊阴之气尽趋于下，而头重苦眩及食不知味之证除矣。

崔氏八味丸 治脚气上入，少腹不仁，即肾气丸。

干地黄八两　山茱萸　山药各四两　泽泻　茯苓　牡丹皮各三两　附子一枚　桂枝一两

上八味末之，炼蜜丸梧子大，酒下十五丸，日再服。

【按】宜服三钱。

【按】汉之一两，今之三钱零。此方附子用一枚，计今之法码，重应一两；此方地黄应用二两六钱六分；山药、山茱萸应用一两三钱三分；泽泻、茯苓、丹皮应用一两；桂枝应用三钱三分；附子一枚，应用一两。今人分两多误，今特核正，如若多用，照此递加。

千金越婢加术汤　治内热极，则身体津脱，腠理开，汗大泄，厉风气，下焦脚弱。

麻黄六两　石膏半斤　甘草二两　生姜三两　白术四两　大枣十二枚

上六味，以水六升，先煮麻黄，去上沫，纳诸药，煮取三升，分温三服。恶风加附子一枚。

【元犀按】方中术甘姜枣，所以维正气之根，不使阳随汗出，阴随热化也。恶风加附子者，所以预防其亡阳也。

金匮要略浅注补正卷二终

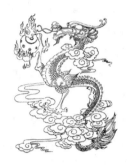

金匮要略浅注补正卷三

汉张仲景原文

闽长乐陈念祖修园浅注

男　蔚古愚元犀灵石　仝校字

蜀天彭唐宗海容川补正

夔门邓其章云航参校

血痹虚劳病脉证并治第六

问曰：血痹之病，从何得之？师曰：夫尊荣之人，形乐而志苦，志苦故骨弱，形乐故肌肤盛，然骨弱则不能耐劳，肌肤盛则气不固，若重因疲劳则汗出，汗后愈疲而嗜卧，卧中不时动摇，如被微风遂得而中之，风与血相搏是为血痹，但以血痹人，两手寸关尺六部脉本自微涩，一见脉微，则知其阳之不足；一见脉涩，则知其阴之多阻，而其邪人之处在于寸口，以左寸之心主荣，右寸之肺主卫也。今诊其关上之寸口而小紧，紧为邪征，又合各部之微涩，可知阳伤，而邪因以阻其阴，必得气通，而血方可循其度。宜针引阳气，令脉和紧去，则愈。

此言血痹之症，由于质虚劳倦，列于虚劳之上，与他痹当分别也。

【正曰】以志苦解骨弱，既非尊荣人之定情，亦非致骨弱之定理。脉微涩在寸口是一句，注将微涩分属六部，而在寸口

三字，谓是邪入心肺，不免添设。关上小紧，据下节寸口、关上、尺中分论，则知关上即指关脉而言，注谓是关上之寸口，实属矫强。谨按此节，文颇明顺，何必如是之凿，吾特解之。曰血痹之证，从何得之？师曰：夫尊荣人居安处逸，肾阳不振则骨弱，饮食甘美脾阴有余，则肌肤盛重，因疲劳肾阳外泄，肌肤不固而汗易出，卧时或辗转帐幄有所摇动，受微风阳不能卫、阴不能固，遂得血痹、身体疼痛麻木等症。诊其脉必微涩，见于寸口知其阳虚也。关属中土，关上小紧，知其肌肤为寒所滞，致阴血凝涩之故。合论之总是气虚血滞，故宜针引阳气，令微涩之脉和，而小紧之脉去则愈。富贵人确有此种病也，修园之注欠明。

血痹，症脉之通体，阴阳俱微，前言微涩，今言微而不言涩，以涩即在微中也。寸口脉在关上者亦微，尺中小紧，前言紧在关上之寸口，今言紧在尺中，非前后矛盾也。邪自荣卫而入，故紧止见于寸口，

既入之后，邪搏于阴而不去，故紧又见于尺中也。外证身体不仁，虽如风痹之状，其实非风，以黄芪桂枝五物汤主之。经云：阴阳形气俱不足者勿刺以针，而调以甘药。兹方和荣之滞，助卫之行，甘药中亦寓针引阳气之意也。

此节与上节合看，其义始倍。其方即桂枝汤，妙在以耆易草，备用生姜也。

【正曰】关上二字注，仍指寸口言，实为矫强，吾特解之。曰血痹证阴血凝涩，由于阳气不达之故，其脉自应阳寸阴尺俱见微象，或寸口关上两部脉皆微，而尺中独见小紧，亦是阳气虚、阴血涩之象也。寸口、关上、尺中，明是三部对举，何得误关上仍作寸口解。

黄芪桂枝五物汤方

黄芪三两　芍药三两　桂枝三两　生姜六两　大枣十二枚

上五味，以水六升，煎取二升，温服七合，日三服。

【元犀按】《内经》云：邪入于阴则为痹，然血中之邪，以阳气伤而得入，亦以阳气通而后出。上节云宜针引阳气，此节而出，此方即以药代针引之意也。

【又按】此即桂枝汤去甘草之缓，加黄芪之强有力者，于气分中调其血，更妙倍用生姜以宣发其气，气行则血不滞而痹除，此夫倡妇随之理也。

虚劳病，其机一见于脉即当早治。夫男子平人脉大，为七情色欲过度，内损肾精，势将为劳；脉极虚，为肌饱劳役过度，内损脾气亦为劳。

此以大虚二脉，提出虚劳之大纲。意者肾精损，则真水不能配火，故脉大脾气损，则谷气不能内充，故脉虚，二脉俱曰劳者，言其势之将成也。《难经》云：损

其脾者调其饮食，适其寒温，损其肾者益其精。未雨绸缪，其在斯乎。

虚劳病见于脉者，尚隐而难窥，而征之于色，则显而易见。男子面色无华而浅薄，主气不布精而口渴，及失血过多而亡血，卒然之顷，或气不顺而喘，心不宁而悸，更诊其脉，若脉之浮于外者，便知其里之虚也。甚则为真阴失守，孤阳无根，气散于外，精夺于内之急证，可不畏哉。

此言望色而得其虚，又当参之于脉，而定其真虚与否也。

男子劳而伤阳，阳气不足，其脉虚沉弦，不关外邪，其身无寒热，但病短气里急，小便不利，面色白，为阳伤之易见者，人可共知，而上虚则眩，当随时自见其目瞑，阳虚阴必走，有时兼见为鼻衄，丹田、气海、关元等穴俱在少腹，元阳伤，则少腹满，此为劳，而伤阳使之然。劳而伤阴之为病，阴病而虚，虚阳愈炽，其脉浮大，手足烦，春夏木火炎盛之际，气浮于外则里愈虚而剧，秋冬金水相生之候，气敛于内则不外扰而差。阴虚而阳必荡，故阴寒精自出，精枯而骨渐痿，故酸削不能行，此为劳而伤阴使之然。男子精气交亏，气亏而脉浮弱，精亏而脉涩，为得天之禀不足，当无子，盖其人之精气定是清冷。

此三节首言劳而伤阳，是承第一节脉极虚为劳句来，次言劳而伤阴是承第一节脉大为劳句来，三言精气俱亏，本于赋禀，是承第一节脉浮里虚也二句来。然阴阳有互根之理，天定胜人，人定亦可胜天，此中调燮补救之道，良医功同良相。若熟江湖经走富贵门者，恃有八仙长寿丸、六八味丸、左右归丸、人参养荣汤、补中益气汤、金水六君煎、百花膏、加味归脾、逍遥散等之捷径，不必与言及此也。

【正曰】脉虚沉弦一节是言阴虚，脉浮大一节是言阳虚，注谓上节亦是伤阳误也。盖沉弦在里，阳郁于内也。故其外无寒热，面色白虽似虚寒，而其里急小便不利，目瞑兼衄，少腹满，俱见内热壅发之症，是阴虚非阳虚也。其第二节脉浮大为在表，阳浮于外也。阳外浮则阴孤于内，故阴寒精自出，其外虽见手足烦，而其内阳虚也。两节互勘，极其精细，浅注混而无别，于脉证殊有不合。

以上各证，虽有阴阳之殊，而总不外乎一虚，于虚中求一真面目。当知有精、气、神三宝，于精、气、神中求一真，救治则惟有桂枝龙骨牡蛎汤一方，谓为失精家之主方，而以上阴阳互见之证，亦在其中，亦且精、气、神之为病，千变万化无不总括其中。夫肾主闭藏，肝主疏泄。失精家，过于疏泄，故少腹弦急，前阴为宗筋之所聚，气随精而过泄，故阴头无气而自寒，肝开窍于目，黑水神光属肾，肝肾虚，故目眩。肾之华在发，肝藏血，发者血之余，肝肾虚，故发落。以上诸症，征之于脉，脉极虚芤迟，迟为清谷，芤为亡血，虚为失精。然失精家脉复不一，苟脉得诸芤动微紧，男子为阴虚，不得阳之固摄而失精，女子为阴虚，不得阳之刚正而梦交，以桂枝龙骨牡蛎汤主之。是汤也，伊圣阐阴阳造化之微，与小建中等方相表里，用得其法，则头头是道矣。

此为阴虚者出其方也。其方看似失精梦交之专方，而实为以上诸证之总方也。时医止知桂枝为表药，龙牡为涩药，妄测高深，皆不读《神农本草经》之过也。自夫失精家至桂枝加牡蛎汤止，隐承第一节脉大为劳，意言虚阳盛而真阴虚者，故以脉之浮大边为主，而间有沉弦微紧者，仍露出阳衰之象。盖以阴根于阳，阴病极则并伤其阳也。故其方以桂枝汤调阴阳，加龙骨牡蛎以专滋其阴，可知阴虚中又有阴阳之分也，故小注中多以阴阳分析。又按《小品》云：虚弱浮热汗出者，此方除桂枝加白薇、附子各三分，名曰二加龙骨汤，盖以桂性升发，非阴虚火亢者所宜。况此证之汗，因虚阳鼓之而外溢，必得白薇之苦寒泻火，即是养阴，附子之辛热导火，亦是养阴，功同肾气丸。但肾气丸《金匮》中五见，皆从利小便中而治各证，不若此方之泛应曲当也。究之偏于阴虚者宜此，否则原方及小建中等方，阴阳并理，面面周到，可谓入神。唐王焘《外台秘要》多用仲师小品方。

【正曰】此论阳虚不能收摄精血，故脉见虚芤，阳浮于外而不敛也；微紧者，虚寒也。故主用桂枝龙牡汤。修园注此是治阴虚，误人不浅。

桂枝龙骨牡蛎汤方

桂枝　芍药　生姜各二两　甘草二两，炙　龙骨　牡蛎各三两　大枣十二枚

十七味，以水七升，煮取三升，分温三服。

【男元犀按】龙者，天地之神也。龙骨者，龙之所脱也。海者，水之所归也。牡蛎者，海气之所结也。古圣人用此二味绝大议论，今人以涩止脱四字尽之，何其浅也。

《小品》云：虚弱浮热汗出者，除桂加白薇一两五钱，附子一两，名曰二加龙骨汤。

【徐氏云】外证得之能解肌去邪气，内证得之能补虚调阴阳。加龙骨牡蛎者，以失精梦交为神精间病，非此不足以敛其浮越矣。

【元犀按】徐忠可以龙骨牡蛎敛其浮越，四字括之，未免以二味为涩药，犹有人之见存也。吾于龙之飞潜，见阳之变化莫测，于海之潮汐，见阴之运动不穷。龙骨乃龙之脱换所遗，牡蛎乃海之精英所结，分之为对待之阴阳，合之为各具之阴阳，亦为互根之阴阳，难以一言尽也。其治效无所不包，余亦恐举一而漏万，惟能读《本经》《内经》、仲景书者，自知其妙。

天雄散方

天雄三两，炮　白术八两　桂枝六两龙骨三两

上四味，杵为散，酒半钱匕，日三服，不知稍增之。

【按】天雄药铺无真，当以大附子代之。

【尤在泾云】此疑后人所附，为补阳摄阴之用也。

【男元犀按】尤注未确，先君移于八味肾气丸方之后，而详注之，可谓发前人所未发。

【元犀按】此方虽系后人采取，然却认出春之脚阳之家，而施以大温大补大镇纳之剂，可谓有胆有识。方中白术入脾以纳谷，以精生于谷也；桂枝入膀胱以化气，以精生于气也；龙骨具龙之性，龙致水以海为家，盖以精归于肾，犹水归于海，而龙得其安宅也。深得《难经》所谓损其神者益其精之旨。然天雄不可得，可以附子代之，断不可泥于小家天雄主上，附子主下之分。

【补曰】上二方皆阳虚失精之治，今多阴虚，失精者不可误用此方也。凡用方当考实，切勿注赞其妙而亡其实也。此方与桂枝加龙骨牡蛎治证同桂枝汤，天雄更能温肾，言外见此与前方相继成功也。若移于肾气丸之后则误矣。

男子平人，脉虚弱细微者，元阳不足矣。阳不足，则不能卫外而为固，且阳病而阴不能自长，阴亦不足，故不能自守，而喜盗汗也。人年五六十，阳气就衰，脉不宜大，而其病脉反大者，非真阳之有余，乃虚阳之上亢，痹侠脊背之左右两行，为太阳之经道，太阳为诸阳主气，阳气虚则痹而不行也。若阳气以劳而外张，外张则寒动于中，而为肠鸣，火热以劳而上逆，上逆则与痰相搏，而生于腋下为马刀，生于颈旁为侠瘿者，皆为劳得之。脉沉小迟，三者相并，是阳气全虚，故名脱气，气脱则躯乃空壳，其人疾行则气竭而喘喝，阳虚则寒，寒盛于外则手足逆寒，寒盛于中则为腹满，甚则溏泄，食不消化也。脉轻按弦而重按大，弦则为阳微而递减，大则为外盛而中芤，减则阳不自振为中虚，虚寒相搏，此名为革。革脉不易明，以弦减芤虚二脉形容之，则不易明者明矣。见此脉者，妇人则不能安胎而半产，不能调经而漏下，男子不能统血则亡血，不能藏精则失精。

自男子平人脉虚弱微细起，至亡血失精止，隐承第一节脉极虚亦为劳意，分四小节。言虚阴盛而真阳衰者，故以脉之沉紧弦细边为主，而间有芤大者，仍现阴虚之象，盖以阳根于阴，阳病极则并伤其阴也。小注中以阴阳分疏，即此故也。下一节约其大要以出方，再下一节从前方而推进一步，再下一节以阴阳之总根在下，举一小腹、一小便，以示一隅之举也。

【正曰】脉大者，阴虚而阳浮也，阴血不能养经脉，则痹侠背行，老人之喜捶背者是也。马刀侠瘿是肝血不养筋之病，肠鸣亦有热证，脾阴不化，肠枯涩而气不

畅，此证亦多。修园错认肠鸣为寒，故注不的确，不知此与下沉、小迟，乃一阴一阳之对子，此节脉大，下节脉小，此是阴虚，下是阳虚，互勘自明，幸勿混误。

【按】仲景论证阴阳俱有，修园偏于从阳，故多差误，论脉尤葛藤。

阳虚之证，前论颇详，兹再约其大要而出其方治。虚劳病如元阳之气，不能内充精血则荣枯而虚，为里急，为悸、为衄、为腹中痛，为梦失精，如元阳之气，不能外充四肢口咽，则气虚而燥，为四肢酸疼，为手足烦热，为咽干口燥，《内经》云：劳者温之。又云：调以甘味。以小建中汤主之。

此为阳虚者出其方也。然小建中汤调其阴阳，和其荣卫，建其中气，其用甚广，附录尤注于后。

【尤在泾云】此和阴阳调荣卫之法也。夫人生之道，曰阴曰阳，阴阳和平，百疾不生。若阳病不能与阴和，则阴以其寒独行，为里急，为腹中痛，而实非阴之盛也；阴病不能与阳和，则阳以其热独行，为手足烦热，为咽干口燥，而实非阳之炽也。昧者以寒攻热，以热攻寒，寒热内贼，其病益甚，惟以辛甘苦甘，和合成剂，调之使和，则阳就于阴，而寒以温，阴就于阳，而热以和，医之所以贵识其大要也。岂徒云寒可治热，热可治寒而已哉？或问和阴阳，调荣卫是矣，而必以建中者何也？曰中者，脾胃也。荣卫生成于水谷，而水谷转输于脾胃，故中气立则荣卫流行，而不失其和。又中者四运之轴，而阴阳之机也。故中气立则阴阳相循，如环无端而不极于偏，是方甘与辛合而生阳，苦得甘助而生阴，阴阳相生，中气自立，是故求阴阳之和，必于中气，求中气之立，必以建中也。

【徐忠可云】劳字从火，未有劳症而不发热者也；又劳字从力，以火能蚀气，未有劳症而力不疲者也。人身中不过阴阳血气四字，气热则阳盛，血热则阴盛，然非真盛也，真盛则为气血方刚而壮健无病矣。惟阴不能与阳和，阳不能与阴和，故变生以上数节所列之症。阴阳中更有阴阳之分，寒热互见，医者当如堪舆家，按罗经以定子午，则各向之宜忌，以及兼针之可否，无不可按法而行矣。至亡血失精，阴虚阳虚皆有之者，阴极能生热也。故见脉在浮大边，即当知阴不能维阳，肾为阴之主，务交其心肾而精血自足；见脉在细小边，即当知阳不能胜阴，脾为阳之主。即补其中气而三阳自泰。故仲景特拈此二大扇，以为后人治虚劳之准。至阴虚热极而燥，此虚劳之坏证也。朱奉议创出滋阴一法，授庸医以耽延时日，依阿附和之术，大失治虚劳正法，后人滋阴亦有愈者，乃用参，不用参，聚讼不已。岂知仲景以行阳固阴为主，而补中安肾，分别用之，不专恃参不专滋阴，为恢恢游刃也哉！按阳虚阴虚，古人亦有是说，而朱紫之最混者，薛立斋倡之，张景岳和之。至于今止知多寒者，可施芪、术、姜、附等为阳虚；多热者，可施地、冬、归、芍等为阴虚，而斯道扫地尽矣。余于前注，亦以阴虚阳虚分析，然而里急腹中痛、四肢酸疼、手足烦热，脾虚也。悸，心虚也。衄，肝虚也。

【男元犀按】血从清道出为鼻衄，从浊道出为吐血，下溢为便血，统属于冲、任、督之脉为病，以冲任督之脉皆属于肝也。失精，肾虚也。咽干口燥，肺虚。五脏皆属于阴虚之病。然《内经》云：脾为阴中之至阴。又云：阴病治阳，故必先以温药建其脾土，而五脏皆阴，故谓为循环而受益，谓为阳虚。盖以阴失阳而虚也。

【男元犀按】此注又从前注，深一层立论，阴虚阳虚分解，犹是为中人以下说法。

小建中汤方

桂枝三两　甘草二两　芍药六两　生姜三两　饴糖一升　大枣十二枚

上六味，以水七升，煮取三升，去滓，纳胶饴，更上微火消解。温服一升，日三服。

【张心在云】肺损之病，多由五志生火，销铄金脏，咳嗽发热，渐至气喘侧眠，消瘦羸瘠，虚证交集，咽痛失音而不起矣。壮水之主，以制阳光。王冰成法，于理则通，而多不效，其故何欤？窃尝观于炉中之火而得之。炊饭者，始用武火，将熟则掩之以灰，饭徐透而不焦黑，则知以灰养火，得火之用而无火之害，断断如也。五志之火内燃，温脾之土以养之，而焰自息。方用小建中汤，虚甚加黄芪，火得所养而不燃，金自清肃。又况饴糖为君，治嗽妙品，且能补土以生金，肺损虽难著手，不患其不可治也。然不独治肺损，凡五劳七伤，皆可以通治。

虚劳里虚脉急，以及眩悸、喘喝、失精、亡血、腹痛诸证之不足，相因而至，以黄芪建中汤主之。

此一节即前节之证，前节之方而推广言之也。

【尤在泾云】里急者，里虚脉急，腹中当引痛也。诸不足者，阴阳诸脉并俱不足，而眩悸、喘渴、失精、亡血等症，相因而至也。急者缓之必以甘，不足者补之必以温，而充虚塞空，则黄芪尤有专长也。

黄芪建中汤方　即小建中汤内加黄芪一两半，余依上法。气短胸满者加生姜，腹满者去枣，加茯苓一两半，及疗肺虚损不足，补气加半夏三两。

【按】气短何以不加人参，胸满何以不加橘皮，而俱加生姜乎？腹满加茯苓，以茯苓不根不苗，得气化而生，以气化者气化，犹为思议可及。而去枣者，恐枣之甘能壅满，然何以饴糖、甘草之大甘而不去乎？又何以疗及肺虚损不足乎？补气加半夏，更为匪彝所思。今之医师请各陈其所见。

【元犀按】虚劳里急者，里虚脉急也。诸不足者，五脏阴精阳气俱不足也。经云：阴阳俱不足，补阴则阳脱，泻阳则阴竭，如是者当调以甘药。又云：针药所莫及，调以甘药，故用小建中汤。君以饴糖、甘草本稼穑作甘之味，以建立中气，即《内经》所谓精不足者，补之以味是也。又有桂枝、姜枣之辛甘，以宣上焦阳气，即《内经》所谓辛甘发散为阳是也。夫气血生于中焦，中土虚则木邪肆，故用芍药之苦泄，于土中泻木，使土木无忤，而精气以渐而复。虚劳诸不足者，可以应手而得耳。加黄芪者，以补其虚，塞空实腠通络尤专长也。

虚劳腰痛，为肾气虚而不行，小腹拘急，小便不利者，为膀胱之气，虚而不化，以八味肾气丸主之。

此补言下焦之证治也。八味肾气丸为温肾化气之良方，若小便多者，大为禁剂。自王太仆著《元和经》，极赞其功，然用者颇少，至薛立斋以之统治百病；赵养葵之《医贯》奉为神丹；李士材、张景岳因之以治本一说，文其模糊两可之术，误人不少。又按《金匮》于桂枝龙骨牡蛎汤后，突出天雄散一方，与前后文不相连贯，论中并无一言及之，以致各注家疑为后人所附，而不知此方绝大议论。方中白术为补脾圣药，最得土旺生金，水源不竭，纳谷者昌，精生于谷之义；且又得桂枝化太阳之水腑，天雄温少阴之水脏。水哉水哉，其体本静，而川流不息者，气之动、火之用也。更佐以龙骨者，盖以龙属阳而宅于水，同气相求，可以敛纳散漫之火而归根，以成阴阳平秘之道。《金匮》于虚劳证穷到阴阳之总根，而归之于肾，曰腰痛、曰小腹拘急、曰小便不利，略拈数证以为一隅之举，恐八味肾气丸之力量不及，又立此方，诚为炼石补天手段。其证治方旨，俱未发明者，即《内经》禁方之意，重其道而不轻泄也欤。

八味肾气丸方 病见妇人杂病。

虚劳诸不足，风气百疾，薯蓣丸主之。

此方虚劳内外，皆见不足，不止上节所谓里急诸不足也。不足者补之，前有建中、黄芪建中等法，又合之桂枝加龙牡等法，似无剩义。然诸方补虚则有余，去风则不足。凡人初患伤风，往往不以为意，久则邪气渐微，亦或自愈，第恐既愈之后，余邪未净，与正气混为一家，或遇有发热，偶有盗汗，偶有咳嗽等证，妇人经产之后，尤易招风，凡此皆为虚劳之根蒂。治者不可著意补虚，又不可著意去风，若补散兼用，亦驳杂而滋弊，惟此丸探其气味化合，所以然之妙，故取效如神。

薯蓣丸方

薯蓣三十分 人参七分 白术六分 茯苓五分 甘草二十分 当归十分 大枣百枚，为膏 桔梗五分 杏仁六分 桂枝十分 芍药六分 白蔹三分 芎䓖六分 麦冬六分 阿胶七分 干姜三分 防风六分 神曲十分 柴胡五分 豆黄卷十分 干地黄十分

上二十一味末之，炼蜜为丸如弹子大，

空腹酒服一丸，一百丸为剂。

【魏念庭曰】 人之元气在肺，人之元阳在肾，既剥削则难于遽复矣。全赖后天之谷气资益其生，是荣卫非脾胃不能宣通，而气血非饮食无由平复也。仲景故为虚劳诸不足，而兼风气百疾，立此薯蓣丸之法，方中以薯蓣为主，专理脾胃上损下损，至此可以撑持；以人参、白术、茯苓、干姜、豆黄卷、大枣、神曲、甘草助之，除湿益气，而中土之令得行矣。以当归、芎䓖、芍药、地黄、麦冬、阿胶，养血滋阴；以柴胡、桂枝、防风去邪散热；以杏仁、桔梗、白蔹下气开郁，惟恐虚而有热之人，滋补之药上拒不受，故为散其邪热，开其逆郁，而气血平顺，补益得纳，为至当不易之道也。

又有一种心火炽盛，实由肝郁而成。木能生火，火盛则肝魂不安，此虚劳兼见之症，亦虚劳常有之症，故特为之分别曰：

虚劳，虚烦不得眠，酸枣仁汤主之。

此以挟火不得眠者，另作一节，上承风气，下起瘀血，如制义小过渡法，行文之变换如此。

酸枣仁汤方

酸枣仁二升 甘草一两 知母 茯苓各二两 芎䓖一两

上五味，以水八升，煮酸枣仁得六升，纳诸药煮取三升，分温三服。

【尤在泾云】 人寤则魂寓于目，寐则魂藏于肝。虚劳之人，肝气不荣，故以枣仁补敛之。然不眠由于虚烦，必有燥火痰气之扰，故以知母、甘草清热滋燥，茯苓、川芎行气除痰，皆所以求肝之治而宅其魂也。

【补曰】 酸枣仁汤，注甚精切，其余方注，皆未透。

气、血、肉、骨、筋劳伤，名为五劳。五劳虚极，一身羸瘦，腹满，不能饮食，伤其脾胃故也。原其受伤之因，或食伤、忧伤、饮伤、房室伤、饥伤、劳伤，以致经络荣卫气伤，劳热煎熬，内有干血，肌肤不润如鳞，甲之交错，目得血而能视，血干则两目黯黑。凡里急由于干血者，以法缓其中，虚羸由于干血者，以法补其虚，其法维何，大黄䗪虫丸主之。

【尤在泾云】 虚劳证有挟外邪者，如上所谓风气百疾是也。有挟瘀郁者，则此所谓五劳诸伤，内有干血者是也。夫风气不去，则足以贼正气而生长不荣；干血不去则足以留新血而渗灌不周，故去之不可不早也。此方润以濡其干，虫以动其瘀，通以去其闭，而仍以地黄、芍药、甘草和其虚，攻血而不专主于血，一如薯蓣丸之去风，而不著意于风。喻氏曰：此世俗所称干血劳之良治也。血瘀于内，手足脉相失者宜之，兼入琼玉膏补润之剂尤妙。

大黄䗪虫丸方

大黄十分，蒸　黄芩二两　甘草三两桃仁一升　杏仁一升　芍药四两　干地黄十两　干漆一两　虻虫一升　水蛭百枚　蛴螬百枚　䗪虫半升

上十二味末之，炼蜜和丸小豆大，酒服五丸，日三服。按诸虫取其蠕动吸血，今药铺不备，缺之亦可，惟虻虫、水蛭必不可缺，医者必预蓄于平日，否则仓卒难觅矣。干漆宜炒至烟尽，或以川三七代之。

【愚按】 《金匮》治虚劳证，通篇两截看，上半篇言病之自内而出，以阴阳二证为两扇，间有阴阳二证之互见者，为阴阳互根之道。论中用笔神妙，须当细心体会，村学师谈制义，谓为罗纹体，而汉文早已备其法耳。下半篇言病自外而来，以风气

百疾，劳伤血瘀二证，分为两扇，盖以风气不去则正气日衰，瘀血不去则新血不生，久则致成劳证。风气固自外而来，而血瘀证虽在于内，而久视伤血、久卧伤气、久坐伤肉、久立伤骨、久行伤筋，名为五劳；大饱伤脾，大怒气逆伤肝，强力举重、坐湿地伤肾，形寒饮冷伤肺，忧愁思虑伤心，风雨寒暑伤形，大怒恐惧不节伤志，名为七伤。《金匮》止云食伤、忧伤、房室伤、饥饱伤、劳伤，六者详略稍异，而大旨则同。盖以劳与伤，皆由外及内，以致内有干血，外形甲错等证，此上下截四扇，为劳证之大纲也。中间以虚烦不得眠证，另叙作一小顿，行文变换，非大作家不能领会。至于附方《千金翼》补入先生炙甘草汤一方，为热极而燥者，指出救阴滋养之中，必用姜桂大辛以鼓其气，气之所至，水亦至焉。《肘后方》补入先生獭肝散一方，为冷极成劳者，指出阴邪依附之患，必得獭肝应月而增减，正阴得位，而阴邪化焉。此二证，时医一目为百日劳，一目为劳瘵病，万死中犹寻出一线生路，古圣贤济人无己之心，数千年来无一人发挥得出，诚一大可恨事。

【正曰】 合观仲景文，上半桂枝龙牡汤、建中汤、肾气丸，皆以阳虚立论，是益阳以和阴之法也。此为上节。下半酸枣仁汤、大黄䗪虫丸，皆以阴虚立论，是补阴以和阳之法也。此为下节。其薯蓣丸，则为阴阳两虚之治法。薯蓣丸一节，乃是上下过渡，条理显然。修园乃于补阳诸方，皆注为补阴之法，谓以阳生阴，而斥后人补阴之谬，将仲景酸枣仁汤，正论补阴者，注为过渡之文，不甚着重，使仲景不偏之论，反形其偏，修园之过也。

【尤在泾曰】 风气不去，则足以贼正

气而生长不荣，故薯蓣丸为要方；干血不去，则足以留新血而渗灌不周，此丸为上剂。

【愚按】此丸从《内经》四乌贼一䕡茹丸悟出，但不如四乌贼一䕡茹丸之平易近人也。

【王晋三云】《金匮》血痹虚劳脉证九条，首条是汗出而风吹之，血凝于肤而为痹，然痹未至于干血；后六条是诸虚不足而成劳，然劳亦不至于虚极，故治法皆以补虚、和荣卫、去风气为主方。若五劳虚极，痹而成干血者，悉皆由伤而血瘀，致为干血也。假如阴之五宫，伤在五味，饮食自倍则食伤于脾。西方生燥，在脏为肺，在志为忧，忧不止则荣涩卫除，故忧伤于肺。以酒为浆，妄为常，女子脱血，醉入房中，则饮伤于肝。嗜欲无穷，精气驰坏，则房劳伤于肾。谷气不盈，上焦不行，下脘不通，胃热阴亏，则饥伤于胃。尊荣人有所劳倦，喘息汗出，其伤在荣，若负重努力人，亦伤于荣。荣气属心，故劳伤于心。诸伤而胃亦居其一者，以五脏皆禀气于胃，为四时之病变，死生之要会。胃热液涸，则五脏绝阴气之源而络痹，血干愈速，故饥伤亦列于脏伤之间。其第七句是总结诸伤，皆伤其经络荣卫之气也。细绎本文云：腹满不能食，肌肤甲错，面目黯黑，明是不能纳谷以通流荣卫，凝涩瘀积之血牢不可破，即有新生之血，亦不得畅茂条达，惟有日渐羸瘦而成内伤干血劳，其有不死者几希矣。仲景乃出佛心仙手，治以大黄䗪虫丸。君以大黄从胃络中宣瘀润燥，佐以黄芩清肺卫，杏仁润心荣，桃仁补肝虚，生地滋肾燥，干漆性急飞窜，破脾胃关节之瘀血，虻虫性升入阳分破血，水蛭性下入阴分逐瘀，蛴螬去两胁下之坚血，䗪虫破坚通络行阳，却有神功，故方名标而出之。芍药、甘草扶脾胃，解药毒，缓中补虚者，缓舒也。绰也，指方中宽舒润实之品而言也。故喻嘉言曰：可用琼玉膏补之，勿以耆术补中，失却宽舒胃气之义。

附方

千金翼炙甘草汤　治虚劳不足，汗出而闷，脉结悸，行动如常，不出百日危急者，十一日死。

甘草四两，炙　桂枝　生姜各二两　麦冬半升　麻仁半升　人参　阿胶各二两　地黄一斤　大枣三十枚

上九味，以酒七升，水八升，先煮八味取三升，去滓，纳胶消尽，温服一升，日三服。

【徐云】此虚劳中润燥复脉之神方，今人喜用胶麦等，而畏用姜桂，岂知阴凝燥气，非阳不能化耶。

【魏云】仲景阴阳两补之法，较后人所制十全、八珍等汤，纯美多矣。

肘后獭肝散　治冷劳，又治鬼疰，一门相染。

獭肝一具，炙干末之，水服方寸匕，日三服。

【按】獭肉性寒，惟肝独温，所以能治冷劳。

【徐忠可云】劳无不热而独言冷者，阴寒之气与邪为类，故邪挟寒入肝而搏其魂气，使少阳无权，生生气绝，故无不死。又邪气依正气而为病，药力不易及，故难愈。獭者阴兽也，其肝独应月而增减，是得太阴之正，肝与肝为类，故以此治冷劳，邪遇正而化也。獭肉皆寒，惟肝性独温，故尤宜冷劳。又主鬼疰，一门相染，总属阴邪，须以正阳化之耳。

【王晋三云】獭肝散，奇方也。葛稚川治尸疰、鬼疰，仲景治冷劳，皆取用之。按獭肝性温，能驱阴邪而镇肝魂，不使魂游于上而生变动之证。盖疰者，邪注于脏也。若注于肝，则肝为善变之脏，邪与魂相合，证变便有二十二种，其虫三日一食，五日一退，变见之证，无非阴象。而獭肝一月生一叶，又能一退叶，是其性亦能消长出入，以杀隐见变幻之虫，真神品也。

肺痿肺痈咳嗽上气病脉证第七

问曰：热在上焦者，因热病咳，因咳而为肺痿之病，肺痿之病，从何得之？师曰：或从汗出，或从呕吐，或从消渴，小便利数，或从便难，又被快药下利，重亡津液，肺虚且热故得之。曰：寸口脉数，数则为热，热宜口干，乃其人咳，口中反有浊唾涎沫者何？师曰：肺病则津液不能布化，停贮胸中，得热煎熬，变为涎沫，侵肺作咳，唾之不已，故愈唾愈干。所以成为肺痿之病，若口中不吐浊唾涎沫，而火热之毒上攻，但辟辟作空响而发，燥咳声上下触动其痈，即胸中隐隐作痛，脉反滑数，此为肺痈，咳唾脓血。肺痈之所以别乎肺痿如此，然二证皆属于热，故其脉皆数，须知脉数而虚者为肺痿，脉数而实者为肺痈。实即滑也。此肺痿肺痈之辨也。

此言肺痿肺痈，一出于热，但有虚实之分。痿者萎也，如草木之萎而不荣，为津涸而肺焦也。痈者壅也，如土之壅而不通，为热聚而肺癕也。夫肺痿，口中反有浊唾涎沫，肺痈则口中辟辟燥，二证似当以此分别。然此下肺痈条，亦云其人咳，咽燥不渴，多唾浊涎，则肺痿肺痈二证多司，惟胸中痛，脉数滑，唾脓血，则肺痈所独也。然又有可疑者。此言肺痈脉滑，

滑者实也，下条又言脉微而数，何其相反乃尔乎？而不知滑数者，已成而邪盛；微数者，初起而火伏，二说相为表里也。

问曰：肺痈之病必咳逆，方其未见痛时而脉之，何以知此为肺痈？当有脓血，往往于既吐之后则死，其脉何类？师曰：肺痈既成则数滑，当其未成之初，第见寸口脉微而数，盖风脉多浮，而此为热伏于肺，风一入则留恋于内，其形不显，微者显之对也。故微则为风，热为病根，其数脉则为见出本来之热，微为风，风性散涣则汗出，数为热，内热而外则反恶寒，风中于卫，呼气不入，气得风而浮，利出而难入也。热过于荣，吸而不出，血得热而壅，气亦为之不伸也。是风伤卫，尚属皮毛，热伤血脉。夫皮毛者，肺之合也。风从卫入荣而舍于肺，其人则咳，肺热而壅，故口干喘满，热在血中，故咽燥不渴，热必逼肺中之津液而上行，故时唾浊沫，热盛于里而反格塞于外，故时时振寒，由是热之所过，血为之凝滞，蓄结肺叶之间，而为痈脓，吐如米粥，始萌尚可救，至浸淫不已，肺腐脓成则死。此原肺痈之由为风热蓄结不解也。

上气证，有正气夺，与邪气实之不同，如上气面浮肿，摇肩出息，气但升而无降矣。又按其脉浮大，是元阳之根已拔，不治。又加下利则阳脱于上，阴脱于下，阴阳离决，其证尤甚。上气喘而躁者，其喘为风之扇，躁为风之烦，此为肺胀，其逆上之涎沫，将欲乘风势而作风水，但令发其汗，风从汗解，则水无风战，自然就下而愈。

此另提出上气分二小节，因别虚实以定生死也。前人谓肺痈由风，风性上行而上气，其实不必拘泥。肺痿肺痈，咳嗽上

气，师合为一篇，大有深意，合之可也，分之亦可也。

【正曰】此是较论上气，而非肺痈者也。师意以为肺痈肺痿，无不上气，而亦有非肺痈肺痿，独见上气之证者。总之上气而浮肿、肩息、脉浮大者，不但肺不制，兼之肾气脱，为不治也，又加下利，脾肾皆脱，为尤甚矣。若上气喘躁为肺胀，欲作风水，则又与脱证不同，但发其汗则愈，层层剥辨，以明此上气证，又与痈痿之上气有别也。牵扯肺痿之涎沫注肺胀，岂不混淆？

肺不用而痿，其饮食游溢之精气，不能散布诸经，而但上溢于口，则时吐涎沫，且邪气之来顺，而不咳者，痿则冥顽而不灵也。其人以涎沫多而不觉其渴，未溺时必自遗尿，溺时小便短而频数。所以然者，以上焦气虚，不能制约下焦之阴水故也。此为肺中冷盖肺痿皆由于热，何以忽言其冷。然冷与寒迥别，谓得气则热，不得气则冷，即时俗冷淡冷落之说也。肺为气主，气虚不能自持于上，则头必眩，气虚不能统摄于中，则口多涎唾，宜甘草干姜汤以温之。经云：肺喜温而恶寒。又云肺喜润而恶燥，可知温则润，寒则燥之理也。且此方辛甘合而化阳，大补肺气，气之所至津亦至焉，若草木之得雨露，而痿者挺矣。若服此汤而反渴者，属消渴。又当按法而治之，不在此例也。

此申言肺痿证，多由肺冷而出其正治之方也。诸家于冷字错认为寒，故注解皆误。

【正曰】仲景书皆互相比较，以明其意，非板论也。此篇肺痿肺痈为主，因肺痈肺痿必见咳嗽上气，故又举咳嗽上气与肺痿肺痈不同者，以明之也。此节甘草干姜汤证，是因肺痿必吐涎沫，故又举吐涎

沫而不咳者，以明其非痿也。修园未知文法，乃以为肺痿正治之方，差误之至。予为之证曰：肺痿之证，自当吐涎沫，然必见咳渴，不遗尿，目不眩，乃为肺痿证也。若吐涎沫而不咳又不渴，必遗浊，小便数，以肺阳虚不能制下，此为肺中冷。仲景著此四字，正是大声疾呼，明其非肺痿之热证，读者不当作肺痿治矣。必眩多涎唾，宜甘草干姜汤以温肺，若作痿症而用清润，则反误矣。或服汤渴者，又为饮一溲二之下消证，亦非肺痿也。层层缴转，以辨其非肺痿，而仲师辨肺痿之真面尽见，修园混此，以为肺痿正治，岂不滋谬？注肺冷为冷落，尤可笑。

甘草干姜汤方

甘草四两，炙　　干姜三两，炮

上㕮咀，以水三升，煮取一升五合，去滓，分温再服。

【尉按】肺痿，皆为热证，有虚实之不同。实热宜用寒剂，而此则亡津液而致虚，以虚而生热，若反投以苦寒之剂，非苦从火化而增热，则寒为热拒而不纳矣。此方妙在以甘草之大甘为主，佐以炮透之干姜，变其辛温之性，而为苦温之用，于甘温除大热成法中，又参以活法，面面周到，神乎神乎。

【正曰】此非治肺痿也，因吐涎沫似肺痿，故继以而不咳者，句明其实，非肺痿。又下文断曰：此为肺中冷，明其非肺痿也，故用炮姜以温之，论详原文注中。此云苦寒之剂，苦从火化，不但不知此证非肺痿，而苦从火化之语亦不确也。味苦者，得火之味而无不得水之性也，故苦药皆性寒，化合之理亦非强指之，而彼即化也。义详吾所作《本草问答》中，当参看。

上气，有咳与不咳之分，不咳者止是风邪上逆，咳者内有水气外有风邪也。若咳而上气，水与气相触，声在喉中连连不绝作水鸡声，以射干麻黄汤主之。

此言咳而上气，而出一散邪下水之方也。

【徐忠可云】凡咳之上气者，皆有邪也。其喉中水鸡声，乃痰为火所吸不得下，然火乃风所生，水从风战而作声耳。夫水为润下之物，何以逆上作声，余见近来拔火罐者，以火入瓶掩人患处，立将内寒吸起甚力，始悟火性上行，火聚于上，气吸于下，势不容己，上气水声，亦是此理。此非泻肺邪，何以愈之？故治此以射干为上，白前次之，能开结下水也。

【补曰】咳而上气，肺痈肺痿皆有此证，惟喉中水鸡声则是风水相激，与痈痿不同，宜射干麻黄丸为治风水之法，以明其与痈治法不同也。且此方治寒非治火也，徐云痰为火所吸误矣。至拔火罐，是筒中空气见火逼出，火灭则筒外之空气四压，内空外实，遂吸紧而不脱。人身之气，从毛孔出以补其空，并血皆出，西法此说甚确，徐云火力吸寒，谬矣。

射干麻黄汤方

射干三两　麻黄　生姜各四两　细辛
紫菀　款冬花各三两　大枣七枚　半夏半升
五味子半升

上九味，以水一斗二升，先煮麻黄两沸，去上沫，纳诸药，煮取三升，分温三服。上方主温，此方主散。

【尤在泾云】咳而上气，肺有邪则气不降，而反逆也。肺中寒饮，上入喉间，为呼吸之气所激，则作声如水鸡，射干、紫菀、款冬利肺气；麻黄、细辛、生姜发邪气；半夏降逆气，而以大枣安中，五味

敛肺，恐劫散之药并伤及其正气也。

咳逆上气，时时吐痰而胶浊，但坐不得眠，视水鸡声而更甚，急宜开其壅闭，涤其污垢，以皂荚丸主之。

此承上节而言，咳而吐浊，坐而不眠之剧证，而出一权宜暂用之方也。

皂荚丸

皂荚八两，刮去皮，酥炙
上一味末之，蜜丸梧子大，以枣膏和汤，服三丸，日三，夜一服。

【蔚按】痰有固而不拔之势，故用皂荚开其壅闭，涤其污垢。又以枣膏安其胃气，祛邪中不离养正之法。

上气不咳，上既言之矣。咳而上气，亦言之而颇详矣。更有但咳而不上气，病虽未甚，而在表在里不可以不辨。若咳而脉浮者，为风寒病之在外也，风寒宜表散。以厚朴麻黄汤主之，咳而脉沉者，为痰饮病之在里也。痰饮宜荡涤，以泽漆汤主之。

此言咳而不上气者，不详见证，但以脉之浮沉而异其治也。

【补曰】此节不详见证，非略之也。因此章以肺痈肺痿为主，本节一咳字，盖谓此与肺痈肺痿之咳无异，独其脉与痈痿之脉不同。而见浮脉者，则为外寒；见沉脉者则为内饮，主用麻黄泽漆汤，均不得误作痈痿治法也。合痈痿之咳与痈痿之脉观之，实为精详，读仲景书者，何可死于句下。

【徐忠可云】咳而脉浮则表邪居多，但此非经之表，乃邪在肺家气分之表也。故于小青龙去桂芍草三味，而加厚朴以下气，石膏以清热，小麦以辑心火而安胃。若咳而脉沉，则里邪居多，但此非在腹之里，乃邪在肺家荣分之里也。故君泽漆降肺气，补肾气，以充腑气，且邪在荣，泽

漆兼能调荣也。紫菀能保肺，白前能开结，桂枝能行阳散邪，故以为佐。若余药则小柴胡去柴胡、大枣，利解其膈气而已。

【按】泽漆壮肾阴，充府气，非用之破血行水也。

厚朴麻黄汤方

厚朴五两　麻黄四两　石膏如鸡子大　杏仁半升　半夏半升　干姜　细辛各二两　小麦一升　五味半升

上九味，以水一斗二升，先煮小麦熟，去滓，纳诸药，煮取三升，温服一升，日三服。

【元犀按】咳而脉浮者，内有饮而表有邪也。表邪激动内饮，饮气上凌则心肺之阳为之蒙，故用厚朴麻黄汤，宣上焦之阳，降逆上之饮。方中厚朴宽胸开胃；杏仁通泄肺气，助麻黄解表出邪；干姜、五味、半夏、细辛化痰涤饮；小麦保护心君。然表邪得辛温而可散，内饮非质重而难平，故用石膏之质重者，降天气而行治节，使水饮得就下之性，而无上逆之患也。尤妙先煮小麦补心养液，领诸药上行下出，为攘外安内之良图，可知仲师之方无微不到，学者当细心体认，方得其旨焉。

【正曰】石膏反佐，领热药易入寒水中，而自不拒隔。寒饮之人每有浮热，故用此清之，使水与火不相激也。注为降天气而行治节，理似而实非也。

泽漆汤方

半夏半升　泽漆三升，以东流水五斗，煮取一斗五升　紫参一本作紫菀　生姜　白前各五两　甘草　黄芩　人参　桂枝各三两

上九味，㕮咀，纳泽漆汤中，煮取五升，温服五合，至夜尽。

【元犀按】咳而脉浮者，表有邪也。

表邪不解则干动内饮而为咳，用厚朴麻黄汤宽胸解表，一鼓而下，则外邪内饮一并廓清矣。至于咳而脉沉，里不和也，里气不和，由于天气不降，治节不行，水道不通，而致内饮上逆为咳矣。用泽漆汤者，君泽漆壮肾阴，镇水逆；佐以紫菀、白前，开肺气散结气，以达阳气；又以半夏、黄芩分阴阳，安胃气，以降逆气，并和里气；生姜、桂枝调荣卫，运阳气，并行饮气；人参、甘草奠中土，交阴阳以和之。犹治水者，先修堤岸，以杜其氾滥之患也。先煮泽漆者，取其气味浓厚，领诸药入肾气，使其吸引有权，则能通府以神其妙用焉。

【受业林礼丰按】本方主太阳之里，太阳底面便是少阴，咳而脉沉者，病在太阳之里少阴之表也。盖太阳主皮毛，邪伤皮毛必干于肺，肺伤则不能生水，而少阴之枢逆于下，故立此方。君以泽漆者，以其气味苦寒，壮肾阴利水而止咳也。复用白前宣肺气，黄芩泄肺热，人参补肺虚，甘草安脾气，紫菀开结气，桂枝化膀胱，半夏降逆，生姜涤饮，则肺邪可驱，肺虚可补，肾阴可壮，州都可达矣。煎法：先煎泽漆汤成而后入诸药者，取其领诸药，以神其妙用也。

上气不咳，上言正为邪夺者不治，邪盛而正不虚者宜发汗矣。然此特为外邪而言也。更有虚火烁金，与风邪挟饮而上逆者，绝不相类，当另分其名曰火逆。火逆上气，无咳逆吐痰水鸡声等症，但觉咽喉若有物相碍，而不爽利，法宜止逆下气，以麦门冬汤主之。

此言火逆证而出其方也。此证绝无外邪，亦无咳嗽，故用人参，否则人参必不可姑试也。

【补曰】此又以火逆上气者较论，谓

不但上数节有水饮上气之证，与痈痿之上气者相似，并有火逆上气者亦相似也。然不咳吐涎沫是又不同，宜麦冬汤，勿错以痈痿法治之也。若下节肺痈之喘，与此又不同矣。文法前后较论，读者须知。

麦门冬汤

麦门冬七升　半夏一升　人参　甘草各二两　粳米三合　大枣十二枚

上六味，以水一斗二升，煮取六升，温服一升，日三、夜一服。

【喻嘉言云】于大建中气，大生津液队中，增入半夏之辛温一味，其利咽下气非半夏之功，善用半夏之功，擅古今未之有，奇矣。

肺痈，在将成未成之初，邪气尽壅于肺，喘不得卧，以葶苈大枣泻肺汤主之。

此言肺痈始萌，病势渐进，当以此方乘其未集而击之也。

葶苈大枣泻肺汤

葶苈熬令黄色，捣丸如鸡子大　大枣十二枚

上先以水三升，煮枣取二升，去枣纳葶苈煮取一升，顿服。

【尤在泾云】葶苈苦寒，入肺泄气闭，加大枣甘温以和药力，与皂荚丸之饮以枣膏同法。

肺痈已成，上已详言其证矣。今且撮举其要，而出其方。咳而胸满，振寒，脉数，咽干不渴，时出浊唾腥臭，久久吐脓如米粥者，此为肺痈。但肺痈未成脓，实邪也，故以葶苈之逐邪主之。今既成脓，则为虚邪，当以桔梗汤之解肺毒，排痈脓主之。

【尤在泾云】此条见证，具如前第二条所云，乃肺痈之的证也。此病为风热所壅，故以桔梗开之；热聚则成毒，故以甘

草解之，而甘倍于苦，其力似乎太缓。意者痈脓已成，正伤毒溃之，时有非峻剂所可排击者，故药不嫌轻耳。

桔梗汤方

桔梗一两　甘草二两

上以水三升，煮取一升，分温再服，则吐脓血也。

【元犀按】肺痈尚未成脓，用葶苈泻之，今已溃后，用此汤排脓解毒，宜缓治，不可峻攻也。余解见伤寒长沙方中。

咳而上气，上既详其证矣，又有外邪内饮，填塞肺中而为胀者，自当另看。咳而上气，此病何以知其为肺胀，谓以其人大喘，目突如脱之状，诊其脉浮则知其风邪，若浮而且大者，则知其风火挟水饮而乘于肺，以越婢加半夏汤主之。

此详肺胀证，而出其正治之方也。

越婢加半夏汤方

麻黄六两　石膏半斤　生姜三两　大枣十二枚　甘草二两　半夏半升

上六味，以水六升，先煮麻黄去上沫，纳诸药，煮取三升，分温三服。

【元犀按】此肺胀，原风水相搏，热气奔腾，上蒸华盖，走入空窍，故咳而上气喘，目如脱状证，脉浮大者。风为阳邪，鼓荡于其间故也。方用麻黄、生姜攻外邪，石膏以清内热，甘草、大枣以补中气，加半夏以开闭塞之路，俾肺窍中之痰涎净尽，终无肺痈之患也。

肺胀，咳而上气，烦躁而喘，脉浮者，心下有水，小青龙加石膏汤主之。

心下有水，咳而上气，以小青龙汤为的剂。然烦躁则挟有热邪，故加石膏，参用大青龙之例，寒温并进，两不相碍。

小青龙加石膏汤方

麻黄　芍药　桂枝　细辛　干姜各三

两　甘草三两　五味　半夏　石膏二两。按：宜生用，研末加倍，用之方效。

上九味，以水一斗，先煮麻黄去上沫，纳诸药煮取三升。强人服一升，羸者减之，日三服。小儿服四合。

【补曰】此两节又以肺胀比较言，证似肺痈而脉浮，为风水，乃越婢青龙之治法，与肺痈治法又有天渊，幸勿差误也。

【尤在泾云】此亦内邪外饮相搏之症，但兼烦躁则挟有热邪，特加石膏即大青龙例也。然心下有水，非温药不得开而去之，故不用越婢加半夏，而用小青龙加石膏，寒温并进，水热俱捐，于法为尤密矣。

【魏念庭云】师为肺冷而干燥将痿者，立甘草干姜汤一方；为肺热而枯焦将致痿者，立麦门冬汤一方，皆预治肺痿之法也。师为有表邪而肺郁，恐成痿与痈者，立射干汤一法；为无外邪而气上逆者，恐其成痈，立皂荚丸一法；为有外邪而预理其肺者，立厚朴麻黄汤一法；有外邪而复有内热者，立泽漆汤一法，皆预治肺气，不令成痿痈之意也。又为有外邪而肺胀，急立越婢加半夏汤一法；有外邪而复有内热，肺胀烦躁者，立小青龙加石膏一法，亦皆预治肺气，不令成痈痿之意也。主治者果能明此，选择比属而用之，又何大患之可成乎？及肺痈已成，用大枣葶苈泻肺汤；久久吐脓如米粥，用桔梗汤，不以病之不可为而弃之，益见济人无已之苦心也。

附方

外台炙甘草汤　治肺痿涎唾，心中多温温液液者。

【元犀按】肺痿涎唾多心中温温液液者，阴不足也。心阴不足则心阳上炽，势必克金而成肺痿，用方炙甘草汤生津润燥，养阴维阳，使阴复而阳不浮，则清肃之令自行于肺矣。余义见《伤寒论》，不再赘。

千金甘草汤方

甘草一味，以水三斗，煮减半，温分三服。

千金生姜甘草汤方　治肺痿，咳唾涎沫不止，咽燥而渴。

生姜五两　人参三两　甘草三两　大枣十五枚

上四味，以水七升，煮三升，分温三服。

【元犀按】中者土也，土能生金，金之母即资生之源也。夫肺痿咳唾涎沫不止，咽燥而渴者，是中土虚，水气逆，阻其正津不能上滋也。方用生姜破阴行阳，蒸津液上滋；佐以人参入太阴，振脾中之阳，育肺中之阴；又以枣草助之，为资生之始，则土旺则生金制水矣。

千金桂枝去芍药加皂荚汤　治肺痿吐涎沫。

桂枝　生姜各二两　甘草二两　大枣十二枚　皂荚一枚，去皮子，炙焦

上五味，以水七升，微火煮取三升，分温三服。

【尤在泾云】以上诸方，俱用辛甘温药，以肺既枯痿，非温剂可滋者，必生气行气以致其津。盖津生于气，气至则津亦至也。又方下俱云吐涎沫多不止，则非无津液也，乃有津液而不能收摄分布也。故非辛温药不可加皂荚者，兼有浊痰也。

【补曰】仲景此篇有肺痿之论而不立方，旁引各种上气咳吐之方，以见皆非治痿之方，则治痿之法自见于言外。篇末始将肺痈之方补出，而治痿活法引而不发。《千金》补出两方，实与仲师之意不合，故吾谓附录皆当裁去，以免与原文相戾者。仲景不立方，隐见肺痿已成，法在不治也。

喻嘉言救肺汤，与证相合。

【元犀按】非辛温之品，不能行阳运气；非甘润之品，不能补土生津。君以姜桂之辛温，行阳消阴，佐以大枣、甘草之甘润补阴生液。若夫开壅塞，涤污垢，以净其涎沫者，则皂荚尤有专长耳。

外台桔梗白散　解见伤寒。治咳而胸满，振寒，脉数，咽干不渴，时出浊唾腥臭，久久吐脓如米粥者，为肺痈。

桔梗　贝母各三分　巴豆一分，去皮熬，研如霜

上三味为散，强人饮服半钱匕，羸者减之。病在膈上者吐脓，在膈下者泻出。若下多不止，饮冷水一杯则定。

千金苇茎汤方

苇茎二升　薏苡仁半升　桃仁五十粒
瓜瓣半升

上四味，以水一斗，先煮苇茎得五升，去滓内诸药，煮取二升，服一升，再服当吐如脓。

【尤在泾云】此方具下热散结通瘀之力，而重不伤峻，缓不伤懈，可以补桔梗汤、桔梗白散二方之偏，亦良法也。

【元犀按】此方以湿热为主，咳有微热、烦满、胸中甲错者，是湿热之邪结在肺也。肺既结，则阻其气血不行而为痈矣。方用苇茎解气分之热结，桃仁泄气分之热结，薏苡利湿清结热之源，瓜瓣排瘀，开结之路。方下注云：再服当吐如脓者，指药力行，肺痈溃矣。

葶苈大枣泻肺汤　治肺痈胸满胀，一身面目浮肿，鼻塞清涕出，不闻香臭酸辛，咳逆上气，喘鸣迫塞，此汤主之。

【尤在泾云】此方原治肺痈，且喘不得卧，此兼面目浮肿，鼻塞清涕，则肺有表邪宜散，故先服小青龙一剂乃进。又云：肺痈诸方，其于治效各有专长，如葶苈、大枣，用治痈之始萌而未成者，所谓乘其未集而击之也。其苇茎汤，则因其乱而逐之者耳。桔梗汤剿抚兼行，而意在于抚，洵为王者之师。桔梗白散，则捣坚之锐师也。比而观之，审而行之，庶几各当而无误矣。

金匮要略浅注补正卷三终

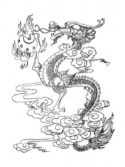

金匮要略浅注补正卷四

汉张仲景原文

闽长乐陈念祖修园浅注

男　蔚古愚　元犀灵石　仝校字

蜀天彭唐宗海容川补正

夔门邓其章云航校

奔豚气病证治第八

师曰：心者，君主之官也，神明出焉。心不可病，心病则非轻。有心病而肾之水气凌之，则为奔豚；有心病而胃之燥土，从少阴之化火而生内痛，则为吐脓；有心病而肝之风木，乘少阴之热气而煽动，则为惊怖；有心病而肾之阴水，不交于离火而既济，则为火邪。此四部病，皆从惊发得之。盖以惊则伤心，凡心伤而致病者皆是。然心既伤矣，因惊而谓之惊可也，非惊亦谓之惊无不可也。

此一节为奔豚证之开端，类及吐脓等症，四部同出一源，概以惊字括之，盖言皆心病也。师不明言心病，而言惊发者原为中人以上告语，后之注家或附会其说，或阙疑以待，恐斯道日晦，吾不得不急起而明之。

师曰：上既以奔豚合四部，而指其所从得矣。今请专言奔豚之病。奔豚病，有物浑沦，其象如豚。从下焦少腹起，上冲咽喉，从肾发作上乘于心而欲死，作已则气衰，复还于肾而止，皆从惊伤心，恐伤肾以得之。推之凡有所伤于心者，皆可作惊观也；有所伤于肾者，皆可作恐观也。盖以心肾之气，本自交通，一受伤则无复限制矣。

此言痛发于心肾，为奔豚之本证也。

【补曰】从少腹起，上冲咽喉，将此二句详悉其路道，便可知病之原委矣。盖少腹指胞室而言，胞乃膀胱之后一大夹室也。男子为精室，女子为血海，精生于肾气而下，入网油以降至于精室之中，为真阳入胞宫，蒸动膀胱之水化而为气还，透入胞宫上循脐旁气街以上，至于胸膈，由膈上胸，由胸上肺气至喉，全从胞宫中之膜以上连及于咽喉，而胞中之冲脉，亦随之上行，以夹于咽。其发奔豚也，肾阳不能化水，寒水之气随冲脉上逆至胸至肺，即入于心，是为肾气凌心之奔豚。故下文有桂苓加桂二方，所以治水也。胞室又肝所司，胞血会肾水，乃化为精，若胞宫肝血不静，肝火上逆则为奔豚，上气是为肝气，奔豚汤治肝气，所以治火。盖肾水肝火皆会于胞宫，故有此水火二证。

然肾处于下焦，与肝相通，所谓乙癸同源是也。然肝肾之气，并善上逆，今请言肝邪之发为奔豚，其木气之逆则上而冲胸。木邪克土，其腹必痛，肝脏有邪，其气通于少阳，则为往来寒热，以奔豚汤主之。

此言奔豚之由肝邪而发者，当以奔豚汤畅肝气而去客邪也。为客邪立法，若肝脏本病发作，以乌梅为神剂，此即《金匮》之正面处寻出底面也。

奔豚汤方

甘草　芎䓖　当归　黄芩　芍药各二两　半夏　生姜各四两　生葛五两　甘李根白皮一升

上九味，以水二斗，煮取五升，温服一升，日三夜一服。

【按】《伤寒论》奔豚云：厥阴之为病，气上冲心，今奔豚而见往来寒热腹痛，是肝脏有邪而气通于少阳也。

【魏念庭云】上下升降，无论邪正之气，未有不由少阳。少阳为阴阳之道路也。阴阳相搏，则腹痛气升，则热气降，则寒随奔豚之气作患也。

【徐忠可云】此方合桂枝小柴胡二汤。去柴胡、去桂枝、去大枣，以太阳少阳合病治法，解内外相合之客邪。肝气不调而加辛温之芎归，热气上冲加苦泄之生葛、李根，不治奔豚，正所以深于治也。尤在泾云：苓桂为奔豚主药，而不用者病不由肾发也。

【按】服此汤而未愈者，用乌梅丸神效。

奔豚证，有肾气乘外寒而冲心者，试约其证而出其方。发汗后烧针，令其再汗，针处补寒，寒袭腠理，火郁脉中，以致核起而赤者，必发奔豚。气从少腹上至心，灸其核上各一壮，与桂枝加桂汤主之。

此为既成奔豚而出其正治之方也。

【尤在泾云】此肾气乘外寒而动发奔豚者。发汗后烧针复汗，阳气重伤，于是外寒从针孔而入，通于肾，肾气乘外寒而上冲于心，故须灸其核上，以杜再入之邪，而以桂枝汤外解寒邪，加桂内泄肾气也。

桂枝加桂汤方

桂枝五两　芍药　生姜各三两　甘草三两，炙　大枣十二枚

上五味，以水七升，微火煮取三升，去滓，服一升。

【元犀按】汗后又迫其汗，重伤心气，心气伤不能下贯元阳，则肾气寒而水滞也。加以针处被寒，为两寒相搏，必挟肾邪而凌心，故气从少腹上至心，发为奔豚也。灸之者杜其再入之患，用桂枝汤补心气，以解外邪，加桂者通肾气，暖水脏而水邪化矣。

奔豚证有肾侮心，虚而上逆者，试约其证而出其方。发汗后，脐下悸者，以发汗伤其心液，心气虚而肾气亦动，欲作奔豚，以茯苓桂枝甘草大枣汤主之。

此为欲作奔豚而出其正治之方也。

【程氏曰】汗后脐下悸者，阳气虚而肾邪上逆也。脐下为肾气发源之地，茯苓泄水以伐肾邪，桂枝行阳以散逆气，甘草大枣助脾土以制肾。水煎用甘澜水者，扬之无力，全无水性，取其不助肾邪也。

茯苓桂枝甘草大枣汤方

茯苓半斤　甘草二两　大枣十二枚　桂枝四两

上四味，以甘澜水一斗，先煎茯苓减二升，纳诸药，煎取三升，去滓，温服一升，日三服。作甘澜水法：取水二斗置大盆内，以杓扬之，上有珠子五六千颗，相逐取用之也。

此发汗后心气不足，而后肾气乘之，脐下悸，即奔豚之兆也。

【孙男心典禀按】因惊而得，似只宜以心为治也。然自下而上动于肾气，激乱于厥阴而撤守在心，实三经同病也。仲景三方亦微示其意，学者当隅反之。《金匮》茯苓桂枝甘草大枣汤，治汗后肾气凌心，即悟桂枝甘草汤叉手冒心之治也。更悟桂枝去芍药加蜀漆牡蛎龙骨救逆汤，火逆惊狂之治也。因奔豚汤治气上冲胸，即悟乌梅丸气上冲心之治，并四逆散加茯苓心下悸之治也。因桂枝加桂汤治气从少腹上冲心，即悟理中汤去术加桂脐下动气之治也。先祖云：仲景书一言一字，俱是活法，难与不读书者道，亦难与读书死于句下者道也。

【补曰】仲景书毫无偏倚，而读者注者每失之偏，皆由详略之间未免疏忽也。有如奔豚，一是火逆而立奔豚汤，一是水逆而立桂苓二汤，本是对举之文，乃因桂苓二方较详，人遂将奔豚一汤略过，故有但知寒水之奔豚，而不知火逆之奔豚者，皆后人之误也。盖即仲景文详细考之，再者古人名义，绝不含糊。证名奔独，独者江豚，一作鈍，又作独。江独遇烈风则出，遇暴雨则出，仲景以之名证，盖谓肝主风，风为阳邪，肝风生火而上逆，则为火逆之奔豚也。如江独因风而出是肾主水，水为阴邪，肾气生寒而上逆，则为水气凌心之奔独，如江独因雨而出。是古人文字精凿，学者当细究焉。

胸痹心痛短气病脉证并治第九

师曰：病有最虚之处，即为容邪之处，当辨之于脉。夫欲知脉，当先取其太过之与不及。如关前之阳脉微，是阳气虚也；关后之阴脉弦，是阴邪实也。阴乘于阳位，即胸痹而心痛，所以然者，责其上焦阳气极虚也。极虚则无以为胜邪之本矣。然单虚不为痛。今阳脉微则为虚，知其病在上焦，究其所以胸痹心痛者，以其阴中之弦乃阴中之寒邪，乘上焦之虚而为痹为痛，是虚为致邪之因，而弦则露其袭虚之本象。故也。

此言胸痹心痛之病，皆由气虚客邪，从其脉象而探其病源。

其间亦有不从虚得者，当分别观之。故另备一审因察病之法，如无病之平人，又无新邪而发寒热，乃忽然短气不足以息者，当是痰饮食积，碍其升降之气而然，此不责其虚，当责其实也。

此另出实证，与上节对勘而愈明也。

【补曰】此条非胸痹证，而引此者，正以明此条短气与胸痹之短气不同也。仲景全书，均是借宾定主，旁见侧出，令人互勘而辨其真实，读者若死于句下，则多窒矣。

人之胸中，如天阳气用事，阳气一虚，诸阴寒得而乘之，则为胸痹之病，盖诸阳受气于胸，而转行于背，气不行则阻其上下往来之路，而为痹喘息、咳唾，塞其前后阴阳之位，则为胸背痛，且不特喘息咳唾，而呼吸之间不相续，而短气，更审其脉。寸口之阳脉沉而迟，则上所言阳微之意也。关上之阴脉小紧数，即上所言阴弦之意，由尺而上溢于关也。阳气失权，诸阴反得而占之，法当通其胸中之阳，以栝蒌薤白白酒汤主之。

此详胸痹之证脉，凡言胸痹，皆当以此概之，但微有参差不同，故首揭以为胸痹之主证主方耳。其云寸口脉沉而迟，即首节阳微之互辞；关上小紧数，即首节阴弦之互辞。但关居阴阳之界，缘阴邪盛于真阴之本位，由尺而上溢于关，故于关上见之，亦即首节太过不及，于阴阳分其上下之意，而不必拘拘于字句间也。

栝蒌薤白白酒汤方

栝蒌实一枚　薤白半斤　白酒七升

上三味同煎，取二升，分温再服。

【孙男心典按】胸为气息之路，若阴邪占居其间，则阻其阳气不通，故生喘息咳唾、背痛诸证。寸口者脉之大会，阳之位也。《内经·诊脉篇》云：上竟上者，胸喉中事也。上附上，右外以候肺，内以候胸，中左外以候心，内以候膻中。此云寸口脉沉而迟，关上小紧数。寸口即《内经》所谓上竟上也，沉为在里，迟为虚寒；关上者即《内经》所谓上附上也。紧为阴邪，数为阳气，显系胸中阳气，彼阴寒痹塞阻其前后之气，不相贯通，故见以上种种诸证。方中用栝蒌开胸结，薤白宣心阳，尤妙在白酒散痹通阳，引气血环转周身，使前后之气，贯通无碍，则胸中旷若太空，有何胸痹之患哉？

胸痹证，上已详言，不复再赘。今又加气上不得卧，是有痰饮，以为之援也。此证与支饮证相类，而惟心痛彻背者，为胸痹证所独，以栝蒌薤白半夏汤主之。

此承上而言不得卧，心痛彻背，为痹甚于前，而前方亦宜加减也。

【补曰】胸有大膈膜，发于背脊，连于肝系，由肝系背脊之间，循肋骨尽处。至于胸前，此膈下之白膜下连油网，是为中下二焦，此膈上之白膜，循腔子内上至肺系，以入心包，又后至于背脊之上，是为上焦，胸与背道路之相通者，皆在此膈膜内也。此膜连肺心，故心肺之阳不宣即为胸痹。其用栝蒌实者，因栝蒌多瓤，膈象膈膜，色赤味苦入心，故入上焦也。用薤白者散肺之阳，用酒与半夏则是降胃气，发胃阳，以胃与胸膈相连故也。至其心痛能彻背，即是由胸前之膈，而循腔字以走向背后也。知此膈膜之道路，便知胸背彻痛之理矣。合下文乌头赤石脂丸观之，辨证用药之理，乃能明析。

栝蒌薤白半夏汤方

栝蒌实一枚，捣　薤白三两　半夏半升　白酒一斗

上四味同煮，取四升，温服一升，日三服。

【犀按】加半夏一味不止涤饮，且能和胃而通阴阳。

更有病势之最急者，胸痹病更加，心中痞，为羁留不法之客气结聚在胸，胸痹之外又见胸满，胁下之气又逆而抢心，是胸既痹而且满而又及于心中，牵及胁下，为留为结，为逆为抢，可谓阴邪之横行无忌矣。此际急兴问罪之师，以枳实薤白桂枝汤主之。抑或务为本源之计。人参汤亦主之。

此言胸痹已甚之证，出二方以听人之临时择用也。或先后相间用之，惟在临时之活泼。尤在泾云：心中痞气，痞气而成痞也；胁下逆抢，心气逆不降，将为中之害也。是宜急通其痞结之气，否则无复其不振之阳。盖去邪之实，即以安正；养阳之虚，即以逐阴。是在审其病之久暂，与气之虚实而决之。

【补曰】用药之法，全凭乎证，添一

证则添一药；易一证亦易一药。观仲景此节用药，便知义例严密，不得含糊也。浅注只以轻重为别，不知仲景分别，确系证有异同，而非略分轻重已也。故但解胸痛则用栝蒌薤白白酒，下节添出不得卧，是添出水饮上冲也。则添用半夏一味以降水饮；再下一节又添出胸痞满，则加枳实以泄胸中之气。胁下之气亦逆抢心，则加厚朴以泄胁下之气。仲景凡胸满均加枳实，凡腹满均加厚朴，此条有胸满胁下逆抢心证，故加此二味与上两方又不同矣。其人参汤又与此方一攻一补，为塞因塞用之变法。又下一节气塞，是气不化水也，故用橘枳；短气是水不化气也，故用苓杏。其不用厚朴者，短气气塞皆指胸中而言，故橘枳杏仁皆是泄肺气以利胸中，不用朴以克伐其下也。桂枝生姜枳实汤，亦因有心中痞证，故用枳实。若夫薏苡附子散、乌头赤石脂丸证，已有别方遂迥殊。读者细心考求，则仲景用药之通列乃可识矣。

栝蒌薤白桂枝汤方

枳实四枚　薤白半斤　桂枝一两　厚朴四两　栝蒌实一枚，捣

上五味，以水五升，先煮枳实、厚朴取二升，去滓纳诸药，煎数沸，温三服。

【元犀按】枳实、厚朴泄其痞满，行其留结，降其抢逆，得桂枝化太阳之气，而胸中之滞塞自开。以此三药，与薤白栝蒌之专疗胸痹者而同用之，亦去疾，莫如尽之旨也。

人参汤方

人参　干姜　白术各三两　桂枝　甘草各四两

上四味，以水九升，煮取五升，纳桂枝，更煮取三升，温服一升，日三服。

【元犀按】此别胸痹证虚实之治，实者邪气搏结，蔽塞心胸，故不用补虚之品，而专以开泄之剂，使痹气开则抢逆平矣。虚者心阳不足，阴气上弥，故不以开泄之剂，而以温补为急，使心气旺则阴邪自散矣。

【尤在泾云】去邪之实，即所以安正；补阳之虚，即所以逐阴，是在审其病之久暂，与气之虚实而决之。

更有病势之稍缓者。胸痹病，胸中时觉气之阻塞，息之出入，亦觉不流利而短气，此水气滞而为病。若水盛于气者则短气，以茯苓杏仁甘草汤主之，水利则气顺矣。若气盛于水者，则胸中气塞，橘枳生姜汤亦主之，气开则痹通矣。

【尤在泾云】此亦气闭气逆之证，视前条为稍缓矣。二方皆下气散结之剂，而有甘淡苦辛之异，亦在酌其强弱而用之。

【补曰】气塞者，谓胸胃中先有积气阻塞，而水不得下，有如空瓶中全是气，欲纳水入则气反冲出，不肯容水之入，此为气塞之形也。以泄其气为主，气利则水利，故主枳橘以行气。短气者，谓胸中先有积水停滞，而气不得通，肺主通调水道，肺又司气之出入，肺之水道不通，则碍其呼吸之路。故短气也，当以利水为主，水行则气通，故主苓杏以行水，盖水化即为气。今有冰一块，消化则见其气上出，是水化即为气之征；有水一盆，火熬之则气出，亦是水化为气之征，西法在水中取轻养气，即是水化为气也。知此乃知水与气之为病，是二是一，不可无辨。

茯苓杏仁甘草汤方

茯苓三两　杏仁五十个　甘草一两

上三味，以水一斗，煎取五升，温服一升，日三服。不差更服。

橘皮枳实生姜汤方

橘皮一斤　枳实三两　生姜半斤

上三味，以水五升，煮取二升，分温再服。

【受业林礼丰按】胸痹胸中气塞者，由外邪搏动内饮，充塞于至高之分，闭其气路，非辛温不能涤饮食邪，非苦泄不能破塞调气，故重用橘皮、生姜之大辛大温者，散胸中之饮邪；枳实之圆转苦辛者，泄胸中之闭塞，譬之寇邪充斥，非雄师不能迅扫也。若至胸痹短气，乃水邪射肺，阻其出气，只用甘草奠安脾气，杏仁开泄肺气，重用茯苓清制节使水顺气于下，水行而气自治，譬之导流归海而横逆自平也。二方并列，一用辛温，一用淡渗，学者当临机而酌宜焉。

又有本脏病而殃及他脏者，不可不知。胸痹，为手少阴之君火衰微，以致足少阴之阴气上弥，势盛而及于肝，肝主通身之筋，今筋时见缓急者，乙癸同病也，以薏苡附子散主之。

此言胸痹之兼证也。

薏苡附子散方

薏苡仁十五两　大附子三两

上三味，杵为散，服方寸匕，日三服。

【元犀按】薏苡禀阳明金气，金能制风，肝为风脏而主筋，取治筋之缓急，人之所知也。合附子以大补阳气，其旨甚奥。经云：阳气者，精则养神，柔则养筋是也。《伤寒论》桂枝加附子汤与此相表里。

若胸痹之外，病有同类者，不可不知。心中闷痞，或痰饮客气。诸逆，心悬而空，如空中悬物动摇而痛，以桂枝生姜枳实汤主之。

此下不言胸痹，是不必有胸痹的证矣。

【正曰】痹与痞轻重之间耳。痞言其塞，痹言其闭，何得以此下不言心痹，而谓其非痹哉？

桂枝生姜枳实汤方

桂枝　生姜各三两　枳实五两

上三味，以水六升，煮取三升，分温三服。

【元犀按】心下痞者，心阳虚而不布。阴邪僭居心下，而作痞也。尤云：诸逆痰饮客气而言心悬痛者，如空中悬物，摇动而痛也。此注亦超主桂枝生姜枳实汤者，桂枝色赤补心壮阳，生姜味辛散寒降逆，佐以枳实之味苦气香，苦主泄、香主散，为泄痞散逆之妙品，领姜桂之辛温旋转上下，使阳光普照，阴邪尽扫而无余耳。

上言心痛彻背，尚有休止之时，故以栝蒌薤白白酒加半夏汤，平平之剂可治，今则心痛彻背，背痛彻心，连连痛而不休，则为阴寒邪甚，浸浸乎阳光欲熄，非薤白之类所能治也。以乌头赤石脂丸主之。

此言心痛，牵引前后，阴邪僭于阳位，必用大剂以急救也。

【正曰】上言心痛彻背，此又添背痛彻心。上用栝蒌薤白半夏汤，是但治心胃也；此用乌头、蜀椒是兼治肝肾肺脏，治法已各不同。修园不知，以为心痛彻背者尚有休息，此云背痛彻心，连连不休。夫痛证自有轻重收发之不一，未有一痛终日而不止者也，以有休止无休止解此二证。不免有差。盖上但言心痛彻背，是痛发于心前，为肺胃之部分，肺胃阳气不宣，而有邪寒停饮，则心前发痛，由胸膈而窜走向背，则为心痛彻背，但痛向背去，而背间无邪，不复后背痛起。故但治心前之肺胃，则心痛彻背之证愈，用半夏薤白酒以宣肺胃之阳，用栝蒌实以通胸膈之气，则心前不发痛矣。若此节，又添背痛彻心，则是痛又能从背间发，由背而痛彻心前，背为太阳督脉所司，又肝系亦连于脊，肝与太阳之寒邪发作，乃能由背痛起，以转彻胸前。然则此证心痛彻背，是心胸之寒邪也，而背又痛彻心，是肝与太阳之寒也。上文心痛彻背是一面病，此云背又痛彻心是两面俱病矣。故上方不合，当用乌头以去肝寒，附子以去太阳之寒，而背痛彻心之病愈；用蜀椒以去肺寒，用干姜以去胃寒，而心痛彻背之病愈。上用栝蒌，取其宣通；此用石脂，取其堵塞，两面夹攻之病，若但注一面，安知圣师之旨。

乌头赤石脂丸方

乌头一分，炮　蜀椒　干姜各一两　附子半两　赤石脂一两

上五味末之，蜜丸如梧子大，先食服一丸，日三服，不知稍加服。

【喻嘉言曰】前后牵连痛楚，气血疆界俱乱，若用气分诸药，转益其痛，势必危殆。仲景用蜀椒、乌头，一派辛辣，以温散其阴邪。然恐胸背既乱之气难安，而即于温药队中，取用干姜之守，赤石脂之涩，以填塞厥气所横冲之新队，俾胸之气自行于胸，背之气自行于背，各不相犯，其患乃除，此炼石补天之精义也。今人知有温气、补气、行气、散气诸法，亦知有堵塞邪气攻冲之诀，令胸背、阴阳二气并行不悖也哉。

附方

九痛丸　治九种心痛。一虫、二注、三风、四悸、五食、六饮、七冷、八热、九去来痛是也。而并以一方治之者，岂痛虽有九，其因于积冷结气者多耶。

附子三两，炮　生狼牙　巴豆去皮熬，研如膏　干姜　吴茱萸　人参各一两

上六味末之，炼蜜丸如梧子大，酒下。

强人初服三丸，日三服；弱人二丸。

兼之卒中恶，腹胀，口不能言。又治连年积冷流注，心痛胸并冷冲二气，落马、坠车、血疾等皆主之。忌口如常法。按痛虽有九，而心痛不离于寒，故以姜附为主，而降浊去风，逐滞补虚次之。

【正曰】下章三物汤、七物汤、大柴胡汤，均用大黄治火痛，可知痛不尽寒也。仲景原无痛不离寒之说，自有后人所附之九痛丸，又经陈注，以为心痛不离寒，读者偏信，只知寒痛，而热痛之证鲜不误矣。惟仲景毫无偏较，学者当细察之。

【魏云】凡结聚太甚，有形之物，参杂其间，暂用此丸，政刑所以济德礼之穷也。

腹满寒疝宿食病脉证治第十

趺阳为胃脉，其脉微弦，微弦为阴象也，阴加于阳。其法当腹满，若不满者其阴邪下攻，必便难，或两胠疼痛，此虚寒不从外得而从内生，其气欲从下而之上也。此证不可散表，当以温中之药服之。以散内结之阴寒也。

此言趺阳微弦，为中寒而腹满也，其实病根在下，所谓肾虚，则寒动于中是也。与上一篇参看自得。胠音区，腋下胁也。

【正曰】脉弦属肝，两胠亦是肝之部位，虚寒欲从下而上者，肝气之逆也。肝主疏泄大便，肝气既逆则不疏泄，故大便难也。修园解为肾寒，全与脉症不合，盍即本文而细绎之耶。

趺阳脉微弦固为虚证，然腹满亦有实证，辨之奈何。病者腹满，按之不痛为虚，不可下也，痛者为实，可下之。胃实者，舌有黄胎，若舌黄而未经下者，下之黄胎自去。

此言虚实之辨法，而并及治法也。

【补曰】上节言当温，此节言可下，仲景全书总是一寒、一热、一虚、一实，互相参较，粗按似乎文法错杂，细按乃知比较精细，读其书，知其文法，则全书之旨，如桶底脱矣。

虚而生寒证，不拒按之外，又有辨法。若腹满时减，复如故，此为虚寒，当与温药。

此承上节，而申言虚寒之证治。

【尤在泾云】腹满不减者，实也；时减复如故者，腹中寒气，得阳而暂开，得阴而复合也。此亦寒从内生，故曰当与温药。

有虚有实象之危证，不可不知。病者而色痿黄，若燥而渴者，热实也。今燥而不渴，腹满连及胸中，均作寒实，实证当不下利，若下利则是虚寒之极，反有实象，而且下利不止者，是虚寒胃气下脱也，必死。

此言真虚反有实象，假实不可以直攻，真虚不能以遽挽也。

微弦脉见于趺阳，与见于寸口者不同，以趺阳主胃，病从内生，寸口主荣卫，病从外至也，若寸口脉弦者，弦为寒，而主痛，其人即胁下拘急而痛，与两胠疼不同，盖彼主乎内，而此主乎外也。内痛者其人痛而兼便难，主乎外者，其人痛而兼啬啬恶寒也。

此言寸口之弦，与趺阳之弦，同属阴邪，而有内外之别也。

【正曰】首节言趺阳脉，此节言寸口脉，论脉论证，恰是对子。但浅注以内外为分别，殊不的确，并言胁下拘急而痛，与两胠，疼痛不同，尤失本旨。盖胁下即两胠，拘急而痛与疼痛，原不大异，何得

强为分别。须知弦脉属肝，两胠胁下，肝之部也，故当见痛，何容强分？其不同者，正在寸口与趺阳也。趺阳是胃脉，胃脉见弦，为肝木克土，故其证别见大便难，与气欲上冲也。寸口两手之脉属肺，肺脉见弦，为肝木侮肺，故其证别见恶寒啬啬，以肺主皮毛，故见于皮毛而为寒，其实病皆发于肝经，而一侮胃土，一犯肺经，故其兼证有别，岂得以内外强分哉？

寒有内外之别，上虽详之于脉，更当辨之于所见之证，曰喜欠，曰清涕，曰色和，曰善嚏，以此而泛求于偶然病寒之人，犹恐其不足凭也。夫惟取证于素寒之人，名曰中寒家，始得其不易之准。吾观人欲睡而喜欠者，阴引阳入也；睡觉而喜欠者，阳引阴出也。今其人为中寒家，而喜欠，其为阴盛引阳也奚疑，又尝观年老之人，清涕出者，阳虚所致也。遇寒之人，清涕出者，寒盛所致也。今其人为中寒家，而清涕出，其为阳气虚寒也奚疑，若发热色和者，非中寒也，乃为外寒所搏，虽有清涕出，亦因其善嚏，寒不能留而自出矣。

此以中寒家立论，以明中寒证，而并及外寒之轻证也。

【正曰】此节虽不大误，然亦略混。盖凡欠者，清涕不出，浅注粘连而下，是以稍差。吾直解之曰：中寒家，内阴外阳，阴引阳入则喜欠，观于欠则人寐，可知其阳入阴也。若其人清涕出，发热色和者，此为外寒束闭，非中寒也。外寒束闭，外阴内阳，阴阖阳开，则阳气外发而善嚏，观于嚏则人醒，可知其阳出阴也。一欠一嚏，阴阳各别，仲景交互辨论，至为精细。观其下节，外寒清涕出，便知中寒者清涕不出，观其下发热色和，便知中寒者不发热，色必清白而不和矣。读仲景书者，总

宜知其文法，乃能识其言外之意也。

上言善嚏，果何取于嚏乎，盖嚏者雷气之义也。阴盛则阳伏，阳一得气而奋发，在天为雷，在人为嚏也。若中气素寒，其人下利，以里虚而阳气不振也。若欲嚏不能，是阳欲奋发，却彼阴留而中止，阴气盛也，故知此人肚中寒。

此承上节善嚏二字，言中气虚寒之人，欲嚏不能嚏也。中寒之中是平声，尤氏作去声读，误也。《伤寒》《金匮》无中寒二字，不可不知。宋元后注家，附会此二字，不知遮蔽多少聪明人耳目。

若夫瘦人形气虚弱，难御外邪，忽而绕脐痛，必有外入之风冷，风冷入内，则谷气留滞而不行，医者不晓以温药助脾之行，而反以寒药下之，虽下药推荡其谷气，而寒性反增其风冷，由是正乃益虚，邪乃无制，其气必犯上而为冲，即不上冲者，亦必窃据流连，心下则痞。

此言素虚人，一伤风冷其腹满，虽为积滞，法宜温行，不宜寒下，以致变也。

兹试言诸证之方治。病腹满为里实，发热为表邪，表里之邪相持，至于十日而脉尚浮而数，为日虽久，而表邪犹未已也。饮食如故，其表虽实，而胃气犹未伤也，法宜两解，以厚朴七物汤主之。

此言腹满发热，而出表里两解之方也。但发热疑是中风证，风能消谷。《伤寒》云：能食为中风。可以参看。

厚朴七物汤方

厚朴半斤　甘草　大黄各二两　大枣十枚　枳实五枚　桂枝二两　生姜五两

上七味，以水一斗，煮取四升，温服八合，日三服。呕者加半夏五合，下利去大黄，寒多者加生姜至半斤。

【元犀按】病过十日，腹满发热脉浮而数。夫脉浮而发热，邪盛于表也；腹满而脉数，邪实于里也。表里俱病，故以两解法治之。取桂枝汤去芍药之苦寒，以解表邪而和荣卫；小承气汤荡胃以泄里实。故虽饮食如故，以病已十日之久，表里交病，邪不去则正不复，权宜之法在所必用也。呕者，气逆于上也，故加半夏以降逆下利；去大黄者，以表邪未解，恐重伤胃气以陷胃也；寒多加生姜者，以太阳本寒之气盛，重用生姜以散寒也。

虽然表里之辨犹易也，而虚寒欲下上之旨，最元妙而难言，何也？腹中为阴部，下也，阴部有寒气，气逆则为雷鸣，寒盛则为切痛，而且从下而上，其胸中两胁逆满，兼见呕吐，是阴邪不但自肆于阴部，而阳位亦任其横行而无忌，所谓胃虚则寒动于中，急以附子粳米汤主之。

此言寒气之自下而上僭，上中之阳必虚，惟恐胃阳随其呕吐而脱，故于温暖胃阳方中，而兼补肾阳也。

附子粳米汤方

附子一枚，炮　半夏　粳米各半升　甘草一两　大枣十枚

上五味，以水八升，煎米熟汤成去滓，温服一升，日三服。

【元犀按】腹中雷鸣、胸胁逆满、呕吐，气也，半夏功能降气；腹中切痛寒也，附子功能驱寒；又佐以甘草、粳米、大枣者，取其调和中土。以气逆为病进于上，寒生为病起于下，而交乎上下之间者土也，如兵法击其中坚，而首尾自应也。

上用厚朴七物汤，以其发热尚有表邪也。今腹痛而不发热，止是大便闭者，为内实气滞之的证也，通则不痛，以厚扑三物汤主之。

此节合下二节，皆言实则可下之证也，

重在气滞一边。

厚朴三物汤方

厚朴八两　大黄四两　枳实五枚

上三味，以水一斗二升，先煮二味，取五升，纳大黄煮取三升，温服一升，以利为度。

【尤在泾云】承气意在荡实，故君大黄；三物意在行气，故君厚朴。

【元犀按】此方不减大黄者，必先通便，便通则肠胃畅，而腑脏气通，通则不痛也。

以手按辨其虚实，既言不复再赘矣。若按之心下满痛者，虽云其结尚高，与腹中满痛不同，而既已拒按若此，此为有形之实邪也，实则当下之，宜大柴胡汤。

此亦言实则可下之证，但以邪在心下，故以大柴胡汤为的方。可见古人用方，斟酌尽善，不差一黍。

大柴胡汤方

柴胡半斤　黄芩　芍药各三两　半夏半升　枳实四枚　大黄二两　大枣十二枚　生姜五两

上八味，以水一斗二升，煮取六升，去滓再煎，温服一升，日三服。

前言腹满时减，当与温药矣。若腹常满而不减，当治其实，时减者，当防其虚，故曰不足言，即无余议之辞。然满而不减者，当下之，宜大承气汤。

【正曰】以时减，解减不足，言谬矣。盖时减，是一二时，或二三时。腹已不满，空空然也，故责其虚。此减不足，言是微微轻减而腹中仍实，并无一时之空空然也。故责其实而当下之，与时减迥然不同，若误以微减为时减，而妄用温药，岂不大谬哉？

大承气汤方　见痉。

至若寒痛而救治，另有方法。心胸中，本阳气用事，今有大寒与正气相阻，而为痛，寒气上逆则为呕，胃阳为寒所痹，则不能饮食，且阴寒据于腹中而作满，寒气上冲，于皮肤而突起，出见之形似有头足，上下俱痛，而手不可触近者，此虚而有实象也，以大建中汤主之。

此言心胃受寒，引动下焦之阴气，上逆而痛甚也。方中姜参饴糖，建立中气，而椒性下行者，温起下焦之阳，以胜上弥之阴也。

【补曰】上节方言腹满者当下，此节便举腹满者当温。一是大热，一是大寒，对举以为衡，而后能于同中辨异也。谨按此篇，节节皆是对勘之文，故必有风冷一节，方言不可下。而厚朴七物汤一节，即以当下者较之，才用七物汤下之，旋即出附子粳米汤之证，又以为当温。盖同是腹满，而饮食如故则当下，饮食呕吐则又当温，痛而雷鸣呕吐则当温，痛而闭实则又当下，故下文又出三物、大柴胡、大承气证以比较之。数方主下者，皆以其腹满，然而腹满又有大寒之症，其满更甚，似乎可下；而痛呕不食与闭实能食者有别，又当大温，宜用大建中。节节对勘，层层驳辨，学者知此，乃可以读仲景之书。

大建中汤方

蜀椒二合，炒去汗　干姜四两　人参一两

上三味，以水四升，煮取二升，去滓，内胶饴一升，微火煎取二升，分温再服。如一炊顷，可饮粥二升，后更服，当一日，食糜粥，温覆之。

【受业林礼丰按】胸为阳气出入之位。师云：心胸中大寒者，胸中之阳不宣，阴寒之气从下而上也。痛者，阴寒结聚也；呕者，阴寒犯胃也。不能食，腹中满，阴寒犯脾，上冲皮起，出见有头足者，阴寒横逆于中也。上下痛而不可触近者，是寒从中彻上彻下，充满于胸腹之间，无分界限，阳光几乎绝减矣。扼要以图，其权在于奠安中土，中焦之阳四布，上下可以交泰无虞，故主以大建中汤。方中重用干姜温中土之寒，人参、饴糖，建中焦之气，佐以椒性纯阳，下达镇阴邪之逆，助干姜以振中土之阳。服后一炊顷饮粥者，亦温养中焦之气，以行药力也。

虚寒则温补之，实热则寒下之，固也。然有阴寒成聚之证，治之者当知法外有法。胁下偏痛发热，若脉数大热，邪实也。今按其脉紧弦，此阴寒成聚也。虽有发热，亦是阳气被郁所致，若非温药，不能已其寒，若非下药，不能去其结，所以当以温药下之，宜大黄附子汤。

此承上节而言，阴寒中不无实证，温药中可杂以下药也。

【补曰】当温者不可下，当下者不可温，上数方一寒一热，反观互证，所以明其有别也。然又有当温复当下，当下复当温者，是又宜温下并行，不可执着。故特出大黄附子细辛汤之证治，以见温之与下，或分或合，总随证为转移，而不可拘泥也。此是总结上文，皆论腹满之证，自是以下，乃单论寒疝，须知仲景书，皆是比较法。腹满寒疝宿食，其腹皆能为痛，恐人误认，故合为一篇，使人比较而辨其毫厘也。至三证之中，又各有别，节节互较，又各分三段，使人区别，而知其门类也。节节皆蝉联，笔笔皆罗纹，通其文法，而后知其义例之精。

大黄附子汤方

大黄三两　附子三两　细辛二两

上三味，以水五升，煮取二升，分温三服。若强人煮取二升半，分温三服，服后如人行四五里，进一服。

【蔚按】尤在泾云：阴寒成聚，非温不能已其寒，非下不能去其结，故曰阴寒聚结，宜急以温药温而下之。

寒气厥逆，赤丸主之。

此言厥逆，而未言腹满痛者，从所急而救治也。

【补曰】此承上起下，言腹满而寒气逆厥者，为大寒证与寒疝已相似矣，故主赤丸。此下即蝉联寒疝，与上节各症，有移步换形之别。

【徐忠可云】四肢乃阳气所起，寒气格之，故阳气不顺接而厥，阴气冲满而逆，故以乌头、细辛伐内寒，苓、半以下其上逆之痰气，真朱为色者，寒则气浮，故重以镇之，且以护其心也。真朱即朱砂也。

【沈自南云】本经凡病仅言风寒，不言暑湿燥火，何也？盖以寒湿燥属阴同类，以湿燥统于寒下；风暑火属阳同类，以火暑统于风下。所以仅举风寒二大法门，不言燥湿火暑之繁也。

【正曰】仲景全书，但举风寒，不过言病之因，或生于风，或生于寒。生于寒者，亦有传热之症；生于风者，亦有传寒之症，证之寒热，不以风寒而截然两分也。至云燥亦属寒为阴，则又不知燥非一于阴，而阳燥者多矣。当观吾伤寒阳明篇，始知燥气也。

赤丸方

乌头二两，炮　茯苓四两　细辛一两
半夏四两

上四味末之，内真朱为色，炼蜜为丸，如麻子大，先食饮酒下三丸。日再服，一服不知稍增，以知为度。

【元犀按】寒起而至厥逆，阴邪盛也。方中乌头、细辛，以温散独盛之寒，茯苓、半夏以降泄其逆上之气，人所共知也，而以朱砂为色，其元妙不可明言。盖以此品，具天地纯阳之正色，阳能胜阴，正能胜邪，且以镇寒气之浮而保护心主，心主之令行，则逆者亦感化而效顺矣。

寒结腹中，因病久叠聚如山，犯寒即发，谓之寒疝，其初亦止腹痛，而脉独弦而紧，弦紧皆阴也，但弦之阴从内生，紧之阴从外得，弦则卫气不行，即恶寒，阴出而痹其外之阳也。紧则不欲食，阴入而痹其胃之阳也，卫阳与胃阳并衰，而内寒与外寒交盛，由是阴反无畏而上冲，阳反不治而下伏，谓为邪正相搏，即为寒疝，寒疝绕脐，痛若发作之时，是阴寒内动，或则迫其汗而上出，或则迫其白津而下出，出则为阴阳离脱也，故手足厥冷，并见其脉沉弦者，沉为里，紧为寒，阴寒聚结，急宜以辛甘辛温之品，散结以救阳。大乌头煎主之。

此言寒疝之总证总脉，而出其方救治也。

【犀按】白汗者，汗淡不咸，或未睡时，泄精漏精，大便下如白痰若猪脂状，俱名白津。

【补曰】白津出三字，阙以待考。

大乌头煎方

乌头大者五枚，熬去皮，不必咀

上以水三升，煮取一升，去滓，纳蜜二升，煮令水气尽，取二升。强人服七合，弱人服五合，不差，明日更服，不可一日更服。

【元犀按】上条与本条，俱阴寒内结之症。寒为厥，气为逆，是积久阴邪聚满于中也，阴邪动则气逆，当为喘呕不能食矣。阴邪结则阻其阳气不行，故肢厥肤冷腹中痛，自汗出矣。曰寒气厥逆者，乃纯阴用事，阳气将亡，法宜温中壮阳，大破阴邪，非甘温辛热之品，焉能救其万一哉。

然大乌头煎祛寒则有余，而补血则不足也。若腹中痛及胁痛里急者，以血虚则脉不荣，寒多则脉绌急故也。以当归生姜羊肉汤主之。

当归生姜羊肉汤方

当归三两　生姜三两　羊肉一斤

上三味，以水八升，煮取三升，温服七合，日三服。若寒多加生姜成一斤；痛多而呕者，加橘皮二两，白术一两。加生姜煮，亦加水五升，煮取三升二合，服之。

【元犀按】方中当归，行血分之滞而定痛，生姜宣气分之滞而定痛，亦人所共晓也。妙在羊肉之多，羊肉为气血有情之物，气味腥膻浓厚，入咽之后，即与浊阴混为一家，旋而得当归之活血，而血中之滞通；生姜之利气，而气中之滞通，通则不痛，而寒气无有潜藏之地，所谓先诱之而后攻之者也。苟病家以羊肉大补而疑之，是为流俗之说所囿，其中盖有命焉，知几者即当婉辞而去。

寒疝，有里外俱病之证，其腹中痛，逆冷，阳绝于里也，手足不仁。若身疼痛，阳痹于外也，医者或攻其外，或攻其内，邪气牵制不服，所以灸刺、诸药皆不能治，里外交迫，孰可抵当，惟有乌头桂枝汤之两顾，可以主之。

此言寒疝之表里兼剧而出其并治之方也。

乌头桂枝汤方

乌头五枚

上一味，以蜜二升，煎减半去滓，以桂枝汤五合解之，合得一升。解之者，溶化也；合得一升，以乌头所煎之蜜五合，加桂枝汤五合，合得一升也。后初服五合，不知即服三合，又不知，复加至五合，其知者知效也，如醉状，寒方解也。得吐者内塞已伸也。为中病。

按解之者，溶化也，知效也，如醉状；外寒方解，得吐者内寒已伸，故为中病也。道光庚辰岁，予大小儿年二十六岁，初病时少腹满，两旁相去有六寸远，结二痞，长三寸阔二寸，不红不痛，其气似相通状，大便不通，发作寒热，食少。医者纷纭不一，或以托里发散，或用下法，药多不效，至二三日之后，腹满渐高，胀及腹上，及胸胁逆气，冲及咽喉，药物饮食不能下咽，气喘冷汗出，四肢厥，有一时许竟目直开口。予不得已，用大温回阳之剂灌之，其初不能下咽，后约进有四分之一，其气略平些，苏回。予查其病症云，夜夜泄精，或有梦或无梦，泄时知觉，以手捏之，有二三刻久方止，夜夜如是，后惊不敢睡，至鸡鸣时亦泄。诊其脉弦细芤迟，余思良久，方觉阴寒精自出句，生二痞者，乃阴寒聚结也。治之非大温大毒之品，不能散阴寒之结，非大补元气，不能胜阴邪之毒，后用四逆、白通、理中、建中等汤，数服病症渐渐而差，此足见长沙之法，运用无穷，愿后之学者，深思而自得焉可。

由此观之，寒疝之症，不外于寒，而寒中之虚实，固所当辨；寒疝之脉，不外弦紧，而弦紧之互见，更不可不知。寒疝病，按其脉数为寒疝之变脉，而数中仍不离乎本脉之紧，乃弦紧脉之状易明，而弦脉状如弓弦，按之不移，此寒疝之本脉，不以数而掩其真面目也。若脉弦数者，数虽阳脉，而见之于弦中。是阴在阳中。当下其寒，若脉紧大而迟者，必心下坚。迟为在脏，病应心下奚疑，而坚为阴象，与大为阳脉两相反，其义何居，而不知脉大为阳，而与紧脉并见，即为阴所窃附，于此者，因以断之曰：阳中有阴，可下之。

【正曰】此节脉证，颇不易知，修园读错，当以脉数而紧为一句，乃弦状为一句，言脉数与紧相合，乃弦状也，如弓弦，按之不移是矣。此虽似紧，而实则弦脉也。弦数并见，火中伏寒，是为假热真寒，当下其寒为是。又有脉象紧与大相合，即弦脉也，而又带迟，则为弦迟。弦主肝寒湿，而迟则心中之火不足，心主血脉，西洋医言血之出入起落不休，而脉应以动，今心火衰，而血之出入难则脉迟，故主心下坚，心气不宣也。若脉不迟，而但见大与紧，是肝弦之证，阳中有阴，仍可下其寒。仲景以数与紧合，大与紧合，写出弦象，脉法会通处也。死守脉诀者不知，即修园亦不尽知。

此言脉紧，为寒疝主脉，又有数而弦，大而紧俱是阳中有阴，阳是寒疝之脉之变，其云当下其寒，想即大黄附子汤也。

【尤在泾云】脉数为阳，紧弦为阴，阴阳参见，是寒热交至。然就寒疝言，则数反从弦，故其数为阴凝。于阳之数非阳气生之热数矣。如受风虐言，则弦反从数，故其弦为风从热发之弦，而非阴气生寒之弦者，与此适相发明也。故曰脉数弦者当下其寒，紧而迟、大而紧亦然。大虽阳脉，不得为热，正以形其阴之实也，故曰阳中有阴，可下之。

附方

外台乌头汤 治寒疝腹中绞痛，贼风入攻，五脏拘急，不得转侧，发作有时，令人阴缩，手足厥逆。即大乌头煎。

外台柴胡桂枝汤 治心腹卒中痛者。见伤寒。

柴胡四两 黄芩 人参 芍药 桂枝各一两半 生姜三两 甘草三两 半夏二合半 大枣十二枚

上九味，以水六升，煮取三升，温服一升，日三服。

此证由风邪乘侮脾胃者多，然风气通于肝，此方提肝木之气，驱邪外出，而补中消痰化热，宣通荣卫次之。沈自南谓加减治胃脘痛如神。

外台走马汤 治中恶心痛，腹胀，大便不通。

巴豆二枚，去皮心熬 杏仁二枚

上二味，以绵缠槌碎，热汤二合，捻取白汁饮之，当下。老小量之。通治飞尸、鬼击病。

【沈自南云】中恶之证，俗谓绞肠乌痧，即臭秽恶毒之气，直从口鼻入于心胸肠胃，脏腑壅塞，正气不行，故心痛腹胀，大便不痛，是为实证，似非六淫侵入，而有表里、虚实、清浊之分，故用巴豆极热大毒峻猛之剂，急攻其邪，佐杏仁以利肺与大肠之气，使邪从便出，一扫尽除，则病得愈。若缓须臾，正气不通，荣卫阴阳机息则死，是取通则不痛之义也。

【受业门人林士雍按】中恶心痛，大便不通，此实邪也。然邪气虽实，亦以体虚而受也。是故有虚实寒热之异，不得执一说而主之。仲师附走马汤者，以巴豆辛温大毒，除鬼注蛊毒，利水谷道；杏仁甘苦温有小毒，入肺经，肺为天，主皮毛，

中恶腹胀满者，以恶毒不离皮毛口鼻而入，故亦从皮毛高原之处而攻之，以毒攻毒一鼓而下也。此附治寒实大毒之邪，气虚者，则不可用矣。近世有痧疾病，疑即此也。昔闻之先业师曰：今所谓痧疾者，乃六淫邪毒，猛恶厉气所伤，凡所过之处，血气为之凝滞不行，其症或见身痛、心腹胀满、绞痛或通身青紫，四肢厥冷，指甲色如靛青，口噤牙关紧闭，不能言语或心中忙乱，死在旦夕，是邪毒内入矣。宜泻其毒，或刺尺泽、委中、足十指，必使络脉贯通，气血流行，毒邪自解矣。愚意轻者用刮痧之法，随即服紫金锭，或吐或下或汗出，务使经气流通，毒邪亦解，或吐泻不止，腹痛肢厥大汗出，脉微欲绝者，宜用白通汤、通脉四逆汤等，以回阳气，以化阴邪，庶毒厉之邪渐消。若口不能开者，当从鼻孔中权之，《集验良方》有云：行路之人，路中犯此痧疾者，不得不用刮痧之法，刮后或其人不省者，宜用人尿拌土，将此土环绕脐中，复使同行之人向脐中溺之，使中宫温则气机转运，血脉流行矣。

问曰：人病则食自少，若以少食而误认为宿食，往往以楂面枳朴消导之药，虚其中气，以致外邪乘虚入里者，不可胜数。然而果有宿食，何以别之？师曰：宿食脉似当于关部见其沉滑，而患之颇久则不然，其谷气积而壅盛则寸口脉浮而大，饮食不节，则阴受之，阴受之则血先伤，故按之不滑而反涩，且中气阻滞而水谷之精不能下逮，其尺中亦微而涩，故于微涩中知其所以受伤者，由于有宿食，以大承气汤主之。脉数而滑者，有余之象，为谷气之实也，此脉断其有宿食，所可疑者，上言微涩为宿食，兹何以又言数滑为宿食乎？而不知因宿食而受伤，则为微涩，若宿食之

本脉则为数滑，新旧虽殊，病源则一。下之则愈，宜大承气汤。久利而不欲食者，是脾伤不能食也。若下利之初，即不欲食者，此有宿食。所谓伤食则恶食是也。当下之，宜大承气汤。

【正曰】古人涩脉，不专属血分，后世以涩属血分，浅矣。涩者滞象，故主宿食，修园以为血先伤，未知仲景脉法也。盖涩者滞象，主宿食；滑者实象，亦主宿食，脉相反而病相同，其理如此，谓诊者当以意会，不可执一也。以下又出紧脉，亦主宿食，总见脉法之通义，一病而可见数脉，一脉而可主数病，要在诊脉者以意会也。

此三节言宿食可下之证，参各家说。脾胃者，所以化水谷而行津气，不可或止者也。谷止则化绝，气止则机息，化绝机息，人事不其顿乎，故必大承气速去其停谷，谷去则气行，气行则化续而生以全矣。若徒用平胃散，及谷芽、麦芽、山楂、神曲之类消导克化，则宿食未得出路，而生气积日消磨，岂徒无益，而又害之，医者当知所返矣。

大承气汤方　见痉病。

胃有三脘。宿食在上脘者，膈间痛而吐，此可吐而不可下也；在中脘者，心中痛而吐，或痛而不吐，此可吐而亦可下也；在下脘者，脐上痛而不吐，此不可吐而可下也。今宿食在上脘，当吐之，宜瓜蒂散。

此言宿食可吐之证也。

瓜蒂散方

瓜蒂一分，熬黄　赤小豆三分，煮

上二味，杵为散，以香豉七合，煮取汁，和散一钱匕，温服之。不吐者，少加之，以快吐为度而止。

总之治病以脉为凭，上言浮大反涩，微涩数滑，皆于活泼泼中以意会，不可以言传之也。而于紧脉中，定其宿食，此旨则微而尤微。脉紧如转索无常者，有宿食也。

按脉紧为外感之定脉，而所异者在无常二字，言忽而紧，忽而不紧也。

脉紧头痛如风寒，腹中有宿食不化也。

按脉紧头痛风寒，言脉紧头痛与风寒证无异，但风寒证有恶风恶寒，强项脉浮等证兼见，而此则但觉头痛也。此以紧脉论宿食，是诊脉之最元妙而难言也，尤注得旨。

【尤在泾云】脉紧如转索无常者，紧中兼有滑象，不似风寒外感之紧，而带弦也。故寒气所束者，紧而不移；食气所发者，乍紧乍滑，如以指转索之状，故曰无常。夫脉紧头痛风寒者，非既有宿食而又感风寒也。谓宿食不化，郁滞之气，上为头痛，有如风寒之状，而实为食积、类伤寒也。仲景恐人误以为外感而发其汗，故举以示人曰，腹中有宿食不化，意亦远矣。

五脏风寒积聚病脉证并治第十一

肺为主气之脏，其中风者，气不布津而口燥，气不下行而喘，气伤不支而身如坐舟车之上，而转运气伤力乏，而身重，气伤则清阳不升，而头冒气伤则水道不行而肿胀。五液在肺为涕，肺中寒则寒气闭于肺窍，而蓄藏之郁热，则反从口中吐出浊涕。肺将死而脉见真脏，浮之虚，按之弱，如葱叶，下无根者为天水不交，故死。

此篇于《内经》不同，所以补《内经》之未及也。此节言肺中风寒证脉也。

【徐忠可云】按以上证皆言肺本受病，则所伤在气，而凡身之藉气以为常者，作诸变证如此，乃详肺中风寒之内象也。若《内经》所云肺风之状，多汗恶风时咳，昼瘥暮甚，诊在眉上其色白。此言肺经感表邪之外象。

肝为风木之脏，若中风者，以风从风，动而上行则头目眴，肝脉布胁肋，风胜而脉急，则两胁痛而行常伛。《内经》云：肝苦急，食甘以缓之，此木胜而土负，乃求助于其味，故令人嗜甘。肝中寒者，大筋拘急，故两臂不举，肝脉循喉咙之后，肝寒而逼热于上，则舌本燥。胆主善太息，肝病则胆郁，郁则善太息。肝脉上行者，挟胃贯膈，寒则胸中痛，痛甚则不得转侧，挟胃则胃受木克，故得食则吐，贯膈则心母临子，而为汗自出也。肝将死而脉见真脏，浮之弱，按之如索，弦紧俱见，去而不来，或失阴阳往复之道，无胃气也。或出入勉强，有委而不前，屈且难伸之状，脉形曲如蛇行者死。

此言肝中风寒证脉也。

【徐忠可云】以上言风寒所感，肝之阴受伤，则木气不能敷荣，而凡身之藉阴以为养者，作诸变证如此，乃详肝中风寒之内象也。如《内经》所云：肝中于风，多汗恶风，善悲色苍，嗌干善怒，时憎女子，诊在目下其色青，此言肝受表邪之外象也。

肝主疏泄，气血滞而不行，如物之粘著，为病名曰肝著，其人常欲以手蹈其胸上，藉按摩以通其气也。盖血气之郁滞，遇热略散，苟至大苦时，则病气发而为热，又非饮热所能胜矣。故必先于未苦时，但欲求其散而思饮热，此由病证而得其病情以为据，以旋覆花汤主之。

此另言肝著之证治也。但胸者肺之位也，肝病而气注于肺，所谓横也。纵横二字，详《伤寒论》。

【徐忠可云】前风寒皆不立方，此独立方，盖肝著为风寒所渐，独异之病，非中风家正病故也。

【正曰】仲景此篇，原以五脏为总目，故肾著、脾约、心伤等症皆论列之，何尝以肝著为风气所渐，独异之病，而始立方耶？徐解肝著，纠缠风寒，不知仲景合章分节，原各有义也。又其人常欲蹈其胸上，是欲他人以足蹈其胸，非手也。仲景常有叉手冒心、按摩等字，未有足蹈而解作手蹈者也。修园以为足蹈人胸，殊非常情，故解以为手蹈胸，不知病者反常，未可以恒情例之。《医林改错》言其曾治一女，常欲人足踏其胸，用通窍活血汤而愈。夫《医林改错》，粗工也，然长于治瘀血。彼未读仲景书，亦不知欲人踏其胸是肝著证，彼只以为血阻气，故破血而愈，乃与古肝著之方证暗合，可谓千虑一得。盖肝主血，肝著即是血粘著而不散也。血生于心而归于肝，由胸前之膜膈，以下入胞室，今着于胸前膜膈中，故欲人踏其胸以通之也。故用葱白以通胸中之气，如胸痹而用薤白之例；用旋覆以降胸中之气，如胸满噫气而用旋覆之例也。惟新绛乃茜草所染，用以破血，正是治肝经血着之要药，通窍活血汤恰合此方之意，故用之有效。诸家随文敷衍，并不知肝著是何物，故于此方亦不能解。又谓肝气注肺，故见于胸上，殆不知血出于心，而归于肝，其路道在胸膈间而徒作穿凿语，西洋医法论血管，亦以总血管正在胸中也。

旋覆花汤方

旋覆花三两，即金沸草　葱十四茎　新绛少许

上三味，以水三升，煮取一升，顿服。

心为火脏，乃君主之官，若中风者，风为阳邪，并之则翕翕然风火并齐而发热，君主病而百骸皆废，则不能起，火乱于中，则心中嘈而饥；热格于上，则食即呕吐。心中寒者，寒为阴邪，外束之则火内聚，其人苦病，心中懊侬无奈，似痛非痛，其麻辣如啖蒜状，剧者心痛彻背，背痛彻心，譬如蛊之往来交注，其脉浮者，寒有外出之机，强用吐法则不可，若得机欲向愈，而自吐病乃愈。心伤者，不关于风寒而气血不足，为内伤也。其人一有劳倦，即头面赤而下重，盖以血虚者其阳易浮；上盛者下必无气也。血虚不能养心，则心中痛，火亢而成未济则自烦发热，心虚于上，以致肾动于下，则当脐跳，子盗母气其脉则弦，此为心脏伤所致也。心将死而脉见真脏，浮之实如麻豆，按之益躁疾者，为阴气已绝，主死。

此言心中风寒之证脉也，又心伤者，风寒外之本病也，以心为十二官之主，故特郑重言之。

【补正曰】下重是脱肛，观篇末小肠寒者，其人下重便血，是脱肛，故疑此亦是脱肛。常见脱肛之人，每因劳倦而发，与此条劳倦，即头面赤而下重正合。篇末小肠寒者，其人下重是小肠病，此下重，是心移于小肠之病，下言当脐跳，亦是心移于小肠之病，脐者小肠之蒂也。心与小肠相表里，心伤则小肠之气亦伤，故发动气而当脐跳。修园以脐属肾，谓肾动于下非也。盖脐下乃属肾，当脐不得属肾，肾中带脉，绕腰贯脐，病发于带脉者，乃属之肾，当脐不得属肾也。脐既为小肠之带，与心本相为表里，而脐内之网油膜筋，则连于肝，肝为心之母，子借母势，故能见肝之弦脉。所以心伤而有此证脉，其理如

是，不可妄揣。

【徐忠可云】生万物者火，杀万物者亦火，火之体在热，而火之用在温，故鼎烹则颐养，燎原则焦枯。以上证乃正为邪使，而心火失阳和之用，凡身之藉阳以暖者，其变证如此，乃详心中风之内象也。若《内经》云：心中于风，多汗恶风，焦绝善怒吓，病甚则言不可快，诊在口，其色黑，《千金》曰：诊在唇，其色赤。此言心中风之外象也。

至于心伤证，前言犹未尽也，请再申其义。人病如邪所凭，而为悲哭，致使魂魄不安者，虽有六气七情痰火之异，而其源则为血气少也，然血气所以少者，属于心，血从气生，言气即可以统血，心气虚者，其人则畏，合目欲眠，梦远行，而精神离散，魂魄妄行。心主失其统御之权，为颠为狂，势所必至者，然颠狂亦有阴阳之分。阴气衰者为颠，阳气衰者为狂，其与经文重阴者颠，重阳者狂之旨，似若未合。然彼寒热分阴阳，此以气血分其阴阳，后之览者，当会通于言外。

此承上节，心伤而申其说也。

【补曰】此论心神，兼言魂魄，至精至微，修园注犹未透也。盖魂阳也，藏于肝，而以血为归；魄阴也，藏于肺，而以气为主。是以魂不安者，血少之故；魄不安者，气少之故。血虽属肝，气虽属肺，而血气之化源则皆在心，心为火脏，心火下交于肾水，水中之阳，乃得化为气津液上输于心经，心火化赤乃得变为血，理本《内经》。余作《医经精义》言之甚详，须参观之，即知血气少者，所以皆属于心也。心主神，神强则足以御魂魄，心气虚则血与气之化源乏竭，而神不强，其人遂多畏葸，神不能帅魂则合目欲眠，魂僭于肝而

不游于目也，神不能驭魄则梦远行，魄出乎舍而不藏于肺也。总而言之，心神不与肾精交合，精离神散，不能御魂魄，以致魂魄妄行，不安其宅。夫魂附于阴血之中，阴气衰者，则阳魂浮而为颠；魄寓于阳气之内，阳气衰者，则阴魄扰而为狂。然则颠狂邪哭，皆系于魂魄，而魂魄系于血气，血气又总属于心神，心神之作用，不綦重哉。

脾中风则周身翕翕发热，形如醉人，面红四肢俱软，腹中因风动火，而烦，本湿气生而重，上下眼胞属脾胃，而名皮目。风入而主动，则见瞤瞤，脾居肺肾之中界，一病则懒于承上接下，天水不交而短气。脾将死而脉见真脏，浮之大坚，全失柔和之胃气，按之如覆杯，覆杯何状，即空而无之有洁洁状，且躁疾不宁，如摇者主死。

此言脾中风之证脉也。

按宋本臣亿等，五脏各有中风中寒，今脾止载中风，肾中风中寒俱不载，古人简乱极多，去古既远，无文可以补缀也。沈自南云脾中寒。予拟《伤寒论》中，太阴自利不渴而补之，肾中风予拟少阴黄连阿胶汤证补之，肾中寒予拟通脉四逆汤证补之，不识以为何如。

【徐忠可云】《金匮》缺脾中寒，然不过自利腹痛腹胀不食，可类推也。若已上脾中风诸证，则凡形体之待中土，以收冲和之益者，其变证如此，乃详脾中风之内象也。若《内经》云，脾中风状，多汗恶风，身体怠惰，四肢不欲动，色薄微黄，不嗜食，诊在鼻上，其色黄，此言脾中风之外象也。

今试诊之跌阳。跌阳为胃脉，今脉浮而涩，浮则为胃气强，涩则为脾阴虚。脾阴虚不能为胃上输精气，水独下行，故小便数，浮涩相搏，大便则坚，其病因脾虚为胃所为管约，以麻仁丸主之。

此言脾约之证治也。

【补曰】脾约，详伤寒补正中，看者查对伤寒，则此节理明，修园说未精也。

麻仁丸方

麻仁二升　芍药半斤　大黄去皮，一斤　枳实半斤　厚朴一尺，去皮　杏仁一升，去皮尖熬，别作脂

上六味末之，炼蜜和丸，桐子大饮服十丸，日三服。渐加以知为度。

肾受冷湿著而不去，名为肾著。肾著之病，其人身体因湿而见重，腰中因寒而畏冷，如坐水中，形微肿如水著处状，但湿邪能阻止津而口渴，今反不渴，知其上之无热；小便自利，知其下之阳衰；饮食如故，知其病不关中焦，而属下焦。然肾不劳则不虚，推其致病之由，由于身劳汗出，衣里冷湿，久久得而伤之，其症自腰以下冷痛，至腹皆重，如带五千钱，以甘姜苓术汤主之。

此言肾著之病，由于冷湿，不在肾之中脏，而在肾之外腑，以辛温甘淡之药治之也。

【徐忠可云】肾脏风寒皆缺，然观《千金》三黄汤，用独活细辛治中风及肾者，而叙病状曰：烦热心乱恶寒，终日不欲饮食。又叙肾中风曰：踞坐腰痛，则知《金匮》所缺肾风内动之证，相去不远。至寒中肾，即是少阴标阴之寒证，当不越厥逆下利，欲吐不吐诸条。若《内经》云：肾中风状，多汗恶风，面庞然如肿，脊痛不能正立，其色炱，隐曲不利，诊在颐上，其色黑。盖言风自表入，伤少阴经气，乃胃中风之外象也。

甘草干姜茯苓白术汤方 一名肾著汤。

甘草　白术各二两　干姜　茯苓各四两

上四味，以水五升，煮取三升，分温三服，腰中即温。

【尤在泾云】寒湿之邪，不在肾中脏，而在肾之外府，故其治不在温肾以散寒，而在燠土以胜水，若用桂附，则反伤肾之阴矣。

【正曰】带虽系于腰肾，然其脉绕中焦膜网一周，故又属脾土，是用药温土为主。尤氏注，不知带亦属脾，而有肾之外府之说，欠分晓也。

肾将死，而脉见真脏，浮之坚，则不沉而外散，阳已离于阴位，按之乱如转丸，是变石之体，而为燥动，真阳将搏跃而出，益下入尺中者，应伏而反动，反其对蛰之常，主死。

此言肾脏之死脉也。

【补曰】益下入尺中，谓尺部以下皆见浮坚乱转之象，则不潜伏之极气，欲外离矣，故主死。

问曰：三焦之虚气竭而不各归其部，固也。但噫为脾病，今云上焦竭，善噫何谓也？师曰：中气实统乎三焦，上焦受中焦气，中焦未和不能消谷，谷气郁而不宣，故能噫耳。且中焦不和，而下焦亦因而虚竭，即见前则遗溺后则失便，盖下焦听命于中焦，其中焦之气不和，下焦无以受中焦之荫，则肾气日虚。经云：北方黑色，开窍于二阴，肾虚则前后不能自禁制，此下焦虽病，却不须治，止以补脾健胃，治其中焦，久则自愈。

此言三焦虚竭，统以中焦为主治也。

【补曰】此与下节所论三焦，当先读吾伤寒三焦篇总论。能先读之，则此二节论三焦皆有至精之义，非浅注之圆圄已也。

师曰：热在上焦者，心肺受之，心火盛，肺金愈伤。因咳为肺痿；热在中焦者，脾胃受之，胃热必实而硬，脾热必燥而闷，因热而结则为坚，热在下焦者，以下焦为肝肾、膀胱、大小肠所居之处，或肝肾热盛，则尿血，或膀胱热盛，亦令淋闭不通。至若大肠有寒者多鹜溏，即下利溏泻也；有热者便肠垢，即下利脓血也；小肠有寒者，其人下重便血，即阴结便血也，有热者，流血肛门必病痔。

此又分析三焦各病也。

【补曰】肠垢，是粘腻涎浊之物，与溏泻相似，故特拈出合并论之，使人辨其似，而有寒热之迥别也。解肠垢为便脓血，粗浅之说，安知仲景比例之精。予每遇肠垢证，今人多不识也。又下重是脱肛，观下句有热者肛门结痔，便知有寒者肛门脱出也。凡仲景文义有未识者，俱可旁参对勘而知也。

问曰：病有积有聚有糓气，何谓也？师曰：积者脏病也，始终不移；聚者腑病也，发作有时，展转痛移为可治；糓气者，食气也。食积太阴，敦阜之气，抑遏肝气，故胁下痛，以手按摩之则食化气行而愈。若饮食稍一不节，则复发名为糓气。

此言腹中痛病，大概有三也。

【徐忠可云】此积非癥瘕之类，亦未必有形停积，天下之物，皆从无中生有，乃气从阴结，阴则粘著也。观下文云，积在喉中，结阴可知，不然则喉中岂有能容形之物耶？

积病坚久难治，必详之于脉。诸积大法，脉来沉细而附骨者，此乃为积也。所以然者，以积而不移之处，其气血荣卫，不复上行而外达，则其脉亦沉而作是象，兹试举其脉出之所，以决其受病之处。若此脉出寸口积在胸中；微出寸口，积在喉中；出关上积在脐旁；上关上，积在心下；微下关，积在少腹；尺中，积在气冲；脉出左，积在左；脉出右，积在右。若沉细不起之脉两手俱出，是中央有积，其气不能分左右也，可断之曰：积在中央。凡此者，各以其部处之。

此言积脉，分上下左右而定之也。

【补曰】此言诸积之脉法，亦即诸病之脉法也。观仲景所分前后左右三部位，

实则《内经》上附上、下附下之定例。以此推之，则表病应浮，里病应沉，实见实象，虚应虚形，皆一定之理。有诸内形诸外，后人板分二十七脉，而脉法反煞，通观《内经》、仲景之脉法，全是活法，却是定法，只将上下、左右、表里、阴阳、虚实之理，一一洞悉而脉之应证，如影随形矣。

金匮要略浅注补正卷四终

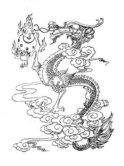

金匮要略浅注补正卷五

汉张仲景原文

闽长乐陈念祖修园浅注

男　蔚古愚　元犀灵石　仝校字

蜀天彭唐宗海容川补正

夔门邓其章云航参校

痰饮咳嗽病脉证治第十二

问曰：夫饮有四，何谓也？师曰：有痰饮，有悬饮，有溢饮，有支饮。

此分别四饮之名目也，今人于四饮外，加留饮、伏饮，而不知四饮证之病，因多起于水留而不行，甚者伏而不出，亦何必另立病名乎？

【补曰】饮者水也，停茶停酒，漩液唾涕皆是，而分稠者则为痰，清者则为饮，合津液者为漩唾，走皮肤者为水肿，惟仲景立四饮之名，而大略已赅，但此四者，仲景皆就犯饮之处所而分别之。今人不知连网油膜即是三焦，不知三焦为水所走之路径，是以四饮之分，不能确指其处所，今特详于下节焉。

问曰：四饮何以为异？师曰：其人素盛今瘦，其精津化为痰饮，不复外充形体，而第觉水走肠间，水顺流则无声有所滞碍，则沥沥有声，谓之痰饮。即稠痰稀饮而俱

见也。饮后水流在胁下，不上不下，悬结不散，咳唾引痛，谓之悬饮。悬即悬挂之义也。饮水流行，归于四肢，当汗出而不汗出，流壅经表，身体疼重，谓之溢饮。溢即流溢之义也。咳逆倚息不得卧，肺气壅而不行，其形如肿，谓之支饮。如水之有派木之有枝，附近于脏而不正中也。

【正曰】支本木支。支饮者，水饮上出，有似木枝上发也。今按其证，即水饮上冲于肺之证。浅注解支字，以为旁枝近附于脏，而不正中。夫不正中，则水饮究偏何处？近附于脏，究在何脏？如何脏中无饮而脏外独得附之，试请言明，修园必然哑口也。谨按四饮，仲景皆以所走之路道，分其留犯所在，以为名目，后人不知三焦，是以不解其义。《内经》云：三焦者决渎之官，水道出焉。古作膲，乃有形之物，非无形者也，即人身之膈膜油网是矣。凡人饮水从胃而散，胃之四面，皆有微窍，西洋医士以显镜照之乃见。水从微窍渗出，走膈膜油网之中，下入膀胱，故

膀胱连于油网，即入水之道也。内之油网，透出肌肉，则为周身之白膜肥网，是名腠理，以其皮肉相凑之间，而有纹理也。水随网油，透出肌表，则为肥肿，及走四支，则为疼重，总在此三焦网膜之中也。水之路道，绝不在肠中，今人谓水至小肠下口乃飞渡入膀胱，真是梦话，宜为西医所笑。不知《内经》，三焦者决渎之官，已将水道一一指出，证以仲景此节，义尤显然。仲景言痰饮之人，素盛者，水气充于肌腠也；今反瘦者，则以肌腠之水气，反入于内而走肠间，不走网膜中矣。故肠中沥沥有声。悬饮者，水在胁下，胁下有油一大片，俗名板油，上连胸膈，水停板油中不得下，咳则引痛，悬庋于此，故名悬饮。必知板油，然后知所悬之处，板油上连肝系，故属肝之部分。溢饮者，水入膈膜，不下走网油，以达膀胱，而溢出腠理，以走四支，故称溢焉。支饮者，水在油膜中，不下走膀胱，而上犯于肺，如木支上发之象，故称支饮。犯肺则走皮肤，故为肿。夫饮入于内，则素盛者反瘦；饮出于外，则素瘦者反肿，合观此节，而三焦腠理，水道膜油之义，无不显然。唐宋后无人知之，吾特大声疾呼，冀天下万世，复知轩岐、仲景之理，以活世也。幸甚。

前言四饮，或膈间，或肠间，或胁下，或肢体，或胸中，皆不能尽饮之为病也。凡五脏有偏虚之处，则饮乘之，可以历指其所在。<u>水饮在心，心下悸动有力，状如坚筑</u>，火为水制而气不伸，则<u>短气，恶水不欲</u>。水饮，<u>在肺，吐涎沫</u>，吐过多则<u>渴欲饮水</u>。水饮在脾，中气伤则少气，湿气盛则身重。水饮在肝，肝脉布胁肋，则<u>胁下支满</u>，嚏出于肺，而肝脉上注肺，故<u>嚏而牵引而作痛</u>。<u>水饮在肾</u>，水盛而凌心，

起于脐下，跳动甚，则<u>为心下悸</u>。

此承上四饮，而推及五脏，其义始备。言脏而不及腑，以腑为阳，在腑则行矣。与水气篇不同。

【正曰】心下坚筑，即坚实凝结之谓，解为动而有力，非也。停饮则水不化气，阻其呼吸而短气，全书有饮而短气者多矣。凡人饮水，入三焦膜网而下入膀胱，命门气海中之阳气，蒸动其水，化气而上出，是为呼吸。所以水从三焦而下，气即从三焦而上。今水停心下，坚筑而不得通，是以水不下行，气不上出，以致短气。水阻其气，气化于水之理全在乎此。修园于化气行水，未实知其情，故注短气，尚有未确。

然以五脏言之，则为在以病因言之，则为留。<u>夫心下有留饮</u>，背为胸之府，水留心下，溢于胸中而偏著于背，<u>其人背寒冷如掌大</u>，饮留之处，阳气所不入也。<u>留饮者，胁下痛，引缺盆</u>，以饮留于肝而应于肺也。咳嗽则辄已，以饮被气击而欲移也。<u>胸中有留饮，其人饮盛者气不伸，则短气</u>，饮结者津液不输，而<u>口渴，四肢历节痛</u>，以病饮横流于肢节也。然不与历节黄汗同者，以其<u>脉沉者，责其有留饮</u>。

此言饮之留而不去之为病也。

【魏念庭云】背为太阳，在易为艮止之象，一身皆动，背独常静，静处阴邪常客之所，以阴寒自外入多中于背，阴寒自内生亦多踞于背也。

【正曰】心之系在背。心下者，胸膈也。膈有留饮，由膈而走向后背着于心系之后，故冷只如掌大，正应心之部位也。与胸脾之心痛彻背者，义可参观，解为静处容阴邪，非也。

饮留而不去，谓之留饮，伏而难攻，

谓之伏饮。膈上伏饮之病，时见痰满喘咳，病根已伏其中，一值外邪暴中其内，饮与外邪相援，一时吐露迅发则以外邪之为寒热，背痛腰疼，激出内饮之痰满喘咳大作，以致目泣自出，其人振振身瞤诸剧，因以断之曰必有伏饮。

此言饮之伏而骤发也，俗谓哮喘，即是此证，当表里并治。如小青龙汤，及木防己汤去石膏，加芒硝、茯苓为主治。余著有《公余医录》及《医学实在易》二书中，论之颇详，兹不再赘。

【正曰】膈上病痰满喘咳吐为一句，此是有饮之常证，非久伏之饮所独见之证也。但寻常新饮，虽病满喘咳吐，而不必背痛腰疼，不必目泣自出，不必振振身瞤，惟有伏久之饮者，则每一发作，不但满喘咳吐而已也，必兼见寒热背痛腰疼为饮所伏之处；目泣自出为窍道久疏之验；振振身瞤，为膜内筋节有伏邪牵引也。故断为伏饮。修园以为哮喘，不知伏饮不单指哮喘一证。

饮病当求其所因，不必尽由于饮水，而即饮水，可以例其余也。谓夫病人饮水多，水停胸膈，必暴喘满，此其易见而易知也。推而言之，凡食少则脾虚不能制水。饮多则水邪因而增益，水停心下，甚者助肾凌心悸，微者妨碍气道而短气。若脉双手俱弦者，寒气周体也，皆因大下后伤中气而里虚；若脉偏于一手见弦者，饮气偏也。医者求其病因，当于虚寒二字，加意焉可。

此言饮病之因，指其大略，以为一隅之举也。

【正曰】双弦乃为虚寒，单弦则饮也，不尽虚寒也。故以下十枣甘遂防己汤治饮，皆不顾虚。修园以虚寒解饮之所由致，谬矣。

上言脉弦，弦为阴象，阴则为寒，弦则为减，减则为虚，不易之理也。然有不可以弦概之者，自当分别。肺饮则脉不弦，但苦喘，短气。支饮上附于肺，同肺饮，故即亦喘，而不能卧，加短气，其脉亦平而不弦也。余求其所以然之故，盖以弦者，借木之象也。肺属金而克木，故肺之自病不弦，肺之初病亦不弦，病势之未甚则然也。二者自当别论。

此言饮脉之不弦者，大抵饮之未甚也。举此二者，跌出下节温药之正治，此作撇笔看，不然与后第十四条矛盾。

请言其治法。病痰饮者，偏寒偏热，皆未中綮，当以温药和之，此不烦之要语也。上节言病痰饮，犹未言痰饮之见出何证也。缘其心下有痰饮，阴邪冒于阳位，阳虚不运，则胸胁支满，阴气上干，则目眩，此痰饮病之的证也。上第言以温药和之，犹未言温药之当用何方也。温能化气，甘能健脾，燥能胜湿，淡能利水，以苓桂术甘汤主之。此痰饮病之的方也。

此为痰饮病而出其方也。

【补曰】心下者，膈膜中也，膈膜中有痰饮，上循胸前则胸满，下走肠之板油内，则胁支满，膜油相连，归根于肝系，是此痰饮证属于肝经也。肝开窍于目，痰饮在肝，风水相搏，魂不得静，故目眩而睛不定。观小柴胡治目眩，是风火相搏，此汤治目眩，是风水相持，便知此痰在胸胁，是犯肝经也。故主桂枝以温肝，读者幸勿泛泛言之，与上水走肠间之痰饮不同。

苓桂术甘汤方

茯苓　桂枝　白术各三两　甘草二两

上四味，以水六升，煮取三升，分温三服，小便则利。

【次孙男心兰禀按】心下者，脾之部位也，饮凌于脾，致脾弱不输，不能制水则生痰矣。故曰心下有痰饮也。胸乃人身之太空，为阳气往来之道路，饮邪弥漫于胸，盈满于胁，蔽其君阳，溢于支络，故曰胸胁支满也。动则水气荡漾，其变态无常，或头旋转，目冒眩、心动悸，诸症皆随其所作也。主以苓桂术甘汤者，以茯苓为君，盖以苓者令也，使治节之令行，而水可从令而下耳。桂枝振心阳，以退其群阴，如离照当空，则阴霾全消，而天日复明也。白术补中土，以修其堤岸，使水无泛滥之虞，更以甘草，助脾气转输，以交上下，庶治节行，心阳振土气旺，转输速而水有下行之势，无上凌之患矣。

和以温药，不独治痰饮然也。即微饮亦然，微者不显之谓也。饮而曰微，非气非水，如阴霾四布，阻塞升降之路，则为短气。谓夫短气之由，皆由于有微饮，法当从小便去之，盖以膀胱为水府，太阳之气通于天，以苓桂术甘汤主之。令膀胱气化，则天高日晶，阴霾自散，而升降之气顺矣。若肾气丸是从府而求之脏，二方相为表里，故亦主之。

此为短气有微饮，而出利小便二方也。喻氏谓微饮，阻碍呼吸而短气，当辨之几微。若呼之气短，是心肺之阳有碍，宜苓桂术甘汤通其阳，阳气通则膀胱之窍利矣。若吸之气短，是肝肾之阴有碍，宜肾气丸通其阴，阴通则小便之关开矣。两方并重，与《金匮》原文，意未甚深透。

于此说不可不姑存之，为中人以下说法。

【补曰】有饮者必短气，诚以水化则为气，水不化则气不生，故呼出之气短也。水停则阻气，水不化则气不降，故吸气短

也。水饮重者，则兼有咳满等症，若但短气而不兼咳满等症者，为饮未甚，但有微饮而已。凡水饮皆当利小便，此短气尤属水停不化，亟当从小便而利去之也。

苓桂术甘汤方 见上。

肾气丸方 见妇人杂病。

【次孙男心兰禀按】微者不显之谓也。饮水也，微饮者犹阴霾四布，细雨轻飞之状，阻于胸中，蔽其往来之气，故曰短气。有微饮者，谓微饮阻其气也。经云：呼出心于肺，吸入肝与肾，若心肺之阳虚则不能行水化气，用苓桂术甘汤振心阳，崇土以防御之，使天日明而阴霾散，则气化行矣。若肾虚水泛，则吸引无权，当用肾气丸补肾行水，使肾气足则能通府而化气，气化则水道通矣。余见妇人杂病，不再赘。

病者脉伏，可知其有留饮矣。其人欲自利，利后则所留之饮，从利而减，一时反见爽快，然虽利而病根未除，心下续即坚满，是去者自去，续者自续，此为留饮欲去而不能尽去故也。治者，宜乘其欲去之势而导之，以甘遂半夏汤主之。

此言留饮有欲去之势，因出其势乘利导之方也。

【补曰】欲去，非留饮自欲除也，使其自行欲除去，即不治之亦必自愈，何必再用甘遂大力之药哉？盖欲去者，审其利后，反见快爽，是欲去此饮乃得安也，故用攻药去之。

甘遂半夏汤方

甘遂大者，三枚　半夏十二枚，以水一升，煮取半升去渣　芍药五枚　甘草如指大一枚，炙

上四味，以水二升，煮取半升去渣，以蜜半升和药汁，煎取八合，顿服之。

【尤在泾云】虽利心下续坚满者，未

尽之饮复注心下也。然虽未尽而有欲去之势，故以甘遂、半夏因其势而导之，甘遂与甘草相反而同用之者，盖欲其一战而留饮尽去，因激而相成也。芍药、白蜜，不特安中，抑缓药毒耳。

脉浮本非饮也，浮中而见细滑，则为伤饮，谓饮水过多所伤，乃客饮而非内饮也。弦为阴主寒，数为阳主热，前寒疝篇，言数弦者，当下其寒，正可触类而旁通。今按其脉则弦数，察其证有寒饮，是脉与脉相左，脉与证又相左，相左者势必相持，至冬之大寒夏之大热，偏寒偏热之药，不能两全，故为难治。脉沉而弦者，沉主里为饮，弦主其悬饮内痛，无疑病悬饮者，十枣汤主之。

此一节分三小节，首节言伤于客饮，以跌起内饮；次节以数弦跌起沉弦。盖悬饮原为骤得之证，若不用此猛剂，而喘急肿胀，诸证随作，恐滋蔓难图也。《三因方》以三味为末，枣肉和丸，名十枣丸，颇善变通。

十枣汤方

芫花熬 甘遂 大戟各等分

上三味捣筛，以水一升五合，先煮肥大枣十枚，取八合去滓，纳药末，强人服一钱匕，羸人服半钱匕，平旦温服之。不下者，明日更加半钱匕，得快利后糜粥自食。

【男元犀按】脉沉主里，弦主饮，饮水凝结，悬于胸膈之间，致咳引内痛也。悬饮既成，缓必滋蔓，急用十枣汤直达病所，不嫌其峻，意谓始成而即攻之，使水饮下趋，而无结痛之患，所谓毒药去病者是也。若畏其猛而不敢用，必迁延而成痼疾矣。

上言饮水流行，归于四肢，当汗出而不汗出，身体重痛，谓之溢饮。夫四肢阳也，水在阴者宜利，在阳者宜汗。凡病溢饮者，当发其汗，然汗亦有寒热之别，热者以辛凉发其汗，大青龙汤主之。寒者以辛温发其汗，小青龙汤亦主之。

此言溢饮之治法也。小青龙汤不专发汗，而利水之功居多，二方平列，用者当知所轻重焉。

大青龙汤方

麻黄六两 桂枝 甘草各二两 生姜三两 杏仁四十个 大枣十二枚 石膏如鸡子大一枚

上七味，以水九升，先煮麻黄减二升，去上沫，纳诸药，煮取三升，去滓，温服一升，取微似汗，汗多者温粉扑之。

小青龙汤方

麻黄去节 芍药 干姜 甘草 细辛 桂枝各三两 五味子 半夏各半升

上八味，以水一斗，先煮麻黄减二升，去上沫，纳诸药，煮取三升，去滓，温服一升。

【男元犀按】师云：饮水流行，归于四肢，当汗而不汗出，身体疼重，谓之溢饮。故病溢饮者，以得汗为出路。然饮既流溢，亦随人脏气寒热而化，饮从热化，故立大青龙汤辛凉发汗以行水；饮从寒化，故立小青龙汤辛温发汗以利水，二方并列，用者当酌其宜焉。

膈在上，比心下稍高膈间有支饮，迫近于肺，故其人喘，膈间清虚如天之空，饮气乘之，故其人满，满极则连及心下痞坚，胃之精华在面，阴邪夺其正气，故不荣于面而色黧黑，其脉因水而沉，因寒而紧，得之数十日，医或疑其在上而吐之，或疑其在下而下之，俱不能愈，宜开三焦水结，通上、中、下之气，以木防己汤主之。方用人参，以吐下后水邪因脾虚而结者，服之即愈。若胃中有实者，虽愈而三日复发，复与前方而病不愈者，宜木防己汤，去石膏之寒，加茯苓以直输水道，加芒硝以峻开坚结，作汤主之。

此言支饮重证，而两出其方也。

【正曰】膈即心下之膜膈，正当心下，注膈在上，比心下稍高，分膈与心下为二物，非也。膈属三焦少阳，少阳无下吐法，正以其在膈膜间，吐下不能愈之也。三焦膈膜通气行水之道也，故主防己之通有孔者，以行膜中之水。仲景治膜中之义，可由此推之。

【男元犀按】膈间支饮喘满者，支饮充满于膈间，似有可吐之义。然既曰支饮，则偏旁而不正中，岂一吐所能尽乎？云心下痞坚者，似有可下之义，然心下之旁，为脾之部，以病得数日之久，虽成坚满，而中气已虚，下之恐蹈虚虚之弊，岂常法所可下乎？故曰医吐下之不愈也。面色黧黑者，是黑而黯黄，主脾虚胃肠实也，胃肠实则不能敷布精华于上，此面色黧黑之所由来也。脉沉紧者，沉为病在里，紧为寒为饮，饮邪充满，内阻三焦之气，喘满痞坚之证作矣。主以木防己汤者，以防己纹如车辐，运上焦之气，使气行而水亦行；石膏色白体重，降天气以下行，天气降，则喘满自平；得桂枝为助，化气而蒸动水源，使决渎无壅塞之患；妙在重用人参，补五脏益中焦，俾输转有权，以成其攻坚破结之用。故曰虚者即愈，实者胃肠成聚，实而有物，故三日复发也。复与不愈者，宜前方去石膏之凝寒，加茯苓以行其水气，芒硝以攻其结聚，斯支饮顺流而下出矣。魏氏云：后方去石膏，加芒硝者，以其既散复聚，则有坚定之物，留作包囊，故以

坚投坚而不破者，以软投坚而即破也。加茯苓者，亦引饮下行之用耳，此解亦超。

木防己汤

木防己　桂枝各三两　人参四两　石膏如鸡子大二枚，一本十二枚。

上四味，以水六升，煮取二升，分温再服。

【男元犀按】防己入手太阴肺，肺主气，气化而水自行矣；桂枝入足太阳膀胱，膀胱主水，水行而气自化矣。二药并用，辛苦相需，所以行其水气而散其结气也。水行结散则心下痞坚可除矣。然病得数十日之久，又经吐下，可知胃阴伤而虚气逆，故用人参以生既伤之阴，石膏以镇虚逆之气，阴复逆平，则喘满面黧自愈。此方治其本来，救其失误，面面俱到。

木防己去石膏加茯苓芒硝汤方

木防己　桂枝各三两　人参四两　芒硝三合

上五味，以水六升，煮取二升，去滓，纳芒硝，再微煎，分温再服，微利则愈。

心下有支饮，虽不正中，而迫近于心，是饮邪上乘清阳之位，故其人苦冒眩，泽泻汤主之。

【正曰】议已见上，浅注有差。

泽泻汤方

泽泻五两　白术二两

上二味，以水二升，煮取一升，分温再服。

【受业林礼丰按】心者阳中之阳，头者诸阳之会，人之有阳气，犹天之有日也。天以日而光明，犹人之阳气会于头而目能明视也。夫心下有支饮，则饮邪上蒙于心，心阳被遏，不能上会于巅，故有头冒目眩之病。仲师特下一苦字，是水阴之气，荡

漾于内，而冒眩之苦，有莫可言传者，故主以泽泻汤。盖泽泻气味甘寒，生于水中，得水阴之气，而能利水，一茎直上，能从下而上，同气相求，领水阴之气以下走。然犹恐水气下而复上，故用白术之甘温崇土制水者以堵之，如治水者之必筑堤防也。古圣用方之妙有如此者。今人反以泽泻利水伐肾，多服伤目之说疑之，其说创于宋元诸医，而李时珍、张景岳、李士材、汪切庵辈和之，贻害至今弗浅，然天下人信李时珍之本草者，殆未读神农本草经耶。余先业师神农本经小注最详，原业斯道者，三复之而后可。

支饮胸满者，厚朴大黄汤主之。

上节言心下支饮用补土镇水法，不使水气凌心，则弦冒自平，此节指支饮在胸，进一层立论。云胸满者，胸为阳位，饮停于下，下焦不通，逆行渐高，充满于胸故也。主以厚朴大黄汤者，是调其气分开其下口，使上焦之饮，顺流而下。厚朴性温味苦，苦主降，温主散；枳实形圆味香，香主舒，圆主转，二味皆气分之药，能调上焦之气使气行而水亦行也。继以大黄之推荡，直通地道，领支饮以下行，有何胸满之足患哉？此方药品，与小承气同其分两，主治不同，学者宜潜心体认，方知古人用药之妙。

厚朴大黄汤方

厚朴一尺　大黄六两　枳实四枚
上三味，以水五升，煮取二升，分温再服。

【补曰】此如大陷胸之水火交结，以下火者下其水，故二方用大黄、芒硝，以见饮证，不尽虚寒，学者慎勿执一也。

【元犀按】支饮者，有支派之别也。胸乃阳气之道路，饮为阴邪，言胸满者，

乃饮占阳位，填塞胸中而作满也。君以厚朴者，味苦性温，为气分之药，苦降温开，使阳气通则胸中之饮化矣。枳实形圆臭香，香以醒脾，圆主旋转，故用以为佐。继以大黄，直决地道，地道通则饮邪有不顺流而下出哉。又按小承气汤，是气药为臣，此汤是气药为君，其意以气行而水亦行，意深矣。三物汤、小承气汤，与此汤药品俱同，其分两主治不同，学者宜细心研究。

【正曰】圆主旋转，其说空泛，形圆者多矣，何得作此通解套法。

支饮不得息，肺满而气闭也。闭者宜开，以葶苈大枣泻肺汤主之。

此为支饮气闭者，而出其方治也。

葶苈大枣泻肺汤方　见肺痈。

【元犀按】肺主气，为出入之路。师云：支饮不得息者，乃饮邪壅肺，填塞气路矣。方用葶苈泄肺气以开之，大枣补脾土以纳之，气息畅矣。

凡呕家必伤津液，本应口渴，渴者病从呕出，为欲解，今反不渴，是胃中之客邪可尽，而边旁之水饮常存，饮气能制燥，心下有支饮故也，以小半夏汤主之。

此言支饮，偏而不中，故不能与吐俱出也。小半夏汤散结蠲饮，且能降逆。

【正曰】支字已详上文，解作偏而不中，非也。

小半夏汤方

半夏一升，一本五钱　生姜半斤，一本四钱
上二味，以水七升，煮取一升半，分温再服。

【男元犀按】《神农本草经》载半夏之功治甚大，仲师各方，无不遵法用之。凡呕者必加此味，元明后误认为治痰专药，遂有用朴硝水浸者，有用皂角水及姜水浸

者，有用白浸者。芥子和醋，市中用乌梅、甘草、青盐等制造者，更不堪入药。近日通用水煎，乘热以白矾拌晒切片者皆失其本性，不能安胃止呕，宜从古法。以汤泡七次去涎用之，或畏其麻口，以姜汁甘草水浸透心，洗净晒干，再以清水浸三日，每日换水，蒸热晒干用之。支饮之症，呕而不渴者，旁支之饮未尽也。用小半夏汤者，重在生姜，散旁支之饮，半夏降逆安胃，合之为涤饮下行之用，神哉。

中脘以下为腹，腹满责在下焦，何以上焦见口舌干燥？此为肠间有水气，水尽趋于下，则不能复润于上矣。以己椒苈黄丸主之。前后分攻水结，水结开豁则腹满可除，水化津生则口燥可滋矣。

此下三节，俱言水病。水即饮也，饮之未聚为水，水之既聚为饮。师又统言之，以补上文所未备。此言肠间有水之治法。

【补曰】肠间有水气句，足证水道三焦膜油中，而不入小肠也。水走肠间，则为停水，水停而不行于三焦膜油之中，则水不化气而津不生，是以口舌燥。治法宜将未入肠间之水，引之走膜网三焦之故道，因用防己之纹理通彻，以通三焦之膜网；椒目色黑性温，温少阳水中之阳，以助三焦之气化，则水走膜中，津升口舌矣。其既停于肠中之水，又当夺去，免阻化机，故用葶苈大黄以下之，知肠间与膜油间路道各别，则辨饮乃有把握。

己椒苈黄丸方

防己　椒目　葶苈　大黄各一两

上四味末之，蜜丸如梧子大，先食饮服一丸，日三服。小服而频示缓治之意。稍增，大抵可渐增至五丸，及十丸。

口中有津液，渴者加芒硝半两。渴不应有津液，今津液多而又渴，故知胃有实

热也。加芒硝以下之，所以救胃也。

【程氏曰】防己、椒目，导饮于前；大黄、葶苈推饮于后，前后分消，则腹满减而水饮行，脾气转而津液生矣。与上方互异处，当求其理。

无物曰呕，有物曰吐，病人卒然呕吐，邪从上越则心下宜空旷无碍，乃仍然心下痞，是膈间停蓄有水，水阻阳气不升，则眩，水凌心主不安，则悸者，宜辛温以开上焦之痞，淡渗以通决渎之壅，以小半夏加茯苓汤主之。

此言膈间有水之治法。

小半夏加茯苓汤方

半夏一升　生姜半斤　茯苓四两

上三味，以水七升，煮取一升五合，分温再服。

【男元犀按】水滞于心下则为痞，水凌于心则眩悸，水阻胸膈，则阴阳升降之机不利，为呕吐。方用半夏降逆，生姜利气，茯苓导水，合之为涤痰定呕之良方。

假令瘦人则不应有水，今乃脐下有悸，是水动于下也。吐涎沫，是水逆于中也。而且头目颠眩，是水犯于上也。形体虽瘦，而病实有水，此水之变机也，以五苓散主之。

此言水之犯于上、中、下之治法。

五苓散方

泽泻一两六铢　猪苓　茯苓　白术各十八铢　桂枝半两

上五味为末，白饮服方寸匕，日三服，多服暖水，汗出愈。盖欲使表里分消其水，非挟有表邪而欲两解之谓。

【喻嘉言云】水饮下郁于阴中，挟其阴邪，鼓动于脐则为悸，上入于胃则吐涎沫，及其郁极乃发，直上头目为颠为眩，

五苓散利水以发汗，为分利表里阴阳法。

【男元犀按】脐下动气，去术加桂，仲师理中丸法也。兹何以脐下悸，而用白术乎？不知吐涎沫是水气盛，必得苦燥之白术，方能制水，颠眩是土中湿气化为阴霾，上弥清窍，必得温燥之白术，方能胜湿。证有兼见，法须变通。

附方

外台茯苓饮 治心胸中有停痰宿水，自吐出水后，心胸间虚气满，不能食，消痰饮，令能食。

茯苓 人参 白术各三两 枳实二两 橘皮二两半 生姜四两

上六味，以水六升，煮取一升八合，分温三服，如人行八九里，进之。

此痰饮善后最稳当之方。

【男元犀按】人参乃水饮症之大忌，此方反用之，盖因自吐出水后，虚气作满，脾弱不运而设也。方中人参补脾气，白术健胃气，生姜温中散寒气，茯苓降水气，橘皮枳实化痰，运参术徐徐斡旋于中，以成其补虚消食散满之妙用。此方施于病后调养则可，若痰饮未散者，切不可用。

咳嗽证，表里寒热虚实，七情劳伤俱致之，最为虚损大关头。然泛而求之，条绪纷繁，连编累牍，不能尽也，切而求之，可以不烦言而喻。盖咳家其脉弦，为有水，十枣主之。

此提出咳家之大源头，治咳之大手法，俨如云端指示也。后人畏其峻而不敢用，自二陈汤、六安煎、治嗽散，以及于宁嗽汤、八仙长寿丸、六八味丸、杏仁酪、燕窝粥之类，皆姑息养奸，引入虚损之门而死。余原若辈，发天良而自问，其亦当知变计矣。

【正曰】虚损咳嗽在肺痿门，与痰饮咳嗽不同，修园无别，故多致误。

【许仁则云】饮食咳者，由所饮之物，停积在胸，水气上冲，肺得此气，便成咳嗽，经久不已，渐成水病。其状不限四时昼夜，遇诸动嗽物即剧，乃至双眼突出，气如欲断，汗出大小便不利，吐痰饮涎沫无限，上气喘急肩息，每旦眼肿，不得平眠，此即咳家有水之证也。自著有干枣三味丸方亦佳，大枣六十枚，葶苈一升，杏仁一升，合捣作丸，桑白皮饮下七八丸，日再稍稍加之，以大便通利为度。

按许氏代方一则胆识不及，一则趋时行道，轻证可以取用，若重证不如三因十枣丸，犹存古人遗轨。

十枣汤方 见上。

支饮家咳烦，胸中痛者，不卒死，至一百日或一岁，宜此汤主之。

【男蔚按】凡人将咳之顷，喉间似梗非梗，似痒非痒，若有若无者，皆饮气干之也。饮气一干，则咳嗽作矣。除劳伤积损，脉极虚极细者，别有治法，若咳而脉弦，皆为水饮，皆宜十枣汤攻之。若诊得弦脉，畏不敢用，其饮动肺则咳，动心则烦，搏击阳气则胸痛，即至一百日、一岁之久，亦以此方为背城之借，然亦危矣。此言治法当如是也，非谓必用其方，以致败名取怨。喻云咳嗽必因于痰饮，而五饮之中，独膈上支饮，最为咳嗽根底，外邪入而合之，固嗽即无外邪，而支饮渍入肺中，自令人咳嗽不已。况支饮久蓄膈上，其下焦之气逆冲而上者，尤易上下合邪也。夫以支饮之故，而令外邪可内，下邪可上，不去支饮，其咳终无愈期矣。去支饮用十枣汤，不嫌其峻，岂但受病之初，即蓄病已久，亦不能舍此而别求良法。

夫有支饮家，饮气扰乱清道，动肺则

咳，动心则烦，搏击阳气则胸中痛者，已有死道，<u>犹不卒死，延至一百日，或一岁</u>，虽虚而元气未竭，医者不可逡巡畏缩，<u>宜以十枣汤</u>，单刀直入以救之。此不恤名，不避怨，自尽其道然也。若未至于一百日及一岁，更不必言矣。

此承上节而言，十枣汤虽峻，舍此并无良法也。

【喻家言云】咳嗽必因之痰饮，而五饮之中，独膈上支饮，最为咳嗽根底，外邪入而合之，固嗽即无外邪，而支饮溃入肺中，自令人咳嗽不已，况支饮久蓄膈上，其下焦之气逆冲而上者，尤易上下合邪也。以支饮之故，而令外邪可内，下邪可上，不去支饮，其咳终无宁宇矣。支饮用十枣汤，不嫌其峻，岂但受病之初即病蓄已久，亦不能舍此别求良法。其曰咳家其脉弦为有水，十枣汤主之，正谓弦急之脉，必以治饮为急也。犹是治也。其曰夫有支饮家，咳嗽烦胸中痛，不卒死，至一百日、一岁宜十枣汤，此则可以死而不死者，仍不外是方，去其支饮，不几令人骇且疑乎？凡人胸膈，孰无支饮，其害何以若此之大，其去害何必若此之力？盖膈上为阳气所治，心肺所居，支饮横据其中，动肺则咳，动心则烦，搏击阳气则痛，逼处其中，荣卫不行，魂动无依，则卒死耳。至一百日、一年而不死，阳气未散神魂未离可知，惟急去其邪，则可安其正，所以不嫌于峻攻也。扫除阴浊，俾清明在躬，较悠悠姑待其死，何得失耶。

【正曰】解支饮，为蓄在膈上，不知支字之义，且不知饮水游行之路道，只缘唐宋后不知三焦，即膈膜油网，而仿佛妄言，以为饮在膈上，非也。盖凡饮皆在膈膜油网之中，支饮在肝，已见上文支如木

枝上发，盖饮在板油中，为肝所司之肠下也。此是支饮之根，上僭而居于胸膈之中，则为心下坚满等症，此饮正在膈中，膈连于肝系，故肝之饮居于膈也。由膈上冲于肺，有如木枝上发则胸中痛，咳烦也。历观仲景所言支饮，或治胸前，是治支饮之类；或治心下，是治支饮在膈；或治胁下，是治支饮之根，十枣汤正是治其根也。喻注不免含糊。

<u>久咳数岁</u>，缘支饮积肺而咳，饮久不已则咳亦久而不已也。<u>其脉弱者</u>，知邪不<u>进为可治</u>，<u>实大数者知邪日进故死</u>；<u>其脉虚者</u>，知正衰邪亦衰也。然邪虽衰，而正不能御之，亦足以上蔽清阳之气，故<u>必苦冒</u>，盖以<u>其人本有支饮在胸中故也</u>。十枣汤故为正法，而病家往往惑于时医之言而弃之，究竟当知其不易之治法，<u>治属饮家</u>。

此复申言治咳，必先治饮，即未定十枣汤之方，总不外十枣汤之意，寓蠲饮于补养之中也。

【正曰】此脉虚者必苦冒，是土虚而水得上干故冒，与上文心下有支饮，其人苦冒眩，泽泻、白术主之证同，其不同者，此条有久咳也，然亦不得用十枣汤，仍须用白术、泽泻加减主之。本书现有比例之证，何得妄拟十枣汤，致与症违，又观下节时复冒者，与苓桂五味甘草汤，再下言冒者必呕，复用半夏以去其水，凡言冒，均不用十枣汤也。

然十枣汤虽为攻饮之良方，但其专主内饮，而不主外寒也，若<u>咳而气逆倚几而息</u>，能俯凭而<u>不得仰卧</u>，咳逆之甚何以至此，大抵久病多属水饮，新病每兼形寒，<u>以小青龙汤主之</u>。内饮外寒，兼驱为得。

此节之上，以水饮为主，而出十枣汤一方；此节之下，以内饮外寒为主，而出

小青龙汤一方，后从青龙而加减之，为咳证立两大法门。

小青龙汤方

【元犀按】十枣汤，专主内饮而不及外邪，此方散外邪涤内饮，为内外合邪之的方也。以下五方，皆本此方为加减。

青龙汤温散，惟有余之人宜之，若误施于下虚之人，其汤下咽已，即动其冲气，冲脉起于下焦，挟肾脉上行至喉咙，故多唾口燥，厥气上行而阳气不治，故寸脉沉，尺脉微，手足厥逆。然多唾口燥，尚未显上冲之形也，甚者气从小腹，上冲胸咽，手足厥逆，尚未至于痹也，甚者手足不用而痹，且其面色翕热如醉状，自腹而胸而咽而口而面，高之至也。然犹未至于脱其上浮之阳，因复下流阴股，而不归其源以行气化，以致小便甚难，然既已下流，而时复上冒者，其故何也？盖以肾邪挟冲大动，而龙雷之火无归，如电光之闪烁无定也，宜与茯苓桂枝五味甘草汤，治其气冲。

此言误服青龙动其冲气，特出救逆之方治也。按脉沉微支厥痹，面如醉，气冲，时复冒，似少阴、阴阳不交之症，学者可于临症时参辨之。

苓桂五味甘草汤方

桂枝　茯苓各四两　五味半斤　甘草三两，灸

上四味，以水八升，煮取三升，去滓，分温三服。

【男元犀按】仲师五味子，必与干姜同用，独此方不用者，以误服青龙之后，冲气大动，取其静以制动，故暂停不用也。尤云：苓桂能抑冲气，使之下行，然逆气非敛不降，故以五味之酸敛其气，土厚则阴火自伏，故以甘草之甘，补其中也。

今借苓桂味甘之力，服后冲气即低，

而反更咳胸满者，是下焦冲逆之气既平，而肺中之寒饮续出也。用桂苓五味甘草汤，去桂加干姜、细辛，以治其咳满。

此为肺中伏匿之寒饮，而出其方治也。桂气胜而主气，姜味胜而主形，以冲气既降而寒饮在胸，寒饮为有形之病，重在形不重在气也，可知古人用药之严。

【正曰】姜桂之异，修园以为形气之别，真含糊语。盖未知冲脉之根源，是以不确。《内经》云：冲为气街，冲脉起于脐下胞室气海之中，乃下焦之一大夹室也。胞在膀胱后，胞中肾阳蒸动膀胱之水，则水化而下，阳气归根，不致冲上肾阳者，即心火下交于肾，合为坎中满象，所谓水火既济也。凡人鼻吸天阳，其气管历心夹脊以入肾，便将心火引入肾中，是为火交于水又穿肾系，以达下焦油网，夹室之中，蒸动膀胱之水，则水化为气，阳不浮而水不停矣。若心火不下交，无真火以吸归于根，则胞中之阳浮上冲，故主桂枝助心火之气达于胞宫，为化水行气之本，所以水行而阳归于胞，不冲上矣。此用桂枝之义也。若此节之咳与冲不同，咳是肺气不收，冲是胞气上冲，胞满与小腹上冲不同，胸是肺所司，小腹是肝肾胞宫所司也。故治咳者主细辛、甘姜以升阳。治冲者主桂枝、五味以纳阳，大有分别，岂可含糊哉。

苓甘五味姜辛汤方

茯苓四两　甘草　干姜三两　细辛三两
五味子半斤

上五味，以水八升，煮取三升，去滓，温服半升，日三服。

服前方咳满为止，而更复作渴，冲气复发者，以细辛、干姜为热药以逼之也，服之当遂渴，若渴而不已，自当另筹甘润咸寒降逆之剂。今有渴病甫增，未治其渴，

而渴反止者，火不胜水，为有支饮故也。但有支饮者，必有的据，法当冒，冒者必呕，呕者有水也，复用前汤纳半夏以去其水。

此言咳满，得细辛、干姜而止，而冲气又因细辛、干姜而发者，宜于渴与不渴辨之。若渴不止者，另治其冲，若渴即止，而冒与呕者，惟治其水饮。半夏一味去水止呕降逆，俱在其中审其不渴，则用无不当矣。

【补曰】此言咳满止而作渴者，为冲气，非饮也，不得仍用姜辛；若不作渴，而咳满不止者，为支饮，非冲气也，仍当用姜辛矣。细玩而渴反止者，下当有咳满不止意在，故断以为支饮。通观支饮，皆言咳满，则知此处有咳满不止之意在，仲景文如旋螺，此承上咳满而言，故不再重其词，而咳满之意已见，古人文法简奥，皆如是也。修园未能体会，不知支饮仍当用姜辛原方，不得误作冲气治之，惟冲气有时复冒证，而支饮者法亦当冒，此不可以不辨，冲气之冒不呕，支饮之冒是饮犯胃必兼呕证，宜仍用姜辛，原方加半夏，以去胃中之水则愈，勿误认为冲气也。

苓甘五味姜辛半夏汤

茯苓四两　甘草二两　细辛二两　干姜二两　半夏半斤　五味半斤

上六味，以水八升，煮取三升，去滓，温服半升，日三服。

【男元犀按】前言气冲，是真阳上奔，必用桂苓招纳之，此言气冲是热药鼓之，只用半夏以降逆则愈。且冒而呕，半夏为止呕之神药也。一本去甘草，恐甘而助呕也。

水在胃者，为冒为呕；水在肺者，为喘为肿。今水去呕止，其人形肿者，胃气和而肺气未通也，用前方加杏仁主之，其证应纳麻黄，以其人遂痹，故不纳之，若逆而纳之者必厥。所以然者，以其人血虚，阳气无偶，发之最易厥脱，此方以杏仁代麻黄，因而麻黄发其阳故也。

此为咳家形肿，而出其方治也。

苓甘五味加姜辛半夏杏仁汤

茯苓四两　甘草　干姜　细辛各三两　五味　半夏　杏仁各半升

上七味，以水一斗，煮取三升，去滓，温服半升，日三服。

【男元犀按】形气肺也，肺主皮毛，为治节之官，形肿者，肺气不行，凝聚不通故也。加杏仁者，取其苦泄辛开，内通肺气，外散水气；麻黄亦肺家之药，何以不用，虑其发越阳气，而重伤津液也。

若兼见面热如醉，此为胃热上冲，熏其面，即于前方加大黄以利之。

此为前证面热如醉者，出其方治也。面热如醉，篇中两见，而义各不同。前因冲气病发于下，此不过肺气不利，滞于外而形肿，滞于内而胃热，但以杏仁利其胸中之气，大黄利其胃中之热则得耳。

【尤在泾云】水饮有挟阴之寒者，亦有挟阳之热者，若面热如醉，则为胃热，随经上冲之证，胃之脉上行于面故也。即于消饮药中，加大黄以下其热，与冲气上逆，其面翕热如醉者不同。冲气上行者，病属下焦，阴中之阳，故以酸温止之，此属中焦阳明之阳，故以苦寒下之也。

【愚按】咳嗽证，《金匮》两见，一在肺痈肺痿之下，大抵以润燥为主；一在痰饮之下，大抵以治饮为先，此仲师咳嗽各症，以此二法，立经权常变之铃法也。然其义蕴，过于深奥，难与中人以下语之，时传方书，繁杂不可为训，而张隐庵、高士宗二家，虽未精粹，尚不支离，姑录之以备参考。

【张隐庵云】咳者肺病也，有邪在皮毛而为肺咳者；有五脏受邪，各传之于肺而为咳者，此外因之咳也。有寒饮食入胃，从肺脉上至于肺，则肺寒而咳者；有脏腑之郁热上蒸于肺而为咳者，此内因之咳也。盖肺者，五脏之长也，轻清而华盖于上，是以脏腑之病，皆能相传于肺而为咳。然其末见于肺，而其本在于脏腑之间，故当以本末之法，兼而行之，治无不应矣。《咳论》曰：肺咳之状，咳而喘息有音，甚则略血；心咳之状，咳则心痛，喉中介介如梗状，甚则咽肿喉痹；肝咳之状，咳则两胁下痛，不可以转，转则两胠下满；脾咳之状，咳则右胁下痛，阴阴引肩背，甚则不可以动，动则咳剧；肾咳之状，咳则肩背相引而痛，甚则咳涎；胃咳之状，咳而呕，呕甚则长虫出；胆咳之状，咳呕苦汁；大肠咳状，咳而遗矢；小肠咳状，咳而失气，气与咳俱失；膀胱咳状，咳而遗溺；三焦咳状，咳而腹满，不欲饮食。

【高士宗云】语云诸病易治，咳嗽难医。夫所以难医者，缘咳嗽根由甚多，不止于肺。今世遇有咳嗽，即曰肺病，随用发散消痰清凉润肺之药，药日投而咳日甚，有病之经脉，未蒙其治，无病之经脉，徒受其殃，至一月不愈，则弱证将成，二月不愈，则弱证已成，延至百日，身命虽未告殂，而此人已归不治之证矣。余因推本而约言之，《素问·咳论》云：五脏六腑，皆令人咳，非独肺也。是以咳病初起，有起于肾者，有起于肝者，有起于脾者，有起于心包者，有起于胃者，有起于中上二焦者，有起于肺者，治当察其原。察原之法，在乎审证，若喉痒而咳，是火热之气

上冲也。火欲发而烟先起，烟气冲喉，故痒而咳。又有伤风初起，喉中一点作痒，咽热饮则少苏，此寒凝上焦，咽喉不利而咳也。或寒或热，治当和其上焦，其有胸中作痒，痒则为咳，此中焦津血内虚，或寒或热，而为咳，法当和其中焦，此喉痒之咳，而属于上中二焦也。若气上冲而咳，是肝肾虚也。夫心肺居上，肝肾居下，肾为水脏，合膀胱水府，随太阳之气，出皮毛以合肺，肺者天也，水天一气，运行不息。今肾脏内虚，不能合水府而行皮毛，则肾气从中土以冲上，冲上则咳，此上冲之咳而属于肾也。又肝藏血，而冲任血海之血，肝所主也。其血则热，内充肤，澹渗皮毛，卧则内归于肝，今肝脏内虚，不合冲任之血，出于肤腠，则肝气从心包以上冲，上冲则咳，此上冲之咳，而属于肝也。又有先吐血，后咳嗽者，吐血，则足厥阴肝脏内伤，而手厥阴心包亦虚，致心包之火上克肺金，心包主血脉，血脉虚，夜则发热，日则咳嗽，甚则日夜皆热皆咳，此为虚劳咳嗽，先伤其血，后伤其气，阴阳并竭，血虚皆亏，服滋阴之药则相宜，服温补之药则不宜，如是之咳，百无一生，此咳之属于心包也。又手太阴属肺金天也，足太阴属脾土地也，在运气则土生金，在藏府则地天交，今脾土内虚，土不胜水，致痰涎上涌，先脾病而地气不升，因而肺病为天气不降，咳必兼喘，此咳之属于脾于肺也。又胃为水谷之海，气属阳明，足阳明主胃，手阳明主大肠，阳明之上，燥气治之，其气下行。今阳明之气不从下行，或遇于燥而火炎，或失其燥而停饮，咳出黄痰，胃燥热也，痰饮内积，胃虚寒也，此为肠胃之咳，咳虽不愈，不即殒躯，治宜消痰散饮，此咳之属于胃也。夫痰聚于

胃，必从咳出，故《咳论》云：聚胃关肺，使不知咳嗽之原，而但以清肺清痰，疏风利气为治，适害己也。外有伤风咳嗽，初起便服清散药，不能取效者，此为虚伤风也，最忌寒凉发散，投剂得宜，可以渐愈。又有冬时，肾气不足，水不生木，致肝气内虚，清涕不收，鼻窍不利，亦为虚伤风，亦忌发散，投剂得宜，至春天和冻解，清涕始收，鼻窍始利，咳嗽大略，其义如是，得其意而引伸之，其庶几乎。又云咳嗽，俗名曰呛，连嗽不已，谓之顿呛，顿呛者一气连呛二三十声，少则十数声，呛则头倾胸曲，甚则手足拘挛，痰从口出，涕泣相随，从膺胸而下，应于少腹，大人患此，如同哮喘，小儿患此，谓之时行顿呛，不服药，至一个月亦愈。所以然者，周身八万四千毛窍，太阳膀胱之气应之，以合于肺，毛窍之内，即有络脉之血，胞中血海之血应之，以合于肝，若毛窍受寒，致胞血凝涩，其血不能澹渗于毛皮络脉之间，气不煦而血不濡，则患顿呛，至一月，则胞中之血，一周环复，故一月可愈，若一月不愈，必至两月，不与之药亦不丧身。若人过爱其子，频频服药，医者但治其气不治其血，但理其肺不理其肝，顿呛未已又增他痛，或寒凉过多而呕吐不食，或攻下过多而腹满泄泻，或表散过多而浮肿喘急，不应死而死者，不可胜计矣。

苓甘五味加姜辛半夏杏仁大黄汤方

茯苓四两　甘草二两　干姜　细辛各三两　五味　半夏　杏仁各半升　大黄三两

上八味，以水一斗，煮取三升，去滓，温服一升，日三服。

【男元犀按】与冲气上逆，发热如醉者不同。彼因下焦，阴中之阳虚，此不过肺气不利，滞于外而形肿，滞于内而胃热，

但以杏仁利其胸中之气，大黄泄其胃中之热则病愈矣。从咳逆倚息起，至此六方五变为结局，学者当留心细认。

【徐忠可云】以上数方，俱不去姜辛，即面热如醉，亦不去何也。盖以二味最能泄满止咳，凡饮邪未去，须以二味刻刻预防也。按孙真人最得此秘，观麦门冬汤、五味子汤、补肺汤可见。余于此汤，凡桑白皮、阿胶、天冬、麦冬、茯苓、龙骨、牡蛎之类，随证加入，其效无比。

水停心下，当知其先后之分，何以为先渴？水能格火，火独行而上烁喉舌则为渴，可于未呕之前，追溯其为水停心下，何以为后呕？渴必多饮，饮多上逆则必呕，可于既渴之后，实指其为水停心下，此属饮家，医者不管其已过之渴，只据其现在之呕而治，以小半夏加茯苓汤主之。

此于咳嗽后，忽又言及水饮，以水饮为咳嗽之根，故言之不厌其复也。

小半夏加茯苓汤　见上。

先渴后呕为水停心下，此属饮家，此汤主之。犀在直趋庭闻训曰：此一节与上文似不相属，而不知先生治咳，著眼在水饮二字，故于完篇之后，随口逗出，此言外之提撕也。今试畅发其义，盖饮，水邪也。其本起于足太阳、足少阴，以二经为水之专司也。然太阳之水为表水，肤腠不宣，水气以致壅塞而为饮，则以小青龙发之，不能尽者，当从太阳之里而疏瀹之，十枣汤是也。少阴之水为里水，下焦有寒，不能制伏本水，以致逆行而为饮，则以真武汤镇之，而不尽服者，当从少阴之表而化导之，苓桂汤是也。更进一步，从中土以提防之，从高原而利导之，熟则生巧，不能以楮墨传也。如以六安煎、金沸草汤居于青龙之上，济生肾气丸、七味地黄丸，

驾乎真武之前，大体不碍者，吾亦姑如其说，究竟不如原方，效如桴鼓也。

【正曰】水停则气不化，气不上升则无津液，水化为气，气升为津液，故不渴；后呕者，停水既多，不能上行则呕矣。浅注解先渴为水格火，不知津即气化之所生也，所误非小。

消渴小便不利淋病脉证治第十三

厥阴为风木之脏，中见少阳相火，若风郁火燔之为病，脏燥求救于水，则为消渴，消渴者，水入不足以制火，而反为火所消也。又须旁参他证，方知其为真厥阴之病，其气上冲心，心中疼热，火生于木，肝气通于心也。胃受木克，而求救于食则饥，然既受克而致虚，虚未回则虽饥而仍不欲食，即强食之则随肝气上冲，而作吐，此厥阴消渴证外，兼见之证也。虽《内经》有云，二阳结谓之消。二阳阳明也，阳明之消得下则止，而此属之厥阴，下之不肯止。

此节与《伤寒论》厥阴首条、末句、二句三字不同，其义迥别。盖以消证，后人有上消、中消、下消之分，而其病原总属厥阴。夫厥阴风木中见少阳相火，风郁火燔，则病消渴。《内经》亦有风消二字，消必兼风，言之亦即此意。且上消系太阴者，心热移肺也；中消系阳明者，火燔土燥也；下消系少阴者，水虚不能制火，实火虚不能化水也。时医俱不言及厥阴，而不知风胜则干，火从木出，消证不外乎此。师故于开宗处指出总纲，次节言寸口脉，即心荣肺卫之部位也。厥阴横之为病，则太阴受之，言跌阳脉阳明之部位也。厥阴纵之为病，则阳明受之。三节言男子消渴，男子两字，是指房劳伤肾而言，厥阴病乘

其所生，则足太阴受之，以厥阴为主，分看合看互看，头看头是道，师未出方，然无不可于乌梅丸及伤寒中各条，悟出对证之方。

【补曰】此言食则吐，与厥阴伤寒食则吐蛔不同，吐蛔是寒证，故用乌梅丸。但吐是热证，木火上焰，故消渴，下则伤津液，故渴仍不止，宜清木火，非言仍用乌梅丸也。学者当会心。

寸口脉浮而迟，浮不因表，即气不下敛而为虚，迟不因寒，即荣不充而为劳。气既不敛，而虚则卫行脉外之气不足；荣既不充而劳则荣，行脉中之气亦竭，心荣肺卫，膈消之治法可悟也。然荣者水谷之精气，卫者水谷之悍气，虚而且迟，水谷之气不上充而内郁，则胃热矣。此上消、中消，可分而可合之旨。更诊其跌阳脉浮而数，浮即为气，经所谓热气蒸胸中是也。数即为气盛，气有余便是火，火盛则消谷而大坚，坚而不能消水，如以水投石，水去而石自若也。且夫气之盛即火之盛也，火热本足消水也，水入本足解渴也。今胃中坚燥，全不受水之浸润，转从火热之势，急奔膀胱，则溲数，溲数则坚，愈数愈坚，愈坚愈数，坚数相搏，即为消渴。

此以寸口诊荣卫，而上消之证含于其中，跌阳诊阳明，而中消之证详而不漏，然二证实相因而起也。师未出方，今补拟其略。大抵上消证心火亢盛，移热于肺，为膈消者，用竹叶石膏汤，去半夏，加栝蒌根之类，或不去半夏，喻嘉言最得其秘。心火不足，移寒于肺为肺消者，用炙甘草汤或柴胡桂姜汤，加人参、五味子、麦门冬之类。中消证责在二阳，以人参白虎汤送下脾约丸颇妙，然亦须随证变通，不可胶柱也。

饮水多而小便少者，水消于上名上消；食谷多而大便坚者，食消于中名中消；饮水多而小便反多者，水消于下名下消。上中二消属热，惟下消寒热兼之，以肾为水火之脏也。

男子消渴，小便反多，以饮一斗，小便亦一斗，中无火化可知，以肾气丸主之。从阴中温养其阳，使肾阴摄水则不直趋下源，肾气上蒸，则能生化津液，何消渴之有耶？

此提出男子二字，是指房劳伤肾，为下消立法，而以肾气丸为主治也。尤在泾谓：水液属阴，非气不至，气虽属阳，中实含水，水与气未尝相离也。肾气丸内有桂附，所以斡肾旋中颓坠之气，而使上行心肺之分，不然则滋阴润燥之品，同于饮水无济，但益下趋之势而已。训至有降无升，饮一溲二，久而小便不臭，反作甘气，此肾败而土气下泄也。更有浮在溺面如脂者，此肾败而精不禁者，皆为不治。赵养葵谓：治消之法，无分上、中、下，惟以六味丸，专主水火津液之源而救之，然亦在治之于早，而以大剂进，或全料或半料，加人参两许煮汁，一日夜服尽为妙。此后人近理之言，亦可取以互参也。

肾气丸方　见妇人杂病。

【尤在泾云】水液属阴，非气不至，气虽属阳，中实含水，水与气非一亦非二也。方中若无桂附，何以振作肾中颓落之阳，游溢精气，上输脾肺耶？

【补曰】尤注知水气之理，然究不实也。盖火交于水，即化为气，命门之火，在下蒸水上腾为气，气着于物即复化为水，气在上焦则为津液，有津液则不渴矣。气之生于水中，有如西法以火熬水而取气，其理一也。肾气丸于水中补火，正是化气

之法，故名曰肾气，知此气化，则知补肾止渴诸理矣。

更有似消渴，而非真消渴者，姑附之以备参考。若病发于表，为脉浮，水停于中，为小便不利，因表邪不去，而发微热，因停水不能化，而为消渴，此与真消渴悬殊，治者宜利小便发汗，以五苓散主之。

此言外邪内水之渴，与真消渴不同也。

【补曰】膀胱化水下出为小便，化气外出于皮毛，主周身之表，故脉浮，应膀胱太阳经也。小便不利，则膀胱之水不下出，反渍浸于皮毛，而为微热，以太阳气不得出于皮毛也。当从汗解，有汗则膀胱之气化，不必治渴而津自生，故用桂枝，以火交于水而化膀胱之气，气化则水行汗解矣。

五苓散方　见痰饮。

【尤在泾云】热渴饮水，水入不能已其热，热亦不能消其水，水与热结，热浮水外，故小便不利，微热消渴，此利其与热俱结之水，去其水外浮溢之热，热除水去，渴当自止。又热已消而水不行，则逆而成呕，乃消渴之变证，曰水逆，亦主之。

【正曰】水与热结，热浮水面，非五苓散之治理也。太阳伤寒，动其水气，寒在外而发热，水停蓄而津不升，故见渴证，桂枝解太阳之寒，而余药利水，则寒水解而气化津升，尤注不免有误。

热渴欲饮水，饮过多，热虽消而水不行，以致水入则吐者，名曰水逆。此因渴而生出呕病，更与真消渴证无涉，亦以五苓散主之。

此言因渴而生呕，更与真消渴不同也。

太阳病应发汗，而以水潠之，外寒制其内热，以致渴欲饮水不止者，非味咸质燥，不能渗散其水气，以文蛤散主之。此

更与真消渴证，相隔霄壤也。

此言外寒制其内热而为渴，又与真消渴不同也。

文蛤散方

文蛤五两

上一味，杵为散，以沸汤五合，和服方寸匕。

【男元犀按】与《伤寒论》文蛤散症不同，《伤寒论》云：肉上粟起，反不渴者，水寒浸肺涌于外，遏于上，其热被却不得出也。文蛤入肺降肺气，除湿热，利小便，取其以壳治壳之义也。本节云：渴欲饮水不止者，上无水热遏郁，中有燥湿上焚，脾干胃燥，不能生津滋渴，饮水不止者，燥甚也。水性轻和，不能生津润燥，文蛤则味咸寒，能育阴润燥，洒除热气，下出小便，燥热除，阴液长，而渴饮平矣。

淋之为病，小便短而频数，尿出如粟米状，病在下焦及肝，则小腹弦急，及肾则痛引脐中。

此言淋证之病状也，后人有石淋、沙淋、血淋、气淋之分，此则统言之也。

淋病为下焦之热，而下焦则本于中焦，趺阳者胃也。趺阳脉数，胃中有热，即消谷引食，大便必坚，小便则数，数而无度，茎中作痛，是热气燔烁，消渴之渐也。频数而短，茎中作痛而热气下注，淋病之根也。

此言淋病，由于胃热下注，与消渴异流而同源也。师篇中凡复言叠叙之证，皆有深意。

淋家热结在下，不可发汗，若发汗则阴液重伤，水府告匮，热逼于下，必小便出血。

此言淋家不可发汗也。

膀胱为通身之水道，今小便不利者，为膀胱之气不化，便知其有停而不行之水气，设令不渴，则病止在于膀胱也。其人若渴，是中焦土弱，津液不能布散于上，而转输于下，且上焦有热而干涸，其化不运于州都也，以栝蒌瞿麦丸主之。

此言小便不利，求之膀胱，然膀胱之所以能出者，气化也。气之所以化者，不在膀胱而在肾，故清上焦之热，补中焦之虚，行下焦之水。各药中加附子一味，振作肾气，以为诸药之先锋。方后自注腹中温三字，为大眼目，即肾气丸之变方也。

栝蒌瞿麦丸方

薯蓣三两　茯苓三两　栝蒌根二两　附子一枚，炮　瞿麦一两

上五味末之，炼蜜丸如梧子大，饮服二丸，日三服。不知增至七八丸，以小便利，腹中温为止。

【男元犀按】《内经》云：膀胱者，州都之官，津液存焉，气化则能出矣。余于气化能出之义，而借观之烧酒法，益恍然悟矣。酒由气化，端赖锅下之火力，方中附子，补下焦之火，即其义也。酒酿成之水谷，收于锅内而蒸之，其器具亦须完固，方中茯苓、薯蓣，补中焦之土，即其义也。锅下虽要加薪，而亦其上要频换凉水，取凉水之气，助其清肃，以下行则源源不竭，方中栝蒌根清上焦之热，即其义也。至于出酒之窍道，虽云未所当后，亦须去其积垢而通达，方中瞿麦一味专通水道，清其源而并治其流也。方后自注腹中温三字，大有深义。

若无水气而渴，止是小便不利，其证不杂，其方亦不必求深，审系湿热，蒲灰散主之。若系血分，即用滑石白鱼散，若欲驱除阴分之水湿，茯苓戎盐汤并主之。

此为小便不利，并出三方，听人之随

证择用也。

蒲灰散方

蒲灰半分　滑石三分

上二味，杵为散，饮服方寸匕，日三服。

滑石白鱼散方

滑石　乱发烧　白鱼各三分

上三味，杵为散，饮服方寸匕，日三服。

茯苓戎盐汤方

茯苓半斤　白术二两　戎盐弹丸大一枚

上三味，先将茯苓、白术煎成，入戎盐再煎，分温三服。

【尤在泾云】蒲，香蒲也。宁原云：香蒲去湿热，利小便，合滑石为清利小便之正法也。《别录》云：白鱼开胃下气，去水气；血余，疗转胞，小便不通；合滑石为滋阴益气，以利其小便者也。《纲目》：戎盐，即青盐，咸寒入肾以润下之性，而就渗利之职，为驱除阴分水湿之法也。仲师不详见证，而并出三方，以听人之随证审用，殆所谓引而不发者欤。按蒲灰散主湿热气分，滑石白鱼散主血分，戎盐汤入肾除阴火，二散可疗外疮多效。

虽然治病之道循其所当然者，更当求其所以然。淋证小便不利，病在水也。然金为水母，肺热则涸其源；胃为燥土，胃热则塞其流，今渴欲饮水，口干燥者，肺胃热盛也。治求其本，以白虎加人参汤主之。

此肺胃热伤之方治也。

白虎加人参汤方　见暍病。

【男元犀按】小便不利者，水病也。天水一气，金为水母，金气不行，则水道不通。曰渴欲饮水，口干燥者，火甚烁金，水源皆竭也。治求其本，故用白虎加人参汤润燥金，补水源，使天气降而水气行，则渴燥自止矣。

且胃热，为脉浮，为热为渴，为小便不利，与太阳之五苓证不同，阳明之脉大而浮，肌肉蒸蒸发热，渴则欲饮冷水，小便因热盛液干，而不利者，与太阳五苓证，发汗利水两解其表里者迥殊，故不用五苓散，而以猪苓汤主之。

此因脉浮发热，小便不利二句，与五苓节文同，故又分别其为猪苓汤之方治。盖二证二方，厘毫千里，学者不可不细心研究。

【正曰】趺阳脉浮为胃热，此但言脉浮，是指寸口脉言，非胃脉也。且但言脉浮，未言脉大，浅注添一大字便错，此与五苓散证，发作之脏腑不同，故寒热亦异也。玩仲景文法之次序自见，五苓散证，发于膀胱，膀胱之阳不能化水，故先小便不利，次乃随太阳经，而见于表为热，水既停则津不升，故最后乃见消渴之证，是先病膀胱之水而后见热渴，但当温膀胱之寒水为主，故用桂枝也。此节猪苓汤证，是证发于肺经，肺主皮毛而先见发热，是肺有热也。肺热津不布，故渴欲饮也。外热上渴，肺既受伤，不能通调水道，因而水道不利，是先病肺之虚热也。但当滋肺经之虚热为主，故用阿胶与滑石。二证之发见先后不同，脏腑遂异，独其脉皆浮，何哉？盖五苓散之浮，应太阳主表之义也；猪苓汤之浮，应肺主皮毛之义也。脉虽同而见证有先后，遂大异焉。修园但云毫厘千里而不指出，又注是胃热，谬矣。

猪苓汤方

猪苓去皮　茯苓　阿胶　滑石　泽泻各一两

上五味，以水四升，先煮四味，取二
升，去滓，纳胶烊消，温服七合，日三服。

【男元犀按】此与五苓散证迥别，五
苓散主脾不转输而水停，故发汗利水，为
两解表里法。此则胃热甚而津液干，故以
清热而滋燥，用育阴利水法。二者只差一

粟，学者自当细察焉。

【正曰】此与五苓散之治不同，非陈
注所能明也。余已详原文注中，兹不再赘。

金匮要略浅注补正卷五终

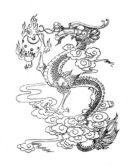

金匮要略浅注补正卷六

汉张仲景原文

闽长乐陈念祖修园浅注

男 蔚古愚 元犀灵石 仝校字

蜀天彭唐宗海容川补正

夔门邓其章云航参校

水气病脉证并治第十四

师曰：病有风水、有皮水、有正水、有石水、有黄汗。

此言肤肿病，《内经》概言目窠上微肿，如新卧起之状，其颈脉动，时咳，阴股间寒，足胫肿，腹乃大，水已成矣。以手按其腹，随手而起，如里水之状，而不分别为言。然而病因不同则治法迥异，师故立五名，以为大纲，而脉证标本变化之微，详悉于下。

风水之脉证奈何？其脉自浮，浮为风，故外证骨节疼痛，风尚在表，故恶风。皮水之脉证奈何？水行皮间，内合肺气，故其脉亦浮，外证胕肿，按之没指，其邪既去经而在皮间，既去经，故不恶风，在皮间，故其腹外实中空如鼓，肿在皮外，而未及肠脏，故不渴，当发其汗，俾皮间之水从汗解。正水之脉证奈何？三阴结而非风结，故其脉沉，水属阴，故其脉迟，三阴结而下焦阴气不复与胸中之阳

相调，水气格阳在上，故其外证自喘，喘为此证之眼目，至于目窠如卧蚕起状，两胫肿腹大，与相同者不必言也。石水之脉证奈何？水聚于下而不行，故其脉自沉，水在下而未伤中气，中未虚冷，故但沉而不迟，病专在下而不及于上，故其外证少腹满而不喘。不喘为此证眼目，与正水所同等证亦不必言也。黄汗之脉证奈何？水邪内郁，故其脉沉迟，心受邪郁，故身发热，热伤在上，故胸满，阳部之邪从阳，故四肢头面肿，久不愈，则邪侵阴，荣气不通，必致痈脓。

此于五条，分晰其脉证也。

【正曰】既去经，乃在皮间，其说非也。盖皮水与风水，皆是肿在皮肤，惟兼风邪者名风水，不兼风但有水者名皮水，故其辨法在恶风与不恶风也。其不渴二字，又是别于里水而言，下文里水有渴，故此言不渴以别之，见水恰在皮不在里也。仲景文法，前后照映，不可忽之。

试详风水之证，而别其相似之病。脉

浮而洪，浮则为风，风者天之气也。洪则为气，气者人之气也，是皆失其和者也。风气相搏，若风强于气，则气从风而侵淫肌肤而为癮疹，身体为痒，痒者藉搔而稍疏浅，为泄风，久则生虫，为痂癫，若气强于风，则风从气而鼓涌水液，而为水，水成则肿胀喘满，难以俛仰，若风气并强两相维系，而水液从之，以致身体洪大而肿。盖风为虚邪，自汗恶风，乃其的证，今因汗出乃愈，恶风则邪之属虚，无有疑议，故直指之曰，此为风水。彼夫不恶风者，表无风也，小便通利，非风水之相搏也，上焦有寒，其口多涎，乃水入伤心，汗内返而为湿所致，此为黄汗。

此详风水之病源，且风水病，正与黄汗相似，故节末又郑重以分别之。风水脉浮，黄汗脉沉，浅而易知，师故未言之。

【补曰】此节当分数小节读，首言浮则为风，洪则为气，浮洪之脉，则风气常相搏而不解也。次言风若不与气相搏，则其风单发而为癮疹，身体为痒，痒者为泄风，泄风之名见《内经》，如今之风瘙等是。泄风久则变为痂癫，此风强者终不与气搏，故为泄风痂癫，而终不为风水也。次言若气强而风不强者，亦不相搏，气即水中所化之阳而能复化为水，故气着漆石仍化为水也。是以气强则单为水证，肿胀难以屈伸，此内水也。由积气而生，亦非风与水合之证也。入后乃言惟风气相维系者，即所谓风与气相搏也。气即为水，风与水相合而发于皮肤，则身体洪肿，必须汗出，而风与水气俱得外泄乃愈。若恶风而汗不出，则卫阳虚而水气不得外泄，此所以成其风水之症也。此是正论风水，以下又言，不恶风而汗出者为黄汗，又与风水有别矣。层层剥辨，浅注尚多粘混。

风水中有变异者，不可不知也，风之脉浮也，水之脉滑也。今寸口脉沉滑者，不见风脉，但见水脉中有水气，似属上水。然高巅之上，惟风可到，故面目肿大，风为阳邪，故身中有热，证既属风，其沉亦将变而为浮，而未变之初，无不可先正其名曰风水。视其人之目窠上微肿，如蚕新卧起状，其颈脉动，时时咳，此正水之微也，乃按其手足上，陷而不起者，知非正水，而为气水矣。风气必相击，亦可正其名曰风水。

此为风水证，虽有变异，而真面目不可揜也。

【正曰】前言风水脉浮，此言脉沉，修园不得其解，乃强捏曰：此是风水变症，其沉脉亦将变而为浮，直欲改经从己，实为谬误。盖脉法，浮主表，寸亦主表，沉滑而见于寸部，即是水犯于表之诊，故亦断为风水，与浮洪浮紧之断为风水，同一在表之义也。且浮脉但断为风，必兼洪紧，乃为风而兼水，沉滑亦当但断为水，因见于寸脉，乃为水犯于表而兼风也。仲景文法细密如是，学者当玩焉。

太阳病，脉浮而紧，法当骨节疼痛，此阴邪表实证也。今反不疼，即与阴邪迥别，且身体不为疼，而反为重，重则便知其为正水也，不为疼而为痠，痠则便知其为风也，风水涣于外，而未入内，故其人不渴，病在外者宜汗，故汗出即愈，此为风水。此外另有汗后反恶寒者，此为极虚之证，误因发汗得之。亦另有芍药甘草附子汤之治法，不为风水之例。若前证。更有渴而不恶寒者，渴似风水，而于不恶寒处，得其机关，知非病风而独病水，不在皮外而在皮中，视风水较深一层，此为皮水，其证身肿而冷，状如周痹。盖以周痹，为寒湿痹其阳，皮水为水气淫于肤，所以大略相似也。若前证。更有胸中气窒，窒而作胀，则不能食，窒而不行，则反聚痛，至暮为阴分，更躁而不得眠，明是入水伤心，寒郁其热，其证全在于胸。此为黄汗。若前证之脉浮紧，而痛在骨节，脉证却不相反，且咳而喘，不渴者乃水寒伤肺，此为脾胀，其状如肿。肺主皮毛，皮毛受邪，发汗则愈，然诸病此者，均宜发汗，惟渴而下利，小便数者，为邪已内入，恐非一汗所能愈，皆不可发汗。

此言风水中，有类太阳脉而不为太阳证者，又有相似而实为皮水者，有相似而实为黄汗者，有相似而并非皮水黄汗，实为肺胀者，师分别其证，未出其方，后人补以越婢加苍术，亦未甚周到，节末以渴者、下利者、小便数者，戒其发汗，大有深意。或问前二条云：风水外证骨节疼，此言骨节反不疼，身体反重而痠，前条云皮水不渴，此云渴，何也？曰风与水合而成病，其流注关节者，则为骨节疼痛；其侵淫肌肤者，则骨节不疼，而身体痠重，由所伤之处不同故也。前所云皮水不渴者，非言皮水，本不渴也。谓腹如鼓而不渴者，病方外盛而未入里，犹可发其汗也。此所谓渴而不恶寒者，所以别于风水之不渴，而恶风也。程氏曰：水气外流于皮，内薄于肺，故令人渴，是也。

风水皮水之外，又有温湿郁于里，为里水者，一身面目黄肿，其分别处在于黄。若黄而汗出亦黄，则为黄汗；身黄而无汗出，则为里水。水在里，故其脉不浮而沉，热久郁，故小便不利，积于内者溢于外，故令病水。假令小便自利，不因此自利而除其黄肿，反因此自利而亡其津液，津液亡，故令渴，以越婢加术汤主之。方见

中风。

此又从风水皮水外而言里水也。

【补曰】此里字，反对皮言，谓皮内之白膜，即腠理也。居皮之内，故名曰里，腠理之膏油，是脾所司，水渍膏油，发见脾土之色，则肿而黄。上节所谓黄汗与此节所谓黄肿，皆在膜腠之中，皆属脾也，故均用芪桂等药。浅注解里字，未能确切。

【尤在泾云】越婢加术，是治其水，非治其渴也。以其身面悉肿，故取麻黄之发表，以其肿而且黄，知其湿中有热，故取石膏之清热，与白术之除湿，不然则渴而小便利者，而顾犯不可发汗之戒耶。或云此治小便利，黄肿未去者之法，越婢散肌表之水，白术止渴生津也亦通。

越婢加术汤 即越婢汤，加白术四两，方见下。

【男元犀按】水被热蓄，气为湿滞，致外不得通阳而作汗，内不能运气而利水，故令病水。云假令小便自利三句，疑非里水病也。越婢汤发肌表之邪，以清内蓄之热，加白术运中土、除湿气，利其小便，此分消表里法也。或云越婢散肌表之水，加白术止渴生津也。按岂有小便自利，亡津液而作渴者，仍用此汤，不顾虑其重伤津液乎。

又有兼宿疾而致水，不可不知也。趺阳系胃脉，脉本不伏，因水蓄于下，气伏脉亦当伏，今反紧，紧则为寒，此因其人，本自有寒疝瘕，腹中痛，医不温其寒，而反下之，阳气重伤即胸满短气，而水病大作，所以然者，阳以下而伤则决渎无权，水不行而泛滥矣。气以下而耗则精凝血滞，变其常而化水矣。趺阳脉因水病而当伏，今反数，数则气热，此因其人，本自有热，热则当消谷，而小便数，今反不利，则水

液日积，此欲作水。所以然者，阴虚无以配阳，则水为热蓄而不行也。

此言水病人，别有宿病，当从跌阳脉与其旧病见证而兼顾之，不可以见肿治肿为能事。

水病有五，而正水之病居多，当于脉而体认其所由成，然脉之元妙，可以意会而不可以言传也。寸口脉浮而迟，浮脉则热，迟脉则潜，热潜相搏，名曰沉。跌阳脉浮而数，浮脉即热，数脉即止，热止相搏，名曰伏。沉伏相搏，名曰水。沉则络脉虚，伏则小便难，虚难相搏，水走皮肤，即为水矣。

【徐忠可云】 此段论正水所成之由也。谓人身中健运不息，所以成云行雨施之用，故人之汗，以天地之雨名之，人之气，以天地之疾风名之。故寸口脉主上，犹之天道，必下济而光明，故曰阴生于阳；跌阳脉主下，犹之地轴，必上出而旋运，故曰卫气起于下焦。今寸口脉浮而迟，浮主热，乃又见迟，迟者元气潜于下也。既见热脉又见潜脉，是热为虚热而潜为真潜，故曰热潜相搏名曰沉，言其所下济之元气，沉而不复举，非沉脉之沉也。今跌阳脉浮而数，浮主热，乃又见数，数者卫气止于下也。既见热脉，又见止脉，是客气为热，而真气为止，故曰热止相搏名曰伏，言其宜上出之卫气，伏而不能升，非伏脉之伏也。从上而下者，不返而终，沉从下而上者停止而久伏，则旋运之气几乎熄矣。熄则阴水乘之，故曰沉伏相搏名曰水，见非止客水也。恐人不明沉伏之义，故又曰络脉者，阴精阳气所往来，寸口主阳气，沉而在下，则络脉虚小便者，水道之所从出也。跌阳真气止而在下，气有余，即是火，火热甚则小便难，于是上不能运其水，下

不能出其水，又安能禁水之胡行而乱走耶？故曰虚难相搏，水走皮肤为水矣。水者即身中之阴气，合水饮而横溢也。沉伏二义，俱于浮脉见之，非真明天地升降阴阳之道者，其能道只字耶，此仲景所以为万世师也。

【次男元犀按】 仲景此节，深文奥旨，得徐忠可此注，如暗室张灯，大有功于斯道，但有论无方，读者每苦无下手工夫。先君从原本上下文，搜讨得其要紧，从经方中加出一味，名消水圣愈汤，授受有先叔，屡试屡验，奉为枕秘，厥后此方刻入《时方妙用》中。彼时一齐众楚，无一人能发其旨，以致无上名方，反为俗论所掩。己卯秋先君以老归田，重订旧著，命余读之，后颇有所悟，遂于《时方妙用》中一节，录此方并方论，附于本节之后。第方中天雄难得，不妨以附子代之，菌桂绝无佳者，不妨以桂枝尖代之，方用天雄炮一钱，牡桂去皮二钱，细辛一钱，麻黄一钱五分，甘草炙一钱，生姜二钱，大枣二枚，知母去皮三钱，水二杯半，先煮麻黄至二杯，去上浮沫，次入诸药，煎八分服，日夜二服，当汗出，如虫行皮中即愈。水盛者加防己二钱。天雄补上焦之阳，而下行入肾，犹天道下济而光明，而又恐下济之气潜而不返，故取细辛之一茎直上者以举之。牡桂暖下焦之水，而上道于心，犹地轴之上行而旋运，而又恐其上出之气，止而不上，故取麻黄之勇往直前者以鼓之。人身小天地惟健运不息，所以有云行雨施之用，若潜而不返则气不外濡而脉络虚，故用姜枣甘草化气生液，以补络脉。若止而不上，则气聚为火而小便难，故以知母滋阴化阳以通小便，且知母治肿，出之《神农本草经》，而《金匮》治历节风，脚

肿如脱与麻黄、附子并用，可以比例而明也。此方即仲景桂甘姜枣麻辛附子汤，加知母一味，主治迥殊，可知经方之变化如龙也。

【补曰】徐注可谓有特见，而陈注附消水圣愈汤，则未尽合。盖热潜相搏，明言热气潜藏于下也；名曰沉，徐注所谓沉而不举，是热沉于下，则阳虚于上也。热止相搏，又言热气止而在下也，名曰伏，徐注所谓停止久伏，是热伏于下，故水道不通也。水道不通于下，反乘上焦之虚而乱走，遂发水肿，治宜解伏热则水道通，举沉阳则上焦治而津液化血，络脉不虚矣。此为虚难两治之法，圣愈汤尚未尽合。末节云，沉则络脉虚，伏则小便难，虚难相搏，水走皮肤，则为水矣。此又是仲景自加注脚，以解上文沉伏之意，盖言沉则元阳不能返于上焦。《内经》云：上焦如雾，布散津液，灌溉络脉。所谓脉者，血管也。津液奉心化血，然后灌溉血脉，水行气管中，血行脉管中，脉管充实，则气管窄细，自无容水之隙，脉管空虚，则气管放松，乃有容水窜走之路矣。伏则热伏下焦，《内经》云：下焦如渎，通利水道，以化气卫外，气化不宣，阳郁于下，则小便难而水不下出，势必乱窜矣。总之，虚者脉管虚也，脉管虚而气管放松，则水有走窜之路；难者小便难也，小便难而水无消路，则势必上行外出而发水肿。故虚难相搏，水走皮肤，则为水肿，实知虚难二字之理，则思过半矣。

正水病在将成未成之际，其脉何如？寸口脉弦而紧，紧为寒，弦则卫气为寒所结而不行，卫气不行，则藩篱不固，而即恶寒；卫气不行，则水液不运而不沾流，走于肠间，遂横流于肌肤肢体矣。

此言水病之初成，责在卫气，以寸口主乎卫气也。意者寒气外束，阳气被抑，水之所由成也。

正水病在既成之际，脉又何如？少阴脉紧而沉，紧则为痛，沉则为水，小便即难。

此言水病之既成，责在肾阳，以少阴主肾阳也。意者寒自内生，而气化不速，水之所由盛也。

正水之脉，有恒有反，不可不知，盖以水阴也。阴盛则脉沉，水行皮肤，荣卫被遏，则脉亦沉。今脉得诸沉，当责有水，然必合之身体肿重，方可断其为水，此脉与证相符之恒也。若正水之病，其脉应沉而陡然暴出者，是真气离根，脱散于外，脉证相反，故主死。

此言正水之常脉则沉，若陡然而出则为反也。尤氏云：出与浮迥异，浮者盛于上而弱于下，出则上有，而下绝无也。

正水之治，缓则筑以防堤，急则行其疏凿。夫水病人，脾胃为水气所犯，故目下有形如卧蚕，水明亮而光润，故面目鲜泽，正水脉沉，沉沉极则脉伏，其人胃中津液水饮，俱外溢于皮肤、肌肉，无以上于喉舌，则为消渴，此皆水病先见微也。及其病水之势既成，则腹大，小便不利，其脉沉甚而欲绝者，诊其脉则为无阳，审其势则为有水，可于扶阳中疏凿其水以下之。俾水去则阳回，而元自复矣。

此言正水病，腹大，小便不利，脉道被遏而不出，其势已甚，子和舟车神佑等丸，虽为从权救急之意，然虚人不堪姑试。余借用真武汤，温补肾中之阳，坐镇北方以制水，又加木通、防己、川椒目以导之，守服十余剂，气化水行，如江河之沛然莫御矣。此本论中方外之方也。

【补曰】可下之。谓水不去则温补无益，如十枣汤之类，急夺去之，然后再议温补也。修园力斥舟车丸，而必守温补，于仲景斩关夺隘之法，未能明也。须知可下，是斟酌其可而与之，非一味冒昧也。

问曰：病下利后，阴液亡，则渴欲饮水，欲饮多，而小便不利，水有入而无出，积于腹中，而为腹满，固事之常也，乃因而为肿者，其故何也？答曰：水必得气而行，此缘利后气伤，饮水过多，法当病水，若得小便自利，则水从下通，及汗自然出者，则水从外泄，水虽聚而常行，当愈。然其所以汗与利者，气内复而机自行也，而辛散渗淡之药，不足恃也。

此言客水成肿，易成而亦易愈，调其中气则气复，而水自从利从汗而行矣。有一张姓者，疟愈后日饮水数升，小便不利，有用四苓加木通服之，三日溺时茎痛，一日夜尿不及半小盏，尿盆底如朱砂，日更医，遍服利水之药，形肿日增。有一老医马姓，主以济生肾气丸，早吞五钱，暮服六君子汤一服，许以半月必愈。服至二十余日不效，又增出不寐、气喘、呕逆之逆证，病家极恼前医之失，而求治于予。予诊其色，鼻准黄润，诊其脉虽细小，中而却有缓象，直告之曰：此证误在前医，救在后医，止守前此丸汤并进。再十日必效，予无别法也。病家埋怨已极，誓不再服，叩头求请另方，予不得已，以权辞告之曰：前方虽佳，但日服不改，病气与药气习以为常，所以不效，今且用茯苓四钱，蛤蜊粉三钱，灯草十四寸，煎水服之，三日后再服前服之药方，必另有一番好处。病家喜而服之，是夜小便如涌，其肿亦退去十分之七，皮肤中时见汗意，再一服大汗如雨，肿全消而神气亦复，喜告于予，予令

其遵马先生丸汤之法，渠弗听，从此即不服药，半月病愈体康，到寓面谢，时还痛说前医之过，甚矣哉。医道之弗明也，详附于此。以为尤注气内返而机自行句之铁案，亦以见医术挟时命而行。

【补曰】气内复而机自行，气是何气，机是何机，此笼统语，未能实指出其义也。须思下利后是伤脾，脾者内外膜膈上所生之膏油，皆其物也。凡人饮水，皆从膜膈内走下膀胱；凡人津液，是膀胱水中之气化而上达，亦从膜膈内上达喉舌。脾之膏油即在膜膈间，升津利水以司其事。若病下利后，脾气伤而不升津，则渴；脾气伤而不利水，则小便不利，水渍膏膜之间，则腹满；水渍外膜，则身体肿。故于法当病水也。然受水者脾也，而化水者，责在三焦、膜膈与夫太阳膀胱也。三焦化水而决渎通，小便自利则腹中膏膜不积水而自不满，太阳膀胱化气上行则不渴，外达则汗出周身，外膜之水从汗泄则不肿。然则其病在脾，而转机在三焦，化气则在膀胱，岂徒混言气机哉。

正水病久，则相传而概病，而其初则有五脏之分。心，火脏。心水者，水凌于心，阳气被郁则其身重而少气，郁而不泄，致伤心气则不得卧，烦而躁，阳虚不能下交于阴，阴气不化，则其人阴肿。肝，木脏。肝水者，水气凌肝，必传于脾，脾部在腹，则其腹大，不能自转侧，肝气横，其痛在胁下，传则腹痛，厥阴之气冲逆，水邪随之而上下，则时时津液微生，小便续通。肺，金脏，为治节之官。肺水者，肺主气，虚则失其统御之权，故其身肿，治节不行则水乱，故小便难，时时鸭溏，谓如鸭粪之清浊不贯也。脾，土脏，主腹而气行四肢。脾水者，水气凌脾，脾气不

行，则其腹大，四肢苦重，津气生于谷，脾能化谷，则津液不生，但苦少气，脾气不舒则小便难。肾者主水而藏精，其所赖以为锁钥之司也。其气上通于心，领心阳之气下达水府，肾水者，肾气虚，不能上领心阳之气，而水凝矣。脐腹属少阴，少阴病，阳虚阴甚，则其腹大，脐肿腰痛，不得溺，阴下湿，如牛鼻上汗，阳不及下则其足逆冷，面者诸阳之会也，肾虚不能上会，则其面反瘦。

此分析五脏之水，以补《内经》所未备，使人寻到病根，察其致病之脏而治之，不域于脾、肺、肾，通套成方以试病，则善矣。

师曰：诸有水者，分其内外表里而治之，不若分其上下，尤为确切。腰以下肿，阴为主用，当利小便；腰以上肿，阳为主用，当发汗乃愈。

【沈自南云】此以腰之上下分阴阳，即风皮正水之两大法门也。腰以下主阴，水亦属阴，以阴从阴，故正水势必从于下部先肿，即腰以下肿，然阳盛气郁，决渎无权，小逆横流，疏凿难缓，利小便则愈，经谓：洁净府是也。腰以上主阳，而风寒袭于皮毛，阳气被郁，风皮二水势必起于上部先肿，即腰以上肿，当开其腠理，取汗通阳则愈，经谓开鬼门是也。窃谓利水发汗，乃言其常，而未及其变，当审实者施其常，虚者施其变。但治变之法，欲汗者当兼补阳，即麻黄附子汤之类；欲利小便者兼养其阴，即栝蒌瞿麦丸之类。然开腠通阳，而利小便，必兼变法，乃为第一义耳。按时医治水病只守二方，一曰五皮饮：桑白皮、橘皮、生姜皮、茯苓皮、大腹皮各二钱，取其以皮入皮，不伤中气之义。上肿加紫苏、防风、杏仁各三钱以汗

之；下肿加木通、防己、泽泻、赤小豆各二钱以利之。且气分加白术、黄芪、肉桂之类；血分加当归、川芎、桃仁、五灵脂之类。寒加附子、肉桂、小茴香、巴戟天、干姜之类；热加黄柏、知母、生蛤蜊之类。诸虚合四君子汤，诸实合三子养亲汤，轻者颇效，而重者则否矣。而济生肾气丸：熟地黄四两，山萸肉、山药、泽泻、丹皮、肉桂、车前子、牛膝各一两，茯苓三两，熟附子五钱，蜜丸每服三五钱，百沸汤送下，或作汤服。此方自薛立斋极赞其妙，而张景岳、李士材和之，至今奉为水肿、气肿等证之神丹，而不知一派阴药中，杂以些少桂附，亦从阴化，久服必致阴霾四布，水势滔天，不可救援。谁制此方，大为《金匮》罪人，后医反以此方，名为金匮肾气丸，荒经侮圣，大可浩叹。今因沈自南有栝蒌瞿麦丸养阴一说，余亦谓栝蒌瞿麦丸之用附子，与肾气丸之用附子同义，恐后学错认章旨而误用之，则余亦薛立斋、张景岳、李士材之流辈耳。孟夫子云：尔何曾比予。于是当知昔贤当时不得已之言也。

师曰：上焦主气，诊之寸口，若寸口脉沉而迟：沉则为水，迟则为寒，寒水相搏，则为水肿，可知水肿之必关荣卫也。中焦主水谷，诊之跌阳，若跌阳脉不起而伏，则为水谷不化。第不化有二，若脾气衰而不化，则水杂于粪而鹜溏，胃气衰而不化，则水溢外而身肿。下焦主血，诊之两尺，右尺有阴中之少阳，若少阳之脉沉溺而卑，为相火之衰；左尺为阴中之少阴，若少阴之脉微损而细，为真水之虚。北方龟蛇，非一而亦非二，均在下焦而主血，男子病此，则水精不化，而小便不利；妇人病此，则血化为水，而经水不通，而其

所以然者，则皆阳气不行，阴气乃结之故。经为血，而属于阴，阴血阻滞不利，则渐成为水，名曰血分。男妇之病一体，惟妇则有经可征也。

此言正水之偏于下焦者，为血分，而又合上中二焦而言，为寸口跌阳少阴，上、中、下三诊之全法也。《伤寒论》《金匮》多用此笔法。

【男元犀按】此节及下一节，字字金针，宜熟玩之。

【补曰】此分三节，寸口属肺，肺脉沉迟，则为寒水泛于上焦，遂发水肿矣。为第一段。跌阳脉伏，跌阳是足上胃脉，诊脾胃者也。脾主化谷，胃主化水，脾胃气虚则水谷不化，水为阳，胃亦属阳，水湿而胃燥，以阳从阳，以燥去湿，故胃之阳土，主行水也。谷为阴，有形质色味者，皆阴类也。脾亦属阴，谷坚而脾湿，足以濡软之，以阴从阴，化液归血分，故脾之阴土，主化谷也。脾气衰则谷不化而鹜溏，不在水肿之例，惟胃气衰则水不化而身肿，此等水肿，与上段又不同也。此为第二段。然此两段皆属气分，非血分也。注家不明章句，牵搭下文，以上两段皆归血分解，则不通矣。下一段少阳脉，诊于踝前，少阳三焦起于脐下，关元即胞宫血海也。少阳脉卑陷，则知其病在血海，其血不行也。少阴脉诊于太谿，本诊肾与膀胱，今其脉细亦是血少，脉为血管，血少故细。肾与膀胱血少则水道不活动，胞室血涩则壅水，故男子小便不利，妇人经水不通。观经属血分，血分滞则阻水血从气化，亦为水病，虽在水而实发于血，故名曰血分，知血分之能致水，则气血之理明矣。下文末节言气分，与此对举。

师曰：血分病在下焦，亦与上中二焦

相关，属于虚者，上言之详矣。而属于虚中之实者，不可不知。寸口脉沉而数，数则为出，沉则为入。出则肺气壅于阳，为阳实，入则水气滞于阴，为阴结；跌阳脉微而弦，微则中土本伤，而无胃气，弦则胃受木克，而气不得息；少阴脉沉而滑，沉则为病在于里，滑则为里邪之实，沉滑相搏，血结胞门，其凝聚坚瘕不泻，经络不通，而肿病大作，名曰血分。

此承上节血分而言也，与第八节沉则脉络虚，伏则小便难等句，互相发明。又合寸口跌阳与少阴，而见气壅于阳，胃病于中，血结于阴，分之则三，合之则一也。

【男元犀按】胞为血海，男女皆有之，此云胞门，在关元气海之间，指膀胱之位而言也。先君口传，蔡明府名本谦，患水毒垂死复生，验案，用泽兰之法本于此。

【补曰】此与上节均古诊法，遍求各经而诊之，非近时寸、关、尺法也。若拘近时脉诀解之则窒矣。寸是言手之三部，跌阳是言足上胃脉，少阳是诊足之跗前脉。少阴是诊足之太谿脉。沉为阴结，谓血结于内，则阳欲出而不得出矣。弦则不得息，谓肝脉应弦，必肝血凝结气不得畅，故不得息；沉应里而滑应实，实结在里，则为血结胞门，其瘕结不得泻利，则经络不通而水肿，肿由于血滞，故不曰血分也。此上一节分三段，上二段是水分，下一段乃是血分，若本节又合为一段，皆是言血分也。二节文法不同，细玩自见，多读汉晋文字者，方能别之。能别其文，则意义显然，并不费解。

【尤在泾云】上条之结，为血气虚少而行之不利也；此条之结，为阴阳壅郁而欲行不能也。仲景并列于此，以见血分之病，有全虚者，有虚中之实者不同如此。

血分为男妇兼有之病，而亦有专为妇人而言者，以妇人之病，以经为主也。或有问于师曰：病有血分、水分何也？师曰：经水前断，后病水，名曰血分，此病难治；先病水，后经水断，名曰水分，此病易治，何以故？去水其经自下。

【尤在泾云】此复设问答，以明血分、水分之异。血分者，因血而病为水也；水分者，因水而病及血也。血病深而难通，故曰难治；水病浅而易行，故曰易治。

问曰：病者苦水，面目、身体、四肢皆肿，小便不利，医者脉之，病人竟不言苦水，反言胸中痛，气上冲咽，状如炙肉，当微咳喘，审如师言，其脉何类？师曰：水气中原不得有此证，其先寸口脉沉而紧，沉为水紧积寒，沉紧相搏，则微水积寒，结在关元，始时水与寒尚微，年盛邪不胜正，而不觉。迫至阳衰之后，前此所结之邪，觉荣卫中稍稍相干，阳日就损，阴日加盛，而所结之寒微动，遂挟肾气上冲，咽喉塞噎，胁下急痛，此时若以温肾祛寒药治之，法当渐愈。乃医以为留饮而大下之，未得病源，病气维系而不去，其病根不除，复重吐之，诛伐无过，一则大下以伤其胃，一则吐伤上焦之阳，而下焦之阴火乘之，以致胃家虚烦，咽燥欲饮水，水乘于上，阳虚于下，以致决渎失职，小便不利，釜底乏薪，水谷不化，水气日盛而面目手足皆见浮肿，又与葶苈丸下其水，虽非治其病根，而肿势证既盛，当时如小差，此后或因食饮过度，肿复如前，又加胸胁苦痛，象若奔豚，且其水气扬溢，时则浮咳而喘逆。治者当先攻击，与桂苓五味甘草汤类，冲气令其即低而止，止后方乃治其咳，用苓甘五味姜辛汤等，令其咳止，咳止，其喘不治而自

瘥。所以然者，病根深固，不能自除，当先治冲气咳喘之新病，而水气之病当在所后。虽然治病必溯其所由来，关元结寒，水病之所由来也。

【徐忠可云】此言正水之成，有真元太虚，因误治成水，又误治而变生新病，当以治新病为急。按第十二章，痰饮咳喘病，有小青龙汤加减五方之法，一字一珠宜参看。

兹试为各证，补言其未及，而并出其方。风水其脉必浮，而其为本证之确据者，则在身重，又合之汗出恶风及前后论列诸证，或兼或不兼者，一见身重脉浮，汗出恶风，其为风水内挟湿气无疑矣。以防己黄芪汤主之。若胃中不和，兼见腹痛者，加芍药以泄之。

按此节即太阳病，脉浮汗出恶风者，中风证也。盖以太阳为寒水之经，病则水不行，则必化湿而生胀满矣，故名曰风水。其证身重脉浮者，内挟湿气无疑矣，故以防己黄芪汤治之。张隐庵云：防己生汉中，纹如车辐，主通气行水；芪术解肌散湿，助决渎之用；姜枣草和荣卫，补中央，交通上下之气，使气行而水亦行矣。腹痛者，胃不和也，加芍药以泄之。湿气篇云：胃不和者，加芍药三分可知耳。徐注谓为补脾之虚，误矣。

防己黄芪汤 见湿病。

【男元犀按】恶风者，风伤肌腠也；身重者，湿伤经络也；脉浮者，病在表也。何以不用桂枝麻黄以发表祛风，而用防己、黄芪以补虚行水乎？盖以汗出为腠理之虚，身重为土虚湿胜，故用黄芪以走表塞空，枣草白术以补土胜湿，生姜辛以去风，温以行水，重用防己之走而不守者，领诸药环转于周身，上行下出，外通内达，迅扫

而无余矣。尤云水与湿，非二也。

【正曰】水与湿不同，尤注有误，当参看伤寒太阴篇首，总注自明。

风水证，身重则为湿多，而此则恶风，一身悉肿，则为风多，脉浮不渴，病在表而不在里也。身原无汗，而续偶见其自汗出，身无大热，其微热不去为表实也，以越婢汤主之。

【徐忠可云】上节身重则湿多，此节一身悉肿则风多，风多气多热亦多，且属急风，故欲以猛剂铲之。恶风为胃虚，加附子。《古今录验》加术，并驱湿矣。

越婢汤方

麻黄六两　石膏半斤　生姜三两　甘草二两　大枣十二枚

上五味，以水六升，先煮麻黄去上沫，纳诸药煮取三升，分温三服。恶风加附子一枚。风水加术四两。

【男元犀按】恶风者风也，一身悉肿者水也，脉浮者风发也，风为阳邪，风动则水火战而浪涌矣。涌于上则不渴，涌于外则续自汗出。云无大热者，热被水披，不得外越，内已酝酿而成大热矣。前章云身重为湿多，此章云一身悉肿为风多，风多气多热亦多，系属猛风，故君以石膏重镇之品，能平息风浪以退热，引麻黄直越其至阴之邪，协生姜散肌表之水，一物而两握其要也。又以枣草安中养正，不虑其过散伤液，所以图万全也。

皮水为病四肢肿，水气在皮肤中，前论已详，不必再赘，惟四肢聂聂动者，更为皮水之的证，以防己茯苓汤主之。

此为皮水证，出其方治也。

防己茯苓汤方

防己　黄芪　桂枝各三两　茯苓六两

甘草二两

上五味，以水六升，煮取二升，分温三服。

【徐忠可云】药亦同防己黄芪汤，但去术加桂苓者，风水之湿，在经络近内；皮水之湿，在皮肤近外，故但以苓协桂，渗周身之湿，而不以术燥其中气也。不用姜枣者，湿不在上焦之荣卫，无取乎宣之也。

一身面目黄肿，谓之里水，乃风水深入肌肉，非脏腑之表里也。膝实无汗，胃热内向，欲迅除其热，越婢加术汤主之。欲迅发其汗，甘草麻黄汤亦主之。

此为里水证，出其方治也。

【补曰】上文里水，一身面目黄肿，下文黄汗水从毛孔入得之，日入日里，皆指膜腠言，膜上之膏，是脾之物，故能发黄，此等字义，唐宋后多失解也。

越婢加术汤方　见上。

【男元犀按】风水皮水之外有正水，而兼色黄名里水，里水虽无发汗之法，而邪盛正不衰者，亦必藉麻黄之力，深入其中透出于外，以收捷效。今色黄是湿热杂于内，宜此汤，如寒气凝结于内，宜甘草麻黄汤。

甘草麻黄汤

甘草一两　麻黄四两

上二味，水五升，先煮麻黄去上沫，内甘草煮取三升，温服一升，重覆取汗出，不汗再服，慎风寒。

【蔚按】麻黄发汗最捷，徐灵胎谓其无气无味，不专一经，而实无经不到。盖以出入于空虚之地，凡有形之气血，不得而御之也。

水之为病，其脉沉小，属少阴，即为石水。彼夫浮者为风，即是风水，其内无水而为虚胀者，其证不为水而为气，气病不可发汗，水病发其汗即已。然而发汗之法，各有不同，若脉沉者，水在少阴，当温其经，宜麻黄附子汤，脉浮者，水在皮毛，当温其肺，宜杏子汤。

此为石水证出其方也，而并言及风水与气肿，从反面掉出正旨，时文有借宾定主之法，汉文已开之。

麻黄附子汤方

麻黄三两　附子一枚　甘草二两

上三味，以水七升，先煮麻黄去上沫，纳诸药，煮取二升半，温服八合，日三服。

杏子汤方　缺。恐是麻黄杏仁甘草石膏汤。

客问曰：《金匮》水气篇杏子汤方缺，诸家注说，疑为麻杏甘石汤，不知是否。犀答曰：非也。麻杏甘石汤，《伤寒论》治发汗后汗出而喘，主阳盛于内也。本节云水之为病，发其汗即已，未云热之为病，自汗出也。盖麻杏甘石汤，治内蕴化热自汗出之证，此水之为病，发其汗为宜，则麻杏甘石汤不可用矣。客又曰：何以知杏子汤方用麻黄，而不用石膏乎？余答曰：师云水病发其汗即已，故知其必用麻黄而不用石膏矣。夫以石膏质重，寒凉之性能除里热、清肺胃，同麻黄、杏仁降逆镇喘，外则旋转于皮毛，用之退热止汗则可，用之发表驱寒则不可耳。然则此篇师言脉沉小，属少阴，用附子温经散寒，主石水之病，即可知脉浮属太阳，用杏子启太阴之气，主正水之病，为变其脉症言之也，恐石膏之凝寒，大有关于脾肾，故不可用焉。高明如徐忠可及二张二程，俱疑为麻杏甘石汤，甚矣。读书之难也。余以为，即麻黄、杏仁、甘草三味，不知是否，以俟后之学者。客悦而去。

逆而不顺谓之厥，而皮水浸淫日久，腐溃而出水者，厥而不顺之证也，宜用外敷之法，以蒲灰散主之。

此言皮水溃烂谓之厥，出其外治之方也。诸家俱作水伤阳气而厥冷解，误矣。此照钱太医定之。

蒲灰散方　见消渴。

【按】皮水久而致溃，为逆而不顺之证，以此散外敷之。此厥字言证之逆，非四肢厥逆之谓也，诸家多误解。

问曰：汗出黄色而身不黄，与发黄之证异，别其名曰黄汗。黄汗之为病，身体肿，发热汗出而渴，状如风水，汗沾衣色正黄，如檗汁，脉自沉。前此详其病状，而其病源，何从得之？请再申言而出其方治。师曰：以汗出入水中浴，水从汗孔入得之。盖汗出则腠疏，客水之气，从毛孔而伤其心，故水火相蒸而色黄，水气搏结而脉迟。然此证亦有从酒后汗出当风所致者，虽无外水，而所出之汗，因风内返，亦是水也。凡脾胃受湿，湿久生熟，湿热交蒸而成黄者，皆可以汗出入水之义推之也。宜芪芍桂酒汤主之。

【正曰】水从毛孔入，是入腠理油膜间，油是脾之物，水气内居于此，卫气不得外出，是以相蒸而发黄，黄者脾土之色也。故用芪桂，助三焦之卫气以达于腠理，用芍酒和脾土之营气，以达于膏油，则膜油间之郁湿解而黄汗已。合观方论，皆指膜腠气分之病，与历节之在血分者不同。中风篇云：汗出入水中，如水伤心历节痛。伤心者，水伤心火而入于血分也。血凝气滞故痛，是水伤心惟历节痛，然此汗从孔入，是入腠理气分，不得引伤心之入血分为解。毫厘千里，修园不免贻误。

此为黄汗证，出其方治也。

【尤在泾云】黄汗之病，与风水相似，但风水脉浮而黄汗脉沉，风水恶风，而黄汗不恶风为异。其汗沾衣，色正黄如檗汁，则黄汗之所独也。风水为风气外合水气，黄汗为水气内遏热气，热被水遏，水与热得交蒸互郁，汗液则黄。黄芪、桂枝、芍药行阳益阴，得苦酒则气益和而行愈周，盖欲使荣卫通行而邪气毕达耳。云苦酒阻者，欲行而未得遽行，久积药力，乃自行矣。故曰服至六七日乃解。又云前第二条云小便通利，上焦有寒，其口多涎，此为黄汗。第四条云身肿而冷，状如周痹，此云黄汗之病，身体肿，发热，汗出而渴，后又云剧者不能食，身疼肿，小便不利，何前后之不侔也。岂新久微甚之辨欤？夫病邪初受，其未郁为热者，则身冷，小便利，口多涎；其郁久而热甚者，则身热而渴，小便不利，亦自然之道也。

黄芪芍药桂枝苦酒汤方

黄芪五两　　芍药　　桂枝各三两

上三味，以苦酒一升，水七升相合，煮取三升，温服一升，当心烦，服至六七日乃解。若心烦不止者，以苦酒阻故也。

【男元犀按】桂枝行阳，芍药益阴，黄芪气味轻清，外皮最厚，故其达于皮肤最捷。今煮以苦酒，则直协苦酒之酸以止汗，但汗出于心，止之太急，反见心烦，至六七日，正复邪退，烦必自止，而不止者，以苦酒阻其余邪未尽故耳。

【又按】凡看书宜活看，此证亦有从酒后汗出当风所致者，虽有外水，而所出之汗是亦水也。凡脾胃受湿，湿久生热，湿热交蒸而成黄，皆可以汗出入水浴之意悟之也。

黄汗之病，阳被郁而不下通，则两胫自冷，身热而胫冷，为黄汗之的证。假令

一身中尽发热，此属历节，不为黄汗也。然黄汗郁证也，汗出则有外达之机，若食已汗出，乃荣中之热，因气之动而外浮，又身常于入暮盗汗出者，乃荣中之热，乘阳之间而潜出，此皆责之荣气之热也。若汗出已，反发热者，是热与汗俱出于外也，久久其身必甲错，发热不止者必生恶疮，所谓自内之外，而盛于外是也。若身重，汗出已，辄轻者，是湿与汗俱出也。然湿虽出，而阳亦伤，久久必身瞤瞤，即胸中痛，又若从腰以上汗出，下无汗，是阳上通而下不达也。故腰髋弛痛，如有物在皮中之状，不能便捷，更有病剧而未经得汗者则窒于胸，而不能食，壅于肉理，而身疼重，郁于心而烦躁，闭于下而小便不利，此其进退，微甚之机，不同如此，而要皆水气伤心之所致，可以切指之曰：此为黄汗，以桂枝加黄芪汤主之。

此言黄汗变证不一，总缘发黄，本为郁病，得汗不能透彻，则郁热不得外达，所以又出一桂枝加黄芪之方法也。

【补曰】此要分作四节解，中两节是借宾定主。首言黄汗之证，阳气不得下通，身热而胫冷，为黄汗之的证，此为首段。假令发热，假令字反承上文，则发热字正对胫冷，是言两胫发热也，两胫发热则属历节，而非黄汗，此为第二段。又有似黄汗而非黄汗证者，食已则卫强而汗出，又暮夜阳不入阴，常盗汗者，非黄汗也，此为荣血阻滞其气也。若盗汗既出后而热退者，是气随汗出，而荣血尚得暂为安静，不入暮即不发热矣。设汗出后热仍不息反发热者，是郁气不能尽泄，荣滞不得暂安，久久荣血凝涩，卫气熏灼而为干血，身必甲错，血为气蒸则化脓，故发热。若不止而不盗汗者，则气更不得泄，必蒸为恶疮，

此出汗是荣气，此发热为干血或恶疮，皆
非黄汗之发热出汗也，此为第三段。以下
乃入正文，申明黄汗之证曰。若黄汗是湿
病，必身重得汗出已，其湿略泄则身辄轻，
便知其病在湿郁，久久必身眠眠者，阳气
欲通而不得通也。即胸中郁而不开则痛，
与小柴胡之胸满、小结胸之胸痛，皆是郁
而不开之例。又从腰以上汗出，下无汗，
即是郁而不通身热，而两胫自冷之例也。
髋股骨弛痛，如有物在皮中状，皆是阳气
不达于下也。下无汗，故如有物在皮中，
即《伤寒论》如虫行皮中同例，剧则不能
食，身疼重，小便不利，皆气不通达，为
黄汗之的证也。如此分段则能解矣。又用
方亦可知矣。

桂枝加黄芪汤方

桂枝　芍药各三两　甘草　黄芪各二两
生姜三两　大枣十二枚

上六味，以水八升，煮取三升，温一
升。须臾啜热稀粥一升余，以助药力，温
覆取微汗。若不汗更服。

【男元犀按】 黄本于郁热得汗不能透
彻，则郁热不能外达，桂枝汤虽调和荣卫，
啜粥可令作汗。然恐其力量不及，故又加
黄芪以助之，黄芪善走皮肤，故前方得苦
酒之酸而能收，此方得姜桂之辛而能发也。
前方止汗，是治黄汗之正病法；此方令微
汗，是治黄汗之变证法。

师曰：心荣肺卫，脉应寸口，今寸口
脉迟而涩，迟者其病在荣，无以速卫气之
行，则为寒；涩者其病在卫，无以致荣血
之濡，为血不足。再诊之胃脉之趺阳，今
趺阳脉微而迟，微则知其病为不足于气，
迟则知其不足于气即为寒，合寸口趺阳而
诊之，则知其寒而气血不足，即手足逆冷。
盖以阳气起于四肢，以贯一身而调荣卫故

也。手足逆冷，则荣卫不利，荣卫不利，
则腹满肠鸣，腔中纯是客寒，相逐气转，
膀胱荣卫俱困乏而疲劳。盖以荣卫受气于
阳明，而太阳又为荣卫之统司也。经云：
巨阳主气，为诸阳所属，要知膀胱内主津
液之灌溉，则为阳中之阴；外主阳热之布
护，则为阳中之阳。阳热之气不通即身冷，
阴液之气不通即骨疼，此阴阳之各自为病
也。阳前而阴不与俱通，则阴失阳而恶寒；
阴前而阳不与俱通，则阳独治而痹不仁，
此阴阳之互相为病也。总由阴阳相失，遂
闭塞而成痞，治之者，当使阴阳相得，其
气乃行，大气一转，其气乃散。若证之实
者得药则失气，邪从大便，嘻吹而出；证
之虚者得药则遗溺，邪从小便涌溢而行。
病之所以成，病之所以散，皆一气主之，
故名曰气分。

此非黄病，因黄病之脉沉，上下荣卫
不通等证，触类引伸，而及于气分之专
证，其实水与气，虽分有形无形，而其源
则非二也。肿与胀虽分在外在内而其病则
相因也。然每见病胀者，以治水之法施
之，往往不效，至腹胀而四肢不肿，名曰
单鼓胀。或因水病而攻破太过者有之；或
因宿有癥瘕积块痞块，重加外感内伤而发
者有之；有日积月累初时不觉，及觉而始
治之，则已晚矣。若至腹大如箕，腹大如
瓮，虽卢扁亦莫之何。《内经》明胀病之
旨，而无其治；仲景微示其端，而未立其
法；后人用大攻、大下、大补、大温等
剂，愈速其危。而不知仲景于此节，虽未
明言胀病单鼓，而所以致此之由，所以治
此之法，无不包括其中。下节两出其方，
一主一宾，略露出鼓胀之机倪，令人寻绎
其旨于言外。按沈自南以大气二字，指膻
中之宗气而言，颇为得解。喻嘉言《寓

意草》，谓人身胸中空旷如太空，地气上则为云，必天气降而为雨，地气始收藏不动，诚会上焦如雾，中焦如沤，下焦如渎之意，则云行雨施，而后沟渎皆盈，水道通决，乾坤有一番新景象矣。此义首重在膀胱一经，经云膀胱者，州都之官，津液藏焉，气化则能出矣。如人之饮酒无算，而不醉者，皆从膀胱之气化而出也。膻中位于膈内，膀胱位于腹内，膀胱之气化则空洞善容，而膻中之气得以下运。若膀胱不化，则腹先胀而膻中之气安能下达耶？然欲膀胱之气化，其权尤在于葆肾，肾以膀胱为府者也。肾气动，必先注于膀胱，屡动不已，膀胱满胀，势必奔逆于心膈，其窒塞之状，不可明言。肾气不动，则收藏愈固，膀胱得以清净无为，而膻中之气，注之不盈矣。膻中之气下注，则胸中旷若太空矣。

【徐忠可云】仲景于论正水后，结出一血分；于论黄汗后，结出一气分，何也？盖正水由肾受邪，发于下焦，下焦血为主用，故论正水而因及于经血不通；黄汗由心受邪，发于上焦，上焦气为主用，故因黄汗而推及于大气不转，惟上下之气血，阴阳不同。此仲景治黄汗以桂枝为君，主取其化气，而治正水以麻黄为君，主取其入荣也。石水以附子为主，取其破阴也。审其立言次第，立方之意不晓然耶。

病在气分，大气不转，其心下坚，大如盘，边如旋盘，其势亦已甚矣。然不直攻其气，而止用辛甘温药行阳而化气，以桂甘姜枣麻辛附子汤主之。

此承上节气分之结病，而出其方治也。

桂甘姜枣麻辛附子汤方

桂枝　生姜各三两　细辛　甘草　麻黄各二两　附子一枚，炮　大枣十二枚

上七味，以水七升，先煮麻黄去上沫，纳诸药煮取二升，分温三服，当汗出如虫行皮中即愈。既结之阳，复散行于周身，乃有是象。

此证是心肾不交病，上不能降，下不能升，日积月累，如针石之难破，方中用麻黄、桂枝、生姜以攻其上，附子、细辛以攻其下，甘草、大枣补中焦以运其气，庶上下之气交通，而病可愈。所谓大气一转，其结乃散了。

若夫病源不同，而病形相类者，不可不辨而药之。心下坚大如盘，边如旋盘，当于所言之病因病证，细辨而知其系水饮所作，乃气分之大分别也。水有形，药宜苦泄，以枳术汤主之。

此言水饮，以别乎气分，亦借宾以定主也。

【补曰】此合上二节，当为一章，皆论气分也。缘上历言血分，能成水病，此因补论气分，尤为水之所由成也。上文名曰气分一节，文词奥衍，未能悉解。然大气一转，其气乃散，此两句是一节之主，其意盖谓宗气，乃太阳膀胱所化之气，上达至胸，借脾肺之转枢而气乃散达。次节承明曰设气分，结不达而心下坚，大如盘，边如旋盘，则为大气不转之症，主用桂甘姜枣麻辛附子汤，以转其大气，大气一转，则水病不作矣。本节又承申之曰，心下坚，大如盘，边如旋盘，本是气不散，然气积则为水气积，不散水饮所由起也。作字即起字之义，兼治水饮，用枳术汤。此共三节，推到水饮所作，以见水病多起于气分，较上文起于血分者尤多。此仲景缴补正意，遥对血分，错综文字，贵人会心。

枳术汤方

枳实七枚　白术二两

上二味，以水五升，煮取三升分服，温三服，腹中软即当散也。

【蔚按】言水饮所以别于气分也。气无形以辛甘散之，水有形以苦泄之。方中取白术之温以健运，枳实之寒以消导，意深哉！此方与上方互服亦妙。

附方

外台防己黄芪汤　方见风湿。

治风水脉浮为在表，其人或头汗出，表无他病，病者但下重，从腰以上为和，以下当肿及阴，难以屈伸。

金匮要略浅注补正卷六终

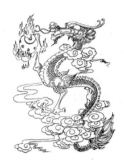

金匮要略浅注补正卷七

汉张仲景原文

闽长乐陈念祖修园浅注

男　蔚古愚　元犀灵石　仝校字

蜀天彭唐宗海容川补正

夔门邓其章云航参校

黄瘅病证并治第十五

寸口脉浮而缓，浮则为风，缓而为痹，痹者风与湿合而不去，非若疼痛之中风，所以然者，风得湿而变热，湿应脾而内行，是以四肢不疼痛而苦烦，脾病者色必黄，脾以其所瘀之热以外行。则肢体面目尽黄矣。

此以寸口脉，而言黄瘅初时之病因也。

【正曰】痹非中风，四肢苦烦，相连读。盖脉缓者本主风痹，乃今之痹，非中风四肢烦痛之痹，是既无四肢烦痛证，而又见缓脉，其应当在脾经，必系风热内陷入于脾经，必见脾湿合热之色而发黄也。本文一个非字，直贯到四肢苦烦一个必字，恰与上文反接，浅注将四肢苦烦，属于脾色必黄，文法既乖而脉证亦不合矣。又按瘀热以行一瘀字，便见黄皆发于血分，凡气分之热，不得称瘀，小便黄赤短涩，而不发黄者多矣。脾为太阴湿土，主统血，热陷血分，脾湿遏郁，乃发为黄，故五色

惟赤色受潮湿则发黄色，五行惟火生土，五色惟赤回黄，故必血分湿热乃发黄也。所以鼻衄目黄亦是此义。观茵陈汤、硝石栀子猪膏，正治黄之方，皆治血分，惟五苓、小半夏，是治气分，然皆变法也。若茵陈诸方，乃为正法，可知黄属血分矣。

趺阳脉紧而数，数则为热，胃热则消谷，紧则为寒，脾寒遇食即为满。满者必生湿，是胃热而脾湿，为黄瘅之病源也。尺脉浮为风伤于肾，趺阳脉紧为寒伤于脾。是肾得风生热，脾得寒生湿，为黄瘅之病源也。凡风热与寒湿相搏，其气必归脾胃，食谷即助其热而为眩，谷气瘀而不消，则胃中苦浊，浊气自当下流，若小便通则浊随溺而去。今小便不通，则浊虽下流，而不外出，于是阴脏被其寒，而客热流入膀胱，膀胱为太阳，统主一身之肌表，故身体尽黄，名曰谷瘅。以病虽始于风寒，而实成于谷气也。

此言趺阳脉，以明胃热脾寒，郁而成瘅。又言肾脉浮，趺阳脉紧，为肾热脾寒，

亦能郁而成瘅。又归于膀胱之不化气，以胱膀主一身之肌表，不化气则湿热无去路，而亦成瘅。其病虽有各经之不同，而总以脾胃为主，故以谷瘅结之。

【补曰】阴被其寒，是言太阴，脾受寒生湿，此句总承上文，脉紧为伤脾，谷气不消而言，总见脾寒生湿也。热流膀胱是言阳明胃热，此句总承胃中苦浊，而小便不通言，总见阳明胃热，陷于湿土之中也。浅注解阴为阴脏，解热为邪热，与上文理不相承接，则义不明矣。

额上心之部也，肾邪重而水色见于火部，故黑，肾热上行而通于心则微汗出，手心名劳宫属心，足心名涌泉属肾，肾虚不能配火，水火未济则手足中热，酉主肾，肾虚则其热薄暮即发，膀胱为肾中府，肾病则外府必急，肾虚不能摄水则小便自利。此得之房劳过度，热从肾出，故名曰女劳瘅。至腹满如水状，脾肾两败不治。

此为女劳瘅，而另言其证也。

【正曰】女劳瘅，色欲过度，欲火结于胞宫、血海之中，故曰腹如水状，言如水实，非水，少腹血室中胀满也。血室有瘀热胀满，则膀胱受其逼窄而急，其实病在胞室，不在膀胱，故膀胱虽急，而小便自利，以见病不在膀胱，而在血室中也。此如蓄血，小腹满而小便自利者，同一例也。故手足心属血分，薄暮入夜属血分，即发热，与热入血室，夜则谵语同例。阴虚不能敛阳，瘀热发则微汗，胞室瘀热上应心部，则额上黑，总见女劳瘅，在胞宫血分之中也。凡阴阳易男女交感，为疮为淋者，其病皆在胞室。与女劳瘅一例，浅注以肾与膀胱，不能摄水为解，不知硝石方条明言非水病也，何得复以膀胱为主哉？

脾虽黄色有因于酒者，酒多湿而性阳，故伤在上焦，心为酒所困，则心中懊憹而热。热内蓄则不能食，热上冲则时时欲吐，酒气熏心，而味归脾胃而作黄，名曰酒瘅。

此言酒瘅之证也。

瘅病属实者多，而属虚亦复不少。阳明病，实者脉必数，今竟脉迟。其胃弱可知，胃弱则化谷不速，食难用饱，饱则不运，火聚而发烦，胃中填塞，上下俱阻，清者阻于上升，则头眩，浊者阻于下降，则小便必难。此因谷气郁而生热，而非胃有实热，察其病势，欲作谷瘅，虽下之，腹满如故，所以然者，以脉迟为虚故也。

此言胃虚欲作谷瘅之证也。

【正曰】浅注言胃虚欲作谷瘅，非也。此即上文阴被其寒，热流膀胱之义。阳明病三字，是言胃家实热。凡仲景称某经病，皆照伤寒六经提纲言之，故知此阳明病，是言胃家实热。胃热者脉当数，今脉迟，则是脾受寒，故不见胃之数脉，而见脾之迟脉，必脾不运化，食难用饱，饱则当腹满，且反壅胃热，发烦头眩，胃中浊气下流，必小便难，欲作谷瘅。虽其证有胃热腹满之象，然兼脾寒亦不当下，若下之则腹满如故，谷瘅之病，仍能不解也。所以然者，以脉迟脾寒，故不当下也。按腹满如故，承上文言其如故也，则知上文食难用饱句，下有腹满证在矣。读仲景书者，虽于文法明暗处，细心体玩。

上言心中懊憹等证，酒瘅之证犹未备也，今且历陈之。夫病酒黄瘅，固属上焦之病而实不止于上焦也。水出高原，上焦湿热既盛，其下必小便不利，然其有确切不可易之候，曰心中热，从心热来，其小便不利，自不等于谷瘅之小便不通，其足下热，又不等于女劳瘅之手足中热也，是其为酒瘅之的证也。

【补曰】酒味厚，入血分，一入于胃，则上熏心包，故必心中热，心中懊憹，心中如啖大蒜状，皆是酒熏心包之故。包络与三焦相表里，包络移热于三焦，则决渎不清而小便不利。足下热，亦是血分之热，与女劳瘅之手足心热，同义也。温经汤证，手足心热，皆同义也。知酒瘅在血分，益知女劳瘅亦在血分，酒瘅腹满与女劳瘅之腹满，皆是瘀血，如温经之腹满证，亦是此义。惟其发见之因，各有不同，故不独温经汤单治血，与此治法不同，即酒瘅、女劳瘅，一则伤在包络，一则伤在胞宫，故治方又各不同。此数节当互参之。

酒黄瘅者，以心中热为正候，亦或有热去于心，而无热，无热则心靖，心靖则其言了了。然亦有心中无热，邪竟注于阳明为腹满，为欲吐，又验之鼻燥，则知其为阳明证无疑。夫腹满宜下，欲吐宜越，因势而利导之法，今既腹满而且欲吐，则可下而亦可吐，必须审其脉浮者。为邪近上，而先吐之；沉弦者，为邪近下，而先下之。

上言无热，吐下尚未可定也，若酒瘅心中热，而且有欲吐之意者，乘机吐之则愈。

上言可下，为无热而腹满者言也。若酒瘅而心中热，病在上而误下之，则伤其下，其阳明之邪，乘下之虚，其邪别入少阴，积渐而肾伤，故久久为黑瘅，乙癸同源，肝病而目青，肾病而面黑。然虽曰黑瘅，而其原则仍是酒家，故心中热气重烁，如啖蒜齑状。此于变证中，露出酒瘅真面目也。肾虚则阴火熬血，而为瘀血。瘀于里则皮肤爪之不仁，此绝类女劳瘅，何以知其为酒瘅也？然酒脉必浮，此虽因下而弱，要辨大便正黑。血不荣于表，则其脉浮中带弱，其色虽黑，黑中仍带微黄，故知之。

此四节，言酒瘅之相因为病，以补二条，懊憹等证所未备也。

【补曰】仲景言酒瘅久为黑瘅，女劳瘅亦云作黑瘅；酒瘅大便正黑，女劳瘅亦云大便必黑；酒瘅足下热，女劳瘅亦云足下热。盖酒入于胃，味厚归血，酒味熏灼，心包络受之，醉则心神先乱，多饮则醉成死血。凡酒瘅者皆病在血分，瘀血入大便，则化黑色；瘀血在经络，壅热则为足下热；瘀血发出心血焦灼之色，则为黑瘅，憔悴黑瘦，皆是血分瘀热之故。女劳欲火结于血室，病亦在血分之中，故与酒瘅见证皆同。其不同者，酒瘅以心中热，小便不利为别。盖酒先入心包，遗热于小肠，故见心中热，小便不利也。若女劳瘅，又以膀胱急，小便自利为别，盖瘀热在胞室，逼窄其膀胱，故急。然膀胱之中实无瘀，故小便自利，此所以异也。故治酒瘅，以心胃为主，治女劳瘅，以三焦胞室为主。

师曰：病黄瘅，湿热也。湿淫于内则烦喘胸满，热淫于内则发热口燥，今发热烦渴，胸满口燥者，以病发时，不用汗解正法，而以火劫逼其汗，以热攻热，两热相搏所得。然使热不与湿合，必不作黄，凡黄家所得，从湿得之，原不可以一下尽其法也。须审其一身尽热，热而黄，且肚热，视一身之热为尤甚，是因火劫，而令火热尽在于里，法当下之。

此概言黄瘅，有因误水而得之证，又辨其湿热相合者，为瘅病之常；独热在里者，为瘅病之变，使人分别论治也。

瘅病将成未成，必先见有一二证，而可卜之。凡病在里，则脉沉，里热则渴欲饮水，饮水多，而小便不利者，水无去路，则郁于里而为湿，湿与热合交相蒸郁，皆可卜其发黄。脾之部位在腹，脾之脉络连舌本，散舌下，若腹满舌痿黄，是脾有湿而不行矣。又胃不和，则卧不安，若躁不得睡，是胃有热而不和矣。湿热相合，为属黄家。

此二节，言黄之将成，欲人图之于早，不俟其既成而药之，意含言外。

黄者土之色也，土无定位，寄王于四季之末各十八日，故黄瘅之病，当以十八日为期。盖谓十八日脾气至，而虚者当复，即实者亦当通也。治之者，当使其十日以上即瘥，不逾乎十八日之外乃妙也。若逾乎十八日不瘥而反剧，为土气不能应期而王，难治。

此言黄瘅之愈有定期，欲医者期前而速治也。按沈自南云，此取阳病阴和，阴病阳和为大纲也。十八乃三六阴数之期也，十日二五阳土之数也。黄瘅乃湿热郁蒸，阳邪亢极，脾阴大衰，故治之须候一六二六三六，阴气来复，制火之期，而为定期。若至十日以上，土阴气复则当瘥，而反剧者，乃脾阳亢极，阴气化灭，故而难治。此虽非正解，亦互相发明。

瘅病是郁热外蒸之象，瘅而渴者，内热更结内外交病，其瘅难治；瘅而不渴者，热从外宣，内之正气自运，其瘅可治。发于阴部，里为阴，里气之逆，其人必呕；发于阳部，表为阳，表邪之盛，其人振寒而发热也。

此以渴、不渴别瘅之难治、可治，以呕与寒热，辨黄之在表在里也。

今试为瘅病，出其方。谷瘅之病，其初多病寒热，其寒热作时则不食，寒热止时，即或时食，食即热上塞而头眩，内滞塞而心胸不安，湿瘀热郁不解，久久身面发黄，为谷瘅，以茵陈蒿汤主之。

此为谷瘅证，而出其方也。

【徐忠可云】 前第一段论谷瘅，不言寒热，而有小便不通，第二段论谷瘅，不言心胸不安，而有小便必难，此独不言及小便。盖谷瘅证亦有微甚不同，前所云小便不通，此势之甚急者也。所云阳明病脉迟者，小便必难，乃既见阳明证，而因脉迟挟虚，以致不运，此表病中之间有者也。若此云寒热，则非二三日之病矣。不食，食即头眩，则虽眩而食未尝断可知矣。故曰久久发黄，见迟之又久，乃相因而为病，其势渐而缓，则小便亦未至不通耳。然观方下注云，一宿腹减，此亦必小便不快，而腹微胀可知，但不必专责小便耳。谷瘅三证，止出一方，盖阳明病一至发黄，则久暂皆宜开郁解热，故此方实为主方。若阴黄则后人以附子合茵陈，乃此方之变也。按心胸不安与酒瘅之心中懊憹亦不同，彼因心中热，至有无可奈何之象，此言不安，仅微烦也。即阳明脉迟证，所谓发烦头眩耳。

茵陈蒿汤方

茵陈蒿六两　栀子十四枚　大黄二两

上三味，以水一斗，先煮茵陈减六升，纳二味煮取三升，去滓分温三服，小便当利。尿如皂角汁状，色正赤，一宿腹减，黄从小便去也。

【男元犀按】 太阴湿土也，阳明燥土也。经云：谷入于胃，游溢精气，其上输下转，藉脾气之能也。谷瘅者，食谷入胃，脾气不输，湿与热并，久则熏蒸成黄，黄成则荣卫流行之机，为之阻而不利，故有寒热不食之病。经云：食入于阴，长气于阳，食即头眩，心胸不安者，谷入于胃，挟浊气以上干也。主以茵陈蒿汤者，茵陈禀冬令寒水之气，寒能胜热；佐以栀子，味苦泻火；色黄入胃，挟大黄以涤胃肠之郁热，使之屈曲下行，则谷瘅之邪，悉从二便而解矣。

凡发热而不恶寒，为阳明病，若黄家，当申酉时，名曰日晡，所应其时发热，而反恶寒，此非阳明热证，为女劳得之。以女劳之病在肾，肾之府为膀胱，申时气血注于膀胱，酉时气血注于肾也。肾为热逼则膀胱必急，膀胱既急则少腹亦满，其一身虽尽黄，而额上独黑，一身虽尽热，而足下尤热，此病势侵淫，肾邪遍于周身，不独额上，而身上俱作黑瘅。然其中犹有可疑者，腹胀便溏，证同脾湿，然究其腹胀非水，而如水状，大便必变黑而时溏，此女劳之病，肾热而气内结，非脾湿而水不行之为病也。但证兼腹满者为阳气并伤，较为难治，以硝石矾石散主之。

此为女劳瘅，出其方治也。立论独详，所以补先之未备也。

【正曰】此条浅注，以肾与膀胱为解，不知女劳瘅是瘀热在血室，不在肾与膀胱，故本文曰非水病也。又观其方自注曰，病随大小便去，小便正黄，大便正黑。盖胞宫在大肠之前，膀胱之后，前后全以油膜相连，胞乃油膜中一大夹室，故用硝矾，均走油膜去瘀浊，使瘀血从浊道走大肠而出，使热邪从清道走小便而出，皆从油膜透达而出，此两途也。浅注以为属肾，似指为虚劳之证，而又见其方非治虚，故解不的确。余已详于上条，当细参之。

硝石矾石散方

硝石熬黄　矾石烧，等分

上二味为散，大麦粥汁和服方寸匕，日三服，病随大小便去。小便正黄，大便正黑，是其候也。

【徐忠可云】硝能散虚郁之热，为体轻脱而寒不伤脾；矾能却水，而所到之处，邪不复侵，如纸既矾，即不受水渗矣。以大麦粥服调，益土以胜水，合而用之，则散郁热解肾毒，其于气血阴阳汗下补泻等法，毫不受涉，所以为佳。

【正曰】硝软坚速降，而云散虚郁之热，非也。矾能逐浊，有澄清之力，但云却水，亦非也。盖本文原言是女劳瘅，非水也。须知女劳瘅是男女交媾，欲火结聚在胞宫、精室之中，硝咸寒直达精室，以攻其结热，白矾佐之，以除其浊，令结污之邪从大小便出，故曰小便正黄，大便正黑。徐注谓与汗下等法，毫不相干，岂不谬耶？

酒瘅前论已详，似可毋庸再赘矣。而心中懊恼，为此证第一的据，或热痛，为此证中之更甚者，以栀子大黄汤主之。

此为酒瘅，而出其方治也。

栀子大黄汤方

栀子十四枚　大黄二两　枳实五枚　豉一升

上四味，以水六升，煮取二升，分温三服。

【元犀按】栀子、豆豉彻热于上，枳实、大黄除实去满于下，此所谓上下分消，顺承热气也。

【徐忠可云】因酒徒阴分大伤，故不用燥药以耗其津，亦不用渗药以竭其液，谓热散则湿不能留也。凡治湿热而兼燥者，于此可悟。

【正曰】既有湿矣，何又兼燥，自相矛盾，只因于燥湿之理未明也。燥即不湿，湿即不燥，其不用燥药者，因此是湿热，燥能助热，故不用也。

诸凡病黄家，既属湿热交郁而成，小

便为气化之主，但利其小便，下窍气通则诸气自不能久郁，假令脉浮，则气病全滞于表分，徒利其小便无益也。当以汗解之，宜桂枝加黄芪汤主之。

此以下皆治正黄瘅方也。

【徐忠可云】 黄瘅家，不独谷瘅、酒瘅、女劳瘅有分别，即正黄瘅，病邪乘虚，所著不同。予治一黄瘅，百药不效而垂毙者，见其偏于上，令服鲜射干一味，斤许而愈。又见有偏于阴者，令服鲜益母草一味，数斤而愈。其凡有黄瘅初起，非系谷瘅、酒瘅、女劳瘅者，辄令将车前根叶子合捣取自然汁，酒服数碗而愈。甚有卧床不起者，令将车前一味自然汁数盂，置床头，随意饮之而愈。然则汗下之说，亦设言以启悟，其可无变通耶。

【补曰】 但利其小便，是治黄正法，亦治黄定法也。此后汗下温补诸方，皆是变法，故其文法，以假令二字别之，便是仲景示人别之意。盖在仲景之意，以为世多知正治之法，而惟变证变法，则恐不知。故凡正方正法每以一二语了之，反于法之变者，特加详焉。此仲景著书之通例，玩其文法，便可识矣。有如此条，诸黄家但利其小便，一语已尽正治之法，其余变证兼证，主中之宾，读其书者，幸勿玩其所详，而忽其所略也。

桂枝加黄芪汤方 见水气。

【男元犀按】 黄瘅证多由湿热内郁而成，为病在内也。郁在内者，宜内解，故曰但当利其小便，小便通则所郁皆去矣。假令脉浮者，在肌表也，当外解，故曰当以汗解之。桂枝汤解肌发表，加黄芪助之，以黄芪有发汗退黄之专长也。

诸黄，缘湿热经久变为坚燥，譬如盦面湿合热郁而成黄热，则久湿去而干也。以猪膏发煎主之。

此言黄瘅中另有一种燥证，饮食不消，胃胀有燥屎者，而出其方治也。徐氏谓为谷气实所致，并述治友人骆天游黄瘅腹大如鼓，百药不效，以猪膏发灰各四两，一剂而愈。按此条，师止言诸黄二字，而未详其证，余参各家之说而注之，实未惬意，沈自南注浮浅，又极附会，余素不喜。惟此条却有悟机，姑录而互参之。其云此黄瘅血分通治之方也。寒湿入于血分，久而生热，郁蒸气血不利，证显津枯血燥，皮肤黄而暗晦，即为阴黄，当以猪脂润燥，发灰入血和阴，俾脾胃之阴得其和，则气血不滞，而湿热自小便去矣。盖瘅皆因湿热郁蒸，相延日久，阴血必耗，不论气血二分，皆宜兼治其阴，故云诸黄主之。

猪膏发煎汤

猪膏半斤　乱发如鸡子大，三枚

上二味，和膏中煎之，发消药成，分再服，病从小便出。《千金》云，太医校尉史脱家婢黄病，服此胃中燥粪下便差，神验。

【男元犀按】 猪膏主润燥，发灰主通小便，本《神农本草经》，有自还神化句最妙。谓发为血余，乃水精奉心化血所生，今取以炼服，仍能入至阴之脏，助水精以上奉心脏之神，以化其血也。沈自南谓寒热入于血分，久而生热，郁蒸气血不利，证显津枯血燥，皮肤黄而暗晦，即为阴黄，当以此治之。且热郁既久，阴血无有不伤，治者皆宜兼滋其阴，故曰诸黄主之。又按时医惑于以人补人之说，每遇虚证，辄以紫河车配药。余幼时随侍，闻家君与客常谈及紫河车一物，曰某也服此，今反服肉羸瘦；某也服此，病反增剧。吾行道数十年，见有用紫河车者，未尝一效，余默识之。今省中行道辈，遇病人家有余货，或病证虚弱，火烁等证，即曰非紫河车不能成功也。呜呼！是医也，而能活人乎？是药也，而能活人乎？

黄瘅病，审其当用表里两解法者，以茵陈五苓散主之。若夫脉沉腹满，在里则为大黄硝石汤证；脉浮无汗，在表则为桂枝加黄芪汤证矣。当知此方，非治黄通用之方。

此为黄瘅，而出表里两解之方也。徐云：治黄瘅不贵补，存此以备虚证耳。

茵陈五苓散

茵陈十分　五苓散五分

上三味和，先食饮，服方寸匕，日三服。

【男元犀按】五苓散功专发汗利水，助脾转输，茵陈蒿功专治湿退黄，合五苓散，为解郁利湿之用也。盖黄瘅病由湿热瘀郁，熏蒸成黄，非茵陈蒿推陈致新，不足以除热退黄；非五苓散转输利湿，不足以发汗行水。二者之用，取其表里两解，为治黄之良剂也。

黄瘅，腹满，小便不利而赤，里实也。黄瘅最难得汗，若自汗出，表和也，此为表和里实。实者当下之，宜大黄硝石汤。

此为黄瘅，而出其里实之方也。视栀子、大黄及茵陈蒿汤较峻。

大黄硝石汤

大黄　黄柏　硝石各四两　栀子十五枚

上四味，以水六升，煮取二升，去滓，纳硝，更煮取一升，顿服。

【男元犀按】黄瘅病湿热交郁，不得外通，今自汗出者，外已通也。腹满，小便不利而赤者，湿热仍实于里也。实者当下，故用大黄除满去实，硝石领热气下趋

二便，又以黄柏除湿退黄，栀子散热解郁。湿热散，二便调，则里气亦和矣。

黄瘅病，实热者小便当赤短，若小便色不变，而且欲自利，其无内热，确凿有据，可知其腹满而喘，非里实气盛，乃为虚满虚喘也。虽有瘅热，亦不可以寒下之药除其热，热除则胃必寒而作哕，哕者宜先调其胃，降其逆，然后消息治之，以小半夏汤主之。

此为黄瘅之虚证，误治增病，而出其救治之方，非谓小半夏汤，即能治黄瘅也。后人以理中汤加茵陈蒿，颇有意义。

小半夏汤方　见痰饮。

【元犀按】《伤寒论》云：瘀热在里，身必发黄。此云小便色不变，欲自利者，可知内无瘀热矣。盖喘满属中气虚弱，故曰不可除热，师恐后人误投寒剂伤中，故立小半夏汤以救误治也。用半夏和胃以镇逆，生姜温理中脏，中温则升降自如，而喘满呕逆自愈。又按若中虚发黄者，余每用理中汤、真武汤等，加茵陈蒿多效。

诸黄，腹痛而呕者，少阳之木，邪克土也。宜柴胡汤。

此言黄瘅，有土受木克之证，以柴胡汤治其呕痛，亦非谓柴胡汤治诸黄也。止言柴胡汤，未分大小，意者随见证而临时择用也。

柴胡汤方　见伤寒。

【男元犀按】呕者，胃气不和也；腹痛者，木邪犯胃也。小柴胡汤达木郁，和胃气，使中枢运，则呕痛止而黄退矣。非小柴胡汤，可概治诸黄也。

男子黄，小便自利，知非湿热交郁之黄，而为土虚，其色外现之黄，当与虚劳小建中汤。

此为虚黄证而出其方也。黄证不外于

郁，虚得补，则气自畅而郁开，郁开则黄去矣。单言男子者，谓在妇人则血分有热，正未可知，又当另有消息也。

【补曰】女劳瘅，亦小便自利，然有膀胱急证，是胞宫有瘀积也，此小便自利，无膀胱急证，则知为虚矣。虚劳二字是此节眼目，男子虚劳，而发痿黄之色者多矣，非黄瘅之本证也。不可不知。

【尤在泾云】瘅黄之病，湿热所郁也。故在表者，汗而发之；在里者，攻而去之，此大法也。乃亦有不湿而燥者，则变清利为润导，如猪膏发煎之治也。不热而寒，不实而虚者，则变攻为补，变寒为温，如小建中之法也。其有兼证错出者，则先治兼证，而后治本证，如小半夏，及小柴胡之治也。仲景论黄瘅一证，而于正变虚实之法，详尽如此，其心可谓尽矣。

【男蔚按】此言土虚而现出黄色也。虚极者宜补土之母，四逆辈可以间服。然单言男子，谓妇人血瘀发黄，尚有桃仁承气汤法也。苟属虚黄，亦宜以此汤加当归、益母草之类也。

附方

瓜蒂散　治诸黄。方见暍病。按《删繁方》云：服讫吐出黄汁，亦治脉浮，欲吐者之法也。

【男元犀按】瓜蒂散《伤寒论》三见，俱主胸中之病，《金匮》取之，附治诸黄何也？盖黄乃湿热相并，郁蒸不得外越，用瓜蒂散吐而越之，使上膈开而下窍达，湿热之邪，自有出路矣。故曰治诸黄。

千金麻黄醇酒汤　治黄瘅。

麻黄三两

上一味，以美酒五升，煮取二升半，顿服尽，冬用酒，春月用水煮之。

【男元犀按】麻黄轻清走表，乃气分之药，主无汗表实证。黄瘅病不离湿热之邪，用麻黄醇酒汤者，以黄在肌表荣卫之间，非麻黄不能走肌表，非美酒不能通荣卫，故用酒煮，以助麻黄发汗，汗出则荣卫通，而内蕴之邪，悉从外解耳。

惊悸吐衄下血胸满瘀血病脉证第十六

寸口脉，动而弱，为惊悸之主脉也。惊自外至，气乱则脉动，动即为惊；悸自内惕，气怯则脉弱，弱则为悸，外有所触，内不自主，则脉动而弱。有惊与悸而并见者，有惊与悸而各见者。

此言经属外一边，悸属内一边，惊悸并见，为内已虚而外复干之也。

师曰：衄为清道之血，从督脉由风府，贯顶下鼻中。其所以血上越而妄出者，由肝肾之郁热逼也。若其人尺脉浮，则知肾有游火矣。目睛晕黄，则知肝有蓄热矣。肝肾之火上冲，则衄未止，若晕黄去，目睛慧了，肝肾之热俱除，故知衄今止。

此言血随火而升也。

又曰：衄既为阳经清道之血，总非阴经所主，彼手足少阳之脉，不能入鼻颊，所以不主衄也。主之者惟手足太阳、手足阳明四经。太阳行身之表为开，春生夏长，阳气在表，有开之义。故从春至夏衄者属太阳，阳明行身之里为阖；秋收冬藏，阳气在里，有阖之义。故从秋至冬衄者属阳明。

此以四时合四经，而提衄血之大纲也。四时宜活看。

【尤在泾云】血从阴经，并冲任而出者则为吐，从阳经并督脉而出者，则为衄，故衄病皆在阳经。但春夏阳气浮，则属太阳，秋冬阳气伏，则属阳明，为异耳。所以然者，就阴阳言，则阳主外阴主内；就三阳言，则太阳为开，阳明为阖；少阳之脉，不入鼻頞，故不主衄也。

或问衄皆在阳是已，然所谓尺脉浮目睛晕黄者，非阴中事乎。曰前所谓尺脉浮，目睛晕黄者，言火自阴中出，非言衄自阴来也。此所谓太阳阳明者，言衄所从出之路也。谁谓病之在阳者，不即为阴之所迫而然耶？

衄家为阴血已亡，不可再汗，以重竭其阴，若汗出必额上陷，中之脉为热所烁而紧急，目得血为能视，血亡则目直视不能眴，阳归于阴则卧，阳亢则不得眠。

此言衄家，当以发汗为戒也。知所戒，则知所治矣。况泻心汤、黄土汤，皆衄证之的方也。

【补曰】此条垂戒。见凡失血者，皆不可发汗也。汗者水中之阳，化津外达以充体者也。衄家循太阳经脉之血，既由额上注于鼻而为衄，则血伤矣。若气不伤，犹充于外，而额不陷，今再令汗出，则太阳膀胱气化之水津，又从汗而亡，血不守而气又不充，必至额上陷下矣。血脉既虚，气又促之，则脉紧急，肝开窍于目，血不养肝，而水又不生木，则目系戾乖，直视不能眴、不得眠，皆气之津不能救血之故。总见血家，不可复伤气津也。本注但解为亡阴血，而不知汗是气分之阳津，非血分也。故衄已亡血，额尚不陷，惟再汗伤气分，额乃陷。浅注不得其解。高士宗云：欲辨衄之重轻，须察衄之冷热，衄出觉热者，乃阳明络脉之血，轻也，治宜凉血滋阴。衄出觉冷者，乃阳明经脉之血，重也，治宜温经助阳。要言不烦，特附录于此。

【男元犀按】泻心汤，即凉血之剂；黄土汤，即温经之剂。但后人多用滋阴，究不若养阴引阳之为得也。

病人面无色，益知其气血衰，而不华于面也。身无寒热，便知其外无病，而内自亏也。然《内经》云：察色按脉，当别阴阳。今按其脉沉为肾，弦为肝，其脉沉弦并见者是龙雷之火迅发，血随上溢，而为衄，若察其面无色，按其脉浮弱，浮为阴虚，弱为阳弱，浮弱之极，手按之即绝者，阳不下交于阴，则阴失阳而脱陷，所以下血。若察其面无色，按其脉浮弱，而竟见烦咳者，曷故，盖日月出矣，焰火无光，此为胸中之阳不宣，而阴火乘之。乘于心则烦，乘于肺则咳，咳则气逆于上而血随之，可以必其吐血。

合参此条面无色三字是主。盖人身中阴阳相维，而阴实统于阳，血者阴也，故阳能统阴，则血无妄出。今面无色，知其阳和不足，阳和不足，则阴火乘之，假令脉平，则如平人无事，尚可支持而度日也。今观其面，既已无色，察其证，又无表邪之寒热，而诊其脉，何以忽见此沉象之象，当知沉为肾，弦为肝，沉弦并见，为肝肾之气不靖，龙雷之火肆逆于上，逼血奔于清道则为衄矣。若面无色，其脉不为沉而为浮，不为弦而为弱，浮为阴虚，弱为阳弱，极为虚弱之象，手按之即绝，此为阳明两虚而阳为阴主，若虚在下焦之阴，无元阳以维之，而血下漏矣。面无色，脉浮弱，按之绝者，忽见烦咳证，烦属心，咳嘱肺，心肺病而胸中之阳不能以御阴火，血随虚火涌于浊道，则从口出矣。以上三条，皆起于真阳不足，血无所统。故治血之良法，大概苦寒不如甘温，补肾必兼补脾。所以黄土汤，原治先便后血之证，其方下小注云：亦主吐衄，即金针之度也。余每用此方，以干姜易附子，以赤石脂一斤代黄土，取效更捷，甚者加干侧柏四两，鲜竹茹六斤。

【正曰】面无色者，血脱不荣于面也，余见者多矣。今以面无色，为阳和不足，理颇近似，而实非也。《内经》明言，心之合脉也，其荣色也。则知面无色，是血脉脱之故，又以咳为胸中之阳不能御阴火。夫阴火诚有之，谓其火之生于阴分者，非谓此火属阴，而即不与阳火合也。有如鬼磷，即阴火也，而西洋取磷，以为自来火，名曰猛火药，则阴火未始不然；又如焰硝即阴火也，硫磺即阳火也，硫磺无硝不烈，以知阴火未尝不合于阳火。修园谓胸中之阳不能御阴火，意在助阳火，以敌阴火，而不知益张其焰矣。特阳火宜逆治之，阴火宜从治之，反佐可也。若一意从阳，则未知治法。

夫人卒然吐血，血后不咳其证顺而易愈，若咳逆上气，则阴虚而阳无附丽若矣。其脉数，而身有热，夜间不得卧者，是既耗之阴而从独胜之阳，有不尽不已之势，主死。

此言血后真阴亏而难复也。若用滋润之剂，恐阴云四合，龙雷之火愈升；若用辛温之方，又恐孤阳独胜，而燎原之势若当，师所以定其死，而不出方也。余于死证中，觅一生路，用二加龙骨汤加阿胶，愈者颇多。

【正曰】血与气交会，在血室气海中，血随气为运行，气以血为依归，但病血而不病气，则气足以资血源，为可治。但病气而不病血，则血足以招气归，亦为可治。惟气血交病，则不可治矣。气者水中之阳也，肾水枯竭，阳气上越，熏灼肺金，肺痿咳逆，上气不休，则气不归根矣。血者，心火所化之阴汁也，心中血管动跳，而为周身之动脉，心血太虚，其火独旺，则脉

数身热，盗汗心烦，不得安卧，而血不灌溉矣。凡此二者，病血不病气，则犹借气以启血之化源，病气不病血，则犹可借血以引气归其宅，若两无根蒂，不死何为？又详吾《医经精义》及《血证论》，自宋有龙雷之火说与，比拟不伦，于阴阳血气多不识真，最易误人。

吐血有不尽，由于气虚不摄者；亦有不尽，由于阴虚火盛者。夫不有酒客热积于胃而上熏于肺者乎？熏于肺则肺为热伤，未有不咳者，咳则击动络脉，必致吐血，此与上言吐血分途，以其因极饮过度所致也。

此言酒客吐血，专主湿热而言。凡湿热盛者，皆可作酒客观也。师未出方，余用泻心汤，及猪苓汤，或五苓散去桂，加知母、石膏、竹茹多效。

寸口脉轻按弦而重按大，弦则为阳气微而递减，大则为外盛而中芤，减则阳不自振为诸寒，芤则阴不守中为中虚，虚寒相搏，此名为革。革脉不易明，以弦减芤虚，二脉形容之，则不易明者明矣。见此脉者，妇人则不能安胎，而半产不能调经而漏下，男子则亡血。

此因上二节，一言阴虚，一言阳盛，恐人误走滋阴泻火一路，故于此节急提出虚寒失血之证，以见阳虚阴必走也。可见古人立言精密。

上言衄家不可汗，虑其亡阴，然而不止亡而其阴也。凡亡血者，既亡其阴，不可发其表，更伤其阳，若服表药令其汗出，阳不外固，即寒慄阴不内守，而动振。

此遥承上节，衄后复汗，为竭其阴，此则并亡其阳也。

【正曰】此与上衄家汗出，则额上陷，其义一也。浅注解彼是竭阴，此是亡阳，

不知彼亦是亡阳，不过衄出之经脉在额上，故主额上陷，此亡血是指吐血下血言，是伤周身之血，故重发其汗，则周身寒慄而振。盖气分之津被伤，不得充达周身，气津不能济血液之穷，欲发痉掣拘急之症，故寒慄而振，与疮家去血，再发其汗则痉，其例一也。即与衄家发汗，则额上陷，亦是一例，总见血液亡者，不可再亡气津也，气阳也。亡气分之津，亦可称为亡阳，然实非亡真火之阳，幸勿妄用桂附，且余是就浅注亡阳字立论，究仲景文无此二字，宜勿添设。

试言瘀血之证。病人血瘀，则气为之不利而胸满，血瘀不荣于唇则唇痿，血瘀而色应于舌则舌青，血瘀而气不化液则口燥，但欲漱水，而不欲咽，上虽燥而中无热也。病非外感则身无寒热，脉微大来迟，以血积经隧，则脉涩不利也。腹本不满，而其人竟自言我满，外无形而内有滞，知其血积在阴，而非气壅在阳也。此为而有瘀血。病者如有热状，烦满，口干燥而渴，既现如此之热状，应见数大之热脉，乃其脉反无热，此非阳之外扰，为阴之内伏，阴者何，是即瘀血也，瘀属有形，当下之。

此二节，辨瘀血之见证也。

【徐忠可云】仲景论妇人有瘀血，以其证唇口干燥，故知之，则此所谓唇痿口燥即口干燥，足证瘀血无疑矣。然前一证，言漱水不欲咽，后一证又言渴，可知瘀血证不甚，则但漱水，甚则亦有渴者，盖瘀久而热郁也。

试为惊者出其方。火邪者，所包者广，不止以火逼劫亡阳惊狂一证，然举其方治，可以启其悟机，但认得火邪为主，即以桂枝去芍药加蜀漆牡蛎龙骨救逆汤主之。

此为惊证出其方也。以火邪二字为主，

而其方，不过举以示其概也。

【补曰】此节有脱简。《伤寒论》云：医以火迫劫之，亡阳必惊狂，此方主之。便知此节文有脱字也。脉浮为阳，浮于外，又以火劫之，劫之者，掠去也，灸不得法，外阳随火飞越则惊，故用通阳镇浮之药以治之。观此，则知惊与悸不同，与狂与癫更不同。

【徐忠可云】惊悸全属神明边病，然仲景以此，冠于吐衄下血及瘀血之上，可知此方重在治其瘀结，以复其阳，而无取乎镇坠，故治惊全以宣阳散结，宁心去逆为主。至于悸，则又专责之痰，而以半夏麻黄发其阳，化其痰为主，谓结邪不去，则惊无由安，而正阳不发，则悸邪不去也。

桂枝去芍药加蜀漆牡蛎龙骨救逆汤方

桂枝三两，去皮　甘草二两，灸　龙骨四两　牡蛎五两　生姜三两　大枣十二枚　蜀漆三两，洗去腥

上为末，以水一斗二升，先煮蜀漆减二升，纳诸药，煮取三升去滓，温服一升。

【孙男心典禀按】举火邪冠于方首，示人治血先治火也。又恐治火专主寒滞之品，故拈出此方，不寒不滞，以立榜样，意深哉。伤寒论注解甚详，不必再释。

为悸者出其方。心下悸者，半夏麻黄丸主之。

此为悸证出其方也。但悸病有心包血虚火旺，有肾水虚而不交于心者，有肾邪凌心者，有心脏自虚者，有痰饮所致者。此则别无虚证，惟饮气之为病欤。

【补曰】《伤寒论》心下悸，用桂枝以宣心阳，用茯苓以利水邪，此用半夏麻黄，非故歧而二之也。盖水气凌心则心下悸，用桂枝者，助心中之火以敌水也；用麻黄者，通太阳之气以泄水也。彼用茯苓，是

从脾利水，以渗入膀胱；此用半夏，是从胃降水，以抑其冲气，冲降则水随而降。方意各别，学者正宜钩考，以尽治法之变。

半夏麻黄丸方

半夏　麻黄各等分

上二味末之，炼蜜和丸小豆大，饮服三丸，日三服。

【尤在泾云】半夏蠲饮气，麻黄发阳气，妙在作丸与服，缓以图之，则麻黄之辛甘，不能发越津气，而但能升引阳气；即半夏之苦辛，亦不得蠲除饮气，而并和养中气，非仲景神明善变者，其孰能与于此哉。

为吐血不止者出其方。凡吐血者热伤阳络，当清其热；劳伤阳络，当理其损，今吐血服诸寒凉止血之药而不止者，是热伏阴分，必用温散之品，宣发其热，则阴分之血不为热所逼而自止。以柏叶汤主之。

此为吐血不止者出其方也。吐血无止法，强止之则停瘀而变证百出，惟导其归经是第一法，详于《时方妙用》《三字经》《实在易》三书不赘。又徐氏谓此方，有用柏叶一把，干姜三片，阿胶一挺合煮，入马通汁一升服，无马通，以童便代之，存参。

【补曰】柏叶汤与泻心汤，是治血证两大法门，因章节间隔，人遂未能合睹，不知仲景明明示人一寒一热，以见气寒血脱当温其气，气逆热而当清其血。气寒血脱者，与女子之血崩，同一例也；气热血逆者，与女子之倒经同一例也。其间辨别，又有气虚气实之故。虚寒者则气虚，有奄奄欲息之象；实热者则气实，有咳逆哕满之情，详余《血证论》中。

柏叶汤方

柏叶　干姜各三两　艾三把

上三味，水五升，取马通汁一升合煮，取一升，分温再服。《千金》加阿胶三两亦佳。热气伏藏于阴分，逼血妄行不止，马属火，取其通之同气以导之；姜艾二味温散，宣发其热，使行阳分，则阴分之血无所逼，而守其经矣。柏叶逆之使降，合马通导之使下，则余烬之瘀，一概出矣。

愚每用此方，病家皆惊疑不能听，今拟加减法，用生侧柏五钱，干姜炮透一钱五分，生艾叶三钱，水一杯半，马通一杯，煎八分服。如无马通，以童便代之。马粪用水化开，以布滤汁，澄清为马通水。

为先便后血者出其方。凡下血，先便后血，此远血也，以黄土汤主之。

【尤在泾云】下血先便后血者，以脾虚气寒，失其统御之权，以致胞中血海之血，不从冲脉而上行外达，渗漏于下而失守也。脾去肛门远，故曰远血。

【高士宗云】大便下血，或在粪前，或在粪后，但粪从肠内出，血从肠外出，肠外出者，从肛门之宗眼出也。此胞中血海之血，不从冲脉而上行外达，反渗漏于下，用力大便血随便出矣。

【徐忠可云】下血较吐血势顺而不逆，此病不在气也，当从腹中求责。故以先便后血，知未便时，气分不动，直至便后努责，然后下血，是内寒不能温脾，脾元不足，不能统血，脾居中土，自下焦而言之，则为远矣。故以附子温肾之阳，又恐过燥；阿胶、地黄，壮阴为佐；白术健脾土之气，土得水气则生物，故以黄芪、甘草清热，而以经火之黄土，与脾为类者，引之入脾，使脾得暖气，如冬时地中之阳气也。为发生之本，真神方也。脾肾为先后天之本，调则荣卫相得，血无妄出，故又主吐衄。愚谓吐血自利者，尤宜之。愚每用此方，以赤石脂一斤，代黄土如神，或以干姜代附子，或加鲜竹茹、侧柏叶各四两。

黄土汤方　亦主吐衄。

甘草　于地黄　白术　附子各三两，炮
阿胶三两　黄芩三两　灶中黄土半斤

上七味，以水八升，煮取三升，分温三服。

【王晋三云】《金匮》以下血，先血后便为近血，明指脾络受伤，日渗肠间，瘀积于下，故大便未行而血先下，主之以赤小豆，利水散瘀，当归和脾止血。若先便后血为远血，明指肝经别络之血，因脾虚阳陷生湿，血亦就湿而下行，主之以灶心黄土，温燥而去寒湿。佐以生地、阿胶、黄芩，入肝以治血热；白术、甘草、附子，扶阳补脾，以治本虚。近血内瘀，专力清利；远血因虚，故兼温补。治出天渊，须明辨。按此方以灶心黄土易赤石脂一斤，附子易炮干姜二两，炮紫更妙，或加侧柏叶四两，络热加鲜竹茹半斤。

【正曰】近血辨详下节，王主近血，未知其解也。

为先血后便者出其方。凡下血，先血后便，此近血也，以赤豆当归散主之。方见狐惑中。

【尤在泾云】下血，先血后便者，由大肠伤于湿热，热气太盛，以致胞中血海之血，不能从冲脉而上行，渗漏于下而奔注也。大肠与肛门近，故曰近血。

【正曰】注远血，是血海之血不从冲脉上行，注近血亦是如此，岂不混哉？盖远血之异于近血也，岂惟先后之别？尤有形迹之异。近血者，即今之脏毒痔疮，常带脓血者是也。何以知之，观仲景用赤豆当归散而知之矣。狐惑有脓者，赤豆当归散主之。赤豆发芽是排其脓，则知先血后便亦是脏毒有脓，其用赤豆亦以排脓，即所以行血也。注家不知近血是何证，故致混淆，其注赤豆散，尤多凿矣。

赤小豆散　见狐惑。

【男元犀按】肝为血海，气通胞中，主宣布之权，虚则失其权矣。曰先血后便者，肝失其统，不能下宣，致胞中之血，渗入肛门也。近血者，胃接二肠，胞与肠前后，此其最近也。若胃肠受湿热致伤其气，必通于胞中而迫血妄行，赤小豆入心清热解脏毒，当归入肝补虚散郁，能宣其血，入于经隧也。

【正曰】赤豆发芽排脓，能通血分之毒，故狐惑有脓者用之，此近血，亦痔漏等，其有脓可知矣。即今脏毒下血也。故用赤豆发芽，以透血分之瘀毒。陈注赤小豆入心清热，于豆之用不明，于近血亦不知是痔漏等之下血矣。循名不责实可乎。

为吐血衄血，妄行不止者，出其方。病人心中之阴气不足，则阳独盛，逼其胞中血海之血，出于浊道，则为吐血；逼其胞中血海之血，出于清道，则为衄血，须以苦寒下瘀之药降其火，火降则血无沸腾之患矣。宜泻心汤主之。

此为吐衄之神方也，妙在以连芩之苦寒，泄心之邪热，即所以补心之不足。尤妙在大黄之通，止其血，而不使其稍停余瘀，致血愈后酿成咳嗽虚劳之根，且釜下抽薪，而釜中之水自无沸腾之患。此中秘旨，非李时珍、李士材、薛立斋、孙一奎、张景岳、张石顽、冯楚瞻辈所能窥及。济生用大黄生地汁治衄血，是从此方套出。

泻心汤方

大黄二两　黄连　黄芩各一两
上三味，以水三升，煮取一升，顿服之。

【按】《金匮》所谓血证，虽极精微，而血之原委，尚未明示，以致后人无从窥测。余阅高士宗、张隐庵书，视各家大有根据，但行文滞晦繁冗，读者靡靡欲卧，今节录而修饰之，以补《金匮》所未及。人身毛窍之内，则有孙络，孙络之内，则有横络，横络之内，则有经焉。经与络，皆有血也。其孙络横络之血，起于胞中之血海，乃冲任脉之所主。经云：冲脉于脐左右之动脉是也，脐之下为小腹，小腹两旁为少腹，少腹者厥阴肝脏，胞中血海之所居也。以血海居膀胱之外，名曰胞中，膀胱居血海之内，膀胱者，胞之室也。其血则热肉充肤，澹渗皮毛，皮毛而外，肺气主之，皮毛之内，肝血主之。盖以冲任之血，为肝所主，即所谓血海之血也，行于络脉，男子络唇口而生髭须，女子月事以时下。此血或表邪迫其妄行，或肝火炽盛，或暴怒伤肝而吐者，以致胞中之血，不充于肤腠皮毛，或从气冲而上涌于胃脘。吐此血者，其吐必多，吐虽多而不死，盖以有余之散血也。其经脉之血，则手厥阴心包主之，乃中焦取汁，以奉生身之血也。行于经隧内养其筋，外荣于脉，必责于此，必不可吐，吐多必死也。经云：阳络伤则吐血，阴络伤则便血，此血海之血也。即上所言。络血一息不运则机针穷，一丝不续则霄壤判，此经络之血也。荣行脉中，如机针之转环，一丝不续，乃回则不转，而霄壤判矣。是以有吐数口而即死者，非有伤于血，乃神气不续也。然高士宗，以络血经血，分此证之轻重生死，可谓简括。第有从血海而流溢于中，冲脉与少阴之大络起于肾，上循背里。心下夹脊多血，虽不可与精专者行于经隧，以奉生身之血并重而视散于脉外，充于肤腠。皮毛之血，

贵贱不同，如留积于心下，胸中必胀，所吐亦多，而或有成块者，此因焦劳所致。若屡吐不止，或咳嗽而成劳怯，或伤肾脏之原，而后成虚脱，所谓下厥上竭，为难治也。喻嘉言《寓意草》以阿胶煮汤，送上黑锡丹。其有身体不劳，内无所损，卒然咯血数口，或紫或红，一咯便出者，为脾络之血。脾之大络，络于周身，络脉不于经脉和谐，则有此血，下不伤阴，内不伤经，此至轻至浅之血，不药亦愈。若不分轻重，概以吐血之法治之，如六味地黄汤、三才汤加藕节、白及、阿胶、黑栀子之类，致络血寒凝，变生怯弱、咳嗽等病，医之过也。总而言之，治络之血，当调其荣卫，和其三焦，使三焦之气，和于荣卫。荣卫之气，下合胞中，气归血附，即引血归经之法也。其经脉之血，心包主之，内包心，外通脉，下合肝，合肝者，肝与心包，皆为厥阴，同一气也。若房劳过度，思虑伤脾，则吐心包之血也。吐此血者，十无一生，惟药不妄投，大补心肾，重服人参。《十药神书》用人参一两顿服，可于十中全其一二。若从血海流溢于心包而大吐，与心包之自伤而吐者有别，以由病络而涉于经，宜从治络血之法，引其归经可也。又五脏有血，六腑无血。试观剖诸兽腹，中心下夹脊包络中多血，肝内多血，心中有血，脾中有血，肺中有血，肾中有血，六府无血。吐心脏之血者，有生有死，贵乎病者能自养，医者善调治尔。脾脏之血，若罗络即前咯是也。按此脾络血，非脾脏血也。有因腹满而便唾血者，为脾虚不能统摄也。凡吐血多者，乃胞中血海之血，医者学不明经，指称胃家之血。夫胃为仓廪之官，受承水谷，并未有血，谓包中血海之血，为六淫七情所逼，上冲于胃

脘而出则可，若胃中有血，则不可也。

【蔚按】火邪盛而迫血，则错经妄行，血为心液，血伤无以养心，致心阴之气不足也。故曰心气不足，非心阳之气不足也。用芩连苦寒之品，入心清火，以培心气，大黄去瘀生新，此一补一泻之法也。

【补曰】陈注于血之源流，终未能明也。余于此篇，亦有未尽发挥处，以另有《中西医解》及《血证论》，于血之源流，颇有发明，学者当参观焉。

金匮要略浅注补正卷七终

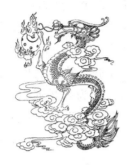

金匮要略浅注补正卷八

汉张仲景原文

闽长乐陈念祖修园浅注

男　蔚古愚　元犀灵石　仝校字

蜀天彭唐宗海容川补正

夔门邓其章云航参校

呕吐哕下利病脉证治第十七

夫呕吐或谷或水，或痰涎，或冷沫各不相同，今呕家因内有痈脓，与诸呕自当另看，切不可治呕，俟其脓已，脓尽则呕自愈。

此以痈脓之呕撇开，以起下文诸呕也。

呕家必有停痰宿水，若先呕却渴者，痰水已去，而胃阳将复，此为欲解，先渴却呕者，因热而饮水过多，热虽去而饮仍留，此为水停心下，此属饮家，新水之致呕者其一，又呕家水从呕去，本当作渴，今反不渴者，心下著有支饮，愈动而愈出故也，此属支饮。宿水之致呕者，又其一。

此以呕后作渴为欲解，先渴后呕为停饮，呕而不渴为支饮也。

问曰：病人脉数，数为热，热则当消谷引饮，而反吐者何也？师曰：数不尽为热也，而虚者亦见数脉。以过发其汗，令阳微，膈气虚，其脉乃数，此数不为胃热，而为客热，揆其所以不能消谷，皆胃中虚

冷故也。又脉弦者肝邪之象也，土虚而木乘之虚，则受克也。今胃气匮乏无余，朝食暮吐变为胃反，推其致病之由，寒本在于上，而医反下之，土气大伤，今脉反弦，故名曰虚。

此言误汗而脉数，误下而脉弦，当于二脉中，认出虚寒，为胃反之本也。

【补曰】脉数为热，若热在胃，则当消谷引饮而不吐也。反吐者，非胃中有热，乃客热也。因过发其汗，令太阳之气伤而微弱，不能充达于膈，膈与心包相连，太阳之气从此而出者也。太阳之气不充达于膈，则膈气虚，膈虚连及心包，致脉不靖而数。凡人之脉，皆应心包而动。详余《中西医解》膈气，动而脉数，故曰数为客热，以胃为主，则膈为客也。客热在膈中，不在胃中，胃中仍虚冷，故脉数而仍不能消谷也。此即五泻心汤及连理丸之治。又即仲景所谓胃中空虚，客气动膈之谓。膈与胃，近人不辨，是以此证此脉，多不能明。此是言客热为上段，其下段又是言

虚寒，分为两段，各不相蒙，连接解之，便不可通。下节云脉弦者，下焦虚寒也，乃反胃之的候，而所以以致此。反胃脉弦者何故？盖寒本在上，而医反下之，以致肝经下焦之阳亦虚，不能化谷，故胃反，令脉亦弦，是肝下焦之虚寒，不仅胃冷而已也。按此两段，虽皆论胃，而一是兼膈言，一是兼肝言，当分别之。

上言数为客热，今再推言及脉微而数乎。盖寸口脉微而数，微则卫虚而无气，无气则荣气随卫气而俱虚，荣气随之虚则血日见不足，血不足虽见阴火之数脉，而上焦之宗气大虚，则胸中必冷。

此承上节，数为客热，而推言脉微而数者为无气，而非有热也。

【补曰】此以脉微为主，而兼见脉数，故为真寒假热，若脱微字言数脉，则非真寒假热之脉矣。故注仲景书，一字不可略过。微则无气，以下数句，注更不透。盖气化津液，微则阳气微而气乏，气乏则津液不足。《内经》云：水入于经，其血乃成，是言津液上交于心，即化为血。西洋医书及余《中西医解》，言之甚详。此云无气则荣虚者，即谓津液不能化血也。故曰：荣虚则血不足，血者心火之化，血足则火旺，血不足则胸中冷，指心包络血不温通而言。致呕之由，亦多有此，若脱去呕字，又于荣卫生化之理，不能透彻则浮浅矣。

【尤在泾云】合上二条言之，客热固非真热，不可以寒治之；胸中冷亦非真冷，不可以热治之。是皆当以温养真气为主，真气冲和纯粹之气，此气浮则生热，沉则生冷，温之则浮焰自收，养之则虚冷自化。若热以寒治，寒以热治，则真气愈虚，寒热内贼，而其病愈甚矣。

上言胃气无余，变为胃反，今且由胃而推言及脾乎。盖胃者阳也，脾者阴也。趺阳脉浮而涩，浮则为胃之阳虚，涩则为阴虚，而伤在脾，脾伤则胃中所纳之谷，而不能消磨，化为糟粕而出，朝食暮吐，暮食朝吐，宿谷不化，不下行而上出，名曰胃反，若脉和缓，其土气尚未败也。倘若邪甚而紧，液竭而涩，其病难治。

【补曰】涩而为阴虚，液竭而涩。阴液二字，浅注颇确，惜未发明，且注紧字，亦未显。盖饮食入胃，胃为阳土，主燥以化水；脾为阴土，主润以化食，脉涩则阴液虚，不能濡化其谷。西洋医法，谓有甜肉汁入胃化谷，亦即此理。今之膈食病，粪如羊屎者，皆是阴液虚故也。然往往治愈则以脾阴虚，而胃阳不虚，治阴而不虑损阳，是以可愈。若紧而涩，紧则为寒，寒伤胃阳，脾阴虚而胃阳亦虚，补阳则伤阴，滋阴则损阳，故为难治。

此承上节胃气无余，变为胃反，而推言其病之并在于脾也。

【补曰】呕吐胃反，无不兼别脏之病者。故上凡三节，脉数者是兼膈气，脉弦者是兼肝虚，脉微数者是兼心血虚，脉浮涩者是兼脾土虚。读仲景书，须如此分看合看，乃能贯通。

病人欲吐者，病势在上，不可强下之。哕虽在上，而腹满却不在上，是病在下而气溢于上也。当视其二阴之在前在后，知何部不利，以药利之而愈。

此二节，言病势之欲上欲下，宜顺其势而利导之也。哕病应归橘皮竹茹汤节中，此特举之，与上节为一上一下之对子，非错简也。

胸为阳位，呕为阴邪，使胸中阳气，足以御邪则不呕，即呕而胸亦不满。若呕而胸满者，是阳不至而阴乘之也。以吴茱萸汤主之。

此言浊阴居阳位，呕而胸满也。

【补曰】仲景所谓胸满，皆指膈膜言。凡言胸中是指心肺，凡言心下，是正指膈，凡言胸前，是指膈上之膜连及于胸者也。膈之根，正在肝中，肝体半在膈上，半在膈下，西洋医法、《医林改错》，皆剖视过，证之《内经》，其理不爽，又与仲景凡言胸膈者，其意皆合。此胸满，正是肝中寒气逆上而为胸膈满且吐也，故主吴萸以温肝经。此节是肝寒之循膈而上者则胸满，下节是肝寒之循经而上者则头痛，仲景文义细密如此。

吴茱萸汤方

吴茱萸一升　人参三两　生姜六两　大枣十二枚

上四味，以水五升，煮取三升，温服七合，日三服。

【受业林礼丰按】胸为阳位，旷若太空。呕而胸满者，阴邪占居阳位也。故重用生姜、吴萸之大辛大温，以通胸中之阳，以破阴霾之气。佐以人参、大枣之一阴一阳，以建脾胃之气，以镇逆上之阴，使阳光普照，而阴翳自消，有何干呕胸满吐涎沫之患哉？

有声无物谓之干呕，无物则所吐者尽是涎沫，更兼头痛者，是寒气从胫攻于头也，以吴茱萸汤主之，温补以驱浊阴，又以折逆冲之势也。

此承上节，而补出吐涎沫头痛，以明此证，用此汤之的手也。

【李氏云】太阴少阴从足至胸，俱不上头，二经并无头痛证。厥阴经上出额，与督脉会于颠，故呕吐涎沫者，外寒也。头痛，寒气从经脉上攻也。不用桂附，用

吴茱萸者，以其入厥阴经故耳。余皆温补散寒之药。

阳不下交而上逆则呕，阴不上交而独步则肠鸣。其升降失常，无非由于心下痞所致者，以半夏泻心汤主之。

此为呕证中，有痞而肠鸣者，出其方也。此虽三焦俱病，而中气为上下之枢，但治其中，而上呕下鸣之证俱愈也。

【补曰】此心下痞，仍是指膈言。观胸痹及结胸陷胸痞满等证，皆指膈间言。盖心包络连肺系，循腔子，为一层白膜，至胸骨尽处则为膈，由膈而下为油网，以达心火于小肠，此心与小肠相表里之路径也。凡人饮水入胃，走膜膈，下油网以至膀胱，绝不从小肠中行也。详吾《中西医解》。今若心下膈间，火不达于小肠，水不走入膀胱，水火纠结则为心下痞，上逆犯胃则为呕下，溢犯小肠则为肠鸣，皆水火纠结所致。故用姜半以破水，芩连以制火，参枣甘草，保胃实肠，使水火不犯肠胃，各循其消导之路则愈。必如是解。而后仲景所论痞满陷痹，皆能会通矣。

半夏泻心汤方

半夏半升，洗　黄芩　干姜　人参　甘草各三两，炙　黄连一两

上七味，以水一斗，煮取六升，去滓再煮，取三升，温服一升，日三服。

【男元犀按】呕而肠鸣，并无下利心下痞，不因误下，何以上下之阻隔若是。盖因饮停心下，上逆为呕，下干为肠鸣，饮不除则痞不消，欲蠲饮，必资中气。方中参枣草以培中气，藉半夏之降逆，佐芩连以消痞，复得干姜之温散，使痞者通，逆者降矣。妙在去滓再煎，取其轻清上浮，以成化痞降逆之用耳。

干呕胃气逆也，若下利清谷乃肠中寒

也。今干呕而下利浊粘者，是肠中热也。可知呕为热逆之呕，利为挟热之利，以黄芩加半夏生姜汤主之。

此言热邪入里作利，而复上行为干呕也。与《伤寒论》大同小异。

黄芩加半夏生姜汤方

黄芩　生姜各三两　甘草二两　芍药一两　半夏半升　大枣十二枚

上六味，以水一斗，煮取三升，去滓，温服一升，日再、夜一服。

【男元犀按】太阳主开，少阳主枢，干呕者少阳之邪，欲从太阳之开而外出也。下利者，太阳之邪不能从枢外出，而反从枢内陷也。用黄芩加半夏生姜汤者，转少阳之枢，达太阳之气，交上下，清里热，而姜夏又能止呕降逆也。此即小柴胡汤去柴胡、人参，加芍药，去之者恐其助饮而增呕，加之者取其和胃而降逆，伊圣之方，鬼神莫测也。

有声无物为呕，有物有声为吐。诸呕吐，有寒有热，食入即吐，热也；朝食暮吐，寒也。而此则非寒非热，但觉痰凝于中，食谷不得下咽者，以小半夏汤主之。祛停饮，散气结，降逆安胃自效。此为呕吐而谷不得下者，而出其总治之方也。

小半夏汤方　见痰饮。

【犀按】胃主纳谷，谷不得下者，胃气虚寒也。呕吐者，饮随寒气上逆也。胃虚饮逆，非温不能散其寒，非辛不能降其逆，用半夏涤饮降逆，生姜温中散寒，使胃气温和，而呕吐自平。

呕吐而饮病在于膈上，饮亦随呕吐而去，故呕吐之后思水者知其病已解，急以水少少与之，以滋其燥。若曾呕吐，而先思水者，为宿有支饮，阻其正津而作渴，渴而多饮，则旧饮未去，新饮复生，法宜崇土以逐水。以猪苓散主之。

此遥承第二节之意，而重申之，并出其方治之。少与之饮以救其液，恐旧饮方去，新饮复来，崇土以逐水，不使支饮阻其正津则不渴。

【补曰】从一后字，悟出思水者是先思水。浅注真能玩味原文者也，仲景书皆当如此读。

猪苓散方

猪苓　茯苓　白术各等分

上三味，杵为散，饮服方寸匕，日三服。

呕而心烦，心中懊侬，内热之呕也。今呕而脉弱，正气虚也。小便复利，中寒盛也。身有微热，见厥者，正虚邪盛，而阻格其升降之机也。此为表里阴阳之气不相顺接，故为难治，以四逆汤主之。

此为虚寒而呕者出其方治也。阴邪逆则为呕，阳虚而不能摄阴，则小便利，真阴伤而真阳越，则身有微热，虚阳又不能布护周身，而见厥脉弱者，此表里阴阳气血俱虚之危候也。此证虚实并见，治之当求其本矣。

【补曰】呕者小便不利，身热者不见厥。今两者俱见，则是上下俱脱之形，故难治。

四逆汤方

附子一枚，生用　干姜一两半　甘草二两，炙

上三味，以水三升，煮取一升二合，去滓，分温再服。强人可大附子一枚，干姜三两。

【男元犀按】呕与热为阴邪所迫，小便利与见厥证属无阳，脉弱者，真脏虚寒也。用四逆汤，撒上下之阴邪，招欲散之残阳，引气血接回其厥，外温经，内温脏，

面面俱到。

四逆汤为少阴之专剂，所以救阴枢之转也。然少阴为阴枢，少阳为阳枢，病主呕。今呕而不厥发热不微者，是少阳相火之病也。以小柴胡汤主之。

此与上节，为一阴一阳之对子，少阴厥而热微，宜回其始绝之阳，少阳不厥而发热，宜清其游行之火。

小柴胡汤方

柴胡半斤　半夏半升　黄芩　人参　甘草　生姜各三两　大枣十二枚

上七味，以水一斗，煮取六升，去滓再煎，取三升，温服一升，日三服。

【男蔚按】呕而发热者，少阳表证也，表未解，则内不和，故作呕也。阳明主肌肉，木邪忤土，故作肌热而呕，用小柴胡汤，转枢以出其邪，邪解则热退，而呕止矣。

胃主纳谷，其脉本下行，今反挟冲脉之气而上逆，名曰胃反。胃反呕吐者，以大半夏汤主之。

此为胃反证出其正方也。《千金》治胃反不受食，食入而吐，《外台》治呕心下痞硬者，可知此方，泛应曲当之妙也。俗医但言半夏治痰，则失之远矣。

【补曰】此反胃，即脾阴不濡，胃气独逆，今之膈食病是矣。或粪如羊屎，或吐后微带血水，用半夏降冲逆即是降胃，用参蜜滋脾液以濡化水谷，则肠润谷下。西医所谓食物全凭津液及甜肉汁、苦胆汁化之，正与此理合。《内经》名脾为太阴，亦正是以阴濡阳之谓也。自李东垣专知燥土，而阳明之理显，太阴之理昧矣。

大半夏汤

半夏三升　人参三两　白蜜一升

上三味，以水一斗二升，和蜜扬之二百四十遍，煮药取二升半，温服一升，余分再服。

【男元犀按】此方用水之多，取其多煮，白蜜去其寒，而用其润，俾粘腻之性，流连于胃不速下行，而半夏人参之力，可以徐徐斡旋于中，非参透造化之理者，不能悟及。余遇医辈，偶谈及于此，不能再三问难，便知其庸陋欺人，则不复与谈矣。凡膈咽之间，交通之气，不得降者，皆冲脉上行，逆气所作也。师以半夏降冲脉之逆，即以白蜜润阳明之燥，加人参以生既亡之津液，用甘澜水以降逆上之水液，古圣之经方，惟师能用之。

又有阳明有热，大便不通，得食则两热相冲，食已即吐者，以大黄甘草汤主之。

此为食入即吐者，出其方治也。东垣谓幽门不通，上冲吸门者，本诸此也。《外台》治吐水，可知大黄亦能开脾气之闭，而使散精于肺，通调水道，下输膀胱矣。

大黄甘草汤方

大黄四两　甘草一两

上二味，以水三升，煮取一升，分温再服。

【蔚按】师云：欲吐者，不可下之。又云：食已即吐者，大黄甘草汤下之。二说皆反，何也？曰：病在上而欲吐，宜因而越之，若逆之使下，则愦乱矣。若既吐矣，吐而不已，是有升无降，当逆折之。

【尤在泾云】云雾出于地，而雨露降于天，地不承则天不降矣。可见天地阴阳，同此气机和则俱和，乖则并乖。人与天地相参，故肺气象天，病则多及二阴脾胃；大小肠象地，病则多及上窍。丹溪治小便不通，用吐法而开提肺气，使上窍通，而下窍亦通，与大黄甘草汤之治呕吐，法虽异而理可通也。

胃反病，为胃虚挟冲脉而上逆者，取大半夏汤之降逆，更取其柔和以养胃也。今有挟水饮，而病胃反，若吐已而渴，则水饮从吐而俱出矣。若吐未已而渴欲饮水者，是旧水不因其得吐而尽，而新水反因其渴饮而增，愈吐愈渴，愈饮愈吐，非从脾而求输转之法，其吐与渴将何以宁？以茯苓泽泻汤主之。

此为胃反之因于水饮者，而出其方治也。此方治水饮，人尽知之，而治胃反，则人未必知也，治渴更未必知也。然参之本论猪苓散，《伤寒论》五苓散、猪苓汤，可以恍然悟矣。且《外台》用此汤，治消渴脉绝胃反者，有小麦一升，更得其秘。

【李氏云】五苓散，治外有微热，故用桂枝；此证无表热，而亦用之者，以桂枝非一于攻表之药也。乃彻上彻下，可外可内，为通行津液，和阳治水之剂也。

【补曰】桂枝是火交于水以化气，气化则水行，理详痰饮门，李注虽似透彻，而实未确也。

茯苓泽泻汤方

茯苓半斤　泽泻四两　甘草　桂枝各二两　白术三两　生姜四两

上六味，以水一斗，煮取三升，纳泽泻，再煮取二升半，温服八合，日三服。

【徐忠可云】此方于五苓散中去猪苓者，以胃反证，水从吐出，中无水气而渴也。加生姜、甘草者，合苓术等药，以解表里之虚邪，更能和中而止呕也。

前言先吐却渴，为欲解者，以其水与热随吐而俱去，今吐后渴欲得水，且以水不足以止其燥，而贪饮不休者，是水去而热存也。以文蛤汤主之。方中有麻杏生姜

等除热导水，外兼主微风，脉紧头痛。

此为吐后热渴而出其方治也。

文蛤汤方

麻黄三两　杏仁五十枚　大枣十二枚　甘草　石膏　文蛤各五两　生姜三两

上七味，以水六升，煮取二升，温服一升，汗出即愈。

【元犀按】水虽随吐而去，而热却不与水俱去，故贪饮不休，与思水者不同。方中麻黄与石膏并用，能深入伏热之中，顷刻透出于外，出汗而解，热解则渴亦解，故不用止渴之品。并主微风脉紧头痛者，以风为阳邪，得此凉散之剂，而恰对也。

干呕吐逆，胃中气逆也，吐涎沫，上焦有寒，其口多涎也，以半夏干姜散主之。

此为胃寒干呕者而出其方也。

【徐忠可云】此比前干呕吐涎沫头痛条，但少头痛而增吐逆二字，彼用茱萸汤，此用半夏干姜汤，何也？盖上焦有寒，其口多涎，一也。然前有头痛，是浊阴上逆，格邪在头为疼，与浊阴上逆，格邪在胸而满相同，故俱用人参姜枣助阳，而以茱萸之苦温下其浊阴。此则吐逆，明是胃家寒重，以致吐逆不已，故不用人参，专以干姜理中；半夏降逆，谓与前浊阴上逆者寒邪虽同，有高下之别，特未至格邪在头在胸，则虚亦未甚也。

【正曰】吴茱萸汤，是兼治肝，此是单治胃，言吴茱萸证是格邪在头误矣。格字尤有语弊。

半夏干姜散方

半夏　干姜各等分

上二味，杵为散，取方寸匕，浆水一升半，煮取七合，顿服之。

病人寒邪搏饮，结于胸中，阻其呼吸

往来，出入升降之机，其证似喘不喘，似呕不呕，似哕不哕，寒饮与气相搏互击，逼处心脏，欲却不能，欲受不可，以致彻心中愦愦，无可奈何之状而不能明言者，以生姜半夏汤主之。

此为寒邪搏饮，似喘、似呕、似哕而实非者，出其方治之。

【徐忠可云】喘呕哕俱上出之象，今有其象，而非其实，是膈上受邪，未攻肺，亦不由胃，故曰胸中。又曰彻心中愦愦无奈，彻者通也，谓胸中之邪既重，因而下及于心，使其不安，其愦愦无可奈何也。生姜宣散之力，入口即行，故其治最高而能清膈上之邪；合半夏，并能降其浊涎，故主之。与茱萸之降浊阴，干姜之理中寒不同。盖彼乃虚寒上逆，此为客邪搏饮于至高之分耳。然此即小半夏汤，彼加生姜煎，此用汁而多药性，生用者则上行，惟其邪高，故用汁而略煎，因即变其汤名，示以生姜为君也。

生姜半夏汤方

半夏半升　生姜汁一升

上二味，以水三升，煮半夏取二升，纳生姜汁，煮取一升半，小冷分四服，日三夜一，呕止停后服。

此与吴茱萸之降浊，干姜之温中不同，盖彼乃虚寒上逆，此乃客邪搏饮也。方即小半夏汤，不用姜而用汁者，以降逆之力少，散结之力多也。

彼夫初病，形气俱实，气逆胸膈间，以致于呕与哕，若手足厥者，气逆胸膈，不复行于四肢也，以橘皮汤主之。

此为哕之不虚者，而出其方治也。古哕证，即今之所谓呃也。要知此证之厥非无阳，以胃不和，而气不至于四肢。

橘皮汤方

橘皮四两　生姜半斤

上二味，以水七升，煮取三升，温服一升，下咽即愈。犀按：《金匮》论哕与方书不同，专指呃逆而言也。

更有胃虚而热乘之，而作哕逆者，以橘皮竹茹汤主之。

此为哕逆之挟虚者，出其方治也。

【徐忠可云】此不兼呕言，是专胃虚而冲逆为哕矣。然非真元衰败之此，故以参甘培胃中元气，而以橘皮、竹茹，一寒一温，下其上逆之气。亦由上焦阳气，不足以御之，因呃逆不止，故以姜枣宣其上焦，使胸中之阳渐畅而下达。谓上焦固受气于中焦，而中焦亦禀受于上焦，上焦既宣则中气自调也。

橘皮竹茹汤方

橘皮二斤　竹茹二升　大枣三十枚　生姜半斤　甘草五两　人参一两

上六味，以水一斗，煮取三升，温服一升，日三服。

【犀按】浅注已详，方义不再释，《金匮》以呃为哕。凡呃逆证皆是寒热错乱，二气相搏使然。故方中用生姜、竹茹，一寒一热以祛之，人参、橘皮，一开一阖以分之，甘草、大枣，奠中安土，使中土有权而哕逆自平矣。此伊圣经方。扁鹊丁香柿蒂散，即从此方套出也。

总而言之，病证不同，而挈要之道，在气则曰阴阳，在身则曰脏腑。夫六腑之气阳也，阳气虚绝不温于外者，手足无阳以运之，则时觉畏寒，胸中无阳以御下焦之阴，则呕哕之类皆为阴逆。上气且脚下无阳气之运而生寒，寒主引收而为缩，五脏之气阴也，阴气虚绝不守于内者，则下利不禁，下利之甚者，阴脱不随阳气以运行，则手足不仁。

此提出脏腑，以阳绝阴绝，为危笃证，指出两大生路，总结上文呕吐哕等证，并起下文利证。此于上下交界处著神。

【沈自南云】六腑为阳，气行于外，盖胃为众腑之原，而原气衰，阳不充于四肢，则众腑之阳亦弱，故手足寒，上气脚缩，即阳虚而现诸寒收引之象也。诸脏属阴，藏而不泻，然五脏之中，肾为众阴之主，真阳所寄之地，但真阳衰微，则五脏气皆不足。胃关不合，泻而不藏，则利不禁而下甚，甚者，阳气脱而阴血痹著不行，故手足不仁。此仲景本意，欲人治病以胃肾为要也。

下利证有重轻，当以脉别之。假如下利，脉沉者主里，弦者主急，见是脉者，则知其里急，下重，脉大者为邪甚，又为病进，见是脉者为未止，微弱者，正衰而邪亦衰也，数者阳之象也。脉微弱中而见数者，则为阳气将复，故知其利欲自止，虽下利以发热为逆证，而既得微弱中见数之脉，邪去正复，发热必自已而不死。

此以脉而别下利之轻重也。《内经》以肠澼身热则死，寒则生。此言虽发热不死者，以微弱数之脉，知其邪去而正将自复，热必不久而自退，正与《内经》之说相表里也。

下利，手足厥冷，阳陷下，不能行于手足也。无脉者，阳陷下，不能充于经脉也。灸之起陷下之阳，足应温而竟不温。然手足虽不温，而犹望其脉还，为吉兆。若脉亦不还，反加微喘者，是下焦之生气不能归元，而反上脱也，必死。所以然者，脉之元始于少阴，生于趺阳，少阴趺阳为脉生始之根。少阴脉不至，则趺阳脉不出，

故少阴在下，趺阳在上，故必少阴上合而负于趺阳者，戊癸相合，脉气有根，其证为顺也。其名负奈何，如负戴之负也。

此言下利阳陷之死证，而并及于脉之本原也。

【补曰】少阴脉既有根，而上生趺阳之脉，即尺脉有根，上入于关，由下升上之谓也。原文是言足之少阴，足之趺阳，余以例推之，尺脉渐生，上至关者，亦作如是论。

下利大热而渴则偏于阳，无热不渴则偏于阴，皆未能即愈。若有微热而渴，则知其阴阳和也，脉弱者，则知其邪气去也，见其脉证今自愈。下利脉数，内热利也，若身无大热，止有微热，汗出其热亦随汗而衰矣。今自愈，设脉紧者，为表邪未衰，故为未解。下利以见阳为吉，若脉数而渴者，是阳能胜阴。今自愈，表和热退，而脉数与渴设不差，必圊脓血，以里有热反动其血故也。下利，脾病也，弦肝脉，脾病忌见肝脉。若下利脉反弦，似非美证，但弦中浮而不沉，兼见外证，发热身汗者，其弦不作阴脉看，与脉数有微热汗出一例，当自愈。下利而失气不已者，是气滞而乱，又在寒热之外，但当利其小便，小便利，则气化而不乱矣。下利属寒者，脉应沉迟，今寸脉反浮数，其阳虚可知，尺中自涩者，其阴弱可知，以强阳而加弱阴必圊脓血。

前章既言下利，脉微弱数，为欲自止，虽发热不死，此六节即承前意。而言脉证，或有参差，其内邪喜于外出，则一理也。但变热者，必见血耳。

【补曰】仲景文，总是错举互见，使人比较而辨其真也。此章论下利先辨脉，亦是交互文字。下利脉沉弦下重，脉大者为未止，是言痢证也。古无痢字，通称下

利，故仲景恐人不辨，因与洞泻利下并论之，使人得分别焉。脉微弱数者欲自止，痢证脉忌大，以微弱为邪轻，痢证忌发热，虽发热而脉微弱，故不死。下一节，下利手足厥冷，是言洞泻虚寒，与上节迥异。盖同名下利，而上节是痢证，此节是洞泻，故脉法之生死，大不同也。此两节是一寒一热之提纲。以下又承明之曰，下利若是痢证，有微热而渴，脉弱者，今自愈；下利脉数有微热，热不甚，而脉尚不大故汗出，今自愈；设脉紧，则是下利脉大之例，故为未解；下利脉数而渴，设不差，必圊脓血。凡此数节，皆是申明痢证之脉，总见痢证脉微弱者邪轻，脉大紧涩者邪重。后人不知此是辨痢证，而牵混洞泻飧泄，故多不明。自此节以下，又是辨洞泻之脉，故下节先提明下利清谷四字，以见是洞泻与上之痢证不同也。脉沉而迟，其面戴阳下虚故也；下利后，脉还者生，不还者死，皆虚寒洞泻之脉也。能分痢证洞泻为两证，则仲景文了如指掌。

下利清谷，为里虚气寒也，宜温其中，不可攻其表，若服热药，令其汗出，则阳虚者气不化，必胀满。

此言里气虚寒，不可误汗以变胀也。

下利脉沉而迟，其为阴盛阳虚无疑矣。阳虚则气浮于上，故其人面少赤，虽身有微热，尚见阳气有根，其奈阳不敌阴，为下利清谷而不能遮止者，是阳热在上，阴寒在下，两不相接，惟以大药救之，令阴阳和，上下通，必郁冒汗出而解。然虽解而病人必微厥，所以然者，其面戴阳，阳在上而不行于下，下焦阳虚故也。

此言三阳之阳热在上，而在下阴寒之利，可以冀其得解。师于最危急之证，审其一线可回者，亦不以不治而弃之，其济

人无已之心，可谓至矣。

下利后，中土虚也，中土虚则不能从中焦，而注于手太阴，故脉绝。土贯四旁，而主四肢，土虚则手足厥冷。脉以平旦为纪，一日一夜，终而复始，共五十度，而大周于身。卒时，为循环一周，而脉得还，手足温者，中土之气将复，复能从中焦，而注于太阴，故生；脉不还者，中土已败，生气已绝，故死。

此言生死之机全凭于脉，而脉之根，又藉于中土也。其脉生于中焦，从中焦而注于手太阴，终于足厥阴，行阳二十五度，行阴二十五度，水下百刻，一周循环至五十度，而复会于手太阴，故还与不还，必视乎晬时也。通脉四逆汤、白通汤，或加胆尿，皆神剂也。前皆言下利，此后言利后，须当分别。

下利后，腹胀满，里有寒也，身体疼痛者，表有寒也；一时并发，当以里为急，先温其里，乃攻其表。所以然者，恐里气不充，则外攻无力，阳气外泄，则里寒转增也。温里宜四逆汤，攻表宜桂枝汤。

此为寒而下利，表里兼病之治法也。

四逆汤方 见上。

桂枝汤方

桂枝　芍药　生姜各三两　甘草二两　大枣十二枚

上五味咬咀，以水七升，微火煮一取三升，去滓，适寒温服一升。服已，须臾啜热稀粥一升，以助药力，温覆令一时许，遍身漐漐，微似有汗者益佳。不可令如水流漓，病必不除，若一服汗出病差，停后服。

然亦有实邪之利，所谓承气证者，何以别之？下利，三部脉皆平，不应胸中有病，然按之心下坚者，此有形之实证也，

其初未动气血，不形于脉，而杜渐即在此时，法当急下之，宜大承气汤。

下利脉迟者，寒也，而迟与滑俱见者，不为寒而为实也。中实有物，能阻其脉行之期也。实不去则利未欲止，急下之，宜大承气汤。下利脉本不滑，而反滑者，为有宿食，当有所去，下乃食，宜大承气汤。

下利已差，至其年月日时复发者，陈积在脾，脾主信而不愆期，以前此之病不尽故也，当下之，宜大承气汤。

此言下利，有实邪者，不问虚实久暂皆当去之，不得迁延养患也。

【正曰】飧泄洞泻，无至期复发之证，惟痢证，有去年泻痢，今年复发者，乃湿热未尽，至来年长夏，感湿热之气，内外合邪，故期而复发。陈注不能确为指明，乃有不问虚实，皆当去之之说，岂可信耶？盖此数节，惟上文四逆桂枝，是治洞泻，大承气小承气，皆是治痢泻痢有实积者宜下之也。又恐人但知痢是实热，而不知亦有虚寒之痢，故即继之曰：下利便脓血者，桃花汤温涩之。但桃花汤之便脓血，不里急后重。合观《伤寒论》所论桃花汤，均无后重之文，可知虽是痢证，而实有洞泻之情，故主涩之。其下即继曰：热利下重者，白头翁汤主之。此热利承上文，亦兼有便脓血证在内，因承上文而言，故省文也。下利更烦，亦是痢证，故用栀子豉汤。夫此数节，皆痢证也。又恐人误认洞泻与痢证混淆，即于下节复提申之曰，若非痢证而下痢清谷者，是洞泄寒证也，宜通脉四逆汤。此数节，以四逆汤、桂枝汤、桃花汤为治寒之方；大承气、小承气、白头翁、栀子豉，为治热之方，既是对子，而仲景却不对举，文法错落出之，正欲今人比较，使知有正面即有反面也。今人不知

仲景文法，故多失解。

大承气汤　见痉病。

然大承气外又有小承气之证，不可不知。下利谵语者，火与阳明之燥气相合，中有燥屎也，燥屎坚结如羊屎，若得水气之浸灌不骤者，可以入其中而润之使下。若荡涤过急，如以水投石，水去而石自若也，故不用大承气，而以小承气汤主之。

此言为下利谵语，下不宜急者，出其方治也。

小承气汤方

大黄四两　枳实三枚　厚朴二两，炙

上三味，以水四升，煮取一升二合，去滓，分温二服，得利则止。

下利便脓血者，由寒郁转为湿热，因而动血也，以桃花汤主之。

此为利伤中气，及于血分，即《内经》阴络伤，则便血之旨也。桃花汤、姜米以安中益气，赤石脂入血分而利湿热，后人以过涩疑之，是未读本草经之过也。

桃花汤方

赤石脂一斤，一半全用，一半研末　干姜二两　粳米一升

上三味，以水七升，煮米熟去滓，温服七合，纳赤石脂末，方寸匕，日三服，愈，余勿服。

热利下重者，热邪下入于大肠，火性急速，邪热甚则气滞壅闭，其恶浊之物，急欲出而未得遽出故也，以白头翁汤主之。

此为热利之后重出其方治也，辨证全在后重，而里急亦在其中。

白头翁汤方

白头翁二两　黄连　黄柏　秦皮各三两

上四味，以水七升，煮取三升，去滓，温服，不愈更服。前既言下利后之厥冷矣。

今更请言下利后之烦乎？下利后，水液下竭，火热上盛，不得相济，乃更端复起，而作烦，然按之心下濡者，非上焦君火亢盛之烦，乃下焦水阴不得上济之烦，乃为虚烦也，以栀子豉汤主之。

此为利后更烦者出其方治也。下利后二条，一以厥冷，一以虚烦，遥遥作对子，汉文之奥妙处，不可不细绎之。

栀子豉汤方

栀子十四枚　香豉四合，绵裹

上二味，以水四升，先煮栀子得二升半，纳豉煮取一升半，去滓，分二服，温进一服，得吐则愈。末八字，宜从张氏删之。

屎水杂出，而色不大黄，名为下利清谷，里寒而格其外热，阳气外散而汗出，阳气虚弱而厥，以通脉四逆汤主之。

此为下利，阴内盛而阳外亡者，出其方治也。里不通于外，而阴寒内拒，外不通于里，而孤阳外越，非急用大温之剂，必不能通阴阳之气于顷刻。上言里热下利而为下重，此言里寒下利而为清谷，隔一节，以寒热作对子。

通脉四逆汤方

附子一枚，生用　干姜三两，强人可四两
甘草二两

上三味，以水三升，煮取一升二合，去滓，分温再服。

下利，肺痛，紫参汤主之。

赵氏曰，大肠与肺合，大抵肠中积聚，则肺气不行，肺有所积，大肠亦不固，二害互为病。大肠病而气塞于肺者痛，肺有积者亦痛，痛必通，用紫参通九窍，利大小肠，气通则痛愈，积去则利自止。喻氏曰，后人有疑此非仲景之方者，夫讵知肠胃有病，其所关全在肺气耶？程氏疑是腹

痛。本草云：紫参治心腹积聚，寒热邪气。余忆二十岁时，村中桥亭新到一方士，蓬头跣足，腊月冷食露卧，自言悬壶遍天下，每诊一人，只取铜钱八文，到十人外，一文不取，疑不敢服其药，间有服之者，奇效。掀髯谈古今事，声出金石，观者绕于亭畔。时余在众人中，渠与余拱而立曰：我别老友二十年矣，我乐而汝苦奈何，随口赠韵语百余言，皆不可解。良久又曰：士有书，农医无书，重在口传，汉人去古未远，得所传而笔之，归其名于古，即于本经中指出笔误十条，紫参其一也，南山有桔梗，根似人参而松，花开白而带紫，又名紫参等语。余归而考之，与书不合，次早往问之，而其人去无踪迹矣。始知走江湖人，好作不可解语以欺人，大概如此。渠妄言之，而予不能妄听之也。今因注是方，而因及紫参即桔梗之说，颇亦近似，姑附之，以广见闻。

【补曰】肺痛二字，不见他处，《内经》亦无此文，其证未明，紫参究系何物，亦未能考。陈注：意即以为丹参也，然丹参于本经亦不名紫参，则紫参究无所考，且与肺痛之证，何以相治，诸家未明，余亦不敢强解，此等终当阙疑。

紫参汤方

紫参半斤　甘草三两

上二味，以水五升，先煮紫参取二长，纳甘草，取一升半，分温三服。

【男蔚按】肺为华盖，诸脏之气皆上熏之，惟胃肠之气下降，而不上干于肺，故肺为清肃之脏，而不受浊气者也。夫肺与肠相表里，肠胃相连，下利肺痛者，肠胃之浊气上干于肺也。故主以紫参汤。本经云：紫参主治心腹寒热积聚邪气，甘草解百毒莫中土，使中土有权，而肺金受益，

肠胃通畅而肺气自安，肺气安则清肃之令行矣。何有肺痛下利之病哉？

气利，诃黎勒散主之。

【沈自南云】此下利气之方也。前云当利小便，此以诃黎勒味涩性温，反固肺与大肠之气，何也？盖欲大肠之气，不从后泄，则肺旺木平，气走膀胱，使小便自利，正为此通则彼塞，不用淡渗药，而小便自利之妙法也。

【补曰】气利、利气、失气，皆俗所谓放屁也。气利之治，必利小便何也？盖小便清窍，主行气，气行则水行，水行则气自通快，不走大肠矣。大肠传糟粕，行地浊阴之质属血分，气不当走入血分也，小便清窍主气液下出，水化而气自通理，详水饮门。气利虽出于大肠，而其责则在膀胱三焦，气道不通之故，所以利小便，则气道通而气利止矣。惟失气之失，当是矢字，矢即俗名屎也。古人名矢，取其直出如矢之意，今俗亦有名矢者，凡言转矢气即俗所谓放屁也，误作失字则不得其解也。

诃黎勒散方

诃黎勒十枚，煨

上一味为散，粥饮和，顿服。

附方

千金翼小承气汤 治大便不通，哕数谵语。方见上。

外台黄芩汤 治干呕下利。

【尤在泾云】此与前黄芩加半夏生姜汤治同，而无芍药、甘草、生姜，有人参、桂枝、干姜，则温里益气之意居多。凡中寒气少者，可于此取法焉。其小承气汤，即前下利谵语，有燥屎之法，兹不赘可也。

黄芩　人参　干姜各三两　桂枝一两　大枣十二枚　半夏半斤

上六味，以水七升，煮取三升，温分三服。

【次男元犀按】《金匮》此篇论证，透发无遗，惟方书所谓隔食证，指胃脘干枯，汤水可下，谷气不入者。《金匮》呕吐哕证中，尚未论及，虽《伤寒论》厥阴篇，有干姜黄芩黄连人参汤方，治食入即吐；本论有大黄甘草汤方，治食已即吐，略陈其概，而其详则不得而闻也。先君宗其大旨，于《时方妙用》《医学实在易》二书中，引各家之说而发明之，学者当参考，而知其一本万殊，万殊一本之妙，其下利一证，本论已详，参之《伤寒论》厥阴篇，则更备矣。惟方书有里急后重、脓血、赤白痢证，专指湿热而言，时医用芍药汤调气，则便脓自愈，行血则后重自除等句，颇有取义，即《内经》肠澼之证也。但下利证，以厥少热多为顺；肠澼证，以身热则死，寒则生立训，冰炭相反。先君于《时方妙用》而续论之，更于《实在易》书中，参以时贤伏邪之说，张隐庵恒奇之论以补之。且于发热危证云：非肌表有邪，即经络不和，取用活人人参败毒散，加苍术煎服，得汗则痢自松。又口授众人门云，痢证初起发热，宜按六经而治之，如头痛项强、恶寒恶风为太阳证，自汗宜桂枝汤，无汗宜麻黄汤；如身热鼻干不眠，为阳明证，宜葛根汤；如目眩、口苦、咽干、喜呕、胁痛、寒热往来为少阳证，宜小柴胡汤。如见三阴之证，亦按三阴之法而治之，此发前人所未发也。其余详于本论，一字一珠，学者潜心而体认之，则头头是道矣。又案隔食证，后人以为火阻于上，其说本于论中黄芩加半夏、生姜一汤，及伤寒干姜黄连黄芩人参汤，其甘蔗汁、芦根汁，及左归饮，去茯苓，加当归、人参、地黄之类变苦为甘，变燥为润，取其滋养胃阴，俾胃阴上济，则贲门宽展而饮食纳，胃阴下济则幽门阑门滋澜而二便通，此从本论大半夏汤中之人参、白蜜二味得出也。其借用《伤寒论》代赭石旋覆花汤，是又从大半夏汤之多用半夏，乃半夏泻心汤得出也。《人镜经》专主《内经》三阳结谓之隔一语，以三一承气汤节次下之，令陈物去则新物纳，亦即本论大黄甘草汤之表里也。尚于古法不相刺谬，故先君于《时方》中用《实在易》二书中，亦姑存其说，但不如《金匮》之确切耳。至于肠澼，先君又于《金匮》外，补出伏邪奇恒，更无遗义。时贤张心在云：痢疾，伏邪也。夏日受非时之小寒，或贪凉而多食瓜果，胃性恶寒，初不觉其病，久则郁而为热，从小肠以传大肠，大肠喜热，又不觉其为病，至于秋后，或因燥气，或感凉气，或因饮食失节，引动伏邪，以致暴泻，旋而里急后重，脓血白赤，小腹疼痛，甚则为噤口不食之危证，当知寒气在胃，热气在肠，寒热久伏而忽发之。病用芍药汤，以涤大肠之伏热，令邪气一行，正气自能上干脾胃，如若未效，即用理中汤，以治胃中之伏寒，加大黄以泄大肠之伏热，一方而两扼其要。但予闻之前辈云：痢疾慎用参术，亦是有本之言，务在临证以变通也。张隐庵云：《内经》之论疾病者，不及二十余篇论奇恒之章，有八有因于奇恒之下利者，乃三阳并至，三阴莫当，积并则为惊，病起疾风，至如溯沥，九窍皆塞，阳气旁溢，嗌喉干塞并于阳，则上下无常，薄为肠澼，其脉缓小迟涩，血温身热死，热见七日死，盖因阳气偏剧，阴气受伤，是以脉小沉涩，急宜大承气汤，泻阳养阴，缓则不救。医者不知奇恒之因，见脉气和

缓，而用平易之剂，又何异于毒药乎？叶大观病此误补而死。

【元犀按】《外台》黄芩汤，即小柴胡汤变法。方中以桂枝易柴胡，以干姜易生姜，去甘草是也。太阳病不解，并入阳明，阴阳舛错，而为呕吐下利也。方用黄芩、干姜，寒温并进，使之入胃以分阴阳，又以参枣安胃，桂枝祛邪，半夏降逆，且半夏生当夏半，正阴阳交界之间，取之以和阴阳，阴阳和则中枢转，上下交而呕利止矣。

【补曰】《内经》以痢属于肝热，故曰诸呕吐酸，暴注下迫，皆属于热，下迫与吐酸同言，则知其属于肝热也。仲景于下利后重，便脓血者，亦详于厥阴篇中，皆以痢属肝经也。盖痢多发于秋，乃肺金不清，肝木遏郁，肝主疏泄，其疏泄之力太过，则暴注里急，有不能待之势，然或大肠开通，则直泻而下矣。乃大肠属肺金之府，金性收涩，而不使泻出，则滞涩不得快利，遂为后重，治宜开利肺气，使金性不收，则大肠通快，而不后重矣。枳壳、桔梗、粉葛、枇杷叶，皆须为用，又宜清降肝血，使木火不郁，则肝不大疏泄而不暴注矣。白芍、当归、生地、丹皮、地榆皆须为用，至于肠胃之热，皆从肝肺而生，西医名肠中发炎，言其已红肿也。故黄连、黄芩、胆草、黄柏，能退肝火；石膏、知母、天冬、麦冬、花粉、连翘、银花、白菊，能清肺火，皆当择用，此清肺气，调肝血之法也。大世医泛言调气调血，不能明肺气肝血之所以然，则多不能效。痢危证禁口，世多不知治法，惟仲景存胃津液，足以救之，此即胃炎，欲糜烂之候也。非大寒凉中加人参、花粉，不能助救，故凡噤口痢，但得舌上津回，则能进食而生矣。

至于大黄，惟满实者，一暂用之，其余蕴酿之热，皆宜苦坚守治，不可用慓悍药也。仲景治痢，主白头翁汤。夫白头翁，一茎直上，中空有瓢，能升达木气，而偏体有毛，无风独摇，有风不动，其色纯白，兼秉金气，总为金木交合之物。予从白头翁，悟出清肝木达风气之法，又从下利肺痛，一肺字悟出，肝之对面，即是肺金，清金以和大肠，又为效屡之法矣。因书之以补前人所未详。

疮痈肠痈浸淫病脉证并治第十八

两手诸部俱见浮数之脉，浮主表，数主热，若表邪，应当发热，今不发热，而反洒淅恶寒，必其气血凝滞，即经所谓荣气不从，逆于肉理，乃生痈肿；阳气有余，荣气不行，乃发为痈是也。若有痛处，更明明可验，然而痈者壅也，欲通其壅，当以麻黄、荆芥之类透发其凝滞之痈。师曰：诸痈肿，欲知有脓无脓，以手掩肿上，热者毒已聚，为有脓，不热者毒不聚，为无脓。

此言痈之所由成，而并辨有脓无脓也。言外见痈之已成者，欲其溃，未成者托之起也。内外原不分科，分之者，以针砭刀割熏洗等法。另有传习暗练之人，士君子置而不道，然而大证，并非外科之专门者所能治也。《薛氏医案》论之最详。然以六味丸、八味丸、补中益气汤、十全大补汤、归脾汤、六君子汤、异功汤、逍遥散等剂，出入加减，若溃后虚证颇宜，其实是笼统套法，于大证难以成功。《金匮》谓浮数脉当发热，而反恶寒者，以卫气有所遏而不出，卫有所遏责在荣之过实，止此数语寥寥，已寓痈肿之绝大治法，再参六经之见证，六经之部位，用六经之的方，

无有不效，外科之端专门，不足恃也。

【补曰】当发其痈，不但托之起，并言消之去也。盖起发是发，发散亦是发，仲景留此一字，开千古法门，惟后人或用麻桂，或用参芪，但助其气，而不行其血，岂知反洒淅恶寒，一反字便明明示人曰，气本通而反不通，是有血阻之也，便知发痈之法，不但助气，而尤当破血矣。盖血阻气则为疮痈，气蒸血则化腐为脓，气即水也，血从气之化，而亦为水，不似清水者，以血质之所化也，较水更浓，故名目脓。观下节，内痈有脓用薏苡，排脓汤用枳桔，皆是行气，即以行脓。夫已成脓者当行气，即知未成脓者当破血，血行则气散，气散则痈愈矣。观大黄牡丹皮汤，言脓未成者可下之，则知凡痈皆当先破其血，使不阻气则内自消，既成脓者，但行其气，使水不停则脓尽。

肠痈之为病，气血为内痈所夺，不得外荣肌肤，故其身枯皱，如鳞甲之交错，腹皮虽急，而按之则濡，其外虽如肿状，而其腹则无积聚，其身虽无热，而其脉则似表邪之数，此为荣郁成热，肠内有痈脓，以薏苡附子败酱散主之。此痈之在于小肠也。

此为小肠痈，而出其方治也。败酱一名苦菜，多生土墙及屋瓦上，闽人误为蒲公英。

薏苡附子败酱散方

薏苡仁十分　附子二分　败酱五分
上三味，杵为散，取方寸匕。以水二升，煎减半，顿服，小便当下。

【王晋三云】心气抑郁不舒，则气结于小肠之头，阻传道之去路，而为痈肿，即《内经》所谓脏不容邪，则还之于腑也。故仲景重用薏苡，开通心气，荣养心

境，佐以败酱，化脓为水；使以附子，一开手太阳小肠之结，一化足太阳膀胱之气，务令所化之毒，仍从水道而出，精微之奥，岂庸浅所能测哉？

【正曰】痈疽是死血，遇阳气蒸之，则化为脓，故用附子也。脓成则为水类，苡仁行水，所以排脓。注言用薏苡开通心气，荣养心境，此真宽泛语也。试问薏苡，何以能荣养心境哉？

痈之在于大肠者何如？大肠居于小腹之下，若肿高而痈甚者，逼处膀胱，致少腹肿痞，按之即痛如淋，而实非膀胱为害，故小便仍见自调。小肠为心之合，而气通于血脉，大肠为肺之合，而气通于皮毛，故脉数身无热。而此则时时发热自汗出，复恶寒，再因其证而辨其脉，若其脉迟紧者，邪暴遏而荣未变，为脓未成，可下，令其消散。若其脉洪数者，毒已聚，而荣气腐，为脓已成，虽下之亦不能消，故不可下也。若大黄牡丹汤不论痈之已成未成，皆可主之。

此为大肠痈，而出其方治也。

【正曰】脓已成者，宜利其水，水行则脓行，气行则水行，痈毒既化，则非实积矣，故不可下；其脓未成则是血积，故可下之。浅注但曰虽下之，亦不消，皆含糊而已。

大黄牡丹汤方

大黄四两　牡丹一两　桃仁十五个　冬瓜仁半升　芒硝三合

上五味，以水六升，煮取一升，去滓，纳芒硝再煎沸，顿服之。有脓当下，如无脓，当下血。

【王晋三云】肺与大肠相表里，大肠痈者，肺气下结于大肠之头，其道远于上，其位近于下，治在下者，因而夺之也。故

重用大黄、芒硝开大肠之结，桃仁、丹皮，下将败之血，至于清肺润肠不过瓜子一味而已。服之当下血，下未化脓之血也。若脓已成形，肉已坏，又当先用排脓散及汤，故原文云，脓已成不可下也。

问曰：寸口脉浮微而涩，法当亡血，若汗出，设不汗出者云何？曰：血与汗，皆阴也，微为阳弱，涩为血少，若身有疮，被刀斧所伤，而亡血，血亡而气亦无辅，此脉微而又涩之故也，且夺血者无汗。此脉浮而不汗出之故也。

此为金疮亡血辨其脉也。

凡一切病金疮，统以王不留行散主之。
此为金疮，出其总治之方也。

【徐忠可云】此非上文伤久无汗之金疮方，乃概治金疮方也。故曰病金疮，王不留行散主之。盖王不留行，性苦平，能通利血脉，故反能止金疮逐血痛；蒴藋亦通利气血，尤善开痹，周身肌肉，肺主之；桑根白皮，最利肺气，东南根向阳，生气尤全，以复肌肉之生气，故以此三物甚多为君。甘草解毒和荣，尤多为臣。椒姜以养其胸中之阳，厚朴以疏其内结之气，芩芍以清其阴分之热为佐。若有风寒，此属经络客邪，桑皮止利肺气，不能逐外邪故勿取。

【孙男心兰按】金疮亡血者忌发汗，以阴伤故也。若偶感风邪，其人不省，仍宜以破伤风论治，勿混于亡血之禁。

王不留行散方

王不留行十分，八月八日采　蒴藋细叶十分，七月七日采　桑东南根白皮十分，三月三日采　甘草十八分　黄芩二分　川椒三分　厚朴二分　干姜二分　芍药二分

上九味，王不留行、蒴藋、桑皮，三味烧灰存性，各别杵筛，合治之为散，服

方寸匕。小疮即粉之，大疮但服之，产后亦可服。

【尤在泾云】金疮，经脉斩绝荣卫阻弛，治之者，必使经脉复行，荣卫相贯而后已。除烧灰外，余药不可日曝、火炙方效。

【元犀按】金刃伤处，封固不密，中于风则疮口无汁，中于水则出青黄汁，风则发痓，水则湿烂成疮。王不留行，疾行脉络之血，灌溉周身，不使其湍激于伤处；桑根皮泄肌肉之风水；蒴藋叶，释名接骨草，渗筋骨之风水，三者皆烧炭，欲其入血去邪止血也。川椒祛疮口之风，厚朴燥刀痕之湿，黄连退肌热，芍药散恶血，干姜和阳，甘草和阴，用以为君者，欲其入血退肿生肌也。风湿去，阴阳和，疮口收，肌肉生，此治金疮之大要。

排脓散方

枳实十六枚　芍药六分　桔梗二分

上三味，杵为散，取鸡子黄一枚，以药散与鸡黄相等，揉和令相得，饮和服之，日一服。

枳实得阳明金气以制风，禀少阴水气以清热，又合芍药以通血，合桔梗以利气，而尤赖鸡子黄以养心和脾，取有情之物，助火土之脏阴，以为排脓化毒之本也。

【正曰】枳实得阳明金气以制风，禀少阴水气以清热，此高而不切之语，与排脓二字，相隔天渊。盖不知血从气化而为水，即成脓矣。气即是水，气行则水行，水行则脓行，故桔梗、枳壳开利其气，即是排脓，脓由血化，故兼利血而用芍药，其用鸡子黄，则以血既腐而去者，必多排去其脓，是去其气分之实，即当补其血分之虚，故用鸡子黄。

【元犀按】枳实行气滞，芍药通血滞，

从血气以排之，人所易知也。妙在揉入鸡子黄一枚，取有情之物，以养心肝之阴，则排之之法，独得其本也。

排脓汤方

甘草二两　桔梗三两　生姜一两　大枣十枚

上四味，以水三升，煮取一升，温服五合，日再服。此亦行气血，和荣卫之剂。

【元犀按】方中取桔梗、生姜之辛，又取大枣、甘草之甘，辛甘发散为阳，令毒从阳化而出，排之之妙也。

浸淫疮，毒流不已，俗名棉花疮、杨梅疮、恶疬之类，从口起流向四肢者可治，以其从内走外也。从四肢流来入口者：不可治，以其从外走内也。浸淫疮，以黄连粉主之，方未见。

此为浸淫疮，出其方治也。方未见，疑即黄连一味为粉，外敷之，甚者亦内服之。诸疮痛痒，皆属心火，黄连苦寒泻心火，所以主之。余因悟一方，治杨梅疮、棉花等疮甚效。连翘、蒺藜、黄芪、银花各三钱，当归、甘草、苦参、荆芥、防风各二钱，另用土茯苓二两，以水煮汤去滓，将此汤煮药，空心服之，十日可愈。若系房欲传染者，其毒乘肾气之虚，从精孔深入肾中散及冲、任、督脉难愈，宜加龟板入任，生鹿角末入督，黄柏入冲等药，并先用黑牵牛制末，作小丸和烧裩散，以土茯苓汤送下，令黑粪大下后，再加前汤如神。

黄连粉　方未见。

【元犀按】浸淫疮，系传染之疾也，从口起流向四肢者，毒气外出也，故可曰治；从四肢起，流来入口者，毒气由外入内，固结于脏腑之间，故曰不可治。黄连粉，方未见，疑即黄连一味为末，或敷或服随宜择用。

【补曰】淫毒从精窍入，淋浊茎烂，是从入之路病也。或聚睾丸，睾丸是发精之物，又主筋，因之筋结，俗名结毒。或从任脉上口，生杨梅疮；或从冲脉上咽，为喉疳生虫；或从督脉入脑，为脑疳鼻柱陷，皆发于血室丹田中也。用龙胆泻肝汤加胡黄连为主。病管窍者，加苁蓉、车前；病睾丸者，加荔核、川楝；病筋结者，加羚羊、犀角；病督脉者，加生鹿角；病任冲脉者，加黄连、牛膝、杏仁。

趺蹶手指臂肿转筋狐疝蛔虫病脉证治第十九

师曰：得病因趺而致蹶，其人但能前，步而不能后却，当刺腨肠入二寸，此太阳经伤也。

人身经络，阳明行身之前，太阳行身之后，太阳伤，故不能却也。太阳之脉，下贯腨内，刺之所以和利其经脉也。腨，足肚也。然太阳经甚多，而必刺腨肠者，以此穴本属阳明，乃太阳经络所过之处，与阳明经气会合，阳承筋间，故刺之，使太阳阳明，气血相贯，通利则前后如意矣。

病人常以手指臂肿动，盖以肿而知其为湿，动而知其为风，湿盛生痰，风从火起，不易之理也。若此人身体瞤瞤者，风痰在隔，逼处于心肺，以致心为君主，不行其所令，肺为相傅，不行其治节，泛泛无以制群动也。以藜芦甘草汤主之。

此为手臂肿动而出其方治也。手之五指，乃心、肺、包络、大小肠、三焦之所属，当依经治之。若臂外属三阳，臂内属三阴，须按其外内而分治之。然亦有不必分者，取手足之太阴，以金能制木而风平，土能胜湿而痰去，又取之阳明，以调和其

肌肉之气，是为握要之法，师用藜芦甘草，大抵为风痰之盛初起，出其涌剂也。

藜芦甘草汤 方未见。

【男元犀按】痰涎为湿气所生，留滞胸膈之间，久则变生无定。云病人常以手指臂肿动，身体瞤瞤者，是气被痰阻，湿无去路，或加邪风，风行气亦行，引动积痰毒气，此所以群动并发，扰乱心君不宁也。手足项背牵引掣痛，走易不定者，心君之令不行，肺无以传其治节也。藜芦性毒，以毒攻毒，吐久积风痰，杀虫通肢节，除喉痹也。助用甘草者，取甘润之意，以其能解百毒也。方虽未见，其意不过如是耳。

转筋之为病，其人臂脚直，不能屈伸，是转筋之证也。脉长直而上下行，微中不和，而弦是转筋之脉也。转筋痛不能忍，甚而入腹者，牵连少腹拘急而剧痛，为肝邪直攻脾脏，以鸡屎白散主之。是方也，取其捷于去风，下气消积安脾，先清其内，徐以治其余也。

此为转筋入腹，而出其方治也。

鸡屎白散方

鸡屎白为末，取方寸匕，以水六合，和温服。

【尤在泾云】《内经》曰：诸暴强直，皆属于风。转筋入腹者，脾土虚而肝木乘之也。鸡为木畜，其屎反利脾气，故治是病，且以类相求，则尤易入也。

凡连痛少腹，皆谓之疝。古有心疝、肝疝等名，上卷有寒疝，皆是也。而此独见之外肾睾丸肿大，因前阴之间有狐臭之气，遂别其名为阴狐疝气者，其睾丸或偏左或偏右，有小大，病发时则堕而下，病息时则收而上，因发时息时而上下，以蜘蛛散主之。

此言寒热袭阴，为阴狐疝气者，出其方治也。后人分为七疝，曰寒疝、水疝、筋疝、血疝、气疝、癞疝、狐疝之不同。狐疝似止七疝之一，而不知师言狐疝，以病气之腥臭，如狐之臊，所以别上卷寒疝也。方书于时时上下句误解，遂有许多附会也。

【补曰】虽或坠下则囊大，收上则囊缩，实则收上为疝退，坠下乃为疝发也。但当令其收上，勿使坠下则愈。常见有手揉始收者，有卧后得温暖始收者，可知是寒也。故用桂枝以散之，而蜘蛛则取其坠而能收。名狐者言其出入无定也。予曾见此病，并不臊臭云。

蜘蛛散方

蜘蛛十四枚，熬煎　桂枝半两

上二味，为散，取八分一匕，饮和服，日再服，蜜丸亦可。

按此病用桂枝，不如用肉桂力更大。

【王晋三云】蜘蛛性阴而厉，隐见莫测，可定幽暗之风，其功在壳，能泄下焦结气；肉桂芳香入肝，专散沉阴结疝。《四时刺逆从论》曰：厥阴滑为狐疝风。推仲景之意，亦谓阴狐疝气，是阴邪挟肝风而上下无时也。治以蜘蛛，如披却导窍。

问曰：病腹痛有虫，其脉何以别之？师曰：腹中痛，多由寒触其正，所谓邪正相搏，即为寒疝。寒属阴，其脉当沉，若病甚而卫气必结，脉更兼弦兹反洪大，则非正气与外邪为病，乃蛔动而气厥也。故于此脉而参其吐涎心痛证，而知其有蛔虫。

此言蛔虫腹痛之脉也。

蛔虫之为病，令人吐涎，心痛，发作有时，毒药不止者，甘草粉蜜汤主之。

此为脏燥而为蛔痛者，出其方治也。

【尤在泾云】吐涎，吐出清水也；心痛，痛如咬啮，时时上下是也。发作有时者，蛔饱而静则痛立止；蛔饥求食，则痛复发也。毒药即锡粉、雷丸等杀虫之药，毒药者，折之以其所恶也。甘草粉蜜汤者，诱之以其所喜也。白粉即铅白粉，能杀三虫，而杂于甘草白蜜之中，诱使虫食，甘味既尽，毒性旋发，而虫患乃除，此医药之巧也。

甘草粉蜜汤方

甘草二两　白粉一两　白蜜四两

上三味，以水三升，先煮甘草取二升，去滓，纳粉蜜搅令和，煎如薄粥，温服一升，差即止。

【按】粉铅性善杀虫，今杂于甘草白蜜之中，以大甘掩其本性，所谓先诱之，而后攻之也。

蛔厥者，蛔动而手足厥冷，其人当吐蛔，今病者静，而复时烦，此为脏寒。蛔上入其膈，故烦，须臾复止，得食而呕。又烦者，蛔闻食臭出，其人当自吐蛔。蛔厥者，以乌梅丸主之。

此为脏寒之蛔厥，而出其方治也。谨考。

《御纂医宗金鉴》注："此为脏寒"之"此"字，当是"非"字。

乌梅丸方

乌梅三百个　细辛六两　干姜十两　黄连一斤　当归　川椒　附子炮　桂枝　人参　黄柏各六两

上十味捣筛，合治之，以苦酒渍乌梅一宿，去核，蒸之五升米下，饭熟捣成泥，和药令相得纳臼中，与蜜杵二千下，丸如桐子大，先食饮，服十丸，日三服，稍增至二十丸。禁生冷滑臭等食。

【徐忠可云】黄连之苦，可以安蛔，

则前甘草与蜜，何以亦能安蛔也。不知上条之蛔，因燥而上逆，致使心痛，故以白粉杀蛔为主，而加甘蜜以润其燥。若蛔厥未尝攻心，且蛔因脏寒而上，故以乌梅酸收，黄连苦降，以收伏降蛔为主，而加辛热而追脏寒，所以一心痛而不吐蛔，一吐蛔而不心痛，此是二条大分别也。

【补曰】蛔虫者，风所生也。既生之后，又有吐出、不吐出之别，吐出是肝脏寒，不吐出是心包热，二脏总属一经，皆司风气，故论虫总归厥阴，详见伤寒。

金匮要略浅注补正卷八终

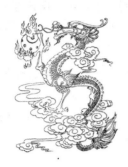

金匮要略浅注补正卷九

汉张仲景原文

闽长乐陈念祖修园浅注

男　蔚古愚　元犀灵石　仝校字

蜀天彭唐宗海容川补正

夔门邓其章云航参校

妇人妊娠病脉证治第二十

师曰：妇人经断后，人得平和之脉，关后为阴，其阴脉视关前稍见小弱，是胎元蚀气也。其人渴，非上焦有热，乃阴火上壅也。不能食，非胃家有病，乃恶心阻食也。无寒热，外无表邪也，名曰妊娠。凡一切温凉补泻之剂，皆未尽善，惟以桂枝汤主之，于法六十日，胎已成而气干上，当有此证，设有医者，不知为孕，而误药之，为施治之逆者，却一月先见此证，若加吐下者，当明告其一误不可再误，前为药苦兹则绝之。易所谓勿药有喜是也。

【尤在泾云】平脉，脉无病也，即《内经》身有病而无邪脉之意。阴脉小弱者，初时胎气未盛，而阴方受蚀，故阴脉比阳脉小弱，至三四月经血久蓄，阴脉始强，《内经》所谓手少阴脉动者妊子，《千金》所谓三月尺脉数是也。其人渴，妊子者内多热也，一作呕亦通。今妊娠二三月，往往恶阻不能食是已，无寒热者，无邪气也。夫脉无故，而身有病，而又非寒热邪气，则无可施治，惟宜桂枝汤和调阴阳而已。徐氏云：桂枝汤，外证得之为解肌和荣卫，内证得之为化气调阴阳也。今妊娠初得，上下本无病，因子室有碍，气溢上下，故但以芍药一味固其阴气，使不得上溢，以桂甘姜枣，扶上焦之阳，而和其胃气，但令上之阳气充，能御相侵之阴气足矣。未尝治病，正所以治病也。否则以渴为热邪而解之，以不能食，为脾不健而燥之，岂不谬哉？六十日当有此证者，谓妊娠两月，正当恶阻之时，设不知而妄治，则病气反增，正气反损，而呕泻有加矣。绝之，谓禁绝其医药也。娄全善云：尝治一妇人恶阻病吐，前医愈治愈吐，历思仲景绝之之旨，以炒糯米汤代茶止药，月余渐安。又一本：绝之，谓当断绝其病根，不必泥于安胎之说，而狐疑致误也。亦通。

【补曰】绝之二字，究是何义，尚待详求，同年秦仪鸿名渐和曰：此言医治之逆，再一月，反吐下之，则胎动而必堕，是断绝其妊娠也。其说颇通。

桂枝汤 方见伤寒。

【徐忠可云】桂枝汤，表证得之为解肌和荣卫，内证得之为化气调阴阳，时医以姜桂碍胎戒用，汲汲以养血滋阴为事，皆不知仲景之法也。

【愚按】本章末三句未明，愿后之学者补续之。

妇人行经时，经未净，或遇冷气房事，六淫邪气，冲断其经，则余血停留，凝聚成块，结于胞中，名为癥病，如宿有癥病，或不在子宫，则仍行经而受孕，经断即是孕矣。乃经断未及三月，而得漏下不止，胎无血以养，则辄动，若动在脐下，则胎真欲落矣。今动脐上者，此为每月凑集之新血，因癥气痼坚阻其不入于胞之为害，其血无所入而下漏，其实非胎病也。虽然断经原有胎与痖之异，欲知其的证，必由今之三月，上朔前三月，统共以六月为准，若妊六月动者，问而知其前三月经水顺利应时，而无前后差，其经断即可必其为胎也。若前之三月，其期经水迟早不定，便知今之下血者，乃后断三月，所积之痖而非胎也。然既有胎，何以又为漏下血？不知旧血未去，则新血不能入胞养胎，而下走不止。所以血不止者，其癥不去故也。癥不去，则胎终不安，必当下其癥，以桂枝茯苓丸主之。

此为妊娠宿有癥病，而出其方治也。

桂枝茯苓丸方

桂枝 茯苓 丹皮 桃仁去皮尖，熬 芍药各等分

上五味末之，炼蜜丸，如兔屎大，每日食前服一丸，不知加至三丸。

【受业林礼丰按】师云：妇人宿有癥病者，谓未受胎之前，本停瘀而有癥病也。

经断者，谓经水净尽之后，交媾而得胎也。未及三月，而得漏下不止者，谓每月凑集之血，因宿有昔之癥痼，妨害之而下漏也。盖六月胎动者，胎之常，而三月胎动者，胎之变。然胎当居脐下，今动在脐上者，是本有癥痼在脐下，逼动其胎，故胎不安，而动于脐上也。因复申言之曰：前三月经水利时，胎也，下血者，后断三月，痖也。痖者，谓每月凑集之血，始凝而未痼也，所以血不止者，其癥不去，必害其胎，去其癥，即所以安其胎，故曰当下其癥。主以桂苓丸者，取桂枝通肝阳，芍药滋肝阴，茯苓补心气，丹皮运心血，妙在桃仁监督其间，领诸药直抵于癥痼而攻之，使瘀结去，而新血无伤，瘀既去，则新血自能养胎，虽不专于安胎，而正所以安胎也。

妇人怀妊六七月，脉弦发热，有似表证，其胎愈胀，乃头与身不痛，而腹痛背不恶寒，而腹恶寒，甚至少腹阵阵作冷状，如被扇，所以然者，子脏开而不能阖，而风冷之气乘之故也。夫脏开风入，其阴内胜，则其弦为阴气，而发热且为格阳矣。胎胀者，热则消，寒则开也。当以附子汤温其脏。

此为胎胀少腹如扇者，出其方治也。李氏云：子脏，即子宫也。脐下三寸为关元，左二寸为胞门，右二寸为子户，昔人谓命门，为女人系胞之处，非谓命门即子脏也。《金匮》明明指出少腹，何荒经者之聚讼纷纷也。

附子汤 方见伤寒。

【男元犀按】太阳主表，少阴主里，脉弦发热者，寒伤太阳之表也；腹病恶寒者，寒侵少阴之里也。夫胎居脐下，与太少相连，寒侵太少，气并胞宫，迫动其胎，故胎愈胀也；腹痛恶寒，少腹如扇者，阴

邪盛于内，寒气彻于外，故现出阵阵如扇之状也。然胎得暖则安，寒则动，寒气内胜，必致坠胎，故曰所以然者，子脏开故也。附子汤温其脏，使子脏温而胎固，自无陨坠之虞矣。附子汤方未见，疑是伤寒附子汤。

师曰：妇人有漏下者，妊娠经来，俗谓之激经也。有四五月坠胎，谓之半产，半产后，伤其血海，因续下血，都不绝者，有妊娠下血者。如前之因癥者固有之，假如今妊娠，无癥而下血，惟见腹中痛者，则为胞阻。胞阻者，胞中之气血不和，而阻其化育也，以胶艾汤主之。推而言之，凡妇人经水淋沥，及胎产前后下血不止者，皆冲任脉虚，阴气不守也。此方皆可补而固之。

此为胞阻者，而出其方治也。然此方为经水不调、胎产前后之总方。

【补曰】此节须分宾主，妇人有无胎，即经水漏下不匀者，有半产后因下血不绝者，此两症是宾。有妊娠下血者，此一句是主。假令二字，承上文而言，假令妊娠而下血，腹中痛者，此为胞阻也。胞阻是阻胞中之血，恶阻是阻胃中之水，此又当辨。

胶艾汤方

干地黄六两　川芎　阿胶　甘草各二两　艾叶　当归各三两　芍药四两

上七味，以水五升，清酒三升，合煮取三升，去滓，纳胶令消尽，温服一升，日三服，不差更作。

【男元犀按】芎䓖芍地，补血之药也。然血不自生，生于阳明水谷，故以甘草补之；阿胶滋血海，为胎产百病之要药；艾叶暖子宫，为调经安胎之专品，合之为厥阴、少阴、阳明，及冲任之神剂也。后人

去甘草、阿胶、艾叶，名为四物汤，则板实而不灵矣。

妇人怀孕腹中疗痛，当归芍药散主之。

此为怀妊腹中疗痛者，出其方治也。徐忠可云，疗痛者，绵绵而痛，不若寒疝之绞痛，血气之刺痛也。乃正气不足，使阴得乘阳，而水气胜土，脾郁不伸，郁而求伸，土气不调，则痛绵绵矣。故以归芍养血，苓术扶脾，泽泻泻其有余之旧水，芎䓖畅其欲遂之血气，不用黄芩，疗痛因虚则稍挟寒也。然不用热药，原非大寒，正气充则微寒自去耳。

当归芍药散方

当归　芎䓖各三两　芍药一斤　茯苓　白术各四两　泽泻半斤

上六味，杵为散，取方寸匕，酒和日二服。

【男元犀按】凡怀妊腹痛多属血虚，而血生于中气，中者土也，土过燥不生物，故以归芎芍药滋润之；土过湿亦不生物，故以苓、术、泽泻渗之，燥湿得宜，则中气治而血自生，其痛自止。

妊娠，胃中有寒饮则呕吐，呕吐不止，则寒而且虚矣，以干姜人参半夏丸主之。

此为妊娠之呕吐不止，而出其方也。半夏得人参，不惟不碍胎，且能固胎。

干姜半夏人参丸方

干姜一两　半夏二两　人参一两

上三味末之，以生姜汁糊为丸，梧子大，饮服十丸，日三服。

【尤在泾云】阳明之脉，顺而下行者也，有寒则逆，有热亦逆，逆则饮必从之，寒逆用此方，热逆用《外台》方。青竹茹、橘皮、半夏各五两，生姜、茯苓各四两，麦冬、人参各三两，为治胃热气逆呕

吐之法，可补仲师之未备。娄全善云：余治妊阻痛，累用半夏，未尝动胎，亦有故无陨之义也。

妊娠小便难，饮食如故，以当归贝母苦参丸主之。

【尤在泾云】小便难而饮食如故，则病不由中焦出，而又无腹满身重等证，则更非水气不行，知其血虚热郁，而津液涩少也。当归补血，苦参除热，贝母主淋沥邪气，以肺之治节行于膀胱，则邪热之气除，而淋沥愈矣。此兼清水液之源也。

当归贝母苦参丸方

当归　贝母　苦参各四两

上三味末之，炼蜜丸如小豆大，饮服三丸，加至十丸。

【男元犀按】苦参、当归，补心血而清心火，贝母主开肺郁而泻肺火，然心火不降则小便短涩，肺气不行于膀胱，则水道不通，此方为下病上取之法也。况贝母淋沥邪气，神农本经有明文哉。

妊娠有水气，谓未有肿胀，无其形，但有其气也，水气在内，则身重，小便不利，水气在外，则洒淅恶寒，水能阻遏阳气上升，故起即头眩，以葵子茯苓散主之。是专以通窍利水为主也，葵能滑胎而不忌，有病则病当之也。

此为妊娠有水气者，而出其方治也。

葵子茯苓散方

葵子一升　茯苓三两

上二味，杵为散，饮服方寸匕，日二服，小便利则愈。

【男元犀按】葵子，俗人畏其滑胎，不必用之，《中藏经》五皮饮加紫苏水煎服，甚效。

妇人妊娠，无病不须服药，若其人瘦

而有热，恐热气耗血伤胎，宜常服当归散主之。

【徐忠可云】生物者土也，而土之所以生物者，湿也。血为湿化，胎尤赖之，故以当归养血，芍药敛阴，肝主血而以芎行肝气，脾统血而以白术健脾土。其用黄芩者，安胎之法，惟以凉血利气为主，白术佐之，则湿无热而不滞，故曰术佐黄芩，有安胎之能，是立方之意，以黄芩为主也。胎产之难，皆由热郁而燥，机关不利，养血健脾，君以黄芩，自无燥热之患，故曰常服，易产胎，无疾苦，并主产后百病也。

当归散方

当归　黄芩　芍药　芎䓖各一斤　白术半斤

上五味，杵为散，酒服方寸匕，日再服。妊娠常服即易产胎，无疾苦，产后百病，悉主之。

妊娠胞中有寒，当以温药养胎，白术散主之。

【尤在泾云】妊娠伤胎，有因湿热者，亦有因湿寒者，随人脏气之阴阳而各异也。当归散正治湿热之剂，白术散，白术牡蛎燥湿，川芎温血，蜀椒去寒，则正治湿寒之剂也。仲景并列于此，其所以诏示后人者深矣。

白术散方

白术　川芎　蜀椒三分，去汗　牡蛎

上四味，杵为散，酒服一钱匕，日三服，夜一服。但苦痛，加芍药；心下毒痛，倍加芎䓖；心烦吐痛，丕熊饮食，加细辛一两，半夏大者二十枚，服之后，更以醋浆水服之，若呕以醋浆水服之，复不解者，小麦汁服之，已后渴者，大麦粥服之，病虽愈，服之勿置。

此方旧本三物各三分,牡蛎阙之,徐灵胎云:原本无分两,按方下云,日三服,夜一服者,牡蛎用一分可也。

妇人伤胎,怀身腹满,不得小便,从腰以下重,如有水状。怀身七月,太阴当养,不养,此心气实,当刺泻劳宫及关元,小便微利则愈。

【尤在泾云】伤胎,胎伤而病也。腹满不得小便,从腰以下重,如有水气,而实非水也。所以然者,心气实故也。心君火也,为肺所畏,而妊娠七月,肺当养胎,心气实则肺不敢降,而胎失其养,所谓太阴当养不养也。夫肺主气化者也,肺不养胎,则胞中之气化阻,而水仍不行矣。腹满便难身重,职是故也,是不可治其肺,当刺劳宫以泻心气,刺关元以行肾气,必使小便微利则心气降,心降而肺自行矣。劳宫心之穴,关元肾之穴。

【徐忠可云】按仲景妊娠篇,凡十方,而丸散居七,汤居三,盖汤者荡也。妊娠当以安胎为主,则攻补皆不宜骤,故缓以图之耳。若药品无大寒热,亦不取泥膈之药,盖安胎,以养阴调气为急也。

【正曰】尤注胎伤而病,是言胎伤之后,乃有腹满等症,然则伤胎之证,究何在哉?不知仲景是言先有腹满等症,然后伤胎,特其文法倒装,故致错注。盖其文法,言妇人所以伤胎者,多由是怀身腹满,小便不利,腰以下重,如有水气,即致胎伤之证也。而所以致此证者,又由于怀身七月,太阴当养不养,肺不行水之过,夫肺又何故不行水哉?此必心气实致胎之伤也。能将文法分段读,则义自明矣。故注仲景书,并当知汉人文法,且此节有奥义。余再详之曰,胎外有水衣裹之,故将产先破水衣,护胎亦全赖水衣,盖水衣,包血

衣者,气统血故也。凡人之水,化而下行则为溺,水中之阳,化而上升则为气,气为水所化,故仍复化而为津,津者非水而实水也。故气出口鼻,着物复化为水,气聚于胎,亦结而为水衣,实积气以举胎也。若有形之水质不下行,则逼其胎之下坠,气陷而不上升则胎不举,此胎所以致伤也。推原水之不化,由于肺不通调,而肺不通调,又由于心火克金,世传胎前不宜热者,其说实出于此,然其奥义,则知者少矣。

妇人产后病脉证治第二十一

问曰:新产妇人有三病,一者病痉,二者病郁冒,三者大便难,何谓也?师曰:新产之妇,畏其无汗,若无汗则荣卫不和,而为发热汗出等证,似乎伤寒之表病,但舌无白苔及无头项强可辨也。然虽欲有汗,又恐其病血虚气热,热则腠理开,而多汗出,汗出则腠理愈开,而喜中风,血不养筋而风又动火,故令病痉。新产之妇,畏血不行,若不行,则血瘀于内,而为发热腹痛等症,似乎伤寒里病,但舌无黄苔,又无大狂渴之可辨也。然虽大烦躁,欲血下,又恐下多过而亡血,血亡其气无,偶而外泄则复汗,气血两耗,则寒自内生而寒多。血为阴,阴亡失守,气为阳,阳虚上厥,故令头眩目瞀,或不省人事。而郁冒,新产之妇,虽欲其汗出血行,又恐汗与血过多,以致亡津液,胃干肠燥,故大便难。三者不同,其为亡血伤津则一也。

此为产后提出三病,以为纲,非谓产后止此三病也。

【正曰】故令郁冒,故字是承亡血复汗寒多来,浅注解寒多是寒自内生而解,故令冒,又在故字上,添出阳上厥来,故字与浅注相承,而与本文却不相承,文法

既乖，意义岂合哉？盖寒多，是言亡血复汗，则外寒多得袭之；故令郁冒，郁者外寒郁闭，故周身无汗；冒者，阳被郁而不得四达，从下冲上，独冒于头上，故眩运而独头汗出。余见产妇外感，致郁冒者多矣。浅注解故字，不承上文寒字；解寒字，又不承上文汗字，而以为内寒。文法未玩，且与下小柴胡汤，亦不合矣。

上言新产之病，其纲有三，然痉病有竹叶汤之治法，另详于后。试先言郁冒与大便难相兼之证。产妇郁冒，邪少而虚多，故其脉微弱，中虚故呕而不能食，胃液干，故大便反坚，身无汗，但头汗出，此数证，皆郁冒中兼有之证也。究其郁冒之所以然者，血虚则阴虚，阴虚而阳气上厥，厥而必冒，冒家令其欲解，必大汗出，是阳气郁，得以外泄而解也，然其所以头汗奈何？以血虚为下之阴气既厥，则阳为孤阳，孤阳上出，故头汗出。又或不解其所以然者，请再申之。盖产妇头汗既出，又喜其通身汗出而解者，亡阴血虚，阳气独盛，故当损阳，令其汗出，损阳就阴则阴阳乃平而复，须知其大便坚，不为实热，而为津少也。其呕不为胃气寒，而为津少也。其逆不能食，不为热不杀谷，而为胃气不和也。以小柴胡汤主之。此汤为邪少虚多之对症也。

此为郁冒，与大便难之相兼者，详其病因而出其方治也。

小柴胡汤　方见呕吐。

【孙男心兰按】产妇脉微弱者，血虚也。血虚而阴不维阳，则为孤阳，阳独行于上，则头汗而冒，阳不及于下则下厥，阳郁阴伤，无以养肠胃，故大便坚，阴阳不和扰动于中，故作呕而不能食，盖血虚无以作汗，故郁冒不得从汗而解也。治之

者，当审其病情，以胃家欲解，既不从头汗而泄，必得大汗而解者，以小柴胡汤发之，使阳从汗泄则郁开，而阴阳和矣。此损阳就阴法也。

郁冒之病既解而能食，至七八日更发热者，然发热而不恶寒，便知其不在表而在里矣。因能食而更发热，便知其非虚病而为食复矣。此为胃实，宜大承气汤主之。

此言大虚之后有实证，即当以实治之也。若畏承气之峻，而不敢用，恐因循致虚，病变百出，甚矣哉。庸庸者，不堪以共事也，若畏承气之峻，而用谷芽、麦芽、山楂、神曲之类，消耗胃气亦为害事。

【补曰】产中停食者多矣。每因发热贻误，故仲景特揭以示人。盖产后虚证易辨，实证难明，故后世浅医，只言产后当补，而列十全大补等汤，在仲景意以为产后宜补，更何待惟当攻者，则极难辨，不可不知。读者须知仲景书例。

大承气汤方　见痉。

产后属虚，客寒阻滞气血，则腹中疠痛，当归生姜羊肉汤主之。并治腹中寒疝、虚劳不足。

参各家说疠痛者，缓缓痛也，概属客寒相阻，故以当归通血分之滞，生姜行气分之寒。然胎前责实，故当归芍药散内，加茯苓、泽泻，泻其水湿，此属产后，大概责虚，故以当归养血而行血滞，生姜散寒而行气滞，又主以羊肉，味厚气温，补气而生血，俾气血得温，则邪自散而痛止矣。此方攻补兼施，故并治寒疝虚损。或疑羊肉太补，而不知孙真人谓羊肉止痛利产妇，训凿凿可据，又何疑哉？

【补曰】上节方言当攻，盖其变也。此节即继以当补，乃其常也。产后常虚，不止疠痛一症，推之寒疝亦当温补，又推

之诸虚劳不足，凡见虚象，无一而不当补，胥视此矣。仲景虽止一方，而文法重叠，包括许多产后温补之法，善读者当知仲景文例也。再按疞当训作虚痛。何以知之？观下节满痛，是反承此节而言，则知此是虚痛也。

当归生姜羊肉汤方　见寒疝。

然痛亦有不属于虚者，不可不知。产后腹痛，若不烦不满，为中虚而寒动也，今则火上逆而烦，气壅滞而满，胃不和而不得卧，此热下郁而碍上也，以枳实芍药散主之。

此为腹痛而烦满不得卧者，出其方治也。方意是调和气血之滞，所谓通则不痛之轻剂也。下以大麦粥者，兼和其肝气而养心脾，故痈脓亦主之。

枳实芍药散方

枳实烧令黑，勿太过　芍药各等分

上二味，杵为散，服方寸匕，日三服，并主痈脓，大麦粥下之。

【男蔚按】枳实通气滞，芍药通血滞，通则不痛，人所共知也。妙在枳实烧黑得火化，故主痈脓而善攻停积，下以大麦粥，和肝气而兼养心脾，是行滞中而寓补养之意也。

【补曰】注仲景书，最怕似是而非，有如此节，注烦是火上逆，注满是气壅滞，注不得卧是热上碍，就其注观，似的确矣。然何以既是火热，而不用芩连，既是气壅，而枳实又须炒黑，此何故也？又自言此方并主痈脓，则又何说？陈注但以调和气血四字，笼统言之，既与其注未洽，又与其方未明，真所谓似是而非也。盖烦满腹痛，虽是气滞，然见于产后，则其滞不在气分，而在血分之中也。故用芍药以利血，用枳实而必炒黑使入血分，以行血中之气，并

主痈脓者，脓乃血所化，此能行血中之滞故也。知主痈脓，即知主产后满痛矣。若寓补养之义，故主痈脓，则尤谬矣。

师曰：产妇腹痛，法当以枳实芍药散，假令不愈者，此为热灼血干，腹中有瘀血，其痛著于脐下，非枳实、芍药所能治也。宜下瘀血汤主之。亦主经水不利。

此为痛著脐下，出其方治也。意者病去则虚自回，不必疑其过峻。

下瘀血汤方

大黄三两　桃仁三十个　䗪虫二十枚，去足熬

上三味末之，炼蜜和为四丸，以酒一升，煮一丸，取八合，顿服之，新血下如豚肝。张石顽云：加蜜以缓大黄之急也。

【男元犀按】服枳实、芍药而不愈者，非积停不通，是瘀结不散，用此方攻之。方中大黄、桃仁能推陈下瘀，䗪虫之善攻干血，人尽知之，妙在桃仁一味，平平中大有功力，郁血已败而成瘀，非得生气，不能流通。桃得三月春和之气，而花最鲜明似血，其生气皆在于仁，其味苦又不能开泄，故入血中而和之散之，逐其旧而不伤其新也矣。

然亦有不可专下其瘀者，不可不知。产后七八日，无头痛发热恶寒之太阳证，少腹坚痛，此恶露不尽，治者不外下其瘀血而已。然其不大便烦躁发热，切脉微实，是胃家之实也。阳明旺于申酉戌，日晡是阳明向旺之时，其更倍发热，至日晡时烦躁者，又胃热之验也。食入于胃，长气于阳，若不食，则已也，食则助胃之热，为谵语，又胃热之验也。然又有最显之辨，昼阳也，夜阴也。若病果在阴，宜昼轻而夜重，今至夜间应阳明气衰之时而即稍愈，其为胃家之实热，更无疑也。宜大承气汤

主之。盖此汤热与结兼祛，以阳明之热在里，少腹之结在膀胱也。

【补曰】末二句热在里，结在膀胱，是仲景自注此节之文，言无太阳表证，而有烦躁发热及不大便谵语之证，则是热在阳明之里也。阳明部位不在少腹，今因产后，热邪乘虚入血室则恶露不尽，结在膀胱也。膀胱者胞之室，血结亦可干膀胱，此虽产后，而既见热实证，又见血结，便不得以产后为虚而不攻，仲景举例，以为凡见热实，治法总视乎此，非谓产后仅此数证也。又自后世有产后不宜凉一语，误人不少，须知仲景示人之意，教人随证处方，慎无拘泥，此下伤寒中风下利等，皆略举一证，以为通例云尔。

此言血虽结于少腹，若胃有实热，当以大承气汤为主，若但治其血而遗其胃，则血虽去而热不除，即血亦未必能去也。此一条至夜即愈四字，为辨证大眼目，盖昼为阳而主气，暮为阴而主血，观下节妇人伤寒发热，经水适来，昼日月明了，暮则谵语，如见鬼状者，此为热入血室，以此数句，而对面寻绎之，便知至夜则愈，知其病不专在血也。

大承气汤 见伤寒。

【孙男心典按】在太阳者，外无病也，脉微实躁烦发热，食则谵语者，胃热也。恶露不尽者，主太阳之气，随经也。盖膀胱接胃连少腹，血结其所，热聚其中，宜此汤下瘀除热。

产后中风，续之数十日不解，似不应在桂枝汤之例矣。然头微疼恶寒，时时有热，皆桂枝本证中，惟一证心下闷，邪入胸膈，为太阳之里证，其余干呕汗出，俱为桂枝证例中本有之证，是桂枝证更进一层，即为阳旦证。桂枝汤稍为加增，即为

阳旦汤，病虽久，而阳旦证续在者，可与阳旦汤。

【补曰】阳旦本是伤寒杂证，原非产后应有，然使产后而见伤寒杂证者，仍照法治之，毋庸拘忌。故仲景特举一证，以为例曰：如阳旦证续在者，可与阳旦汤。以此为例，则凡一切伤寒杂证，但见何证即与何方，幸勿拘于产后也。

【张石顽云】举此与上文承气汤，为一表一里之对子，并不以日数之多，而疑其无表证也。

【愚按】此言产后阳旦证未罢，病虽久，而仍用其方也。《伤寒论》太阳篇，有因加附子参其间，增桂令汗出之句，言因者，承上病，证象桂枝，因取桂枝汤之原方也。言增桂者，即于桂枝汤原方外，更增桂枝二两，合共五两是也。言加附子参其间者，即于前方间参以附子一枚也。孙真人于此数句未能体认，反以桂枝加黄芩为阳旦汤，后人因之，至今相沿不解甚矣。读书之难也。然此方《伤寒论》特笔用令汗出三字，大是眼目，其与桂枝加附子汤之治遂漏者为同中之异，而亦异中之同。盖止汗漏者，匡正之功，令出汗者，驱邪之力，泛应曲当，方之所以入神也。上节里热成实，虽产七八日，与大承气汤而不伤于峻；此节表邪不解，虽数十日之久，与阳旦汤而不虑其散，此中之奥妙，难与浅人道也。丹溪谓产后惟大补气血为主，其余以末治之。又云芍药伐生生之气，此皆庸医藏拙之行以误人，不得不直斥之。头疼恶寒，时时有热，自汗干呕，俱是桂枝证，而不用桂枝汤者，以心下闷，当用桂枝去芍药汤之法。今因产后亡血，不可径去芍药，须当增桂以宣其阳，汗出至数十日之久，虽与发汗遂漏者迥别，亦当借

桂枝加附子汤法，固少阴之根，止汗即在发汗之中，所以阳旦汤为丝丝入扣也。

阳旦汤方 坊本俱作桂枝汤加黄芩，今因《伤寒论》悟出，是桂枝汤增桂加附子。

【男元犀按】 头痛发热恶寒汗出，太阳表症也；心下闷者，太阳水邪弥漫心下，而作闷也。阳旦汤即桂枝汤倍桂枝加附子以温固，数十日不解，其邪仍在于太阳之经，故仍用桂枝汤，解太阳之表邪，加桂以化膀胱之水气，加附子以温固水脏，使经脏气化，则内外之邪出矣。《伤寒论》桂枝加附子治漏汗，加桂治气从少腹上冲心，去芍治胸满，俱有明文可据。孙真人以桂枝汤加黄芩为阳旦汤，其意以心下闷为热气，误矣。夫有热气则当心烦，今曰心下闷则非热可知矣。况微恶寒，时时有热，干呕汗出，为太阳桂枝汤之的症。盖太阳底面，便是少阴，续续至数十日不解，显系少阴之君火微，而水寒之气盛，寒气上凌阳位，是以为心下闷之苦，故取桂枝汤，增桂以扶君主之阳，加附子以镇水阴之逆，使心阳振，水脏温，则上逆之阴邪，不攻而自散矣。

前以痉病为产后三大纲之一，然痉病皆由起于中风，今以中风将变痉而言之。产后中风，发热面正赤，喘而头痛，此病在太阳，连及阳明，而产后正气大虚，又不能以胜邪气，诚恐变为痉证，以竹叶汤主之。

此为产后中风，正虚邪盛者，而出其补正散邪之方也。方中以竹叶为君者，以风为阳邪，不解即变为热，热甚则灼筋而成痉，故于温散药中，先以此而折其势，即杜渐微之道也。

【次男元犀按】 太阳之脉，上行至头，

阳明脉过膈，上循于面，二经合病，多加葛根。

【补曰】 上两条，是仲景教人勿拘泥产后；此下共三条，又是仲景教人要照顾产后。盖谓中风虽同，而面赤与喘，为虚阳上浮，乃产后独有也，故散风而尤要补正，幸勿忘却产后，而以寻常中风治之也。上是恐人拘于产后，此又恐人忘却产后，仲师之法，面面俱圆。

竹叶汤方

竹叶一把 葛根三两 防风 桔梗 桂枝 人参 甘草各一两 附子一枚，炮 生姜五两 大枣十五枚

上十味，以水一斗，煮取二升半，分温三服，覆使汗出。颈项强用大附子一枚破之，如豆大（一本作入），前药扬去沫，呕者加半夏半升洗。

【张石顽云】 附子恐是方后所加，治颈项强者，以邪在太阳，禁固其筋脉不得屈伸，故用附子温经散寒；扬去沫者，不使辛热上浮之气，助其虚扬上逆也。

【程云来云】 证中未至背反张，而发热面赤，头痛，亦风痉之渐，故用竹叶主风痉，防风治内痉，葛根疗刚痉，桂枝治柔痉，生姜散风邪，桔梗除风痹，辛以散之之剂也。又佐人参，生液以养筋，附子补火以致水，合之甘草，以和诸药，大枣以助十二经，同诸风剂，则发中有补，为产后中风之大剂也。

妇人乳中虚，烦乱呕逆，安中益气，竹皮大丸主之。

【徐忠可云】 乳者乳子之妇也。言乳汁去多，则阴血不足，而胃中亦虚。《内经》云：阴者中之守也。阴虚不能胜阳，而火上壅则烦，气上越则呕，烦则乱之甚也；呕而逆，则呕之甚也。病本全由中虚，

然而药止用竹茹、桂、甘、石膏、白薇者。盖中虚而至为呕为烦，则胆腑受邪，烦呕为主病，故以竹茹之除烦止呕者为君；胸中阳气不用，故以桂甘扶阳而化其逆气者为臣；以石膏凉上焦气分之虚热为佐；以白薇去表间之浮热为使，要知烦而呕逆而无腹痛下利等证，虽虚无寒可疑也。妙在加桂于凉剂中，尤妙在甘草独多，意谓散蕴蓄之邪，复清阳之气，中即自安，气即自益，故无一补剂，而反注其立汤之本意，安中益气，竹皮大丸神哉。喘加柏实，柏每西向，得西方之气最清，故能益金，润肝木而养心，则肺不受烁，喘自平也。有热倍白薇，盖白薇能去浮热，故《小品》桂枝加龙骨牡蛎汤云：汗多热浮者，去桂加白薇、附子各三分，名曰二加龙骨汤，则白薇之能去浮热可知矣。

【补曰】妇人乳作一读，谓乳子也。中虚作一句，谓中焦受气取汁，上入心，以变血，下安胃，以和气。乳汁去多，则中焦虚乏，上不能入心化血，则心神无依烦乱；下不能安胃以和气，则冲气上逆而为呕逆。是以其方君甘草、枣肉，以填补中宫，化生汁液，而又用桂枝、竹茹达心通脉络，以助生心血，则神得凭依而烦乱止，用石膏、白薇以清胃降逆，则气得安养而呕逆除。然此四药相辅而行，不可分论，必合致其用，乃能调阴和阳，成其为大补中虚之妙剂也。徐注尚有未合。

竹皮大丸方

生竹茹　石膏各一两　桂枝　白薇各三分　甘草七分

上五味末之，枣肉和丸弹子大，饮服一丸，日三夜二服。有热倍白薇，烦喘者加柏实。

【男元犀按】血者，中之所生也；乳者，血之所变也。血虽生于中焦，尤藉厥少之气传变而为乳，乳中虚者，谓乳子去汁过多，而致虚也。中虚无血奉心则烦，心神不安则乱，阳气上升则呕，逆者呕之甚也。用竹皮大丸者，以竹茹降逆止呕，白薇除热退烦，石膏通乳定乱，重用甘草、大枣，定安中焦，以生津液，血无阳气不运，妙以桂枝一味，运气血奉心通乳，则呕逆止而中即自安，烦乱退而气即自益矣。复申明其立方之本意，曰安中益气，竹茹大丸神哉。

【正曰】原注方解多不的确，即如此方，注竹叶为降逆止呕，注石膏为通乳定乱，皆与药性未合。竹茹是竹之脉络，以云通乳，尚于理近，今注为降逆之药，而又注石膏为通乳，则仍多误也。

凡下利，病多由湿热，白头翁之苦以胜湿，寒以除热，固其宜也，而产后下利虚极，似不可不商及补剂，但参术则恐其壅滞，苓泽则恐其伤液，惟以白头翁加甘草阿胶汤主之，诚为对证。方中甘草之甘凉，清中即所以补中，阿胶之滋润，去风即所以和血，以此治利，即以此为大补，彼治利而好用参术者，当知所返矣。

此为产后下利虚极者，而出其方治也。

白头翁加甘草阿胶汤方

白头翁　甘草　阿胶各二两　秦皮　黄连　柏皮各四两

上六味，以水七升，煮取二升半，内胶令消尽，分温服三服。

【补曰】本注笼统言之，以为下利虚极之方，而斥好用参术者之非，不能指出下利是何等利，虚极是何等虚，安得妄斥参术之误哉？盖此下利，是言痢疾便脓血也。仲景此数节，或言产后伤寒，或言产后中风，此又言产后或得痢疾，仍当照法用白头翁汤，惟系产后血虚之极，故宜加补血之品，此仲景举例，以见其概，非谓产后痢疾，仅此一方，又非谓虚寒洞泻而下利，亦用是方也。本注不分别，而遽斥参术，可乎哉。

【男元犀按】产后去血过多，又兼下利亡其津液，其为阴虚无疑，兹云虚极，理宜大补，然归、芎、芍、地则益其滑而下脱，参术桂芪，则动其阳而上逆，皆为禁剂，须知此虚字，指阴虚而言，与少阴证，阴气欲绝同义。少阴证，与大承气汤急下以救阴，与此证与白头翁大苦以救阴同义。此法非薛立斋、张景岳、李士材辈以甘温为主，苦寒为戒者，所可窥测。尤妙在加甘草之甘，合四味之苦，为苦甘化阴法，且久利膏脂尽脱，脉络空虚，得阿胶之滋润，合四味之苦以坚之，则源流俱清，而利自止。

附方

千金三物黄芩汤 治妇人未离产所，尚在于草褥，自发去衣被露，其身体得微风，亡血之后，阳邪客入，则四肢苦烦热，然此证当辨其头之痛与不痛，苦头痛者，是风未全变为热，与小柴胡扬以解之，若头不痛但烦者，则风已变为热矣，热盛则虫生，势所必至，以此汤主之。

按附方者，《金匮》本书阙载，而《千金》《外台》等书载之，其云出自《金匮》，后人别之曰附方。

黄芩一两　苦参二两　干地黄四两

上三味，以水六升，煮取二升，温服一升多，吐下虫。

【受业林礼丰按】《千金》云：妇人在草蓐是新产时也，新产血虚，厥阴主血，血虚则厥阴之相火动，火动则毛窍开，因自发去衣被，露其身体，风邪遂乘虚而袭焉。夫风为阳邪，四肢为诸阳之本，两阳相搏，故四肢苦烦热也。头热者，风邪从脏而干于腑，有欲外出之象，故与小柴胡汤达之，使其从呕以外出也。头不痛但烦者，风邪内郁，扰动心包之热，心包火炽，血液必伤，故主以三黄汤，取地黄之甘寒多液者，补阴血之虚；黄芩、苦参之苦寒者，泻心包之热，使火平而风熄，阴复而肝宁，何有四肢苦烦热之病哉？且心包有热，必挟风木而生虫，故方下云服后多吐下虫。

千金内补当归建中汤 妇人产后虚羸不足，腹中刺痛不止，吸吸少气，或苦少腹中急痛引腰背，不能食饮。产后一月，日得服四五剂为善，令人强壮宜。

当归四两　桂枝　生姜各三两　芍药六两　甘草二两　大枣十二枚

上六味，以水一斗，煮取三升，分温三服，一日令尽。若大虚加饴糖六两，汤成内之，于火上暖令饴消；若去血过多，崩伤内衄不止，加地黄六两，合八味，汤成内阿胶。若无当归，以芎䓖代之；若无生姜，以干姜代之。

【徐忠可云】产后虚羸不足，先因阴虚，后并阳虚，补阴则寒凝，补阳则气壅，后天以中气为主，故此法亦出于建中，但加当归即偏于内，故曰内补当归建中汤。谓腹中刺痛不止，血少也，吸吸少气，阳弱也。用桂、生姜、当归即满于内，故曰内卫之气；甘草、白芍，以养其脾阴之血，而以饴糖、大枣峻补中气，则元气自复，而羸者丰，痛者止也。然桂枝于阴阳内外无所不通，尤妙得当归善入阴分，治带下之疾，故又主少腹急，牵痛引腰背，不能饮食者，盖带下痛去，而中气自强也。曰产后一月，日得服四五剂为善，谓宜急于此调之，庶无后时之叹。然药味和平，可以治疾，可以调补，故又曰令人强壮，宜其云大虚加饴糖，以虚极无可支撑，惟大甘专于补脾，脾为五脏六腑之母，止此一条，可以得其生路也。其去血过多，崩伤内衄，加干地黄、阿胶，以其所伤，原偏于阴，故特多加阴药，非产后必宜用地黄、阿胶也。

【受业林礼丰按】 产后吸吸少气，不能饮食者，病在太阴也；腹中刺痛不止，或苦少腹急摩痛、引腰背者，病在厥阴也。病属虚羸不足，故用桂枝汤倍芍，以助脾气之输，而刺痛牵引，乃血瘀滞著，故用当归以通凝聚之瘀，使脾气有权，而得上输下转之力，故产后一月，日得服四五剂为善也。令人强壮宜者，得补益之功也。加饴糖者，以中土大虚，故用稼穑之味，以补中焦之气血。若去血过多，崩伤内衄不止，则血海空虚，阴气失守，故用当归、地黄、阿胶之重浊味厚者以养阴，名之曰内补者，以产后虚羸，病偏于内也。古圣之方无不到。神乎！神乎！

妇人杂病脉证并治第二十二

妇人中风七八日，业已热除而身凉，而复续来寒热，发作有定时，因其病而问其经水已来而适断者，盖以经水断于内而寒热发于外，虽与经水适来者不同，而此症亦名为热入血室，其血为邪所阻则必结，结于冲任厥阴之经脉，内未入脏，外不在表，而在表里之间，属少阳。故使寒热往来，如热状，发作有时，以小柴胡汤主之。达经脉之结，仍藉少阳之枢以转之，俾气行而血亦不结矣。

此为风热入血室，内水适断者，出其方治也。盖以邪既流连于血室，而亦浸淫于经络，若但攻其血，血虽去而邪必不尽，且恐血去，而邪反得乘虚而入也。故小柴胡汤解其热邪而愈。

【正曰】 热入血室，何故使如疟状？何故发作有时？浅注解为内未入脉，夫血即脉也，何既入血室而尚未入脉哉？此一误也。又曰乃属少阳，故使如疟状，夫仲景明言热入血室，故使如疟，今引半表半里为解，皆误也。且问发作，何故必有其时，注皆不能明之，安知仲景微意耶。予特详之曰，人之卫气，昼行于阳二十五度，夜行于阴二十五度，疟邪伏于膜原之中，卫气会之，阻不得行则相争为寒热。今妇人热入血室，其血必聚结不得散，阻其卫气，遇卫气行至其间阻而不达，遂亦相争发为寒热，有如疟状，发作有时，视卫气所过之时而发也。故用小柴胡汤透达卫气为主，使邪热随卫气透达于外，则血分自清矣。

热入血室，不独中风有之，而伤寒亦然。妇人伤寒，寒郁而发热，当其时经水适来，过多不止，血室空虚，则热邪遂乘虚而入之也。昼为阳而主气，暮为阴而主血，今主气之阳无病，故昼日明了，主血之阴受邪，故暮则谵语，谵语皆非习见之事，如见鬼状者，医者可于其经之适来，而定其证曰：此为热入血室，非阳明胃实所致也。既非阳明胃实，则治之者无以下药犯其胃气，以及上二焦。一曰胃脘之阳不可以吐伤之，一曰胃中之汁不可以汗伤之，惟俟其经水尽，则血室之血，复生于胃府水谷之精，必自愈。

此为伤寒热入血室，经水适来者，详其证治也。师不出方，盖以热虽入而血未结，邪必自解，汗之不可，无方之治，深于治也。郭白云谓仍与小柴胡汤，或谓宜刺期门，皆浅一曾议论。

【正曰】解必自愈，以为不须治之，其邪必将自解。夫谵语重症，岂易自解，况此条明有治之二字，何得以为不须治之。夫《伤寒论》，原有热入血室，暮则谵语者，与小柴胡汤，又承上小柴胡汤而言，则治之二字即是按法，当与小柴胡汤也。下文无犯胃气，及上二焦，又因谵语常法，应用承气，攻其胃与上二焦，此谵语在下焦血室，与寻常谵语不同，恐人误治，故戒之曰无犯胃气及上二焦，意谓但治其下焦血室，而谵语必自愈，不可误治其谵语也。玩其文法自见。

妇人中风，发热恶寒，当表邪方盛之际而经水适来，盖经水乃冲任厥阴之所主，而冲任厥阴之血，又皆取资于阳明。今得病之期过七日而至八日，正值阳明主气之期，病邪乘隙而入，邪入于里，则外热除，其脉迟身凉和，已离表证，惟冲任厥阴，俱循胸胁之间，故胸胁满，但病不痛，与大结胸不按自痛分别，厥阴脉皆循胸胁，究其满盛，亦如结胸之状，而且热与血搏，神明内乱，而作谵语者，此为热入血室，治者握要而图，当刺肝募之期门，随其实而取之。何以谓之实？邪气则实也。

此承本章第一节而言，中风热入血室之证治也。但前一节言寒热已除而经来，此言寒热方盛而并发；前言经水已来而适断，此言方病经水之适来；前言血结而如疟，此言胸胁结如满胸；前无谵语，而此有谵语，以此为别。

【补曰】如结胸而非真结胸，其辨在热，除脉迟身凉和，与真结胸不同也。然此辨法，人所易易，惟热入血室，何故能如结胸？何故能谵语？则人多不知也。盖气是魂之根，血是魄之质，血死则魄死，血乱则魄乱，鬼即魄也。故血结则能如见鬼状，又凡阳明胃实，亦如见鬼，此肠胃糟粕浊物皆属血分，胃火尤易熏心，扰心血，故血魄亦能乱也。观此则邪热入血室，所以有谵语也。又血室乃脐下夹膜，上循则为胸膈，所以能如结胸也。此等微义，不可以不辨。

然亦有不在经水适来与适断，而为热入血室者，不可不知。阳明病，下血谵语者，此为热入血室，其证通身无汗，但头上汗出，当刺期门，随其实而泻之，令通身濈然汗出者，愈。

此言阳明病，亦有热入血室者，不必拘于经水之来与断也。但其证，下血头汗出之独异也。盖阳明之热，从气而入血，袭之胞宫，即下血而谵语，不必乘经水之来，而后热邪得以入之，彼为血去，而热乘其虚而后入此，为热入，而血有所迫而自下也。然既入血室，则不以阳明为主，而以冲任厥阴之血海为主，冲任奇脉也，又以厥阴为主，厥阴之气不通，故一身无汗，郁而求通，遂于其少阳之府而达之，故头上汗出，治法亦当刺期门，以泻其实，刺已周身濈然汗出，则阴之闭者亦通，故愈。

【正曰】汗出皮毛，总归太阳经，此云厥阴之气不通，故一身无汗，非也。盖热入血室，邪在膜油血分之中，不达于皮毛，故无汗，血室中冲任脉皆上行，肝脉亦上头，由膜腠而循行上头，热气上冲则但头汗出。仲景但言刺法，然推其例，即照《伤寒论》所言热入血室法治之，意自见于言外也。又按郁冒，但头汗出者，外寒闭其皮毛也。热入血室，但头汗出者，外热入血不出也。故令汗出，热仍向外而愈。

妇人咽中，帖帖如有炙脔，吐之不出，吞之不下，俗谓之梅核气病，多得于七情郁气痰凝气阻，半夏厚朴汤主之。

此为痰气阻塞咽中者，出其治方也。

【徐忠可云】余治王小乙，咽中每噎塞，嗽不出，余以半夏厚朴汤投之即愈。后每发，复细问之云，夜中灯下，每见晕如团五色，背脊内间酸，其人又壮气，知其初因受寒，阴气不足，而肝反郁热，甚则结寒微动，挟肾气上冲，咽喉塞噎也。即于此方，加大剂枸杞、菊花、丹皮、肉桂，晕乃渐除，而咽中亦愈，故曰男子间有之，信不诬也。

半夏厚朴汤方

半夏一升　厚朴三两　茯苓四两　生姜五两　苏叶二两

上五味，以水一斗，煮取四升，分温四服，日三，夜一服。

【男元犀按】咽喉者高之极，小腹者下之极，炙脔贴于咽中者，病在上；奔豚起于小腹者，病在下，俱属于气，但其病有上下之分。盖妇人气郁居多，或偶感客邪，依痰凝结，窒塞咽中，如有炙脔状，即《千金》所谓咽中贴贴状，吞之不下，吐之不出者，今人名曰梅核气是也。主以半夏降逆气，厚朴解结气，茯苓消痰，尤妙以生姜通神明，助正祛邪，以紫苏之辛香，散其郁气，郁散气调，而凝结焉有不化者哉？后人以此汤变其分两，治胸腹满闷呕逆等症，名七气汤，以治七情之病。

妇人脏躁，脏属阴，阴虚而火乘之，则为躁，不必拘于何脏，而既已成躁，则病证皆同。但见其悲伤欲哭，象如神灵所作，现出心病，又见其数欠喜伸，现出肾病。所以然者，五志生火，动必关心，阴脏既伤，穷必及肾是也。以甘麦大枣汤主之。

此为妇人脏躁，而出其方治也。麦者肝之谷也，其色赤，得火色而入心，其气寒，乘之气而入肾，其味甘，具土味而归脾胃，又合甘草大枣之甘，妙能聊上下水火之气，而交会于中土也。

【正曰】注云脏属阴，又曰不必拘于何脏，此真惝恍语也。盖妇人子宫，古亦名子脏，子脏之血液，本于胃中，胃中汁液多，则化乳化血下达与催乳相似，乳多即是化血之本，又与麦门冬汤，滋胃阴以达胞室者相似。浅注联上下水火，交会于中土，大而无当之言，岂能与方证相合哉？再按肺散津而主悲，肺津虚则悲伤欲哭，心藏血而主神，心血虚则神乱，而如有神灵所凭，津血两虚，则不能下润子脏，故统以滋补汁液者化生津血。

甘麦大枣汤方

甘草三两　小麦一升　大枣十枚

上三味，以水五升，煮取三升，分温三服，亦补脾气。

【魏念庭云】世医竟言滋阴养血，抑知阴盛而津愈枯，阳衰而阴愈燥，此方治脏躁大法。

妇人吐涎沫，上焦有寒饮也。医者不与温散而反下之，则寒内入而心下即痞，当先治其吐涎沫，以小青龙汤主之。

俾外寒内饮除，而涎沫止，涎沫止后乃治其痞，亦如伤寒表解，乃可攻里之例也。以泻心汤主之。

此为吐涎沫，与痞兼见，而出先后之方治也。

小青龙汤方　见咳嗽。
泻心汤方　见惊悸。

妇人之病，所以异于男子者，以其有月经也。其因月经而致病，则有三大纲，曰因虚、曰积冷、曰结气，三者或单病，或兼病，或并病，或相因而为病，或偏胜而为病。病则为诸经水断绝，此妇人之病根也。其曰诸者奈何？以经水有多少迟速，及逢期则痛，与大崩漏难产之后，下来等证，皆可以此例之。无论病之初发，以至病已有历年，大抵气不足则生寒，气寒则血亦寒，由是冷侵不去，而为积气著，不行而为结，胞门为寒所伤，由外而入内，由内而达外，渐至经络凝坚，经水之源头受伤，则病变无穷矣。然又有上、中、下之分。其病在上，肺胃受之，若客寒而伤逆于胃口，则为呕吐涎唾，或寒久变热，热盛伤肺，则成肺痈。其形体之受损则一而为寒为热，俨若两人之分，病若在中，肝脾受之，邪气从中磐结，或为绕脐寒疝，或为两胁疼痛，与胞宫之脏相连，此寒之为病也。或邪气郁结为热中，热郁与本寒相搏，痛在关元，脉现出数热而身无溃烂与痛痒等疮，其肌肤干燥状若鱼鳞，偶逢交合，时著男子，非止女身，此热之为病也。所以然者何义，盖以中者阴阳之交也，虽胞门为寒伤则一，而中气素寒者，以寒召寒，所谓邪从寒化是也；中气素热者，寒旋变热，所谓邪从热化是也。病若在下，肾脏受之也，穷而归肾，证却未多，经候不匀，令阴中掣痛，少腹恶寒，或上引腰脊，下根气街，气冲急痛，膝胫疼烦，盖以肾脏为阴之部，而冲脉与少阴之大络，并起于肾故也。甚则奄忽眩冒，状如厥癫，所谓阴病者，下行极而上也。或有忧惨，悲伤多嗔，所谓病在阴，则多怒及悲愁不乐也。总而言之曰：此皆带下，非有鬼神。言病在带脉之下为阴，非后人以不可见之鬼神为阴也。久则肌肉削而羸瘦，气不足则脉虚多寒，统计十二癥、九痛、七害、

五伤、三痼之三十六病，千变万端，审脉阴阳，虚实紧弦，行其针药，治危得安，其虽同病，脉各异源，寻其所异之处，即为探源。子当辨记，勿谓不然。

此言妇人诸病，所以异于男子者，全从经起也。病变不一，因人禀有阴阳，体有强弱，时有久暂而分，起处以三大纲总冒通节，中又分出上、中、下以尽病变，后以此皆带下四字总结本节之义。至于言脉，百病皆不外阴阳虚实四个字，而又以弦紧为言者，盖经阻之始，大概属寒，气结则为弦，寒甚则为紧，示人以二脉为主，而参之兼脉则得耳。

【补曰】此条惟损分未多四字，恐有传写之讹，阙疑不敢强解，须分数节解，不可牵搭，以致淆混。首段因虚积冷，至经络凝坚为一节，是言虚冷之故，以致经水断绝也。次段言血积在上焦，则呕吐涎唾，久则蒸成肺痈，其形体损分为一节，是言上焦之血积也。第三段在中磐结，是言在中焦，故为绕脐寒疝，脐膜连及两胁并连于脏，故或两胁皆痛，并及子脏，此血寒之病也。又或血热为结，热在血分之中，痛在关元脐下，血室之内，脉见热象而无疮，蒸为干血，肌若鱼鳞，时著男子，非但女人病此，此为血结中焦之证也。第四节在下焦，经候不匀，血积下焦，令阴掣痛，少腹恶寒，下焦油膜上循则连腰脊，故或引痛及腰，其痛之根下在气街，其脐下两旁，正胞室之地也。气冲即是气街，当冲脉之地有缩急痛状，又下焦下连膝胫，故膝胫疼烦，奄忽眩冒，状如厥巅，即热入血室之郁冒例也。血聚则魄乱，肝气横逆，故或忧惨悲伤多嗔，似见鬼神而实非也，皆带下，血积在下焦也，此为第四段。末乃总结曰：久则羸瘦，血虚多寒，三十

六病，千变万端，皆由血滞而致，医者当审脉之阴阳，虚实弦紧，分别寒热，行其针药，治危得安，此虽同是血病，而脉各异源，则有虚实寒热、上、中、下之各别，而不可不辨也。分作五段解，自然了明，若不知文法，则误矣。以皆带下作结，非也。

问曰：妇人年五十所，七七之期已过，天癸当竭，地道不通，今病前阴下血，利数十日不止，暮即发热，少腹里急腹满，手掌烦热，唇口干燥，何也？师曰：前言妇人三十六病，皆病在带脉之下，此病属带下，何以故？曾经半产，瘀血在少腹不去。何以知之？盖以瘀血不去，则新血不生，津液不布。其证唇口干燥，故知之。况暮热掌心热，俱属阴，任主胞胎，冲为血海，二脉皆起于胞宫而出于会阴，正当少腹部分，冲脉挟脐上行，冲任脉虚，则少腹里急，有干血亦令腹满，其为宿瘀之证无疑。当以温经汤主之。

此承上节，言历年血寒积结胞门之重证，而出其方治也。

【尤在泾云】妇人年五十所，天癸已断，而病下痢，似非因经所致矣。不知少腹旧有积血，欲行而未得遽行，欲止而不能竟止，于是下利窘急，至数十日不止，暮即发热者，血结在阴，阳气至暮，不得入于阴，而反浮于外也。少腹里急腹满者，血积不行，亦阴寒在下也。手掌烦热，病在阴，掌心亦阴也。唇口干燥，血内瘀者，不外荣也。此为瘀血作利，不必治利，但去其瘀而利自止，吴茱萸、桂枝、丹皮入血散寒，而行其瘀；芎、归、芍药、麦冬、阿胶以生新血；人参、甘草、姜、夏，以正脾气，盖瘀久者荣必衰，下多者脾必伤也。

温经汤方

吴茱萸三两　当归　芎䓖　芍药　人参　桂枝　阿胶　丹皮　生姜　甘草各二两　半夏半升　麦冬一升

上十二味，以水一斗，煮取三升，分温三服。亦主妇人少腹寒，久不受胎，兼治崩中去血，或月水来过多，及至期不来。

【李氏云】《内经》谓血气虚者，喜温而恶寒，寒则凝涩不流，温则消而去之，汤名温经，以瘀血得温即行也。方内皆补养气血之药，未尝以逐瘀为事，而瘀血自去者，此养正邪自消之法也。

【男元犀按】方中当归、芍药、阿胶，肝药也，丹皮、桂枝，心药也，吴茱萸肝药，亦胃药也，半夏胃药亦冲药也，麦门冬、甘草，胃药也，人参补五脏，生姜利诸气也。病在经血，以血生于心，藏于肝也，冲为血海也，胃属阳明，厥阴冲脉丽之也。然细绎方意，以阳明为主，用吴茱萸驱阳明中土之寒，即以麦门冬滋阳明中土之燥，一寒一热，不使偶偏，所以谓之温也。用半夏、生姜者，以姜能去秽而胃气安，夏能降逆而胃气顺也。其余皆相辅而成温之用，绝无逐瘀之品，故过期不来者能通之，月来过多者能止之，少腹寒而不受胎者，并能治之。统治带下三十六病，其神妙不可言矣。

妇人因经致病，凡三十六种，皆谓之带下，经水因寒而瘀不能如期而利，以致少腹满痛，然既瘀而不行，则前经未畅，所行不及，待后月之正期而先到，故其经一月再见者，以土瓜根散主之。

此为带下而经候不匀，一月再见者，出其方治也。土瓜即王瓜也，主驱热行瘀，佐以䗪虫蠕动逐血，桂芍之调和阴阳，为有制之师。

土瓜根散方

土瓜根　芍药　桂枝　䗪虫各三分

上四味，杵为散，酒服方寸匕，日三服。

【男元犀按】此条单指经水不利之带下病也。经者常也，妇人行经，必有常期。尤云血满则行，血尽复生，如月之盈亏，海之潮汐，必定应期而至谓之信。此云经水不利，一月再者，乃蓄泄失常，则有停瘀之患也。然瘀既停，必著少腹之间作满而痛。立土瓜根散者为调协阴阳，主驱热通瘀之法，方中桂枝通阳，芍药行阴，使阴阳和，则经之本正矣。土瓜根驱热行瘀，惯虫蠕动逐血，去其旧而生新，使经脉流畅，常行不乱也。

寸口脉轻按弦而重按大，弦则为阳微而递减，大则为外盛而中芤，减则阳不自振为诸寒，芤则阴不守中为中虚，寒虚相搏，此名曰革，革脉不易明，以弦减芤虚形容之，则不易明者明矣。凡妇人得革脉，气血虚也，虚内无以养脏腑，外无以充形体，则胎亦无养矣。故半产其气不能运转而漏下，用旋覆花汤运气行血以主之。

此为虚寒而半产漏下者，出其方治也。但此方为调气行血之用，或者病源在肝，肝以阴脏而含少阳之气，以生化为事，以流行为用，是以虚不可补。解其郁聚，即所以补，寒不可温，行其气血，即所以温软。钱氏谓必是错简，半产漏下，气已下陷，焉有用旋覆花下气之理，两说俱存，候商。

旋覆花汤方

旋覆花三两　葱十四茎　新绛少许

上三味，以水三升，煮取一升，顿服也。

【犀按】旋覆花《金匮》中两见：一治积聚症，以通肝著之气；一治妇人杂出病症，以化弦芤为革之脉。若革脉不化，则必半产漏下，但此方，非谓漏下时始用耳。

妇人陷经，其血漏下不止，且血色黑亦不解，是瘀血不去，新血不生，荣气腐败。然气喜温而恶寒，以胶姜汤主之。

此为陷经而色黑者，出其治方也。方未见。林亿云：想是胶艾汤，《千金》胶艾汤有干姜似可取用。丹溪谓经淡为水，紫为热，黑为热极，彼言其变，此言其常也。

胶姜汤　方缺。或云即是干姜、阿胶二味煎服；林云即是胶艾汤，《千金》胶艾汤亦可取用。

道光四年，闽都间府宋公，其三媳妇，产后三月余，半夜腹痛发热，经血暴下鲜红，次下黑块，继有黑水，崩下不止，约有三四盆许，不省人事，牙关紧闭，挽余诊之，时将五鼓矣。其脉似有似无，身冷面青，气微肢厥。余曰：血脱当益阳气，用四逆汤，加赤石脂一两，煎汤灌之，不差；又用阿胶、艾叶各四钱，干姜、附子各三钱，亦不差。沉思良久，方悟前方用干姜守而不走，不能导血归经也。乃用生姜一两，阿胶五钱，大枣四枚，服半时许，腹中微响，四肢面有微汗，身渐温，须臾苏醒，自道身中疼痛。余令先与米汤一杯，及进前方，血崩立止，脉复厥回，大约胶姜汤，即生姜、阿胶二味也。盖阿胶养血平肝，去瘀生新，生姜散寒升气，亦陷者举之，郁者散之，伤者补之育之义也。

妇人少腹满如敦状，盖少腹胞之室也，胞为血海，有满大之象，是血蓄也。若小便微难而不渴，可知其水亦蓄也，若病作于生产之后者，此为水与血俱结在血室也。

宜用水血并攻之法，以大黄甘遂汤主之。

此为水血并结在血室，而为少腹满大，小便难，口不渴者，出其方治也。

【补曰】敦音对，古之盛黍稷器，所谓朱盘玉敦也。与今之碗相似，如敦状，即谓胀满。如今之碗状，此等字无关大义，然特注明，以见不通秦汉文字者，不能读仲景书也。又生后者三字最紧要，杂病水肿条，仲景详言水分血分；妇人伤胎条，予亦注明；水衣血衣，又予所作血症论，详言胎水胎血，水行则气行，水蓄则血蓄，理可互明。故生产之后，水气畅行，血不停瘀也，气不畅血不行，则二者并结矣。通观水火血气各条，其理自然融澈。

大黄甘遂汤方

大黄四两　甘遂　阿胶各二两

上三味，以水三升，煮取一升，顿服，其血当下。

【男元犀按】方中大黄攻血蓄，甘遂攻水蓄。妙得阿胶本清济之水，伏行地中，历千里而发于古东阿县之井北，方取其以水行水之义也。《内经》谓济水内合于心，用黑骡皮煎造成胶，以黑属于肾，水能济火，火熄而血自生，此方取其以补为通之义也。然甘遂，似当减半用之。

妇人经水久闭不至者，有虚实寒热之可辨也。又有行而不畅者，如一月再见之可征也。若小腹结痛，大便黑，小便利，明知血欲行而不肯利下，不得以寻常行血导气，调和荣卫，补养冲任之法，迂阔不效，径以抵当汤主之。

此为经水不利之属实者，出其方治也。

抵当汤方

水蛭熬　虻虫熬，各三十　桃仁三十

大黄三两，酒浸

上四味为末，水五升，煮取三升，去滓，温服一升。

【男元犀按】妇人经水不利下，脉证俱实者，宜此方。否则当养其冲任之源，不可攻下。

妇人经水闭而不利，其子脏因有凝滞而成坚癖，又因湿热瘀变而为下不止，其凝滞维何以子脏中有干血，其下不止。维何即湿热腐变，所下之白物时俗所谓白带是也，宜用外治法，以矾石丸主之。

此为经水闭，由于子脏有干血，得湿热而变成白物者，出其方治也。

矾石丸方

矾石三分，烧　杏仁一分

上二味末之，炼蜜丸枣核大，纳脏中，剧者再纳之。

【尤在泾云】脏坚癖不止者，子脏干血坚凝成癖而不去也。干血不去，则新血不荣，而经闭不利矣。由是蓄泄不时，胞宫生湿，湿复生热，所积之血，转为湿热所腐，而成白物，时时自下，是宜先去其脏之湿热。矾石却水除热，合杏仁破结润干血也。

妇人六十二种风，腹中血气刺痛，红蓝花酒主之。

此为妇人凡有挟风，腹中血气刺痛者，出其方治方也。言血气者，所以别乎寒疝也。六十二种未详。

【张隐庵云】红花色赤多汁，生血行血之品也。陶隐居主治胎产血晕，恶血不尽，绞痛，胎死腹中。《金匮》红蓝花酒，治妇人六十二种风，又能主治痃疟。临川先生曰治风先治血，血行风自灭。盖风乃阳邪，血为阴液，此对待之治也。红花枝茎叶皆多毛刺，具坚金之象，故能制胜风木。夫男女血气相同，仲祖单治妇人六十二种风者，良有以也。盖妇人有余于气，不足于血，所不足者，乃冲任之血，散于皮肤肌腠之间，充肤热肉，生毫毛，男子上唇口而生髭须，女人月事以时下，故多不足也。花性上行，花开散蔓，主生皮肤间散血，能资妇人之不足，故治妇人之风。盖血虚则皮毛之腠理不密，而易于受风也。此血主冲任，故专治胎产恶血。《灵枢经》云：饮酒者卫气先行皮肤，故用酒煎，以助药性，疟邪亦伏于膜原之腠理间，故能引其外出。夫血有行于经络中者，有散于皮肤外者，而所主之药，亦各不同。如当归、地黄、茜草之类，主养脉内之血也；红蓝花，主生脉外之血者也；川芎、芍药、丹皮、红曲之类，又内外之兼剂也。学者能体认先圣用药之深心，思过半矣。

【正曰】言血分脉内脉外，不知血之道路者也。近日西洋医书，言血之道甚详，添之《内经》、仲景书，皆有确据，此尚未得其实。

红蓝花酒方

红蓝花一两

上一味，酒一大升，煎减半，顿服一半，未止再服。

妇人腹中诸疾痛，当归芍药散主之。

此为妇人腹中诸疾痛，而出其方治也。寒热虚实气食等邪，皆令腹痛，谓可以此方为加减，非真以此方而统治之也。

【尤在泾云】妇人以血为主，而血以中气为主，中气者土气也，土燥不能生物，土湿亦不生物，芎芍药滋其血，苓术泽泻治其湿，燥湿得宜，而土能生物，疾痛并蠲矣。

当归芍药散方　见妊娠。

【犀按】妇人腹中诸疾痛者，不外气郁血凝带下等症，用当归芍药散者，以肝

为血海，遂其性而畅达之也。方中归芎入肝，解郁以伸木，芍等散瘀而出水，白术培木养木。妙在作散以散之，酒服以调之，协诸药通气血调荣卫，以顺其曲直之性，使气血和，郁滞散，何患乎腹中诸疾痛不除。

妇人腹中痛，小建中汤主之。

此为妇人虚寒里急腹中痛者，出其方治也。按《伤寒论》云：阳脉涩，阴脉弦，法当腹中急痛，宜小建中汤主之。不差，更与小柴胡汤。

小建中汤　见虚劳。

【元犀按】妇人腹中痛，主以建中汤者，其意在于补中生血，非养血定痛也。盖血无气不生，无气不行，得建中之力，则中气健运，为之生生不息，即有瘀痛者，亦可平之。

问曰：妇人病，饮食如故，烦热不得卧，而反倚息者，何也？师曰：饮食如故者，病不在胃也。烦热者，阳气不化也。倚息不得卧者，水不下行也。此名转胞，不得溺也。以胞系不顺而了戾，故致此病，既无兼证，但当利其小便，则胞中之气，使之下行气道，斯胞系了戾而愈，以肾气丸主之。

此为转胞证，胞系了戾而不得溺者，出其方治也。了戾与缭戾同。言胞系缭戾而不顺，胞为之转，胞转则不得溺也，治以此方，补肾则气化，气化则水行而愈矣。然转胞之病，亦不尽此，或中焦脾虚，不能散精归于胞，及上焦肺虚，不能下输布于胞，或胎重压其胞，或忍溺入房，皆能致此，当求其所因而治之。

【正曰】修园以此胞为子宫，故有脾不散精于胞，肺不输布于胞之解，不知所说是子宫脏躁之证，非此转胞证也。按此

胞字即脬字。脬，膀胱也。《史记·仓公传正义》曰：脬通作胞。此转脬，或胎压其脬，或忍溺入房，以致膀胱之系缭戾而不得小便，其系即下焦网油也。何以知之？以《内经》云：下焦当膀胱上口而知之也。膀胱上口之网膜，转戾小水不得入，故不得小便，水因反上冲肺，则倚息不得卧，烦热者，膀胱太阳之气乱也。凡逆转者，当顺举之，而后得返其正，故用肾气丸振动肾气以举之，举之则所以利之也。浅注于胞字，尚解不踏实。

肾气丸方

干地黄八两　山药　山茱萸各四两　茯苓　丹皮　泽泻各三两　附子一枚，炮　桂枝一两

上八味末之，炼蜜和丸梧子大，酒下十五丸，加至二十丸，日再服。

【男元犀按】胞为血海，与膀胱并列于脐下，俱悬空之腑，其气相通，全赖肾气充溢于其间，其胞系乃正，若肾气不充，则胞系了戾，胞系了戾，必不得溺矣。是病虽在胞，其权则专在肾也，故以肾气丸主之。方中地黄、山药固肾脏之阴，山茱萸、附子补肾脏之阳，桂枝化腑气，茯苓行水道，妙在泽泻形圆善转，俾肾气旺，则能充于胞，而系自正，系正则小便不利者而可利矣。又主虚劳腰痛，少腹拘急，小便不利者，以腰为肾之外腑，肾司开阖，主骨髓，为作强之官，与膀胱相表里，若少阴精气虚，不能主骨则腰痛；少阴阳气虚，不能通腑则少腹拘急，小便不利。本方补益真阴，蒸动水气，使阴平阳秘，开阖之枢自如，故能治虚劳之病。然小便自利者，不宜服之，以其渗泄而更劫阴也。

【正曰】小便自利，饮一溲二为下消，亦用肾气丸，盖渗泄者有形之水质，而蒸

腾者无形之水气也。气腾则津自升，安有劫阴之说哉？

妇人阴中寒，宜温其阴中，不用内服，止以药纳入，谓之坐药，蛇床子散主之。

此遥承上节，令阴掣痛，少腹恶寒证，而出其方治也。但寒从阴户所受，不从表出，当温其受邪之处则愈。蛇床子温以去寒，合白粉燥以除湿，以寒则生湿也。

蛇床子散方

蛇床子

上一味末之，以白粉少许，和合相得，如枣大，绵裹纳之，自然温。

少阴肾脉滑而数者，滑主湿，数主热，湿热相合，而结于阴分，故令前阴中即生疮，阴中蚀疮烂者，乃湿热之而生蟨也。以狼牙汤洗之。

此为湿热下流于前阴，阴中生疮蚀烂者，出其方治也。狼牙草味酸苦，除邪热气，疥瘙恶疮，去白虫，故取治之。若无狼牙草，以狼毒代之。

狼牙汤方

狼牙三两

上一味，以水四升，煮取半升，以绵缠筋如茧，浸汤沥阴中，日四遍。

妇人阴挺论

阴挺证，坊刻外科，论之颇详，大抵不外湿热下注为病。薛立斋以补中益气汤、加味逍遥散、六味地黄丸、知柏八味丸为主，以当归芦荟丸、龙胆泻肝汤之类为辅，可谓高人一著，而究治无一效，何也？盖为前人湿热二字误之也。予在籍时医道颇许可于人，治疗三十七载，阅历不为不多，而阴挺证从未一见，意者古人用心周到，不过得所闻而备其病名乎。迨辛酉以县令发直候补，公余之顷，时亦兼理斯道，方

知直隶妇女，十中患此病者约有三四，甚者突出一二寸，及三四寸，大如指，或大如拳，其形如蛇、如瓜、如香菌、如虾蟆不一，或出血水不断，或干枯不润，或痛痒或麻木不一，以致经水渐闭，面黄食少、羸瘦、咳嗽吐血、往来寒热，自汗盗汗，病成劳伤而死。轻者但觉阴中滞碍，而无其形，或有形亦不甚显。无甚痛害，若经水匀适，尚能生育，时医名之曰瘤，又名喫血劳，所用之药均无一效，或用刀割，一时稍愈，旋且更甚，余亦尝按前人之法而治之，亦未见效，未知何故。后读《内经》《金匮》《千金》等书，及各家秘藏等本，寻其言外之旨，而参以所见所闻，颇有所悟，因知此证，南人不患，即偶有之，治亦易愈，北人常患，治皆罔效，自有其故。盖以南人之阴挺，由于病变，书有其方，按法多效；北人之阴挺，由于气习，病象虽同，而病源则异，所以弗效。其云气习奈何，北俗日坐湿地，夜卧土坑，寒湿渐积，固不待言，男子劳动而散泄，妇人则静而常伏，至春夏以及长夏，湿得暑气之蒸，上腾有如蒸饭，妇人值经水之适来，血海空虚，虚则善受，且终日坐于湿地，而勤女红，土得人气而渐干，湿随人气以纳入，即《金匮》胞门寒伤之义。更有甚者，长夏干土得雨之后，则土中之虫，无不蠕动，一闻血腥之气，虫头上仰，嘘及其气，虫为阴类，血为阴汁，以阴从阴，毒气并之，即为阴挺之病根，推而言之，即不坐湿地。凡妇女不用马桶，蹲于厕中而便溺，厕中为污秽幽隐之处，更多湿虫之潜伏，其毒气皆能随其血腥之气而上乘之也。余家山中，每见小儿坐于湿地，多患阴茎肿胀，或作痛痒，俗谓蚯蚓吹也。治者揭开鸭嘴含之，以鸭喜食蚓也，或以

花椒白矾汤洗之，椒能胜寒，矾能除湿也，知此而阴挺之病根，更了如指掌矣。医者不察其由，止按成方以施治，无怪病日增剧，更有一种渔利之徒，以下水消肿攻毒之峻药，为丸内服，又以蟾酥、硼砂、芒硝、麝香、雄黄、冰片、阿魏、白砒之类外敷，为害更烈，余所以不忍默然而坐视也。予于此证之初患者，以五苓散料，加蜀椒、黄柏、小茴、附子、沙参、川芎、红花之类，蜜丸每服四钱，一日两服；外以花椒、苦参、苍术、槐花煎汤，入芒硝熏洗；又以飞矾六两，铜绿四钱，五味子、雄黄各五钱，桃仁一两共为细末，炼蜜为丸，每重四钱，雄黄为衣，纳入阴中奇效。或久而成劳，经水不利，以温经汤、肾气丸主之，而龟板、鳖甲、蒺藜之类，随证出入加减，亦有愈者。笔楮难尽，惟于《金匮》妇人杂病及全部中，属词比事，得其一言一字，以启悟机，断无不可治之证矣。

续记

傅廉访观察清河时，其弟南安寄来慎修（修园，又号慎修）医两卷，东皋四书文八卷，披阅不倦，题句云：东皋制义慎修医，万顷汪洋执望涯。辛酉余到直候补，叨识于牝牡元黄之外，此一时之盛事也，亦彼时之仅事也。日者奉委赶热河，禀辞甫出，又传入署。曰雅著数种，俱经抄录，详加点评，但集中阙妇人阴挺一证，此证北方最多，亦最险逆而难治，必不可阙，若到热河办公，公余当续补之。予答以近日医过两人，效获之故，差次繁冗之中，立论尚恐弗详，不如即于寓中，走笔书之，书成一阅一击节。又问曰：闻二十年前，患此者少，自北地种产甘薯，妇女食之，多生此疮，盖以疮形与甘薯形相仿也。余曰：此亦想当然语，其实不然，甘薯始自

闽省，俗名地瓜，性同山药，而甘味过之。闽自福清以南及漳泉二府滨海处，以此作饭，终身不生他病。《本草从新》谓其补脾胃，驱湿热，养血长肌肉，海滨人多寿，皆食此物之故。今薯谱极赞其功，闽人治下痢，以白蜜同煮食之甚效；妇人患赤白带，用此法亦效，可知其利湿热之功钜也。味甘属土，土能胜湿，可知其利湿之功尤钜也，鄙意以甘薯堪为阴挺病之专药。盖以阴挺之本不离于湿，而此为探本之治；阴挺之形，突出如瓜，而此为象形之治，患此者令其如法服药，敷之外又以此物代饭，其效当必更速。观察曰善。愿附于前著之后，以补千古之阙，并析一日之疑，行大方便之一事。

胃气下泄，不从大便为失气，而从前阴吹出而正喧，谓其连续不绝，喧然有声，此谷气之实大便不通故也，以膏发煎主之。取其遂润以通大便，则气从大便而出，此通而彼塞矣。

膏发煎方

猪膏半斤　乱发如鸡子

上二味，和膏中煎之，发消药成，分再服，病从小便出。校千金云：太医尉史脱家婢黄病，服此胃中燥粪下便差，神验。

【徐忠可云】下泄与下陷不同，下陷为虚，下泄者气从阴门而泄出，故曰阴吹，吹者气出而不能止也。

【尤在泾云】谷气实者，大便结而不通，是以阳明下行之气，不得从其故道，而乃别走旁窍也。猪膏发煎润导大便，便通气自归矣。

小儿疳虫蚀齿方

雄黄　葶苈

上二味末之，取腊月猪脂熔，以槐枝绵裹头四五枚，点药烙之。

【犀按】虫有大小之别，随生处而异其形，总不离于风火湿，挟厥阴之气化所生也。小儿疳虫病者，多由母氏乳少，多饲以火爆干粮助火之品，致小儿烦啼不已，动其心包之火，火动必熏灼于肝，蒸郁从风木化而为虫。夫虫乃有情之物，乱有情之心脏，起伏无定，妖妄作祟，故其证烦热多汗，面青腹胀，喜食辛燥之味。又有蚀虫，蚀者食虫也，其形不一，小者名寸白虫，主风木之气，郁于中土所生也；大者为蚀虫，乃宿食所化也。有下蚀者，本心包之火，协三焦蕴热而成，著于前后二阴，名曰阴蚀，小如丝，色白，抑或湿热下注，兼以房事相侵，致阴中蚀烂，名曰蚀疮，三者皆能使人咽干而阴中痛痒。有蚀齿者，生于齿缝齿龈，小如丝发，疼痛难忍，或名齿蛇，或名牙疳，能穿肉入骨，此症本于外感未解，邪火协心火，熏灼而成。有小鱼虫者，如盆鱼子，初生时小有两目，有生足者，有无足者，吐出时如鱼子动游状，此乃胸气不布，痰饮协大气所生，故肝著症久而不愈，多生红蚀，亦有眼目多壤。有鼠妇虫者，形如小鼠妇，背有鳞甲，色微赤，有头足眼目，吐出能跳跃，此受恶浊异气，酒性郁怒，合化而生。然虫症虽多，而仲师之方，未有不备也。今举小儿疳病治法，意以补土清金，使天气降而热气消，则土润叶茂矣。近医知为疳病，不辨寒热实虚，多用药毒杀虫，而不知其愈杀愈生也。本方用雄黄、葶苈、猪脂、槐枝，主通气行血之品；点药烙之，如打摩之法，去积聚，调气血，点之亦即熏之之法也。后人有神照法，从《内经》马膏桑钩方，及此方套出。

附引牛痘法

按婴儿之有痘患久矣。宋以来始有引痘一法，取痘苗吹处入鼻孔，递入五脏，引毒以外出，可谓事捷而功钜矣。然犹不能操券而万全，则尽美而未尽善焉。粤东有种牛痘法，自岛夷传入，其法取牛痘以为苗，此盖考诸本草纲目，见稀痘方，用白牛虱而有悟也。至其引法，则取手少阳之经穴，一曰消烁，一曰清冷渊，按古针刺法，用尖刀拨开皮膜，将痘浆点入，满浆脱痂，无不按其常期，亦永无再出之患。所以然者，痘毒秉于先天，深藏于肾，手少阳三焦有气无形，与足少阴之肾气相通，

《内经》云：少阳主肾所生病，又云少阳属肾是也。痘浆一从少阳经点入，即能直入肾经，引肾脏深藏之毒，还按手少阳之经穴而出，故痘出之数，适与拨点之数相符，而不别生枝节，且不用方药，而小儿之药食嬉戏如常，真万不失一焉。此以视夫吹鼻之术，不更为尽美而尽善也哉。予莅任燕京，见是法而羡之，因又虑其术无由广布，笔之书，以附圣经之末，使传于天下后世，是亦区区保赤之婆心也夫。

金匮要略浅注补正卷九终

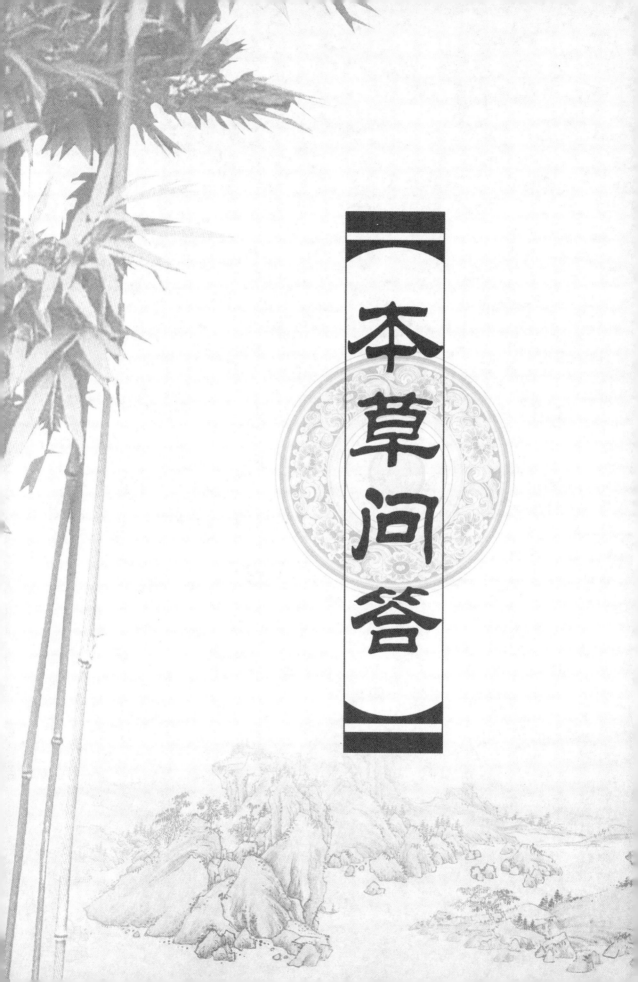

本草问答

叙

　　余自去冬游于粤省，得遇张君伯龙，天姿英敏，文史淹通，留心世故而不习举业，真达人也。其父墨园曾应张香帅保荐循吏，政治劳心每生疾疢，伯龙以人子须知医，寝馈方书于今。七年前春其父偶感时证，病象危险，群医无策，伯龙极力救治，顿获安全，国手之名，一时腾噪，乃益留心医理。与余邂逅便留讲贯，谓余所著中西各种医书于病源治法固已详矣，而独少本草，未免缺然。余曰：吾所论著已寓药性，且本草业经充拣，何烦再赘？伯龙曰：不然，诸家本草扬厉铺张，几于一药能治百病，及遵用之卒不能治一病者，法失之泛也，又或极意求精失于穿凿，故托高远，难获实效，且其说与黄炎、仲景诸书往往刺谬，若不加辨正，恐古圣之旨不能彰著于天下。近日西医释药，每攻中医适能中中医之弊，而中国医士不能发西人之覆，徒使西药流弊，又增甚于中国本草之祸，岂浅鲜哉！甚矣，本草自晋唐以后千歧百出，极于《纲目》，几令人目迷五色，《三家注》力求深奥，转多晦义，徐灵胎冠绝一时，颇合经旨，惜其时无西人之说，未能互证以注《本经》。今先博通西医，参合黄炎、仲景之书以折衷于至当。若不将本草发明，其流弊又谁救哉。虽西国异产及新出药品不能尽行论列，但使揭出大义，举一反三，则据此以求，无论中西各药见于目而尝于口，便可推例以知其性矣。幸毋隐秘不宣，惟先生明以教我。余以伯龙此言甚挚，因与问答而成是书。

　　　　时大清光绪十九年岁在癸巳仲春月蜀天彭唐宗海容川叙

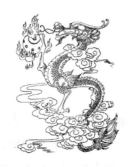

本草问答卷上

蜀天彭唐宗海容川著
受业登州张士骧伯龙参

问曰：药者，昆虫土石、草根树皮等物，与人异类，而能治人之病者，何也？

答曰：天地只此阴阳二气，流行而成五运金、木、水、火、土为五运，对待而为六气风、寒、湿、燥、火、热是也。人生本天亲地，即秉天地之五运六气以生五脏六腑。凡物虽与人异，然莫不本天地之一气以生，特物得一气之偏，人得天地之全耳。设人身之气偏胜偏衰则生疾病，又借药物一气之偏以调吾身之盛衰，而使归于和平则无病矣。盖假物之阴阳以变化人身之阴阳也，故神农以药治病。

问曰：神农尝药以天地五运六气配人身五脏六腑，审别性味，以治百病，可谓精且详矣。乃近出西洋医法全凭剖视，谓中国古人未见脏腑，托空配药，不足为凭，然欤否欤？

答曰：不然，西人初创医法，故必剖割，方知脏腑。中国古圣定出五脏六腑诸名目，皎然朗著，何必今日再用剖割之法？当神农时创立医药，或经剖视，或果圣人洞见脏腑，均不必论，然其定出五脏六腑之名目。而实有其物，非亲见脏腑者不能，安得谓古之圣人未曾亲见脏腑耶！《灵枢经》云：五脏六腑可剖而视也。据此经文则知古圣已剖视过来，且西洋剖视只知层析而不知经脉，只知形迹而不知气化，与中国近医互有优劣。若与古圣《内经》《本经》较之，则西洋远不及矣。

问曰：西人谓彼用药全凭试验，中国但分气味以配脏腑，未能试验，不如西法试验之为得也，其说然欤？

答曰：中国经神农尝药，定出形色气味，主治脏腑百病丝毫不差，所谓尝药即试验也。历数圣人之审定，盖已详矣，岂待今日始言试验哉。

问曰：辨药之法以形色气味分别五行，配合脏腑主治百病，是诚药理之大端矣。而物理相感，又有不在形色气味上论者。譬如琥珀拾芥，磁石引针，阳起石能飞升。蛇畏蜈蚣，蜈蚣畏蟾蜍，蟾蜍畏蛇，相制相畏，均不在形色气味上论，又何故也？

答曰：此以其性为治者也。夫辨药之形色气味，正以考其性也，果得其性，而形色气味之理已赅，故凡辨药先须辨性。有如磁石久则化成铁，是铁之母也。其引针者，同气相求，子来就母也。以药性论之，石属金而铁属水，磁石秉金水之性而归于肾，故其主治能从肾中吸肺金之气，以归于根。琥珀乃松脂入地所化，松为阳木，其脂乃阳汁也，性能粘合，久则化为凝吸之性，盖其汁外凝，其阳内敛，擦之使热。则阳气外发而其体粘。停擦使冷，则阳气内返而其性收吸，故遇芥则能粘吸也。人身之魂阳也，而藏于肝血阴分之中，与琥珀现之阳气敛藏于阴魄之中，更无以异。是以琥珀有安魂定魄之功。西洋化学谓磁石、琥珀内有电，其能吸引者皆是电气发力能收引之也。有阴电有阳电，凡物中含阳电者遇有阴电之物即吸，含阴电者遇有阳电之物即吸。若阴电遇阴电之物即相推，阳电遇阳电之物亦相推，其论甚悉。琥珀能拾芥，而不能吸铁，磁石能吸铁，而不能拾芥，以所含之电气不同也。然西人单以气论，犹不如中国兼以质论，则其理尤为显然。磁石之质类铁，故以类相从而吸铁；琥珀之质能粘，故以质为用而拾芥。辨药性者所贵体用兼论也。阳起石生于泰山山谷，为云母石之根，其山冬不积雪，夏则生云，积阳上升，故或乘火气而上飞，或随日气而升腾也。凡人病阳气下陷，阳物不举者，用以升举阳气，亦以阳助阳之义而已矣。蛇形长是水秉气，行则曲折是秉水气。在辰属巳，在象居北，在星象苍龙，总观于天，知蛇只是水木二气之所生也。蜈蚣生于南方干燥土中，而味大辛，是秉燥金之气所生。蛇畏蜈蚣者，金能制木也。蜈蚣畏蟾蜍者，以蟾蜍秉水月之精，生于湿地，是秉湿土之气所生，湿能胜燥，故蜈蚣畏蟾蜍也。蟾蜍畏蛇，则又是风能胜湿，木能克土之义。趁此以求，则凡相畏相使相反之理皆可类推。

问曰：物各有性，而其所以成此性者何也？

答曰：原其所由生而成此性也。秉阳之气而生者其性阳，秉阴之气而生者其性阴，或秉阴中之阳，或秉阳中之阴，总视其生成，以为区别。盖必原一物之终始，与乎形色气味之差分而后能定其性矣。有如人参，或谓其补气属阳，或谓其生津属阴，只因但论气味而不究人参所由生之理，故不能定其性也。余曾问过关东人，并友人姚次梧游辽东归，言之甚详，与《纲目》所载无异。《本草纲目》载人参歌曰：三桠五加，背阳向阴，若来求我，椴树相寻。我所闻者，亦云人参生于辽东树林阴湿之地。又有人种者，亦须在阴林内植之。夫生于阴湿秉水阴润泽之气也，故味苦甘而有汁液，发之为三桠五叶，阳数也。此苗从阴湿中发出，是由阴生阳，故于甘苦阴味之中饶有一番生阳之气。此气可尝而得之也。人身之元气由肾水之中以上达于肺，生于阴而出于阳，与人参由阴生阳同一理也。所以人参大能化气，气化而上出于口鼻即是津液，人参生津之理如此，非徒以其味而已。然即以气味论，甘苦中含有生发之气，亦只成为由阴出阳之气味耳。

问曰：人参不生于东南而生于北方，古生上党，今生辽东、高丽，皆北方也，此何以故？

答曰：此正人参所由生之理，不究及此，尚难得人参之真性也。盖北方属水，于卦为坎，坎卦外阴而内阳，人参生于北方，正是阴中之阳也。坎卦为水，天阳之气皆发于水中。观西人以火煎水则气出，而气着于物又复化而为水，知水为气之母，气从水而出矣。人身肾与膀胱属水，水中含阳，化气上行出于口鼻，则为呼吸，充于皮毛，则为卫气。只此肾与膀胱，水中之阳化气而充周者也。故《内经》曰：膀胱者，州都之官，气化则能出矣。此与天地水中含阳，化而为气，以周万物本属一理。水在五行属北方，人参生于北方，秉水中阳气，故与人之气化相合，所以大能补气，不独人参为然。凡一切药皆当原其所生，而后其性可得知矣。夫生于北方有阴中之阳药，则知生于南方有阳中之阴药，如朱砂是。人参属水中之阳，丹砂则属火中之阴。丹砂生辰州者，名曰辰砂。世人用硫黄、水银二物煅炼变为赤色，以冒辰砂。又有灵砂，亦用二味炼成，名曰二气砂，皆谓其有补坎填离之功。法本于《抱朴子》，因《抱朴子》炼丹砂服之而仙，后人遂有炉鼎之术沿袭至今。尚有辰砂、灵砂两药，均用硫黄、水银二味炼成者也。水银乃石中之阴汁，硫黄乃石中之阳汁，合而煅炼返水银之阴，而尽归于阳，变为纯赤，与丹砂之色无异，但由人力造成，阴返为阳，是阴已尽，而阳独存，且有火炼之毒，以之助阳退阴则可，以补阳益阴则不可，不及丹砂由天地自然熔铸而成，阳中含阴，外露火色，内含水阴。夫造灵砂、辰砂者，须用硫黄、水银二味合炼，乃能变成红色，则知丹砂亦必具硫黄、水银相合之性，乃变化为纯赤之色也。但丹砂是天地阴阳之气自然煅炼，不假火力，极其神妙，非可以水银、硫黄分论丹砂也。火体之中含有水气，故丹砂能入心，益阴以安神。又取水银法：将丹砂烧之即出，既烧之砂脚不足用，以其内之阴汞已走，阳中无阴也。水银有毒，积阴无阳也，要之合硫黄水银而作灵砂、辰砂，非阳中含阴之性，分水银、砂脚为二物，则尤阴阳各异，均非朱砂之本性，惟天地南方离火，

自然熔成之。朱砂外具火色，内含水阴，合乎离卦外阳内阴之象，离中之阴坎之水也。朱砂火色而内含水银，即离火中含坎水之象，故能补坎之水以填离宫，养血安神，此为第一。此可与人参对勘，人参秉水中之阳而补气，朱砂秉火中之阴而养血，一生北方，一生南方，就此二物便知南北水火阴阳血气之理矣。夫南北水火虽非截然，究之各有所属，故北方属水多生气分之药，如黄芪是也。南方属火，多生血分之药，又如肉桂是也。

问曰：黄芪或生汉中，或生甘肃，或生山西，或生北口外，今统以北方立论，有理否？

答曰：虽不必截然在北，然其为性实皆秉北方水中之阳气以生，其主北方立论则就乎得气之优者而言，故黄芪以北口外产者为佳。盖天地之阳气均由土下黄泉之水中透出于地面，上于天为云雾，着于物为雨露，交于人为呼吸，只此水中之气而已。人身之阳气则由肾与膀胱气海之中发出，上循三焦油膜以达于肺而为呼吸，布于皮毛而为卫气，亦只此水中之气而已矣。水在五行以北方为盛，故补气之药皆以北方产者为良。汉中、甘肃所产黄芪根体多实，气不盛而孔道少，山西所产体略虚松以气略盛，内有通气之孔道，故略虚松，犹不及北口外所产者其体极松，以内中行水气之孔道更大，故知其气为更盛，盖黄芪根长数尺，深入土中，吸引土下黄泉之水以上生其苗叶，气即水也。引水即是引气，根中虚松窍大者所引水气极多，故气盛而补气。人身气生于肾，由气海上循油膜而达口鼻，与黄芪之气由松窍而上苗叶者无异，芪之松窍象人身油膜，中亦有通水之松窍。油膜者，三焦也。故谓黄芪为

三焦油膜中药，其能拓里达表，皆取黄芪从油膜中而上行外通之义也。且黄芪外皮紫黑，水火之间色也，惟其秉水中之阳气，故成此水火之间色。三焦相火，水中之阳，名曰少阳。黄芪中通象三焦引水泉之气以上生苗叶，是秉水中之阳而生者也，故有水火之间色，而为三焦之良药。其气类有如是者，芪之肉理色黄味甘，土之色味也。黄芪入土最深，又得土气之厚，所以黄芪又大补脾。今人不知身中网膜是三焦，又不知网膜上之膏油即是脾之物，不知膜与油相连，又安知黄芪补脾土达三焦之理哉！能知网膜是三焦膏油，属脾土，则和黄芪归脾经达三焦之理矣。

问曰：肉桂生于南方，秉地二之火，以入血分固矣。乃仲景肾气丸用之，取其化气，而非取其化血，此又何说？

答曰：血无气不行，气无血不附，气血二字原非判然两端，且其化气乃仲景之妙用，非肉桂之本性也。人身之气生于肾中，一阳实则借鼻孔吸入之天阳，历心系，引心火下交于肾，然后蒸动肾水，化气上腾出于口鼻。仲景肾气丸多用地黄、山药、丹皮、茱萸以生水，用苓、泽以利水，然后用桂导心火以下交于水，用附子振肾阳以蒸动其气，肉桂之能化气者如此，乃仲景善用肉桂之妙，非肉桂自能化气也。若单用肉桂及合血分药用，则多走血分，不是气分之药矣。又如桂枝，色赤味辛，亦是入心肝血分之药。而五苓散、桂苓甘草五味汤，均取其入膀胱化气，非桂枝自能化气，实因苓泽利水，引桂枝入于水中，以化水为气，与肾气之用肉桂其义相近，不得单言桂枝，便谓其能化气也。至如黄芪五物汤治血痹，当归四逆汤治身痛，皆取桂枝温通血脉，可知心火和血而秉火气

者，入于血分乃是一定之理。

问曰：入气分、入血分，其理未易明也，请再言之。

答曰：秉于天水而生者入气分，秉于地火而生者入血分。气本于天，味本于地，气厚者入气分，味厚者入血分。入气分者走清窍，入血分者走浊窍。有如大蒜，气之厚者也，故入气分走清窍，上为目瞀，而下为溺臭。海椒味之厚者也，故入血分走浊窍，上为口舌糜烂，而下为大便辣痛。观此二物，即知入气分、入血分之辨矣。盖得天水之气而生者入气分，人参、黄芪最显者也。外如泽泻、苡仁，生于水而利水，二物同而不同，苡仁生于茎上，则化气下行，引肺阳以达于下；泽泻生于根，下则化气上行，引肾阴以达于上。百合花覆如天之下垂，旋覆花滴露而生，本天之清气，故皆入气分，以敛肺降气。钟乳石下垂象天，石又金之体也，故主镇降肺气。蛤蚧生石中，得金水之气，故滋肺金，功专利水，其能定喘者，则以水行则气化，无痰饮以阻之，故喘自定。麦冬、天冬秉水阴者，皆能滋肺以清气分。龙乃水中阳物，世所用龙骨系土中石品，非水族也，然既成为龙形，则实本天一水中之阳气而生，既成龙形，又不飞腾，假石以为质，潜藏于土中，是秉天水之阳以归于地下，故能潜纳肾气，收敛心神，皆用其潜纳阳气之义耳。茯苓乃松之精汁，流注于根而生，是得天之阳以下返其宅者也。下有茯苓，其松颠上有茯苓苗，名威喜芝。苓在土中气自能上应于苗，得松之精则有木性，能疏土也。凝土之质味淡色白，功主渗利，能行水也，其气不相连接，自上应于苗，故能化气上行而益气。西人以松香搓发电气，谓松香中电气最多。松香沦入地中变

生茯苓，内含电气，其气上应于苗，亦如电线之相贯而已。然西法名为电气，中国只名为阳气。松脂秉阳之精，沦入于地，化为茯苓，阳气所发遥遥贯注，是生威喜芝，非气化之盛焉能如是。人身之气乃水中一阳所化，茯苓以质之渗行其水，而气之阳助其化，所以为化气行水之要。以上所论皆得天水之阳而生，故皆入气分，其他入血分者则必得地火之味而生，如当归、川芎是。盖人身之血是由胃中取汁得，心火化赤，遂为血，既化为血乃溢于脉，转枢于胞宫，而肝司之。故凡入血分之药，皆得地火之气味而兼入肝木，当归辛苦是。得地火之味，其气微温得木之性，而质又油润，得地之湿，故能化汁助心生血以行于肝。别字本草有谓当归过于辛温，行血之功有余，生血之功不足，不知人身之血是中焦受气取汁，上腾于肺部，入于心，奉心火之化乃变赤色而为血。西医言：饮食之汁上肺至颈，会管遂为红色，下入心房，合观此说，总见奉心火之化而变为血。《内经》所谓心生血者此也。当归辛苦温烈之气正所以出心火之化，以其油润生汁，以其辛温助心火之化，其功专生血，更无别药可以比拟也。仲景和血之方无过于温经汤，生血之方无过于复脉汤。温经汤辛温降利，与川芎同功。复脉汤辛温滋润，与当归同功。知心火化液为血，则知复脉汤之生血，并知当归为生血之药也。川芎味更辛苦，得木火之性尤烈，质不柔润，性专走窜，故专主行心肝之血。夫苦者火之味也，苦而兼辛，则性温而有生血之功，若但苦而不辛，则性凉而专主泄血。红花色赤自入血分，而味苦则专能泄血。又凡花性皆主轻扬，上行外走，故红花泄肌肤脉络在外在上之血。丹皮色味亦类红花，而根性下达，与花不同，故主在内，及泄中下焦之血。桃花红而仁味苦，皆得地火之性味者也。仁又有生气，故桃仁能破血，亦能生血。茜草色赤味苦，根甚长，故下行之力更重，专能降泄行血也。

问曰：苦得火味，其入心清火泄血，理可知矣。惟辛味之品是得肺金之味者，乃亦能入血分，如肉桂、桂枝、紫苏、荆芥。此又何说？

答曰：凡药得酸味者，皆得金收之性，得辛味者，皆得木温之性，此乃五行相反相成之理。心火生血，尤赖肝木生火，此是虚则补其母之义，故温肝即是温心。肉桂大辛则大温，虽得金味，而实成为木火之性，故主入心肝血分，以助血之化源。桂皮尤能上行，张仲景复脉汤用桂枝，取其入心助火，以化血也。远志之性亦同桂枝，但桂枝四达，远志则系根体，又极细，但主内入心经，以散心中滞血而已。不独草木本为味者入血分，有如马为火畜，故马通亦能降火以行血。枣仁秉火之赤色，故亦入心养血，总见血生于心。大凡得地火之性味者，皆入血分也。

问曰：生地质润，中含水液，阿胶济水煎成，性本水阴，二药皆能生血，何也？

答曰：离卦中之阴爻，即坎水也。阿胶、生地以水济火，正是以坎填离，有此阴汁，而后得心火化赤，即为血矣。正《内经》中焦取汁奉心火，变赤为血之理，知血之生化，凡入血分之药从可知矣。

问曰：南北地有不同，所生之药既有水火血气之分，先生已言之矣。至于东南中央，岂无异致，何以不论及耶？

答曰：南北水火其显分者也，况阴阳摩荡，南未尝不得北气，北未尝不得南气，至于东南循环，中央四达，其气错行，故可不分。然亦有可分别者，如青礞石、化红皮、荔枝核，皆秉东方木气者也，或能平肝以行痰，或能散肝以解郁，皆以东方产者为得木气之全，故此等药广东产者为佳。川贝母、生石膏、桑白皮皆秉西方金气而生，或利肺降痰或清金去热，皆以西方产者为得金气之清，故此等药以川西产者为佳。至于李用东行根，石榴用东向者，皆取得木气也。侧柏叶皆西指，取用必取西枝，只是取其得金气耳。至于中央备东南西北之四气，而亦有独得中央之气者。如河南居天下之中，则产地黄，人见地黄黑色，不知其未经蒸晒，其色本黄，河南平原土厚水深，故地黄得中央湿土之气而生，内含润泽土之湿也，人徒见地黄蒸成色黑，为能滋肾之阴而不知其实滋脾阴。《内经》云：脾为阴中之至阴，地黄以湿归脾，脾阴足则肝肾自受其灌溉。山药亦以河南产者为佳，味甘有液，是得土湿之气，功能补脾，亦补脾之阴也。唯山药色白，则得土中之金气，故补脾而兼益肺。地黄能变黑色，实得土中之水气，故润脾而兼滋肾。虽同产一地，而有种类形色之不同，故功亦略异。

问曰：甘草入脾，何以生于甘肃？白术正补脾土，何以不生于河南，而生于浙江。

答曰：此正见五行之理，不得截然分界，况土旺于四季，是四方皆有土气。白术之生于江浙，必其地饶有土脉，故生白术内含甘润之油质，可以滋脾之阴，外发辛香之温性，可以达脾之阳。取温润则用浙产者，以其油厚也；取温燥则用颧产者，以其较烈也。甘草味正甘入脾胃，守而不走，补中气和诸药，虽不生于河南中州，而生于极西之甘肃，亦由甘肃地土敦厚，故生甘草。根深者至四五尺，与黄芪无异，但黄芪中空属气分，是得土中水气。甘草中实纯得土气之厚，故深长且实也，虽生于西而实得中土之气。总之五行之理分言则各别方隅，合论则同一太极。

问曰：药有以天时名者，如夏枯草、款冬花，得无以时为治乎？

答曰：然天时者，五行之流运，阴阳之分见。故凡论药，又当论其生之时与成之候，虽不尽拘于时，而亦有以时为治者。夏枯草生于冬末，长于三春，是正得水木之气，遇夏则枯者，木当火令，则其气退谢，故用以退肝胆经之火。款冬花生于冬月冰雪之中，而花又在根下，乃坎中含阳之象，故能引肺中阳气下行，而为利痰止咳之药。二物皆以时名，皆得其时之妙用也。又如冬虫夏草，本草不载，今考其物，真为灵品。此物冬至生虫，自春及夏，虫长寸余，粗如小指，当夏至前一时，犹然虫也，及夏至时，虫忽不见，皆入于土，头上生苗，渐长到秋分后，则苗长三寸，居然草也。此物生于西蕃草地，遍地皆草，莫可辨识，秋分后即微雪，采虫草者，看雪中有数寸无雪处，一锄掘起，而虫草即在其中。观其能化雪，则气性纯阳，盖虫为动物，自是阳性，生于冬至盛阳气也。夏至入土，阳入阴也，其生苗者则是阳入阴出之象，至灵之品也。故欲补下焦之阳，则单用根；若益上焦之阴，则兼用苗，总显其冬夏二令之气化而已。麦冬、天冬、忍冬、冬青皆凌冬不凋，感水津之气，故二冬能清肺金；忍冬能清风热；冬青子滋肾。其分别处，又以根白者入肺，藤蔓草走经络，冬青子色黑，则入肾滋阴。至于半夏，虽生当夏之半而其根成于秋时，得燥金辛烈之气味，故主降利水饮，为阳明之药。此又不可循半夏之名而失其实也。故论药者，或以地论，或以时论，或但以气味论，各就其偏重者以为主，而药之真性自明。

问曰：药多以味为治，味之甘者则归脾经，乃甘味之药多矣，或正入脾胃或兼入四脏，此又何以别之？

答曰：得甘之正味者，正入脾经，若兼苦兼酸，兼咸兼辛，则皆甘之间味也，故兼入四脏。甘草纯甘，能补脾之阴，能益胃之阳，或生用，或熟用，或以和百药，固无不宜。黄精甘而多汁，正补脾土之湿。山药色白带酸，故补脾而兼入肝肺。白术甘而苦温，故补脾温土，和肝气以伸脾气也。苍术甘而苦燥，故燥胃去湿。黄芪味甘而气盛，故补气。荠苨味甘而有汁，故生津。莲米味甘带涩，其气清香，得水土之气，故补土以涩精止利。黄实甘味少而涩性多，是得土泽之味少，而得金收之性多，且生水中，是属肾之果也，故用以收涩肾经及止泻利。苡仁亦生水中，而味极淡，则不补又不涩，则纯于渗利。茯苓亦然，皆以其淡且不涩也。赤石脂粘涩又味甘，则能填补、止泻利。禹余粮是石谷中之土质，甘而微咸，甘能补正以止利，咸能入肾以涩精，皆取其甘，亦用其涩。如不涩而纯甘，如龙眼则归脾。又产炎州，得夏令火气而生，以火生土，故补心兼补脾。使君子仁，甘能补脾，而又能杀疳虫者，因气兼香臭，有温烈之性，故服此忌食热茶，犯之即泄。与巴豆之饮热则泻其意略同。以畜物论，黄牛肉甘温大补脾胃。羊肉虽甘而有膻气，得木之温，故补脾兼补肝。猪肉虽甘而兼咸味，得水土之寒性矣，故滋脾润肾。人乳味甘，本饮食之汁，得肺胃之气化而成，故能润养胃，滋生血液，补脾之阴，无逾于此。甘松味甘而香

烈，故主理脾之气。木香之理气，以其香气归脾，而味兼微辛，又得木气之温，力能疏土。且木香茎五枝五叶五节五皆合脾土之数，故能理脾也。以诸果论，大枣皮红肉黄，皮辛肉甘，得以火生土之性，故纯于补脾胃。梨味甘而含水津，故润脾肺。荔枝生东南，味甘酸，故归脾与肝而温补。总之甘味皆入脾，又审其所兼之味以兼入别脏，则主治可得而详矣。

问曰：苦者火之味也，而味之苦者均不补火，反能泻火，何也？

答曰：物极则复，阳极阴生。以卦体论，离火之中爻阴也，是离火中含坎水之象。凡药得火味者，亦即中含水性而能降火，此正水火互根之至理。黄连之味正苦，故正入心经以泻火。栀子味苦象心包，故泻心包络之火。连翘亦象心包而质轻扬，味微苦，则轻清上达，清心与上焦头目之火。莲子象心，而莲心又在其中，味又极苦，有似离中阴爻，用以清心中之火最为相合。黄芩味苦，中多虚空，有孔道，人身惟三焦是行水气之孔道，主相火。黄芩中空有孔，入三焦而味又苦，故主清相火。胆草、胡黄连，味苦而坚涩，兼水木之性，故皆泻肝胆之木火。惟胆草根多而深细，故泻火并兼降利。胡黄连则守而不走，是宜细别。大黄味苦，形大而气烈，故走脾胃，下火更速。

问曰：泻火之苦药其色多黄，又何故也？

答曰：黄者土之色，五行之理，成功者退火之色红，而生土之黄色，是黄者火之退气所生也，故黄苦之药皆主退火。若苦味而色不黄，则又有兼性矣，故花粉色白味苦而有液，则泻火之功轻，而入胃生津之力重。元参色黑味苦而有液，则泻火

之功少，而滋肾之功多。丹皮色红味苦，则清心火而行血。青黛色青味苦，则清肝火而熄风。总之得火苦味者，皆得水之寒性，通观本草自无不明。吾蜀近医，多言苦为者皆得火之燥性，火证反以为忌，不知苦化燥之说必其兼燥药。如苍术、干姜与黄连同用则燥，生地、白芍与黄连同用，岂能燥哉！况人身六气热与火各不同，热是气分之热，故清热者以石膏、花粉为主，以其入气分也。火是血分，故泻火者，必以黄连、黄芩为主，以其入血分也。但知用甘寒而废苦寒则能清热，不能退火，辨药者当知此理。

问曰：得苦之火味者，皆得水之寒性，能清火矣。何以艾叶、故纸、巴戟、远志其味皆苦，而皆能补火，何哉？

答曰：苦之极者，反得水之性，若微苦者则犹存火之本性，故能补火。且微苦之中必带辛温，不纯苦也，艾叶味苦而气温，其茸又能发火，是以能温肝补火。故纸、巴戟苦兼辛温，故纸色黑而子坚，则温肾。巴戟色紫而根实，则温肝。远志形极细，故入心。味带苦，亦入心，然兼辛温故补心火。盖有间味者即有间气，不得以纯于苦者论矣。

问曰：辛者金之味也，金性主收，今考辛味之药皆主散而不主收，其故何也？

答曰：凡药气味有体有用，相反而实相成，故得金之味者，皆得木之气，木气上达，所以辛味不主收而主散。木之气温能去寒，木之气散能去闭。薄荷辛而质轻，气极轻扬，轻则气浮而走皮毛，以散风寒；扬则气升而上头目，去风寒。辛夷花在树梢，其性极升，而味辛气散，故能散脑与鼻间之风寒。荆芥性似薄荷，故能散皮毛，而质味比薄荷略沉，故能入血分、散肌肉。

羌活、独活根极深长，得黄泉之水气，而上升生苗，象人身太阳经，秉水中之阳以发于经脉也，味辛气烈，故入太阳经散头顶之风寒。独活尤有黑色，故兼入少阴以达太阳，能散背脊之风寒。细辛形细色黑故入少阴经，味大辛能温散少阴经之风寒。少阴为寒水之脏，寒则水气上泛，细辛散少阴之寒，故能逐水饮。防风辛而味甘，故入脾，散肌肉之风寒。紫苏色紫入血分，味辛气香，能散血分之风寒。苏枝四达则散四肢，苏梗中空有白膜，则散腹中之气，苏子坚实则下行而降肺气以行痰。同一辛味而有根、枝、子、叶之不同，总视其轻重升降之性，以别其治也。桂枝能散四支，色味同于苏枝，而桂枝较坚实，故桂枝兼能走筋骨，苏枝则但能走肌肉耳。肉桂比枝味更厚，气更凝聚，乃木性之极致，大辛则大温，能益心火为以木生火之专药。其实是温肝之品，肝为心之母，虚则补其母也。心肝皆司血分，故肉桂又为温血之要药，仲景肾气丸用之，是接引心肝之火使归于肾。亦因有附子、熟地、茯苓，使肉桂之性从之入肾，乃善用肉桂之妙，非桂自能入肾也，肉桂、桂枝同是一物，而用不同，是又在分别其厚薄，以为升降，夫得辛味者皆具木之温性，桂正是木而恰得温性，故为温肝正药。吴萸、小茴皆得辛温木之气，台乌是草根，自归下焦，小茴香是草子，凡子之性皆主下降，故二药皆能温下焦胞宫与膀胱。吴萸辛而带苦，子性又主下降，故主降水饮行滞气。故纸、韭子皆色黑而温，黑为肾水之色，子又主沉降，故二物皆能温肾。附子生于根下，与枝叶皮核不同，故不入中上焦，其色纯黑而味辛烈，秉坎中一阳之气所生，单从下焦扶补阳气。极阳极阴皆有毒，附子之烈正以其纯是坎阳之性，可以大毒。附子与肉桂之性不同，肉桂是补火，秉于地二之火气者也。附子是助热，热生于水中，是得天水之阳，故附子纯入气分以助阳，为肾与膀胱之药，火煅则无毒。水中之阳毒遇火则散，亦阴阳相引之义。今用盐腌以去毒. 使附子之性不全，非法也。凡温药皆秉木气，惟附子是秉水中之阳，为温肾达阳之正药，盖秉木火者为得地二之火，秉水中之阳是得天一之阳。

问曰：木之性散，何以味反酸而主收哉？

答曰：此亦相反相成，金木交合之理，得木之味者皆得金之性，所以酸味皆主收敛。五味子主咳逆上气，盖气出于脐下胞室气海之中，循冲脉而上入肺，胞室乃肝所司，或肝寒则胞宫冲脉之气挟水饮而上冲于肺，以为咳喘，或肝热，则胞宫冲脉之气挟木火而上冲于肺，以为咳喘。五味酸敛肝木，使木气戢而不逆上，则水火二者皆免冲上为病，是酸味入肝而得金收之性，故有是效。五味子亦微酸而质润，囊大而空，有肺中空虚之象，生于叶间，其性轻浮，故功专敛肺生津。五味子是敛肝以敛肺，以其性味更沉也。五倍子则专主敛肺，以其性味略浮也。罂粟壳亦敛肺，能止咳，止泻利，以其酸味不甚，其囊中空有格象肺与膜膈，故其收涩之性不遍于入肝，而能入肺，以收敛逆气，收止泻利也。白芍为春花之殿，而根微酸，故主能敛肝木，降火行血。山茱萸酸而质润，故专入肝滋养阴血。乌梅极酸，能敛肝木，能化蛔虫，能去努肉，皆是以木克土，以酸收之之义。观山楂之酸能化肉积，则知乌梅之酸能化蛔虫努肉，其理一也。

问曰：凡酸味皆能生津，此又何说？

答曰：津生于肾，而散于肝，木能泄水，子发母气也，酸味引动肝气，故津散出。

问曰：酸主收敛，而酸之极者又能发吐何也？

答曰：辛主升散，而辛之极者则主温降，酸主收敛，而酸之根者则主涌吐，物上极则反下，物下极则反上也。观仲景大小柴胡汤治肝火之吐逆，吴茱萸汤治肝寒之吐逆，知凡吐者，必挟肝木上达之气，乃能发吐，则知导之使吐，亦必引其肝气上行乃能吐也。二矾极酸，变为涩味，酸则收而引津，涩则遏而不流。肝气过急，反而上逆故发吐也。且胆矾生铜中，有酸木之味，而正得铜中金收之性，金性缓则能平木气而下行，金性急则能遏木气而上吐，金木常变之理可以细参。故吾曰：得木之味者皆得金之性，阴阳互换，惟土之性不换，辨味辨药，当详究之。

问曰：如上所论以求之，则咸得水味当得火之性矣。何以旋覆花咸而润降痰火，泽泻咸而润利湿热，昆布、海藻咸而清肝火，芒硝、寒水石咸而泻脾火，皆得咸之味，具水之本性，未尝反得火性也。

答曰：味之平者，不离其本性；味之极者，必变其本性。譬如微苦者，有温心火之药，而大苦则反寒，故微咸者皆秉寒水之气，而大咸则变热。离中有阴，坎中有阳，皆属一定之理。今所问旋覆花味微咸，花黄色，滴露而生，得金之气多，得水之气少，故润利肺金，不得作纯咸论也。昆布、海藻生于水中，味微咸，具草之质，是秉水木二气之物，故能清火润肝木。寒水石得石之性多，味虽咸而不甚，且此石之山即能生水，流而为泉，是此石纯具水性，故能清热。芒硝咸味虽重，而未至于极，故犹是寒冰之性，能大下其火，尚属咸水之本性，而非咸极变化之性也。若乎火硝，则咸味更甚，反而为火之性，故能焚烧，是水中之火也。食盐太多，立时发渴，亦是走血生热之一验。西洋人炼盐名曰盐精，又炼成名曰硇精。二物贮于一处，中间隔以玻璃，但将玻璃触破，则暴发为火。西洋作水雷，其法如此。夫盐精能发火，则知盐味之咸，内有火热之性，然水中之火，乃命门之火也。微咸者则能引火下行，以上诸药是已。大咸者则能助火升发，火硝、盐精是已。蜀中养雄猪者必饲以盐，乃能多御牝豕，亦即助发命门之火，以助其阳之验。药中肉苁蓉，初为马精滴地所生，后乃传苗，又象人阴，且味咸入肾，故温润而强阴，以其助肾中之阳，而能益命火也。至于煎作秋石，以为滋阴，能治阴痿，而不知其味大咸，只能助发命门之火，以举其阳茎，与雄猪饲盐无异，是壮其阳，非能滋其阴也。故服秋石者，往往阴枯而成瘵疾，皆未知大咸助火之义也。虽童便本能滋阴，而煎作秋石则煅炼已甚，不得仍作童便之性论。盖得水之味，具火之性，亦只完其坎中有阳之义而已。

问曰：寒热温平，药性已尽，上所分五行五脏已详，寒热温平之性可不再赘矣。而药之分上下表里者，又有升降浮沉之别，可得闻欤？

答曰：此本于天地之阴阳也。本于阳者以气为主，而上行外达，故升而气浮，能走上焦以发表。本于阴者以味为主，而内行下达，故降而气沉，能行里达下焦。气本于天，味成于地。《内经》谓天食人以五气。地食人以五味，本天亲上，本地亲下，而升降浮沉之理见矣。

问曰：薄荷、辛夷、麻黄、桂枝、生姜、葱白、羌活、葛根、柴胡、白头翁、升麻、紫苏、荆芥、白芷、炉甘石、海石、菊花、连翘、银花、苍耳子、青蒿、蔓荆子，皆升浮之品，而其用各异，何也？

答曰：是气分药，而又视形味以细别之。薄荷、辛夷同一辛味，气皆轻清，而形各异。薄荷细草丛生不止一茎，故能四散，又能升散颠顶，以其气之轻扬也。辛夷生在树梢，而花朵尖锐向上，味辛气扬，故专主上达，能散脑与鼻孔之风寒。麻黄虽一茎直上而其草丛生，与薄荷丛生之义同，故能上升，又能外散。薄荷得天气之轻扬，而其味辛，是兼得地之味，故兼能入血分。若麻黄则茎空直达而上，且无大味，纯得天轻扬而之气，故专主气分，从阴出阳，透达周身上下之皮毛。桂枝与麻黄同一升散之品，然气味各有不同，枝性四达，气亦轻扬，因桂兼有辛味，则得地之味矣，故兼入血分，能散血脉肌肉中之风寒。观仲景麻黄汤发皮毛，桂枝汤解肌肉，便知血分气分之辨。生姜其气升散，而又能降气止呕者，因其味较胜，且系土中之根，是秉地火之味而归于根，故能降气止呕。虽能升散，而与麻桂之纯升者不同，故小柴胡、二陈汤皆用之以止呕。葱白之根亦生土内，然叶空茎直，气胜于味，引土下黄泉之气以上达苗叶，故功专主升散，能通肺窍。仲景白通汤用以通阳气于上，则取以土下黄泉之气以上达苗叶，为能通太阳水中之阳，而交于颠顶也。羌、独、葛根皆根深，能以地中水气上达于苗叶，其苗又极长，象人身太阳经，从膀胱水中达阳气于经脉，以卫周身。故二物均入太阳经。羌、独气味更辛烈，故发散而能伤血。葛根气味较平，故发散之性轻而不伤血。根深能引水气上达苗叶，故兼能升津液也。柴胡、白头翁皆一茎直上，花皆清香，故皆能升散郁结。白头翁所以治下痢后重者，升散郁结故也。柴胡治胸前逆满，太阳之气陷于胸中不得外达，以致胸满，柴胡能透达之，亦升散郁结之义也。而二物之不同者：白头翁无风独摇，有风不动，色白有毛，凡毛皆得风气，又采于秋月，得金木交合之气，故能息风，从肺金以达风木之气，使木不侮土者也，故功在升举后重而止痢疾。柴胡色青，一茎直上，生于春而采于夏，得水木之气味，从中土以达木火之气，使不侮肺者也，故功能透胸前之结。夫仲景用柴胡以治少阳，其义尤精。少阳者水中之阳，发于三焦，以行腠理。寄居胆中，以化水谷，必三焦之膜网通畅，肝胆之木火清和，而水中之阳乃能由内达外。柴胡茎中虚松，有白瓤通气，象人身三焦之膜网，膜网有纹理，与肌肤筋骨相凑，故名腠理。少阳木火郁于腠理而不达者，则作寒热，柴胡能达之，以其中松虚象腠理，能达阳气，且味清苦，能清三焦之火。然则柴胡治胆者用其苦也，治三焦者用其茎中虚松直上也，治太阳者则是通三焦之路以达其气，乃借治，非正治也。又柴胡须用一茎直上、色青、叶四面生，如竹叶而细、开小黄花者，乃为真柴胡，是仲景所用者。近有草根，辛温发表，绝非柴胡本性，断不可用。四川梓潼产柴胡，价极贱，天下不通用，只缘药书有软柴胡、红柴胡、银柴胡诸说以伪乱真，失仲景之药性，可惜可惜。升麻味甘，能升脾胃之气，其所以能升之理则因根中有孔道，引水气上达于苗，故性主升，然无四散之性，以其为根专主升，不似柴胡系苗叶，故有散性也。紫苏略同荆芥，色红能散血分，枝叶披离，故主散之性多，而主升之性少。白芷辛香色白，入肺与阳明经。根性又主升，故能升散肺与阳明之风寒。观独活色黑，入太阳、少阴。白芷色白，入肺与阳明，此又金水异质，各归其类之象，所以性皆升散而主治不同也。银花、连翘、甘菊味清而质轻，故能升清气，清上焦头目之热，然无辛散之气，故不主散。青蒿、苍耳皆不辛散，而能主散者则又以其形气论也。青蒿枝叶四散而味苦，故能散火。苍耳质轻有芒，则能散风。凡有芒角与毛，皆感风气，故主散风。蔓荆子气烈，而质亦轻，故主散头目之风。炉甘石、海石质皆轻浮，然究系石体，乃沉中之浮也，故不能达表上颠，而止能散肺胃痰火之结。辨药之浮沉以治病之浮沉，而表里升降之义无不明矣。

问曰：本草言上升之药制以盐，则能下降；下降之药制以酒，则能上升。酒亦五谷所化，何以性纯于升哉？

答曰：气本于天，故主升，酒正是气化之品，所以饶于升。观煮白干酒者，用筒取气，入天锅底化而为酒，盖酒皆上升之气水也。水中之阳本上升，西洋人于水中取轻养气能上升，且能然而为火，积阳则上升，水为坎卦，而中爻为阳，故气出于水而上升。太空清阳之气皆水中之阳所充发也。煮酒以曲蘖，宣阳以火煮之，使阴化为阳，气上出，遂为酒。全是上升之阳气也，故主升。又酿米酒者，曲蘖腌糯米饭发热腐化，酒出而饭成糟，仍是从气之化，故属阳，亦主升。然米酒与白干酒不同，白干酒由筒上引而出，纯是清气；米酒酿于缸内，尚带浊汁，故米酒味较厚，能入血分，性亦滞留，能生痰湿。白干酒气较厚专行气分，性不滞留，不生痰湿，同一升性，而一清一浊遂有浮沉之别。故审药理者，不可不细。

问曰：饴糖与米酒皆是曲糵所化，何以饴糖甘润，而性不升哉？

答曰：酒由蕴酿，自然流出，得气之化为多，故气盛而升；饴糖熬煮逼之使出，得气之化少，故味盛而气不升。盖酒得天之气厚而升，饴得地之味厚而补。仲景建中汤用饴糖，正取其补中宫也。观白干酒升而不守，饴糖守而不升，米酒能升能守，分别处全在气味厚薄，辨药性者，贵详究其理也。

问曰：芒硝、大黄、巴豆、葶苈、杏仁、枳壳、厚朴、牛膝、苡仁、沉香、降香、铁落、赭石、槟榔、陈皮等物皆主降矣，或降而收，或收而散、或降而攻破，或降而渗利，或入血分，或入气分，又可得而详欤？

答曰：凡升者皆得天之气，凡降者皆得地之味，故味厚者其降速，味薄者其降缓，又合形质论之，则轻重亦有别矣。芒硝本得水气，然得水中阴凝之性而味咸能软坚，下气分之热。以其得水之阴味，而未得水中之阳气，故降而不升，且水究属气分，故芒硝凝水之味，纯得水之阴性而清，降气分之热，与大黄之入血分究不同也。大黄味苦大寒，是得地火之阴味而色黄，又为火之退气所发见，故能退火，专下血分之结，以味厚且有烈气，味既降而气复助之，故能速下。寒性皆下行，如白芍、射干，味能降利，皆以其味苦与大黄之降下，其义一也。大黄苦性更甚，白芍苦性较轻，故白芍只微降，而大黄则降之力大。

问曰：黄连味苦，以守而不走，而大黄独攻利，此何也？

答曰：同一苦味，而黄连之质枯而不泽，大黄之质滑润有汁，故主滑利。又黄连纯于苦味而无气，故守而不走；大黄纯于苦味，而又有雄烈之气，以气行其苦味，则走而不守，所以与黄连别也。

问曰：大黄苦寒之性自当下降，而巴豆辛热之性宜与大黄相反。何以亦主攻下，而较大黄之性尤为迅速，此又何说？

答曰：此又以其油滑而主下降，其能降下，则是油滑所专主，而非辛热所专主也。凡食麻油、当归皆能滑利，下大便。巴豆，蓖麻子皆有油皆滑利，皆能下大便。但麻油不热，则其行缓不辛，则气不走窜，故其下大便也缓。蓖麻子味辛气温，是有气以行其油滑之性，故其行速。巴豆之油与麻油、蓖麻同一滑性，而大辛则烈，大热则悍，以悍烈行其滑利，故剽劫不留也。麻仁亦油滑，而无辛烈之性，故但能润降，不能速下。葶苈亦有油，自能滑利，又有辛味，是与巴豆之辛而有油相似；其味又苦，是又与大黄之苦而滑润相似。然则葶苈隐寓巴豆、大黄二者之性，故能大泻肺中之痰饮脓血，性极速降，盖有大黄、巴豆之兼性，诚猛药也。恐其太峻，故仲景必以大枣补之。杏仁亦有油，但得苦味而无辛烈之气，故降而不急。

问曰：同是降气，何以杏仁、葶苈归于肺，而枳壳、厚朴归于脾胃哉？

答曰：葶苈、杏仁色白属金，枳壳、厚朴皆木之质，木能疏土，故归脾胃。枳壳木实，味比厚朴稍轻，故理胃气；厚朴木皮，味比枳壳更重，故理脾气。观仲景用枳壳治心下满，用厚朴治腹满，可知枳壳、厚朴轻重之别。

问曰：陈皮亦木实也，能治胃兼治脾，并能理肺，何也？

答曰：陈皮兼辛香，故能上达于肺。枳壳不辛香，故不走肺。厚朴辛，而其气太沉，故不走肺。然肺气通于大肠，厚朴行大肠之气，则肺气得泄，仲景治喘所以有桂枝加厚朴杏子汤。且用药非截然分界，故枳、橘、朴往往互为功用，医者贵得其通。槟榔是木之子，其性多沉，故治小腹疝气。然沉降之性，自上而下，故槟榔亦能兼利胸膈，且味不烈，故降性亦缓。沉香木能沉水，味又苦降，又有香气以行之，故性能降气。茄楠香味甘，则与沉香有异，故茄楠之气能升散，而沉香之气专下降，服茄楠则噫气，服沉香则下部放屁，可知其一甘一苦升降不同矣。降香味苦色红，故降血中之气，能止吐血。牛膝之降则以形味为治，因其根深味苦，故能引水火下行。铁落之降以金平木，以重镇怯也，故能止惊悸、已颠狂。赭石亦重镇，而色赤又入血分，故一名血师，以其能降血也。血为气所宅，旋覆代赭石汤止噫气者，正是行血以降其气也。夫降而沉者，味必苦，质必重；降而散者味必辛，气必香；降而渗利者，味必淡，气必薄。苡仁、泽泻、车前子、茯苓皆味淡气薄，皆属阳中之阴，不能行在上之清窍，故皆行在下之清窍，而能利小便。降而攻破者，味必厚，气必烈，功兼破血乃能攻积。盖止有气，则积为痰水，不能结硬。凡结硬者，皆杂有血，然单有血而无气，以凑之，亦为死血而不结硬，惟气附血而凝，血合气而聚，然后凝为坚积。三棱破血中之气，莪术破气中之血，故皆能破积。三棱味但苦而不辛，破血之力多而散气之力少，莪术兼辛味，能行气以破血，则气血两行，与积聚尤为合宜，故诸方多用莪术、姜黄，气味俱厚，故行气行血。郁金乃姜黄之子，而气薄味胜，故行血之功甚于行气。

问曰：凡降药皆沉入中下焦，其上焦逆气，何以降之哉？

答曰：降药虽沉，然未有不由上焦而下者也，故赭石能从上焦以坠镇，槟榔能兼利胸膈，大抵气性重且速者，直达下焦，而不能兼利上焦，气味轻且缓者，则皆能降利上焦。葶苈泻肺；杏仁利肺；射干微苦，利喉中痰；厚朴花性轻，利膈上气；川贝母色白性平，利胸肺之痰气；旋覆花味咸质轻，故润肺降痰；陈皮之气味不轻不重，故可降上焦，可降中焦；惟木香气浮味沉，上、中、下三焦皆理。他如性之重者，橘核、楂核、荔枝核，皆专治下焦之气。性之速者如大黄、巴豆、牛膝，则直走下焦，同一行气又别其轻重浮沉，用之得当，自无谬差。

问曰：凡药根之性多升，实之性多降，茎身之性多和，枝叶之性多散，请示此何以故？

答曰：根主上生，故性升；子主下垂，故性降；茎身居中，能升能降，故性和；枝叶在旁，主宣发，故性散。然每一药性或重在根，或重在实，或重在茎，或重在叶，各就其性之所重以为药之专长，未可泛泛议论也。

问曰：根、实、茎、叶之性，既名有专长矣，今且先以根论，其根之升性独专者，有如何药？请明示之。

答曰：根之性多升，又须视其形色气味，皆专重于根者，则专取其根用之。有如升麻，其根大于苗，则根之得气厚，故专取其根，又其根中多孔窍，是吸引水气以上达苗叶之孔道也，故其性主上升，气味辛甘，又是上升之气味，合形味论性，皆主于升，故名升麻，是为升发上行之专药。又如葛根，其根最深，吸引土中之水气以上达于藤蔓，故能升津液，又能升散太阳、阳明二经，取其升达藤蔓之义。葛根藤极长，而太阳之经脉亦极长，葛根引土下之水气以达藤蔓，太阳引膀胱水中之阳气以达经脉，其理相同，故葛根能治太阳之痉，助太阳经由膀胱水中而达其气于外也。根色纯白属金，又能吸水气上升，是金水相生之物，又能引津气以治阳明之燥。葛根与升麻不同，葛根根实，故升津而不升气；升麻根空，有孔道以行气，故升气而不升津。黄芪亦根中虚松有孔道，惟升麻味不厚，故升而不补，黄芪味厚，故升而能补也。黄芪根深长至数尺，取芪者不用锄掘，力拔出土，以其根无旁枝也。据此则知其性直达，又其根内虚松，能通水气，直引土下黄泉之水气，以上达于苗，故能升达人之元气。以充发于上达于表，人之元气生于肾，出于膀胱之水中，循气海之膜网而上达胸膈，以至于肺，充于皮毛。黄芪内虚松通达，象人膜网能引土下黄泉之水气以上贯苗叶，象人元气，由肾达肺以至表，故黄芪能升达元气，托里达表。

问曰：以上三药性皆主升，而主治各有不同者，何也？

答曰：惟皆是根升之性，而又有形色气味之不同，故主治各异。盖以升麻通气之孔道更大，兼有辛发之气味，故其性纯于升。黄芪色黄气温味纯甘，故升而兼补。葛根色白味微苦，故升而清火，不能补也。论药者当细辨之。

问曰：牛膝、灵仙、茜草同是根也，何以不主升，而主降哉？

答曰：所谓根升者，必其气味形色皆具升性，乃能升达。若牛膝等根既坚实，而形不空，则无升达之孔道，味既苦泻而气不发，则无升发之力，且其气味既降，而根又深入，是又引气归根以下达，与升麻等之上行者义正相反。理可对勘而知也。

问曰：草木之实性皆主降，何也？

答曰：物下极则反上，物上极则反下，草木上生果实为已极矣，故返而下行。实核之性在于内敛，故降而兼收。

问曰：苍耳子、蔓荆子皆草之实也，何以皆能上升？花椒、橘红皆木之实也，何以皆能外散？

答曰：果实仁核之主收降其大端也，亦有须合形色气味论之方为确当。苍耳有芒而体轻松，蔓荆味辛而气发散，故皆有升性，亦核实中之变格也。至于花椒、橘红，气味辛温，故能升散。然此二物仍能降气，且皆皮壳也，故益有升性。至于椒之目，能止自汗。橘之核，能治疝气。则纯于下降，而不升发。盖同是果实，又有皮肉仁核之分，皮肉在外，容有升散之理。仁核在内，则专主收降，断无升散，是以牵牛子、车前子，皆兼降利。荔枝核、山楂核皆主降散，白蔻仁、西砂仁味虽辛，而究在温中以降气。柏子仁、酸枣仁功虽补，而要在润心以降火。至于杏仁之降气，桃仁之降血，又其显焉者也。

问曰：药之茎身，在根梢之间，居不升不降之界，自主于和。然亦有偏于升、偏于降者，何也？

答曰：此亦视气味之轻重，以定之也。若形既居上下之交，而气味和平，则不升不降，一主于和。藿香身、紫苏身，气味和平，所以专主和气。藿香味甘，则和脾胃之气。紫苏味辛，则和肝肺之气。可升可降，皆以其为草之身茎故也。竹茹象周身之筋脉，则能和筋脉；松节象人身之骨节，则能和骨节。白通草象人身之膜油，故能通达膜油。上可通乳，下可通小便，皆是茎身主和，可升可降，各从其类之义。至于苇茎，中空而直上，且其味淡，故属气分，功专于升，《金匮》用以吐肺中之脓，正取直上透达之义。荷茎中空，而气味淡，从水底而上出于水，故能升达清阳之气。葱白中空而气味烈，则升兼发散，此皆茎也。气味皆轻清，故皆主升，他如木通茎亦通透。然系藤蔓，形与一茎直上者不同，且味苦泄，故主下降而通利小便。苏木者，木之身也，色红味咸，象人身周身之血，故主于行血。秦皮者木之皮也，象人身之皮，味苦兼降湿热，故仲景用治皮肤发黄之证。棕皮丝毛如织，象人脉胳，味涩能收降，故用治吐血、衄血，以降脉络之血结。乳香树身之脂，象人身之脓血，故治人身疮脓等病。杜仲柔韧，象人筋膜，色紫黑，味纯厚，故入肝肾，以强人身之筋骨。凡此之类岂能尽举，或升或降，或补或和，各别其气味形质而细分之，则用之自然中肯。

问曰：论药单言枝叶，而不论花，何也？

答曰：花即赅于枝叶类也，枝叶主散，故花之性亦多主散。

问曰：芙蓉花何以不主散而主收，旋覆花何以不主散而主降？

答曰：此亦视其形气而定之也。芙蓉秉秋金之气，而质又胶枯，故能收敛，为籇疮妙药。旋覆花滴露而生，花又微咸，故主润利去痰。他如枇杷叶之利，槐枝之清，皆随气味偶然异用，非枝叶花之本性也。故凡花多散头目之邪，头目居上，而花居茎梢之上，气更轻杨，故多归头目，而散其邪也。甘菊花气香味平，散头目之风邪。金银花散阳明头目之风热。辛夷花散脑鼻内之风寒。密蒙花散眼内之风邪。总见花在梢上，故上行头目，若夫叶在四旁，则主四散，故能去周身皮肉内之风寒。竹叶能清肌肉中之热，仲景竹叶石膏汤正取竹叶之散也。菊叶为治疮要药，亦因其性散，去肌肉中之风邪也。豨莶叶亦然，

但菊叶小而多尖桠，故主散疮。豨莶叶大有毛，性专重在叶，专得风气，故古有豨莶膏主去周身之风。荷叶能散皮肤之热，桃叶能散血分之寒热，苏叶能散气分之寒热。盖凡草木之叶多得风气，故多主散。周易所谓风以散之也。叶大有芒角，如八角风、苍耳叶、巡骨风之类，皆叶大而有芒角，均主散风。凡枝多横行故主四散，及达四肢。紫苏旁枝散胁肋之结气，桂枝行四肢，桑枝、桃枝、槐枝皆行四肢，皆取横行四达之象。

问曰：药有用根、用苗、用首、用尾、用节、用芽、用刺、用皮、用心、用汁、用筋、用瓤，其用不同，请详言之。

答曰：此无他意，只取药力专注处，以与病相得而已。有如麻黄必用苗，以其苗细长中空，象人毛孔，而气又轻扬，故能发汗，直走皮毛。亦有时用麻黄根者，则以其根坚实而味涩，故能止汗。苗空则通，根实则塞，亦阴阳通塞、互换之理。常山用苗，取其上透膜膈，以导痰上出。商陆用根，取其内透膜膈，以导水下行。用苗者则升，用根者则降，升降异用，亦各从其类也。当归有用首尾之别，首之性升，故主生血，尾之性降，故主行血。地榆有用首尾之别，首之气味厚，故行血更有力，尾之药味薄，故行血之力轻。用节者，如松节治人之骨节，牛膝其节如膝，能利膝胫，以其形似也。藕节中通，能行水，故用以行血分之湿热，而能清瘀血。藕在水中，节又结束极细，而其中仍能通水气，用治淋症尤宜。淋是水窍通而不通，藕节在水中不通而通，且色能回紫变红，又入血分，以治淋证尤宜。用芽者取其发泄，如麦本不疏利，而发芽则其气透达，疏泄水谷，以利肝气。谷本不能行滞，因

发为芽则能疏土，而消米谷。黄豆发芽则能升达脾胃之气，故仲景薯蓣丸用之以补脾。赤小豆发芽则能透达脓血，故仲景赤豆当归散用之以排脓。用刺者有两义：攻破降利用皂刺、白棘刺是矣。二物锐长，故主攻破。设刺不锐而钩曲，刺不长而细软，则不破利而和散，能息风治筋，如钩藤刺、红毛五加皮、白蒺藜之类是也。盖勾芒为风木之神，物秉之而生钩刺芒角，故皆能和肝木，以息风治筋也。用皮者，以皮治皮之义，故姜皮、苓皮、橘皮、桑皮、槟榔皮，皆能治皮肿。用心者取其以心入心之义，故桂心以温心气，茯神木用以安心神，莲子心用以清心火，竹叶心亦能清心火，是皆以心入心之义。其用汁者，或取象人之水津，如姜汁、竹沥以去痰饮，从水津治之也。或取象人身之血液，如藕汁、桃胶以清瘀血，从血液治之也。用筋者，如续断多筋，故续绝伤。秦艽肌纹左右交缠，故治左右偏风、筋脉疼痛之症。杜仲内有筋膜，人身之骨连于筋，筋连于膜，杜仲之筋膜能伸能缩，极其坚韧，故能坚人之筋骨。竹茹象筋脉，则清脉络之热以和血。橘络、瓜蒌皆能治胸膈间之结气，取橘之筋络，蒌之膜瓤，有似有胸中之膜膈，故治之也。橘皮腹毛形圆而色有似人腹之象，故二物又治人大腹之气，皆取其象也。各物略有不同者，又在气味各别，故各归其脏腑，而主治亦异，药难尽举，当通观之。

问曰：仲景用药有十枚、十四枚、三枚、五枚等法，似其取数，亦自有理。今本草中亦有以数得名者，如三七、三棱、八角茴、六神曲、五加皮、两头尖之类，既以数得名，岂不以数为治耶？

答曰：天地间物，不外气数二者，而实则数生于气，气多者数多，气少者数少，得气之先，则其数居前。得气之后，则其数居后。故水生于天一，火生于地二，得气之阳则数奇，得气之阴则数偶，故河图五行之数，互为生成即其数，便可测其气也。至于用药十枚、十四枚、五枚、一枚之法，不过量药多寡以成其剂。非以此数，便乃握造化之权也。若天地生成而有此数者，如三棱、三七、八角茴、五加皮等，又因秉气之阴阳，以成其数之奇偶。辨药者即可本其数之奇偶，以定药之阴阳。非其数能治病，实因其数而知其药所主治也。三七之叶，非三即七，其数不爽，盖秉木之气，故得三数，秉火之气，故得七数。与《河图》木火之数相合，木火之脏属肝与心，于人身司血。三七叶青，而有红筋，亦是木火之色，故其根能化瘀行血，只完其心火生血，肝木统血之令而已。能知三七之名义，则其性已得。三棱色白，苦温行气，诸书皆用以破血中之气，以其苗叶与根均作三楞之状，三为木数，故能入肝之血分，色白属气，味苦温，主行气，故能破气，为血中行气之品。八角茴气温，得木之气，八又木之数也，其能温中者，亦是以木疏土，木邪退而土自受益，为补土温肝之药。今人作酱，必加此料，既香且温，洵合胃气。六神曲配方之色，合六药腐化，而为神曲。土能化物之义，土奇旺于四方，而四方又归于中土，故六药腐而为曲，功专入脾胃，消化水谷。两头尖系雄鼠屎，鼠性能穿墙穴，而其屎又两头锐利，知其寓有攻利之性在，故主攻破，此皆即其数以明其气，而主治自然不谬。又如人参一药，张景岳解为阳药，陈修园解为阴药，谓阳药者以其益气也，谓阴药者以其生津也，二人异论皆因未即人参之气与数而合考之耳。余友姚次梧亲到辽东见种人参者，皆于深林湿润处种之，可知其秉水阴之气而生，然其生也茎必三桠、叶必五加，三五阳数也。据气与数合论之，则知人参生于阴而成于阳。盖润湿深林阴也，一生人参，即成其为三五之数，则为阳矣。人身之气阳也，而生于肾水之中，由阴出阳，与参之生于阴而成为阳者，盖无以异，故参为化津补气之圣药。盖即其数知其气，而人参之本性乃见。至于色白入肺，味甘入脾，微苦生津，微温益气，其说犹浅。

问曰：神农以本草名经，而其中多及金石，递于禽兽、昆虫，何也？

答曰：草木最多，故以为主名，但草木虽备五行，然其得甲乙之气较多，于人之五脏六腑、气化或未尽合，故又济之以金石、昆虫，而禽兽血肉之品，尤与人之血肉相近，故多滋补，比草木昆虫金石之品更为见效。草木植物也，昆虫动物也，动物之攻尤甚于植物，以其动之性本能行，而又具攻性，则较之植物本不能行者，其攻更有力也。鳖甲攻破肝气，去癥瘕。穿山甲性能穿山，从地中出，故能攻疮脓使之破，又能攻坚积使之散。水蛭锐而善入，又能吮血，故主攻血积。虻飞而食血，故主行上下之血。但动物皆血肉之品，入血分者多，故以上诸药皆主攻血。惟鳖、山甲得金水之性者，尚能兼攻气分耳。动植之物性皆不镇静也，惟金石性本镇静，故凡安魂魄、定精神、填塞镇降，又以金石为要。金箔能镇心神，心神浮动，赖肺气以收止之。故《内经》言：肺为相傅之官，以辅相其心君也，黄金本肺金之气，以镇静其心神，与相傅之镇抚其君，无以异也。朱砂之镇补心神，则直归于心，以填补之。龙骨亦重，能潜阳气，故亦能镇心神。白银能定惊，小儿惊风、孕妇胎动多用之，乃是以肺金平肝木，以重镇制浮动也。赤石脂、禹余粮石中之土，又具涩性，故以之填涩肠胃。铜乃石中之液，色赤象血，故能入血分，性能熔铸坚凝，故能续接筋骨，为跌打接骨之药。自然铜有火自熔，入血分熔铸接骨，尤为异品。此等皆草木昆虫所不逮者也，至于禽兽血肉与人无异，多能补益。猪肉性平，则以为常食，而油润之功专于滋燥。牛肉性温，则能补脾胃。鸭得金水之性则肉能滋肺，鸡得木火之性则肉能温肝。羊肉膻而温肝，羊肝尤能入肝，以散结气。猪肝亦然，性比羊肝更平。盖猪为水畜，以水生木，故能治目疾。猪肾入肾，脊髓入髓，皆是各从其类。猪之油网象人身之油网，而其上之胰子油更属润油，且归油膜，用为引导治油膜之疾，并治膈食肠枯之病。仲景猪膏发煎治燥屎，即此意也。猪肤是猪项皮，仲景以之治咽痛，亦取其引归于项之义。兽之灵异无如鹿，其宿以头顾尾能通督脉。督者肾脉，坎中一阳之主脉也。鹿生北方，得坎中一阳之气，故其督脉旺，而脊与脑髓极足，是以上发而生角，每年一换。初生则为鹿茸，茸之精气极足，为补髓强精壮阳益血之圣药。但其性上行，凡是血逆、火逆者不宜用。惟血虚火弱阳不举、气不上者，乃为合宜。鹿胎则浑然无气，归下焦而不上行，为种子益肾，补胞宫之妙药。龟之性伏，而其精在板，能通任脉，任为离中之阴，以下交于督，合为既济之象，故龟板益阴以滋心肾，与鹿茸确是对子。虎骨有猛力，故强筋壮骨。虎啸风生，风从虎，故虎骨为治中风风痛之药。兽可食者多，兹其尤功效者。凡此金石禽兽诸品，能助草木之所不递，故本草兼用之。

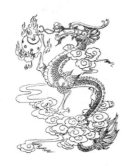

本草问答卷下

蜀天彭唐宗海容川著

受业登州张士骧伯龙参

问曰：《雷公炮炙》一书，专以言制药之法，若有不制，则不可用之意。而仲景用药则或制或不制。五方风气不同，四川皆用生药，广东皆用制过之药，孰得孰失，请详言之。

答曰：《雷公炮炙》一书为本草门中添一别解，欲以炮制二字争胜于各家本草，故几于药不炮制便不可服也。广东药肆，炫其精洁，故炮制太过，药力太薄。四川药贱，虽极力炮制，亦不能得重价，故卖药者无意求精，然皆偏也。药有当生用者，乃一定之理，未可一律论也。如仲景炙甘草汤，取其益胃则用炙而气升。芍药甘草汤取其平胃则用生，而气平。甘草干姜汤、侧柏叶汤其姜皆炮过，则温而不烈。四逆、理中则干姜不炮，取其气烈乃能去寒。附子古用火炮，正是去其毒也，或解为助附子之热，非也。予四川人，知四川彰明县采制附子必用盐腌，其腌附子之盐，食之毒人至死，并无药可解，可知附子之毒甚矣。然将腌附子之盐入于竹筒中，用火烧过则无毒。入补肾药，又温而不烈，反为良药。据此则知仲景炮附子亦是制其毒也。其用生附，又是以毒追风，毒因毒用，一生一炮，有一定之理。读《金匮》者可考而别之。葶苈不炒则不香，不能散，故必炒用。苏子、白芥必炒用，与此同意。半夏、南星非制不用，去其毒也。礞石必用火硝煅过，性始能发，乃能坠痰，不煅则石质不化，药性不发，又毒不散，故必用煅。山甲不炒珠则药性不发。鸡金不煅其性亦不发。古铜钱、花蕊石均非煅不行，乃世不察，而今言炮制。有朱砂亦用火煅者，不知朱砂中含银水，煅则水走，失朱砂之性矣。地黄用砂仁生姜酒煮，反寒为温，殊失药性。童便煎作秋石以为滋阴，实则大咸走血，反能发热，毫非童便本性。熟地烧炭则燥，安有滋润之功？若银花炭、槐花炭，轻虚之质，火气之余故反能退火，与熟地炭有别，此最当审，未能尽述。大抵性平之药不可太制，以竭其力性猛峻，有毒者非制不堪用，且有制得其宜，而功益妙者，是在善于审量也。有如大黄直走下焦，用酒炒至黑色则质轻味淡，能上清头目，不速下也。独黄丸杂以他药，九蒸九晒，清润而不攻下，名清宁丸，真有天得一以清，地得一以宁之意。巴豆悍利，西洋人烘取去油，变其辛烈之味，为焦香，名曰咖啡茶，消食利肠胃，并不攻泻，真善制巴豆者也。外利用巴豆为末，加雄黄炒至黑色，为乌金膏，化腐肉，炒不伤好肉，皆是善于制药之法。总之用其长而去其短，善炮制者也；损其长而益其短，不善炮制者也。

问曰：本草明言十八反，蒌贝蔹桔攻乌，藻戟遂芫均战草，诸参辛芍反藜芦。又有十七忌、十九畏，宜恪守乎。

答曰：性之反者，如水火冰炭之不容，故不可同用。然仲景有甘遂、甘草同用者，又取其相战以成功，后人识力不及，总以不用为是。至于相畏相使，可不必论，相忌亦难尽拘，然服麻黄、细辛忌油腻，服蜜与地黄忌葱白，服黄蜡忌鸡肉，此皆大不宜者，在所当忌，不可不知。

问曰：本草有引经之药，如羌活、麻黄入太阳经，白芷、粉葛入阳明经，柴胡入少阳经，白芍入厥阴经，甘草入太阴为引经报使，细辛入少阴经以为引经入使，用药之捷径也，有是理乎？

答曰：分经用药，为仲景之大法。故《伤寒论》以六经括病，诚为治病用药，一定之门径也。惜引经之药拘守数药，未能尽妙。盖本于天地之六气，而生人身之脏腑，然后生经脉，即有气化往来出入于其间，不得单于经脉论之，果能将脏腑气化经脉合而论之，以求药性之主治，则得仲景分经用药之妙，岂守引经报使之浅说哉！有如葛根，仲景用治太阳痉病，而后人以为阳明引经，皆未深考耳，吾所论各条已寓引经之义，通观自明，兹不再赘。

问曰：六经六气本于《内经》，明于仲景，能知经气，则病药之理悉具。六气者，风、寒、湿、燥、火、热也。治风之药有寒有热，治湿之药有寒有热，治燥、火、热三气之药，又似混同而无则，何也？

答曰：火者地气也，热者天气也，寒者天气也，湿者地气也，风者阴阳相应之气也，燥者阴阳消耗之气也，故有不同。

问曰：六气之论未有如是之说者，益滋疑矣，试详言之，请先问风气。

答曰：西洋天学家言空中之气有冷热二种，故能起风。因空气热则涨而上升，他处冷空气即来补之。试于室中加热，门之上下各有孔，则上孔之气必外出，下孔之气必内入，成风之理与此同也。因此能成两种风，一为自冷处吹向热处之风，如热带内气候常热，则气涨而升，南北两极气候常冷，则南北两极生风吹向热带去；一为自热处吹向冷处之风，会于热带，乃复散而回转，吹向冷处，转回两极，二者旋还不已。中国冬日则热带在南，故风从北吹往南去，夏日则热带转北，故风从南吹回北方。余按吹往南者是阳极而阴生，以阴从阳，如周易之巽卦是矣。周易巽为风，正是阳极于上，阴生于下，热带在南，而风生于北，故其卦二阳在上，而一阴在下也。吹往北者是阴极而阳生，以阳复阴，如周易之震卦是矣。周易震卦不作风解，然《内经》云：东方生风，在周易震卦属东方，二阴极于上，而一阳生于下，应春风阳回阴退之象，春分热带渐移向北，其风均从热带吹至北来，春夏所以多南风也。阳回阴退，于卦象震，震东方也，故《内经》言，东方生风，其义颇确。

问曰：人身之肝木司风气，不应巽卦，而应震卦，与《内经》合，而与《周易》不合，何也？

答曰：周易巽卦是冷处吹向热处之风，乃烈风暴风，非人身之和风，中人则为中风、抽风，于风为常象，而于人为变病，非人身和畅之风也。《内经》所指东方生风，风生木，木生酸，酸生肝，肝主人身之风气，则是阴退阳回之象，与震卦合德，故论人身肝木司风之气化，当从《内经》东方生风之说。盖风者东方之气，于卦为震，上二阴而下一阳，即阴极阳生之象。在人属厥肝经，厥者尽也、逆也，阴尽而阳生，极而复返，故曰厥阴。所以《内经》言：厥阴中见相火，是阳生于阴中，有象乎震，而成为肝主风木之脏。其体阴而其用阳，阳有余则生热风，阴有余则生寒风，故凡中风伤风，或为热风，或为寒风，或热深厥深，为外寒内热，或阴搏阳回，为左旋右转，皆系风木本脏之病。或发于四肢，或上于颠顶，是又厥阴经脉之病。今且将药逐论之，肝之经脉与胆经同路而行，但分表里，然皆由身侧上项入脑，至颠顶，故凡柴胡、蔓荆能引少阳经者，皆能引入肝经，以上于头，而散风邪。苍耳有芒角，得风气所生之物，乃应东方勾芒之象，其质又轻，故入肝经散头目之风，而味苦，又兼清热。钩藤有钩刺，亦入肝经，然系枝蔓，多主四达，故治肝筋脉之风热。巡骨风、五加皮皆有毛，性辛温故能散肝经之风寒，祛周身之痹痛。川芎气温，温者阴中之阳，恰是风木本气，故入肝经，其气走窜，而根性又主上升，故能至于颠顶以散风寒。亦有性不上升而能上治头痛者，仲景头痛如破用吴茱萸，此物速降，性不上头，然能降肝胃之寒，使不上充于头，此为治脏腑，而经脉自治也。天麻有风不动，无风独摇，其摇者木之和气也，其不动者金之刚气也。气微温木也，味微辛金也，是木受金制，金木合德之物，一茎直上，子复还筒而归根，所以能通阳和阴，治头目，定惊痫。夫子复还筒而归根，正如西洋所谓风起于冷处，吹至热带，复还而吹向两极也，故以天麻为治风正药。夫人得闲气而生者为奇人，药得闲气而生者为奇药。如天麻之木得金性，是闲气也，故为治风妙药。白头翁亦无风独摇，有风不动，盖白头翁通身有毛，一茎直上，与天麻同，知其皆得风木条达之气，故无风能摇，其色纯白，是得金性故有风不动，但其味苦是治热风之妙药，仲景治产后中风及痢疾后重者，是取其熄风火达肝阳也。羌独活皆一茎直上，有风不动，但味太辛，气太温，能散寒风，力甚于天麻，而兼能燥湿，不如天麻之刚柔得中也。桑寄生味酸枝繁，具木之性，而生于桑上，桑者木中之金，寄生附之，独得金木之间气，且根不粘，土纯感风气而生，为清散风木之妙药。僵蚕得风而僵，故治风痉等症，风淫末疾，四肢麻木疼痛。用桂枝以散寒风，用槐枝、桑枝以散热风，以枝横行，故能四达。肝主筋，风在筋脉，用秦艽，有筋纹者为引，味又辛散，故能温散筋脉。续断亦有筋，故皆主治筋脉，但秦艽纹左右纽转，利于左右相交，续断筋纹如骨节相连，故主接筋骨，去骨节间之风寒。杜仲有膜，坚韧而不断，象人身之筋膜。盖人身两肾之中一条白膜，上生而为肝中之大膜膈，由肝肠串插，生出肉外，包周身之瘦肉，其瘦肉两头则生筋，筋又着于骨节之间。杜仲有膜，象人身之筋膜，故入肝肾，强筋骨也。肝脉下走足，脾又主筋，干湿脚气皆筋受病。《内经》云：风胜湿，肝失风木之令，不能疏土，故湿流注。所以西医言：凡是脚气其尿必酸。木瓜酸收去湿，故治之。苡仁但治湿，宜兼风药治之。虎胫骨辛温，以金平木，治风寒脚气。风从虎，虎应西方七宿，金制木也。干脚气是风热，宜阿胶、龟板、地黄益阴气，使阳不动，以还其厥阴之本体。玉竹柔润熄风亦是此意。故谚云：治风先治血，血行风自灭。血足则肝阳不动而风自熄。痛风症亦有寒风，有热风，伤热风则走痛，风鼓动而血不静也；伤寒风则痹痛，血寒凝而气不通也，均责其血。观仲景红蓝花治风气百疾，则知治风先治血之理。虫感风化，凡疮癣有虫者皆是血留滞，遇肝风熏发则化虫，故用荆防以散风，归地以和血，外用椒矾以杀虫。痨虫生于脏腑，瘀血得风而化者也。鳗鱼蛇类，又曲直形长，是得木气，居水色白，是又得金气，据其形色论，是木遇金水而化生者也。痨虫属风木所化，遇鳗鱼之气味则感金水而消化矣。故治痨虫，其骨能熏蚊化为水，此皆秉间气而生之灵物也。獭肝亦然，其数应月，专得金水之精，故化风木。所生之痨虫，皆治风木所化者也。若风从湿化而生之虫，如仲景吐蛔用乌梅丸，是治风湿之虫也。乌梅以敛阳，花椒以化阴，而风湿之虫自化。观乌梅丸寒热互用，则知阳动阴应则风生，反阳入阴则风熄，故阳气怫郁之微风宜散，薄荷、荆芥、防风、紫苏、柴胡之类是矣。阴遏抑之暴风则宜温，附子、川乌、白附子之类是矣。六经惟厥阴经阴中有阳，故有热深厥亦深之病，风温重证往往有此，法当但清其热。犀角、羚羊、牛黄以透达之。外寒内热，此如西洋所说热极于室中，则引寒风入户穴之义。故但当撤其热，而风自不来。筋缩抽扯者，热风也，宜羚羊角，此物角挂树梢，身悬而睡，知其筋最直，角尤其精气所在，故性微寒，功专舒筋。左右抽掣者，正如西洋所说，热带往南则北风至，热带往北则南风至，循环而不能息也。故以秦艽之左

右交者为引，以虎睛之能定风者为治。左右偏风理皆如此定风。如白头翁、天麻、羚羊皆可用之。筋缓不收，又是寒，必风也，宜桂附，论者不可稍混。

问曰： 药之温者入肝，而药之大热者又直入肾，何也？

答曰： 此正足见厥阴主风，属阴中之阳，凡气温者，恰是阴中之阳也，故入肝，巴戟、茴香之类是矣。少阴主热，系积阳之气，故性大热者，直入下焦膀胱肾中，附子是也。

请问： 治风寒之药。

答曰： 寒者水气也，水属北方壬癸，在卦为坎，在人属肾。《内经》云：诸寒收引皆属于肾。肾之腑为膀胱，代肾司化，是为寒水之府，经名太阳。《内经》言太阳之上，寒气治之，寒者，太阳膀胱之本气也。夫坎中一阳，实人身元气，寄于膀胱水府之中，化气而上行，外达为人身卫外之气。名曰太阳，阳之大者也。阳气卫外，安得有寒？其有寒乃阳气不伸，而寒水独胜，于是乎有寒病矣。冬月水结成冰，即是水中之阳不伸，是以纯阴互结而为寒，人身膀胱水中之阳气透膜膈，出肌肉，达皮毛，则能卫外而不受寒。寒主收塞，故受寒则闭其毛孔，汗不得出，发热者，内之阳不通于外，而凑集皮间，遂郁而发热，阳为所遏，故愈恶寒。法用麻黄通阳气，出于毛孔，汗出而寒去。麻黄茎细丛生，中空直上，气味轻清，故能透达膀胱寒水之阳气以出于皮毛，为伤寒要药。后人用羌独活代麻黄，羌独活根深茎直，能引膀胱下焦之阳以达于经脉，而发散其表，惟味辛烈较麻黄更燥，兼能去湿，不似麻黄轻清直走皮毛。薄荷亦轻清，但薄荷升散在味，故力稍逊。麻黄升散纯在于气，故

力更峻。葱管通阳，与麻黄之义同，然麻黄茎细象毛空，葱茎粗象鼻孔，故葱能治鼻塞。辛夷花亦升散鼻孔、脑颊之寒，又以花在树梢尖，皆向上，故主升散。荆芥性缓于薄荷，紫苏亦然，二物皆色赤，能入血分。味辛香，能散寒，故皆主散血分肌肉中之寒。人身外为皮膜是气分，内为肌肉是血分，寒入血分，在肌肉中，堵截其气，不得外出，以卫外为固，故毛孔虚而汗漏出，法当温散肌肉。桂枝色赤味辛散，入血分，故主之。枝又四达，故主四肢。紫苏性同桂枝，然较轻，不如桂枝之大温。防风以味甘入肌肉，气香而温，故散肌肉中之风寒。皮与肌肉之交有膜相连，名曰腠理。柴胡茎中白瓤象膜，一茎直上，能达清阳，故治腠理之寒热也。荆芥得木火之势，入少阳经，亦能发腠理之寒热。肌肉中寒凝血滞则为痹痛，仲景名曰血痹，是指血分而言，故五物汤用桂枝、当归四逆汤用桂枝，以温血分。后人用羌独活、荆芥，不及桂枝力优。寒入于筋脉或拘急不能屈伸，或弹缓不能收引，或疼痛不可忍耐，总宜续断、秦艽引入筋脉。寒入骨节，腰膝周身疼痛，手足厥冷，宜附子以温肾。肾主骨，用细辛以引经入骨驱寒，寒循太阳经发为痉，用葛根引麻桂循经脉以散之。寒入脑髓，名真头痛，用细辛以引经上达，用附子以助阳上行，皆从督脉以上入于脑也。肝脉亦入脑髓，故仲景用吴茱萸治脑髓寒痛，鼻孔通脑，故北人以鼻菸散脑中之寒。西洋有用药吹鼻，以治脑髓之法。又西医云：脑筋多聚于胃，故白芷、辛夷皆从胃能达脑以散寒。寒由皮毛入肺，闭肺之窍，则鼻塞，薄荷辛夷治之。肺主行水，寒伤肺阳，水不得行，则停胃而为饮，上逆气咳，仲景用细辛以行

水，用干姜以散寒，用麻桂以驱寒外出，小青龙汤是也。但温肺而不兼胃治者，则用甘草干姜汤，其姜炮过，则轻而上浮。故但温肺，后人用白芥逐水，陈皮降气，冬花温肺，苏子降气，皆是仿仲景小青龙汤，以辛温去肺寒也。总之膀胱主寒水，内含坎阳，阳气升，则水化而下，无寒气矣。阳气不升，则水停不化，为寒饮，故用细辛以达水中之阳，用附子以助水中之阳，用干姜以温土中之阳，阳出则阴消，而寒饮之水自化。寒水犯中宫，上吐下泻，为霍乱洞泄，干姜温中，故主之。砂仁、白蔻、良姜亦治之。凡去寒必兼利水，以寒即水之气，去水即是去寒。大寒纽结作痛，阳气不通，用乌头、细辛、川椒、小茴、吴萸，助肾阳兼达肝阳，阳气畅，则寒散痛止。四肢逆冷者，由于肾阳不达，附子温水中之阳，故治之。故纸温肾，但能温敛而不伸达，故但治腰痛，而不治手足逆冷。肉桂本木火之气，大辛入下焦，火交于水，则阳生而寒水自化，故肾气丸用桂附，温补坎阳以化气行水，寒在腰肾精冷者，宜之。寒在膀胱水停不化，名曰蓄水，用苓泽以利之，而尤必用桂枝以宣水中之阳，五苓散是也。乌药色紫入血分，又气温入肝，肝主血室，故乌药入血室以散寒。《本经》言：治膀胱肾间冷气，即指血室中之冷气也。凝血作痛用艾叶，亦是秉木火之气能入血室也。寒水凌心，必用桂枝、远志、公丁香以宣心阳。寒挟肝风则生蛔虫，侮脾土，则用川椒、姜、附以温肝。若硫黄石中之液，而能然，是水中火也，其味酸是得木味，水中之阳，发则生木，故味酸而能燃，是为水中之火，为温下焦肝肾之猛药。天生黄，生于云南，下有硫黄，上有温泉，泉气熏岩结成天生

黄，真水中之阳气所化，纯而不燥。然人之阳气上达则归于肺，天生黄生在岩上，故为温肺妙药，不得作硫黄本性论也。夫热药具辛味者，虽大温犹不至烈，以得木性而未得木味，非纯于生火之性，故不烈。惟温而味酸，则既得木性，又得木味，纯于生火，故性烈，硫黄、砒石是也。

问曰：病有上热下寒，外热内寒，当用何药？

答曰：此以在下在内之寒为主，用姜、桂、附而兼胆汁、人尿、麦冬、牛膝等，以抑之便下。

问曰：病有内热外寒，下热上寒，又当用何药？

答曰：此以在下在内之热为主，用芩、连、知、柏，而兼生姜、桂枝、薄荷、荆芥、葱白以引之，使上要在用药之妙，未可责效于一药已也。

问曰：五行惟土主湿，李东垣重脾胃，专于燥土去湿；而仲景治太阴，不专用燥药，何也？

答曰：东垣知已成之湿，而不知湿何由生，则以为土不治水也。岂知湿者土之本气，先要解得土字，然后解得湿字，金、木、水、火各居四方，而土属中央，中者四方之所交，央者阴阳之所会，诗夜未央，言天未明，是阴未会于阳之义。鸳鸯鸟不独宿，字从鸯，取阴阳交会之义。盖阴阳二字双声合为一音，即央字也。土居中央者，是阴阳相交而化成，盖水以火交，遇木则腐而成土，遇金则化而归土。故河图之数，一水二火，三木四金，土居五行之末，独能旺于四季。盖水、火、木、金交合成土也，故土于四季皆旺。夫五行名为土，是就其形论；六气名为湿，是就其气论。气之所以湿，亦止是水、火、木、金

交后而成，木有腐质，金含水润，故皆能生土生湿，究竟金木之气交少，而水火之气交多。夫火不蒸水则为寒水，非湿也；水不濡火则为烈火，亦非湿也。譬如甑中有米，无火以蒸之则不湿，无水以濡之亦不湿，必水火相交而后成为湿矣。长夏之时湿气用事，正阴阳交姤之时，水火相蒸之候，故当夏月墙壁皆湿，而人之湿病多感于此。人之脾土本天之湿气，为心火肾水交会而成，能化物运四脏皆功在湿也。胃以燥纳谷，全借脾之湿以濡之，而始能化脾，生油膜上，腹中之物既化为汁，则引入油膜达于各脏，而充周身长膏油，主润泽，皆其湿之功用也。顾脾气不及则为燥，而太过又反病湿，所以《内经》言脾主湿，又言脾恶湿，故凡湿病皆以治脾为主。水火相蒸为湿，故湿之病水火兼具。治湿之药其性皆平，正是水火兼能治之也。茯苓、扁豆、苡仁，其味皆淡，是为利湿正药。湿甚则土困，故利湿即能健脾。莲米、芡实微甘而涩，能收湿气，故健脾。白术有油，以补脾之膏油，而油又不粘水，故能利水，气香温，亦主利水，又能升发，使脾土之气上达，故白术为补脾正药。苍术气温而烈，故带燥性，补胃不补脾，且色苍，得木之性，更能疏泄，为治寒湿之品。夫湿兼水化，水化有余为湿，兼寒病则腹胀溏泻，花椒辛温以散寒湿，能杀湿化之虫。吴萸辛烈，去湿尤速。白蔻、干姜等皆治寒湿。吞酸吐酸有二病：一是寒湿，宜吴萸、苍术、桂枝、生姜；一是热湿，宜黄连、黄柏、黄芩、石决明、青皮、胆草等药，微加吴萸、花椒以反佐之。夫酸者湿所化也，湿挟热而化酸，如夏月肉汤经宿则酸，有冰养之则不酸，麦麸发热则成醋而酸，皆是以热蒸湿而酸也。故黄

连等苦燥之品正治其热化之湿。其一是寒湿，又如菜入坛腌则化为酸，是为寒化之湿，吴萸等辛燥之品正治其寒化之湿。湿注于脚，则为脚气肿病，西医言脚气病，其尿必酸，知是湿也，凡脚气寒涩者多，宜以温药为主，再加木瓜、苡仁、牛膝为引导，所以利脚下之湿也。然而脚气亦有系热湿者，宜防己、黄柏、苍术、木通、胆草等苦降之品治之。湿积于脾则腹中胀，久则水多为鼓，宜逐其水。甘遂、大戟、芫花、牵牛功力峻猛，随用大枣、参、术、甘草以补脾土，去其太过，又恐损其不足也。脾停饮食则湿不化，宜神曲以散湿，枳壳、陈皮、木香行气以行湿。夫水火交而为湿土，人身之脾应之，白术温而有汁，正是水火相交之物，故正补脾经。黄精甘平有汁液，得水火气交之平，故正补脾经。山药有汁色白，故补脾之水以补湿。苍术有汁而味烈，则扶脾之火以燥湿。赤石脂土之质也，能燥湿。橘、朴、槟榔之去湿，以木疏土也。桑皮、葶苈之利湿，以金行水也，湿溢于腠理则肿，桑皮象人之膜故治之。防己中空，纹如车轮，能外行腠理内行三焦，能通水气。木通中空，与防己同，味苦泄，故均为行湿之要药。腰脚之湿，土茯苓、萆薢、威灵仙、苡仁，凡利降者皆治之。再宜随寒热加减，湿蒸皮肤为发黄，宜茵陈、秦皮、益母草，以散兼利者治之。膀胱不利，宜泽泻、车前、昆布、海藻，诸物多生水石间，故化膀胱之水，此清火利水，为治湿之法。湿与热蒸，则为暑。各书论暑不知暑之原，而分阴暑阳暑，与中热中寒热无异，非暑之实义也。陈修园以暑为热，而不知热合湿乃为暑。《月令》云：土润溽暑，惟其润溽，然后成暑，故治暑者必兼湿热二字，乃为得宜

夏秋瘟疫痢疟，皆感于暑，即湿热也。此断不可用燥药，燥则壅湿而不流；又不可用表药，用表则发热而湿蒸；惟一味清利，六一散虽轻，为清热利湿之正药。黄连苦能泻热，又能燥湿，亦为去暑之正药。伤暑发热，宜香茹以散皮肤之湿热。暑变瘟疫，石膏、黄连为主，已有专书，未能枚举。总之不可发表，但宜泻热，利湿伤暑变痢不可发汗，更不可利水，但宜清热，而湿自化，黄连、黄芩为主。伤暑变疟，贵于散湿清热，三焦膀胱之小便清则疟自除。土茯苓、猪苓、葛根、独活散湿以治太阳膀胱。黄芩、鳖甲、青皮、胆草清热以利少阳三焦，两脏兼治为宜。痰疟是湿积而成，常山苗能透达以吐之。疟母是痰与血合，鳖甲、牡蛎、山甲能破之。此湿之兼证也，未能尽详。又如五加皮引治皮肤，五苓散用桂枝以治寒湿，五淋汤用山栀以治热湿。要之湿为脾所司，脾之膏油连焦膜而彻内外，以达膀胱，所以治湿兼治各处。究湿之气，则水火合化者也，故有寒热二证。

问曰：水火合化为湿之说，唐宋后无此论，今虽明明指示，然犹未有物以验之，恐终不足信世也。

答曰：此不难辨，譬有咸鱼一条，天气晴，久变而作雨，则咸鱼必先发湿，咸鱼中之盐即水也，其发湿者天热逼之，则水来交于火，以济其亢旱也。又如有干茶叶，一经火烘即行回润，是茶叶中原具润汁。但火不烘则不发润，一遇火烘即发润，此又是火交于水，即化为湿一验。

问曰：六气有火热，又有燥气，时医于三者往往混同无别，今请问燥之分别与治燥之药。

答曰：三者各别，未可并论。今子所

问燥与火热迥殊，盖燥与湿对，湿为水火相交而化者也，燥者水火不交之气也，火不蒸水则云雨不生，水不济火而露泽不降，而燥于是乎成矣。水不润则木气不滋，而草木黄落，火不蒸则土气不发，而膏脉枯竭，究水火之所以不交则由于金性之收，收止水火，各返不宅，故神曰蓐收。令司秋月，草木枯槁，土泉涸竭，是为燥金用事之验也。人秉燥金之气者为阳明经，属胃与大肠。胃虽属土，而以燥为主，故与大肠统成燥金，金收而水火不交，是为燥，则燥者水火消耗之气也。肠胃所以化饮食，皆以其燥能消耗之也，燥化不足则不消水，为呕吐泄利，用半夏、陈皮、白术为主，吴萸亦辛燥，熟于九月，正得燥金之气，故去水饮，以燥胜湿也。苍术正燥胃土，砂仁辛涩，正入大肠，草果燥烈，销瓜果之湿积。然此皆燥气不足之湿病也，若燥之症病，则皆属燥气有余。盖有津液则不燥，无津液则燥，仲景以存津液为主，正以治燥。其有火不蒸水，而津液不升，如五苓散之有口渴证，宜用桂枝。理中汤之有口渴证，宜用干姜。肾气丸之治下消证，宜用桂附。大便寒结者，用当归之温润、用巴豆之辛润，皆是治火不蒸水之燥。西医用蓖麻油通大肠，亦是温润之法，皆治寒燥者也。此证最少，惟火燥之证最多，水不濡火则成火燥，血液不流于下，则肠中干枯，膈食不下，粪如羊屎，宜黑豆、脂麻、肉苁蓉、当归、麻仁、生地、山药生液以润之。水津不腾于上，口干肺萎，痰郁咳逆，宜阿胶、贝母、麦冬、天冬、紫菀、瓜霜、百合、白蜜、燕窝、白木耳、蛤蚧、百药煎、玉竹、杏仁生津以润之。肺燥最难治，以其体甚高，又属气分，阳津易达，而阴液难到也，麦冬、当归、人

参以治之。燥甚口渴，花粉、粉葛、盐梅皆润生津。火太甚，有燥屎，急下之，用芒硝以润涤，用大黄以攻利，此其攻下正是救津液，有津液则不燥矣。世人但知下火，而不知是存津液正是救燥。然下之又能亡津液，故又有戒下者，他如噤口痢，津液不升故不纳谷，西医言是肠胃发炎，久则腐烂，按此正是水不濡火之极致，宜以黄连、生地为主，以白菊、花粉、黄芩为佐。又阴吹有燥屎，猪膏发煎，亦是润肠之义。风能胜湿，风伤血则筋燥，玉竹、当归为主。小便燥涩，前仁、滑石、冬葵子、苁蓉以滑利之。妇人子脏干燥，仲景用甘麦大枣汤，此可借用地黄汤，心中乏液则烦，轻则柏子仁、枣仁以润之，重则鸡子黄阿胶以润之。《内经》云：肾恶燥，肾精不足，宜枸杞、菟丝、熟地、龟胶、阿胶。又小便自痢，大便反硬者，仲景用附子、白术，又是以火蒸水，通致津液之法。总之燥是水火不交之耗气也，故有寒燥、有热燥，而热燥尤多，则以其火就燥故也。

问曰：火热二者几不可别，而《内经》以火属少阳，以热属少阴，治火治热，用药当如何分别？

答曰：此不可辨，有如夏月天气亢阳，烈日当空，挥汗淋漓，此为热，乃天之阳也；有如燔柴炙炭，势若燎原，此为火，乃地之阳也。少阴心肾，系人之坎离，虽心属于火，亦如天之有日，积阳而成，非若丽木则明之火，故少阴不名为火、而名热气者。从其本于天之阳，名之也。此气虽属于心实根于肾，乃肾命门坎水中之一阳，交于心而成此热气。故中心烦热，仲景用黄连阿胶鸡子黄汤。阿胶得阿井伏流之水性，能伏水中之阳；黄连之寒，得水

之性故去热；鸡子黄滋补心液，三味乃填离清坎之药，故治心内之热。栀子苦寒，有皮膈，象心包内之子赤，正属心之色，其花白色，当属肺金，结子成赤，当属心火，是为从肺入心，正治心中烦热之药。《内经》言心为主君，而肺为相傅之官，以制节心君之太过。栀子花白子赤，正是以肺金而归制心火者也，故仲景治心中懊恼，必用栀子淡豆豉汤。豆为肾之谷，蒸发为豉，能升肾中水阴，以降心中之热，观此则知少阴心肾，均属热气，不作火论也。连翘有壳有子，亦似包与心中，气味轻清，为清热入心之品。莲心得坎水之气，上生于莲子心中，有似人之心中，故入心中清热。竹叶、寒水石、石膏均禀天水之寒气，故治一切热。地骨皮凌冬不凋，得水之阴，故治热。元参色黑入肾治热，热与火不同，有如大黄是治火之药，禀地气，入后天之血分者也。芒硝是治热之药，禀天水之气，入先天气分者也。紫雪不用大黄，而用石膏、芒硝、犀角、羚羊、寒水石、金箔，皆本天水之阴以清热也。牛黄清心丸有大黄入血分，有牛黄走膈膜，是入包络，则本地火之阴以泻火也。盖天之阳在空中为热气，附于木则燃为火，人之阳在心中亦为热，附于血分则归包络，合肝木而为火，知此则知热与火有别，心肾阴虚则生热。天王补心丹用二冬、二地、丹参、元参，皆是益水阴，其济心中之热、骨蒸盗汗、痨热，是水气外泄，阳越而热，非火也，宜清润收降。地骨皮、丹皮、知母、黄柏、冬桑叶、归、胶、地黄、麦冬、元参皆益天水之阴，以清热也。知母叶至难死，拔之犹生，即此知其得水气多，故清气分之热。夫气属阳，血属阴，瘀血阻气则阳不入阴，亦蒸热汗出，宜破其血，

使气得入于血中则不壅热。桃仁、丹皮为主，仲景䗪虫丸、温经汤皆主破血以通气，气通则热不蒸，此为治热之变法。诸疮兴起作脓，每每发热，乃是气来蒸血，气盛则血随气化而成脓，如不发热则气不盛，难于蒸脓，宜黄芪、桂、附以补气，助其发热而血乃化。痘证亦然，观此则知热属气分，与火之属血分者不同，故藕汁、梨汁、莱菔汁、西瓜、珍珠、水晶石、元精石、寒水石，皆得水气以清热。

问曰：血属火，气属水，今云热属气分，何以心主热气而又能生血也哉？

答曰：心在人身，如天之有日，天阳生地火，故阳隧取日而生火则附于木，心经化液而生血则归于肝，所以肝与包络、胆均引相火，而少阴心与肾独主热气也。有相火助热之证，清用芩连，攻用硝黄，是治热兼治火也，有如夏既亢热，又添炉火之状，又有热助相火之证，如日晒火山，风扬炬焰之状，论证者当类推焉。夫以五脏论则心属火，以六气论则心肾均主阳热，而火当属之少阳，可分可合，总宜细辨。

问曰：天阳生地火，故心生包络之相火。包络之血下藏于肝，故肝寄相火，是木火一家之义也。乃包络与肝名厥阴经，统称风气，不称相火；而少阳胆与三焦独言火，君火相火后世之说，与六气不合一气，治之何也？

答曰：包络称相火，乃后世之说，非《内经》本义，《内经》只言膻中者臣使之官，喜乐出焉，谓相心布化，血脉畅则喜乐。凡人血足则不怯寒，可知血属热气不专属火，故肝与包络不称相火，惟包络与三焦通，故三焦之火能合于包络，肝与胆相连，故曰肝能化火，究竟火气全归于胆，乃是从木生出之火。胆系连肝，膈通膜网

即三焦也，胆火之化，全在三焦连网中往来，故胆与三焦同司相火。火逆呕苦，黄芩为正药，苦而绿色，故入胆也。柴胡得木气透达，使火不郁。荷叶亦能清散胆火，象震而味苦故也。青黛色青味苦，清三焦肝胆之火，质轻清，故治喉证。《内经》云：二阴一阳结为喉痹，二阴是少阴，主热，一阳是少阳，主火，热与火结则为喉痹。故治喉症，总宜去火，而兼清热也。蓝叶治肝胆之火，较青黛之性略沉。海金沙子结叶间，如胆附肝之象而味苦，能清火，故为治沙淋等之要药。三焦与胆通，惟胆中相火结，三焦之水乃结，此药以结解结，故治之。五倍子亦子在叶间，而味带咸，故润降，润去肺之痰火，实亦清胆，以其子在叶间也。又清三焦，以三焦根于肾系，五倍子咸，又能入肾故也。桑寄生附木而生，象胆附肝，味酸苦，得木火之味，能清胆火，治风热筋脉结等症。胆通三焦之网膜，外连于筋，寄生如藤附木，象人之筋也。龙胆草苦而根多，故主降胆与三焦之火。胡黄连中空，与黄芩均能走膜中空窍，而味极苦，正治相火，故主瘰蒸。此与黄连之苦不同，黄连得苦之正味，故入心泻热；胆草、胡黄连得苦兼酸之变味，故入肝胆及三焦。夏枯草正秉春少阳之气而生，至夏则枯，味亦苦，正清肝胆及三焦之火。瘰疬者顶上筋脉之结也，此草蔓生，象人筋脉，质轻浮走上焦，故治颈上之结，又取自枯有消耗之义。青蒿色青味苦，正治肝胆之相火，其节中必生红虫，乃感风化而生之虫也，故青蒿为去风清热之药。人之痨虫皆肝气相火相煽而生，假血以成质，故必骨蒸乃生痨虫，青蒿节以虫杀虫，消瘀去蒸，借虫以攻血，借风气以散郁火也。防己味似龙胆，而中空能

通膜网，故能清三焦相火，以利其水。栝蒌实、子有油而气烈，包有瓤而味苦，捣烂合用能解膈膜之痰火。山豆根色白味苦，入肺泻火，盖以金平木，则火不上而克金矣，故治喉痛。喉是少阴心与三焦之证。豆根治木火，是治三焦也。马齿苋叶内有水银，得金水之性也。味酸气寒，故能清三焦之火以利水。鲤鱼胆、青鱼胆以类入肝胆，味苦又生水中，正得水性，为治肝胆火之正药，故治喉、目。熊生于山，而毛兽秉风性，胆又极苦，故入肝胆清火，而治喉、目。地骨皮极厚，象人膜，味苦气寒，故清三焦之火。三焦与胆同司相火，然三焦之根在肾，肾中阳气上通，亦以三焦为路道，故肾能移热于三焦。地骨皮入土极深，得土下泉水之气，故能清肾水中之热，能泻命门中热也。

问曰：上言热与火异，今言肾生之热亦合于三焦之火，何也？

答曰：此可分亦可合，非截然分膈也。天之阳可以助地之火，地之火亦可以助天之阳，所以少阴之热可并于三焦、肝、胆，而三焦肝胆之火亦能入少阴心肾，故凡暑热瘟疫，皆感于天之热气者也。其初发热口渴则但属热，用石膏等以清之，其后并于三焦胆火，入心包则兼火，治宜牛黄、黄连、黄芩、黄柏、栀子。牛黄系牛之病多生肝胆中，或生心膈间，或生角中，能自行吐出，盖火发于肝胆而走于膜膈，以达周身，故牛黄生无定处，皆是其膜膈中之火所生也。因火生痰结而为黄，是盖牛之痰积也。以牛之痰积治人之痰积，为同气相求，以敌诱敌之妙剂。其黄由火而生，故成为火味而苦，火之所生者土也，痰亦脾土所化，故结为黄，且气香。以其成于土，故色黄气香，土成则火退，故用以退

泻人身中之火气。香善走，故透达经络脏腑而无所不到。其去痰者，火降则痰顺也。

问曰： 何以知牛黄是秉火之性而生？

答曰： 牛有黄，用火烘之，牛前置水一盆，欲饮不得，则黄自吐出，因火之逼，思水而吐出，则知黄是火所生。

问曰： 既系牛病，何以又为良药？

答曰： 秉异气得闲味故灵变，在牛为病而以之治人又为良药，如乳香、血竭是树脂外注，亦树病也，而即以为良药。僵蚕风死乃虫病也，而亦为良药。总以气化相治，不可拘于形迹。

问曰： 六淫外感之药既得闻矣，而七情之病生于脏腑内者，药当如何？

答曰： 上所论之脏腑气化盖已略备，病虽发于七情，又岂离乎六经，会而通之可也。

问曰： 外感内伤，古既分门，至今岂可缺论七情内生之疾，用药自当有别，尚求一一剖示之。

答曰： 理止一贯，而病或百出，岂能缕陈。今子既请问无已，不得不举其大略也，可遵丹溪之法，分血气痰郁四字，以赅举之。然血气二者，予于卷首已详论矣，故吾不欲再议焉。

问曰： 血气二者虽前文已论，然前系通外感内伤而言，今单论内伤，则不得不再详血气，请再为弟子申论之。

答曰： 血者肾中之津液，上于胃，与五谷所化之汁并腾于肺，以上入心，化为赤色，即成血矣。心象离卦，汁液入心，象离内之阴爻化为赤血，象离外之阳爻，故血者阳中之阴，水交于火即化为血也。西医谓血有铁气，用铁酒补血。余按铁本水金之性，当属肾经，血有铁气，即是肾水交于火，而为血也。然或水气交于心，

而心火不能化之，则亦不能生血，故仲景复脉汤既用胶地以滋水，而又用桂枝助心火，洵得生血之法。西药用铁水必造作酒服，亦以酒属阳，能助心火也。西医知其当然，但未明所以然，今为指出血所生化之理，乃知当归正是补血药。其味辛温火也，其汁油润水也，一物而具二者，是水交于火所化之物也，恰与血之生化相同，故主补血。川芎辛温，得火之气味而无汁液，故但能助火以行血，而不能生血也。地黄有汁液，不辛温，故但能益水液，滋血之源，而不能变化，以成赤色。桂枝色赤，入心助火，正是助其化赤之令。丹皮色赤，味苦泻火，即能泻血。白芍味苦能泻血，其色白故又能行气分之水。红花色能生血而味苦，又能泻血。桃花红属血分，仁在核中，又象人心，味苦有生气，是正入心中，能行血能生血，心中血液中含灵光即神也。神为血乱，则颠狂乱语，以行气者，入心导之，则远志、菖蒲、麝香皆能开心窍。而丹皮、桃仁、干漆皆能去心血。又有痰迷心神者不在此例。血竭乃树脂注结而成，气香散，故能散结血。乳香、没药亦树脂，象人血，又香散，故行血。蒲黄生于水中，其花黄色而香，是属气分，不属血分也。其能止血者，盖以气行则血行，火交于水而化气，气著于物还为水，气行于血中而包乎血外，故行血赖于行气，而行气即是行水。白茅根利水行气，故能行血也。凡吐血必咳痰，痰为气分，盖必气逆水升，然后引出其血也。故用川贝、杏仁降气行痰，气降则血降矣。气滞血瘀，寒热身疼，女子经闭不通，亦当行血中之气，香附、灵脂、元胡、郁金、川芎、乳香、降香为主。胎血下漏必先漏水，以其水气先行而后血行，气即水也。宜升麻参

芪以升补之，苎麻根以滋之。苎根汁本白，而能转红色，故生血，是水交于火，化血之义也。藕节亦然，藕生于水，而上发花，花秉火色，是水上交于火之象。藕汁能转红色，又是火化为血之象，藕汁之气化与人血之气化相同，所以清火而化瘀血。盖清火之药是水交于火也，故能止血，芩连是矣。补火之药是火能化水也，故能行血，姜艾是矣。

问曰：发名血余，今拔其发根下微有白水而无血，何也？

答曰：此理最微，知发之生化，即知血之原委矣。人身之血，由后天饮食之汁入心化赤，循冲任下入胞宫，与先天肾水相交，于是化而为精。由肾系入背脊循行而上入脑，遂化为髓以生骨，故人死皮肉化而骨不腐，盖皮肉或单秉气而生，则遇阳则化，或单秉血而生，则遇阴即化。惟骨由精髓而生，兼秉气血之全，故不腐化，所以补骨必补髓，而补髓又在补精。鹿茸为气血之最强，通肾脉，故补精髓以强骨。地黄、黄芪气血双补，皆能化精以补髓也。牛骨髓、猪脊髓皆是以髓补髓。夫补髓先补精，精为气血所化。肾气丸、菟丝子等药皆气血双补，能化精者也，精化为髓，而脑髓中有寒则用附子、细辛从督脉上脑以治之，由气分而入脑也。脑髓中有风有热，则用羚羊、犀角、吴萸、薄荷、荆芥、天麻、黄柏、青蒿、苍耳子以治之。从厥阴肝脉由血分而上脑，此则脑髓之治法。吾子虽以治之，未问及，然髓是气血合化者，今与子论血合气之理，故并论之。髓中藏精，主记事，心神上合于髓精，乃能知识用事。故髓气不清，则神亦乱，颠狂其多病此。髓不足，则知识不强，治法可以上引经之药，以类求之矣。夫骨秉气血二者，故不腐化，毛发亦入土不腐化，盖血生于后天属任脉，下交胞宫，合气化精则生髓，若夫气则生于先天肾中者也。气生于先天属肾脉，下交胞宫，合血变精，达于冲任二脉，化而上行，循经脉则绕唇而生须，充皮毛则生周身之毛，随太阳经上头则生头发，应肝之部位则生腋下前后阴之毛。人之面部，额上属肺，目属肝，眉居目上正当肝肺交界处，肝主血肺主气，血气相交是以生眉毛，总见毛发者，血随气化之物也，故发名血余，以其秉血而生也。拔其发根下止有白水，水者气也，是气化其血之验也，然则毛发亦秉气血之全，故不腐化。制发为药可以补血，以其为血之余也，又能利下水，以其为气所化也。《本经》言仍"自还神化"，此四字无人能解，不知神者心所司，谓发之性能还于心为神，复能化血以下交于水，相为循环也。草木亦然，阳木遇阴则化，阴木遇阳则化，惟棕象人之毛发，亦入土不腐化，盖草木亦有气血，秉天者为气，秉地者为血，棕象毛发，而秉草木气血之全，阴阳合化之所生，故不腐化。且棕之性与发略同，功能利水又有止血，此可知血气相合之理矣。其他治血化气之药，皆可从此类推。

问曰：人参、黄芪之补气，卷首已明言矣，而茯苓亦云化气，何也？

答曰：气者水中之阳，人饮水得肾阳化之，则水质下行而气上升。茯苓秉土之精，而味淡利水，水行则气升，且下有茯苓，上有威喜芝，乃茯苓苗在松颠上，与茯苓悬绝，而茯苓虽在土中，其气自能贯之，茯苓之气所以能上升也，所以性能化气者此也。然滋生元气，不如人参扶达元气，不如黄芪也。

问曰：经云壮火食气，少火生气，此

又何说？

答曰：气者水所化，而复还为水，上出口鼻为津，外出皮毛为汗，下出二便为液，设火太甚伤其津液，则失其冲和，则气虚而喘。五味、麦冬以润之，气泄而盗汗，生地、丹皮、浮麦、地骨皮、龙骨以清敛之。气滞便涩，肉苁蓉、当归、火麻仁、杏仁以滑之，且如肾阳有余，阴气不能蓄之，则喘咳虚痨之证作，非大滋其阴不可，故用熟地、龟板、元参等以水配火，不使壮火食气，斯气纳矣。凡人饮水入胃，渗入三焦膜中，而下入膀胱。命门之真火，所从胞室蒸动膀胱之水，而气于是乎出，此真火随气上行，其路道即在焦膜之中，遇水所过，火即蒸之，皆化为气，以充周身，故年少气盛者其小便少，水皆化而为气故也。此真火不寒不烈，故称少火乃人身生气之源。观仲景八味丸独以肾气名之，盖有桂附，又有萸地，阴中之阳，诚为少火生气之方。桂枝化气亦是此理，故纸温而不烈，色黑入肾，正能生气。桂附性烈，须济以阴药，然使其人本有阴寒，则又须桂附纯阳之品乃能化之也。又凡气上脱者则喘促属阴虚，宜滋阴以敛真火。气下脱者则汗泄，大小便不禁属阳虚，宜补火以收元气。然无论阴阳皆当利水，水化则气生，火交于水则气化，知乎此者，可以探造化之微。

问曰：伤风亦有痰，伤寒亦有痰，何以先生论痰归入内伤门哉？

答曰：痰由所饮之水不化而生，是在身内者也，故归入内伤门。

问曰：各书有云，半夏治逆痰，苡仁治流痰，生姜治寒痰，黄芩治热痰，南星治风痰，花粉治酒痰，名色之多，几于无病不有痰者，此何说也？

答曰：此说诚然，但论痰者，当详痰之原耳，盖痰即水也，水即气之所化也，无一病不关于气，故无一病而不有痰。气寒则为寒痰，清而不稠，古名为饮，今混称痰，乃火不化水，停而为饮者也，补火为主。干姜补脾火，是以土治水。附子补命门真火，是以火化水。茯苓利水，半夏降水，此皆为水饮正治之法。水停为积，先宜攻之，甘遂、大戟、芫花行水最速，下后则当补养，以大枣、白术、甘草培其土为主。酒者气化之水也，饮酒者每生热痰，盖酒属阳气，诸熏蒸津液而为痰，人之脏热者，多因酒生热痰也，皆宜知母、射干、硼砂、花粉以清利之。其脏寒者，水不化气而停饮，宜砂仁、白蔻、芫花、茯苓以温利之。饮酒亦有停为冷痰而作痛者，治法亦如是。下寒上热，下之水不化，则反上，而上之热又熏之，则凝痰，此宜以桂、附、苓、半为主，略加苓、麦为辅也。痰结心膈之间，则非牛黄不能透达，瓜蒌仁以润降痰，川贝母色白气平，形尖而利，故降肺以去痰。南星辛散能散风，故去风痰。然风有寒热二证，故豨莶草味根苦降，亦云治风痰，是治热以去痰，与南星正相对待。礞石坠降，必用火硝煅过其性始发，乃能降痰，性烈而速，燥降之品也。化红皮树生青礞石山上，大得礞石之气，且苦辛散降，功甚陈皮。凡行气之药皆能行痰，总见痰是气不化之所生，药味尚多，未能枚举。

问曰：郁之为病，丹溪分为六郁，何也？

答曰：此本《内经》，非丹溪所分也。然内经之郁是赅六气合气血论，丹溪之郁既列于六气之外，则当单就血分论，取其与痰相对也。痰是气不化，郁是血不和，盖血和则肝气舒畅而不忧抑。逍遥散为治郁良方，能和血以达肝气也。归脾汤治女子不得隐曲，用远志、木香以行气，又用当归、龙眼以生血，是治心脾之血以开郁也。郁金子能解诸郁，实则行血，血凝则气不散，故散血即是散气。郁金逐血之力甚大，用盘盛牲血，以郁金末治之，其血即分开走四面。可见其逐血之力矣。观郁金之治郁，即知郁者气聚于血中也。癥瘕血痛，必用香附、荔核、槟榔、茴香、橘核，纯是入血分以散气。莪术尤能破血中之气，故积聚通用之。若三棱色白入气分，则破积之用不如莪术。凡积皆是血中气滞，故行气用沉香、槟榔，而行血兼用当归、川芎，血结则为寒，肉桂、艾叶以温之，气结则为火，黄连、黄芩以清之。故破积古方多是寒热互用，以两行其血气也。血不滞则气不郁矣，或偏于寒，或偏于热，或偏血分，或偏气分，又在医者审处焉。

问曰：《神农本经》药分上、中、下三品，共三百六十种，以应周天之数，历代增入，至《纲目》千有余种。《本草从新》又有增益，此卷所论或遗《本经》之药，或取方外之谈。或及西法，或采新药，不拘一例，得毋混淆。

答曰：此为办药之真性起见，凡显然易明，确切不移，精妙无比者，一一论定，使人知此理则真知此药，并可以周知别药，引而伸之，触类而长之。古今本草已言之义，既赅举而无遗。且兼西人格致之学，以解《灵》《素》不传之秘，而西药之得失，亦可与此以订证焉。虽此卷非本草专书，而本草之精义，皆具于此矣。

问曰：本草如《纲目》《求真》《钩元》《集解》《百种》《三注》等书，世所尚矣，先生论药谓各书皆未尽善，然而各书可废乎？

答曰：不然，各有优劣，但当弃短取长，毋得一切废黜。徐氏《本草百种》尤精密，然如人参、黄芪亦乏精义，但其书大纯小疵，未可执此而斥其纰缪也。《三注》亦切实，然尚未到化境。《纲目》泛而无当，然考药之形象与所产之地亦足取焉。《求真》《钩元》等书敷衍旧说，可探无多。鄙意自谓此卷论药性极真，举此义以较论各书，则弃取从心，自不迷眩，非欲废各书而独行己说也，愿天下操术留心者共订证焉。

人身小天地，气血分阴阳，内外失调摄，偏胜则为殃。轩岐大圣人，悯民恒如伤，坐朝论治理，剖悉及毫芒。五行兼六气，肺腑暨肝肠，寿世而寿民，道如日月光。神农鞭草木，三百味亲尝，拈药治诸病，真能起膏肓。后世增多品，苦口示居良，长沙太守起，谨遵汤液方。上采轩黄奥，入室升其堂，以下名贤辈，纷纷逮汉唐。言多而道晦，聚讼各称强，千虑或一得。米粟杂秕糠。天彭容川子，报国以文章，杏苑探花手，余技及长桑。读书破万卷，灵素熟胸藏，著论满其家，高希仲景张。新成药问答，阐发更精详，包罗天地气，名言至理长。读之开茅塞，可登斯民康，映雪高声诵，字字发奇香。

读药性问答谨书卷后，即请容川仁兄大法家大人两政

乡愚弟席熙首拜题时癸巳十二月二十五日也

医易通说

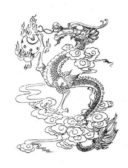

医易通说 上卷

缘 起

余每谈医，辄引《易》义，听者多河汉其言。不知人身脏腑本于天地阴阳，而发明天地阴阳者，莫备于《易》。虽近出西学，窥测算量、光电化热、汽机制造，无不精奇。然推究其理，一一皆具于《易》中。故吾说《易》，每参西学。西人译《易》，译为变化二字，是西人已知《易经》为化学气数之根源。将来，西人必有通中国文字者，详译《易》文，当大有益于西学，乃知中国圣人贯三才，汇万汇，亘古今而莫能外。惜乎中国自元明后制艺设科，学术浮薄，于《诗》《礼》《春秋》，且不能身体力行，何况《易经》所言皆是性与天道，故注家空谈名理，罔得实迹。甚且翻衍卦爻与小儿斗七巧图更无以异，将一部《易经》置诸无用。岂知圣人作《易》，开物成务，无一语托诸空谈。愧吾谫学，未能通德类情，以尽发《易经》之旨。惟于《易》道，见有合于医理者必引伸之，为医学探源，为易学引绪。尤愿中国通儒共参《易》旨，泰西贤士同明《易》道，以参赞天地之化育，则诚盛德大业矣。

考 辨

上古之《易》，并无文辞，至文王、周公、孔子乃作象象、爻辞、系辞，皆是《易》之注脚。其实《易经》只有爻象卦图而已。当孔子时，必有先天八卦图、《河》《洛》九数、十数图、后天八卦图、六十四卦图。是以孔子《系辞》第一章言天地定位，八卦相荡，是言先天八卦。第四章言《易》与天地准，知幽明之故，通乎昼夜之道，是言九数法天地之昼夜也。九数世名《洛书》，惟宋·刘牧以为《河图》。今考《系辞》，先称《河图》，后称《洛书》。九数之义居先，是当改名《河图》，以与《易》义相合。第九章曰天一地二，天三地四云云，又言十数，象五行四时以成变化也。十数世名《河图》，惟宋，刘牧以为《洛书》。今考《系辞》，十数之义居后，是当改名《洛书》。再观《下系》第五章曰：日往则月来，月往则日来，日月相推而明生焉。寒往则暑来，暑往则寒来，寒暑相推而岁成焉。先言昼夜，后言四时，则九数法昼夜当居于先，名《河图》；十数法四时当居于后，名《洛书》，义可想见。刘牧说本希夷，不为无据。先儒力辨其非，习于旧闻，不信刘说。又谓天乃锡禹《洪范》《九畴》，为龟书出洛之证，不知《洪范》原文并无龟书，《九畴》效法九数，亦非法龟书，何乃执天锡为出洛之据?

【余按】"图"、"书"二字，"图"谓圆形，"书"谓积画。九数分八方，其形圆，有五数，无十数，因龙马之形不方而背又属阳，图负于龙马之背，是以无腹下之十数，只有背上之五数也。若乎《洛书》分四方，有天五，又有地十，因龟之腹背皆有积画，背甲之画象天，腹版之画象地，背上之画其数奇，腹下之画其数偶，合为十数，以成天地对待之形。盖龟形本方，又有腹背之甲版以象天地，所以其数以天地分言也。今因从刘说，改九为《河图》，十为《洛书》。非敢阿好，实与《易》旨有合耳。义详于下。

总 纲

西学有《物理推原》一书，由一名一物次第推求，而归本于造化主，是万殊推到一本。《中庸》所谓其次致曲，曲能有诚也。中国圣人作《易》，由太极衍为八卦，由八卦重为六十四卦，范围天地，曲成万物，是一本散为万殊，孔子所谓吾道一以贯之也。太极者，谓天地未分之先，只浑然元气一团而已。由太极生出两仪，则有阴有阳；由两仪生出四象，则阴中又有阳，阳中又有阴。由四象生出八卦，邵子所谓先天八卦也。非仅空名，实有此八样气化以化成天地。于是乎天旋地转，阳为昼，阴为夜，遂有《河图》九数之位。积昼夜以成四时，天地转运，四时互更，又有《洛书》十数之位。天与地一往一来，将先天八卦之气，变而为后天八卦之运，则万物成矣。物相杂，卦相荡，合为六十四卦，三百八十四爻，则变化尽矣。《焦氏易林》又衍为三百八十四卦，二千三百四爻。然《内经》云：阴阳者，数之可千，推之可万，安能以爻象尽之。圣人举例发凡，备于六十四卦，广矣，大矣，莫能外矣。何必更加推衍。吾于《易》义，尤不过窥豹一斑，只就确然可据有关医学者，约略言之。所望医学昌明，允跻仁寿。至于《易》学，尤望海内群公阐明圣道，位天地，育万物，岂曰小补之哉！谨将臆说序列于后。

太 极

天地未分之先，无物无象，人谁得而见之。圣人原始返终，由有形推到无形，知天地初生之始，只是浑然元气一团，无以名之，尊称之曰太极。欲将太极写图，则当作，以象浑然◯元气之形。泰西算法从◯起，从九止，谓天地之数皆起于◯，即是起于太极之义。中国数起一，一字本作，后人引长作一，其实古只一点，以象太极。故许氏《说文》云：惟初太始，道立于一，造分天地，化成万物。世称庖羲一画开天，皆指太极而言。至宋·周濂溪先生乃以◯无极图，而另以为太极图，其说未尝不通。然图既分黑白，已有阴阳，是◯已生两仪，不得仍名太极也。虽草木之核，内仁多是两瓣。然五谷之实不尽两瓣，不得以核仁两瓣为象太极。凡核仁两瓣者，其中间必有微芽，是芽象太极，两瓣仍象两仪，故追写太极，必以为元气◯浑然之象。

【又按】《易经》只推到太极而止，并未推到无极。盖太极者，造化之根柢也。若云无极则并根柢而无之，亦何关于造化。故周子无极之说，未免头上安头。天地初生，无从目睹，惟将人物初生考验之，则太极之象可见。有如鸡卵，皆以为太极一团之象。然卵白象天，卵黄象地，黄为阴，白为阳，已分阴阳，便是两仪，不得名为太极也。惟未成卵之先，附于雌鸡背脊骨间，只有细子，小者如梧子，大者如弹丸，只是圆核一枚，并无黄白二色，乃为鸡卵之太极。人之初胎，一月为胚，亦只浑然一团，是为生人之太极。推之万物，返之两大，太极之义从可想矣。

太极者，肇造天地人物之真宰也。耶稣、天主，尊崇造化主，虚奉其名，不知其实。问如何肇造天地人物，则但曰神妙莫测。不知圣人言太极则真是造化主。如何肇造，如何神妙，皆有变化生成之实据，不徒托诸空谈。《易》其至矣乎。

【男守潜按】西人生理学言生殖器中有核如卵稍虚。男子精以显微镜照之，有动物形如蝌蚪，为精虫，男女交则精虫入女之卵核，补其虚处而成孕。夫女之卵核即太极形，男女交成孕，即太极生两仪。男子之精虫如蝌蚪，女卵核虚处如蝌蚪，相补完两仪图。此图今以为太极也。详后。

两　仪

太极动而生阳，静而生阴，于是乎化生两仪。两仪者，一阴一阳也。原无形象，今欲拟诸形☯容，则当作左为阳，右为阴。以北为阳之初生，以南为阴之初起，有此两仪，而天地万物皆自此生。故《内经·阴阳应象论》曰：阴阳者，万物之纲纪，变化之父母，生杀之本始。积阳为天，积阴为地。阴静阳躁，阴生阳长。阳化气，阴化形。阴阳者，血气之男女也。左右者，阴阳之道路也。水火者，阴阳之徵兆也。阴在内，阳之守，阳在外，阴之使也。

【谨按】人身由一阴一阳，生出三阴三阳，三阴又分手足六经，合于坤之六爻。三阳亦分手足六经，合于乾之六爻。故人

身一小天地，而天地只一阴阳。《内经》又曰：阳为气，阴为味，则辨药之性亦自此起。

《内经·生气通天论》曰：自古通天者，生之本，本于阴阳。阴者，藏精而起亟也。阳者，卫外而为固也。

【谨按】藏精、卫外，皆是言人身阴阳之功用，惟起亟二字，是言起于根源处。亟即古太极之极，言阳根于阴，阴根于阳，起于太极之义。中国圣人言两仪生于太极，明且确矣。泰西《旧约书·创世纪》曰：神造天地，其初空虚黑暗，神说要有光，就有了光。神将光暗分开了，神称光为昼，称暗为夜。此与太极生两仪之说相合。所明空虚黑暗，即《内经》起亟者也。中国圣人言太极是造分天地之根源，而泰西《创世记》另言有神造天地。夫太极之外，更有何神？宋·周子于太极外再溯无极，《创世记》于天地外另有一神，皆不免于托空。

问阴阳初分之时，究是何物何象？答曰：只是光暗二色而已。问曰：可是冷热二气否？答曰：先分光暗，后分冷热。譬如侵晨有光而不热，黄昏已暗而不冷，则知先有光暗，后有冷热。

四　象

既有阴阳互相感召，阳育阴，阴含阳，泰西名为发力，又名吸力、摄力，互相吸摄。于是阴中有阳，阳中有阴。故阴阳二气又分为四，名曰四象。凡此四端，尚无定形，未可以图写之。今欲拟诸形容，则当作，此图☯并非实象，不过以左为阳，而阳中又有阴；以右为阴，而阴中又有阳，略写四象之意。阅者幸勿拘执。邵康节有平方图，于四象之理尚能形容，今附如下。

先天八卦

既有四象，于是变生八卦。邵子所谓先天八卦也。今将邵子之图列于下端。

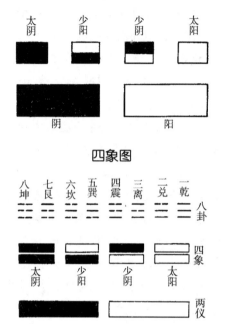

四象图

两仪生四象，四象生八卦，由八卦生六十四卦。邵子皆有图，兹不具录。

上图下二位，一阴一阳为两仪。中四位，太阳、少阴、太阴、少阳为四象，由四象而生出八卦上八位。乾、兑、离、震为阳之所生，巽、坎、艮、坤为阴之所生。又以乾、兑生于太阳，离、震生于少阴，巽、坎生于少阳，艮、坤生于太阴。次第相生，序列其数，则为乾一、兑二、离三、震四、巽五、坎六、艮七、坤八，邵子所谓先天八卦之数也。后人以先天二字，与《易经》先天弗违，后天奉若，义不相合，遂诋其非。然考八卦，实有先后二义，位次各有不同。虽天字之名不甚赅洽，不得谓卦无先后也。故《系辞》天地定位二章，在帝出乎震章之前，足见帝出乎震章是言后天卦，当在后；天地定位章是言先天卦，当在前也。

推衍八卦之序，而知人之初胎在母腹中，第一月只是一点元阳之气以应乾一，有气即有液；第二月气又化液以应兑二，主泽液；第三月气泽合化为热以应离三；第四月振振而动以应震四，既震动则有呼吸，象风气；第五月子随母气有呼吸以应巽五；第六月胎水始盛以应坎六；第七月子之肠胃已具以应艮七，主中土；第八月肌肉皆成以应坤八。形体俱全，故凡怀孕逾八月生者，其子易养，不满八月则子难养。今医遇人体弱，以为先天不足，所谓先天，即指胎元而言。

【再按】人在胎中先生头，为乾一；次生肺，为兑二；次生心，为离三；次生肝胆，为震四、巽五；次生肾，为坎六；次生肠胃，为艮七；次生肌肉，为坤八。西医剖视，大略如此，颇合先天八卦之象。

数者，所以纪气也。苟无其气，则数只空名，非造化之确数矣。有如先天八卦之数，皆实有其气可凭。乾居一数者，盖肇造天地之先，太极初分，先有天阳，只一点光气而已，故乾居一数，有此一点光气。次有润泽之气，故兑泽居二。光泽二气合化为热，于是生火，故离火居三。火气发则震动，故震居四。有发动即有往来，是生风气，故巽风居五。雷动风散，雨水斯降，故坎水居六。有流即有止，有水即有山，故艮居七。山水具而地体成，故坤地居八。古人未有此说。余览泰西《旧约书·创世纪》云：神造天地之始，空虚无物。神曰：要有光，就有了光。此即《易经》先天卦乾居一数之义。摩西耶稣出于西土，未读中国《易经》，其言创世，先言有光，恰符乾一之数，非聪明绝世，安能言此。惜其说出于想像，不能次第推详，故其后言神要有水，要有火，要有山，要有地，与《易》之序不合。揆之造化，次第未符。不如中国圣人所列先天八卦，次第相生，与造化丝毫不差。今人不究《易》义，抑知《易》道精博，佛释、耶稣之教，何一而不赅哉。

问曰：先天八卦之数由一至八，皆顺数也，《系辞》何以有数往者顺，知来者逆之说？答曰：由一至八，此天地并未成形之先，原无定位，只是一气相生，故画卦则一阴一阳，次第相加，而造化则由一至八，阴阳相生。此生阴生阳之数，并无顺逆者也。惟天地已成形后，则有定位，有定位则阴阳对待，八卦相错，于是乎分阴分阳。阳数顺行，阴数逆行，阳为昼，阴为夜，阳法天，阴法地，天旋地转，寒往暑来，《易》所谓数往者顺，知来者逆也。另图如下。

上先天八卦方位象数图义原出于《易》，并非邵子创说。《系辞》曰：天地定位，山泽通气，雷风相搏，水火不相射，八卦相错，数往者顺，知来者逆，即此之谓也。

问曰：震、离、兑何以当居左？巽、坎、艮何以当居右？答曰：此以其数定之也。阳数顺主生，当居左，故自乾至震位在左；阴数逆主成，当居右，故自坤至巽位在右。以其数之顺逆分为左右，八卦随之，遂成对待之形。以六子论则乾坤者，父母也。艮、坎、震三男卦皆依于坤母。巽、离、兑三女卦皆依于乾父。阴求阳，阳求阴，故《易》曰：乾称父，坤称母。震一索而得男，故谓之长男；巽一索而得女，故谓之长女；坎再索而得男，故谓之中男；离再索而得女，故谓之中女；艮三索而得男，故谓之少男；兑三索而得女，故谓之少女。索者，求也，取也。天索地

气，地索天气。泰西天学名为发力，又名吸力，又名摄力，实即《周易》所谓索也。西人谓天空纯是冷气，地心纯是热质，皆是阴阳互换之证。惟西人言天，冷际上仍是热际，则出于臆断，并无考验，且与吸力、发力之说相阂，安有冷际上又有热际之理。即云冷际上又有热际，亦欺人语，谁往试验。不知中国圣人衍出先天八卦，凡阳卦皆依附于坤，凡阴卦皆依附于乾，而天纯冷，地纯热，阴阳互换，象已见于卦图，不待西人乘气球，凿地穴，始知之也。堪舆家《青囊经》虽伪书，然颇通《易》。其曰：天依形，地附气，阳育阴，阴含阳。即此之谓也。

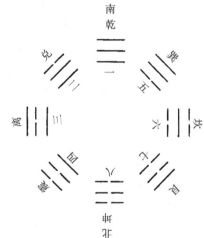

问：数往者顺，知来者逆，何者为往，何者为来？答曰：日往则月来，月往则日来，寒往则暑来，暑往则寒来，皆言天地之往来也。以一日论之，自子至午，上半日天左旋，行震、离、兑之位，其数逆，为来；自午至子，下半日行巽、坎、艮之位，其数顺，为往。此天之往来也。若乎地之往来，地右转，自子至午，上半日行艮、坎、巽之位，其数逆，为来；自午至子，下半日行兑、离、震之位，其数顺，为往。地与天相对待而互相往来，以成昼

夜。由一日推至一年，由一年推至一运，以至于十二万年为一元，天地往来之数不外于此，人事之代谢亦不外于此。圣人所以能前知，岂怪诞哉。

问曰：先天八卦之方位，有可实验之证乎？答曰：观于天地而知矣。坤位在北，故地球偏居北方；乾位在南，故天顶正在南方。是以考中星者必以正南为天顶。水源生于西，坎在西也；日出于东，离在东也。虽《洛书》之数以水属北方，然《洛书》配后天八卦主四时，言水生成之时则在北方，非谓水气出于北方也。先天八卦以气言，则水之气实生于西，故天下之水源皆在于西。泰西人论海亦谓常往东流，可知水源在西矣。《洛书》以火属南方，亦主时令言。若以气言，则火实生东方。东方属木，钻木取火，即是离火在东之验。艮在西北，故西北多山；兑在东南，故东南多湖泽。西人天学谓天有恒风，起向西南，树枝不动，亦有此风，一刻行六里，可谓先天巽在西南之实证。西南在《河图》当二数，汉·管辂占云：巽二起风，即指先天巽方而言。震在东北，应寅方，立春万物萌动。先天震与巽对待，巽之恒风吹向震东，震气搏之，复还于巽，震巽合而为恒卦，即取恒风之义。中国人久不考验，赖有泰西天学考出恒风，而益见圣人名卦之理。

先天主气，后天主运，运主成物，气主生物。凡天地间物，其秉气以生者，多秉于先天卦气也。有兽如鹿，是秉先天坤震之气，震居东北，在今关东，与正北坤卦相合，是为复卦。鹿秉此气，故鹿茸以关东者为佳。冬至一阳生，复卦值月，故鹿解角生茸以应之，用能补阴中之阳气。麋是秉先天乾巽之气，先天巽居西南，在今云南吐蕃，与正南乾卦相合，是为姤卦。麋秉此气，故麋茸以吐番者为佳。夏至一阴生，姤卦值月，故麋角解而生茸，用能补阳中之阴血。柑、橙、橘、柚皮皆青，有铜绿之色，是秉先天兑金之气。先天兑在东南，当四绿之位，故皮绿，内含汁液，是为兑泽，熟则转红，是转为后天兑之七赤也。柑橘不逾淮，以淮北乃正东方，属先天离卦，兑泽遇离火，则为泽火革。是以橘逾淮北，则变为枳而甘泽减矣。他如荷、藕秉先天离气，梨、菔秉先天坎气，趁此以求，则药性可得其真。

先天八卦，以对待为体，盖大造之匡廓也。既有此匡廓，于是天旋地转，以生昼夜，遂有《河图》之九数。昼夜既生，积为四时，遂有《洛书》之十数。

此世所传《洛书》图，惟宋·刘牧以为《河图》。先儒皆诋其非。然刘牧云得于陈希夷。希夷颇悉阴阳之蕴，其说当是。《易》称《河图》在前，《洛书》在后。今考气化，此数实应居前。故从刘牧改名《河图》，盖理求其是而已，何必有成见哉。

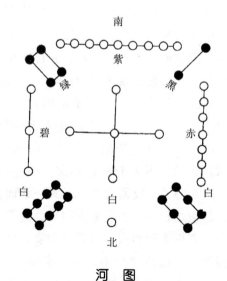

河 图

中五立极，临制四方。戴九履一，左三右七，二四为肩，六八为足。阳数象天，阴数象地。阳数左旋，从北方起，一在正北，三在正东，九在正南，七在正西，而复还于一，为一周。阴数右旋，从西南方起，二在西南，四在东南，八在东北，六在西北。以对待计之则为十，以纵横计之则为十五。五、十者，天地相合之数，万物之根柢，即太极之功用也。

男祖鉴曰：《河图》之数，法天象地，天旋地转，互相乘除。阳数起于三，三三如九而得九数，三九二十七而得七数，三七二十一而得一数，一三如三，而得三数，皆左旋以法天，故日东出而西没也。阴数起于二，二二如四而得四数，二四如八而得八数，二八一十六而得六数，二六一十二而得二数，皆右旋以法地，故地右转以迎天也。西洋天学但谓地球每日右旋一周以成昼夜，而不知地右旋则天左旋，不得但言地转，不言天转也。天旋地转，日往月来，《易》所谓日月相推而明生焉，即指《河图》而言。《九数通考》云：天围三而因以三乘，地周四而折半起算，因以二乘。折半之说太迂曲。盖天起于一，原无乘除，至三数始有乘除，故天数以三为乘也。地数起于二，已有乘除，故地数即以二为乘也。

上条经，先父信笔附入，故仍原稿不低格。祖鉴系守潜原名。

问：天围三，地周四，《易》义有取于此否？答曰：有。《易》法天地，故首乾坤。凡阳爻皆从乾来，法天之象。天围三，以三乘之极于九，故阳爻用九。凡阴爻皆由坤来，法地之象。地周四，以四乘之极于十六，故阴爻用六。天三极于九，内含五数，地四极于六，内含十数，《易》用九六者，所以尽天地之数也。

问曰：天地只一区宇耳，何以分此三彼二，此五彼六，而定为九方，分为九数哉？答曰：《河图》本于昼夜，昼夜以日为主。日在天则有光，地承日则有热，以光热论之则其数显然。东方日初出，其时天有三分光，故其数三，地承日光恰在西南，地有二分热，故其数二。辰巳之时，日临中五，其时天有五分光，故其数五。地承日光，恰在辰位，其时地有四分热，故其数四。午未时天在正南，地在东北，天有九分光，故其数九。地有八分热，故其数八。申酉时天在西方，有七分光，故其数七。地在西北，有六分热，故其数六。戌亥子之时，日在地下正北方，其时天只有一分光，故其数一。地转中宫，其时全无热气，故中宫只有天五之数而无地数也。至寅卯时则天光又转到三数，地热又转到二数矣。天至辰而临中五，地至戌而转中宫，故《内经》以辰为天门，戌为地户。王冰注戌为天门，辰为地户，则颠倒矣。光热之说不见于古，然《河图》之数以纪昼夜，《易》不云乎，日月相推而明生焉，既光之谓也；日以暄之，即热之谓也。参以泰西光热之学而易理分明。

男祖鉴曰：《洛书》为相加之数，加法以次第论，故《洛书》天一、地二、天三、地四，依次递加，所以明天地一周之次序。《河图》之数以纪天光地热，积累而成，故用乘。天光由三而累乘之，地热由二而累乘之，其数恰符，是天地之巧合。隶首作算，实取于此，故凡算法皆不离加减乘除也。

九数分为九宫，黄帝画井分疆，实本于此。但有数与方隅，并无色也。古人又以七色隶之，不知起于何时。然乾为大赤，配九紫；坎为赤，配七赤；则由来久矣。

七色之说，古未有解。今就一年之地面观之，而七色可验。东方初春，草木青翠，故三为碧。辰巳月初夏，草木茂绿，故四为绿。夏时赤日当天，正在南方，故九为紫。未申月夏末秋初，草木黝黑，故二为黑。秋令正西方，木叶翻红，故七为赤。亥月白露为霜，见于地为白色，故六为白。冬月雪盛，故一为白。冬春之交，犹有霜雪，故八亦为白。惟中央五黄，系中土之色，四时不变。古无是说，然不取此象，则义无可通。窃尝远观近取，而立是说，或亦千虑一得耳。

《河图》九数之方位与先天八卦恰相配合，坤一、乾九、离三、坎七、震八、巽二、兑四、艮六、配取之例，未知出于何时。然汉·管辂占巽二起风，杨子云《太元经》多准此数，则由来已久。况乾为大赤配九紫，坎为赤配七赤，已具于《易》。惟中五之数，无卦相配，盖中五者，太极也。故曰中五立极。九数纵横，皆得十五，即是各有一太极。

后天八卦之方位亦与此数合，故又以后天八卦隶之。一白坎、二黑坤、三碧震、四绿巽、五黄中、六白乾、七赤兑、八白艮、九紫离。

堪舆家以《河图》九数推衍元运，一、二、三为上元，四、五、六为中元，七、八、九为下元。不知虽分三元，实只两元。譬如一日，实只一昼一夜而已。元运推算之法，每数各管二十年。盖天行一位则地行二位，天行三位，则地行四位，共八十年。天行五位，地亦在五位。将此五数寄于巽方，只管十年，以上共合为九十年。由一至五皆顺数，是为上元。自此天行九位，地行八位，天行七位，地行六

位，共八十年。天又行乾方，遂转为地下。地将转西南，而正临五位，将此五数寄于乾方，只管十年。以上共合为九十年。由九退至五皆逆数，是为下元。三元行尽，天乃复归于一，地乃复归于二。上下两元，其数一顺一逆，不能相接，必天地交于中五，以为枢纽，然后能超神接气，故《内经》以辰戌为天门地户。凡临中五，只须十年，因中宫较窄，故只须十年已行过了。

《河图》之数皆天左旋，地右转。验之于人，耳目象天，手足象地。《内经》曰：右耳目不如左明也。左手足不如右强也。东方，阳也。阳者其精并于上，上明而下虚，故耳目聪明而手足不便也。西方，阴也。阴者其精并于下，下盛而上虚，故耳目不聪明而手足便也。

《内经》有以脏腑配九数者。《六节脏象论》曰：分为九野。九野为九脏，形脏四，神脏五。形脏谓胃、大小肠、膀胱，神脏谓心、肝、脾、肺、肾，所以藏神也。

《河图》之数，配后天八卦，验之于人，有确切不移者，无过于女子七岁更齿，二七而天癸至；男子八岁更齿，二八而天癸至。盖少女属兑卦，得七数，少男属艮卦，得八数，故以七八起算。义详下乾坤六子章。

天地间物，形色不齐，然不过此七色而已。西人用三角玻璃照出日分七色，亦是《河图》七色之验。

此世所传《河图》，今改名《洛书》，义见前考辨章。

【再按】《易经》先言《河图》主气，主生，自当以成数为是。次言《洛书》主运，主成。观《易·系辞》天一地二章，是言《洛书》十数。其曰成变化，行鬼神者，以其主成也。行者，即五行之谓也。

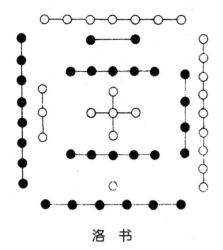

洛 书

此图以成数为主，以五行为用，自当在九数之后，是以从刘牧，改名为《洛书》。

《洛书》之数，一六共宗，二七同道，三八为朋，四九为友，五十相守。蒋大鸿曰：圣人观象而求其义，以奇属阳，以偶属阴，其数参五，所以齐一。其形对待，所以往来。四时之代谢，由此而运。万物之化育，由此而胚。一生一成，皆阴阳交媾之妙。二气相交，五行兆焉。此数语颇悉其理。然蒋大鸿仍从旧说名《河图》，又谓圣人本此图始画八卦。不知《系辞》明言：仰观俯察，近取诸身，远取诸物，始画八卦。至于《河图》《洛书》，则但曰圣人则之，并未言本此画卦。且此图四方以配八卦，实属不合。术家折四隅之数，补成八卦，牵强已极，非造化之真迹也。

《洛书》者，五行之根原也。其数以一、三、五、七、九，属之于天；以二、四、六、八、十，属之于地。天左行，地右行，天行五步，地亦行五步，二五媾精，遂生成水、火、木、金、土，故名曰五行。

男祖鉴曰：西洋天学言地右转，有循行之轨道，而不言天转，中国旧说言天左旋，不言地转，皆不知古圣人五行之理。古圣人观于《洛书》而知天左行，地右

行，一年各行五步，故名五行。然则知天地所行之轨道者，莫如《洛书》也。

又曰：五行一生一成，而有水、火、木、金、土。此有可以实验者：从冬至起，天左行在北，其时霜雪渐盛，为天一生水之验。天在北，则地在南，日晷渐长，为地二生火之验。立春之后，天行在东，草木皆生，为天三生木之验。地行在西，为地四生金之候。但金在土暗生，人无从验；菊是秋花而生于春，亦即地四生金之一端。春分以后，天行辰位，临黄道，交其时，天在五，地亦在此，承天之合。故但言天五为生土之时，农乃播谷，是其验也。夏至以后，天行正南，合于地二之位，其时赤日流金，为天七成火之验。夏至后，地行正北，合于天一之数，其时洪水盛涨，为地六成水之验。立秋后，地行东方，与天三之位合，其时草木成实，为地八成木之验。天行西方，与地四之位合，其时草木黄落，鞠有黄华，为天九成金之验。重九后，地行戌位，天体渐低，地体渐高，故但言地十为成土之时。其时农功告成，即地十成土之验。五、十二位，寄于辰戌，故辰戌为天门、地户。凡此十数，以纪五行，成四时。故《易》曰：变通莫大乎四时。西人斥金、木二物不足以当五行，中国人和之，亦以为然。不知五行者，言天左行，地右行，而有一步生水，二步生火之义，非执有象之五物言也。是以五行括尽天地之气化。西人立土、水、火、风四端，不知风即木气也。去金不言，试问数十种金从何化生？秋日草木黄落，感何气化？知有形之金而不知无形之气，以西人未读中国书，不知《洛书》十数，固不知五行。奈何中国人日读圣人书，而亦不考耶。

《洛书》之数，一生一成，其间必得

五数。《易》所谓五位相得而各有合。盖中五者，太极也。四方者，四象也。中五之极，临制四方，五行皆得中五，乃能生成。所谓物物各有一太极。

五行分为五方，今就地球剖分之。英、法当四九金位，是为西方。俄、美当一六水位，是为北方。非洲、澳洲当二七火位，是为南方。东洋大海当三八木位，是为东方。中国当五十土位，是为中央。五洲惟东洋一片汪洋，并无土地。虽有琉球、日本，究竟土面无多。盖东方属三八木位，水来生木，是以多水。木能克土，是以少土。然虽少土，而以方位论之，不得谓非东方也。惟其以海为东方，然后知中国实居中央，与《洛书》之位恰合。今人以昆仑为地中，因其水分四面流也。然昆仑只是地之脑顶，《撼龙经》云：昆仑山是天地骨，中镇天地为巨物，如人脊背与顶梁，生出四肢龙突兀。是昆仑山如脑顶，中国在前面，如人之腹心。美利坚在背面，如人之背心。以《洛书》十数论，则天五是地上之中宫，中国配之。地十是地下之中宫，美利坚配之。又以五印度为中者，乃中外形势之说，实非大造之定位也。

《内经·阴阳大论》曰：东方生风，风生木，木生酸，酸生肝，肝生筋。在色为苍，在音为角，在声为呼，在变动为握，在窍为目，在志为怒。其畜鸡，其谷麦，其数八，其臭臊。南方生热，热生火，火生苦，苦生心，心生血。在色为赤，在音为徵，在声为笑，在变动为扰，在窍为舌，在志为喜。其畜羊，其谷黍，其数七，其臭焦。中央生湿，湿生土，土生甘，甘生脾，脾生肉。在色为黄，在音为宫，在声为歌，在变动为哕，在窍为口，在志为思。其畜牛，其谷稷，其数五，其臭香。西方

生燥，燥生金，金生辛，辛生肺，肺生皮毛。在色为白，在音为商，在声为哭，在变动为咳，在窍为鼻，在志为忧。其畜马，其谷稻，其数九，其臭腥。北方生寒，寒生水，水生咸，咸生肾，肾生骨，骨生髓。在色为黑，在音为羽，在声为呻，在变动为栗，在窍为耳，在志为恐。其畜彘，其谷豆，其数六，其臭腐。

五伦五常之性，本于五行，出于五脏。仁者木之性，出于肝。义者金之性，出于肺。礼者火之性，出于心。智者水之性，出于肾。信者土之性，出于脾。五方之民，性各有偏，人有厚薄，性亦不齐，然皆秉天地之五行，莫不具有本性，故孟子曰：人性皆善也。盖《洛书》之数，以五十为中宫，孔子之教，以五常为中道，体天地，贯四时，所谓时中之圣也。佛主仁而义不备，道主义而仁不全，天主、耶稣各得一性之偏，而五者未备。虽各有理致，与孔子教中之道不同。盖孔子生于中国，以中立教，此非强人为之也，实天地生成自有之性。特恐人欲锢蔽，故必立教以明之。今试验诸物，而知五常之性，本于天矣。雁飞则成行，居则成偶，从一而终，有夫妇之伦礼也。雁何故有礼哉？盖雁乃随阳之鸟也。日行北陆，则雁迁居至北；日行南陆，则雁迁居至南。日者，离火也，雁秉火德，故主有礼。仲秋之月，鸠化为鹰，应西方金气而主杀义也。仲春之月，鹰化为鸠，名布谷鸟，应东方木气而主生仁也。以一物应时变性，盖知人性之秉于五行。兽之有信，无过于象。越南、印度等处设陷阱，象落其中，教令投诚，象点头，则引出，终身相从，或代耕作，永不叛也。

【按】其地正当坤方，坤土主信。象鼻极长，鼻准属脾，鼻长土旺，是以有信。

象色黑而兼白，黑者二黑，坤之正色也。

白者坤之对宫八白，艮方之色。艮亦属土，象得坤艮之间色，秉纯土之气所生，是以有信。信与忠同情而异位。忠者合于天地之中气，应乎《洛书》之中五，必秉中宫五黄之正气，然后有忠。试观蜂蚁有君臣，其形腰中特细，以应中央。惟黄蜂、黄蚁乃有君臣，黄是中五之色，腰既中细，色又应中央，是以有忠也。龟能前知，鼠不穿空仓，二物皆秉北方水性，故主智。肾者，水脏也。凡物之生，皆秉父母之肾气。雌兽尾长过身，是肾中督脉极长，知尊贵老。乌鸦纯黑，得肾水之气，知反哺孝养，皆因秉肾气足，故报本返始，不忘其由生也。相法言人耳垂有黑痣主孝，亦以肾开窍于耳，故于此验孝。夫鸟兽犹有五常，岂可人而不如乎。

天干地支，非《易经》之正旨，然亦《易》理所有，且其根源，实具于《洛书》，故即继《洛书》而递及之。

天　干

十干与《洛书》十数恰符，戊、己配中央五、十，甲、乙配东方三、八。丙、丁配南方二、七，庚、辛配西方四、九，壬、癸配北方一、六。大挠作此，就天之五道，分布十干，以纪天之五行。推历得甲乙，则知其盛德在木。得丙丁，盛德在火。得戊己，盛德在土。得庚辛，盛德在金。得壬癸，盛德在水。以十干管五行，以五行宰万物，其法精矣。

问：只有五行，应只立五干之名，何以必剖而为十干？答曰：五行之中，又各有阴阳也。《洛书》天数五，地数五，合而为十。故天干之名甲、丙、戊、庚、壬，本天数者为阳。乙、丁、己、辛、癸，本地数者为阴。《内经》以阳干配腑，阴干配脏。故《脏气法时论》曰：肝主春，足厥阴少阳主治，其日甲乙。心主夏，手少阴太阳主治，其日丙丁。脾主长夏，足太阴阳明主治，其日戊己。肺主秋，手太阴阳明主治，其日庚辛。肾主冬，足少阴太阳主治，其日壬癸。肝病者，愈于丙丁，加于庚辛，持于壬癸，起于甲乙。心病者，愈于戊己，加于壬癸，持于甲乙，起于丙丁。脾病者，愈于庚辛，加于甲乙，持于丙丁，起于戊己。肺病者，愈于壬癸，加于丙丁，持于戊己，起于庚辛。肾病者，愈于甲乙，加于戊己，持于庚辛，起于壬癸。

【按】人秉五行之气而生，故与天之五行生死相关，医者不可不知也。

问曰：十干配五行，是空名乎？抑实象乎？答曰：非空名，皆实象也。盖天有五道，各分五色。一曰黄道，居中央，以戊己配之。二曰赤道，居南方，以丙丁配之。三曰白道，居西方，以庚辛配之。四曰黑道，居北方，以壬癸配之。五曰青道，居东方，以甲乙配之。说见《月令疏》引《考灵曜》。盖十二辰者，天之经度，就天大圆之形，画分为十二也。十天干者，天之纬度。分五色各有内外二界，故就五道剖分为十，而以十干纪之。是以太岁有在甲、在乙、在丙、丁、壬、癸之十位。其位不同，其色亦异，其气亦各别，而阴阳衰旺，从可察矣。

西人天学最精，动谓中国圣人不知天象。然赤道、黄道之说，西人终不能改，但置黑道、白道、青道而不言。又不知黄道属戊己，赤道属丙丁。其纪岁也，但曰耶稣降生几千几百几年，有象数，无气化，与天地人物交关处不相干涉，是西人虚奉天主之名，于天之何以主宰万物，不能发明。何如中国圣人言天即验于人，言人即验于物，贯三才，赅万类，一言数而象已呈，一言象而气已具，于天之主宰万物者，发挥无遗，非至圣其孰能之。

又曰：天之五纬，有此五色，而万物应之，各有色象。《内经》以配五脏，白当肺，赤当心，青当肝，黄当脾，黑当肾。白当皮，赤当脉，青当筋，黄当肉。黑当骨。青如翠羽者生，如草滋者死。赤如鸡冠者生，如衃血者死。黄如蟹腹者生，如枳实者死。白如豕膏者生，如枯骨者死。黑如乌羽者生，如炲者死。推之药物，青入肝，白入肺，黄入脾，赤入心，黑入肾。无不准此。

问曰：人秉五行五色而生，故中国、俄国人皆黄种，呵非利加人皆黑种，欧洲人皆白种，美国人皆赤种。五大洲人只有四种，独无有青种，其故何也？答曰：人为裸虫之长，秉土气而生者也。土畏木克，青色属木，故不能生人。且青方并无片土，全是海水，是大地之土已不能布于青方。人之托土而生者，安得有青种哉？故凡人面色青，皆主有病。

问曰：天有十二辰，十二年一周天。又有十干，十年一周天。天干与地支不能整齐，从甲子年起，必行至六十年乃复为甲子。凡此不齐之数，何故使然？答曰：十二辰是从南北极剖分为十二，每一辰分为三十度，子、午、卯、酉多一度，其三百六十四度外，有零余又四分之，故曰四分度之一，总其十二辰，合为三百六十四度零，此大圜之位，天之经度也。岁星每年行尽一辰，必十二年乃行尽十二辰。若乎十干，则本于五纬度。纬度与经度宽窄不同。盖辰谓无星处，出于恒星之外，极天之大圆而无止境皆是。此十二位，乃正圆之体分为十二，是为经度。若乎纬道，是七政循行之路道，斜跨天腰，东西环绕，而成椭圆之形，修削而狭，较经度窄。故太岁之经度在子，须十二年乃复于子位。太岁之纬度在甲，只须十年而已复于甲位。经度正圆而阔，纬度椭圆而狭，不能整齐，以次递差，必六十年，然后岁星乃复于甲子。六十年而立春之日同，一百八十年而立春之时刻同，五百四十年而立春之分秒同，推历法者，名为一元。天干地支之巧合，真能写天地象数，使气化纤毫毕见。西人以耶稣降生之日纪岁，以礼拜之日纪候，不用支干，有象数，无气化。在西人自用其法，未尝不可，奈何中国人不考气化之实，亦欲黜古人而专信西法，不亦悖乎？且西法言天体不动，地球绕日而成昼夜。又云：地轴常指天中之一点。

【谨按】西人所谓天中之一点，即中国所谓北极也。果如西人之说，地球绕日，则上下悬殊，安能常指天中之一点乎。吾邑吕竹如，精中西天算，著有《谈天正议》，辨此甚详。盖地未尝不转，然则如轮自转而不能绕日。西人谓地之南北有轴头如锥。夫既有轴头以为机纽，则有定所，不能绕日上下也。日月五星，西人既以为行星，何以独言日不动，且日之缠度，每日一移，安得谓日独不动。西人既言天中一点不动不应，又言日不动，甚矣。中国圣人早有定论曰：譬如北辰，居其所而众星拱之，以知众星皆动，惟北辰不动。据北辰分十二位，以推步五纬，天地之象可见矣。

问曰：西人不用天干，以零、一、二、三、四、五、六、七、八、九立算，并无差也。今必坚信天干，以为有关气化，究何验乎？答曰：以十干配气运，合脏腑，诊治百病，无一不验，理详《内经》，未易枚举。然就人身之气化验支干，其理尚微，不如举无知之物以验之，则气化显然。燕不识字，而知避戊己，非避其名，避其气也。蝙蝠遇庚申则伏而不出，亦伏其气也。足见支干确有其气之可验，非徒纪数而已。西人历法不用甲乙，而只用一、二、三、四，何如十干纪日，为能气数两全也。

问曰：天干既分为十，何以又有五合？答曰：即《洛书》五位相得而各有合也。以《洛书》之数言之，一为甲，六为己，一六共宗，故甲与己合。二为乙，七为庚，二七同道，故乙与庚合。三为丙，八为辛，三八为朋，故丙与辛合。四为丁，九为壬，四九为友，故丁与壬合。五为戊，十为癸，五十相守，故戊与癸合。然此相合者，皆只以数论也。若夫随天之运以司化育，则因五合而成五运。《内经·五运行大论》曰：丹天之气，经于牛女戊分。黅天之气，经于心尾己分。苍天之气，经于危室柳鬼。素天之气，经于亢氐昴毕。元天之气，经于张翼娄胃。所谓戊己分者，奎壁角轸，则天地之门户也。王冰注引《遁甲》，天门在戊亥之间，奎壁之分，地户在辰巳之间，角轸之分，故五运皆起于角轸。甲己之岁戊己，黅天之气经于角轸，角属辰，轸属巳，其岁月建得戊辰、己巳，干皆土，故为土运。乙庚之岁庚辛，素天之气经于角轸，其岁得庚辰、辛巳，干皆金，故为金运。丙辛之岁壬癸，元天之气经于角轸，其岁得壬辰、癸巳，干皆水，故为水运。丁壬之岁甲乙，苍天之气经于角轸，其岁得甲辰、乙巳，干皆木，故为木运。戊癸之岁丙丁，丹天之气经于角轸，其岁得丙辰、丁巳，干皆火，故为火运。星家有逢辰则化之说，亦出于此。盖十干各有本气，

是为五行。若乎五合所合化者，是为五运，言其天之五纬转临于辰巳者，看是何纬道，谓之登天门，主一年之运也。气与运常司天地之门户。戊己在角轸，则甲乙在奎壁，甲、己岁必甲戌、乙亥也，故《素问》曰：土运之下，风气承之。庚辛在角轸，则生丙丁在奎壁，乙、庚岁必丙戌、丁亥也，故《素问》曰：金位之下，火气承之。壬癸在角轸，则戊己在奎壁，丙、辛岁必戊戌、己亥也，故《素问》曰：水位之下，土气承之。甲乙在角轸，则庚辛在奎壁，丁、壬岁必庚戌、辛亥也，故《素问》曰：风气之下，金气承之。丙丁在角轸，则壬癸在奎壁，戊癸岁必壬戌、癸亥也，故《素问》曰：火位之下，水气承之。亢则害，承乃制，相反所以为功也。

【再按】 王冰以戌为天门，辰为地户，非也。辰为阳，戌为阴，天至辰方而升至极高，则当以辰为天门。天至戌方则日入地，又凡戌月以后，天体降下，低入于地。地体至戌月乃渐高起，是戌当为地户。六壬书以亥为天门，巳为地户，皆颠倒矣。今改定辰为天门，戌为地户。

谨将五纬具图如下（图缺）。

上据《内经》《太始天元册》文追写此图，与今之宿度有异。古尧时冬至日缠斗，今之冬至日缠箕，因星有岁差。尧时斗星在丑宫，今则箕星在丑宫。星虽有差，官位不差，故自尧至今，冬至日仍在丑，可知经纬二度，亘古不易也。

地　支

地支十二辰，或谓起于斗柄所指，非也。盖先有十二辰，然后视斗柄所指以为月建，非先有斗柄，乃定十二辰也。若以斗柄起义，则每日斗移一度，周天三百六

十五度，划分为四方可也，为八方可也，何必定为十二辰哉。盖创立十二辰之始，因日与月会，每年大约十二会而一周天，虽间有闰月，然闰为闰余，每年十二月乃其常度也。故将三百六十五度划分为十二方，以纪日月会合之舍次，名之曰十二地支。盖天体浑圆，难于分析，惟地有方圆，易于剖判，故就地球六面分为十二支。支即古"枝"字，谓如树枝分析也。既分为十二支，譬如一树，南枝向暖，北枝向寒，于是有阴阳之定位焉，有对待之化气焉，有六合之义，有三合之义焉。

何谓阴阳之定位？盖以十二支分为四方，以配《洛书》十数者是也。亥、子、丑配北方一六水位，主冬令。寅、卯、辰配东方三八木位，主春令。巳、午、未配南方二七火位，主夏令。申、酉、戌配西方四九金位主秋令。平分则为十二分，流行则为十二月，而一年四序气化尽矣。惟土无定位，独旺于四季。非有他义，亦以《洛书》之四方各得五数，故在地支之四隅各配中土，四时之季，土各旺一十八日，皆本于《洛书》十数之义也。

后人又有以十二支配《河图》九数者，然与九数之气化位次参差不齐，知《河图》九数与地支各别，不能强相配合。

【守潜按】十二支配九数，别亥六、子一丑，六一八合十五也；寅八卯三辰，八三四合十五也，巳四午九未，四九二合十五也；申二酉七戌，二七六合十五也。

《内经》有从四时起义者，春三月为发陈，天地俱生，万物以荣，早卧早起，以使志生，养生之道也，逆之则伤肝。夏三月为蕃秀，天地气交，万物荣实，使志无怒，使气得泄，养长之道也，逆之则伤心。秋三月为容平，天气以息，地气以明，

早卧早起，使志安宁，收敛神气，养收之道也，逆之则伤肺。冬三月为闭藏，早卧晚起，去寒就温，无泄皮肤，养藏之道也，逆之则伤肾。四时不相保，与道相失，则未央绝灭。未央二字，注家多不解。盖央者中央土也，《月令》《内经》皆以未月属中央土。《内经》此篇详言四时，但以未央一语总结之，因此篇乃《四气调神论》专主四时，立说故总结此句，以见土寄于四时之义。后世脉法春弦夏洪，秋毛冬石，四季之末和缓不忒，即是土旺四季之义。然《内经·平人脉象篇》云：四时之脉，皆以胃气为本，谓脉之带缓象者为有胃气。所谓胃气，即土旺四季之气也。

对待者，两支对冲，合为一气者也。子午合化为少阴热气，卯酉合化为阳明燥气，寅申合化为少阳火气，巳亥合化为厥阴风气，辰戌合化为太阳寒气，丑未合化为太阴湿气。盖十二辰，分之为十二，合之为六合。六合之间，化生之气是为间气。间者隔也，杂也。十二支本相隔，因其对冲则相见。相见则两气杂合，化成一气，谓之间气。虽《内经》只言司天在泉，并无间气之名，然在司天之左右者为左右间气，则知两相正对，合同而化，以司一年之气者，尤间气之大者矣。左右间气，特其副焉者耳。上天下地，谓之两间，人居其间，在气交之中，实秉间隔杂合之气以生，是以人有六气，以生十二经，上应天之十二辰。仲景《伤寒论》专主六气，深知六合交感，间气生人之理，故六经括病，为千古不易之法。

问：子水午火，何以化热。答曰：水中之阳，发见于天，与离日相交，则化为热。试观夏月水气上腾，日光下灼，亢热之至，即明验也。又如黑色与赤色相合，

即化为紫。紫者水火之间色也。推之于热，亦是水火之间气。又如咸盐，是海水熬晒而成，即是子水与午火合化为热之物，故多食盐味则发渴。今人以盐生于水，谓其清润。既不知五味五气相反为用，又不知虽生于水，实成于火，不讲间气，不讲试验，岂不谬哉。试观西人以盐精作炸药，可想盐性之热，而子午合化为热之理，亦可概见。然以热为主而仍名少阴者，盖热是从午火之化，所谓本气也；阴是存子水之阴，所谓标气也。人身十二经，皆以脏腑为本，经脉为标。本为气化之根，标为气化之末，皆应地支间气合化之理。

【余按】 间气即《内经》所谓气交也。经云：气交之中，人之居也，万物由之，此之谓也。

卯酉对冲，合化为阳明燥气。盖卯为日出之门，故称阳明。日入于酉，酉为秋金之位，金气刚劲，神名蓐收，收去润泽之气，则草木黄落，是以木当秋令而枯槁，从燥化也。木从金化，从其所不胜也。在人身属胃与大肠。大肠属酉金，人犹能知，惟胃配卯木，人皆不知。盖胃在后天八卦，当配艮土，先天震卦变为后天艮卦。谷入于胃，所谓能化者，西医以为全赖胆汁入胃化谷，中医所谓木能疏土，皆是震木变艮土之义。注《伤寒》者混称阳明，以大肠配酉，而不知以胃配卯，因不知胃与胆通耳。今观苍术得土木之间气而能燥胃，即是以胃配卯之义。李东垣补中益气汤因柴胡升胃中清气，亦是此义。胃受水谷，至大肠尽成干粪，即是燥化之实验。

寅申对冲，合化为少阳火气。寅为初春，阳从水底上升，而发于草木，以生花萼。凡花皆是木生之火象也。火与热不同，热是水火相交之气，火是阳从阴出，附木

则明之气。申乃西方金水之位，在天为阳气入阴之方。寅乃东方木位，在天为阳由阴出之方。申与寅对冲，合化则阳气由申而入，由寅而出，借木气以发泄，遂化为火。今且就一灯验之，灯炷或棉或草，皆系白色，是属申金之物。油入炷中，象阳气之入于申，炷系棉草，又是属寅木之物，灯火燃于炷头，象阳气之出于寅，此即寅申相合化而为火之一验。又凡树木之有花者，其内皮皆有白膜一道，由白膜通阳气，上树颠乃能开花。树颠属寅，白膜属申，皆是寅申合化为火气之象。故在人身，少阳经配三焦与胆，而根于肾中之命门，三焦者，周身膜膈也，膜色白，属申金，上合于胆，胆色青，属寅木。三焦根于命门，引命门之阳气上附于胆木，则化为火。故《内经》云：少阳之上，火气治之。

已亥对冲，合化为厥阴风气。盖亥水之阴，从巳火之阳，遂化为风。巽卦以下一阴从上二阳。西人天学言日行南陆，则风从北来，日行北陆，则风从南来。亥阴从巳阳而化为风，即此义也。亥者荄也，谓木之根荄，属于北方水位以养根荄。根荄既养，便当发生，故交于巳位。如根荄上升，发生枝叶，以象风气之四散。故巳亥对冲，合化则为厥阴风木也。人身之肝木，生于肾水，配亥以象根荄。心包络是由肝系上连而生，如木之枝叶；包络包心，象叶之承花。肝挟肾水之阴气，上连心包，以阴从阳，有如亥交于巳，化为风气。故经曰：厥阴之上，风气治之。凡中风病，多入于心包。

辰戌对冲，合化为太阳寒气。盖辰方乃皎日当天之位，故称太阳。戌方乃日入虞渊之所，遂生夜寒。是以辰从戌化而为寒气。西人造冰之法，用玻璃罐一枚，外

面安放水银，另将净水煮至极热，倾入罐内，即结成冰。虽全赖水银之冷，然水不煎热，亦不易凝，此可见太阳之热化为寒也。人身有小肠以宣心阳，故曰太阳。小肠之膜通水道，下入膀胱，为寒水之府。以寒济热，阳乃不亢，是以小肠下合膀胱而化为寒气。今人但知人身不可无热气，不知尤必有寒气，乃能济热。故张口呵之则热气出，是上焦太阳之气也。撮口吹之则寒气出，是下焦寒水之气也。冬则皮肤热，太阳卫外也；夏则皮肤冷，寒气济热也。

丑未对冲，合化为太阴湿气。盖未属坤，丑属艮，坤艮皆土也。而未近午兼火气，丑近子兼水气，以火蒸水而后生湿。譬有干腊肉，是属未宫火土之物。遇天将雨，则腊肉回润发湿，是未宫火土得丑宫之水而化湿也。又如干茶叶，其内本含水泽，是丑宫水土之物。遇火烘之则回润，又是丑宫水土得未宫之火而蒸湿也。湿土为万物之母，故称太阴。在人之身，心与肺交之处，有黄油相连，即未土也。《月令》以未月为中央土，汉之中宫名未央。《内经》未央绝灭，皆指未为中宫，而人之未央，实在心包与肺相交之间，一块黄油即未土也。肺附此油而生，故肺亦配太阴经。此油属未土，下连脾脏，生出腹中之板油、网油，是为丑土。丑未合化为湿，凡润湿之物，无逾膏油者矣。消化饮食，全赖膏油。今人但称脾为湿土，不知湿是何物。吾为指出即是膏油，然后知太阴所司之气化矣。

【守潜按】据黄庭内景之说，则未央又不在心肺之间，当参。

《内经》六气司天在泉，司天者主春夏，在泉者主秋冬。厥阴在上则少阳在下，少阴在上则阳明在下，太阴在上则太阳在下，少阳在上则厥阴在下，阳明在上则少阴在下，太阳在上则太阴在下。子午之岁上见少阴，丑未之岁上见太阴，寅申之岁上见少阳，卯酉之岁上见阳明，辰戌之岁上见太阳，巳亥之岁上见厥阴。皆言司天之气本于六冲合化也，说详《内经》，兹不具赘。惟在泉，是言在地体之中间，非在地球之底面。譬如午年，午在天顶以司天，则卯酉恰当地体之际，故在泉。盖午与子对，午在天顶则子在地底，其卯酉二位安能翻入地底，故卯酉只在地体之际，是为在泉。此可以潮汐明之。凡海潮，子午来则卯酉退，寅申来则巳亥退。潮汐随月，月在泉则潮来，月离于泉则潮退。一日两潮，即两辰对冲使然也。

地支六合者，日躔与月建相合也。如正月建寅，日月会于亥，十月建亥，日月会于寅，故寅与亥合。余仿此。日躔右转，月建左旋，顺逆相值，故为六合。日月与斗建，为气运之主宰，故其所合能化气以司令。盖日月所会者，天左旋之方位也；斗柄所指者，地右转之方位也。斗建与日躔合，即是地与天相合，所以能司气化也。自来皆以子丑合土，寅亥合木，卯戌合火，辰酉合金，巳申合水，午未合火。是五行惟火独有二，于义不符。后人改为午未合日月，以午配日，以未配月，用符七政之数。谓六合者，合于天七政之位。子丑上合土星之位，寅亥上合木星之位，卯戌上合火星之位，辰酉上合金星之位，巳申上合水星之位，午未上合日月之位。然午未之位最高，月轮最低，安得与日同合于最高之位。子丑最下，当考七政行度，土星最高，不应合于子丑之下位；木星亦在日之上，不应合于寅亥，而反在日下；是则六合不可以配七政。有求其故而不得者，遂诋六合无凭，抑亦妄矣。余尝考究《图》《书》，揆则仪、象，而知六冲、三合，是就地体平面划分为十二，则方隅异位，气亦异焉。至于六合，是就天体椭圆之形，自下而上，层累剖分，以为六合也。平面剖分，则土无定位，寄旺四隅；圆形竖剖，则地当在下，天当在顶，土仍不得列为定位。日月在天，亦不得专配午未。盖天在顶上，于《洛书》当配中五；地在底下，于《洛书》当配中十。是午未合天，子丑合地，乃贯四气而为之主者也。除去子、丑、午、未，然后以木、火、水、金配之，则气象始确。木附于地，子丑既合地，则附子丑之寅亥二辰，应合化而配木。有如寅月草木花，亥月草木亦花，名小阳春，即是寅亥合木之验。木上生火，附于寅亥之卯戌二辰，则合化为火。卯为日出之方，戌为日入之方，卯月始电，戌时焚膏继晷，离火继明，即是卯戌合火之验。由地生木，由木生火，此三者自下而生上者也。天者，乾阳金精之气也。午未既合天，附于午未之巳申二辰。承天之气，当化为金。旧说巳申合水，然巳月无水可验，且与自上生下之义不合，今改作巳申合金。试观申月立秋，农乃登谷；巳月盛夏，麦亦称秋。夏枯草生于亥月，是秉寅亥合木之气也；死于巳月，是感巳申合金之气也。黄河以南，岁获两次，麦、荞、蚕豆、芥菜、罂粟皆以十月种，至次年巳月收，为上季。巳虽夏月，俨然秋金告成之候，是为巳申合金之验。金下生水，辰酉之附于巳申者，当合化为水。旧说辰酉合金，然酉是已定之金位，非化气也；辰月更无金气可验。

【余按】 辰属三月，酉属八月。古人以清明改水，八月观潮，足见辰酉二月，盛德在水。故诗曰：寒食清明都过了，石

泉槐火一时新，春水浪高三月渡，皆言辰月水旺；酉月值参星，秋汐尤多，故当改作辰酉合水。由天生金，由金生水，此三者乃自上而生下者也。天居于上，地居于下，水火二气交于两大之中。盖先天八卦，水火居中，此六合化气亦以水火居中。乾坤之功用寄于坎离，万物之化生不外水火。今人以午为天顶，然天极热时必在未月。盖天顶与地心正对之时乃极热，必五六月午未之交，恰与子丑合地处，两相正对，天乃极热，是天体偏未故也。丑月极寒，是地体偏丑故也。上天下地，即是天五与地十正对。午未属天，五亦可配阻土，《月令》名为中央土，主于生长万物；子丑属地，十亦可配阴土《月令》所谓土返其宅，主于终成万物。以午未配《洛书》之天五，而土寄旺于此间，所以下能生金也。以子丑配《洛书》之地十，而土寄旺于此间，所以土能生木也。此说古本所无，然考之天象，合于《洛书》，于义尚通。

问曰：以午未合配天五，以子丑合配地十，与前所言《洛书》中央之位，殊有不合？答曰：此不过纵横之别耳。譬有一瓜，纵剖之为十二分，则以瓜心为中；若横截则以瓜蒂为中也。具图如下：

六合之理，可配先天八卦。午未在上，配先天乾卦，天位于上也。丑子在下，配先天坤卦，地位于下也。卯戌配离火，然以卯为主，先天之离在正东也。辰酉配坎水，然以酉为址，先天之坎在正西也。金附于天而生水，配先天之兑巽二卦；木附于地而生火，配先天之艮震二卦。然木之根在亥，而实成寅，故论木当以寅为主。金之根在巳，而实成于申，故论金当以申为主。金木异其位，水火交于中。人在气交之中，皆秉水火之气而生，故道家炼长

生，不过坎离交媾而已耳。

```
        午              未
                天
            午      未
    巳      金      申
    辰      水      酉
    卯      火      戌
    寅      木      亥
        丑      子
            ·
            地
```

【再按】星辰之运，始则见于辰，终则伏于戌。自辰至戌，正于午而中于未。故《尧典》言：日永星火，以正仲夏。是以午为正也。《月令》于季夏未月乃曰：昏火中；《左传》曰：火星中而寒暑退；《诗》曰：定之方中；亦皆以未为中。盖以天干之纬道言，则辰巳间为黄道之中；以地支之经度言，则午未相会之处为天顶之中。经度起于南北极，午未合处南极也，子丑合处北极也。

地支三合，仍配《洛书》四方，故皆以四正为主，而四隅之支，只从四正以立局。木生于亥，壮于卯，死于未，故亥卯未会木局。火生于寅，壮于午，死于戌，故寅午戌会火局。金生于巳，壮于酉，死于丑，故巳酉丑会金局。水生于申，壮于子，死于辰，故申子辰会水局。后世衍为长生、帝旺、墓库之说，并添土之长生、帝旺、墓库，以足成五行之局，而不知四局之墓皆在四季，即皆归于土。可知土旺四季无定位也。《史记·货殖传》：水毁、木饥、火旱、金穰，亦不言土，足见土寄旺而无定局。故《内经》言岁气会同，亦只有四局。《六微旨大论》云：甲子之岁，初之气，天气始于水下一刻，为冬至。乙丑之岁，天气始于二十六刻，谓卯初初刻。丙寅之岁，天气始于五十一刻，谓午初初刻。丁卯之岁，天气始于七十六刻，谓酉初初刻。戊辰之岁，天气复

始于一刻，亦以子初为冬至节。申岁亦然，余仿此。故申子辰岁气会同，巳酉丑岁气会同，寅午戌岁气会同，亥卯未岁气会同。终而复始，所谓一纪。另详余《内经本义》。

花　甲

六十花甲，因天干之纬道，与地支之经道广狭不同，岁星循行五纬，旁行斜上，与经度参差不齐，故从甲子起，必六十年乃复为甲子。《内经》云：上下相临，阴阳相错，而变由生焉。应天之气，五岁而右迁；应地之气，六期而环会。五六相合，凡六十岁为一周，不及太过，斯皆见矣。盖以十二辰所主之六气，在上司天；以十干所合之五运，在下运行。十干与十二辰相错，于是乎五运与六气有相生相克。风木司天而遇木运，火气司天而遇火运，湿土司天而遇土运，燥金司天而遇金运，寒水司天而遇水运，是为太过。如木运之岁而遇燥金司天，则木受克制，是为不及。余仿此。六气与五运不相胜负，是为平和。推之六十花甲之气运，以制病药之宜忌，详余所注《内经本义》。陈修园谓五运六气与人病多不相验，然《内经》论理甚精，取证亦确，但人之强弱各异，五方不同，未可执一以论。若谓气运不如此，盍即《内经》所言各物盛衰之变以考验之哉。

支干之义，大约如是。后人衍《易》，又有爻辰纳甲之说，于义未确。又以六十花甲配《河》《洛》之数，皆不确实。或谓《河图》以九为数，花甲九周，其五百四十年为一大元，故推元运者必以花甲配《河图》。不知花甲只以纪年，《河图》九数只以纪运，是《河图》九数为经，而花甲又为纬。若以花甲强配之，则不合也。

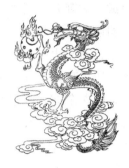

医易通说 下卷

后天八卦

《河》《洛》二数，流行于大造匡廓之中，遂将先天八卦之气，变为后天八卦之运。具图如下：

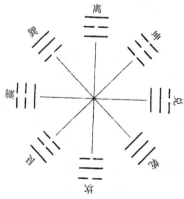

《易》曰：帝出乎震，齐乎巽，相见乎离，致役乎坤，悦言乎兑，战乎乾，劳乎坎，成言乎艮。此后天八卦之运也。盖先天八卦，虽各有气，犹未成形。一自天旋地转，经纬互交，运之所至，气斯变焉。先天八卦之方位，遂变为后天八卦之方位矣。

【守潜按】 四正之卦，各变其中爻，则乾为离，坤为坎，离为乾，坎为坤；四隅之卦错之，又变其中爻，则震为艮，巽为兑，艮为震，兑为巽。如下图：

四隅四正之卦既变讫，于是以长子代父，乾退于西北，震在东而木运行焉；以少女代母，坤退于西南，兑处西而金运行焉。诸家有云长女代母者，不知女未嫁始代母也。

后天八卦，坎水在北，离火在南，震木在东，兑金在西，合于《洛书》四方之位。其四隅，乾在西北，坤在西南，巽在东南，艮在东北。后人以为折取四方之数补而成之。然考《洛书》四方之数，乃天与地一步一行，各有五步，以成五行，安得任人折算找补成卦哉。盖八卦之义与五行原有不同，无容牵强。

有以后天八卦配《河图》九数者，一白坎、二黑坤、三碧震、四绿巽、五黄中、六白乾、七赤兑、八白艮、九紫离，方位恰合，以时令气数考之，皆无差忒，惟中五无卦配合。盖中五即太极也。先天以前，为浑然无形之太极；后天以后，为昭然有象之中五。故《洪范》曰：五皇极。"皇"即"太"字之义。《青囊经》曰：中五立极。虽出术士之说，而其理确然可据。

问曰：同是八卦，何以分先天、后天？答曰：先天、后天，不过言造物先后之序耳。有如人身胚胎，是为人身之先天；及其成形，是为人身之后天。人之先天，在母腹中，以脐通呼吸。人之后天，出母腹中，以鼻通呼吸。先天后天，体用不同，卦之有先后天，亦犹是也。故先天为体，后天为用。先天八卦主气，后天八卦主运，各有不同。

问曰：先天八卦变为后天八卦，如何变法，必有实气实象，不得徒举空名，能将事物一一指出否？答曰：善哉问也。使无实在证据，则圣人立卦，几同虚设。不知圣人真洞悉造化也。今且就己所见，详列于下。

先天坎卦☵在西方，变为后天兑卦☱，仍居西方，于五行属金，于气为露泽。草上露珠，必生于日入之时。试从日入看稻苗，见其根下引水珠上颠，则结为露，可验坎水变为露泽之象。盖日入则阳入于水，坎下之阴变而为阳，阳蒸于下，阴腾于上，遂生露泽。及天将明，日光犹在水中，故露更盛，至日出则露晞矣。即云上于天而为雨，亦是阳蒸于下，泽自上生。有云出不降雨者，则以云未到冷际，不合兑卦阴爻在上之象，故不化雨。问曰：何谓冷际？答曰：西洋天学以去地最高则纯是冷际。人身下焦之气上出于口，化为泽液。盖上焦肺金，即人身之冷际。下焦阳气上出遇阴，而化为津液，是人身之兑泽也。

先天离卦☲，变为后天震卦☳。盖离火即电也。电先发而雷后应，是离变为震之明验。所以成震之故，因阴水加于阳火之上，搏击而成。试观有电无雨，断不成雷，以电火不遇阴水，不相搏击也。但有雷声，无不有雨，盖电火之阳，遇阴水加之，相搏成雷。所以离之上爻变阴，即为震卦。先天之离位在东方，以东方为日所出，日即离火之精也。而后天之水皆归于东方，是水阴加于离阳之上，变为震卦。故东方海水潮沸震荡，阳气在水下鼓动不休。江河之水无潮，以江河未加离位，其下无阳气鼓动，是以不潮。惟东方坎来就火，离变为震，阳在下而上腾，乃发为潮。此气发于万物，则为生气。蠢然而动，即是帝出乎震之气，东方所以主春也。人身胆木，是阴中之阳，实配震卦。凡人郁冒、振战、冲逆诸病，亦是人身之震气。

先天坤卦☷，变为后天坎卦☵。因坤体纯阴，凝而不流，土返其宅，水归其壑，故在月令，坤当十月，纯阴用事，固阴沍寒，地下之水泉尽皆涸竭，必得阳气蒸之，然后冻化，水泉乃出。先天坤位正当北方，曰幽都，坤之黑色也。坤初爻曰：履霜坚冰，阴始凝也。北方有冰海，则全是坤纯阴之气所凝。冰得日光而化，是为纯阴中得一阳，遂化为水。遍地球之水，所以流而不冰者，以地心纯是热汁，故能化水，是即坤变为坎之义。地心热汁，出于泰西地学，考验得实，与《易》义合。

【再按】人身，坤为脾土，主膏油。坎为肾水，主水精。脾之膏油渗水入肾，则化为溺。五谷之液入肾化精，即人身之坤变化为坎也。

先天乾卦☰，变为后天离卦☲。盖乾阳乃周天之空气，纯是轻清，并非火热。西洋天学家言，去地一千六百丈，则上面纯是冷际。又谓冷际之上，乃为热际。夫冷际者，西人乘气球已到之际也。至于冷际上复有热际，则西人想像之词，并未曾到。揆之于理，实属无凭。惟《易·系辞》云：乾为天，为寒，为冰。可知乾天纯是冷际。虽圣人亦未身到，然以气推之，地本阴而含阳热，则知天本阳而纯阴冷也。且此冷际，乃生发阳光之际，所以言天，只可言阳气、阳光，而断不可言阳热。盖此阳光，散而不聚，必得日质以凝之，则六合之光，皆聚于日。是日光属阳，日质属阴。凡有体者皆阴也。西人远镜窥日，见有黑斑，便是察见阴体之验。日在天中，为乾中得阴，合于离卦之象。然有光无热，是以天空仍是冷际。必日光下交于地，而后生热。地在南方，正当天顶，先天之乾，位在南方，故天顶为阳光所聚，得南方地球之阴体，承受其光，遂成离火。是以在天则赤道在南，在地则火位在南。西人默瓦南，寻得南极之火地，今称澳洲，真属正离之位矣。地球聚天阳而成火，故地心尤热。天阳是离上一卦，地热是离下一卦，天之光合于地之热，则明两作离，是为火矣。此先天乾卦变为后天之离之义。或疑阳光不热之说无据。然试金、银、铜、铁有光，宝石、玻璃有光，皆冷而不热，且皆无火也。以物触击之，则发而为火。是阳光遇阴质触之乃为火，即乾阳得阴乃变离之一验。人身心属火，全赖肾水交心，以养此火，亦是阳中得阴，然后合成离卦。

先天兑卦☱，变为后天巽卦☴，盖巽为风，风气之生，轻微闪灼，见于禾苗之末。当日光初出时，人从旁而斜视之，则见禾苗末有此闪闪灼灼之气，往上升发。故《易》曰：地风升，谓风从地土升出，即宋玉《风赋》起于青蘋之末也。此风之起，多在日出时，因日出则露泽之阴下降于地，而地中之阳应之以起，遂上升于天。

《庄子》名野马，生物之息以相吹者也。凡是草木皆秉风气，草木伸长，便是风气上升之验。《管子》云：泽下尺伸上。尺谓泽下润其根至于一尺，其上之苗茎遂伸长一尺，足见泽下则风上，而兑变为巽，义可睹矣。人身之呼吸象风，必肺中泽液下调，而后呼吸静息，亦是兑变为巽也。道家调息之功，只是调肝肺，以兑泽化其巽风而已。

先天巽卦☴，变为后天坤卦☷。《尔雅》云：风而雨土为霾。是其验也。《庄子》以风为野马尘埃；西洋天学言树枝不动亦有微风，一刻行六里。称野马者，言其行也。日光照隙，但见光线中无数尘埃，回旋飞舞，此即风所生之土气，由微至著，集埃成土，特人不觉耳。草木树叶感风而生，零落则腐化为土，皆是巽变为坤之义。西洋地学，言天之空气，最能侵蚀各物，无论木石铜铁等件，皆能逐渐剥落，空气愈湿则侵蚀愈甚。

【按】湿即土气，风之化湿，即是化土之先兆。及至各物剥，皆化为有形之土矣。人身肝木配巽卦，而主周身之膜，脾土配坤卦，而主周身之膏油。膜上生膏油，即是巽变为坤之形。

先天震卦☳，变为后天艮卦☶。西洋地学言改变地势，由地中有火力奋发突起，或于水面突出岛屿，或地震时凹然地下，凸然高起，此皆震变为艮之象。又云火山常有轰声，山顶破裂，喷出稀汁，冷则凝结成石，此尤震变为艮之显著者。中国各山，虽未见涨突之迹，然必地下有气奋起，乃能高出。人身胆配震木，胃配艮土。西医言胆汁入胃化谷，中医言木能疏土。李东垣补中益气汤用柴胡、升麻，达木气以扶中土，皆合震变为艮之旨。

先天艮卦☶变为后天乾卦☰。艮为山，山顶出云气，放霞光，皆山气变为天气。乾天纯阳，艮则上一阳而下二阴，必得日光射照，将山下之阴变而为阳，然后能出云气，放霞光。艮之变乾，其理可微会矣。先天艮卦方位在戌，古之昆仑，今之乌拉大岭，实在戌方，以应先天艮卦，乃地之脑顶也。其山最高，其地气自与天相接。天左旋至戌方，则入于地下。天之就地在此，地之近天亦在此。天空纯是冷气，山之最高者，其气最冷。山生冷气，即是艮气变为乾气。昆仑、乌拉岭寒气较重，可为艮气变乾之一验。乾又属金，五金之矿生于山中，皆是石体，即艮体也。以火炼之，然后成金，是将艮体下二爻之阴，变为纯阳，遂成乾金，此尤艮变为乾之实事。在人身以脑为乾，以胃配艮。西人言脑筋多系于胃，中医言胃络上通于脑。又人身之背亦配艮卦，太阳经由背上脑顶，是艮变为乾之通路。

问曰：吾子所论先后天变化之理，凡阴爻变阳皆主日言，阳爻变阴皆主水言。又谓天顶纯是冷际，地心纯是热汁，与乾卦纯阳，坤卦纯阴不合，何也？答曰：此西人所谓爱力、吸力、摄力也。乾天纯阳，而地之阴气皆为所摄，故天上纯冷；坤地纯阴，而天之阳气皆为所摄，故地心纯热。此《易》所谓天地交泰也。惟其天地交泰，所以化生人物。天地之功用寄于坎离。日者，离之精。水者，坎之气。化生人物，全赖水火。盖乾南坤北，一交而变为坎离，所以后天功用，全在水火。人身心配离火，肾配坎水。医家所重者，水火相加而会于中土。人秉土气以生，故医重坤土。道家所重者，取坎填离而变为纯乾。道以天仙为上，故炼取纯乾。

先天卦变为后天卦，即一草一木亦有可验。试举数端为格致者实征之。荷藕中空，即离象也，生出莲叶，其形仰盂，即是先天之离变为后天之震。开花色红内虚，又是象先天之离，生出莲蓬，又是仰盂，象后天之震。至于莲子，外白肉，内青心，亦象离中虚，又将来生莲叶之先天也。然莲子非入水不能生叶，盖离之上爻必变为阴乃成震卦。水者阴也，莲子入水，是离体之上加以阴爻，遂变为震卦矣。炮铳声响远，即震象也，然必先发火而后能轰击，是皆震响居后，离火居先。问曰：火发即铳响，是响即离阳所发，何以卦体必离上之爻变而为阴，然后为震卦哉？答曰：响是冲击空气而响，炮内膛离火发作，一出炮口，遇空中冷气，则离上阳爻遇阴而变为震卦。水银能变为真银，水银属先天坎卦，变为真银，即是先天坎水变为后天兑金。铜色多赤，属兑金七赤之色，然铜矿初出土未熔炼时，多带绿色。绿者，四绿之色也。先天兑卦，位本在四绿方。以铜论之，矿属先天，故带四绿之色。铜属后天，故变成七赤之色。甘、橙、橘、柚，亦含兑泽之气，初绿后红，有如绿矿转为红铜之义。造柚皮糖法，用淘米水泡至明软，绿色变黄，次换水，以铜钱、白矾煮之，则还为绿色，再拌糖晒干。柚秉先天兑泽甘润之气，先天兑卦在四绿方，故皮色绿。业经泡去其色，用铜钱、白矾煮还其绿，是先天兑金返归四绿之位也。甘蔗有青、红二色，天下之蔗皆青，惟四川出红蔗更甘润，因四川在西，得七赤之气。至闽广之青蔗，又较别省为盛，以闽广位在东南，得先天兑气，故亦有甘泽，然终不敌川中赤蔗。因东南先天兑卦，已变为后天巽木，故色青不纯甘。四川赤蔗纯得兑泽，兼含先天坎水之气，故色赤液多，为更佳也。草木禽兽，秉先后天卦气者不一而足，愿同学者引伸触类。

八卦方位

后天八卦，分为八方，风气既殊，物产亦异，皆随卦气为区别也。巽卦在东南，分野当湖北、江西、广东、琼州、广西、西贡、越南等处。巽为风，主春温之气。湖北蕲州当巽之下爻，风气柔和，温而不烈，故产蕲艾，又产蕲蛇，为治风妙药。蛇在十二辰属巳，巳在巽位，故巽之分野多产蛇。蕲蛇、蕲艾独得风气之和，故善治风。又产绿毛龟，应巽四绿之色。何以绿色，得见于龟，因龟与蛇相配，蕲蛇出巽宫而反带乾六之白花，故龟本属北方之物，出于巽宫亦反带巽四之绿色。此本卦与对宫之卦相错而生，所谓间气也。以一龟之体论之，龟身属阴，其毛属阳，阴伏于下，阳生于上，合于巽卦，故生绿毛。他龟不产巽方，腹背皆阴，故无绿毛。有造绿毛龟法，用生姜汁涂龟背，则生绿毛，以其阳加阴上，阴伏阳生，合于巽卦，遂生绿毛，益知蕲龟绿毛之故。广东、广西、琼州等处，值巽之中爻，其蛇尤多，又产蚺蛇，并产绿毛鹦鹉。西贡、越南值巽之上爻，其蛇更毒，产孔雀食蛇，毛色纯绿，与绿毛龟同得四绿之色。龟属阴，故应下爻；雀属阳，故应上爻。又出肉桂，是极温之药。蕲州值巽之初爻，故艾性柔和。越南值巽之上爻，故桂刚烈。问曰：巽是四绿之方，自出绿色之禽介。乃陇西、云南，地在西南坤方，亦产绿毛鹦鹉，其何故也？答曰：先天巽卦本在西南，故西南亦出绿色之禽。其嘴初黑，应本方二黑坤之色。老则变红，因鹦鹉得先天巽气独多；

仅一嘴黑，是得后天坤气极少；老则巽气愈盛，克尽坤土之色而生出离火，嘴遂变红。离火主智，主言语，故必红嘴，乃能人言。人在万物中，是秉坤土之气所生，故禽兽之秉坤气者，往往能人言。猩猩象人亦能人言。云南、四川，地当二黑坤位，产秦吉了鸟，色黑，耳嘴黄，纯得坤气，故能人言，较鹦鹉尤巧。鹳鹆色黑嘴黄，亦能人言。鹳鹆不逾济，逾济则犯震位，土受木克，故不逾也。百舌鸟色黑，剪圆其舌，能学人言。黄鹂色黄头黑，亦有能人言，皆秉二黑坤土之气也。然山西、顺天、辽东等处，亦出黑色之禽兽，如元狐、猛鼠、黑貂、黑驴，独不能人言，此又何说？盖北方秉水之黑色，配《洛书》应天之黑道，与四川、云贵配坤土者不同，故狐、鼠、貂、驴虽黑色，皆不能人言。

本此意以辨药性：人参秉北方坎水之阳而补气。朱砂秉南方离火之阴而补血。阳起石生于泰山，秉三碧震气，故能上升。枫柿色赤，秉七赤兑泽，故有膏泽，产于正西，山、陕等处者佳。地黄色正黄，产于河南中州，秉中央土之正色，蒸晒则变为黑色，是转为坤二之黑色也。人身脾为太阴坤土，故地黄为补阴要药。凡辨药能详卦气，则更深远。

八卦取象

八卦之象，无物不赅。先天八卦，本象天、地、雷、风、水、火、山、泽。后天八卦又象父、母、男、女。孔子以其说未尽，更加推广。曰：乾为玉、为金，坤为布、为釜，震为元黄、为旉，巽为绳直、为工，坎为沟渎、为隐伏，离为甲胄、为戈兵，艮为路径、为门阙，兑为巫、为口舌云云，义类备矣。《九家注》又以乾为衣、为直，坤为囊、为裳，震为鼓、为鹄，巽为杨、为鹤，坎为蒺藜，离为牝牛，艮为鼻，兑为颊云云。《来注》又以乾为旋、为顶，坤为户、为敦，震为筐、为跻，巽为茅、为后，坎为沫、为坭，离为苦、为朱，艮为握、为尾，兑为笑、为哆云云。《孟氏遗象》更推广至数十百事，八卦之象，庶几大备。然此皆中国自古所有之事物。近出泰西新学，分门别类，无奇不有，几疑中国古人皆所不知。乃细按其理，仍不出《易》义之外。今仿《遗象》衍之曰：乾为机器、为算学，坤为力学、为重学，坎为水学，离为光学、为化学，震为电学、为炮学，巽为气学，兑为汽学，艮为矿学。盖机器法天，旋转迅速，较人力百倍，本乾行之健。天有经纬度分，为算数之根源，故算法以天元为最。坤象地，厚重载物，以顺承天，借重力为机器之用，故重力法坤。坎为水学，本卦即水也。离为光学，本卦即光明也；又为化学，《易》所谓相见乎离，万物皆相见，南方之卦也。震为电学，电即震之气，发电报必击机，燃电灯必搓札，皆应震动之义；又为炮学，发火即炮响，如电而后雷。炮以水雷、地雷为最烈，因震卦下一阳而上二阴，地下水中皆阴掩其阳，故一发更烈。巽为气学，氢气、氧气、氮气、碳气，皆天地之空气，有象乎风，故属巽卦。兑为汽学，凡汽机必用锅炉，以火煎之，象坎卦下爻变阳而气上出，遂为兑泽；且气管传到冷水柜，则仍化为水，是即露泽下降之义。艮为矿学，先天艮卦变为乾卦。乾，金也；艮，石也。矿石变为金，是其理矣。西学各门中有分子目，所谓八卦相错，爻位各殊；而生出事事物物，会心人自当领取，非笔楮所能罄也。

人身八卦

以八卦配人身，乾为首，坤为腹，震为足，巽为股，坎为耳，离为目，艮为手，兑为口。《易·系辞》此章近取诸身，实吾《医易通说》之根源。能将此章发明，则医道思过半矣。

乾，天也，阳也。首居上法天，鼻通呼吸以受生气，人之与天相通，全在于鼻。凡植物之头皆在下，本地亲下也。动物之头皆在上，本天亲上也。三阳经皆聚于头，故头面独不畏寒。头上之发全属太阳经，太阳象天，全包人身，而头上发际有如天顶。仲景《伤寒论》太阳病，先言脉浮，以见太阳如天，包于身外也。次言头痛，以见头为太阳所总司。用药升散，皆是乾为首之义。坤为腹，三阴经皆会于腹也。腹非指大小肠，乃指腹中油网，西医名为腹统膜。在腹内为油网，生连于外，包筋连皮为肌肉，属于脾土。脾旺则膏油与肌肉无不肥厚。乾为首而统皮毛，坤为腹而主肌肉，二者相连，如地配天。观仲景桂枝汤解肌，必用大枣、甘草，并食热粥，填补腹中之膜油，益知肌肉是由腹外达矣。震卦一阳在下，人身阳气自下而生，故是象震。人生三焦主少阳，乃肾水中之阳，发于命门。命门之膜，下为丹田气海，又下生筋，直抵足跟。下焦阳旺，其足乃温。仲景少阴经证，下利清谷，手足厥冷者，用四逆汤、白通汤，皆以附子为主，以生足下之阳。白通加猪胆汁人尿汤，尤合震卦二阴在上一阳在下之旨。震阳在人身即魂气也。黄坤载天魂汤，温养下焦，亦颇有理。巽卦阴生于下，阳应于上，配厥阴肝经，主血脉。脉中之膜，生出周身之膜。膜生筋，筋之大者下行于股。凡股胫焦削肿痛，皆属肝经。肝主血脉，股内尤属血分。坎水配肾，肾开窍于耳，耳之中心有薄翳一层，包裹阳气，为听宫。耳窍外通，与空气相接，外边有声响，击动空气，则耳内薄翳应之，故能辨音。耳外空而内含阳气，是坎之中满之象。若耳内薄翳戳破，则一点阳气外散，坎之中爻见夺，不能辨声音矣。气虚耳鸣，则宜补肾，以复坎中之爻。然中爻之阳，又赖两爻之阴以封蛰之。设阴虚阳动，亦能耳鸣，宜滋肾阴。至于少阳经风火壅塞耳聋鸣者，是火扰其阴，不能成坎卦外阴内阳之象，须清火以还其阴爻，则耳自清澈。离卦配心火，心中之神，昼出于目则醒，夜归于心则寐。神随天日以为昼夜，而目随醒睡以司光暗。眸子内阴而阳光外发，合于离体。眼科多主退火，是抑离阳之太过也。然亦有阳光不足，不能远视者。目闭则离火内敛不用。若睡中多梦，是目不用于外，而反用于内，皆离火妄动，心神不安之故。艮为手，艮与震对观，震阳在下故配足，艮阳在上故配手。震阳是地下有雷声，一阳来复之阳也，故属下焦而主足。艮阳是春阳出于地以发生万物，冒土而出之阳也。故属胃经，乃胆中清阳上升，入胃外达于手。小儿胃中有食积则手心热，亦是一验。兑上缺，象口，兑金属肺。肺气出于口。兑为泽，主津液，如天之露泽。口之为用，全在津液。时方甘露饮，治口干舌燥，是益兑上爻之阴也。霍乱口干，理中汤加人参、花粉，则合于兑卦之全体。虽《内经》、仲景书未尝及《易》，然《易》通医，此章即是明文。其余为心病、为耳痛，勿药有喜，艮其背，臀无肤，皆通于医。在圣人借医明《易》，而余则因《易》知医。本此意以读书，或亦一隅之助耳。

重 卦

问曰：八卦既定，又必重为六十四卦，何也？答曰：造化之气机，交加参杂，生出事事物物，是以错综变互成六十四卦，非圣人强重叠也。《系辞》云：阴阳相摩，八卦相荡。有如亢阳遇雨，即坎加于离，重为水火既济之卦也；有如雷发雨降，云散天晴，震阳上升，坎水下流，即重为雷水解之卦也；若震在下，坎在上，震气方腾，雨水未下，阴云弥布，为水雷屯卦。屯即云气上腾之义，必雷发雨降，然后能解。观此气机，便知阴阳参互，卦体重叠，乃克神其变化。重卦之理，《易》有明文，说易家类能言之，兹不具赘。

问曰：八卦荡摩，气化相杂，和合二化，变生万物，是以重叠，以成六十四卦，理固然矣。至于八卦之本体，三爻已足，乃必复重三爻，而并不改名色，仍为本卦，其故何也？答曰：《系辞》云：立天之道，曰阴与阳。立地之道，曰柔与刚。立人之道，曰仁与义。兼三才而两之，故易六画而成卦。是以八卦之本体，亦须重为六爻，然后完全。试举物象显证之。乾为天，而天有六合，地球上面之天，乾之上一卦也，地球下面之天，乾之下一卦也。坤为地，而地分六面，地球有东半球、西半球，实则上下二面，合于坤之上下两卦而已。坎为水，在天为雨，即坎上之一卦，在地为泉，即坎下之一卦。雨不降则泉不发，上下相资而后水源滚滚也。离为火，在天为日，在地为火，互相资生，故曰重离继照。震为雷，收声在地，发声在天。巽为风，西洋天学有冷带吹往热带之风，有热带吹往冷带之风。艮为山，面曰山阳，背曰山阴。兑为泽，有自下上升之露泽，有自上降下之露泽。所以八卦必自为重叠，而其义始备。

六 子

乾称父，坤称母，而生六子之卦。《易》曰：震一索而得男，故谓之长男。巽一索而得女，故谓之长女。坎再索而得男，故谓之中男。离再索而得女，故谓之中女。艮三索而得男，故谓之少男。兑三索而得女，故谓之少女。旧说云：索者，阴阳相求也。阳先求阴，则阳入阴中而得男。阴先求阳，则阴入阳中而得女。三男本坤体，各得乾之一阳而成男，阳根于阴也。三女本乾体，各得坤之一阴而成女，阴根于阳也。此与西洋天学互相吸摄，有一往一来之异。然往而不来非索，来而不往亦非索也，是二说异而实同。

天地定位以后，乾坤之功用全在六子。《系辞》云：神也者，妙万物而为言者也。水火不相逮，雷风不相悖。山泽通气，然后能变化既成万物也。此章单言六子，重之曰神，则真神妙莫测矣。

男祖鉴曰：六子之说不过以阴阳言，非有形之男女也。然禽兽、人物，凡有血气者，皆应卦气而各有男女。至于人之男女，尤符卦气。《内经·上古天真论》曰：女子七岁更齿，二七而天癸至，三七而真牙生，四七体壮盛，五七始衰，七七天癸竭，地道不通。男子八岁更齿，二八而天癸至，肾气盛，三八真牙生，四八满壮，五八始衰，八八天癸竭。男起八数，女起七数，注家皆无确解。不知天癸未至时，皆少男少女也，实应艮、兑二卦。故男女皆从此二卦起数。兑在《河图》配七数，故女子之数起于七。二七一十四岁，是为少女。七岁更齿，应兑之下一卦也。二七

天癸至，应兑之上一卦也。天癸气在脑内，以象兑卦阴爻在上。天癸即至，则阴气下交于心，任脉始通，月事乃下，是兑变为离。自十四岁至四七二十八岁，名为中女。三七二十一岁真牙生，应离之下一卦，四七二十八岁身盛壮，应离之上一卦。自二十八岁至四十二岁，阴血全归于阴，则离变为巽，是为长女。四十二岁以后，阴血渐衰，至七七四十九岁，则巽变为乾，女血尽矣。艮在《河图》配八数，故少男之数起于八。八岁至十六岁为少男，应艮卦在头，故下无肾精。八岁更齿，应艮之下一卦也。二八而天癸至，应艮之上一卦也。十六岁后，天癸既至，则艮上之爻入于中爻，遂成坎卦。是少男变为中男，故肾气盛，精溢泄。三八二十四岁真牙生，应坎之下一卦。四八三十二岁身体满壮，应坎之上一卦。由五八至六八四十八岁，阳气全归于下，是坎变为震，是为长男。四十八岁后至八八六十四岁，则男精已竭，是震变为坤，不能生子矣。亦有男逾八八，女逾七七尚能生子者，秉气独厚，修养皆优，故出于常数之外。医家道家，有返老还童之说，欲返长男在下之阳，还为少男在上之阳，故必转河车、运辘轳、醍醐灌顶、服药还丹，使阳气复归脑中。窃造化之机以逆用，其术岂不难哉。

【又按】男女天癸，路道不同。女子天癸至，是从前面下交于心，合于离卦，故《内经》原文先言任脉通。男子天癸至，是从背后下交于肾，合于坎卦，故《内经》先言肾气盛。

辟 卦

男祖鉴曰：十二辟卦起于京房。以一年分配乾坤两卦，上半年为阳，属乾卦；

下半年为阴，属坤卦。每一月又应一爻。从冬至起为阴极阳生，坤卦下生一阳，是为复卦。邵康节云：地下有雷声，春风弥宇宙。言阳气来复也。《易》曰：复其见天地之心乎。《爻辞》曰：先王以至日闭关，商旅不行。至日谓冬至，言令当闭藏也。观之草木，万卉皆凋，梅花独开，为一阳初生之验。宋·翁森诗云：数点梅花天地心。鹿角解亦应复卦。古人以律管测气，冬至律中黄钟，葭管飞灰。十二月应十二律，无不符验，乃知十二辟卦非浮说也。丑月二阳初生，为地泽临。二阳在地下，井中水极温，是其验也。泽者汽也，丑月掘地下入，则见其出气。律中大吕。寅月三阴在上，三阳在下，为地天泰。天地气交，苟萌尽达。是月立春，万物发生，律中大簇，以成太和之气象。二月惊蛰动雷。雷出地而上于天，故应雷天大壮，言万物方壮长也。律中夹钟。三月为泽天夬，言雨泽自天而下降。律中姑洗。四月阳极，为纯乾之卦，故昼日极长。律中仲吕。五月阳极阴生，为姤卦。《月令》半夏生。今四川松蕃产虫草，冬至生虫，至五月虫长寸余，蠢然行动，到夏至节，虫忽入土，变生为草。居民掘得其根，犹显然虫也。此虫由阳入阴，实应姤卦。麋角解亦应姤卦。律中蕤宾。六月二阴初生，四阳在上，为天山遁。遁者，藏也。六月亢阳在上，阴气欲出而不得，名曰三伏。金遇火伏，即遁藏之义，人皆避暑，亦是遁意。律中林钟。七月三阳在上，三阴在下，为天地否。否与泰对。天地气交则万物生，天地气不交则万物死。故立秋以后，草木渐死，梧桐一叶落，是其验矣。六壬书以申为人门，寅为鬼门，实属颠倒。盖寅值泰卦，人生于寅，何得以寅为鬼门？申值否卦，

天地不交，万物渐死，当以申为鬼门。七月节名处暑，盖暑者，天地水火相蒸之气也。暑自此止，则天地之气上下各分矣。律中夷则。八月阴渐盛，为风地观。观与临反。至于八月，则临卦之气体休囚，故《爻辞》曰：至于八月有凶，以见八月观卦为主。律中南吕。九月五阴一阳，为山地剥。草木黄落，剥即落也。木落而果见树梢，有硕果仅存之象。律中无射。十月六爻皆阴，为坤卦。俗名阳月，谓其无阳也。昼短夜长，以应阴极之数。律中应钟。十一月，阴极阳生，又为复卦。凡十二卦各值一月，以律考之，气化胥合。京房又以其余配公卿大夫，十二月共配六十四卦，谓系六爻发挥，理虽可通，事无定验，可置勿论。《内经·阴阳别论》曰：人有四经十二从，四经应四时，十二从应十二月。张隐庵注：春弦、夏洪、秋毛、冬石为四经。其十二从谓手太阴应正月寅，手阳明应二月卯云云，义与从字不合。盖从者，从经脉也。经脉弦应春令，主木气。春三月之从脉，正月当是足厥阴肝，二月足少阳胆，三月手厥阴包络。夏三月经脉洪应火，其从脉，四月手太阳小肠，五月手少阴心，六月足太阴脾。秋三月经脉毛，主金气。其从脉，七月当是足阳明胃，八月手太阴肺，九月手阳明大肠。冬三月经脉石，主水气。其从脉，十月当足太阳膀胱，十一月足少阴肾，十二月手少阳三焦。《内经》无明文，兹因张注与月气不合，故改配之。

月　候

月者，魄也。日者，魂也。月无光，借日以为光，而有晦朔弦望。每月以五日为一候，以一候应一卦，除去坎离，其余

六卦以应六候。所以除去坎离者，离为日，坎为月，日与月乃其本体，故坎离二卦不应候也。初三至初八，明自下生，应震仰盂。初八至十四为上弦，应兑上缺。十五月体全明，应乾卦纯阳。十六至二十三，魄自下生，应巽下断。二十三至二十八为下弦，应艮覆碗。三十月晦，应坤卦纯阴。月者坎水之精，日者离火之精。月满则与日正对，阴中含阳，合于坎之正体，故气泽充满，潮水应之。人身天癸之水，实与月应。女子称为月信，言其如潮水之有定期。男子亦有天癸，仍与月应。故《参同契》以三日为震，八日为兑，十五为乾，十六转巽，二十三转艮，三十日转坤。其词曰：上弦兑数八，下弦艮亦八，两弦合其精，乾坤体乃成。丹家之重月候，实重己身之天癸也。夫男女天癸，不必定与月候相应。盖人身心离肾坎，各自秉一日月，各有盈缩不同。又不拘定天时，然必知天之月候所以盛衰，而后知人者自具之坎离也。《内经·八正神明论》曰：月始生，则血气始精，卫气始行。月廓满，则血气实，肌肉坚。月廓空，则肌肉减，经络虚，卫气去，形独居。月生无泻，月满无补，月廓空无治。此为针刺言也，用药者亦当知之。试观草木茎中有虫，望前则虫头向上，望后则虫头向下，可知气候升降之故。凡人腹中有虫积者，用药治之，皆宜望前，虫头仰上，易于受药。《群芳谱》云：凡种菠菜，以其子布地中，必更月朔而后生，不知何故？吾为之解曰：此菜色深绿，应三碧震卦；其根红，应震下一阳也。过月朔则月候成震，是以此菜方生。草木之能应卦气，神妙如此。

交　易

交易者，八卦相交而化成者也。有如乾坤两卦，乾天在上，而不下交于坤，则为天地否。否者，阴阳不通也。必天气下降，地气上腾，则天地交泰，万物亨通。人之初胎，秉受父母之气。乾男本在上，坤女本在下，及其交媾成胎，则乾阳下交，坤阴上交，合于泰卦。是以生人，耳、目、鼻皆两窍，口与前后阴皆一窍，上三偶，下三奇，即泰卦也，见陈修园人字解。惟其乾坤相交，是以化成坎离。乾得坤阴而成。坎在人为肾，良由己身阴阳交泰，是以水火既济，为无病也。道家修炼，欲返人道为神仙，取坎中之阳，填离中之阴，使离仍变为乾，坎仍变为坤，是返为天地否卦。在十二辰，否当申位，申即神也。神道与人道否塞隔绝，故避谷绝欲，乃能成否卦之象。然未至于纯阳也。必将下三爻尽炼为纯阳，而后成神仙。此丹经大意，非圣人著《易》本旨。盖圣人尽人合天道在交泰，天地交而万物通，上下交而其志同。尹躬暨汤，咸有一德；先主孔明，如鱼得水。秦二世宠用赵高，李斯弃市；文中子献策不纳，退教河汾。卢杞亲而陆贽疏，秦桧专而武穆死。韩琦王英雄短气，湖上骑驴；小人乘权，君子避世。观于否泰二卦，可知兴废之机。医家以火气上逆，水气不下，结于胸中，名曰痞疾。张仲景五泻心汤，泻火之亢，使之下交，即是转否为泰之大法。本此法以医国，上下交而其志同，庶几国泰民安矣。又如山本在上，泽本在下，山泽相交，则为咸卦。咸，感也。气感而后能生万物。若山泽之气不相交，则为山泽损。是山为童山，不生草木；泽为荒泽，不产五谷。必山上有水泉，湖泽有原隰，是为泽山咸，乃产万物。水火交为既济，水火不交为未济。风雷为益，亦取其气交。雷风为恒，则其气相搏也。

天地定位以后，乾坤之功用寄于坎离。凡天地间物，皆是坎离相交而生。有绝异者，如鸟鼠同穴，其地在甘肃通渭县，是中国之在正西方也，属先天坎卦，渭水出焉，向正东流去。正东属先天离卦。水去则气来，先天离气自正东来，与先天之坎相应。鼠者坎水之物也，鸟者离火之物也。先天之离来交于先天之坎，是以鸟鼠相为雌雄。且其地近河洛，去中洲不远，当先天坎之初爻，主于潜伏，所以同穴。有一物而备鸟鼠之形者，蝙蝠是也。蝙蝠鼠身鸟翼，惟黄昏一出，是感昼夜相交之气。昼日属离阳，夜月属坎阴，黄昏是坎离相交之时，故蝙蝠能寿千岁，以彼之坎离本相交也。道家炼坎离，正取其相交，与蝙蝠之寿同一理。又凡物产分方位者，非其地不生，如鸟鼠同穴，是秉时令者。通天下皆有如蝙蝠是。

变 易

变易，阳变阴，阴变阳。雉入大水为蜃，雀入大水为蛤，是离变坎；蛤又出水为雀，是坎变离。鸠化为鹰，是巽变兑；鹰化为鸠，是兑变巽。诗曰高岸为谷，是艮山变兑泽；深谷为陵，是兑泽变艮山。鲨鱼生于南海，阳中之阴，潜伏于下，应姤卦也；能出水变为鹿，是变为复卦。鲤鱼应震卦，能化龙上天；鲤乘雾而飞，偶落山谷间，则化鲮鲤，俗名穿山甲，善穿穴入山，是震变为巽。巽，入也，上飞者变为下入皆是。变易之理，未能尽举，理可类推。凡病，冬月伤寒，或变为热；夏月伤暑，或变为寒；受寒已久，皆变郁热；疮痈溃漏，皆变虚寒。变易之理，不可不知。

不 易

天地定位，阴阳对侍，星回斗转，寒往暑来，皆一定不易。五方之民，皆有性也，不可推移，亦是不易之理。不易者其体，交易、变易者，其用。医家治方，以寒治热，以热治寒，不易之法也。热因热用，寒因寒用，是交易之法也。先寒后热，先热后寒，变易之法也。合宜而用，决不执方。如仲景云：亡阳厥逆，两胫挛，咽干，心烦，谵语，饮甘草干姜汤，两足当温；胫尚拘急，用芍药甘草汤，脚即伸；再以调胃承气汤，止其谵语。忽用寒药，忽用热药，变动不拘，深合《易》旨。

互 卦

二至四，三至五，两体相互，各成一卦。先儒谓之互卦。一卦之中又包两卦，比如大山中又生小山，大营中又包小营，一事中又有支节，一器中又杂零星。譬如厨灶，于卦为风火家人，凡家必有灶，灶以风火为用，其卦☲，中爻互坎。灶非水不能熟食，故必须互坎。艮为山☶，中互坎，有山必有水也。坎为水☵，坎中互艮，有水必有山也。离为火☲，下互巽，火发则风生也；上互兑，物有膏泽，乃生火也。医家配合方药，当仿互体之义。药分君臣，如卦之正体；又有佐使，如卦之互体。仲景麻黄汤，用桂、麻达太阳，杏仁利肺经，而必兼甘草，以调和其间。温经汤，温血脉也，而必用参、甘。建中汤，温中气也，而必用芍药。肾气丸，地、萸、桂、附温水也，而丹皮、泽泻为运用。小青龙汤桂、辛、麻、姜散寒也，而五味、白芍相斡旋。他如泻心汤寒热互用，乌梅丸、白通加胆汁人尿汤皆寒热互用，或以脾为转关，或以胃为机纽，或治肝肺而以少阳为枢，或治心脾而以厥阴为辅。因其脏腑交通，是以药物互用。医者按证处方，必先定其本脏，然后兼求互体，则得宜矣。

爻 位

《易》曰：六爻相杂，惟其时物；其初难知，其上易知。二与四同功而异位，三与五同功而异位。圣人此章，详言爻位，说易家辨论綦详，毋庸再赘。今但以人身言之。弱冠二十年当初、二爻，中岁二十年当三、四爻，晚岁二十年当五、六爻。又以足至膝为初爻，膝至股为二爻，小腹至脐为三爻，脐至膈为四爻，膈至胸项为五爻，项至头顶为上爻。以一药配之，根为下爻，梗为二爻，茎为三爻，枝为四爻，叶为五爻，花实为上爻，睹于剥卦，上爻一阳象硕果，便知花实应上爻也。药性之升降浮沉，全视爻位为衡。草木惟牛膝之根下行入土甚深，如卦之初爻，惟牛膝下达足胫。木通亦下行，然不尽直入，虽入下焦，不单应卦之初爻，能通行小便，是兼应二三爻也。杜仲是树身之皮，以近根者为佳；续断是草根，然入土不深。故二物皆当应二三爻，能治膝股腰腿病。食茄治发胀，食葫芦治臌胀。因二物生于茎中，故走中焦，应第四爻。厚朴是树身之皮，枝上者不取，树身应中爻四三位，故厚朴理中焦之气。枳壳是树之果，是上第五爻，故治胸中之气。杏仁亦然。至于荆芥穗、旋覆花、薄荷叶、金银花、白菊花，皆系草之颠末，应上第六爻，故治头目诸疾。然羌活、独活皆根也，而性升，盖自下生上，仍属下爻。太阳膀胱经虽在上，而腑实在下，故羌活、独活根入膀胱而走太阳经。苏、芥子皆实也，而性降，盖自上降

下，仍属太阴肺经，虽下行而实归肺。甘草头能补气，身能和中，梢能利水，则一物而备升降之性。皆以上、中、下三停为辨，而《易》经爻位之理，可于此悟。

序 卦

《连山》首艮，所以成始成终也。《归藏》首坤，以地承天也。《周易》首乾，万物皆本于天也。本天必亲地，故以坤配乾，一阴一阳，形则对待，气则循环，人物皆于是秉气，故《系辞》曰：乾坤，其易之门耶。近出泰西天学，谓天体极大，地球极小，日月五星皆各是一地球。又谓天空中如地球者尚有二三，斥中国以地配天之非。试问日月五星各是一地球，从何而知？则曰：乘气球上升至数十丈，再用远镜窥测，恍有所见，得此境象。问所见丝毫不差否？则曰：有里差、视差、蒙气差。是躲闪语，不足据为定论。今且勿与之争，即云日月五星各是地球，各有人物，亦彼此各一天地，不得是彼而非此。即云如地球者，天空中尚有二三，然彼之地球仍当配天，此之地球亦当配天，譬如人同父异母，仍当以父母并称，不得谓母不配父也。我等既生此地球中，则当以此地球上配乎天。而乾坤定位，日月往来，遂生出形形色色。一本万殊，总不外乎乾坤也。圣人六合之外，存而不论，非不论之，谓不关造化，无容凿空。观于《易》首乾坤，而舍地球以谈天文者，可息喙矣。又云里差、视差，尚可推测，惟蒙气差无可如何，不知圣人于乾坤后继以屯、蒙。屯者，气之上腾者也。蒙者，气之下覆者也。人生皆在屯蒙气交之中，圣人早已言及。今欲舍蒙气以窥星辰，舍地球而言天象，安知造化功用哉。《上经》多言天道，故

首乾坤。《下经》多言人事，故首咸恒。咸者，感也。人物相感，而后吉凶生焉。《序卦》一篇，已有明文。或谓序卦出于伪托，然颇有理致，足开学者悟境。夫圣人作《易》，万理毕赅，智者见智，仁者见仁。即圣人系辞，亦不能竭尽《易》道，不过略一隅令人三反。吾于易道，未窥万一，只就己见，进质高明。愿天下贤士大夫发明圣道，启迪万世，予虽与执鞭，所欣慕焉。

杂 卦

天地间有合于六十四卦者，难尽言也。约略论之，如水泽为节，蒲生水泽中，其根九节；萑、苇、芦、荻、稻草皆生于水泽中，故皆有节。竹虽不生水泽之中，然实秉水泽之气，故竹多节。节有引水上升，引泽下降二用，故节卦下互震，上升之义也；上互艮，下降之义也。浮萍生于水面，其叶色绿四瓣，是秉四绿巽气，其根色白，在水中，是秉一白坎气。合根叶论之，是象风水涣☵☴，故能治风行水。鸡头芡实，叶面有刺，亦感风气，根生水中，亦感水气，与浮萍同一风水涣；而有不同者，芡实是秉涣中爻互卦之气。涣卦下互震。芡之根自下而生上，是涣之震；上互艮，芡叶止于水上而不迁，是涣之艮。并涣卦互体，一一肯合，为治风利水之良药。蜂蚁上身大下身小，合于履卦上天下泽，故有君臣。挂兰悬空，秉风气而生，其根多汁，可以解热。因巽卦下互兑，主有泽液。以铁钉锭入根中则肥，得兑金故也。仙人掌草种于墙上，绿色多汁，合于先天兑卦。先天兑在四绿方，中爻互离巽，故仙人掌能治风水，且善避火灾。凡人之身有合于六十四卦者，人之醒睡，合于晋

与明夷。《易》曰：晋，昼也。火地晋☲☷。象曰：明出地上，晋。晋者，进也，谓日出地平，阳气上进。人身之阳气应之，外出皮毛以卫寒，上出眼目以视物，是以醒也。地火明夷☷☲。象曰：明入地中，明夷。谓日入地平，不明而晦。人气应之，目合不明，是以睡也。有欲睡不得，必呵欠而后能睡者，以其人胸腹中先有热气未出，虽眼目间阴气已生，而心脾之阳热作梗，不能成地火明夷，而成泽火革之象☱☲。革之义当吐故纳新，必将热气从口中吐出。兑为口。故呵则张口，胸腹之阳热遂从口出，而革上之兑卦还变为坤，乃成地火明夷，是以得睡。其有欲醒不得，或梦魇中恶，呼之不醒。必用通关散，吹鼻取嚏乃得醒，是其人关窍为阴所掩，不成火地晋之象，而成雷地豫☳☷。虽雷出地奋，奋发冲散乃能了此豫卦之事。故从嚏喷而出，嚏气必冷。冷气出则豫之上爻还变为离，而成火地晋，故得苏醒。苏即《易》震苏之苏。凡风寒闭鼻窍多嚏喷者，亦是豫奋以出。疾称不豫，谓不得嚏喷，则不能解。又如风泽中孚☴☱，风是巽卦，配厥阴包络经。泽是兑，卦配太阴肺经。包络与肺相接之间，只有一块脂膏，是为中宫，乃心火所生之中土，为太阴脾之根蒂也。孚字古作孚，象鸡伏卵，以两爪抱之。言人中宫一块脂膏与心包肺膜相连，裹结成团，有如孚卵，故名中孚。人之忠信实从此出，故曰中孚，信也。此近取诸身之卦，注家多不得其解。张仲景建中汤治心下悸，用桂芍以治风气，用甘、枣、饴糖以助泽液，颇合风泽中孚之旨。菜如红萝卜，叶四散披离，色绿是四绿巽风之气；根赤色，是得七赤兑泽之气；其心甚黄，是中土之色气，合为风泽中孚，是一菜实备此卦德，

故食之益中土。有但感风气者，如蛇床子，叶如红萝卜而无红根，川芎，叶如红萝卜有根而不红，则皆治肝风。用药者知物各秉一气，合化成方，与八卦之重为六十四卦，其义一也。

引 伸

《易》之为书，广大悉备，岂仅为医言哉。昔者圣人观象制作，前民上栋下宇，以待风雨，盖取诸大壮。耒耜之利，以教天下。盖取诸益。《系辞》所言各事，非圣人只取此象而已，谓节此数事，而知圣人制作，皆取卦象。推之天下后世，随时制宜，因地为利，不难取诸易象，以尽万物之性。乃近日泰西新出化学、汽学，中国人未经目睹，辄谓中国圣人亦所不知。即今之通儒，亦谓光学仅见于《墨子》，化学如炼火生云，炼云生水，亦仅见于《淮南子》，其他未之前闻。岂知我孔子一部《易经》，已将西人化学包举无遗。西人谓光、热、电三者能化开各物，分出原质。夫光、热、电即离火也。《易》曰：离者，丽也。万物皆相见谓得火。化之则万物皆分离。而原质化出，是以万物皆相见。故火蒸水则化为轻气、养气，轻、养得火又化为水。此化分、化合皆不外火也。虽有用药汁化分者，然硝强水、磺强水皆火之精，硝、磺、炭三者化为火药。硝是光质，磺是电质，炭是热质。此三者化分各物，能令定质变为流质，流质变为浮质，浮质变为气质，无一不借火力。则圣人相见乎离，一语包举化学无遗矣。

问曰：火烧铜铁，每烧一次，则体积轻减，以受火克即销化也。惟烧赤金，虽火功极大，然后能熔，及冷复还本体，并不轻减，其故何也？答曰：赤金是七赤兑泽之纯金，所秉之气泽甚厚，故虽受极大之火力而泽气不减。又问曰：赤金遇绿养则化为绿气，其本体遂轻减，此又何说？答曰：绿属巽卦，先天兑卦变为后天巽卦。赤金遇绿色而化绿气，即是兑变为巽之理。此等化学，惟《易经》得其根源，西洋虽有试验，尚未能通一毕万。

中国见外洋汽机，自古所无。不知《易经》已括汽机之妙。《易》曰：断木为杵，掘地为臼，盖取诸小过。按小过☳，上震下艮，震木动于上而象杵，艮土止于下而象臼。后人变为水磨。上一面止而不动，下一面动而研物。又是上艮下震，合为山雷颐卦。颐即人上下牙床，上牙床止而不动，下牙床动而啮物。故卦名颐，取人颊车为名也。颐以啮物养人，水磨亦碾米以养人。颐之用在齿，而磨亦有齿，与卦象可谓巧合。《易》曰：弦木为弧，剡木为矢，弧矢之利，以威天下。盖取诸睽。睽者，乖离不合也。卦体☲，火炎上而不下，泽降下而不上，两相乖离，故谓之睽。弯弧向后，象泽之降，发矢向前，象火之炎。若今之洋枪铳，则是睽卦错综而变为兑上离下之革☲。炮药象离火，弹子象兑金。洋枪皆用铅弹，铅恰是兑金，故极锐利。中国旧用铁弹，所以不及。《易》曰：剡木为舟，剡木为楫，舟楫之利，以济不通，盖取诸涣。按涣卦☴，上巽下坎，本木在水上，其象显然。虽西人船制屡变，问能外木在水上之义乎。且巽为风，行船必挂帆借风，于卦象丝毫不爽。或谓火轮船又何所取？答曰：船身仍象风水涣，而以火蒸水，汽机发动。则取象既济☵。既济爻辞曰：曳其轮，濡其尾，无咎。即今轮船之象矣。读此词者能不惊圣人为神妙哉。《易》曰：服牛乘马，引重致远，以利天下，盖取诸随。按驾车必络系牛马之口鼻，口鼻之络，引绳曳轮，轮动则车随，口鼻是兑象，轮动是震象，合之为泽雷随卦䷐。膏油亦是兑泽，一切机器必用膏油灌沫，然后滑利，皆合随卦之义。友人赠我福建锡灯，架上置壶，壶有长嘴以安灯，柱架上转纽以安油壶，油满则嘴平，灯不斜；油少则嘴攲，灯不灭，随油多少以为俯仰。其妙处只在有嘴象兑，有枢象震，合于随卦而已。问曰：古之车制象泽雷随，若今之火轮车又将何象？答曰：象火雷噬嗑。火炎于上，轮动于下，互体得坎。坎，水也。以火蒸水，然后轮动。故吾谓火轮车实象噬嗑。虽噬嗑爻辞并无火车之义，然《系辞》云：日中为市，致天下之民，聚天下之货。交易而退，各得其所，盖取诸噬嗑。方今五洲互市，全赖火车，以致民聚货。盖气运已当噬嗑，应候而有火车，是圣人衍《易》，已逆知有此一时。造火车者，能知圣人否。问曰：圣人何不兴造火车？答曰：不当其时，故不须此。问：当今何以值噬嗑之运？答曰：日中者午时也。方今正当午会，离卦值运，义见邵子《皇极经世书》。

医学见能

医学见能原序

　　备豫不虞，古之善教，而不虞之备，莫要于医。高堂则风烛瓦霜，膝下则新雏弱笋，外而戚友，中则己身，偶有疾苦，均资乎医，诚重矣哉！顾医之难也，非读书识字则不能医，非格物穷理则不能医，非通权达变更不能医。一旦撄非常之疾，束手无策，只得委任凡医，听其措置为之。医者又复混乱阴阳，颠倒寒热，投剂不中，至于垂危。明哲之士，鉴前车思补救，奋然求济于方书，而诸书率皆大海茫茫渺无涯涘，深则摘要钩元，浅则捕风捉影，仓皇检阅，两俱无益。病家既穷于医，又穷于书，惟抚膺扼腕，自恨其不能医己耳。噫！医固若是之难能已乎，抑亦所见之书，有未遽能者乎！夫纪昌之射，六年方工；伯牙之琴，三年未妙。天下事安有一见而能者哉！顾事之在所缓者：不必求诸一见，而事之在所急者，要无取乎难能。况不测之来，危在顷刻，非开卷了然之书，何以供家俗急时之用，余因感此，集为是书，即不知医家临证查对，无不了如指掌。且是书也，虽非钩元摘要之微，亦匪捉影捕风之陋，果能洞书中之言，通言外之意，将浅者见浅，深者见深，而吾一见能之，裨于世用也，讵有涯哉！

容川唐宗海自题

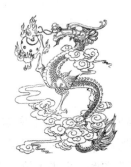

医学见能卷首

蜀都唐宗海容川著

诊 法

五 脏

心火脏，主生血，主藏神，主周身脉络，主喜，主笑，开窍于舌。

肝木脏，主藏血，主藏魂，主周身筋膜，主怒，主惊，开窍于目。

脾土脏，主饮食，主藏意，主周身肌肉，主思，主噫，开窍于口。

肺金脏，主行气，主藏魄，主周身皮毛，主悲，主咳，开窍于鼻。

肾水脏，主生气，主藏志，主周身精髓，主恐，主欠，开窍于耳。外有包络，即心外衣，为阴血布化之源。

又有命门，即肾中系，为真阳生气之根。

六 腑

小肠者心之腑，属火，主化食为液，上奉心血。

胆者肝之腑，属木，主升清降浊，疏利中土。

胃者脾之腑，属土，主纳受水谷，化气化血。

大肠者肺之腑，属金，主传送糟粕，消利滞气。

膀胱者肾之腑，属水，主气卫皮毛，通达小便。

三焦者胞络命门之腑，兼属水火，主行水化气，通阴达阳。

经 气

手足太阳膀胱小肠经，司寒水火化之气，手从足化，统称寒水，经行身之后。

手足阳明胃大肠经，司燥土燥金之气，足从手化，统称燥金，经行身之前。

手足少阳胆三焦经，司木火相火之气，足从手化，统称相火，经行身之侧。

手足太阴脾肺经，司湿土清金之气，手从足化，统称湿土，分部于大腹。

手足少阴肾心经，司阴水君火之气，足从手化，统称君火，分部于小腹。

手足厥阴肝包络经，司风木相火之气，手从足化，统称风木，分部于软肋。

望 色

青色属肝，风邪也，亦主脾寒。
黄色属脾，湿气也，亦主食积。
赤色属心，火热也，亦主假热。
白色属肺，虚寒也，亦主血脱。
黑色属肾，水气也，亦主肾虚。

闻 声

肝志怒，其声呼，其变骂詈。

心志喜，其声笑，其变谵语。

脾志思，其声歌，其变郑声。

肺志忧，其声哭，其变失音。

肾志恐，其声呻，其变气短。

问 证

问病因，七情六欲，风寒暑湿，饮食起居，损伤惊恐之类是。

问病形，痛痒寒热，喘咳烦渴，吐利胀满，便闭抽搐之类是。

问病机，朝甚暮愈，朝热暮寒，进退盛衰，变证兼证之类是。

问病情，恶寒恶热，苦呕苦满，欲食不食，心烦不寐之类是。

切 脉

浮脉，轻按即见，主表实，亦主里气内虚。

沉脉，重按乃见，主里实，亦主里气内虚。

迟脉，一息三至，主虚寒，亦主在脏之病。

数脉，一息六至，主实热，亦主真寒假热。

虚脉，三部无力，主诸虚，亦主素禀不足。

实脉，三部有力，主诸实，亦主素禀有余。

大脉，应指洪阔，主病进，亦主正气内虚。

缓脉，应指柔和，主病退，亦主胃气有余。

长脉，过于三指，主气盛，亦主阳盛阴虚。

短脉，不满三指，主气损，亦主中有窒塞。

滑脉，往来流利，主血走，亦主痰饮为病。

涩脉，往来艰滞，主血虚，亦主瘀血凝积。

洪脉，涌沸有力，主实热，亦主内虚不足。

紧脉，劲急无定，主寒实，亦主身体疼痛。

细脉，窄小不粗，主冷气，亦主血脉不足。

微脉，模糊不显，主阳虚，亦主元气败绝。

芤脉，浮大中空，主亡血，亦主遗精小产。

弦脉，端直中劲，主木旺，亦主痰饮内痛。

革脉，浮极有力，主阴亡，亦主阳不入阴。

牢脉，沉极有力，主寒实，亦主内有积聚。

濡脉，浮细无力，主气虚，亦主外受湿气。

弱脉，沉细无力，主血虚，亦主胃气不盛。

动脉，摇曳在关，主惊气，亦主阴阳相搏。

伏脉，沉潜着骨，主邪闭，亦主阴寒在内。

促脉，数中时止，主热郁，亦主邪气内陷。

结脉，迟中时止，主寒结，亦主气血渐衰。

代脉，止有定候，主气绝，亦主经隧

有阻。

散脉，去来缭乱，主气散，亦主产妇之吉。

浮沉分表里，迟数定寒热，虚实分盛衰，大缓辨进退，长有余而短不足，滑流利而涩艰难，寒热紧洪俱属实，细微血气总为虚。芤中空而血亡故道，弦中劲而木乘脾经，革则阳气外越，牢则阴邪内固，濡气虚，弱血虚，虚各有别，动气搏，伏气闭，气总乖和，结阴促阳，辨迟与数，代亡散绝，有去无来，脉法多端，此为总索。

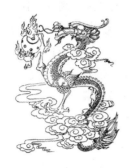

医学见能卷一

蜀都唐宗海容川著

证 治

头 证

头痛在后，或兼发热恶寒者，太阳经伤寒也，宜加味败毒散。

沙参二钱　羌活二钱　独活二钱　柴胡二钱　前胡三钱　川芎一钱　桔梗三钱　茯苓三钱　枳壳一钱　甘草一钱　葛根二钱　大枣二枚　葱白一根　生姜三片

头痛在侧，或兼寒热往来者，少阳经伤风也，宜加味柴胡汤。

半夏三钱　柴胡三钱　竹茹三钱　玉竹三钱　黄芩三钱　白芍三钱　钩藤三钱　甘草一钱　生姜三片　大枣二枚

头痛在前，或兼发热口渴者，阳明经伤热也，宜加味升葛汤。

白芍三钱　葛根三钱　黄芩三钱　白芷三钱　花粉四钱　升麻一钱　甘草一钱

雷头风痛，或偏在左在右者，阳虚中风寒也，宜艾灸盐摩法。艾茸、麝香作小粒，灸痛处，附子末和盐摩之。再服加味白通汤，方见下节。

头痛如碎，每遇阴雨更甚者，真阳不上头也，宜加味白通汤。

白术三钱　黄芪三钱　党参三钱　附子三钱　干姜二钱　甘草一钱　葱白三根

头痛如破，兼见呕吐涎沫者，肝经寒饮上逆也，宜加味吴茱萸汤。

吴茱萸二钱　党参三钱　茯苓三钱　桂枝三钱　半夏三钱　白芍三钱　细辛五分　甘草一钱　大枣三枚　生姜三片

头晕郁冒，其人烦渴闷满者，火挟痰上泛也，宜加味银菊汤。头重加酒军。

白菊一钱　银花三钱　花粉三钱　茯苓三钱　甘草一钱　枳壳一钱　旋覆花三钱，炙　黄芩三钱　柴胡三钱　杏仁三钱　薄荷一钱　竹茹三钱

头晕飘摇，其人两颧发赤者，肾经虚火动也，宜加味地黄汤。

熟地四钱　山茱萸三钱　茯苓三钱　丹皮三钱　山药三钱　泽泻三钱　肉桂一钱　牛膝二钱　附子三钱　川芎一钱　细辛五分　麦冬三钱　元参三钱　磁石三钱，研

耳 证

耳鸣耳聋，或兼口苦寒热者，少阳经风热也，宜仲景小柴胡汤。

柴胡三钱　人参二钱　黄芩三钱　半夏三钱　甘草一钱，炙　生姜三片　大枣二枚

耳鸣耳聋，或兼胁痛善怒者，肝经之火郁也，宜加味泻肝汤。

当归三钱　生地三钱　柴胡三钱　黄芩三钱　栀子三钱　泽泻三钱　木通二钱　胆草三钱　车前子三钱　牡蛎三钱　青皮一钱　甘草一钱

耳鸣耳聋，并无障碍壅闭者，肾虚阴气逆也，宜加味磁朱丸。

磁石三钱　朱砂一钱　熟地四钱　山药三钱　茯苓三钱　泽泻三钱　丹皮三钱　菖蒲一钱　山茱萸三钱　五味子五分

目　证

大眼角肿，或兼头痛恶寒者，太阳经风热也，宜加减败毒散。

羌活一钱　独活一钱　柴胡三钱　前胡二钱　赤芍二钱　黄芩三钱　玉竹三钱　归尾三钱　木贼一钱　花粉三钱　甘草一钱　连翘一钱　银花一钱　蝉退七个

小眼角肿，或兼口苦耳鸣者，少阳经风火也，宜加减柴胡汤。

沙参三钱　白芍三钱　柴胡三钱　黄芩三钱　当归三钱　胆草三钱　牡蛎三钱　木贼一钱　青皮一钱　蝉退七个　银花一钱　菊花二钱　甘草一钱　生姜三片

下眼皮肿，以及绕眼红锁者，阳明经风热也，宜加味银翘汤。

连翘一钱　葛根二钱　白芍三钱　甘草一钱　黄芩三钱　生地三钱　枳壳一钱　银花一钱　白芷三钱　花粉三钱　蝉退七个　青葙子三钱　石膏二钱　红花一钱

目内痒痛，以及赤白云翳者，肝经风湿热也，宜加减泻肝汤。

归尾三钱　元参三钱　栀子二钱　黄芩二钱　胆草二钱　蝉退七个　木贼一钱　木通一钱　银花二钱　赤芍二钱　泽泻二钱

柴胡二钱　防风二钱　荆芥二钱　车前子二钱　青皮一钱　枳壳一钱　细辛五分　酒军五分　红花一钱　甘草一钱

目光晦涩，恍惚不能远视者，心脾两虚也，宜归脾汤加减。

人参三钱　白术三钱　远志一钱　黄芪三钱　当归三钱　磁石三钱，煅　酸枣仁三钱　龙眼三枚　益智一钱，仁　五味子五分　甘草一钱　朱砂一钱，研

口　证

口吐酸水，或兼腹满头痛者，肝木乘脾土也，宜加味吴茱萸汤。

吴茱萸二钱　党参三钱　黄连三钱　生姜三片　大枣三枚

口苦而渴，或兼咽干目眩者，少阳经相火也，宜加减柴胡汤。

柴胡三钱　黄芩三钱　党参三钱　花粉三钱　生姜三片　甘草一钱

口甜而腻，或兼不思饮食者，脾经伤厚味也，宜加味香砂汤。

神曲一钱　半夏三钱　砂仁一钱，研　茯苓三钱　藿香三钱　山楂一钱

口淡无味，兼见腹满多唾者，脾虚中有寒也，宜加味理中汤。

党参三钱　白术三钱　生姜二钱　茯苓四钱　炙草二钱　陈皮三钱

口中肿痛，兼见发渴饮水者，胃中火上冲也，宜时方甘露饮。

天冬三钱　麦冬三钱　生地三钱　熟地三钱　黄芩三钱　枳壳一钱　茵陈三钱　石斛三钱　甘草一钱　枇杷叶三钱，去毛蜜炙

口燥舌干，或兼消渴引饮者，胃中阴液枯也，宜加减地黄汤。

熟地三钱　山药三钱　党参三钱　麦冬三钱　泽泻三钱　五味子一钱　元参三钱

花粉三钱　葛根三钱　山茱萸三钱

口中腥臭，或兼吐血衄血者，胃中血燥热也，宜清阳宁血汤。'

当归三钱　白芍三钱　黄芩三钱　黄连二钱　党参三钱　麦冬三钱　藕节三钱　生地三钱　蒲黄二钱　酒军八分　枳壳一钱　甘草一钱

鼻　证

鼻流清涕，如有窒塞不通者，肺经受风寒也，宜加味香苏饮。

香附二钱　陈皮二钱　紫苏三钱　薄荷一钱　甘草一钱　杏仁三钱　辛夷二钱　桔梗三钱

鼻根红赤，孔内干燥结煤者，阳明经燥气也，宜加味升葛汤。

升麻一钱　葛根三钱　石膏四钱，研　黄芩三钱　生地三钱　白芍三钱　枳壳一钱　杏仁三钱　甘草一钱　花粉三钱　白芷二钱　银花二钱　连翘二钱

鼻中流血，或兼头晕口渴者，阳明经血燥也，宜加味甘露饮。

生地三钱　熟地三钱　黄芩三钱　麦冬三钱　天冬三钱　茵陈三钱　石斛三钱　枳壳一钱　茅根二钱　赤芍二钱　藕节三钱　蒲黄一钱　银花一钱　甘草一钱

鼻中生疮，无论肿痛塞痒者，肝肺经痰火也，宜三白注鼻丹。

白矾一钱　火硝一钱　硼砂一钱　内可服加味升葛汤，见前二节。

齿　证

牙齿疼痛，由于生虫蚀剥者，风湿热所化也，宜乌梅化虫散。

乌梅三枚　川椒一钱　干姜一钱　黄连二钱　细辛五分　黄柏一钱　石膏三钱　枯

矾五分　明雄一钱　铅粉一钱

牙齿肿痛，或兼口舌皆痛者，胃经之风火也，宜清热去风汤。

枯芩三钱　石膏三钱　知母二钱　枳壳一钱　丹皮三钱　白芍三钱　白芷二钱　防风二钱　银花三钱　连翘二钱　豆根二钱　甘草一钱　牛膝一钱　牛蒡子一钱

牙痛不肿，或肿不利凉药者，肾中之虚火也，宜加减八味丸。

熟地三钱　山药二钱　茯苓三钱　泽泻三钱　丹皮三钱　山茱萸三钱　白芍三钱　牛膝一钱　麦冬三钱　安桂八分　附子一钱五分　骨碎补三钱

舌　证

凡舌有苔，或兼口苦溺黄者，三焦经郁热也，宜加味柴胡汤。

柴胡二钱　黄芩二钱　甘草一钱　当归三钱　白芍三钱　麦冬三钱　车前子三钱　花粉三钱　知母三钱　滑石三钱

舌尖赤痛，或生钜齿红点者，心经游火也，宜加减泻心汤。

黄芩三钱　黄连二钱　当归二钱　赤芍三钱　丹皮三钱　生地三钱　花粉三钱　连翘二钱　车前子二钱　木通一钱　甘草一钱　牛蒡子三钱

舌苔黄燥，兼见消渴引饮者，胃中有热邪也，宜加味白虎汤。

知母三钱　石膏三钱　花粉三钱　酒军一钱　甘草一钱　生地三钱　枳壳一钱

舌苔滑润，兼见二便清利者，真寒而假热也，宜加味益元汤。

干姜二钱　附片三钱　黄连二钱　知母二钱　党参三钱　白术三钱　五味子八分　吴茱萸二钱　麦冬三钱　艾叶一钱　葱白三根　童便一杯

舌黑生刺，手足日晡潮热者，胃中有燥屎也，宜调胃承气汤加味。

芒硝二钱　大黄二钱　枳壳二钱　厚朴二钱　甘草五分

舌黑生刺，心烦不得安卧者，心火之亢盛也，宜银翘泻心汤。

黄柏二钱　炒栀二钱　黄连二钱　黄芩三钱　生地三钱　白芍二钱　花粉三钱　银花二钱　连翘一钱　竹茹二钱　草梢一钱　灯芯一束

喉　证

咽喉红肿，其色多带痰粘者，风火之壅塞也，宜加味甘桔汤。

豆根一钱　连翘一钱　炒栀一钱　甘草一钱　杏仁三钱　荆芥一钱　薄荷五分　桔梗二钱　枳壳八分　花粉二钱　枯芩二钱　贝母三钱　旋覆二钱　射干二钱

咽喉白烂，其声嘶小不出者，火热乘肺金也，宜滋肺百合汤。

百合一钱　知母一钱　天冬二钱　麦冬三钱　花粉二钱　杏仁三钱　银花一钱　生地三钱　紫菀一钱　甘草一钱　桑叶一钱　五倍子一钱

咽中疼痛，生黄起泡起点者，湿热之结气也，宜清散薄荷汤。

薄荷五分　荆芥一钱　柴胡一钱　知母三钱　黄芩三钱　槟榔一钱　草果一钱　羌活五分　连翘一钱　射干二钱　枳壳一钱　杏仁三钱　僵蚕三钱　蝉蜕五个

咽中生蛾，壅塞关隘不通者，心经火上逆也，宜加减导赤散。

生地三钱　知母二钱　枳壳一钱　甘草一钱　薄荷七分　羌活七分　木通一钱　竹叶三钱　灵仙一钱　皂刺三钱　黄连三钱　酒军一钱　山甲二片，炒　炒牛蒡子三钱

凡红喉证，无论痈蛾肿起者，总属血分热也，宜唅点胆矾丸。

胆矾三分　熊胆一钱　皂刺一钱　硼砂一钱　火硝一钱　麝香一分　蜣螂二枚　大黄五分　郁金一钱　牛黄一分　为末，蜜丸点唅喉间，有痰则吐去。

凡白喉证，无论癣烂疳蚀者，总属气分热也，宜吹唅珠黄散。

珍珠一钱　牛黄三分　麝香一分　明雄一钱　硼砂一钱　甘草一钱

胸　前

胸前胀满，兼见口渴胁痛者，少阳气不畅也，宜加减柴胡汤。

柴胡一钱　半夏二钱　人参二钱　黄芩二钱　杏仁二钱　瓜蒌霜二钱　枳壳一钱　旋覆二钱　甘草一钱　大枣二枚　生姜三片　荷梗三钱

胸前痹痛，兼见痛而彻背者，心肺之阳郁也，宜瓜蒌薤白汤加减。

桂枝三钱　生姜三钱　枳壳一钱　瓜蒌三钱　薤白三钱　清酒一盏

胸前胀满，饭后更觉痞满者，胃虚而生痰也，宜香砂六君汤。

广香一钱　砂仁二钱　白术三钱　茯苓三钱　党参三钱　陈皮三钱　半夏二钱　生姜三片　大枣二枚　甘草二钱，炙

胸前结痛，不可触近按摩者，水火相搏结也，宜消息陷胸汤。

葶苈一钱　甘草五分　大黄一钱，炒　枳壳一钱　杏仁三钱　黄连一钱　瓜蒌整枚，捣

胸前胀满，游走有声而呕者，膈上有水饮也，宜加味二陈汤。

陈皮二钱　茯苓三钱　法夏三钱　贝母二钱　桔梗二钱　甘草一钱　枳壳一钱　白

芥一钱　苡仁三钱　苏子二钱　白术三钱
生姜三钱

胸前疼痛，彻背彻心不止者，寒气相攻冲也，宜乌头赤丸方。

干姜三钱　附子三钱　乌头三钱　蜀椒二钱　赤石脂三钱

胸前烦痛，口酸口苦闷郁者，火气之结滞也，宜肃清舒气汤。

柴胡二钱　黄芩二钱　桔梗二钱　枳壳二钱　丹参二钱　菖蒲一钱　当归二钱　旋覆二钱　尖贝二钱　茯苓二钱　车前子二钱　甘草一钱　炒栀二钱　生姜三片

大　腹

大腹绞痛，闭闷不得吐泻者，脾实而热闭也，宜加味三物汤。

枳壳一钱　厚朴一钱　大黄一钱　白芍三钱　黄芩三钱　杏仁三钱　甘草一钱

腹中切痛，兼见吐泻厥冷者，脾虚发霍乱也，宜仲景理中汤。

人参三钱　白术三钱　干姜三钱　甘草二钱，炙

腹中胀满，饭后倦怠反饱者，脾虚少运化也，宜加味六君汤。

广香一钱　砂仁二钱　白术三钱　茯苓三钱　人参三钱　甘草一钱　陈皮二钱　半夏二钱　生姜三钱　大枣三枚　芡实三钱　麦芽一钱

腹中胀满，兼见大便溏泄者，湿甚则濡泄也，宜时方胃苓汤加味。

茯苓三钱　猪苓三钱　苍术三钱　白术三钱　陈皮二钱　大枣二枚　桂枝二钱　白芍二钱　甘草一钱　厚朴一钱　泽泻二钱　生姜三片

腹中疼痛，有物自脐冲上者，肾气之奔豚也，宜肾气奔豚汤。

桂枝三钱　茯苓三钱　白术二钱　甘草二钱　苡仁三钱　附子三钱，炮　大枣二枚

腹中疼痛，有物自左冲上者，肝气之奔豚也，宜肝气奔豚汤。

吴茱萸一钱　黄连三钱　茯苓二钱　乌梅二枚　荔核三枚，研　香附三钱，研　牡蛎三钱，研

腹中大痛，有物突起拒摩者，虚寒见实象也，宜大建中原方。

人参三钱　蜀椒二钱　干姜二钱　饴糖三钱

腹痛喜按，舌上有白花点者，内有蛔虫扰也，宜醋制乌梅丸。

当归三钱　党参三钱　黄连三钱　黄柏二钱　细辛一钱　桂枝三钱　附片三钱，炮　干姜二钱　川椒二钱　乌梅七枚，蒸去核

腹中绞痛，串走两胁鸣痛者，痰饮之积聚也，宜加味二陈汤。

陈皮三钱　半夏三钱　茯苓三钱　前胡二钱　甘草一钱　白芥子二钱　苏梗二钱

腹中刺痛，脉涩，痛如刀锥者，瘀血之阻滞也，宜加减桃仁汤。

桃仁三钱　蒲黄三钱　赤芍三钱　白芍三钱　归尾三钱　灵脂二钱　黄芩三钱　川芎一钱　香附三钱　甘草一钱　郁金一钱　青木香二钱

腹中猝痛，由伤风邪而得者，肝气乘脾土也，宜柴胡桂枝汤。

柴胡二钱　桂枝二钱　半夏三钱　人参三钱　青皮一钱　黄芩二钱　白芍二钱　甘草一钱　大枣二枚　生姜三片

腹中猝痛，由伤邪祟而得者，皆血乱正气也，宜加减正气散。

苍术三钱　陈皮一钱　木香一钱　党参三钱　茯苓三钱　桂心二钱　天麻二钱　半夏二钱　大枣三枚　生姜五片　龙骨三钱

麝香少许

小 腹

小腹满痛，由于小便不通者，膀胱之水结也，宜加味五苓散。

白芍三钱　白术三钱　茯苓三钱　猪苓三钱　泽泻三钱　杏仁三钱　桂枝二钱

小腹满痛，小便仍然通利者，胞宫之血结也，宜加减桃仁汤。重者加大黄。

桃仁一钱　蒲黄三钱　赤芍二钱　白芍二钱　灵脂三钱　郁金一钱　归尾三钱　木香一钱　香附三钱　黄芩二钱　甘草一钱　川芎八分

小腹绞痛，绕脐上下难忍者，下焦之寒疝也，宜乌头羊肉汤。

当归三钱　生姜三钱　乌头二钱，炮　羊肉四两

小腹旁痛，以及软胁俱痛者，厥阴血不和也，宜当归四逆汤加味。

当归三钱　桂枝二钱　细辛五分　白芍二钱　木通一钱　生地二钱　茯苓二钱　香附二钱　灵脂二钱　甘草一钱　橘叶三钱　艾叶二钱　川芎一钱　台乌二钱

小腹疼痛，得屁腹鸣乃快者，小肠气不和也，宜宣明橘核丸。

楂核二钱　荔核三钱　吴茱萸一钱　橘核三钱　香附三钱　小茴一钱　川楝子三钱

小腹疼痛，由于淋闭血虚者，胞宫瘀与热也，宜下瘀清热汤。

黄柏二钱　黄芩三钱　白芍二钱　赤芍二钱　桃仁三钱　牛膝一钱　丹皮三钱　茜草一钱　归尾三钱　生地三钱　甘草一钱，梢

胁 肋

两肋下痛，难于俯仰屈伸者，少阳气不和也，宜加减柴胡汤。

党参三钱　柴胡二钱　黄芩二钱　半夏二钱　归尾三钱　青皮一钱　牡蛎三钱　生姜三片　甘草一钱　竹茹三钱

两胁下痛，穿透游走有声者，肝脾之痰饮也，宜加味二陈汤。

陈皮二钱　半夏二钱　茯苓三钱　甘草一钱　白芥二钱，子　前胡二钱　苏梗三钱

两软胁痛，以及小腹俱痛者，厥阴血不和也，宜血府逐瘀汤。

当归三钱　生地二钱　桃仁三钱　红花一钱　枳壳一钱　赤芍二钱　柴胡一钱　川芎一钱　桔梗二钱　牛膝三钱　甘草一钱

胁下偏痛，痞结硬满不去者，血气痰三积也，宜三消去痞汤。

附子二钱　细辛五分　大黄一钱　白芥三钱，子　灵脂三钱　香附三钱

背 证

背恶寒冷，由于外感发热者，太阳经伤寒也，宜人参败毒散加减。

羌活一钱　独活一钱　柴胡二钱　前胡二钱　川芎八分　枳壳一钱　沙参二钱　桔梗三钱　杏仁三钱　茯苓三钱　甘草一钱　生姜三片　大枣二枚　葛根三钱

背恶寒冷，或兼手足清冷者，太阳经阳虚也，宜附子汤加味。

附子三钱　白术三钱　人参三钱　白芍三钱　茯苓三钱　生姜三片

背痛连项，或兼发热恶寒者，太阳经风寒也，宜人参败毒散加减。

羌活一钱　独活一钱　柴胡二钱　前胡二钱　川芎八分　枳壳一钱　沙参二钱　桔梗二钱　杏仁三钱　茯苓三钱　甘草一钱　生姜三片　大枣二枚　葛根三钱

背痛连肩，或兼吐痰咳嗽者，肺经有

痰饮也，宜加味苏子汤。

羌活一钱五分　独活一钱　柴胡一钱
前胡二钱　枳壳一钱　桔梗三钱　大枣二枚
茯苓二钱　杏仁三钱　苏子二钱　黄芩二
钱　生姜三片　竹茹二钱

腰　证

腰间沉痛，如带五千钱重者，肾经受
寒湿也，宜时方肾着汤。

干姜三钱　白术三钱　茯苓五钱　甘草
二钱

腰痛难忍，有如刀锥刺割者，瘀血积
腰际也，宜鹿角利腰汤。

鹿角三钱　归尾三钱　白芍三钱　丹皮
三钱　红花一钱　牛膝二钱　续断三钱

腰痛软弱，或兼小便不利者，虚劳肾
气弱也，宜金匮肾气丸。

熟地四钱　山药三钱　茯苓三钱　附子
三钱　安桂一钱　泽泻三钱　丹皮三钱　山
萸萸三钱

腰痛连背，或兼寒热头痛者，风寒袭
太阳也，宜人参败毒散加减。

羌活一钱　独活一钱　柴胡二钱　前胡
二钱　川芎八分　枳壳一钱　沙参二钱　桔
梗二钱　杏仁三钱　茯苓三钱　甘草一钱
生姜三片　大枣二枚　葛根三钱

腰痛溺赤，或兼曲而不伸者，阴虚筋
骨缩也，宜加味补阴丸。

生地三钱　知母二钱　黄柏二钱　龟版
三钱，炙　山萸萸三钱　续断三钱　丹皮二
钱　葳蕤二钱　竹茹一钱　牛膝一钱　鹿角
屑一钱

手　证

手发厥冷，或兼泄利清谷者，脾肾之
虚寒也，宜附子理中汤。

干姜三钱　附子三钱　党参三钱　白术
三钱　甘草二钱，炙

手发潮热，兼见谵语舌黑者，胃中有
燥屎也，宜加味调胃承气汤。

枳壳二钱　朴硝三钱　大黄二钱　厚朴
二钱　甘草一钱

手心发热，多在入夜以后者，瘀血在
阴分也，宜四物化瘀汤。

生地三钱　当归三钱　川芎一钱　白芍
三钱　丹皮三钱　桃仁三钱　荆芥二钱，炒
麦冬三钱　桑叶三钱　浮小麦三钱　竹叶
三钱　灯芯一钱　蒲黄二钱　地骨皮二钱

手腕疼痛，或兼身痛拘急者，风、寒、
湿合痹也，宜五物逐瘀汤。

桂枝二钱　当归三钱　黄芪二钱　苡仁
三钱　甘草一钱　生姜三片

手心发热，必在午饭以后者，脾胃停
饮食也，宜加味平胃散。

苍术二钱　厚朴二钱　陈皮二钱　甘草
一钱　神曲二钱　白芍二钱　酒军一钱

手腕麻木，通腕皆痛不仁者，血虚生
风湿也，宜养血消风汤。

当归三钱　白芍三钱　川芎一钱　秦艽
二钱　苡仁二钱　桑皮二钱　竹茹二钱　僵
蚕二钱　红花一钱　荆芥一钱　续断二钱
生地三钱　钩藤二钱　清酒一杯

脚　证

脚冷厥逆，或兼下利清谷者，脾肾之
虚寒也，宜加味四逆汤。

干姜二钱　附片三钱　甘草二钱　白术
三钱　茯苓三钱

脚发热厥，夜睡不欲被覆者，肾中真
阴虚也，宜六味地黄丸。

熟地五钱　山萸萸三钱　山药四钱　茯
苓三钱　丹皮三钱　泽泻三钱

脚跗肿大，青白如蚕明亮者，寒湿之气注也，宜神仙鸡鸣散。

吴茱萸二钱　苍术二钱　紫苏二钱　生姜三钱　苡仁三钱　木瓜二钱　陈皮二钱　槟榔一钱　桔梗二钱　茯苓三钱

脚跗赤肿，以及生疮溃烂者，湿热之下注也，宜苍术知母汤。

苍术二钱　知母三钱　白术二钱　茯苓二钱　黄芩二钱　白芍二钱　续断二钱　秦皮二钱　茵陈二钱　桑皮二钱　地骨皮二钱　防己一钱五分　甘草一钱

脚痛瘦削，无论干枯发热者，肝肺之痿弱也，宜去痿治血汤。

生地三钱　当归三钱　元参二钱　白芍二钱　杏仁二钱　丹皮二钱　麦冬三钱　知母二钱　胆草二钱　秦艽二钱

妇人脚心疼痛如刀锥刺者，少阴经瘀血也，宜仲景温经汤。

当归三钱　白芍二钱　阿胶二钱　川芎一钱　桂枝二钱　丹皮三钱　麦冬四钱　半夏二钱　人参二钱　吴茱萸一钱　甘草一钱　生姜三片

前　阴

前阴痒湿，以及赤肿生疮者，肝经之湿热也，宜龙胆泻肝汤。

胆草二钱　泽泻二钱　车前子二钱　甘草一钱　栀子二钱　木通一钱　柴胡一钱　生地三钱　当归二钱　黄芩三钱

阴囊胀结，痛引小腹以内者，肝经之疝气也，宜茴香五苓散。

小茴二钱　荔核二钱　橘核一钱　楝核一钱　归尾三钱　香附三钱　白术二钱　台乌二钱　猪苓二钱　泽泻二钱　桂尖一钱　槟榔一钱　茯苓三钱　白芍二钱

前阴暴缩，或兼转筋入腹者，肝肾之虚寒也，宜加味四逆汤。

干姜二钱　附子二钱　乌头一钱，炮　当归三钱　人参二钱　茯苓三钱　甘草二钱，炙

阴囊缩入，兼见舌卷心热者，肝经之热邪也，宜生犀泻肝汤。

生地三钱　犀角二钱　白芍三钱　大黄一钱　当归二钱　知母三钱　苁蓉三钱

阴茎虫蚀，以及妇人阴蚀者，古之狐惑病也，宜外洗苦参汤。

苦参、雄黄煎洗，亦可内服龙胆泻肝汤。

后　阴

后阴脱出，屎后良久乃入者，中气下陷故也，宜补中益气汤。

党参三钱　白术三钱　黄芪三钱　当归二钱　大枣三枚　柴胡一钱　升麻二钱　生姜三片　甘草二钱，炙　陈皮一钱

后阴疮痔，一切肿痛诸苦者，阳明之血燥也，宜麻仁地榆汤。

麻仁三钱　地榆三钱　当归三钱　白芍二钱　杏仁二钱　银花一钱　黄芩三钱　黄连一钱　槐实二钱　桔梗一钱　生地三钱　牛蒡子二钱

大　便

大便不通，口渴而小便黄者，阳明之燥结也，宜加味承气汤。

生地三钱　花粉三钱　大黄二钱　芒硝一钱　枳壳一钱　厚朴二钱　甘草一钱

大便不通，口和而小便清者，脾寒气凝结也，宜加味理中汤。

当归三钱　白芍三钱，炒　人参二钱　白术二钱　干姜一钱　甘草一钱

大便溏泄，其色青白完谷者，脾经寒

湿气也，宜加味胃苓汤。

苍术二钱　陈皮二钱　甘草一钱，炙
茯苓三钱　桂枝二钱　附子二钱　大枣四枚
白术三钱　党参二钱　猪苓二钱　泽泻二
钱　肉蔻一钱　干姜一钱　白芍二钱

大便溏泻，其色浊垢胶腻者，肠中湿
热也，宜清热涤肠汤。

杏仁三钱　滑石二钱　木通二钱　厚朴
二钱　黄芩三钱　车前子一钱　栀子二钱
绿豆三钱　甘草二钱　泽泻二钱　生地三钱
白芍三钱　黄连二钱　当归二钱

大便溏泻，必在五更时分者，肾寒而
侮脾也，宜加味四神丸。

附子二钱　肉蔻二钱　白术三钱　茯苓
三钱　大枣四枚　甘草一钱，炙　吴茱萸二
钱　干姜一钱　人参三钱　五味子一钱　生
姜三片　粟壳一钱

大便完谷，食入即刻利出者，肺热而
暴注也，宜泻肺止利汤。

黄芩二钱　知母三钱　黄连二钱　大黄
一钱　石膏三钱　桔梗一钱　葛根二钱　桑
皮二钱　人参二钱　生地三钱　白芍二钱
粟壳一钱

便泻赤白，下部逼胀难通者，湿热郁
为痢也，宜加减芍药汤。

柴胡一钱　当归二钱　白芍三钱　甘草
一钱　槟榔二钱　葛根三钱　杏仁三钱　桔
梗二钱　木香二钱　黄芩二钱　黄连二钱
绿豆三钱　银花一钱　荷叶二钱

便痢纯赤，或见口渴溺赤者，热结在
血分也，宜地榆白头翁汤。

黄连二钱　黄芩二钱　黄柏二钱　秦皮
三钱　地榆三钱　白头翁三钱　当归二钱
白芍三钱　丹皮二钱　银花炭一钱

下痢纯白，但见里急下重者，热郁在
气分也，宜膏芩清痢散。

黄芩二钱　石膏二钱　兜铃二钱　防己
二钱　银花二钱　知母三钱　杏仁三钱　滑
石二钱　枳壳一钱　荷梗三钱　白芍三钱
甘草一钱

下痢噤口，其人饮食不纳者，邪热伤
中气也，宜人参开噤汤。

人参三钱　黄连二钱　黄芩三钱　石膏
三钱　知母三钱　连翘二钱　广香一钱　花
粉三钱　麦冬三钱　桔梗一钱　葛根二钱
银花一钱　荷梗二钱　甘草一钱

大便久痢，诸药不能禁止者，寒热之
错杂也，宜姜连四神丸。

干姜二钱　黄连二钱　乌梅四个　白芍
三钱　甘草一钱

小　便

小便赤短，别无外证内伤者，小肠经
火气也，宜加味导赤散。

生地三钱　木通二钱　草梢一钱　竹叶
一钱　滑石二钱　山栀三钱　黄芩三钱

小便白浊，甚则尽如米饮者，脾经之
湿气也，宜草薢分清饮加味。

草薢一钱　菖蒲二钱　甘草一钱　益智
二钱　乌药三钱　神曲一钱　青盐五分

小便短涩，每溺则涩而痛者，膀胱之
热淋也，宜车前五淋散。

当归三钱　白芍三钱　赤苓三钱　栀仁
三钱　甘草一钱　灯心三分　车前子一钱

小便不通，点滴俱不能出者，膀胱之
热结也，宜滋肾通关丸。

黄柏三钱　知母三钱　安桂三分

小便带血，或兼茎中割痛者，热动胞
中血也，宜加味五淋散。

当归三钱　赤芍二钱　甘草一钱　牛膝
一钱　郁金一钱　生地三钱　胆草一钱　白
芍三钱　栀仁二钱　灯心五分　桃仁三钱

木通一钱　车前子一钱　麝香三厘

　　小便不通，诸药俱不效验者，气道迫塞故也，宜通气麻杏汤。

　　麻黄七分　杏仁三钱　甘草一钱

　　小便过多，以及遗溺不禁者，膀胱与肾寒也，宜附子温肾丸。

　　附子二钱　安桂一钱　熟地三钱　山茱萸三钱　白术三钱　青盐五分

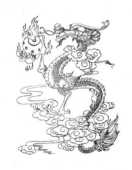

医学见能卷二

蜀都唐宗海容川著

证治

寒热

发热恶寒，皮毛洒淅无汗者，风寒闭肤表也，宜原方麻黄汤。

麻黄七分　桂枝二钱　杏仁三钱　炙草一钱

发热恶风，翕翕然而自汗者，风寒袭腠理也，宜原方桂枝汤。

桂枝二钱　白芍三钱　甘草二钱，炙大枣四枚　生姜三片

但热不寒，口干舌燥溲黄者，阳明之燥热也，宜原方白虎汤。

石膏三钱　知母三钱　甘草一钱　粳米二钱

但寒不热，并无燥渴等症者，少阴之阳虚也，宜长沙附子汤。

附子二钱　白术三钱　人参二钱　茯苓三钱　白芍二钱

皮肤发热，夜晚潮热更甚者，阴血不濡阳也，宜当归补血汤加味。

当归三钱　生地三钱　黄芪二钱　人参二钱　枯芩三钱　夜交藤一钱　山茱萸三钱

百合三钱　麦冬三钱　黄柏二钱　龟板二钱　慈竹叶一钱

午后发热，睡后更觉盗汗者，虚劳骨蒸热也，宜柴胡清蒸汤。

柴胡一钱　黄芩三钱　当归二钱　白芍三钱　生地三钱　丹皮一钱　桃仁二钱　蒲黄三钱　鳖甲二钱，炙黄　胆草二钱　茯苓三钱　贝母二钱　杏仁三钱　甘草一钱

寒热往来，发作有定时候者，少阳经疟疾也，宜独活黄芩汤。

独活五分　黄芩三钱　知母三钱　柴胡三钱　羌活五分　花粉三钱　槟榔一钱　厚朴一钱　枳壳一钱　杏仁三钱　炒栀三钱　石膏三钱

朝发潮热，入夜则又退热者，阳气陷入阴也，宜补中益气汤加味。

人参二钱　白术三钱　甘草二钱　陈皮一钱　茯苓三钱　黄芪一钱　升麻一钱　当归三钱　柴胡一钱　生姜三片　大枣四枚

身热面赤，下利清水完谷者，里寒而外热也，宜加味白通汤。

干姜二钱　附子二钱　葱白五根　人尿一勺　猪胆一个

身热面赤，烦躁欲卧泥水者，阴甚而格阳也，宜益元艾附汤。

人参二钱　干姜二钱　附子二钱　艾叶

一钱　白术二钱　童便一勺　黄连一钱　甘草一钱　知母三钱　五味子一钱　故纸二钱　香附一钱

春月发热，气喘而口干渴者，感风热之气也，宜麻杏甘石汤加味。

杏仁三钱　麻黄八分　石膏三钱　甘草一钱　僵蚕三钱　知母三钱　花粉三钱　连翘二钱　银花二钱　白芍三钱　蝉蜕七个　菊花一钱　牛蒡子一钱

夏月发热，口渴而心烦懊恼者，伤暑热之气也，宜加味六一散。

炒栀三钱　麦冬二钱　滑石三钱　甘草一钱　黄芩二钱　花粉三钱　杏仁三钱　香薷一钱　厚朴二钱　木通二钱　石膏三钱　荆芥一钱　知母三钱　银花二钱

呕　吐

呕吐不食，水饮不得入口者，火热相拒膈也，宜人参干姜汤。

人参三钱　黄连三钱　黄芩三钱　干姜五分

呕吐能食，食入即时吐出者，两热相争冲也，宜酒蒸大黄汤。

大黄三钱　甘草一钱

食久乃吐，兼见大腹胀满者，脾经乏火化也，宜姜附六君汤。

人参二钱　白术三钱　茯苓三钱　甘草一钱　半夏二钱　陈皮一钱　干姜一钱　附子二钱

食久乃吐，兼见胸前胀满者，胃腑之虚寒也，宜香砂养胃汤。

广香二钱　砂仁二钱　白术二钱　茯苓三钱　陈皮一钱　半夏二钱　人参二钱　甘草一钱　大枣四枚　生姜三片

食久乃吐，吐出多带水液者，肾部之虚寒也，宜仲景真武汤。

白术三钱　茯苓三钱　白芍三钱　生姜三片　附子三钱

食久乃吐，吐出多带酸水者，肝脏有寒热也，宜仲景乌梅丸。

乌梅三个　人参二钱　黄柏二钱　黄连二钱　当归三钱　干姜一钱　细辛五分　桂枝一钱　附子二钱　花椒一钱

单吐痰涎，或兼咳嗽头痛者，胃中有痰饮也，宜加味二陈汤。

陈皮二钱　半夏二钱　茯苓三钱　甘草一钱　生姜三片　竹沥一勺　黄芩三钱

单吐酸水，或兼头痛如破者，肝寒气上逆也，宜加味左金丸，吴茱萸二钱　黄连一钱　人参二钱　茯苓三钱　细辛五分　苡仁三钱

呕吐不止，兼见腹痛下利者，脾气之虚脱也，宜附子理中汤。

附子二钱　白术三钱　人参二钱　甘草一钱，炙　干姜一钱

呕吐发热，或兼口苦胸满者，少阳之逆气也，宜原方小柴胡汤。

柴胡一钱　黄芩三钱　人参二钱　生姜三片　半夏三钱　甘草一钱，炙　大枣四枚

卒然呕吐，兼见发闷恶心者，感瘴疠异气也，宜藿香正气散。

白术三钱　半夏三钱　茯苓三钱　白芷二钱　腹毛二钱　生姜三片　砂仁二钱　厚朴一钱　陈皮一钱　桔梗一钱　紫苏一钱　藿香一钱　甘草一钱　大枣四枚

咳　嗽

外感咳嗽，吐痰清白而涎者，伤寒有水气也，宜小青龙原方。

桂枝二钱　半夏三钱　麻黄七分　甘草一钱，炙　干姜一钱　细辛五分　白芍二钱　五味子一钱

外感咳嗽，吐痰黄色而粘者，伤风动火气也，宜新方麦冬汤。

麦冬三钱　黄芩二钱　桔梗一钱　桑皮二钱　瓜蒌霜二钱　杏仁三钱　贝母三钱　柴胡三钱　茯苓三钱　紫菀二钱　薄荷一钱　花粉三钱　枳壳一钱　甘草一钱

久咳上气，痰涎多而声易者，肺肾之阳虚也，宜加味真武汤。

白术三钱　茯苓三钱　白芍三钱　五味子七分　附子三分　干姜二分　细辛五分

久咳上气，声干涩而痰凝者，肺肾之阴虚也，宜加味猪苓汤。

阿胶二钱　百合三钱　麦冬三钱　贝母一钱　泽泻二钱　滑石二钱　猪苓二钱　五味子七分　茯苓三钱　丹皮二钱　海蛤一钱　生地三钱

小儿咳嗽，连呛数十余声者，肝血之不和也，宜加味逍遥散。

当归二钱　白芍二钱　茯苓三钱　柴胡二钱　煨姜二钱　薄荷一钱　丹参二钱　香附二钱　半夏二钱　黄芩二钱　五味子七分　丹皮二钱　白术二钱　甘草一钱

妇人干咳，由于经水不行者，冲任之气逆也，宜变化柴胡汤。

柴胡三钱　香附三钱　元胡二钱　当归三钱　丹皮三钱　茯苓三钱　贝母三钱　黄芩二钱　麦冬三钱　牛膝一钱　桃仁二钱　法夏二钱　白芍三钱　甘草一钱

喘 齁

气紧喘促，鼻塞声音不利者，风寒闭肺窍也，宜苏子降气汤加减。

苏子二钱　半夏一钱　当归二钱　陈皮二钱　生姜二钱　厚朴一钱　沉香一钱　前胡三钱　柴胡二钱　甘草一钱

气喘而促，审系呼出气短者，内有停水饮也，宜二陈五苓散加味。

半夏二钱　五味子五分　甘草一钱　陈皮二钱　白术二钱　猪苓二钱　泽泻二钱　茯苓三钱　桂尖二钱　细辛五分

气喘而促，审系吸入气短者，肾中之气虚也，宜八味肾气丸。

熟地三钱　山药二钱　茯苓三钱　丹皮三钱　肉桂一钱　附子三钱，炮　泽泻三钱　山茱萸二钱

齁齁有声，喉中漉漉不利者，痰气为寒阻也，宜破痰射干丸。

射干二钱　半夏二钱　陈皮二钱　百部二钱　冬花二钱　细辛五分　五味子五分　干姜一钱　贝母二钱　茯苓三钱　郁李仁二钱　皂角一钱，打　枳壳一钱

喘齁气逆，噫咳痰塞溺黄者，肺胃之火逆也，宜清热降逆汤。

生地三钱　白芍三钱　石膏三钱　知母三钱　花粉三钱　射干一钱　甘草一钱　黄芩二钱　枳壳一钱　旋复二钱　杏仁二钱　赭石三钱　硼砂一钱

失 血

骤然吐血，兼见头痛寒热者，外感伤经脉也，宜麻黄芍药汤。

藕节二钱　枯芩一钱　生地二钱　川芎五分　白芍三钱　当归三钱　麻黄八分　丹皮二钱　香附三钱　麦冬三钱　杏仁三钱　蒲黄一钱　枳壳一钱　甘草一钱

吐血口渴，脉洪数而溺赤者，火热伤阴分也，宜加味四生丸。

生地三钱　艾叶一钱　柏叶三钱　荷叶三钱　丹皮三钱　马通一两，泡，取水　枯芩三钱　酒军七分　知母三钱　花粉三钱　牛膝一钱　茅根三钱

吐血口和，脉弦微而溺清者，阳虚而

阴脱也，宜变化理中汤。

党参二钱　黄芪二钱　黑姜八分　甘草一钱　白芍二钱　马通一两，泡，取水　白术二钱　五味子五分　当归三钱　木香一钱　侧柏二钱　醋艾一钱

吐后口渴，血带黑而腹痛者，瘀血积腹里也，宜加味四物汤。

生地三钱　当归三钱　川芎一钱　白芍三钱　桃仁三钱，研　大黄一钱　丹皮三钱　香附三钱　枳壳一钱　降香一钱

吐血之前，必先大发恶心者，血潮而凌心也，宜郁金丹皮汤。

郁金二钱　生地三钱　麦冬三钱　牛膝二钱　五味子七分　丹皮二钱　炒栀二钱　当归二钱　白芍二钱　玉竹二钱　枣仁二钱　知母一钱　朱砂八分，研冲服　木香二钱

先行咳嗽，然后得吐血证者，肺燥伤阴脉也，宜清燥和血汤。

生地三钱　麦冬三钱　百合二钱　五味子五分　当归三钱　贝母二钱　杏仁三钱　续断二钱　藕节二钱　荆芥一钱　竹茹二钱　蒲黄一钱，炭　红花五分　降香一钱

先行吐血，然后得咳嗽证者，阴阳不相符也，宜调阴和阳汤。

当归二钱　白芍二钱　生地二钱　阿胶一钱　五味子七分　百合二钱　贝母二钱　杏仁二钱　沉香五分　牛膝一钱　白薇二钱　蒲黄一钱　牡蛎二钱　降香一钱

吐血之后，皮肤鱼鳞甲错者，腹中有干血也，宜大黄䗪虫丸。

大黄一钱　桃仁一钱　虻虫一钱，炒　水蛭二条，炒　甘草一钱　䗪虫二钱　蛴螬一钱　阿胶一钱　当归一钱炒　荆芥一钱

大便下血，其下在粪之前者，肠风痔疮类也，宜赤豆加味散。

当归三钱　地榆三钱　银花一钱　防己一钱　麦冬三钱　牛蒡子三钱　丹皮三钱　白芍二钱　槐角三钱　棕灰一钱　杏仁三钱　黄柏二钱　甘草一钱　赤豆三钱，芽

大便下血，其下在粪之后者，肝脾不统血也，宜仲景黄土汤。

白术三钱　附子二钱，炮　炙草二钱　生地三钱　黄芩二钱　阿胶二钱　灶心土三钱

通身汗血，甚则沾衣尽赤者，火甚而血溢也，宜加味六黄汤。

当归三钱　黄连二钱　黄芩三钱　黄柏二钱　蝉蜕一钱　酒军一钱　生地三钱　贯芪二钱　熟地三钱　白芍三钱　竹茹二钱　杏仁三钱　甘草一钱　地骨皮二钱

鼻中流血，以及齿缝出血者，胃中之燥热也，宜清凉甘露饮。

生地三钱　熟地三钱　麦冬三钱　天冬三钱　黄芩三钱　枳壳一钱　石斛三钱　茵陈三钱　藕节三钱　蒲黄一钱　牛膝二钱　甘草一钱　枇杷叶二钱，去毛，蜜炙

遗　精

遗精有梦，或兼心烦善怒者，心肝之火邪也，宜龙胆清肝汤。

柴胡一钱　木通一钱　车前子二钱　炒栀二钱　当归二钱　牡蛎二钱　远志一钱　黄芩二钱　泽泻二钱　生地二钱　胆草二钱　丹皮一钱　甘草一钱　灯芯一团

遗精无梦，或兼阴头寒冷者，肾元之阳虚也，宜加味天雄散。

天雄三钱　桂尖二钱　牡蛎四钱，煅　龙骨三钱，煅　白术四钱　甘草二钱

言　语

声音闭塞，鼻窒而喉中紧者，会厌被寒侵也，宜麻黄杏仁汤。

麻黄二钱　杏仁五钱　甘草二钱

言语不利，喉痹而咽生疮者，肺经有痰火也，宜尖贝平肺散。

尖贝二钱　天冬二钱　麦冬三钱　百合二钱　儿茶一钱　牛黄二厘　薄荷五分　知母一钱　石膏二钱八，研　杏仁三钱　冰糖二钱　甘草五分

声音嘶小，喉干而舌不润者，肺金不清利也，宜麦冬旋复汤。

麦冬三钱　杏仁三钱　桔梗二钱　花粉三钱　旋覆三钱　知母三钱　生地三钱　桑叶二钱　甘草一钱

语言謇滞，唇缓而流涎沫者，脾经中风证也，宜资寿解语汤。

附子二钱　安桂一钱　防风二钱　羌活一钱　天麻三钱　枣仁三钱　甘草二钱　羚角一钱　姜汁一钱　竹沥汁一钱

昏冒不语，遗溺直视足废者，心肾经中风也，宜地黄饮子汤。

安桂一钱　苁蓉二钱　熟地三钱　远志二钱　五味子五分　巴戟二钱　薄荷五分　附子二钱　茯苓三钱　麦冬三钱　菖蒲七分　枣皮二钱　石斛二钱　枸杞二钱

狂言见鬼，舌黑而手足热者，胃中有实热也，宜三一承气汤。

大黄三钱　芒硝三钱　枳壳二钱　甘草一钱　厚朴二钱

出言谩骂，或兼弃衣登高者，痰火迷心神也，宜礞石滚痰丸。

大黄三钱　黄芩三钱　沉香一钱，末　礞石一钱，火硝炒

出言颠倒，其人痴不识人者，痰入心而癫也，宜朱砂丹矾丸。

黄丹三钱，炒　白矾三钱，煅　茶叶一钱　朱砂三钱　猪心血五钱

卒倒不言，牙关紧闭不开者，外邪之骤中也，宜吹鼻通关散。

细辛三钱　牙皂三钱

卒倒作声，有如羊犬等状者，风痰发痫证也，宜加味二陈汤。

硼砂一钱　陈皮一钱　半夏一钱　茯苓二钱　甘草一钱　防风二钱　麝香一厘　竹茹一钱　白矾七分　枳壳一钱　生姜一钱　前胡一钱　枯芩一钱　郁金一钱　当归一钱　牛黄三厘

心　神

心中大烦，舌黑而不得卧者，少阴之阳烦也，宜黄连阿胶汤。

黄连三钱　黄芩三钱　阿胶一钱　白芍三钱　鸡子黄调下一枚

心中大躁，手足躁扰不安者，少阴之阴躁也，宜加味白通汤。

干姜二钱　附子三钱　葱白三钱　童便一杯　胆汁七分　知母二钱　麦冬三钱　牛膝一钱

心中怔忡，跳动如舂碓臼者，心脾之血虚也，宜加味归脾汤。

白术二钱　麦冬二钱　茯神二钱　党参二钱　远志一钱　枣仁二钱　当归二钱　黄芪二钱　白芍二钱　五味子七分　龙眼三枚　甘草一钱　乳香一钱　没药一钱

心悸而怯，常欲叉手冒心者，水气凌心经也，宜桂苓甘枣汤。

桂尖三钱　茯苓三钱　甘草一钱　大枣三枚

心惊而惕，神魂不能自主者，心虚而气浮也，宜桂枝龙牡汤。

桂枝三钱　甘草二钱，炙　附子三钱　龙骨三钱　牡蛎三钱

心神恍惚，入夜则多烦梦者，心血虚有火也，宜原方安神丸。

当归三钱　生地三钱　黄连二钱　朱砂一钱　甘草一钱

心神恍惚，每事不能记忆者，有火兼有痰也，宜加味安神丸。

龙骨三钱　牡蛎三钱　茯神三钱　菖蒲一钱　枣仁三钱　生地三钱　黄连一钱　朱砂一钱　远志一钱　五味子一钱　当归三钱　甘草一钱　贝母二钱　麦冬三钱

心神不定，起居百般不安者，百脉皆合病也，宜加味百合汤。

党参三钱　白芍三钱　百合三钱　生地三钱　玉竹三钱　茯神三钱　枣仁三钱　麦冬三钱　百部二钱　五味子一钱　贝母三钱　滑石三钱

斑　黄

发斑红紫，身热口中干渴者，阳明经血热也，宜加减三黄汤。

花粉三钱　犀角一钱　黄芩三钱　黄柏二钱　炒栀三钱　蝉退七个　银花三钱　白芍三钱　枳壳二钱　杏仁一钱　归尾三钱　石膏三钱

发黄明亮，兼见口渴溺赤者，脾经之湿热也，宜茵陈栀子汤。

炒栀三钱　黄柏二钱　茵陈五钱　甘草一钱

发黄黑暗，兼见口和不渴者，脾经之寒湿也，宜茵陈五苓散。

桂枝三钱　白术三钱　茯苓三钱　猪苓三钱　泽泻三钱　茵陈三钱

出　汗

发热出汗，时见恶风洒洒者，伤风之外证也，宜防风和营汤。

防风二钱　白芍二钱　荆芥一钱　紫苏一钱　香附一钱　杏仁一钱　白芷二钱　陈皮一钱　当归二钱　甘草二钱　生姜一钱　大枣二枚

睡后出汗，醒时则汗仍收者，阴虚而盗汗也，宜当归六黄汤。

熟地三钱　生地三钱　当归三钱　黄芩二钱　黄连一钱　黄柏二钱　黄芪二钱

醒时汗出，睡后则汗仍收者，阳虚而自汗也，宜参芪术附汤。

人参三钱　黄芪三钱　白术三钱　附子三钱

肿　胀

先首肿起，以下及于手足者，伤于外之湿也，宜加味五皮汤。

陈皮二钱　苓皮二钱　腹皮二钱　姜皮二钱　桑皮二钱　麻黄七分　桂尖二钱　杏仁三钱　甘草一钱　大枣二枚

先脚肿起，以上及于腹股者，内之水不行也，宜原方真武汤。

白术三钱　白芍三钱　茯苓三钱　生姜二钱　附子二钱

肿胀溺赤，或兼口渴脉数者，阳郁而水壅也，宜加味五皮饮。

桑皮三钱　茯苓二钱　腹毛二钱　白芍二钱　知母三钱　青木香一钱　防己一钱　滑石三钱　黄芩三钱　当归一钱　车前子三钱　杏仁三钱

肿胀溺清，其口不渴脉沉者，阴结而水停也，宜原方真武汤。

白术三钱　附片三钱　白芍三钱　茯苓三钱　生姜三钱

单腹肿大，其人四肢瘦削者，脾虚而血结也，宜加味逍遥散。

白术三钱　茯苓三钱　薄荷一钱　煨姜二钱　柴胡一钱　蚯蚓一钱　香附三钱　灵脂三钱　乳香一钱　腹毛二钱　防己一钱

苏梗一钱　当归三钱　白芍三钱

饮　食

饥而思食，每食又不能多者，脾强而胃弱也，宜重订助胃丸。

苍术二钱　甘草一钱　砂仁二钱　陈皮二钱　生姜一钱　吴茱萸一钱　半夏二钱　白蔻一钱　檀香一钱　党参三钱　茯苓二钱　大枣二枚

食而善饱，每饱又作反胀者，胃强而脾弱也，宜抑胃扶脾汤。

麦冬三钱　黄连二钱　党参三钱　白术三钱　山药二钱　广香一钱　白芍二钱　麦芽二钱　黄精三钱　甘草一钱

不善于食，而并不思饮食者，脾胃两皆虚也，宜建中复理汤。

桂枝二钱　白芍三钱　饴糖三钱　党参三钱　白术三钱　干姜一钱　甘草一钱　大枣三枚

喜饮冷水，以及消渴不止者，胃中虚热故也，宜原方甘露饮。

生地三钱　熟地三钱　天冬三钱　麦冬三钱　黄芩三钱　枳壳一钱　石斛三钱　茵陈三钱　甘草一钱　枇杷叶三钱

喜饮热汤，或兼腹痛厥利者，脾部之虚寒也，宜附子理中汤。

附子三钱　白术三钱　人参三钱　干姜二钱　甘草一钱，炙

伤食腹痛，兼见吐酸嗳腐者，宿食停不去也，宜加减平胃散。

苍术二钱　陈皮二钱　厚朴一钱　甘草一钱　大黄一钱　生姜一钱　神曲二钱

食入气呛，因而哽噎不下者，肺气不下降也，宜降肺平胃散。

百合三钱　阿胶二钱　半夏三钱　麦冬三钱　杏仁三钱　枳壳一钱　细辛五分　五味子七分

食必饮送，无饮即不下咽者，胃气不下降也，宜甘蜜半夏汤。

半夏三钱　党参三钱　白蜜一两　甘澜水一斤

饮伤腹满，兼见小便不利者，膀胱气不化也，宜原方五苓散。

白术三钱　茯苓三钱　猪苓三钱　泽泻三钱　桂枝二钱

起　居

转侧艰难，以及曲伸不利者，少阳之枢逆也，宜当归柴胡汤。

当归三钱　白芍二钱　柴胡一钱　秦艽二钱　竹茹二钱　甘草一钱　丹参三钱　玉竹二钱　僵蚕三钱　银花二钱　黄芩三钱　法夏二钱

身体沉重，四肢运动艰滞者，脾经有湿气也，宜和脾利湿汤。

白术三钱　防己二钱　木通二钱　茯苓三钱　苍术二钱　泽泻二钱　淡竹叶二钱

倒　扑

猝倒地下，其症手撒目闭者，中风虚脱证也，宜急救三生饮加味。

附子二钱，生　川乌二钱，生　南星三钱，生　人参三钱

猝倒地下，其象手握口噤者，中风实闭证也，宜吹鼻通关散加味。

生半夏三钱　麝香一分　牙皂末二钱　白矾二钱　细辛二钱，为末，吹鼻中

抽　掣

角弓反张，以及向后跌仆者，太阳经痉病也，宜防风竹茹汤。

防风三钱　生地三钱　白芍一钱　葛根

三钱　荆芥二钱　花粉三钱　竹茹三钱　僵蚕三钱

头低足缩，以及向前跌仆者，阳明经痉病也，宜清阳已痉汤。

生地三钱　麦冬三钱　玉竹三钱　石膏三钱　芒硝二钱　酒军二钱　甘草一钱

一边手足牵引搐搦不用者，少阳经痉病也，宜加味柴胡汤。

柴胡三钱　枯芩二钱　生姜二钱　甘草一钱　党参二钱　生地三钱　羚角一钱　花粉三钱　白芍三钱　当归二钱

筋惕肉动，振振然欲擗地者，寒水干筋肉也，宜苡仁真武汤。

白术三钱　茯苓三钱　甘草一钱　附子三钱　生姜三钱　苡仁三钱　桂枝二钱　白芍二钱

四肢拘急，以及疼痛难忍者，寒甚筋收引也，宜桂枝附子汤。

桂枝二钱　附子一钱五分　白芍二钱甘草一钱　生姜三片　大枣二枚

四肢酸痛，以及焦痿不用者，火甚筋灼枯也，宜大剂补阴丸。

黄柏三钱　知母三钱　熟地三钱　龟版三钱　羚角二钱　牛膝二钱　白芍三钱　防己一钱　当归三钱　玉竹三钱

四肢软弱，步履疲怠不收者，湿甚筋纵弛也，宜利湿燥筋汤。

苡仁三钱　木瓜一钱　防己一钱　桂枝二钱　甘草一钱

虫　蛊

吐虫虫痛，或见舌起白花者，肾风木所生也，宜仲景乌梅丸。

当归三钱　党参二钱　花椒二钱　黄柏二钱　乌梅三钱　干姜二钱　附子二钱　细辛二钱　黄连三钱　桂枝二钱

口咽生虫，以及二阴生虫者，古名狐惑病也，宜新制化虫丹。

花椒二钱　雄黄二钱　枯矾一钱　铅粉一钱　乌梅一钱　黄连二钱　甘草五分

误中虫毒，食白矾而反甜者，邪变入脏气也，宜经验吐利汤。

升麻三钱　郁金三钱

鬼　祟

乍醒乍昏，寒热面色无定者，鬼怪附人身也，宜移精变气散。

虎骨三钱　牡蛎三钱　犀角二钱　天麻三钱　黄芪三钱　桂尖三钱　龙骨三钱　羚角三钱　麝香三分　鹿角三钱　人参三钱　茯神三钱

颠狂见鬼，以及潮热谵语者，神魂被火乱也，宜加减龙荟丸。

栀子一钱五分　黄连五分　黄芩一钱五分　木香六分　麝香五厘　黄柏二钱　酒军三钱　生地四钱　杏仁三钱　厚朴八分　甘草八分　丹皮一钱五分　胆草二钱　芦荟一钱

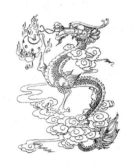

医学见能卷三

蜀都唐宗海容川著

证　治

妇人调经

经水先期，其血深红，烦怒者，血分中有热也，宜加味地骨皮饮。

生地三钱　当归三钱　白芍三钱　川芎一钱　丹皮三钱　枯芩三钱　香附三钱　柴胡二钱　地骨皮三钱　竹茹三钱

经水后期，其色暗，腹疼痛者，血分中有寒也，宜当归和血汤。

当归三钱　白芍三钱　桂尖三钱　细辛五分　艾叶三钱　阿胶三钱　甘草一钱　生地三钱　木通一钱　香附三钱　大枣三枚　法夏三钱　茯苓三钱　生姜一钱

经水过多，以及漏下不止者，冲任之虚损也，宜千金胶姜汤。

生地三钱　川芎一钱　白芍三钱　当归三钱　鹿霜二钱　牡蛎三钱　艾叶二钱　阿胶二钱　甘草一钱　炮姜一钱　附子二钱　棕炭一钱

经水过少，以及干枯发热者，胞宫之血虚也，宜加味四物汤。

人参一钱五分　麦冬二钱　当归二钱　川芎八分　白芍一钱五分　生地三钱　阿胶一钱五分　枣仁三钱　台乌一钱　远志一钱　香附一钱五分　茯苓三钱　甘草八分

经前腹痛，以及行经不利者，血分有瘀滞也，宜加味香苏散。

当归三钱　白芍三钱　陈皮二钱　元胡二钱　桃仁三钱　香附三钱　苏梗三钱　柴胡二钱　丹皮三钱　甘草一钱

经后腹痛，以及经水减少者，血虚不足也，宜加味补血汤。

黄芪三钱　当归三钱　白术三钱　人参三钱　香附二钱　川芎一钱　熟地三钱

漏下白物，有如米饮不绝者，脾湿而带下也，宜茵陈四苓汤加减。

茵陈三钱　茯苓三钱　猪苓三钱　菖蒲一钱　泽泻三钱　萆薢三钱　甘草一钱　有寒加益智、桂枝，有热加黄芩、黄柏

妇人安胎

胎中呕吐，数次发恶不休者，脾胃气阻滞也，宜香砂六君汤。

广香一钱　砂仁二钱　白术三钱　茯苓三钱　党参三钱　陈皮三钱　半夏二钱　甘草一钱　生姜三片　大枣二枚

胎中心烦，兼见口渴头晕者，心胃之虚火也，宜安胎清火汤。

当归三钱　白芍二钱　黄芩一钱五分
白术三钱　沙参一钱五分　泽泻三钱　知母
二钱　麦冬一钱五分　茯苓三钱　竹叶一钱
五分

胎中腰痛，过甚则恐胎坠者，带脉之
解弛也，宜加味固胎丸。

杜仲三钱　熟地三钱　故纸三钱　当归
三钱　淮药三钱　续断三钱　白术三钱　人
参一钱

胎中腹痛，痛甚亦能坠胎者，胎气之
不和也，宜调气安胎饮。

当归三钱　木香一钱　白芍一钱五分
香附一钱五分　苏梗一钱五分　茯苓三钱
苎麻根二钱

胎前屎结，以及口干恶热者，血虚而
胎燥也，宜麻仁养血汤。

火麻仁三钱　杏仁三钱　当归三钱　白
芍二钱　黄芩一钱五分　麦冬二钱　甘草
八分

胎前溺黄，以及黄浊不利者，胞热而
水滞也，宜龙胆清热汤。

胆草一钱五分　当归三钱　生地四钱
栀子一钱五分　黄芩一钱五分　泽泻二钱
白芍一钱五分　木通八分　草梢八分　淡竹
叶一钱五分

胎胞下压，小便不得下出者，胞系之
不举也，宜八味肾气丸加味。

熟地三钱　枣皮三钱　山药三钱　茯苓
三钱　泽泻三钱　安桂二分　附片五分　丹
皮一钱五分　麦冬一钱五分　玉竹一钱五分

胎胞上逼，心中烦闷不安者，血虚而
火迫也，宜养胃清降汤。

人参一钱　白术三钱　白芍一钱五分
淮药三钱　当归二钱　阿胶一钱五分　茯苓
三钱　麦冬一钱五分　甘草八分　大枣二枚
生地三钱　枣仁三钱

胎前水肿，以及腹中胀满者，胞宫水
不化也，宜加味防己汤。

防己二钱　泽泻三钱　腹皮二钱　姜皮
一钱五分　桔梗八分　苓皮三钱　桑皮一钱五
分　杏仁三钱　草梢八分　当归二钱

胎前咳嗽，以及呛呕不安者，子咳与
子呛也，宜调肺平肝汤。

桔梗八分　枳壳一钱五分　杏仁三钱
茯苓三钱　前胡一钱五分　当归一钱五分
生地三钱　百合三钱　麦冬一钱五分　紫菀
一钱

妇人保产

将产之期，预备滑胎催生者，必调和
气血也，宜保产无忧散。

当归一钱五分　川芎一钱五分　白芍二
钱　黄芪八分　菟丝子一钱　厚朴七分　艾
叶七分　芥穗八分　枳壳六分　贝母一钱
羌活五分　甘草五分　生姜一片

临产催生，交骨结而不开者，血气不
活动也，宜加味佛手散。

当归五钱　川芎三钱　龟板八钱　血余
炭三钱

新产之初，腹痛头晕等症者，瘀血相
攻冲也，宜加味失笑散。

当归二钱　川芎二钱　灵脂二钱　蒲黄
一钱五分　童便一杯

产后瘀尽，诸虚百损并见者，气血大
亏损也，宜十全大补汤。

生地三钱　白芍二钱　川芎一钱　党参
三钱　白术三钱　茯苓三钱　当归二钱　甘
草八分　安桂三分　黄芪三钱

小儿外证

小儿发热，兼见恶寒头痛者，太阳经
伤寒也，宜人参败毒散加减。

人参二钱　羌活二钱　独活二钱　柴胡二钱　前胡三钱　川芎一钱　桔梗三钱　茯苓三钱　枳壳一钱　甘草一钱　葛根二钱　大枣二枚　葱白一根　生姜三片

小儿口噤，手足抽掣痰潮者，伤风动痰火也，宜羌活息风汤。

羌活一钱　南星一钱五分　竹沥二钱　半夏二钱　生地三钱　防风一钱　僵蚕三钱

天麻一钱五分　姜汁五滴　枯芩一钱五分

甘草八分　枳壳一钱五分　犀角二分　羚角三分

小儿内证

初生小儿，屈腰啼叫不休者，瘀血积腹内也，宜用下瘀汤。

桃仁三钱　灵脂三钱　丹皮一钱五分　木香一钱　枳壳二钱　厚朴一钱

小儿腹痛，以及胀满吐泻者，总责太阴经也，宜香砂六君汤。

广香一钱　砂仁二钱　白术三钱　茯苓三钱　党参三钱　陈皮三钱　半夏二钱　甘草一钱　生姜三片　大枣二枚

小儿食积，手足热而腹痛者，脾胃不运化也，宜加减平胃散。

苍术一钱　陈皮一钱五分　厚朴一钱　甘草八分　神曲三钱　麦芽三钱　山楂二钱　黄连三分　生姜三片　白芍二钱

小儿黄瘦，以及腹大潮热者，脾胃之疳疾也，宜已疳胡连汤。

枳壳一钱五分　山楂一钱五分　麦芽三钱　芜荑一钱五分　胡黄连二钱　白芍一钱五分　生姜二片　甘草一钱　腹毛一钱　银柴胡二钱

外科疮证

疮痈初起，红肿而极痛痒者，风火血相结也，宜消散撤痈散。

归尾三钱　红花八分　赤芍一钱五分　银花三钱　黄连二分　杏仁三钱　紫苏一钱五分　甘草一钱　黄柏一钱五分　荆芥一钱五分　连翘三钱　花粉三钱　黄芩一钱五分　乳香八分　防己二钱

痈疽初起，白陷而不痛痒者，气滞寒痰聚也，宜宣扬撤疽汤。

麻黄八分　桂枝一钱五分　乳香八分　没药八分　煨姜一钱五分　大枣三枚　黄芪三钱　远志一钱　蔻壳八分　甘草一钱

凡疮初起，无论红白寒热者，当破血行气也，宜外敷百效散。

白芷六分　南星一钱五分　细辛五分　川乌八分　草乌一钱　陈皮二钱　姜黄一钱　大黄一钱五分　黄连三分　黄柏一钱五分　栀子一钱五分　远志一钱　雄黄一钱　五谷虫三钱　白矾一钱　白及一钱　共为细末，醋酒合调蒸热，厚敷即散，已成者留顶即穿。

凡疮已成，欲其化脓速溃者，当排脓内托也，宜黄芪托里汤。

黄芪三钱　当归三钱　皂刺一钱五分　山甲一钱五分　远志一钱　银花三钱　花粉三钱　生姜三片　大枣三枚　甘草一钱

凡疮已溃，脓腐不能速去者，当化腐去毒也，宜消凝还肌丹。

巴豆一钱　雄黄一钱　共为末，炒至黑色，研细纳疮孔中，化腐提脓，再用乳香、没药炒过，加麝香少许研末，提脓生肌，再加珍珠更妙，外贴万应膏。

疮后阳虚，食少体寒便滑者，卫气不充足也，宜十全大补汤。

人参一钱五分　茯苓三钱　甘草二钱　生地二钱　当归三钱　川芎二钱　白芍二钱　黄芪三钱　安桂四分　生姜二片　大枣四枚　白术二钱

疮后阴虚，烦渴便黄发热者，营血不滋养也，宜四物养营汤。

生地三钱　当归三钱　川芎一钱五分白芍一钱五分　玉竹二钱　党参二钱五分茯苓三钱　麦冬一钱五分　连翘三钱　银花三钱　杏仁三钱　竹茹一钱五分　甘草八分

刀伤跌打

刀伤破损，出血多少不止者，忌风并忌水也，宜止血封肌丹。

花蕊石火浸一昼夜，醋淬一钱半　乳香一钱半，炒　没药一钱半，炒　为末，加麝香少许掺上。包裹之。

刀伤亡血，口渴心烦气喘者，阴亡而阳越也，宜滋阴养阳汤。

人参三钱　黄芪三钱　麦冬三钱　五味子一钱　枣仁三钱　熟地四钱　白芍二钱当归二钱　川芎二钱　茯苓三钱　甘草一钱

刀伤冒风，发肿发痉发抽者，血虚筋失养也，宜滋血养肝汤。

生地三钱　当归三钱　白芍二钱　竹茹一钱五分　秦艽一钱五分　续断二钱　花粉三钱　元参一钱五分　麦冬一钱五分　黄芩一钱五分　钩藤三钱　苏梗一钱　僵蚕三钱　甘草一钱　外用葱白、蝉蜕末，炒热包伤口。

刀伤溃烂，成脓流水不止者，血瘀而化脓也，宜提脓化瘀散。

花蕊石一钱五分　乳香一钱五分　没药一钱五分　煅龙骨二钱　冰片为末纳入，外贴感应膏。

刀伤肚破，但未穿肠洞胃者，可缝治联合也，宜补腹纳肠方，破处不可粘水，不可粘油，宜缓缓将肠纳入腹中，用桑皮抽作线缝合之，外敷止血封肌用绵缎裹之，或用丝线，麻油润过亦可。

自刎项伤，但是软喉未断者，可急救缝合也，宜救急复生散。

真血竭末三分　白及末二钱　共研极细敷上。再用线缝之，绸裹之。

四肢头面，跌打损伤疼痛者，经络有死血也，宜通瘀达滞汤。

归尾三钱　红花一钱　荆芥一钱　桃仁三钱　紫苏一钱五分　续断二钱　丹皮一钱五分　白芍一钱五分　川芎八分　乳香八分　没药八分　竹茹一钱五分　蚯蚓二条　甘草一钱　童便半杯冲服　如接骨再加自然铜为末，重煎冲服。

腰腹胸背，跌打损伤疼痛者，膜内有死血也，宜化瘀逐血汤。

蒲黄一钱五分　丹皮一钱五分　灵脂一钱五分　桃仁二钱　赤芍一钱五分　归尾二钱　牛膝二钱　续断二钱　白芍二钱　荆芥一钱五分　甘草八分　童便半杯冲取

跌打损伤，无论何处肿痛者，当散血使消也，宜火煨酒调散。

官桂四分　丁香十只　小茴香八分　八角八分　红米八分　火酒一杯　调加水少许，火煨热敷，用布包裹之。

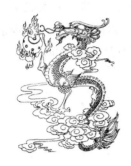

医学见能卷四

蜀都唐宗海容川著

附　录

救　急

误吞鸦片，顷刻心烦意乱者，血涩而气闭也，宜吐利消毒散。

胆矾一钱　甘草一钱　白蜜煎服即吐，连进二次，吐二三次，再用大黄、巴豆、川贝、麝香、黄芩、栀子、白芍、甘草为丸，开水吞下立愈。又柿油亦名柿漆，灌下即愈。又猕猴参磨煎服之即愈。

误中菌毒，呕吐烦乱欲死者，胸伤而气逆也，宜清胸涤毒饮。

地浆水一两　绿豆四钱　甘草三钱　银花三钱　滑石四钱

中一切毒，无论药石虫蛇者，皆风痰热毒也，宜解毒万应丹。

雄黄一钱　白矾一钱　犀角四分　连翘三钱　银花三钱　甘草一钱　滑石三钱　防风一钱　绿豆四钱　射干一钱　水煎微冷服。

中煤烟毒，昏眩迷闷如死者，炭气闭肺窍也，宜清凉解热浆。

莱菔汁冷服为第一方；又冷水自胸面灌服之；又置冷地，风吹则解后，煎黄连、石膏、芒硝汤服之。

误吞铜铁，急切不能吐出者，当速下使去也，宜金火并符丹。

木炭上白色无烟坚实者为末，调米泔水服，即相裹而下。又石蟹磨服亦妙。跌压猝死，血气伤损昏迷者，须曲拳紧抱也，宜热马溺灌之。如无马溺，用童便灌之，再用桃仁、红花、麝香、酒军、童便并服。

梦魇猝死，僵卧呼叫不醒者，痰气闭窍道也，宜通关开窍丹。

皂角末一钱　半夏末一钱五分

凡汤火伤，不可冷水逼劫者，热气恐内攻也，宜黄连白虎汤。

石膏四钱　知母三钱　甘草一钱五分黄连五分　花粉三钱　淡竹叶二钱　外用大黄末，麻油调敷。

投水溺死，水不得出闭气者，当撬口通窍也，宜吹气吹药方。

用竹管吹两耳，用生半夏末吹鼻中，用皂角末吹下部中，水出则气回。

救自缢死，恐其颈垂气泄者，当抵肛提发也，宜推拿按摩方。

不可断绳，当解下放平，一人提其发使颈直，一人抵其肛使气不泄，再用两人按摩推拿曲折手足，复用竹管吹耳中，良久取嚏，进姜汤而活。

疯犬伤人发狂，诸药不进者，瘀毒在胞宫也，宜火照万灵丹。

金樱子、蛴螬烘干共末，纸包裹菜油浸，风吹过去病人衣裤缚之燃此火，此上下照，四面照之立愈，灵验之至。未疯之前用马涎子、地榆，煎人参败毒散，服之立效。加紫竹根、明雄亦妙。

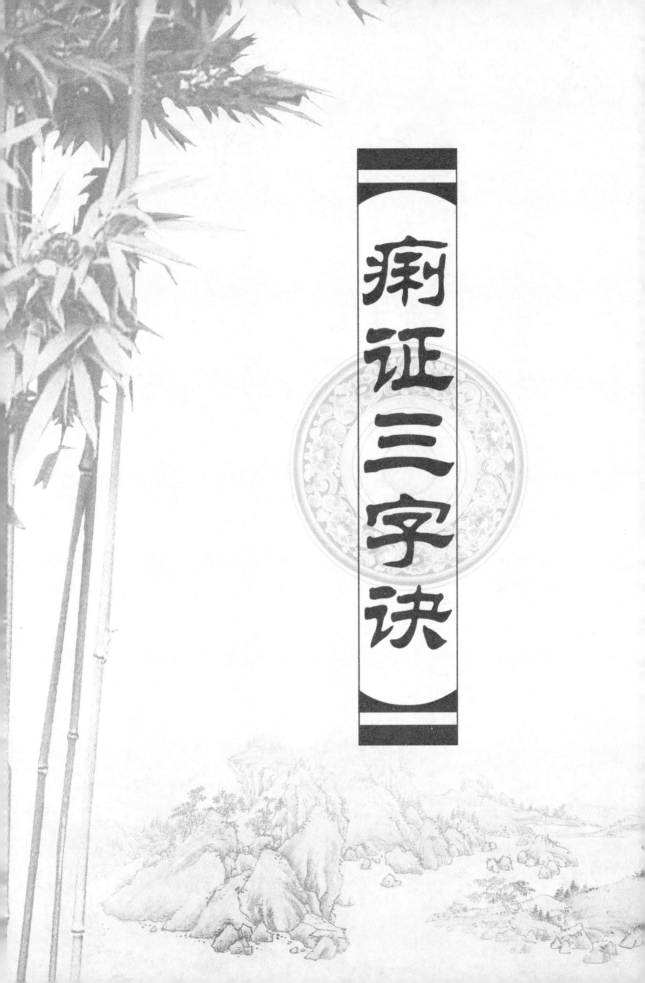

痢证三字诀

痢证三字诀

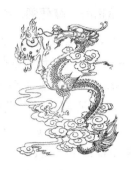

蜀都天彭容川先生著

痢为病，发秋天。

古名肠澼，又名滞下，今名曰痢，以其下利而又不爽利也。与洞泻相别天渊，四季皆有，此症唯秋时此病更多。

金木沴，湿热煎。

所以秋时此症更多者，盖五行之序由春入夏为木生火，火热气主事之时也；由夏至长夏，六月为火生土，是为湿土，主事之时热来蒸湿，合气为暑，故六月节名小暑。大暑至立秋以后，则土来生金，湿热当止，故其节名处暑，言暑气自此止也。暑气止则热变为凉气，而凉风至矣，湿气变为清气而清肃下降矣。如此则秋金气旺，木火自戢中土，不致受邪矣。若其人之肝木太旺，遇金来制之，而木不受制，遏郁生火，则热气不退，火反克金，金气不得清肃，因之湿亦不化，与热相蒸，蕴结血气，于三焦肠胃之间酿为腐秽胶粘之汁，则成痢矣。

肝迫注，故下逼，肺收摄，故滞塞。

人身肝主疏泄，疏者条达而上也，泄者顺利而下也。木气不疏则郁郁者，草木多而壅遏也。木气太泄则暴注，暴注者泄力太过之故也。然使金不与木争则泄而不敛，何至滞塞哉！唯当秋金收敛之令，肺金不应受邪，故金必与木争，木愈泄金愈收，是以逼迫艰涩而成其里急后重也。

白气腐，红血溃。

俗以白痢为寒，非也。白痢只气分之热腐化成汁，有如烈日流金烁石也。今之治白痢者每用姜、桂、吴萸而成死证，戒之戒之。盖红白二色不分寒热，只分气血而已。陈平伯云：气调则后重自愈，血和则便脓自除，可谓得法。

病有脾，治肝肺。

凡泻泄之症皆出于肠胃，而胃与大小肠又皆统于脾经，故此痢症亦无不归属于脾者。然其致痢之由实不责脾而责在肝肺，肺金不能顾母，肝木郁而克土，以致脾王受邪，但当治肝肺，则脾经自治。

初发热，或恶寒，兼疏表，柴葛餐。

痢症初起而发热恶寒者，乃内有郁热外感风寒，寒能闭火，风能煽热。互相蒸发是生寒热，宜兼疏其表，用葛根黄连黄芩汤、柴胡荆芥汤，或人参败毒散加黄芩亦效。

三五日，病归里，但治内，无外驱。

痢证在三五日后虽有发热恶寒等症，

亦由邪归肠胃蒸发于外，其责专重在内，但当清理，里气一清则外之寒热自除。不可发表反伤营卫，以致津枯血竭也。

西医云：肠胃炎，膜油肿，溃痛兼。

中国自宋元后皆不和痢症何故腹痛？何故便脓？至有以便脓为虚脱，以腹痛为中寒者，误人不少。唯西医云，将痢症病死之人剖割视之，见其肠胃发赤，膜油发肿，甚则溃烂，乃知腹痛便脓之故矣。此说似奇，实正盖油膜者脾经所属也。肝火从肝膜入膏油蒸发红肿，肺金不能利水，水火蕴结在油膜中，而油膜又全连肠胃，是以肠胃赤肿发痛，甚则溃烂，与寒中洞泄迥然不同。

治白痢，主肺气，白虎汤，银菊散。

轻病用银菊散，重者宜白虎汤专清肺金，加杏仁、厚朴、桔梗以利肺气，使不收涩；加白芍、黄芩、甘草以平肝，使肝木不侮肺、脾土不受克则愈。如小便不利再加桑叶、滑石；外有寒热者可加葛根。

治红痢，主肝血，白头汤，守圭臬。

白头翁无风独摇，有风不动，一茎直上能引肝气上达，使不下迫，则后重自除。芩连黄柏大泻肝火，火清血静，则红痢自止，此仲景大法也。余尝用金花汤加炒荆芥、地榆、归尾、槟榔、杏仁、白芍、青蒿，亦是白头翁汤之意。

闭迫甚，不得通，生大黄，暂一攻。

世传黄连、黄芩、生大黄、吴茱萸为治痢霹雳散，暂用多效，然痢症是蕴酿纠结之邪，非剿劫所能除，甚有久服大黄而反致死者，津血被夺故也。唯遇闭迫太甚求通不得者，于各药之中暂加大黄，一攻亦常得效。

喜开达，杏桔苏，藁荷菊，葛麻扶。

内闭者宜开，下迫者宜达，开之当从肺治，宜桔梗、杏仁、贝母以制肺气，使不收涩也。达之当伸肝郁，宜白头翁、柴胡，皆茎直上能升清阳，唯二药鲜真者。余每用荷茎、黄菊、老苏梗、葛根、天麻代之，皆能申木郁而解下迫也。

喉痛呛，是亦恒，证多死，药难凭。

痢证喉痛气呛喘逆者名奇恒利，以其异于常痢也，是火逆攻肺，有立时败绝之势。仲景云：急下之，宜大承气汤。然病此者多死少生。

若噤口，津液伤，不速治，腐胃肠。

诸病不食皆是中寒，唯痢证噤口不食是肠胃热灼，津液不升，舌干咽涩，食不得下。西医言，人之食皆胃津吸之也，此症胃津灼枯是以噤不食。喻嘉言仓廪汤循名失实，朱丹溪石莲汤依稀仿佛，皆不知胃津用事之故也。此时沃焦救焚，若迟不及则腐肠烂胃而死。世之用香砂橘半者不知误杀多人，试者噤口必舌上无津液，但令津液盖过舌心则食即下，百验不爽，勿为旧说所误也。

救胃煎，开噤汤，毋利水，免津汤。

痢证呕吐是火逆拂郁，宜三黄酒止呕，呕止即进食，此非真噤口也，唯不呕不食舌上无津是为真噤口，宜救胃煎、开噤汤大生津液，以救肠胃。凡泄皆宜利水，唯痢证胶结之邪只当滑以去着，不可渗利反伤津液也。

食已进，痢未止，宜分消，亦利水。

痢症不可利水，自是一定之法。然既服寒凉药后，肠胃中津液已存，而痢犹不止者亦可兼利小便，使湿热之邪分消而出。盖不利水者但清其肠胃也，而兼利水者是兼清其膜油也，且止宜润。利加滑石、车前、防己、木通之类，而不可燥利也，医者知之。

痢既愈，当补脾，喜归地，忌姜芪。

痢后当补脾阴，宜归地养荣汤。而不当补胃阳，故姜、桂、砂、陈、术、芪、苓、附皆非所宜，唯用白芍、当归、麦冬、人参、玉竹、山药、石斛、黄精、山萸肉一派滋养脾阴之药则大能补益，令人肥健。

若休息，瘀热脏，逾时发，攻下良。

或逾时逾年而又复发，名休息痢谓其已休止而又复生息也，是瘀热留伏于膜油隐匿之地。仲景云宜承气汤下之，时法用黄连末调羊脂服。余每用清宁丸，日服八分，或当归芦荟丸多服皆效。

痢太久，亦变虚，佐热药，寒即祛。

痢本无寒证，唯泄痢太久，亦有转为虚寒者，故仲景有桃花汤、乌梅丸以从治之。

不后重，乃用之，辨症者，当慎持。

但虚滑之症必不后重，与热闭者有别，医者当辨之，不可寒热误用也。

附 方

葛根黄连黄芩汤治外感发寒热并下痢者

葛根八钱　黄连三钱　黄芩三钱　杏仁四钱，研　甘草一钱

此仲景治协热利下之方也。凡痢证兼外感者当本此意治之。用水二碗煎取一碗，顿服之。如有宿食者可加枳壳一钱　厚朴二钱。

柴胡荆芥汤痢症有寒热表里兼治者

川柴胡八钱，一要真者，不辛散只清香，升发而已。如无真者以青蒿、荷叶、苏梗代之

荆芥一钱半，生用　竹茹三钱　银花二钱连翘二钱　白芍三分　杏仁三分　桔梗三分青木香一钱　黄芩二钱　甘草一钱

上药用水三茶碗先煎各味，至四五沸再入荆芥煎三沸，去渣温服，微汗出，则外热自退，痢证亦减。

人参败毒散治外感有寒兼发痢者。

人参　羌活　独活各一钱　川芎八分川柴胡三钱，如毋真者以青蒿、荷叶代　前胡二钱　桔梗二钱　茯苓二钱　枳壳一钱　生甘草一分

此方今人最尚，然皆散寒利水之药，非痢症勿合之方也，必加黄芩乃能清内热，再加白芍乃能平肝疏土。凡痢初起而外有寒热者亦可用此发散之，用水二碗煎取一碗服之。

银菊散治白痢之轻药也。

银花三钱　白菊三钱　连翘二钱　生白芍三钱　杏仁三钱，研去皮尖　桔梗三钱　栀子二钱　木香一钱　牛蒡子三钱　甘草一钱

用水三茶碗煎取碗半。服如有宿食，加生大黄五钱。

白虎汤　生石膏三钱，研　煅石膏三钱，研　甘草一钱　粳米三钱　再加黄芩三钱　白芍三钱　杏仁三钱　桔梗二钱　厚朴一钱

方合痢证有外寒者再加葛根、荆芥。小便不利者再加桑皮、滑石，此治白痢之良方也。

白头翁汤治红痢。

白头翁五钱，细叶白毛一茎直上，味微苦而气清香，开小黄白色花者为真白头翁也，如无真者用白薇、粉葛、竹茹、天麻代　黄柏三钱　黄连三钱　秦皮三钱

用水二碗煎取一碗服最妙。白头翁能

平木疏肝，息风清火使下迫之气条达而上也。如无此味，亦当仿此用药，乃能解除里急。

金花汤 今名黄连解毒汤，治红痢。

黄连三钱　黄芩三钱　黄柏三钱　栀子三钱　加杏仁三钱　槟榔二钱　当归三钱　地榆三钱　赤芍二钱　荆芥一钱　生地三钱

青蒿三钱　甘草一钱　水煎服。

霹雳散 治痢症胀闭，有宿食发呕等症。

生大黄一钱　黄连二钱　黄芩三钱　吴茱萸一钱　用水二碗煎取一碗，先取半碗得快利即止勿服。如不快利再服一次，此药只可服一二次，不可多服。

大承气汤 治奇恒痢。

生大黄二钱　厚朴二钱　枳壳一钱　芒硝三钱　先煎三味已成，后入芒硝一二沸，取汁服。咽痛呛略愈即止，再进加减金花汤。

三黄酒 治痢症发呕吐者。

黄连一钱　黄芩三钱　生大黄二钱　用好烧酒二碗煎成一碗，徐徐咽下。如不饮酒者用水一碗，加酒一杯煎服，徐咽呕吐止即勿服。

救胃煎 治噤口不食。

生地　白芍　黄连　黄芩　玉竹　花粉各三钱　杏仁三钱，研　桔梗二钱　石膏四钱，煅　麦冬三钱　枳壳八钱　厚朴一钱

甘草一钱　上水三茶碗煎取碗半，服必舌上有津液则进食矣。

开噤汤 治噤口不食。

人参二钱　麦冬三钱　天冬三钱　石膏三钱，煅　栀子三钱　黄连二钱　黄芩一钱　黄柏一钱　生地三钱　白芍三钱　当归三钱　射干二钱　杏仁三钱，研　槟榔　枳壳

甘草各一钱　花粉二钱

此为治噤口痢之主方。生津进食除肠胃中之炎症，力量周到，再加白头翁则详尽无遗矣。

归地养荣汤

当归三钱　生地三钱　山药三钱　麦冬三钱　白芍三钱　莲子青心三钱　桑叶三钱　荷叶三钱　石斛三钱　玉竹三钱　甘草一钱

水二碗煎取一碗，痢愈后多服大补益。

调胃承气汤

生大黄一钱　芒硝二钱　甘草一钱

水煎二味已成，再入芒硝二沸，取服得快利即止。

桃花汤 治虚痢不后重者。

赤石脂一钱　糯米五钱　干姜炒黑，一钱

久煎成汤，服之能温补止涩，为虚滑利之主方，不后重下利者乃用之也。观仲景原文自知。

清胃丸 治休息痢。

生大黄四两

用薄荷拌，酒蒸一次，去薄荷，干后用去糟米酒半斤、好烧酒四两泡二七日，在饭上蒸一次，再搅一次，再晒露，再蒸干，再加酒，至大黄烂如泥为丸绿豆大，每服一钱或五分，大便微下则愈。

乌梅丸 治虚滑久痢不后重者。

乌梅去核，十枚　黄连三钱　黄柏一钱　人参一钱　桂枝一钱　细辛一钱　附子一钱　当归一钱　花椒一钱　干姜二钱　上为末，用乌梅饭上蒸热，捣和加蜜为丸梧子大，每服三十丸米饮下。

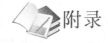

一、古今重量换算

（一）古称以黍、铢、两、斤计量而无分名

汉、晋：1 斤 = 16 两，1 两 = 4 分，1 分 = 6 铢，1 铢 = 10 黍。

宋代：1 斤 = 16 两，1 两 = 10 钱，1 钱 = 10 分，1 分 = 10 厘，1 厘 = 10 毫。

元、明、清沿用宋制，很少变动。

古代药物质量与市制、法定计量单位换算表解

时代	古代用量	折合市制	法定计量
秦代	一两	0.5165 市两	16.14 克
西汉	一两	0.5165 市两	16.14 克
东汉	一两	0.4455 市两	13.92 克
魏晋	一两	0.4455 市两	13.92 克
北周	一两	0.5011 市两	15.66 克
隋唐	一两	0.0075 市两	31.48 克
宋代	一两	1.1936 市两	37.3 克
明代	一两	1.1936 市两	37.3 克
清代	一两	1.194 市两	37.31 克

注：以上换算数据系近似值。

（二）市制（十六进制）重量与法定计量的换算

1 斤（16 市两）= 0.5 千克 = 500 克

1 市两 = 31.25 克

1 市钱 = 3.125 克

1 市分 = 0.3125 克

1 市厘 = 0.03125 克

（注：换算时的尾数可以舍去）

（三）其他与重量有关的名词及非法定计量

古方中"等分"的意思是指各药量的数量多少全相等，大多用于丸、散剂中，在汤剂、酒剂中很少使用。其中，1 市担 = 100 市斤 = 50 千克，1 公担 = 2 担 = 100 千克。

二、古今容量换算

（一）古代容量与市制的换算

古代容量与市制、法定计量单位换算表解

时代	古代用量	折合市制	法定计量
秦代	一升	0.34 市升	0.34 升
西汉	一升	0.34 市升	0.34 升
东汉	一升	0.20 市升	0.20 升
魏晋	一升	0.21 市升	0.21 升
北周	一升	0.21 市升	0.21 升
隋唐	一升	0.58 市升	0.58 升
宋代	一升	0.66 市升	0.66 升
明代	一升	1.07 市升	1.07 升
清代	一升	1.0355 市升	1.0355 升

注：以上换算数据仅系近似值。

（二）市制容量单位与法定计量单位的换算

市制容量与法定计量单位的换算表解

市制	市撮	市勺	市合	市升	市斗	市石
换算		10 市撮	10 市勺	10 市合	10 市升	10 市斗
法定计量	1 毫升	1 厘升	1 公升	1 升	10 升	100 升

（三）其他与容量有关的非法定计量

如刀圭、钱匕、方寸匕、一字等。刀圭、钱匕、方寸匕、一字等名称主要用于散剂。方寸匕，作匕正方一寸，以抄散不落为度；钱匕是以汉五铢钱抄取药末，以不落为度；半钱匕则为抄取一半；一字即以四字铜钱作为工具，药末遮住铜钱上的一个字的量；刀圭即十分之一方寸匕。

1 方寸匕≈2 克（矿物药末）≈1 克（动植物药末）≈2.5 毫升（药液）

1 刀圭≈1/10 方寸匕

1 钱匕≈3/5 方寸匕

图书在版编目（CIP）数据

唐容川医学全书／（清）唐容川著 . —太原：山西科学技术出版社，2016.4（2025.1重印）
ISBN 978 - 7 - 5377 - 5249 - 7

Ⅰ . ①唐… Ⅱ . ①唐… Ⅲ . ①中国医药学 – 古籍 – 中国 – 清代 Ⅳ . ①R2 - 52

中国版本图书馆 CIP 数据核字（2016）第 011956 号

校注者：

梁宝祥	郭　海	张　伟	张新勇	李玉喜	周红梅	刘　强	马永明	马力东	牛　波
刘兰海	张　伟	张新勇	张海涛	张永康	董亮平	杨东明	杨慧平	杨建香	武殿梁
段新文	谢春生	裴　亮	李怀常	李　林	赵怀义	王丽华	郭文莉	郭家辉	闫　伟
王希星	于有伟	于世民	于新力	于红梅	袁　军	韩建文	刘晓艺	龙雨菲	侯凤仙
张　敏	刘建新	王艳萍	田万利	宋学敏	王立成	马文静	崔　潇	刘波倩	侯军凤

唐容川医学全书

出　版　人：阎文凯
著　　　者：（清）唐容川
责 任 编 辑：杨兴华
封 面 设 计：吕雁军

出 版 发 行：山西出版传媒集团·山西科学技术出版社
　　　　　　地址：太原市建设南路 21 号　邮编：030012
编辑部电话：0351 - 4922078
发 行 电 话：0351 - 4922121
经　　　销：各地新华书店
印　　　刷：山西基因包装印刷科技股份有限公司
网　　　址：www. sxkxjscbs. com
微　　　信：sxkjcbs

开　　　本：787mm×1092mm　　1/16　　印张：41.5
字　　　数：855 千字
版　　　次：2016 年 4 月第 1 版　　2025 年 1 月山西第 16 次印刷
书　　　号：ISBN 978 - 7 - 5377 - 5249 - 7
定　　　价：85.00 元

本社常年法律顾问：王葆柯
如发现印、装质量问题，影响阅读，请与发行部联系调换。